シュライアー
腎臓病と病態生理
Renal and Electrolyte Disorders
Seventh Edition

Edited by
Robert W. Schrier, MD
Professor of Medicine
University of Colorado Denver
Aurora, Colorado

監訳

南学正臣　東京大学医学部附属病院腎臓・内分泌内科講師
奥田俊洋　東京大学保健・健康推進本部（保健センター）

監訳協力

和田健彦　東京大学医学部附属病院腎臓・内分泌内科助教
花房規男　東京大学医学部附属病院血液浄化療法部講師

メディカル・サイエンス・インターナショナル

To Barbara

and

David, Deborah, Douglas, Derek, and Denise

Authorized translation of the original English edition,
"Renal and Electrolyte Disorders",
Seventh Edition
Edited by Robert W. Schrier, MD

This translation is published by arrangement with Lippincott
Williams & Wilkins, Inc., 530 Walnut Street,
Philadelphia, PA 19106 U.S.A.

Printed and Bound in Japan

監訳者序文

本書『シュライアー腎臓病と病態生理』は腎臓の生理から疾患の病態生理まで幅広く，内容も濃いというRobert Schrierの名著の翻訳である．Robert Schrierは腎生理の第一人者で，体液調節系とその異常については世界で並ぶ者のない立場にいるが，本書ではそれ以外の慢性腎臓病，腎炎なども広く網羅し，非常に理解しやすく，使いやすい構成となっている．世界でも広く読まれており，学生，若い研修医から常勤医に至るまで，幅広い支持を受けているのも当然といえよう．

腎臓は体液恒常性維持機構の中心であり，腎臓病患者を診る医師は体液調節系とその異常について専門性を必要とされる．理論的であり，最新の情報を取り入れ，しかも患者の病態を正しく理解することができるか，適正な治療に結びつけることができるか，エビデンスに基づいているか，などが臨床の場で腎臓病を診るときの重要な要である．このようなことが，本書を読むことによって習得でき，より理想的な治療をすることができる．

本書の翻訳と全体の構成には，東京大学医学部附属病院腎臓・内分泌内科の和田健彦先生および同血液浄化療法部の花房規男先生が中心となり，多大な貢献をしてくれた．また，メディカル・サイエンス・インターナショナルの藤堂保行氏には，一貫して激励とよい助言をいただいた．この場を借りて感謝申し上げる．

しかしながら，本書の翻訳は，その企画から最終的な校正にいたるまで，東京大学保健センターの奥田俊洋先生の指導がなくては，成し遂げられなかった．奥田先生は昭和55年に東京大学医学部医学科を卒業された後，故尾形悦郎先生が教授を務められていた東京大学医学部附属病院分院第4内科に入局され，研究室長の黒川清先生が第1内科教授に就任された後，第1内科に異動され，その後保健センターに勤務されていた．大学以外でも虎の門病院，公立昭和病院，東京逓信病院などで熱心に診療に従事され，その卓越した臨床能力で各病院の専門医と患者の間で尊敬を集めておられた．不幸にして本書の完成直前に他界されたが，常にその卓越した洞察力と臨床能力により，学生および若手医師の指導を行い，優れた教育をされた先生でもあった．その早すぎるご逝去を関係者一同深く悼むとともに，本訳書を通じて，奥田先生の臨床と医学教育にかけた情熱を少しでも読者諸兄にお伝えできれば，関係者一同これにまさる喜びはない．

2011年4月

南学 正臣

序文

過去7年間に腎臓の病態生理のさまざまの分野において多くの進歩があったため，アップデートした『シュライアー腎臓病と病態生理』第7版を出版することは刺激的な挑戦であった．我々は生物医科学の革命的な時代の中にいる．腎臓は健康な状態でも病気でも内部環境を維持する責任をもっているため，すべての内科医にとっても最高の実地医療を行うためには腎臓の生理学と病態生理学の最新の知識をもつことは不可欠である．

35年間，実際に何千人もの医学生や研修医が，『シュライアー腎臓病と病態生理』を読み学んで，腎臓の生理学と病態生理学の複雑さを知ってきた．この特筆すべき伝統と厳しい責任に対し，第7版の本書においても優れた執筆陣がよく応えてくれている．

水ホメオスタシスの疾患における最近の進歩は，非常に刺激的で，Tomas Berl と Robert Schrier が第1章で議論している．バソプレシン受容体がクローニングされ，バソプレシンに応答する集合管の水チャネルを含むいくつかの水チャネル(アクアポリン)もクローニングされている．このおかげで，先天性腎性尿崩症の原因となる突然変異を区別できるようになった．現在，非ペプチド性の経口バソプレシン拮抗薬が“水利尿薬”として臨床的に使用できるが，' これは自由水の排泄のみを増やし電解質の排泄は増やさない．これらの薬物により，抗利尿ホルモン不適合分泌症候群(SIADH)，肝硬変，心不全に関連する低ナトリウム血症の治療が可能である．利尿薬の最適な使用法を含めた，浮腫性疾患における腎臓のナトリウム貯留の求心性および遠心性の機序の詳細な理解が，健康な状態および疾患における体液量の調節の観点から第2章で議論される．

酸塩基平衡の疾患については，この分野で長年専門家として活躍している Joseph Shapiro と William Kaehny がアップデートし，第3章や第4章でこの複雑な分野を流暢にかつ理解しやすい形で記述している．第5章のカリウムの章で，Biff Palmer と Thomas DuBose が，遺伝性低カリウム血症性および高カリウム血症性疾患の進歩を含めた多くの新しい情報を加えている．

Mordecai M Popovtzer は，第6章でカルシウム，リン，ビタミンD，副甲状腺について，最新の情報を提供している．この分野での，最近の分子的知識の進歩は目覚ましい．David Spiegel は第7章のマグネシウムの章をアップデートし，故 Allen Alfrey に捧げている．国際的な専門家である Thomas Hostetter は，仲間とともに，第8章で腎臓と心血管疾患におけるアンジオテンシンとアルドステロンの genomic および non-genomic な作用に関する刺激的な章を執筆している．一流の臨床家であり教育者である Charles R. Nolan は，第9章で高血圧の病態生理における腎臓の重要な役割について，とても博識に議論している．妊娠の生理と病態生理に関して高い尊敬を集めている専門家である Kirk Conrad は Arun Jeyabalan とともに，第13章で妊娠高血圧症と子癇の理解の最近の進歩を扱っている．

虚血における腎臓の血管および上皮の障害の機序に関しては，多くの新しい知見があり，Charles Edelstein と Robert Schrier が第10章で急性腎障害の病態生理との関連において議論している．Kevin Harris は師匠である Saulo Klahr の優れた伝統を引き継ぎ，第12章で尿路閉塞の生理学と病態生理学を議論している．Michel Chonchol と Lawrence Chan は，第11章で大きな問題となっている慢性腎臓病の理解と治療の進歩を記述している．George

A Kaysen は蛋白尿の理解に大きな寄与をしており，第 14 章のネフローゼの章で Burl Don とともに先駆的知識を提供している．第 15 章の糸球体疾患と血管炎の理解の進歩はこれまでにないほど大きく，Joshua Thurman と Ryan Goldgerg が完璧な章を記載している．

本書『シュライアー腎臓病と病態生理』の 35 年間で，第 7 版ほどに多くの新しい知識が網羅されている版はなかった．これらの素晴らしい執筆陣により読者に刺激的な第 7 版をお送りできることは，大変な幸せである．また，Jan Darling の素晴らしい編集支援にも感謝したい．

Robert W. Schrier

訳者（章順）

小原まみ子　亀田総合病院腎臓高血圧内科部長
澁井　香織　亀田総合病院腎臓高血圧内科
鈴木　　智　亀田総合病院腎臓高血圧内科
秋山　健一　亀田総合病院腎臓高血圧内科
高野　秀樹　東京逓信病院腎臓内科医長
吉田　泰子　東京逓信病院腎臓内科医員
村津　四葉　東京大学医学部附属病院腎臓・内分泌内科
池田洋一郎　東京大学医学部附属病院腎臓・内分泌内科
熊谷　天哲　東京都健康長寿医療センター腎臓内科
大瀬　貴元　東京大学医学部附属病院腎臓・内分泌内科助教
西　　裕志　ハーバード大学ブリガムウィメンズ病院
加藤　秀樹　帝京大学医学部附属病院内科臨床助手
望月　隆弘　亀田総合病院腎臓高血圧内科部長
鈴木　美貴　亀田総合病院腎臓高血圧内科
佐藤　尚代　亀田総合病院腎臓高血圧内科
川上　貴久　ワシントン大学幹細胞・再生医学研究所
孫　　大輔　東京ほくと医療生協・北足立生協診療所
柳　　秀高　東海大学医学部付属病院総合内科講師
山田　耕永　吉祥寺駅前クリニック院長
小島　一郎　湘南高井内科
田中　哲洋　東京大学保健・健康推進本部助教
太田　　樹　回心堂第二病院内科
井上　美貴　東京日立病院内科
正路　久美　東京大学医学部附属病院腎臓・内分泌内科
城　　愛理　東京大学医学部附属病院腎臓・内分泌内科
三村維真理　東京大学医学部附属病院腎臓・内分泌内科
井上　　剛　東京大学医学部附属病院腎臓・内分泌内科
鵜沼　　智　東京大学医学部附属病院腎臓・内分泌内科
山口　純奈　東京大学医学部附属病院腎臓・内分泌内科

執筆者一覧

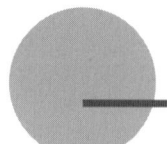

Matthew K. Abramowitz, MD
Assistant Professor
Department of Medicine
Division of Nephrology
Albert Einstein College of Medicine
Bronx, New York

Tomas Berl, MD
Professor
Department of Medicine
University of Colorado
Aurora, Colorado

Laurence Chan, MD, DPhil (Oxon), FRCP (London & Edin), FACP
Professor of Medicine
Division of Renal Diseases and Hypertension
University of Colorado Health Sciences Center
Denver, Colorado

Michel B. Chonchol, MD
Associate Professor of Medicine
Division of Renal Diseases and Hypertension
Department of Medicine
University of Colorado Denver Health Sciences Center
Aurora, Colorado

Kirk P. Conrad, MD
Professor
Departments of Physiology and Functional Genomics, and Obstetrics and Gynecology
University of Florida College of Medicine
Gainesville, Florida

Burl R. Don, MD, FASN
Professor of Medicine
Division of Nephrology
Department of Medicine
University of California
Director, Clinical Nephrology
Department of Medicine
University of California Davis Medical Center
Sacramento, California

Thomas D. DuBose Jr., MD
Tinsley R. Harrison Professor and Chair
Department of Internal Medicine
Wake Forest University School of Medicine
Winston Salem, North Carolina

Charles L. Edelstein, MD, PhD, FAHA
Professor of Medicine
Attending Physician
Director of Renal Hypertension Clinic
Division of Renal Diseases and Hypertension
University of Colorado Denver
Aurora, Colorado

Ryan J. Goldberg, MD
Fellow
Department of Medicine
Division of Renal Diseases and Hypertension
University of Colorado Denver
Aurora, Colorado

Kevin P. G. Harris, MD, FRCP
Reader
Infection, Immunity and Inflammation
University of Leicester
Honorary Consultant Nephrologist
John Walls Renal Unit
University Hospitals of Leicester
Leicester, United Kingdom

Thomas H. Hostetter, MD
Professor and Director of Nephrology
Department of Medicine
Albert Einstein College of Medicine
Bronx, New York

Arun Jeyabalan, MD
Assistant Professor
Department of Obstetrics, Gynecology and Reproductive Sciences
University of Pittsburgh School of Medicine
Pittsburgh, Pennsylvania

William D. Kaehny, MD
Professor of Medicine
Department of Medicine
Division of Renal Diseases and Hypertension
University of Colorado Denver
Denver, Colorado

George A. Kaysen, MD, PhD
Professor of Medicine
Chief, Division of Nephrology
Professor and Acting Chairman of Biochemistry and Molecular Medicine

Departments of Internal Medicine, Biochemistry and Molecular Medicine
University of California Davis
Davis/Sacramento, California
Chief, Renal Division
Department of Medicine
Division of Nephrology
UC Davis Medical Center
Department of Veterans Affairs Northern California
Sacramento/Mather, California

Charles R. Nolan, MD
Professor
Departments of Medicine and Surgery
University of Texas Health Sciences Center
Medical Director, Kidney Transplantation
Organ Transplant Section
University Hospital
San Antonio, Texas

Biff F. Palmer, MD
Professor of Internal Medicine
Renal Fellowship Program Director
Department of Internal Medicine
Division of Nephrology
University of Texas Southwestern Medical Center
Dallas, Texas

Manish P. Ponda, MD
Clinical Instructor
Department of Medicine
Division of Nephrology
NYU School of Medicine
New York, New York

Mordecai M. Popovtzer, MD, FASN, FACP
Professor of Clinical Medicine
Department of Medicine
Section of Nephrology
University of Arizona
Tucson, Arizona

Shobha Ratnam, MD, PhD
Assistant Professor
University of Toledo Health Science Campus
Department of Medicine
University of Toledo Medical Center
Toledo, Ohio

Robert W. Schrier, MD
Professor of Medicine
Department of Medicine
University of Colorado Denver
Aurora, Colorado

Joseph I. Shapiro, MD
Professor
Department of Medicine
University of Toledo Health Science Campus
Chairman, Department of Medicine
University of Toledo Medical Center
Toledo, Ohio

David M. Spiegel, MD, FACP
Professor of Medicine
Division of Renal Diseases and Hypertension
University of Colorado Denver Health Sciences Center
Attending Physician
Department of Medicine
University of Colorado Hospital
Aurora, Colorado

Joshua M. Thurman, MD
Associate Professor
Department of Medicine
Division of Renal Diseases and Hypertension
University of Colorado Denver
Aurora, Colorado

用語は「腎臓学用語集 第2版」(日本腎臓学会編),「内科学用語集 第5版」(日本内科学会編),「ステッドマン医学大辞典」を参考にし，また一般に使用されている用語も適宜用いた.

注 意

本書に記載した情報に関しては，正確を期し，一般臨床で広く受け入れられている方法を記載するよう注意を払った．しかしながら，著者(監訳者，訳者)ならびに出版社は，本書の情報を用いた結果生じたいかなる不都合に対しても責任を負うものではない．本書の内容の特定な状況への適用に関しての責任は，医師各自のうちにある.

著者(監訳者，訳者)ならびに出版社は，本書に記載した薬物の選択，用量については，出版時の最新の推奨，および臨床状況に基づいていることを確認するよう努力を払っている．しかし，医学は日進月歩で進んでおり，政府の規制は変わり，薬物療法や薬物反応に関する情報は常に変化している．読者は，薬物の使用にあたっては個々の薬物の添付文書を参照し，適応，用量，付加された注意・警告に関する変化を常に確認することを怠ってはならない．これは，推奨された薬物が新しいものであったり，汎用されているものでない場合に，特に重要である.

[薬物名について]
薬物の一般名について，欧文表記とした.

目 次

第1章 水代謝の恒常性の異常

Tomas Berl, Robert W. Schrier

I 腎臓での尿濃縮・希釈機構〈進化の概要〉

Homer Smith は，彼の著書『From Fish to Philosopher』[1)]のなかで，ヒトの腎臓の濃縮能は，ホモサピエンスを含めたさまざまな生物種の進化のうえで重要な役割を果たしてきたと述べている．それは，次のとおりである．初期の原始脊椎動物は，自身の細胞外液(extracellular fluid：ECF)と類似の構成をもつ海水環境のなかに棲息していた．したがって，これらの種は，**内部環境**(milieu interieur)の構成を大きく損なうことなく周囲の海水を自由に摂取することができた．しかし，これらの初期の原始脊椎動物が淡水のなかに移住したとき，それまでより水不透過性の外皮(外膜)を発達させることは，淡水下の低浸透圧により致死的に体液が希釈されてしまうのを避けるために，必須であった．そのために我々が今日，糸球体とよんでいる血管網が発達し，淡水に棲むようになった魚は血液から過剰の水分を濾過することが可能となった．

近位尿細管は，等浸透圧液を再吸収し，必要な塩分を保持することができるように発達した．しかし，これでは，淡水の環境から低浸透圧液を摂取する個体にとって必須である低浸透圧尿の排泄ができなかった．そこでこの問題は，希釈尿を排泄することが可能な遠位尿細管を発達させることで対応させた．ネフロンのなかで遠位尿細管上皮は相対的に水不透過性であったため，水を伴わずに塩分を再吸収することが可能であった．魚は，淡水の環境から得た過剰の塩分を含まない水を，体液中の塩分と一緒に失うことなく，排泄することができるようになった．

数百万年後，脊椎動物は，陸上に棲息しはじめた．この陸上の環境のなかで，どのようにして塩分を体内に保持するかという難題があった．しかし，もはや大量の水分を排泄する必要性はなかった．むしろ，どのようにして水分を保持するかが，この新しい乾いた環境においてもっとも重要であった．しかし，爬虫類，鳥類，そして哺乳類の腎臓には糸球体があるため，個体を維持するためには必要なものはわずかな水分と塩分であったにせよ，大量の水分と塩分が糸球体で濾過されてしまうのである．爬虫類と鳥類の腎臓はこの難問に対し，糸球体係蹄の数を減らすことで対応した．実際に，おそらく海に戻った最初の脊椎動物であったタツノオトシゴやヨウジウオなど幾種かの魚類では，糸球体のない腎臓へと進化した．また，非常に大量の水分を濾過を伴わず窒素老廃物を排泄できるように尿細管分泌能が発達した．最後に，比較的水に不溶性の窒素最終化合物，つまり尿酸が産生され，これは水の喪失を最小限とするため過飽和状態で排泄されうる．

哺乳類には高圧の糸球体濾過装置が引き続き残ったが，対向流メカニズムが尿濃縮機構として発達した．哺乳類と鳥類は，Henle ループを備えて尿を血液よりもより濃縮させることで，水の喪失を代償することが可能であり，脊椎動物のなかでは独特なものであるといえる．

II 対向流濃縮機構

1942 年に，スイスの University of Basel 物理化学科の Kuhn と Ryffel は熱交換器から連想し，尿濃縮のための対向流増幅系システムの理論を考案し，Henle ループ機能の重要性を提唱した[2]．この仮説によれば，ヘアピン状に接続された2つの平行した管のなかを逆方向に向かう液体の流れの間では，どの部位でも浸透圧濃度の**小さな差**が，その管の長さに伴って幾重にも増幅されていくという．腎臓においては，わずか200 mOsmの浸透圧の差は，皮質髄質境界と腎乳頭先端のヘアピン状のループの間で，大きな浸透圧差に増幅される．その後，数多くの研究により，腎対向流増幅系の作用とともに，Henle 上行脚の太い部では能動的な溶質の再吸収が行われる一方，水への透過性がないことが確認されている[3]．

1. 尿の濃縮と希釈

腎臓の尿濃縮と希釈能の障害は，水代謝障害の病態の中心となるものである．そこで，哺乳類の尿濃縮と希釈機構について概説する．希釈機構は**図 1.1 A**，濃縮機構は**図 1.1 B** に示した．最終的に排泄されるのが低張尿であっても高張尿であっても，これらの過程の多くが同じであるということは重要である．

1) 糸球体濾過量と近位尿細管再吸収

糸球体での濾過と近位尿細管での再吸収の量は，ネフロンのその先の尿濃縮・希釈を司っている部位への塩分と水の供給量を主として決めているもので重要である．近位尿細管における濾液の再

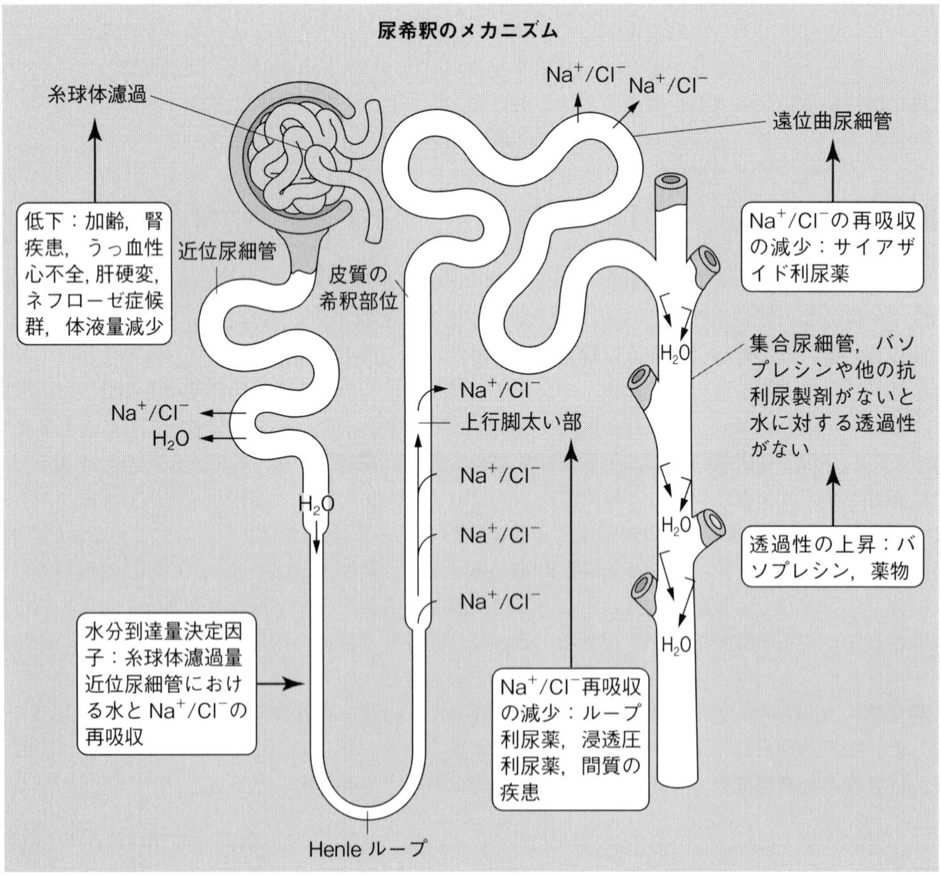

図 1.1 A 尿希釈機構．正常な尿希釈と低ナトリウム血症をきたす障害の決定因子〔Parikh C, Berl T. Disorders of water metabolism. In：London MI, ed. *Comprehensive Clinical Nephrology*. 4 ed.（印刷中）より許可を得て転載〕．

吸収は，尿細管上皮に水透過性があるので等張性である．したがって，尿細管内の溶液は，ネフロンの近位尿細管部位では濃縮も希釈もされていない．それどころか近位尿細管において糸球体濾過のうち約 70％が再吸収された後，残りの 30％の溶液が Henle ループに入った時点でもまだなお血漿と等張なのである．塩化ナトリウム（NaCl）の再吸収は Na^+/H^+3 交換輸送体によって制御されており，また水はここにアクアポリン 1（aquaporin 1：AQP1）が豊富に発現しているため等張性に再吸収されている（**図 1.2**）．糸球体濾過量（glomelular filtration rate：GFR）の減少や近位尿細管における再吸収の増加，あるいはその両方が起こると，遠位ネフロンに供給される溶液の量は減少し，それによって腎臓の水排泄機能は制限されることとなる．同様に，GFR の減少や近位尿細管における再吸収の増加は，Henle 上行脚への NaCl の供給も制限するが，ここは水を伴わない NaCl の再吸収によって高張な腎髄質間質を形成する部位である．Henle 上行脚への NaCl の供給が減少すると，腎髄質の高張性が低下する結果，集合管における水の受動的再吸収のための浸透圧勾配が減少し，最大尿濃縮能は障害される．

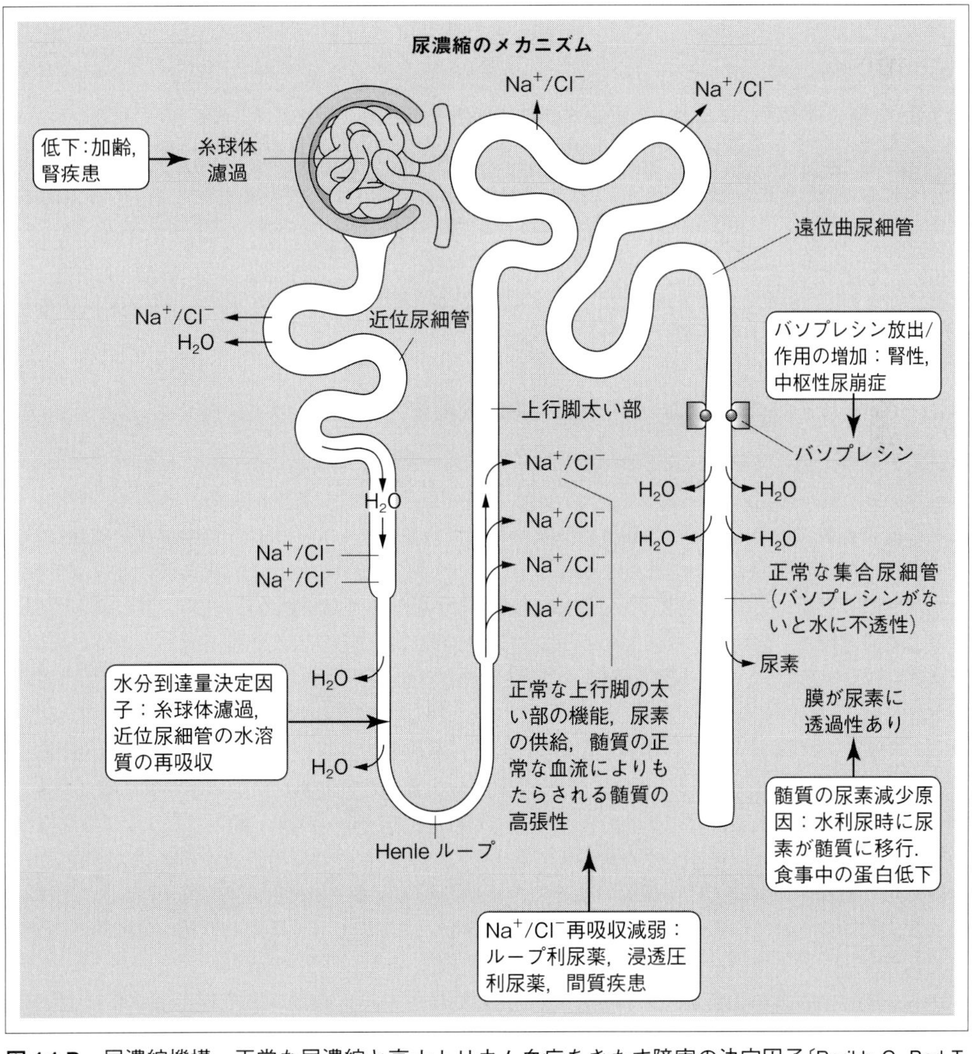

図 1.1 B　尿濃縮機構．正常な尿濃縮と高ナトリウム血症をきたす障害の決定因子〔Parikh C, Berl T. Disorders of water metabolism. In：London MI, ed. *Comprehensive Clinical Nephrology*. 4 ed.（印刷中）より許可を得て転載〕．

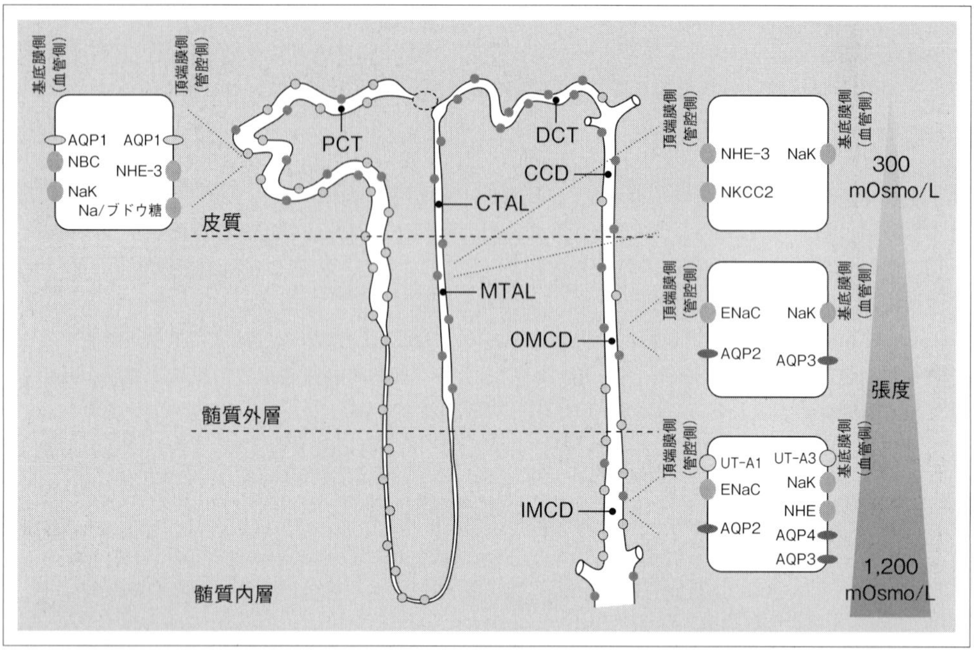

図 1.2 腎臓の水再吸収にかかわる重要な要素に関する概略図．それぞれ，Na（●），尿素（○），水（⬬）の輸送にかかわる直接的なメディエータを示す．PCT（近位曲尿細管），CTAL（皮質太い上行脚），MTAL（髄質太い上行脚），DCT（遠位曲尿細管），CCD（皮質集合管），OMCD（髄質外層集合管），IMCD（髄質内層集合管），AQP（アクアポリン），NHE（Na^+/H^+交換輸送体），Na/Glucose（Na グルコース共輸送体），NBC（Na/HCO_3 共輸送体），NaK（Na^+/K^+ ATPase），NKCC2（$Na^+/K^+/2Cl$ 共輸送体），ENaC（上皮性ナトリウムチャネル），UT-A（尿素輸送体 アイソフォーム A）（Hasler U, Leroy V, Martin P-Y, et al. Aquaporin-2 abundance in the renal collecting duct：new insights from cultured cell models. *Am J Physiol Renal Physiol*. 2009 at http://www.ncbi.nlm.nih.gov/pubmed/19244407 から許可を得て転載）．

2）Henle ループの上行脚・下行脚，遠位尿細管，集合管

近位尿細管を通って形成される尿は等張であるため，実際に尿濃縮にかかわる最初のネフロンの部位は，Henle ループの上行脚であるといえる．Henle 上行脚には 2 種類ある．短いループは，表層と中皮質の糸球体から出て，髄質外層で折り返している．長いループは，深部皮質と傍髄質の糸球体から出て，髄質内層までさまざまな深さで達している．短いループ下行脚と長いループ下行脚は解剖学的に異なっており，特に長い下行脚は種間にかなりの差異が認められる[4]．種によって異なる最大尿濃縮能と，短いループと長いループの比率の間には明らかな関連性が認められていないことは興味深い．実際に，高い尿濃縮能をもつげっ歯類では，短いループが長いループより相当多い．ヒトの腎臓では，約 15％のネフロンが長いループを，残りの 85％のネフロンが短いループを備えている．Henle 下行脚は AQP1 の発現が豊富で，非常に水透過性が高い[5]．よって尿細管の溶液は，おそらくはすべてではないが主に，Henle 下行脚を下行するときに，水が再吸収されて濃縮される．

ヘアピンのいくらか近位で，Henle ループの下行脚から上行脚への移行部位がある．この部位は，上行脚の残りの部分と同様に，水不透過性である．この細い部分からの溶質の移動が受動的であるか能動的であるかについては，議論の余地のあるところである．能動的な Na 輸送について説得力のある証明はなされておらず，ミトコンドリアに乏しい同部位の形態学的な形状は能動的な代謝活動を示唆するものでない．

Henle ループの太い上行脚は，構造的にも機能的にも Henle の細い上行脚とは異なっている．Henle の太い上行脚の上皮は種によらず著しく均質で，背が高く，しっかり交互にかみ合った，大きなミトコンドリアを含む細胞からなっている．Henle の太い上行脚から遠位尿細管に入るとき，尿細管内の溶液は低張（約 100 mOsm/kgH_2O）であるという観察は，水不透過性の部位での能動的な

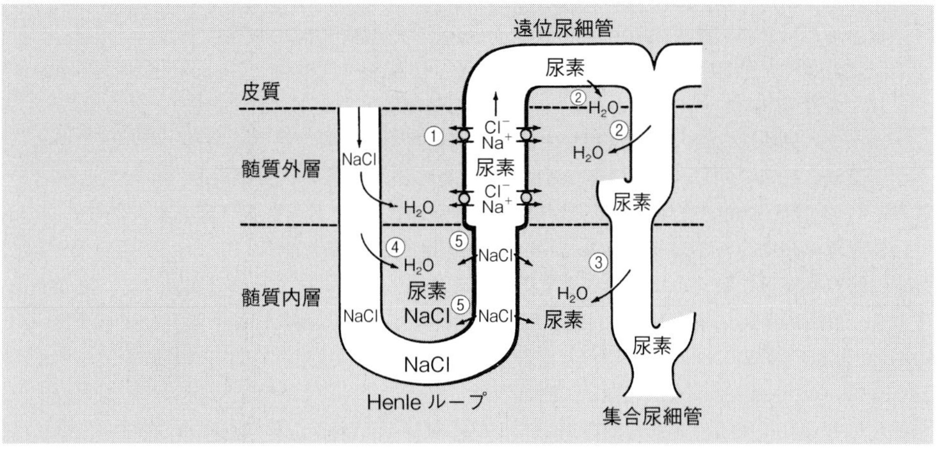

図 1.3　受動的尿濃縮機構に関する概略図．髄質内層の細い上行脚と髄質外層の太い上行脚，遠位尿細管の導入部は，内層が厚くなることで示唆されるように水透過性である．太い上行脚では，Na, K，Cl の能動的な共輸送が，尿細管内液を希釈し，髄質外層の間質の高浸透圧を形成する①．遠位尿細管の最終部と皮質および髄質外層集合管では，水が浸透圧勾配により再吸収されて②，尿素の濃縮が進行し，それ以降に残ることとなる．髄質内層において，水と尿素はともに集合管より再吸収される③．一部の尿素は Henle ループに再び入る（図示せず）．直血管の対向流交換系による尿素の捕捉（図示せず）に加えて，この尿素の髄質リサイクリングは，髄質間質内の大量の尿素の蓄積をもたらし，その尿素による浸透圧が Henle 下行脚から水を引き出し④，Henle 下行脚の尿細管内の NaCl 濃度を高める．NaCl に富んだ溶液が NaCl 透過性はあるが水透過性のない Henle 細い上行脚に入ると，NaCl は受動的に濃縮勾配により移動し⑤，尿細管内液は周囲の間質と比して相対的に低浸透圧に保たれることとなる（RL, Maffly RH. The urinary concentrating mechanism. *N Engl J Med.* 1976；295：1059 より許可を得て転載）．

NaCl 輸送が対向流増幅系を作動させるために必要な唯一の効果を提供しているという見解を支持するものである．Henle の太い上行脚の塩素（Cl）再吸収の主たる機構は，電気的に中性な Na/K/2Cl 共輸送体（Na^+：K^+：$2Cl^-$）によって調節されている（**図 1.2**）．

遠位曲尿細管はマクラデンサ（緻密斑）と集合管の間に存在する．これは，形態学的に異質な部分[4]であり，かつ水不透過性で，バソプレシン（抗利尿ホルモン）に反応しない．集合管は，いくつかの遠位尿細管が合流して皮質内で形成される．各集合管は，皮質と髄質外層を別々に下行し，髄質内層に入る時点で複数の集合管が融合する．ヒトでは，髄質内層終末の集合管は，多いものでは 7,800 個のネフロンから流れ込んでいることになる．集合管は，研究された種ではすべて，バソプレシン感受性のあるアデニル酸シクラーゼを有していた．集合管は，バソプレシンが作用しない状態では実質的に水不透過性である．この部位で水が透過できるようになるのはバソプレシン感受性水チャネルの AQP2 が AQP3 および AQP4 との協調した働きによる[5]．皮質および髄質部位の集合管は，尿素についても透過性がないが，バソプレシン感受性の尿素輸送体（urea transporte A：UTA）に反応して髄質内層集合管は尿素透過性を呈するようになる[6]．

Kokko と Rector[7]は，溶質の能動的な輸送を髄質外層の太い Henle 上行脚に限定したうえで，全体のシステム各部位の解剖学的特徴や透過性の特徴に一致する尿濃縮機構のモデルを提唱した．その機構の構成要素は以下のとおりである（**図 1.3**）．

1. 水不透過性の Henle の太い上行脚は，能動的に Na，Cl，K を共輸送している．それによって，間質周囲の張度（tonicity）が増加し，低張液が遠位尿細管に流入する．尿素はあまり再吸収されず，そのため尿細管内に保持される．
2. 皮質および髄質外層の集合管では，バソプレシンが影響し，尿細管内液の張度が皮質では等張な間質，また髄質外層では高張な間質と平衡になる．ネフロンのこの部位で尿素はあまり透過されず，それにより，その先で，尿が濃縮されることが可能となる．
3. 髄質内層の集合管では，尿素はもっと透過性が高い．そのためネフロンのこの部位では水の再吸収に加え，尿素も間質との濃度勾配に基づいて受動的拡散によって再吸収される．再吸収された尿素は，髄質間質の張度を形成する重要な構成要素となる．

4．間質の張度が上昇した結果，水透過性が高く，溶質透過性のないHenle下行脚から水を再吸収する浸透圧勾配が形成される．この過程は，尿細管内液のNaClの濃度を上昇させる．Henleループの彎曲部において，尿細管内液と尿細管周囲の間質の張度は同じになる．しかし，間質よりも尿細管内のNaClの濃度は高く，尿素の濃度は低い状態である．

5．そして尿細管内液が，Naが尿素よりも透過性の高い細いHenle上行脚に流入する．このNa勾配は，尿細管のこの部位のNaClを間質に受動的に移動させる．

髄質内層から皮質に尿素が移動するのを防ぐために，上行および下行の直血管は対向流交換系として働き，髄質内層に尿素を"保持(trap)"させる．あるいは上行直血管は尿素を近接した短いループの細いHenle下行脚に届けるものと考えられる．その結果，尿素は髄質内層集合管でリサイクルされる．短いループのHenle下行脚は，髄質内層に到達しない．したがって，これらの短いループへ尿素が加わったにせよ，髄質内層の長いループの細いHenle下行脚からの水分の除去(これは尿濃縮の過程で極めて重要なステップである)には影響がない．

この尿濃縮機構のモデルは，いくつもの魅力ある特徴を備え，そのうち多くの見解が実験で支持されている[7]．さらにHenle上行脚だけがもつこのただ1つの機能が，対向流系システムと尿濃縮機構が機能するために決定的に重要であるとともに，尿希釈機構にも働いている．バソプレシンがない状態，すなわちこのとき集合管は水不透過性で，ネフロンの遠位部で引き続き行われる溶質の再吸収の結果，最大希釈尿(50 mOsm/kg)がつくり出されてくる．したがって，Henle上行脚のNa/K/2Cl共輸送体の障害が起これば，腎臓の濃縮能と希釈能の両方を障害することは明白である．

3) 腎髄質の血流

腎髄質の血流は，腎臓全体の血流に依存することなく制御されているが，おそらく尿濃縮と希釈の両方の機能に影響を及ぼしている．なぜなら，髄質間質の高張性の維持は，直血管の対向流交換系機構に依存しているからである[8]．腎髄質の血流は，腎全体の血流のわずか5～10％にすぎないとはいえ，この血流は，依然として尿細管流量の数倍も速い．直血管にはAQP1が発現しており，間質の張度を保つ対向流交換系として働いている．下行直血管に流入する血液は，この部位のネフロンへ向けて血管内から水が除かれて溶質が付加されることにより徐々に濃縮される．しかし直血管がヘアピン状の形態をとるため，溶質の豊富な血液がそのまま髄質から去るというわけにはいかない．直血管の上行部分では，水が直血管に入り溶質が除かれることで，間質の高張性が維持される．直血管の対向流交換系に問題がなくても，髄質血流が増加する環境では，髄質の濃度勾配が"洗い流され"，それによって腎濃縮能が障害される可能性がある．さらに，バソプレシンが作用していない場合であっても，集合管は完全に水不透過性であるわけではないため，髄質の血流が増加しているときにさらに髄質間質の高張性が低下すると，バソプレシン非依存性の集合管からの水の浸透圧性の再吸収が減少し，それによって水排泄が増加する可能性がある．

4) 遠位での溶質負荷

溶質の集合管への供給量は，尿濃縮能を決定する因子として知られている．**図1.4**に示すように，最高レベルのバソプレシンの存在下であっても，健常者の尿の浸透圧は溶質の排泄が増加していくと徐々に減少する．ヒトでは溶質の排泄が高率であるとき，たとえ生理的濃度を越えるバソプレシンが投与されたとしても，尿浸透圧は等張に達していく．溶質の排泄増加はまた，下垂体性尿崩症の患者にほぼ最大量のバソプレシンを静脈内投与しても低張尿となることに関連している可能性がある．腎臓の尿濃縮能としての溶質排泄によるこのような尿浸透圧減少効果には，少なくとも2つの因子がかかわっていると考えられる．1つ目の因子は，溶質負荷による利尿は一般に髄質の血流の増加と関連して起きてくるもので，血流の増加が髄質の溶質濃度のパターンを下げることを可能にするということである．2つ目の因子は，髄質集合管の尿細管流量が多くなってくると，たとえバソプレシンによって集合管尿細管細胞膜の水透過性が最大になっていたとしても，接触時間が短

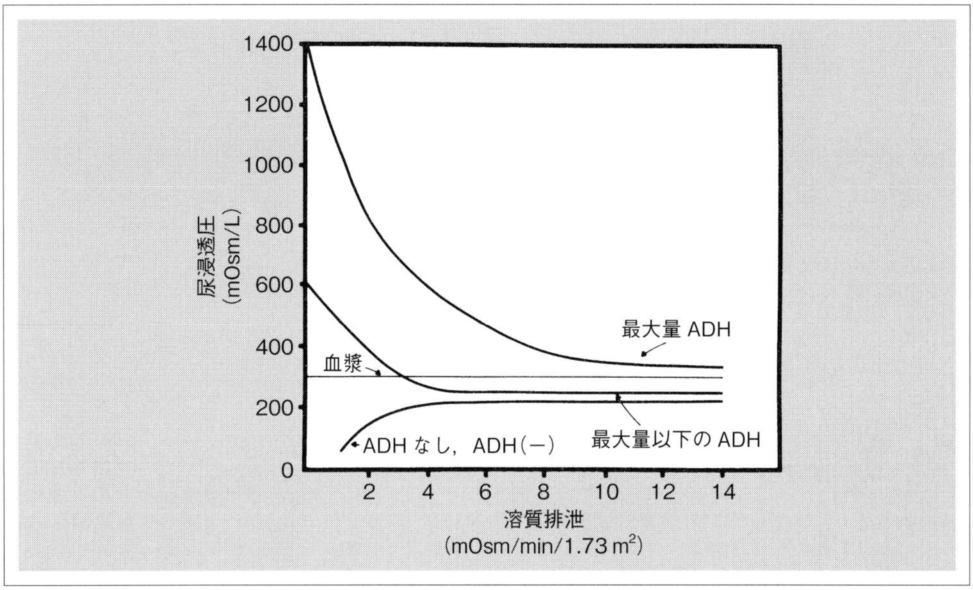

図 1.4　腎臓の濃縮・希釈機構に対する溶質排泄の効果．抗利尿ホルモン（ADH）による反応が最大とならないのは，ADH 量が最大量以下か，あるいは最大量の ADH に対して集合管の反応が減弱した場合に起こる（de Wardener HE, del Greco F. Influence of solute excretion rate on production of hypotonic urine in man. *Clin Sci.* 1955；14：715 より許可を得て転載）.

くなって，集合管と髄質間質の間に完全な浸透圧平衡が生じる余裕がなくなることである．

5) 抗利尿ホルモン

腎臓の尿濃縮および希釈機構は，集合管の水透過性の調節を担っているアルギニンバソプレシン（arginine vasopressin：AVP）が作用しているか否かということに，最終的に，かつ最大に依存している[9]．AVP は 3 つのアミノ酸からなるテールをもつ環状ヘキサペプチド（cyclic hexapeptide．分子量 1,099）であり，ヒトでは抗利尿ホルモン（antidiuretic hormone：ADH）である（**図 1.5**）．8 番目に位置するアミノ酸（アルギニンあるいはリジン）が，5 番目に位置するアスパラギンとともに，抗利尿効果にとって非常に重要である．AVP は，視床下部視索上核と視床下部傍室核の巨細胞性核で合成される．これらの核では，生物学的に活性のない大分子が生物学的に活性のある小さな AVP に切断される．ヒトでは，オキシトシンと AVP はともに，第 20 番染色体にコード化されていて，互いに近似した**図 1.6** に示すような構造である．プロホルモンの遺伝子は，長さ約 2,000 塩基対で 3 つのエクソンから構成される（**図 1.6**）．AVP は，シグナルペプチドに続く最初のエクソンにコードされている．3 つすべてのエクソンを見渡してみると，結合蛋白のニューロフィジン（neurophysin）は，主にエクソン B に，また末端糖蛋白はエクソン C にコードされている．プロモータはシス活性化要素（*cis*-acting element）を含み，グルココルチコイド応答配列，サイクリックアデノシン一リン酸（cyclic adenosine monophosphate：cAMP）応答配列，4 つの AP-2（activator protein 2）結合部位を有する[10]．プロプレソフィジンという前駆体プロホルモンは，翻訳の後，シグナルペプチドを切

アルギニンバソプレシン
Cys-Tyr-Phe-Glu(NH_2)-Asp(NH_2)-Cys-Pro-Arg-Gly-NH_2

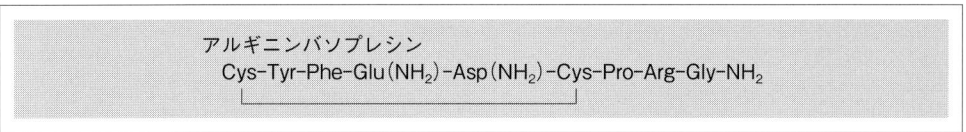

図 1.5　ヒトの抗利尿ホルモン，アルギニンバソプレシン（AVP）の構造（Schrier RW, Miller PD. Water metabolism in diabetes insipidus and the syndrome of inappropriate antidiuretic hormone secretion. In：Kurtzman NA, Martinez Maldonado M, eds. *Pathophysiology of the Kidney*. Springfield, IL：Charles C Thomas；1977 より許可を得て転載）.

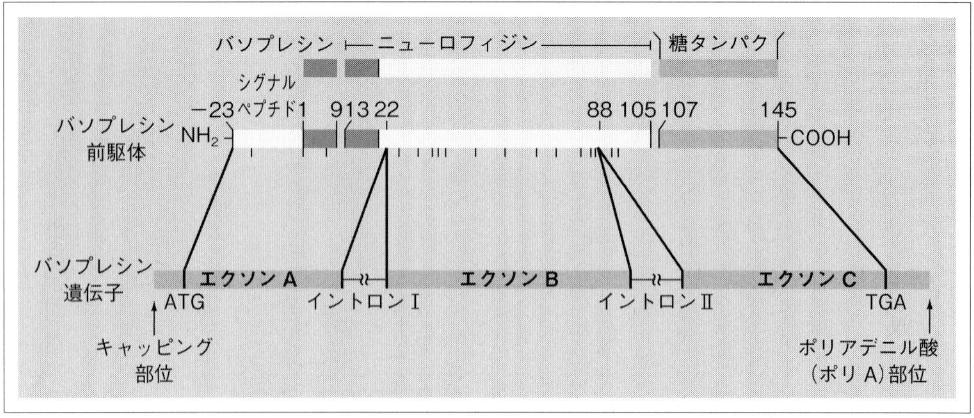

図 1.6 アルギニンバソプレシン(AVP)遺伝子とその蛋白産物．3 つのエクソンが，145 個のアミノ酸からなる NH_2 末端シグナルペプチドを有するプロホルモンをコード化している．プロホルモンは，大細胞性ニューロンの神経分泌顆粒に充填されている．視床下部から下垂体後葉への下流の軸索輸送の間，プロホルモンの酵素的切断により，AVP，ニューロフィジン，COOH 末端糖蛋白といった最終産物が生成される．求心性刺激が AVP 含有ニューロンを脱分極すると，これら 3 つの最終産物は下垂体後葉の毛細血管に分泌される(Brenner BM, ed. *The Kidney*. Philadelphia, PA：Saunders Elsevier, 2008 より許可を得て転載)．

り離して切断される．結合蛋白であるニューロフィジンIIとともにバソプレシンと糖蛋白は，軸索を通して神経分泌顆粒に運ばれ，後葉の神経終末に蓄えられる．ニューロフィジンの生理学的な役割は解明されていないが，バソプレシンの陰性荷電を中性化することはわかっている．全身性の，あるいは下垂体局所の循環に入って蓄えられたこのペプチドホルモン(バソプレシン)とニューロフィジンの放出は，エンドサイトーシスによって起こる．増加した血漿浸透圧は電気的な刺激として軸索を通して伝えられ，軸索終末小体の膜を脱分極する．分泌顆粒の膜は，軸索小体の細胞膜と癒合し，ペプチド内容物(ペプチドホルモン)は，近接の血管内に押し出される．常染色体劣性 AVP 欠乏モデルの Brattleboro ラットは，エクソン B の単一塩基欠損によって引き起こされている異常である．エクソン B の単一塩基欠損は，翻訳におけるストップコードの消失により，リーディングフレームのずれを起こす．視床下部で転写翻訳されたとしても，これらの遺伝子変異ラットにおいては，翻訳された産物(ペプチド)は輸送もプロセシングもされない．

下垂体後葉からの AVP の分泌調節は，主に 2 種類のメカニズム，つまり浸透圧性経路と非浸透圧性経路に依存している(**図 1.7**)．

■ バソプレシンの浸透圧性分泌

AVP の浸透圧性調節は，視索上核に近接しているが別ものである視床下部前葉の"浸透圧受容器(osmoreceptor)"細胞に依存している．これらの細胞はおそらく，それら細胞の容積を変化させることにより，細胞外液(extracellular fluid：ECF)の浸透圧変化を感知している．細胞容量は，高張食塩水やマニトールのような ECF 内に留まる物質によって，もっとも速やかに減少する．それによって浸透圧による細胞からの水の移動を促し，これらの物質は AVP 分泌刺激に非常に有効である．食塩水とマニトールの効果は同等であることから，この反応は，食塩そのものの効果によるというより，むしろ浸透圧の効果によって変化が起こっていると考えられる．一方，尿素は細胞内に速やかに移動するため，細胞の容積を変化させず，高張の尿素は AVP 分泌刺激を起こさせるには有効でない．浸透圧増加によるバソプレシン分泌への効果(刺激)は，2 倍や 4 倍といった測定できるほどのバソプレシン前駆体のメッセンジャー RNA(messenger RNA：mRNA)の増加をもたらす．浸透圧受容器細胞は，ECF の浸透圧の変化に非常に感受性が高い．1％の ECF の浸透圧の増加は AVP 分泌を促し，一方で，1％の ECF の浸透圧の減少をもたらす水の摂取は，AVP 分泌を抑制する(**図 1.8**)．閾値，感受性ともにかなりの部分で遺伝子学的に決定された個人差があるとはいえ，AVP と血漿浸透圧との間に緊密な関連があるということがさまざまな量の水分を有する個体にお

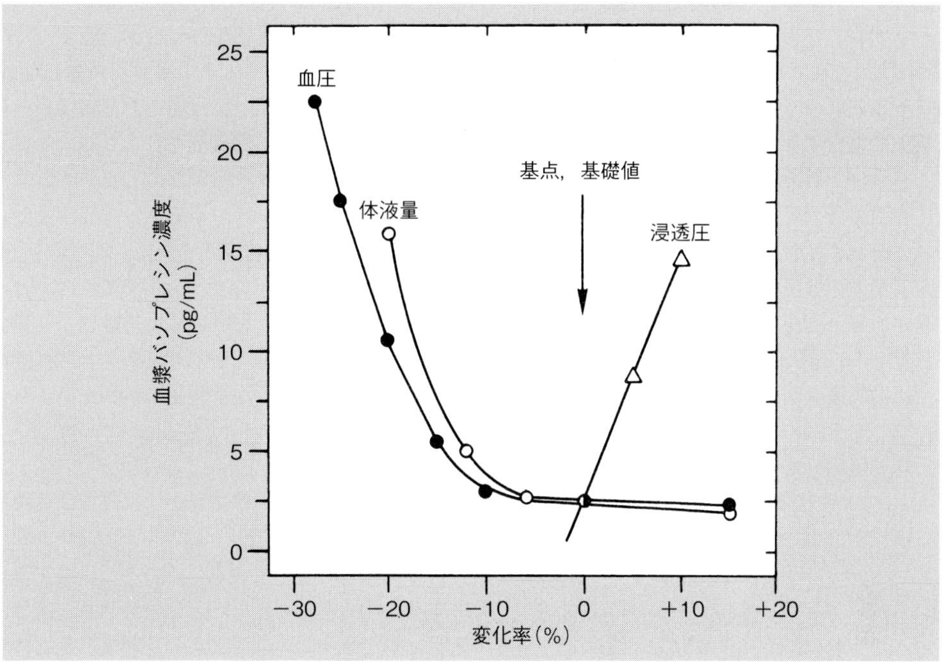

図 1.7　アルギニンバソプレシン分泌の浸透圧性および非浸透圧性刺激（Robertson GL, Berl T. Pathophysiology of water metabolism. In：Brenner BM, ed. *The Kidney*, 6th ed. Philadelphia, PA：WB Saunders；2000：875 より許可を得て転載）.

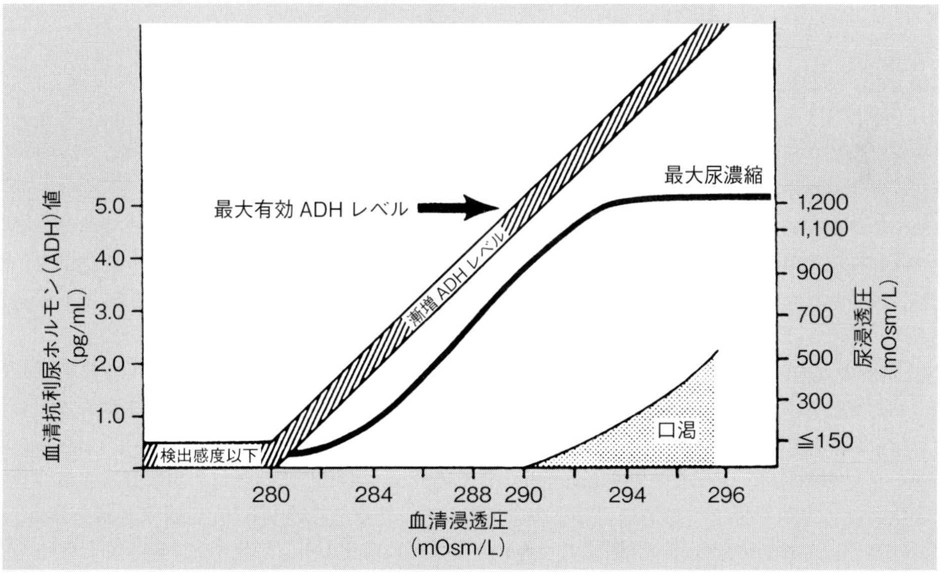

図 1.8　血清浸透圧のレベルに応じた，血清抗利尿ホルモン値，尿浸透圧，口渇の程度の変化（Narins RG, Krishna GC. Disorders of water balance. In：Stein JH, ed. *Internal Medicine*. Boston：Little Brown, 1987：794 より許可を得て転載）

いて示されている（**図 1.8**）．ヒトでは，バソプレシン分泌の浸透圧閾値は 280 〜 290 mOsm/kg にある．このシステムは大変有効で，水の摂取量には非常に大きなばらつきがあるにもかかわらず，血漿浸透圧は通常，1 〜 2%以上には変化しない．また，AVP と尿浸透圧も緊密に関連していることもあって，体液の張度を維持することが可能になっているのである．

■ バソプレシンの非浸透圧性分泌

バソプレシンの分泌は血漿浸透圧の変化がなくても生じうる[9]．非浸透圧性の分泌刺激がなくても，身体的な痛みや情緒的なストレス，あるいは血圧や体液量の低下がもっとも重要な刺激となる．血圧や体液量の7～10％の低下は速やかにバソプレシンの分泌を起こさせる（**図1.7**）．循環血液量を適正に維持することのほうが，血漿の張度を維持するメカニズムよりも優先されるため，このようなバソプレシン分泌の非浸透圧性経路の活性化は，バソプレシン分泌を抑制してしまうような浸透圧刺激の低下よりも優先して働く．この過程は，肝硬変や心不全，いくつかの内分泌異常などさまざまな病態における低ナトリウム血症の原因になると考えられる．

血液循環の低圧領域（静脈系），特に心房において圧受容器のセンサーの存在を示す多くのエビデンスがある．心房の拡張は血漿AVP値を下げ，水を排泄させる．この反応は迷走神経により調整されている．また，大動脈と頸動脈にある動脈の圧受容器は，迷走神経と舌咽神経を通して延髄の孤束核に刺激を伝える．これらの動脈性圧受容器の負荷が減少すると，血管緊張の抑制を低下させてバソプレシンの非浸透圧性分泌を導く．これらの動脈性圧受容器を除神経すると，バソプレシンの非浸透圧性分泌が抑制されることが報告されている．

AVPの非浸透圧性分泌においては，それが起きているような多くの病態生理学的状態では血漿レニン活性が亢進しており，したがって，アンジオテンシンⅡも増加している．アンジオテンシンⅡは，AVP分泌のメディエータであるということも可能かもしれない．しかし，このことに関する実験結果は必ずしも一致しているわけではない．交感神経系の活性化もまた，AVP分泌刺激に関与している．それについては，視索上核はノルアドレナリン作用性ニューロンによる神経支配を強く受けているということがある．AVPの非浸透圧性分泌を刺激することが可能なその他の経路として，例えば悪心，嘔吐や痛みに伴うAVP分泌は嘔吐や痛みの中枢が元になっていることなどが提唱されている．しかし，これらの状態においても，圧受容器系経路の役割を完全に除外しては納得のいく説明がつかない．カテコラミンのほかに，他の生体アミン，ポリペプチド，さらにはサイトカインも，AVP分泌の調節因子として関与していることが示唆されている．

■ バソプレシンの細胞作用

バソプレシンは，一旦下垂体後葉から分泌されると，集合管の基底膜のV_2受容体に結合することで水排泄の生物学的作用を働かせる（**図1.9**）[11]．このバソプレシンと結合する受容体は，クローニングされて構造が解明されている．血管などに存在するV_1受容体は7回膜貫通ドメインをもつ394個のアミノ酸からなる蛋白である[12]．V_1受容体と類似の構造をもつ受容体であるV_2受容体は腎臓にのみ存在し，370個のアミノ酸からなる蛋白で，ラット[13]とヒト[14]でクローニングされている．V_1受容体の発現は糸球体で豊富にみられるが，V_2受容体が優位に認められる集合管においても検出される．

AVPがV_2受容体に結合すると，アデノシン三リン酸からアデノシンサイクリック3',5'一リン酸への形成を触媒するアデニル酸シクラーゼ活性が上昇する．V_2受容体は，刺激性グアニンヌクレオチド結合調節蛋白Gsによって，アデニル酸シクラーゼの触媒ユニットに結合する．これは，α-サブユニットがグアノシン三リン酸（guanosine triphosphate：GTP）に結合して加水分解するヘテロ三量体蛋白である．AVPの刺激によるアデニル酸シクラーゼ活性の上昇は，cAMP形成を高め，最終的に集合管主細胞の頂端（管腔）側膜の水透過性がさらに高まるように働く[11]．cAMPは，セリンとトレオニンをリン酸化するプロテインキナーゼA（protein kinase A：PKA）を活性化する．プロテインキナーゼAの活性化は細胞内小胞の水チャネルアクアポリン2（AQP2）をセリン256の部位でリン酸化し，管腔側膜への水チャネルのトラフィッキング（輸送）を増加させるという決定的な事象をもたらす[15]．AQP2は次々と新種が見つかっている水チャネルファミリー[5]の一員であり，その原型であるAQP1はAgreら[16]によってクローニングされ，前述のように近位尿細管やHenleの下行脚[5]に豊富に発現している．一方，AQP2はバソプレシン感受性の集合管主細胞の特に細胞質と管腔側膜に限局している[5]．バソプレシンはまたAQP2発現の長期にわたる制御にも関与している[17]．AQP3とAQP4は，集合管主細胞の基底膜を含めて広範に分布している[5,17]．この基底膜において，

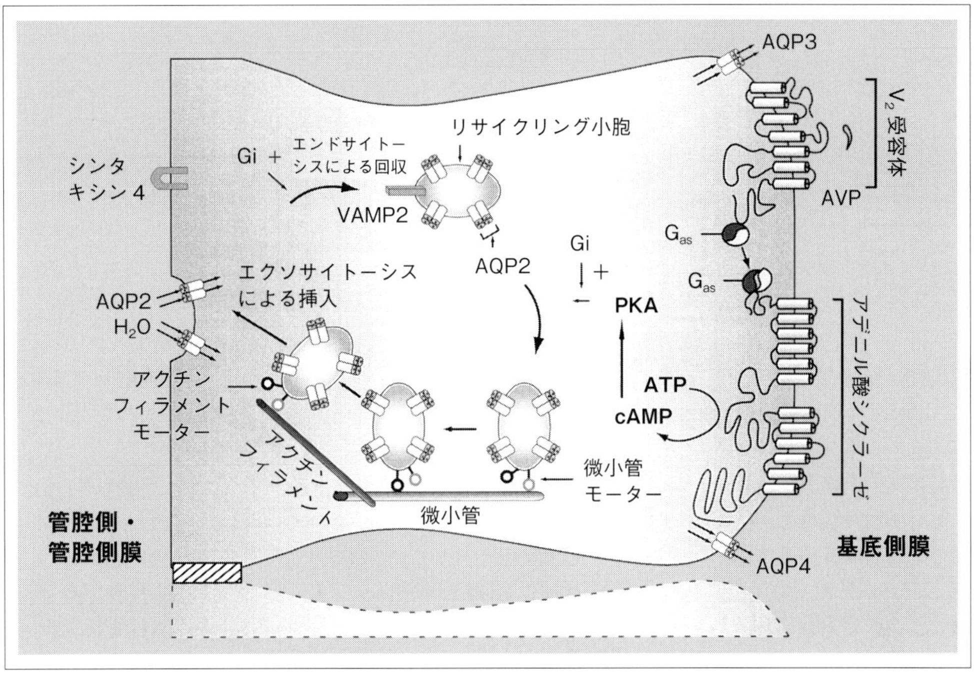

図 1.9　バソプレシンの細胞作用の概略図. バソプレシンの基底側膜にある V_2 受容体への結合は, AQP2 を管腔側膜に挿入させるまでの一連のエビデンスのカスケードの発端となる. 詳しくは本文参照(Bichet D. Nephrogenic and central diabetes insipidus. In : Schrier RW, ed. *Diseases of the Kidney and Urinary Tract*, 7th ed., vol. 3. New York, NY : Lippincott Williams & Wilkins ; 2002 : 2553 より許可を得て転載)

AQP3 と AQP4 は細胞からの水の排出を担っている. 他の AQP6 ～ 8 も腎臓に発現している. AQP6 は介在細胞に, AQP7 は近位尿細管の S_3 セグメントに, AQP8 は近位尿細管と集合管に, AQP11 は近位尿細管に発現している[17]. これら腎臓の水チャネルの生理学的な役割は, まだ完全に解明されていない. 細胞骨格は管腔側膜への AQP2 の輸送において, AVP の刺激に伴うエキソサイトーシスによる管腔膜側への挿入, および AVP 作用の抑制に伴うエンドサイトーシスによる細胞内小胞への回収の両方の過程で, 重要な役割を果たしている.

Ⅲ 腎臓の水排泄の定量化

腎臓の水排泄を定量化することは, 尿量(V)は 2 つの分画に分けられるという概念によって理解が進んだ. 分画の 1 つは, 血漿と同じ溶質濃度で, 溶質を排泄した場合に必要とされる尿量である. この等張性の分画は“浸透圧クリアランス(osmolar clearance : C_{osm})”と名づけられた. もう 1 つの分画は自由水クリアランス(solute-free clearance : C_{H_2O})とよばれ, 低張尿をつくるために尿の等張分画(C_{osm})に加えられた(正の C_{H_2O}), あるいは, 高張尿をつくるために C_{osm} から再吸収された(負の C_{H_2O} あるいは $T^c_{H_2O}$), 理論上の自由水の量のことである.

C_{osm} と C_{H_2O} は以下のように計算することができる.

$$
\begin{aligned}
&V = C_{osm} + C_{H_2O} \\
&C_{H_2O} = V - C_{osm} \\
&C_{osm} = \frac{\text{尿浸透圧}(U_{osm}) \times \text{尿量}(V)}{\text{血漿浸透圧}(P_{osm})} \\
&C_{H_2O} = V - \frac{U_{osm} + V}{P_{osm}} \\
&C_{H_2O} = V\left(1 - \frac{U_{osm}}{P_{osm}}\right)
\end{aligned}
\qquad (1.1)
$$

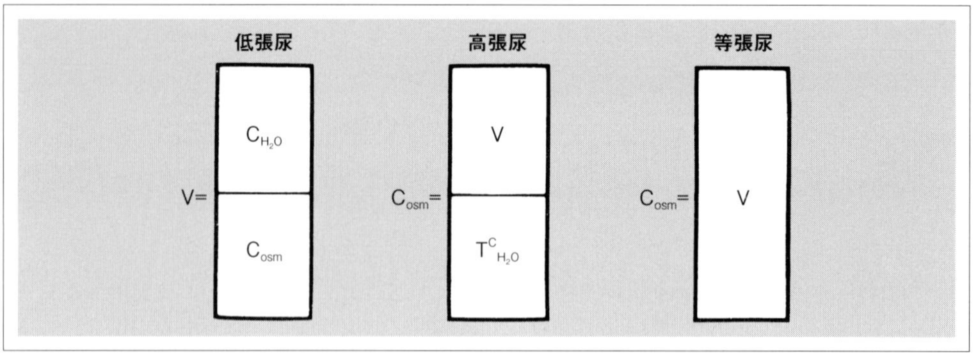

図 1.10　低張尿，高張尿，等張尿における尿量(V)，浸透圧クリアランス(C_{osm})，自由水クリアランス(C_{H_2O})，負の自由水クリアランス($T^c_{H_2O}$)の関係．

これらの関係をさらによくみると，次のようなことがわかってくる．

1．尿浸透圧(U_{osm})が血漿浸透圧(P_{osm})と同じとき(等張尿)，尿量(V)は C_{osm} に等しい．よって，C_{H_2O} は 0 である．

2．U_{osm} が P_{osm} よりも高いとき(高張尿)，C_{osm} は V よりも大きい．よって，C_{H_2O} は負である．

3．U_{osm} が P_{osm} よりも低いとき(低張尿)，C_{osm} は V よりも小さい．よって，C_{H_2O} は正である．

この関係をさらに**図 1.10** に示す．

高張尿の排泄は，溶質を含まない水を生体に戻すという実質的な効果があり，その結果，体液は希釈される．一方，低張尿の排泄は，溶質を含まない水を生体から流し出すという実質的な効果があり，その結果，体液は濃縮される．尿浸透圧だけでは，生体に加えられた，あるいは生体から除かれた水の量はわからない．C_{H_2O} や負の自由水クリアランス($T^c_{H_2O}$)を計算するほうが，水バランスの定量をよりよく可能にする．

この推算式の限界は，尿素も因子として入るため，臨床的に重要な張度や血清 Na 濃度の変化を予測することができないということである．尿素は，尿浸透圧を形成する重要な要素であるが，細胞膜を速やかに通過するため，細胞間の浸透圧勾配には関与しない．その結果，尿素は血清 Na 濃度にもバソプレシン分泌にも影響を及ぼさず，尿浸透圧のなかに尿素を含めると血清 Na の変化も予測できない．ただこれは，電解質特異的な自由水クリアランス〔$C_{H_2O}(e)$〕が測定できれば，よりよく反映されるだろう．この場合の計算式では，血清浸透圧は，血清 Na と，尿浸透圧は Na と K($U_{Na}+U_K$)で置き換えられる．

よって，計算式は，以下のようになる．

$$C_{H_2O}(e) = V\left(1 - \frac{U_{Na}+U_K}{P_{Na}}\right) \tag{1.2}$$

患者の($U_{Na}+U_K$)が P_{Na}(血漿 Na)よりも小さければ，$C_{H_2O}(e)$は正になり，この状態では血漿 Na 濃度は上昇する．反対に，($U_{Na}+U_K$)が P_{Na}(血漿 Na)より大きければ，$C_{H_2O}(e)$は負になり，この状態では血漿 Na 濃度は低下する．

1．1 日の溶質負荷，腎臓の尿濃縮能，1 日の尿量の関係

平均的な量の Na と蛋白を摂取している人では，1 日に約 600 mOsm の溶質を処理している．この溶質が溶けて排泄される日々の尿量は，水分の摂取量に依存している．600 mOsm の溶質は，もし 1 日の水分摂取量が多く尿浸透圧が 100 mOsm/kgH_2O の場合尿が 6 L あれば排泄することができる．水の摂取が制限され，腎臓の尿濃縮能が正常ならば，600 mOsm の溶質の負荷は，浸透圧が 1,200 mOsm/kgH_2O の尿 500 mL により排泄可能である．

負荷された溶質に対するこのような 1 日尿量の変化の柔軟性は，尿濃縮能が障害された時には制限される．例えば，最大尿濃縮能が 300 mOsm/kgH_2O に減少した場合，600 mOsm の溶質を排泄

するのに体内の溶質量を維持するためには，１日２Lの尿が必要である．さらに最大尿濃縮能が障害され，尿崩症のように 60 mOsm/kgH_2O 以上には尿を濃縮できないような状態になった場合，600 mOsm の溶質を排泄するのには，１日 10 L の尿が必要となる．

水を生体に保持するという観点から，尿浸透圧を 60 mOsm/kgH_2O から 300 mOsm/kgH_2O に上げる腎臓の尿濃縮能は，尿浸透圧を 300 mOsm/kgH_2O から 1,200 mOsm/kgH_2O に上げる尿濃縮能より，量的により重要である．例えば，１日に約 600 mOsm の溶質の負荷があった場合，尿の最大濃縮能が 1,200 mOsm/kgH_2O から 300 mOsm/kgH_2O に低下したとしても，尿量は，１日に 0.5 L から２L に増加しなくてはならないだけである．したがって，血漿浸透圧を超える部分についての最大尿濃縮能が完全に障害されたとしても，重度の多尿や多飲は起こらない．しかし，同量の溶質負荷であっても，尿の最大濃縮能がさらに低下して 300 mOsm/kgH_2O から 60 mOsm/kgH_2O になったならば，尿量は，２L から 10 L に増加しなくてはならない．このレベルまで水の保持能が障害されると，明らかな多尿や多飲を起こしてくる．この状況においては，口渇のシステムが正常でなく大量の水摂取ができなければ，重度の水喪失や高ナトリウム血症が生じてくる．

2. 溶質フリーな自由水の再吸収能（$T^C_{H_2O}$：負の自由水クリアランス）と溶質フリーな自由水の排泄能（C_{H_2O}：自由水クリアランス）

定量的にみると，正常な腎臓の $T^c_{H_2O}$ の再吸収能は，C_{H_2O} の排泄能よりも幅が狭い．最大尿浸透圧 1,200 mOsm/kgH_2O で１日尿量 500 mL の場合，$T^c_{H_2O}$ は以下のように計算される．

$$
\begin{aligned}
&C_{osm} = \frac{UV}{P} \text{ あるいは } C_{osm} = \frac{1{,}200\ \mathrm{mOsm/kgH_2O} \times 500\ \mathrm{mL/日}}{300\ \mathrm{mOsm/kgH_2O}} \\
&C_{osm} = 2{,}000\ \mathrm{mL/日} \\
&T^C_{H_2O} = C_{osm} - V \\
&T^C_{H_2O} = 2{,}000 - 500\ \mathrm{mL/日} \\
&T^C_{H_2O} = 1{,}500\ \mathrm{mL/日}
\end{aligned}
\tag{1.3}
$$

よって，このように最大に抗利尿が働いている状態では，わずか 1,500 mL の自由水が体液に戻るだけである．一方，同じく１日の溶質の負荷が 600 mOsm であっても，最小尿浸透圧 60 mOsm/kgH_2O で１日尿量 10 L の場合では，腎臓の C_{H_2O} の排泄能は，生体への再吸収能（$T^c_{H_2O}$）よりもずっと大きくなる．具体的には次のようになる．

$$
\begin{aligned}
&C_{osm} = \frac{UV}{P} \text{ あるいは } \frac{60\ \mathrm{mOsm/kg}}{300\ \mathrm{mOsm/kg}} \times 10 = 2\ \mathrm{L/日} \\
&C_{H_2O} = V - C_{osm} \text{ あるいは } 10\ \mathrm{L} - 2\ \mathrm{L} = 8\ \mathrm{L/日}
\end{aligned}
\tag{1.4}
$$

したがって，同等の溶質の負荷がありほぼ最大および最小の尿浸透圧となったとき，1.5 L/日の $T^c_{H_2O}$ は実際上 8 L/日の C_{H_2O} よりも小さいことになる．

これからみて，総体液量の喪失の予防は，口渇によって調節されている水摂取量に大きく依存している．渇中枢は，視床下部にある浸透圧受容器と解剖学的に密接に結びついていると考えられている．口渇に対する反応の障害は，器質的なあるいは広く全般にわたる中枢神経系（central nervous system：CNS）の病変と関連し，尿濃縮能が正常であったとしても，重度の水喪失を引き起こしうる．もちろん，尿濃縮能が障害されている場合には，水の喪失はさらに速やかに起こる．

Ⅳ 高ナトリウム血症の原因となる腎臓の尿濃縮能関連疾患——

腎臓の濃縮メカニズムは水分の涸渇と高浸透圧に対する最初の防御機構となっている．この濃縮機構における**図 1.1 B** に示すどの成分に変化が起きても，尿濃縮を最大限にすることはできなくな

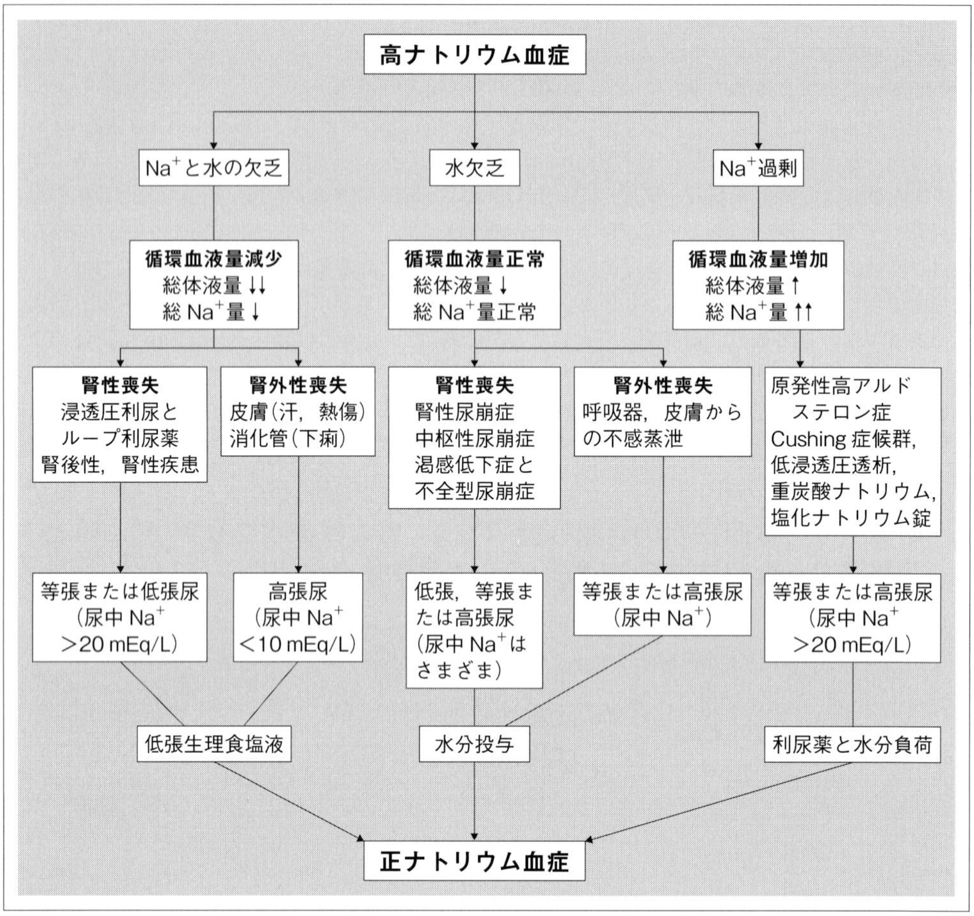

図 1.11　高ナトリウム血症の患者への診断的かつ治療的アプローチ(Berl T, Kumar S. Disorders of water balance. In：Johnson RJ, Freehally J, eds. *Comprehensive Clinical Nephrology*. St. Louis：CV Mosby；2000：3-9 より許可を得て転載)

る．腎臓の濃縮機構の障害は，尿細管へ溶質の移動が減少するか(GFR の減少)，Henle ループにおいて塩化ナトリウム(NaCl)を再吸収できない(ループ利尿薬)など，髄質における高浸透圧の状態に障害があるときに生じてくる．同様に，バソプレシンがないか，または尿細管のバソプレシンへの反応が低下すると，集合管の水透過性が低下し，腎臓の濃縮機構が障害される．口渇は，腎臓の濃縮機構が障害を受けているときに，さらに血清 Na が上昇するのを予防する強力なメカニズムとなっている[18,19]．口渇に対する血清浸透圧の閾値は，バソプレシンが放出される閾値に比べ，10 mOsm/kgH_2O だけ高い(**図 1.8**)．実際に口渇は極めて有効であり，完全型尿崩症の患者でさえ，1 日 10 L 以上の水分を摂取することで高ナトリウム血症を避けることが可能である．要するに高ナトリウム血症は，低張性の体液が喪失され，さらに水分摂取が障害されるという組み合わせがあるときにのみ生じてくるのである[20]．これは高齢者(意識が障害されて)，小さな子供(水分を適切に摂取できなくて)，あるいは，まれではあるが口渇の障害で，もっともよくみられる．

高ナトリウム血症は，**図 1.11**[21]に示すように，体内の総 Na 量が，“低い”，“正常”，さらに“もっとまれであるが高い”など，どの状態でも起こりうる．

1. 体内総 Na 量が低下した患者における高ナトリウム血症

Na，水分の両者を喪失しているが相対的に水分がより不足した患者は，体内総 Na 量が低下した高ナトリウム血症として分類される．このような患者は起立性低血圧，頻脈，頸静脈虚脱，皮膚のツルゴール低下，粘膜の乾燥といった循環血液量の低下に伴う症状を呈する．そのような低循環血液量性高ナトリウム血症となる原因は，低循環血液量性低ナトリウム血症の原因と似ている．それが血清Naにどのように影響するかは，水分摂取不足(高ナトリウム血症)や自由水の摂取過多(低ナトリウム血症)により決定される．低張液の腎外性喪失は暑さや湿気のある環境で大量に皮膚からの発汗が起きることでも，また多くは下痢の形で消化管から失われることでも起こりうる．lactuloseで誘発される下痢は，低ナトリウム血症を誘発することがよくあり，主に子供でみられる．これらの患者では，腎臓が水分と塩分の保持機構として正常に働いて調節するため，尿浸透圧が高値(通常，>800 mOsm/kgH_2O)で尿Na濃度が低値(<10 mEq/L)である．低張液の喪失はまたループ利尿薬の投与で生じた低張性利尿，またはmannitol，グルコース，そのほか珍しいが蛋白質過剰摂取における尿素などによる浸透圧利尿で起こりうる．部分的に尿路が閉塞している高齢者は大量の低張尿を排泄することがある．そのような閉塞機転のある患者の尿は低張または等張で，尿中Na濃度は20 mEq/L以上である．一方，グルコースやmannitolは細胞内から細胞外コンパートメントへ浸透圧性の水分の移動を生じるので，この場合，血漿浸透圧は高いにもかかわらず正常濃度から低い血清Na濃度となることがある．

2. 体内総Na量が正常の患者における高ナトリウム血症

塩分の喪失を伴わない水分の喪失は，水分喪失が多量でない限り臨床的に著明な体液量の減少とはならない．したがって，水分喪失によって生じる高ナトリウム血症患者は，体内総Na量が正常で正常体液量のようにみえる．腎臓以外からこのような水分喪失が起きてくる経路としては，皮膚や気道がある．高体温の環境は，発熱時や代謝が亢進している状態と同様に，かなりの水分喪失となる．高ナトリウム血症は，そのような低張液の喪失がある場合，適切な水分摂取が行われないときに生じる．尿浸透圧は極めて高くなるが，これは浸透圧受容体-バソプレシン-腎の反応を表している．尿中Na濃度は患者のNa摂取の状態によって変化する．

より高頻度に水分喪失を起こしてくるのは，尿崩症のような腎臓を介したものである．尿崩症は電解質を含まない水分の排泄を特徴とする多尿性疾患である．尿崩症は，水分喪失がバソプレシンの分泌不全か，腎臓におけるホルモン抵抗性かによって，中枢性か腎性かの尿崩症に分類される．

1) 中枢性尿崩症

バソプレシンの合成や分泌不全では，尿の最大濃縮力が制限され，疾患の程度によりさまざまな多尿や多飲の原因となる．中枢性尿崩症の原因を**表1.1**に示す．

79人の子供や若年者における調査では，52%が特発性で，腫瘍やLangerhans細胞組織球症をもつ者もいた．大半は磁気共鳴画像法(MRI)で発見され，なかには下垂体茎に肥厚があるものもあり，自己免疫反応の過程の一部としてのリンパ球浸潤を表しているのかもしれない．下垂体前葉ホルモン欠乏が進展する確率は，腫瘍のある群では80%であり，特発性尿崩症群では50%であった[22, 23]．この疾患が遺伝することは極めてまれである．常染色体優性のパターンを示す家系が報告されている[24]．すべての3つのエクソンにおいて遺伝子をコードする部位の変異は，1個の対立遺伝だけに生じていると報告されている．これらの変異はシグナル蛋白やニューロフィジンにおいて生じる．たいていはミスセンス変異だが，その他の変異もまた報告されている[24]．中枢性尿崩症という遺伝性疾患において特異な点は，発症時期が生後数か月から時にはそれ以降になることである．変異したホルモンは，正常なホルモンと複合体を形成しているようにみえるが，小胞体におけるこれら複合体の蓄積がバソプレシン産生ニューロンの欠損を加速させる原因となっている[25]．まれな遺伝性疾患として，常染色体劣性の中枢性尿崩症があり，糖尿病や視神経萎縮，難聴(Wolfram症候群)と関連している．この症候群は，さまざまな組織に発現する蛋白をコードする第4染色体において，PC16の変異の結果と考えられている[26]．

その他の原因の大半は頭部外傷，下垂体切除術，原発性もしくは転移性の腫瘍(主として肺癌や乳癌)が占める．ほかに病因として脳炎，サルコイドーシス，好酸球性肉芽腫や組織球症がある．最後

表 1.1　中枢性尿崩症の原因

遺伝性
常染色体優性
常染色体劣性（Wolfram 症候群）
後天性
頭部外傷，頭蓋底骨折，眼窩外傷
下垂体後葉切除術
トルコ鞍上部腫瘍，トルコ鞍内腫瘍
・原発性（鞍上部嚢胞，頭蓋咽頭腫，松果体腫，髄膜腫，神経膠腫）
・転移性（乳癌，肺癌，白血病，リンパ腫）
肉芽腫
・サルコイド
・Wegener 肉芽腫症
・結核
・梅毒
組織球症
・好酸球症
・Hand-Schüler-Christian 病
感染症
・脳炎
・髄膜炎
・Guillain-Barré 症候群
血管
・脳動脈瘤
・脳内血栓症または脳出血
・鎌状赤血球疾患
・分娩後壊死（Sheehan 症候群）
・妊娠（一過性）

（Levi M, Berl T. Water Metablism, Gonick HC, ed. *Current Nephrology*, vol.5. Chicago：Year Book Medical Publishers；1982：23 より許可を得て転載）

に，中枢性尿崩症が，11 人の術後高ナトリウム血症をきたした女性において，脳浮腫後に生じたことも報告されている[27]．

■ 臨床的な特徴

多尿や多飲は中枢性尿崩症の特徴であり，そのような症状を呈する患者では鑑別診断として考慮されるべきである．**図 1.10** に示すように，多尿は溶質利尿によって生じ，そのような場合，浸透圧クリアランス（C_{osm}）は増大し，尿浸透圧は 300 mOsm/kg 以上となる．中枢性（バソプレシン欠乏性）尿崩症の診断は，多尿が自由水クリアランス（C_{H_2O}）の増大によって生じ，尿浸透圧が 150 mOsm/kg 以下のときに考慮されるべきである．尿量は 3 ～ 15 L/日の範囲で変化するが，疾患の重症度によって異なる．この疾患はしばしば突然に発症し，男女比は同程度である．発症時期は極めてばらつきがあるが，幼児にはまれで，10 ～ 20 歳代にもっとも多い．中枢性尿崩症の患者は冷水を好む．夜間頻尿がよくみられるのは，多尿には日内変動がほとんどないためである．膀胱容量は未治療の患者では増大していることがあり，結果的に夜間頻尿は主訴とならない可能性がある．しかし，夜間頻尿は一般的にありふれたものであり，不眠が倦怠感や過敏症につながるのもよくあることである．中枢性尿崩症の患者は口渇が正常に起きて水分摂取ができるのであれば，高ナトリウム血症にはならない．したがって，かなりの多尿や多飲に関連した不便さを除いては，特に無症状である．しかし，重度で生命にかかわるような高ナトリウム血症は，寡飲や十分な水分摂取ができない疾患などで起こりうる．

▒ 診 断

糖尿病でない成人における重度の多尿や多飲(>6～8L/日)は，中枢性尿崩症によるバソプレシンの放出不全，または強迫的な飲水("口渇により誘発された尿崩症"，あるいはもっと適切にいうなら原発性多飲症)による過剰な水分摂取を示唆する．小児における多尿は先天性の腎性尿崩症であることが多く，これは後述する．

中枢性尿崩症と原発性多飲症の飲水の鑑別診断は，時に非常に困難なこともある．血清バソプレシン濃度はどちらでも減少している．これは，中枢性尿崩症ではバソプレシン合成または分泌が減少しているためである．そのため，これらの患者はアルギニンバソプレシン(AVP)欠乏となり腎臓で水分を保持することができないため二次的に多飲が生じてくる．一方，原発性多飲症では大量の飲水をするが，これにより生理的に内因性AVP放出が抑制されることになり，摂取した水分が大量に尿中に排泄される．したがって，中枢性尿崩症は多尿のために多飲となるが，原発性多飲症では多飲のために多尿となる．コンピュータ断層撮影(CT)を用いた検査で視床下部-下垂体における異常が中枢性尿崩症では大多数の患者にみられるが，これはMRIを用いるとさらに感度が増す[22]．正常ではT1強調像で下垂体後葉は高輝度で脂肪組織と鑑別が困難だが，このシグナルは中枢性尿崩症では消失している[28]．

患者の病歴も鑑別診断に役立つことがある．中枢性尿崩症では，多飲と多尿が突然に発症するが，原発性多飲症ではこれらの発症時期がはっきりしない．原発性多飲症では，水分摂取や排尿の病歴は1時間おきから日に1回(24時間おき)までさまざまであるが，中枢性尿崩症では絶えず一定量の水分摂取を要する．飲水量や尿量が測定できた患者では，水分摂取の変動の大きさが強迫的な飲水を診断する手掛かりとなる．夜間頻尿は中枢性尿崩症でより重症で，回数も多い．最後に，原発性多飲症では通常，冷水を好まない．これらの患者は精神疾患の既往があったり，月経中の女性であったりすることが多い．270 mOsm/kgH_2O以下の血清浸透圧は強く多飲を示唆するが，それは中枢性尿崩症ではわずかに体液バランスがマイナスであるのに対し，原発性多飲症ではわずかにプラスになるためである．すなわち，Na濃度が143 mEq/L以上または血清浸透圧が295 mOsm/kgH_2Oより大きいならば基本的に原発性多飲性尿崩症ではなく，中枢性尿崩症であることが示唆される．古典的な分類での中枢性尿崩症と多飲性尿崩症の鑑別は基本的に難しくないかもしれないが，正しい診断はバソプレシン放出不全が部分的である場合にしばしば困難である．水分制限試験はこれらの多尿疾患の評価においてもっとも信頼性のある情報を与えてくれる(**図1.12**)[9]．このとき，体液量の喪失は体重やバイタルサインによって注意深くモニターするべきである．なぜなら，中枢性尿崩症の患者では体液バランスが急速に極度なマイナスとなってしまう可能性があるためである．この試験は体重が3%以上減少，起立性低血圧の進展，血清Na濃度が145 mEq/L以上になる1時間おきに，3回連続測定した尿浸透圧が不変になった場合は中止とする．この水分制限期に引き続いて水溶性バソプレシン5単位またはdesmopressin acetate 1 μgまたは1-desamino-D-arginine vasopressin(DDAVP)の皮下投与が行われる．正常な反応は，約1,000～1,200 mOsm/kgの平均最大尿浸透圧まで到達するのに16～18時間かかり，バソプレシンを投与しても尿浸透圧はこれ以上には上がらない．これは，脱水状態により内因性のバソプレシン放出が最大限に刺激されていたということを示唆する．そこで水制限試験は，原発性多飲症のように正常な下垂体システムと，中枢性尿崩症のような患者とを速やかに区別するだろうと推測されると思うかもしれない．しかし**図1.12**に示したように，これはいつもそうとは限らない．毎日大量に飲水している健常者の観察からバソプレシンへの反応が鈍化していることが示されている[29]．あらかじめ腎髄質血流増大の結果，起きてきた髄質張度の低下に伴い腎濃縮能の低下が起きるのである．このことから，原発性多飲症の患者は水制限試験で濃縮機能は最大とはならないが，尿浸透圧は総じて300 mOsm/kgを超えている．しかし，外因性にバソプレシンを投与してもそれ以上は増大しないが，これは内因性のバソプレシン分泌が水分制限により最大限となっているためである．このことは，これらの患者と中枢性尿崩症患者を鑑別するのに役立つが，中枢性尿崩症患者においては**図1.12**に示すように尿浸透圧がバソプレシン投与後に実際上上昇(>10%)している．AVP分泌の部分的な欠損のみがある患者を理解することは特に重要である．これらの患者と原発性多飲症における尿浸透圧は水制限後に同様の反応

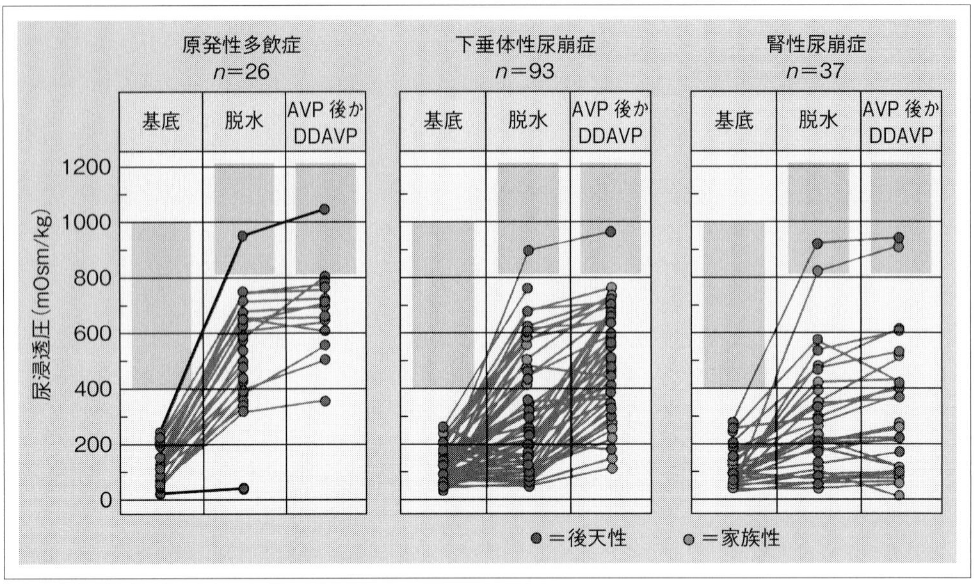

図 1.12 各種原因における多尿患者 156 人において，水制限試験とそれに続く AVP(アルギニンバソプレシン．Pitressin®)投与の尿浸透圧に及ぼす効果．影のある領域は健常成人における基準範囲を表す．AVP の反応は中枢性(腎性)尿崩症でより大きい傾向にあるが，3 群における重複領域がかなりあることに注意．DDAVP(酢酸デスモプレシン)(Brenner BM；*The Kidney*；Philadelphia, PA：Saunders Elsevier；2008 より許可を得て転載)

を示すかもしれないが，不完全型尿崩症の患者だけが外因性のバソプレシンに反応する．もし，水制限後に外因性のバソプレシンが 10%以上尿浸透圧を上昇させるなら，AVP 放出の欠落はおそらく存在している．多尿や多飲という明らかな臨床的症状を示すのは完全型尿崩症の患者だけで，不完全型尿崩症の患者は無症候性ということもあるかもしれない．尿中アクアポリン測定はさまざまな尿崩症の病型を鑑別したり[30]，また特に心因性多飲症と中枢性尿崩症を鑑別するのに有用ではないかということが示唆されている[31]．尿中 AQP2 は中枢性の AVP 欠乏では減少するが，心因性多飲症では減少しない．しかしこの試験の臨床的な適応は現在のところ限られている．

上述した外因性の AVP 投与による水制限試験は，多尿疾患の鑑別診断に症例の 95%で有用だが，時間もかかり患者の協力をかなり必要とする．時に中枢性尿崩症の診断はより迅速に行う必要がある．血清浸透圧(ブドウ糖と尿素を除いて)と尿浸透圧の関連を調べることはこれに有用であるかもしれない．短時間の水分喪失で血清浸透圧が上昇しても尿浸透圧が低いままであることは中枢性尿崩症の診断を示唆するものである．

血中の AVP 測定は水制限試験にとっては補助的な価値のあるもので，ほとんどの患者において水制限試験によって得られた診断をまずは確認してきた．高感度ラジオイムノアッセイによるバソプレシン濃度測定を行うと，多尿症候群の鑑別診断を正確にするうえで従来からの試験の補助となり補完もするかもしれないが，診断の確定という点で本質的ではなく，通常は行わない．

■ 治　療

中枢性尿崩症患者は，口渇機構が正常で飲水ができるならば高ナトリウム血症はきたさない．したがって，著明な多飲・多尿に関連した不便さを除けば，特に無症状である．AVP 補充や薬物療法は，どちらも中枢性尿崩症の治療として行われている(**表 1.2**)．下垂体切除術後における急性発症では，水溶性 vasopressin(Pitressin®)の準備が望ましい．作用時間が短いため注意深いモニタリングが必要であるが，水中毒のような合併症を起こす可能性を減らしてくれる．

天然のバソプレシン分子を修飾して DDAVP がつくられたが，これは天然の AVP ホルモン(作用時間 2 ～ 4 時間，抗利尿と血管作動比 1：1)と比べ抗利尿作用が長く(6 ～ 24 時間)V_1 血管作動性受

表 1.2　尿崩症の治療方法

尿崩症	薬　物	用　量
完全型中枢性尿崩症	DDAVP	経鼻投与として 10 〜 20 μg を 12 〜 24 時間おき
	経口投与	100 〜 800 μg/日
不完全型中枢性尿崩症	DDAVP	上記に同じ
	水溶性 vasopressin	皮下投与で 5 〜 10 単位，4 〜 6 時間おき
	chlorpropamide	250 〜 500 mg/日
	clofibrate	500 mg を 1 日 3 〜 4
	carbamazepine	400 〜 600 mg/日
腎性尿崩症	サイアザイド系利尿薬	
	amiloride（lithium 関連腎性尿崩症）	5 mg を 1 日 4 回
妊娠関連尿崩症	DDAVP	上記に同じ

DDAVP：酢酸デスモプレシン
（Thurman J, Berl T. Therapy in nephrology and hypertension. In：Wilcox CS, ed. *Therapy in Nephrology and Hypertension*. 3 ed. Philadelphia, PA：WB Saunders；2008：337-352 より許可を得て転載）

容体活性がほとんど消失した（抗利尿性と血管作動性の比が 2,000：1）化合物となった[32]．8 位の L-アルギニンを D-アルギニンへ置換して得られる化合物の D-アルギニンバソプレシン（D-arginine vasopressin：DAVP）は，血管作動作用が弱いが，1 位でヘミシステインが脱アミノ化されると，抗利尿昇圧活性が増強されて作用時間も長い 2 つ目のペプチドが生じてくる．DDAVP は 8 〜 12 時間おきに 10 〜 20 μg の範囲で経鼻投与される．この薬物により従来用いられていた油に溶かして長時間作動型としたバソプレシンを用いる必要性がなくなった．必要投与量にはかなり個人差があるが，たいていの患者は 1 日 2 回の投与で多尿が改善する．呼吸器疾患や外科手術時には，1 〜 4 μg の範囲なら経静脈的投与，皮下投与もまた可能である．経口投与でも大量なら有効である（50 〜 800 μg の範囲で）[33]．

高用量 DDAVP は一過性の頭痛，悪心，血圧のわずかな上昇の原因となりうるが，これらの症状は減量で消失する．まれに鼻充血や腹部痙攣痛，外陰部の疼痛が起こる．これらの患者は低ナトリウム血症を避けるため，水分摂取や血清 Na 値を十分にモニターすることが必要である．実際，これらの薬物を投与した患者で低ナトリウム血症を起こした症例報告が増えており，特に von Willebrand 病[34]や尿失禁[35]のような他の適応症に投与するときに多い．

DDAVP の経鼻投与は現在では，不完全または完全型中枢性尿崩症にまず選択される治療法である．しかし，ホルモン置換療法の代わりとなる治療法も有効かもしれない．尿が薄く低浸透圧に固定されている場合，尿量は排泄すべき溶質量によって決定される．それゆえ，食事中の塩分や蛋白を減らすと主な尿溶質が減少し，これによって溶質の排泄に要する尿量も減るのである．さらに，抗利尿作用のある多くの薬物が用いられる．なかでも，血糖降下薬である chlorpropamide（Diabinese®）がもっともよく使用されている．その抗利尿作用はある程度バソプレシンが存在するときにのみ有効といわれており，それゆえ不完全型尿崩症でのみ有効である．不完全型尿崩症では，連日または 1 日 2 回，250 mg を内服する臨床試験があり，効果発現に最低 7 日間はかかっている．抗痙攣薬の carbamazepine（Tegretol®）は中枢性尿崩症では抗利尿作用がある．chlorpropamide と carbamazepine の組み合わせは相乗作用があるとされる[32]．clofibrate は不完全型中枢性尿崩症に投与する．しかし現在では，経鼻 DDAVP 以上に推奨されるものはない．

2) 先天性腎性尿崩症

先天性腎性尿崩症はまれな遺伝性疾患で，腎尿細管のバソプレシンへの感受性が低下している[36]．この疾患にはさまざまなパターンがあり，X 連鎖型，常染色体劣性から常染色体優性まで多彩である．もっとも多い変異はX連鎖型で，男性では完全に発現するが，女性では多尿や多飲の程度はさまざまである．この疾患患者の85%はV_2受容体が完全に変異しており，機能しない[37]．現在，X染色体長腕28番(Xq 28)におけるV_2受容体には180以上の変異が同定されている[38]．半分はミスセンス変異だが，その他の型の変異も生じている．変異受容体のかなりのもので細胞内でのAQP2移動が損なわれている[36]．常染色体劣性の先天性腎性尿崩症はAQP2水チャネルの変異であり，この疾患の約15%にある[39]．これまでに変異を起こす少なくとも30の疾患が同定され，それらの大半はミスセンス変異である．V_2受容体変異の例でもみられたように，AQP2変異蛋白の移動がうまくいかない場合もこの疾患で報告されている[40]．また，AQP2のC末端の変異がまれに常染色体優性の先天性腎性尿崩症の原因となるようである[41]．AQP1水チャネルが欠損しているヒトでは軽い濃縮能障害がある[42]．最後にAQP3やAQP4を欠損しているノックアウトマウスでは最大限に尿を濃縮することができない[43]．

■ 臨床的特徴

さまざまな遺伝子型間の明らかな表現型の差異については，完全には記述されていない．もっとも完全な臨床像は，X染色体関連型で得られる．この疾患はもっとも多くの場合生まれつきであるが，先天性腎性尿崩症の型別診断は，この低浸透圧尿症の患児がひどい脱水，高ナトリウム血症，嘔吐，発熱などを示してから初めてなされる．バソプレシンへの部分的反応性をもつ女児の場合と異なり，この疾患の完全型に罹患した男児は，ひどい脱水に直面したとしても高浸透圧尿をつくることができない．これら患児では十分な補液で治療しないと成長障害や時に精神発達遅滞が起きてくるが，これは疾患の一部というよりむしろ繰り返す脱水や高ナトリウム血症のエピソードの結果である可能性が高い．水腎症もこれらの患者で多いが，おそらく尿が大量に貯留してしまうため膀胱尿管逆流が続発するためであろう．

■ 治　療

バソプレシン，増強作用または放出刺激作用のある他の薬物(例えば，chlorpropamide)も先天性腎性尿崩症の患者では尿濃縮に全く無効である．その結果，口渇の機構が正常に保たれていることが，体液量バランスを注意深く見守ることとともに，この疾患の小児での水分を十分に維持するのに必須である．水分負荷が必要とされるこの疾患の小児では，等張性(5%)ブドウ糖よりも低張性(2.5%)ブドウ糖を投与すべきで，これは溶質の排泄が水分喪失を伴うためである．尿糖が5%ブドウ糖液で生じるかもしれず，それは水分喪失を増悪させる．

経口による溶質摂取制限(減塩療法)は，腎性尿崩症の患者では尿量を減らすことにつながるかもしれない．ネフロンの皮質希釈部位におけるNa再吸収を抑制するサイアザイド系利尿薬は，これら患者の治療にある程度の成功をおさめてきた．サイアザイド系利尿薬は，ネフロンの水不透過部位でNa再吸収を抑制することができるが，これ自体は自由水クリアランス(C_{H_2O})を減少させるものの尿量は減らさない．尿量の減少はNa喪失と細胞外液(ECF)減少に対する二次的反応である可能性がもっとも高い．ECFの減少は次にGFRの低下を起こし，近位尿細管でのNaや水再吸収の増大につながる．利尿薬のこれら二次的な効果が尿量を減らすのである．ECFの減少は，利尿薬中断後も減塩によって継続可能であるため，この治療はなお有効である．サイアザイド系利尿薬にamilorideを加えるとさらに効果があがることがある．非ステロイド性抗炎症薬が有効とされてきたが，tolmetinの投与が小児では特によく続けられるようである．これらの薬物で高浸透圧尿にならないことは覚えておくべきである．しかし尿浸透圧がたとえ50 mOsm/kgH_2Oから200 mOsm/kgH_2Oまでの増大であったとしてもこれはとても重要である．なぜならば，尿量が10～12 L/日から忍耐可能な3～4 L/日まで減少させることができるためである．このような尿量の変化は尿路拡張を最小限に減らす．興味深い新たな方法に，シャペロンとして細胞透過性のvasopressin拮抗薬を使用するやり方がある．これは小胞体に取り込まれた変異蛋白の折り畳みをもたらし，細胞表面への発現を増加させる[44]．腎性尿崩症患者を用いたある研究では，尿量が12 Lから8 Lへ減少し，尿浸透圧が増加した[45]．

3) 後天性腎性尿崩症

後天性腎性尿崩症は先天性よりもよくみられるが，ほとんど重症化しない．最大濃縮力はこの疾患では実際弱くなっているが，高浸透圧尿をつくる能力は通常，温存されている．夜間頻尿や多尿，多飲はこの後天性腎性尿崩症で生じるかもしれないが，尿量は一般的に，完全型尿崩症，心因性多飲，先天性腎性尿崩症でみられるよりも少ない(<3 ～ 4 L/日)．後天性腎性尿崩症のよくみられる原因を**表 1.3** に示した．

■ 慢性腎不全

腎濃縮力の低下は，多くの末期腎不全に伴って必ず生じる．したがって，慢性腎不全は後天性腎性尿崩症の形態をとる．どのような原因であっても，進行した腎不全は低浸透圧尿を伴いバソプレシン抵抗性の原因となりうる[46]．

表 1.3 に示したようなある種の腎疾患では，糸球体濾過量(GFR)が著明に低下していない段階でもバソプレシン反応性の低下が起きる．腎糸球体疾患においては，濃縮力の低下と関連した多尿の発生はむしろまれで，一般的に GFR と最大尿浸透圧の間には深い関係がある．

慢性腎不全に関連した腎濃縮力低下の原因は，おそらく多数存在する．これには(i)尿細管間質疾患や鎌状赤血球症，鎮痛薬腎症などでみられるような，髄質構造の破壊や局所的な髄質血流の変化，(ii)間質の最大張度を規定する過程の Henle ループ上行脚の太い部からの塩化ナトリウム汲み出しの障害，(iii)機能するネフロンが少なくなってきて，正常腎と同程度の溶質を排泄するのに必要な適応反応として起きてきた残存ネフロンにおける溶質排泄の増加，などがある．健常者でも溶質利尿の場合は最大バソプレシン量であっても等張尿となることがある．しかし，これらの病的メカニズムのどれも，単独では進行した腎不全患者でみられるバソプレシン抵抗性低張尿の説明をつけられない[46]．対向流機構がないと仮定するとしても，腎髄質の張度は決して血漿のそれを下回ることはない．つまり集合尿細管と髄質間質の間の完全な平衡状態が起きないようになっていなければならない．バソプレシン抵抗性の低張尿を説明するためには 1 つの可能性として，腎不全において集合管膜におけるアルギニンバソプレシン(AVP)への抵抗性は V_2 受容体の選択的ダウンレギュレーションの結果かもしれない[47]．腎不全誘発モデルとしての 5/6 腎摘出ラットにおいて，集合管の

表 1.3　後天性腎性尿崩症の原因

慢性腎臓病	foscarnet
多発性嚢胞疾患	methoxyflurane
髄質嚢胞疾患	norepinephrine
尿管閉塞	vinblastine
あらゆる原因による進行した腎不全	colchicine
電解質異常疾患	gentamicin
低カリウム血症	methicillin
高カルシウム血症	isophosphamide
薬　物	造影剤
alcohol	浸透圧性利尿薬
phenytoin	furosemide と ethacrynic acid
lithium	**鎌状赤血球症**
demeclocycline	**食事性の異常**
acetohexamide	飲水過多
tolazamide	塩化ナトリウム(NaCl)摂取低下
glyburide	蛋白摂取低下
propoxyphene	**その他**
amphotericin	妊娠時の尿崩症

AQP2 と AQP3 の発現が減少していることが報告されている[48]．AQP2 における同様の減少が，閉塞性腎症や急性尿細管壊死の回復期に報告されてきた(**図 1.13**)．

腎濃縮力の低下があることを認識することは，治療のアプローチの際にもっとも重要である．腎不全患者における最大腎濃縮力が 300 mOsm/kgH_2O で，日々の塩分負荷が 600 mOsm なら，塩分を排泄するのに 2 L/日の尿量が必要である．この患者の水分摂取量は，不感蒸泄 500 mL を含めて少なくとも 2,500 mL/日が必要である．これより，この患者が病気で数日間水分摂取ができない場合，腎臓の濃縮力障害のため，重度の水分喪失が起こりうる．無症候性の濃縮力低下を認識しておくことは，急性発症の疾患で突然に臨床的に重要な問題となってくることがあるので，慢性腎不全の患者の長期的な管理において極めて重要である．

■ 電解質異常

原因が何であれ低カリウム血症は多尿や可逆性のバソプレシン抵抗性腎濃縮力障害を起こすことが知られてきた．病的機転にはさまざまな要素が絡む．低カリウム血症は水分摂取を促進し，上行脚における Na^+/Cl^- 再吸収を減少させる結果，間質の張度を減少させる．低カリウム血症はまた細胞内 cAMP の集積を減少させ，バソプレシン感受性 AQP2 の発現を減少させる原因となる[49](**図 1.13** 参照)．

高カルシウム血症も尿濃縮力を障害して軽度の多尿をもたらす．病態生理学的にはさまざまな要素が絡み，バソプレシン誘発アデニル酸シクラーゼの減少による髄質間質張度の低下や，集合管における AQP2 の発現の減少を引き起こしてくるアデニル酸シクラーゼ活性の低下をもたらす[50, 51](**図 1.13**)．

■ 薬　物

さまざまな薬物がまた尿濃縮力を阻害することが見出されてきた(**表 1.3**)．情動性障害の治療薬として広く使用されているので，lithium は非先天性腎性尿崩症(訳注：原著では「先天性」となっているが，誤ちと思われる)のおそらくもっともよくある原因とされており，投与患者の 50%にみられる．lithium は皮質集合管においてバソプレシン刺激性の水輸送を減少させる．これはアデニル酸シクラーゼや cAMP 合成の阻害の結果である可能性が高い[36]．AQP2 や AQP3 の著明なダウンレ

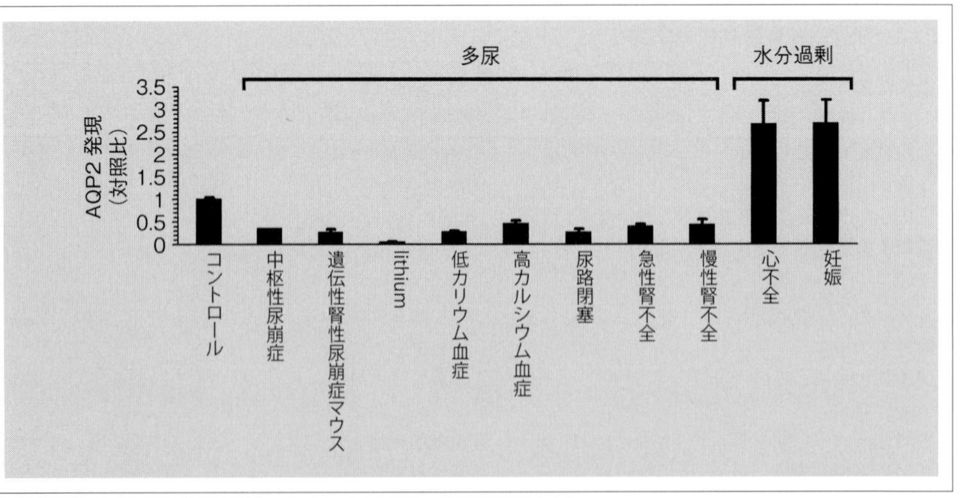

図 1.13　さまざまな水バランス異常に伴ってみられる AQP2 発現の変化．数値は対照(左端)に対するパーセント比で表してある．AQP2 の発現の減少が，時に劇的に，さまざまな程度の多尿により特徴づけられる先天性，後天性尿崩症で幅広くみられる．逆にうっ血性心不全や妊娠では AQP2 の発現が増大し，過剰な水分保持を伴う状態である(Neilsen S, Knepper MA, Kwon T-H et al. Urine concentration and dilution. In：Schrier RW, ed. *Disease of the Kidney and Urinary Tract*, 7th ed, vol.1. New York, NY：Lippincott Williams & Wilkins；2000：128 より許可を得て転載)．

ギュレーションは，lithium 投与ラットで報告されている[52]．lithium はまた，シクロオキシゲナーゼ2の発現を増加させ，多尿を引き起こす作用のある腎プロスタグランジンを増加させる[53]．濃縮力低下は持続性で完全に可逆性ではないこともある．

demeclocycline も腎性尿崩症を起こす薬物の1つである．lithium よりも耐容性がよく，不適合 AVP 分泌症候群の治療薬として今やより優れている．しかし，最近認可された経口活性型 tolvaptan のほうが，おそらく抗利尿ホルモン不適合分泌症候群（syndrome of inappropriate secretion of antidiuretic hormone：SIADH）の治療はより望ましいかもしれない．このような効果をもたらす demeclocycline の正確な細胞メカニズムはまだ不明である．

■ 鎌状赤血球症

腎濃縮力障害は，鎌状赤血球性貧血および鎌状赤血球形成傾向のある患者によく合併するものである．赤血球が高張の髄質間質内で鎌状となって直血管が閉塞され，髄質内層と腎乳頭部の障害が起きてくると思われる．微小 X 線撮影を用いて調べると，鎌状赤血球の患者では直血管の血流は認められない．その結果生じた髄質の虚血は上行脚の塩化ナトリウム（NaCl）輸送体を障害し，髄質の張度を低下させる．小児においては正常な血液を輸血すると腎濃縮力が回復する．これは鎌状赤血球細胞がその障害に何らかの役割をもつことを示している．髄質の梗塞がより長期にわたる間に生じ，もはや濃縮力低下は輸血を行っても不可逆性となる．最大尿浸透圧の低下も鎌状赤血球貧血で腎乳頭部浮腫と関連して起きてくるが，これはすなわち実験的に腎乳頭を切除したことに相当する状況である．

■ 摂食異常

原発性多飲症の項で述べたように，過剰な水分摂取は最大尿濃縮力を低下させる．最近の実験結果によると，原発性多飲症は髄質の間質張度を低下させないが，バソプレシンの細胞反応性の変化は AQP2 のダウンレギュレーションと関係があることが示されている[54]．極度の減塩もまた尿濃縮機構を障害する．同様の障害は厳しい蛋白制限でも生じる．尿素と NaCl は実質的に間質の張度のほとんどを占めており，観察される障害は大体これらの働きが低下していることで説明できる．AQP 発現の減少と関連のある水再吸収障害も考えられている[55]．

■ 妊娠尿崩症

後天性尿崩症が妊娠で報告されており，この原因は AVP の反応性低下が起きるためである．血液中のバソプレシナーゼが増加し，過剰な異化促進によりバソプレシン抵抗性が増大する[56]．このような患者は重度の高ナトリウム血症を発症する．しかし，DDAVP はバソプレシナーゼに影響を受けず尿量が低下するため，これは診断方法としても有用である．

3. 体内総 Na 量が増えた患者の高ナトリウム血症

体内総 Na 量が増えたタイプの高ナトリウム血症は，高ナトリウム血症のなかではもっとも少ないタイプで，一般的に高張食塩を含んだ溶液の投与によって引き起こされる（**表 1.4**）．高ナトリウム血症は，蘇生中の高張の重炭酸の使用中，治療的妊娠中絶時に不注意で高張食塩水を静脈内投与した場合，高 Na 透析液での透析，海水での溺水，そして食塩の錠剤を大量摂取した後などでも引き起こされる．原発性アルドステロン症や Cushing 症候群の患者は，臨床的に問題にならない程度の血清 Na 値の上昇を認める．予想されるように高ナトリウム血症があったり体内総 Na 量が増加している患者は，濃縮された尿中にかなりの量の陽イオンを排泄する．

1) 高ナトリウム血症の徴候や症状

高ナトリウム血症は，常に高浸透圧の状態を意味する．高浸透圧性障害のもっとも著明な徴候は神経学的な症状である．細胞外に水が移動することによって，特に脳の細胞内脱水が結果として起

表 1.4 治療用の高張液

溶 媒	分子量	濃 度 (mg/dL)	浸透圧 ($mOsm/kgH_2O$)	規 格 (mL)	使用法
NaCl	58.5	3 5 20	1,026 1,711 6,845	500 500 250	低張状態の緊急加療；人工妊娠中絶における羊水腔内への点滴投与
重炭酸Na	84.0	5 7.5	1,190 1,786	500 50	代謝性アシドーシス，高カリウム血症，心肺停止時の治療

(Morrison G, Singer I. Hyperosmolal states. In：Narins RG, ed. *Clinical Disorders of Fluid and Electrolyte Metabolism.* New York, NY：McGraw-Hill；1994：646, Part 1 より許可を得て転載)

表 1.5 高ナトリウム血症の徴候と症状

意識障害
興奮性
てんかん(成人では一般的でない)
神経学的巣症状
筋頸直(成人では一般的でない)
体液量減少の徴候(さまざま)
発熱
悪心や嘔吐
努力呼吸
激しい口渇

きる．高ナトリウム血症の徴候や症状は，**表 1.5** に示す．感覚中枢の不穏，興奮，感覚中枢の低下，無気力，筋収縮，反射亢進，痙縮が起こり結果として，昏睡，てんかん，死に至ることもある．高ナトリウム血症の症状や死亡率は，急性の場合であると特に高い．子供では，急性高ナトリウム血症の死亡率は 10 ～ 70%の間で，平均するとほぼ 45%である．不幸なことに，生存したとしても神経学的後遺症がよくみられ，2/3 もの子供がこれに罹る．慢性高ナトリウム血症の死亡率は約 10%である．成人では，160 mEq/L を超える急性の Na 上昇は死亡率の 75%を占め，一方慢性の場合の死亡率は約 60%である．しかし高ナトリウム血症は，死亡率の高い重篤な原疾患で引き起こされることが多いということを指摘しておかねばならない．成人における高ナトリウム血症の後遺障害については系統的な研究が行われていない．

高ナトリウム血症の徴候や症状は，さまざまな解剖学的異常に関連して起きている可能性が高い．高浸透圧状態に伴って脳細胞の容積が減少し縮むことは，脳血管が裂ける原因となる．これら大きな解剖学的変化に加えて脳では，高ナトリウム血症の症状の病態生理学上，かなり重要な可能性のある水や溶質の組成の変化が起きてくる[57]．これらは細胞の容積を調節し，その大きさを元に戻すべく起きてくる反応である．このようにして，水分減少は予想されるほど重篤ではなくなる．早期の段階で脳細胞のなかに Na や Cl が入ると理想的な浸透圧の振るまいに従って起きる水分消失ははるかに緩和される．高ナトリウム血症の 7 日後には，脳の浸透圧が高いままに留まっているので，脳にコントロールレベルまで水分が戻ってくる．このとき新しくつくられた浸透圧物質(idiogenic osmole)は，増加した細胞内浸透圧の 60%程度の割合を占めている．これら浸透圧物質には細胞内のアミノ酸の増加によるものがあり，特にタウリンが増えている．加えて，高ナトリウム血症のラットでは尿素，グルタミン，グリセロリン酸コリン，ミオイノシトールのような浸透圧物質の蓄積が示されている[58]．

2) 高ナトリウム血症の予防

高ナトリウム血症は予想しうる臨床状況で起こるので，早期の認識が予防もしくは障害の軽減につながる可能性がある．高齢者，高張液の点滴を受けている入院患者，不感蒸泄が多いもしくは溶質の喪失が起きている患者，糖尿病患者，以前に多飲や多尿の症状を呈した患者，これらの患者に神経学的な異常をみたときは高ナトリウム血症を強く疑うべきである．

若い人と比較して高齢者は口渇の反応が弱く，尿濃縮力が減少しており，総体液量のベースラインが低い．結果として，高齢者は外来でもっとも高度の高ナトリウム血症に発展しやすい一群であり，入院してくる患者の 1 ～ 2%が高ナトリウム血症を伴う高齢者である．もっともよくみられる経過は発熱して衰弱した患者である．不感蒸泄の増加はあるが，自由水を得ることができず代償されないのである．不感蒸泄の増大した状態にある患者に精神状態の変化を認めたら，血清 Na 値に細かい注意を払い溶質を含まない液の投与を急ぐべきである．

入院患者においても高ナトリウム血症が進行することが多い．外来患者と比べ，入院中に高ナトリウム血症の進行をみる患者はより若年者であり，医原性の病因によることが多くなりがちである[59]．不感蒸泄の多い入院患者(例えば，人工呼吸器使用中の患者)は，水分を自由に摂取できないことや不適切な輸液処方が原因となって高ナトリウム血症に発展する．高張度の輸液(例えば，重炭酸ナトリウム)，マンニトール製剤，尿素など，浸透圧利尿薬などにより高張度になることもある．高浸透圧液による経管栄養は，下痢や胃腸による水分消失を引き起こし，また浸透圧物質が毎日大量に負荷されることにより，電解質を含まない自由水の喪失が起きてくるかもしれない．Palevsky ら[59]は，血清 Na を頻繁に測定するにもかかわらず，高ナトリウム血症の治療はしばしば遅れることに気づいた．血清 Na が 150 mEq/L 以上の患者の 50%は，高ナトリウム血症の出現から 24 時間経っても低張度の輸液を受けられないままであり，72 時間以内に修正されたのは 36%にすぎなかった．集中治療の場で高ナトリウム血症が出現すると入院期間の延長や死亡率の増加が起きてくる[60]．これら合併症の発症は，明らかに防止できる．

3) 高ナトリウム血症の治療

高ナトリウム血症の治療のまず第一のゴールは，血清張度の回復である．個々のアプローチは，患者の ECF により異なる(**図 1.11** 参照)．次に示す法則は有用である[61]．

1．循環系の症状(例えば，起立性低血圧など)の根拠があって，体内総 Na 量が少ないと考えられる患者では，等張の生理食塩液を全身血行動態が安定するまで投与すべきである．その後，高ナトリウム血症は 0.45%生理食塩液(訳注：1/2 生理食塩液)もしくは 5%ブドウ糖で治療可能である．
2．循環血漿量が多い高ナトリウム血症のときは，過剰な塩分の除去が目標で，それを達成するには 5%ブドウ糖と一緒に利尿薬を投与するか，あるいは腎機能障害があるならば透析することである．
3．純粋に自由水喪失が持続しているが，体液量の正常な高ナトリウム血症では 5%ブドウ糖で水分を置き換える必要がある．この状況における水分の欠乏量は，血清 Na 濃度と体液量の 60%が水分であるという仮定を基に計算することができる．方程式を示す．

$$\text{水分欠乏量} = 0.6 \times \text{体重(kg)} \times P_{Na}/140 - 1 \tag{1.5}$$

すなわち 75 kg の体重で血清 Na が 154 mEq/L の患者では，水分欠乏は以下のように計算することができる．

$$\begin{aligned} &0.6 \times 75 \times (154/140 - 1) \\ &= 45 \times (1.1 - 1) = 45 \times 0.1 = 4.5\ \text{L} \\ &154/140 \times 45\ \text{L} = 49.5\ \text{L} \\ &49.5 - 45.0 = 4.5\ \text{L} \end{aligned} \tag{1.6}$$

表 1.6　症状のある高ナトリウム血症の治療の一般的なガイドライン

- 補正速度 2 mEq/L/時間
- 最初の 12 〜 24 時間で循環血液量の不足分の半分を置換する
- 次の 24 時間で残りの不足分を置換する
- 神経学的検査を継続的に施行する（補正速度の処方は，症状の改善があれば緩めることができる）
- 血清電解質や尿電解質を 1 〜 2 時間ごとに測定する

これは水分欠乏量を示しており，高ナトリウム血症を修正するために必要とされる正味に付け加えるべき水分バランスである．Na 濃度を正常に保つにはこれに加え，引き続き起きている自由水の喪失もまた置換してやる必要がある．

症状のある高ナトリウム血症の治療の一般的なガイドラインを**表 1.6** に示す[61]．補正に際しての速度は，特に小児科領域で議論となるところである[62]．子供では，2 つの研究において 0.5 mEq/L/時間以下の補正速度を提案しているが，これは治療した患児にてんかんが起きず，その一方それ以上の速度で補正した場合 20％にてんかんが起きているからである[62, 63]．大人においても 48 時間以上かけて 2 mEq/L/時間を超えない割合で補正されるべきと感じているのが大勢である．先に述べたような，高ナトリウム血症に対して脳内の水分量を修正し，新しい溶質をつくり出すという脳の補正反応が高ナトリウム血症補正時のてんかんのリスクを増大させている．細胞外浸透圧が急激に減少すると，浸透圧勾配が脳と血漿の間に生み出されるかもしれない．これは，脳のなかに水分の正味の移動を引き起こす結果となり，脳浮腫が起きてくる．よりゆっくりした速度で補正すれば新しくつくられた浸透圧溶質が消滅する時間的余裕ができ，このような一連の事象が起きるのを防ぐことができる．

本態性高ナトリウム血症や水分をとろうとしない高齢者では，1 日に 1 〜 2 L の水分の投与が処方として必要かもしれない．chlorpropamide はそれ自体が乾き感覚を増強させ，無飲症の患者で DDAVP との併用が提案されている．

V　腎臓の尿希釈能関連疾患：低ナトリウム血症

本章で述べてきたように腎濃縮の異常は，水分喪失や高ナトリウム血症と関連していたが，腎臓の希釈能力の異常は低ナトリウム血症のかたちで出現することがもっとも多い．Na とそれに伴うアニオンで，血漿中のほとんどすべての浸透圧の活動性を占めているからである[64]．

$$計算上の血清浸透圧 = 2 \times Na^{+} + BUN（血液尿素窒素；mg/dL）/2.8 + ブドウ糖（g/dL）/1.8$$

血清 Na の上昇が常に高浸透圧を反映するが，一方低ナトリウム血症は通常は低浸透圧に伴ってみられる．血清 Na が血清浸透圧を反映しないもっともよくみられる状況は，細胞外液（ECF）のなかにエタノール，メタノール，エチレングリコールのような浸透圧物質が付け加わっているときに起こる．浸透圧ギャップ（osmolar gap）は，上で計算した血清浸透圧が，浸透圧計で直接計測した浸透圧よりも 10 mOsm 以上低いときに存在する，とされる．注意すべきは溶質の性状により，それが計測した浸透圧だけを上昇させ，有効に働く浸透圧は上昇させないのか，あるいは血清 Na 濃度が変化を受けるのかどうか，が決定されるということである（**表 1.7**）．尿素，メタノール，エタノール，エチレングリコールのような細胞膜を通過する透過性をもつ溶質は，測定された浸透圧こそ上昇しているものの，有効浸透圧を上昇させない．つまりこれらの物質は細胞からの水分移動の原因とならず，それゆえ細胞内脱水が起きることなく高張度のみ生じることになる．だから，血清 Na 濃度の変化も起きてこないのである．高尿素窒素（BUN）血症やエタノール中毒は，このようなことが起こるもっとも一般的な状況である．対照的に，インスリン分泌を促進させる糖は透過性がなく，水分が細胞から出て ECF の分画に移動するために有効な浸透圧勾配を形成しうる．この過程によ

表 1.7　血清張度や血清 Na 濃度の関係

状　況	血清張度	血清 Na
高血糖	↑	↓
マンニトール，マルトース，グリシン	↑	↓
高尿素窒素血症	↑	→
エタノール，メタノール，エチレングリコールの摂取	↑	→
血清脂質や血清蛋白の上昇	→	↓

り血清 Na 濃度が低下し，低ナトリウム血症は正常浸透圧下に，あるいは浸透圧が上昇した状態ですら，併存しうるのである．概念としてこれは“移行による”低ナトリウム血症とみなすことが可能であり，それは Na 濃度レベルの変化が体内総水分量の変化を反映せず，細胞内から細胞外のスペースへの水の移動を反映しているからである．血清 Na の解釈に際してはこのような高血糖の影響を考慮すべきであり，適切な補正を行わなければならない．血漿 Na は，血糖が 100 mg/dL 増えるごとに約 1.6 mEq/L 減少するが，この計算は血清 Na の減少を幾分過小評価しているかもしれない[65]．血清 Na 濃度は，血糖が低くなると特別な処置なしで正常に戻る．同様な血清 Na 濃度の低下はマンニトール，もしくは経尿道的前立腺摘出術や子宮摘出術の術中にグリシンが吸収される場合のように，他の活性をもつ物質の注入により起こってくる．

偽性低ナトリウム血症は，血清脂質もしくは蛋白が増えることによって血漿の固形部分（通常 6 ～ 8%）が著しく増えるときに起こる．というのは，炎光光度計は，血漿全体に含まれる Na を計測するのであって，液体部分だけの濃度を計測しているわけでないからである．液体部分の Na 濃度だけを計測する直接イオン選択性電極を使用すればこの問題は生じない．直接電位差測定法だけ（希釈されていないサンプル）がこの場合の正確な測定であるといえる．最近，脂質や蛋白のそれぞれの増加が血清 Na 測定に及ぼす影響が実験的に定量化されている[66]．

$$\text{血漿水分量}(\%) = 99.1 - (0.1 \times L) - (0.07 \times P)$$

L や P は，それぞれ総脂質（L）や蛋白（P）濃度（g/L）である．例えば，この式で得られた血漿中の水分量が，通常の血漿サンプルの 93%（血清 Na 濃度は 150 × 0.93 = 140 となる）でなく，90%であったとすれば，測定される Na は 135 mEq/L（150 × 0.9）に減少することになる．

低ナトリウム血症は，臨床現場でみられるもっとも一般的な電解質異常の 1 つである．低ナトリウム血症に伴って，体内総 Na 量は減少，増加，あるいはほぼ正常な量となっている可能性がある[67, 68]．本節では，腎臓の希釈能力の異常やそれに伴う低ナトリウム血症を体内総 Na や ECF の状態との関連も含めて議論や分類を試みるものである．個々の場合において，作用している病的メカニズムについて考える．

希釈能力の異常は**図 1.1 A** で示したように，次のようにして生じる．(i) 血清低浸透圧があるにもかかわらず，持続的にアルギニンバソプレシン（AVP）が分泌されること．それが集合尿細管を水分に不透過性の状態にしない．もしくは，(ii) 糸球体濾過量（GFR）の低下や近位尿細管の水分や Na の再吸収あるいはその両者などの腎内要素．それがネフロンの希釈部分への濾液の輸送を減少させること，である．また，皮質・髄質の Henle ループ上行脚，そして特に遠位曲尿細管などのネフロンの水分を透過しない部分から外に NaCl を汲み出すのが障害されることも，尿細管の液体や尿を希釈するネフロンの能力を損傷する別の腎内要素である．

図 1.14 に本章で議論される低ナトリウム血症の診断や治療へのアプローチをまとめる．患者の低ナトリウム血症が，本当に低張度の状態を反映することが示されたならば，そして低ナトリウム血症患者の体液量を評価するために徹底的に病歴や身体所見をとることが不可欠である．患者が 3 つのカテゴリー（浮腫の状態，体液減少の状態，どちらでもないもの）のうちのどれか 1 つに属することがわかれば，診断の可能性は狭まる．尿中 Na 濃度の検査の診断を下すのに補助的な根拠となる．低ナトリウム血症のこの診断的アプローチを行うことにより，適切な治療を決めることがまた容易

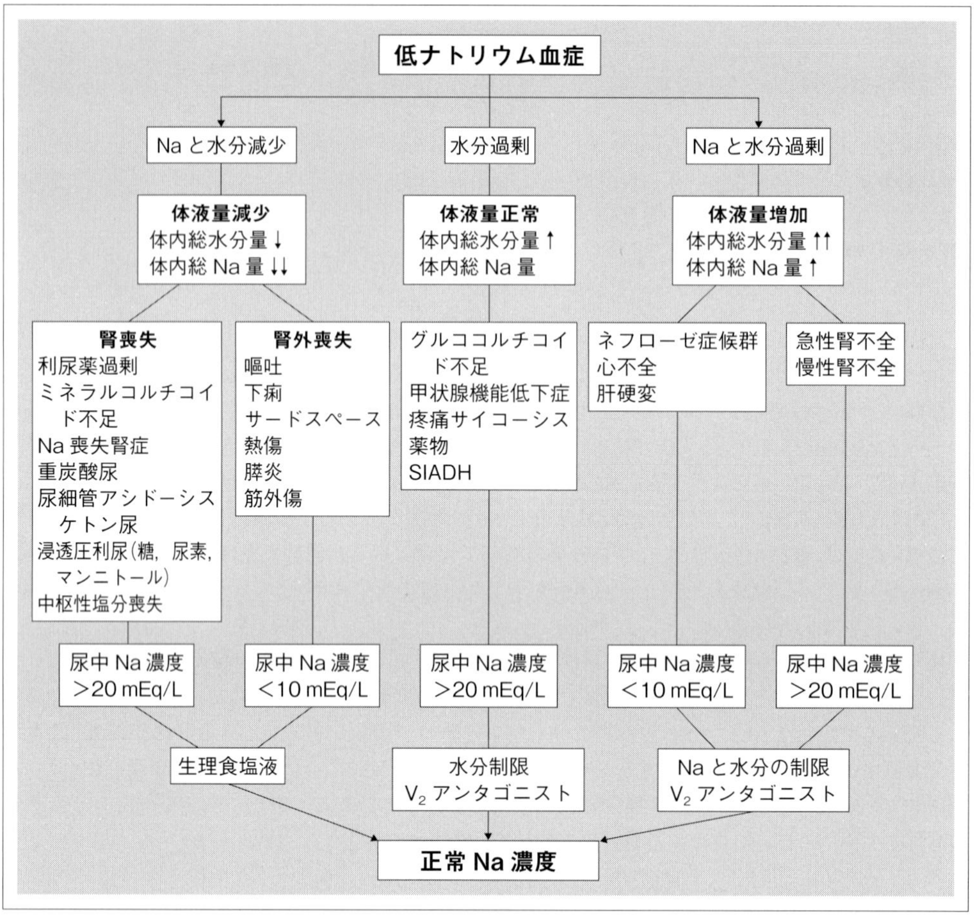

図 1.14　低ナトリウム血症患者の診断，治療アプローチ(Berl T, Kumar S. Disorders of water balance in comprehensive clinical nephrology. In：Johnson RJ, Feehally J. eds. *Comprehensive Clinical Nephrology*. St. Louis：CV Mosby；2000：3-9.7 より許可を得て転載)

になる[61, 68)].

1. 体内総Na量が減少している低ナトリウム血症

視床下部の浸透圧受容体に加えて，別に動脈圧受容体でヒトの体液量を感知することによって，AVPの放出は“生理的”にコントロールされている(**図 1.7** 参照)．AVPをコントロールする浸透圧受容体と動脈圧受容体が，正反対の刺激を受けたとき，通常，AVP分泌の圧受容体の影響のほうが優先される．それゆえ体液量が減少すると低張度になったとしてもAVPの放出が刺激されて水分が保持される．

通常，大動脈弓や頸動脈洞からの求心性経路である舌咽神経や迷走神経は，非浸透圧性のAVPの刺激によって抑えられている．動脈圧の減少でこれらの圧受容体は解放され，AVPの放出が浸透圧と独立して刺激されるようになる．左房圧にもある受容体が迷走神経の求心性回路やAVPの放出を調節する可能性もある．体液量の減少が存在し，動脈圧受容体，左房圧受容体両方のレベルで圧が下がると，求心性神経が抑えられるかもしれず，これがAVPの放出を抑制することがわかっている．このように動脈圧の刺激で分泌されるバソプレシンと多量の水分摂取(経口，非経口両方とも)が，低ナトリウム血症に進展させるのである．

1) 腸管からの喪失やサードスペースへの移行

低ナトリウム血症に関与して体重減少，起立性低血圧，頻脈や中心静脈圧の減少などから体液量減少があると判断された場合，体液や電解質喪失の原因が何かという疑問が出てくる．そのような喪失としては，腎臓と消化管の 2 つが主な原因としてまずあげられる．消化管での喪失(嘔吐もしくは下痢)が存在すると，腎臓は NaCl を保存するように反応する．似たようなパターンは，腹膜炎や膵炎で腹腔内に，また腸閉塞時に腸管に，あるいは熱傷時などいわゆるサードスペースに体液が分離されているときにみられる．これらでは，腎機能が正常ならば尿中 Na 濃度は，10 mEq/L 以下になり，尿の浸透圧も高浸透圧範囲に入るはずである．重炭酸尿の出現をみる嘔吐があって代謝性アルカローシスをきたしている場合は例外である．尿中の重炭酸陰イオンは陽イオンを強制的に保持するため，結果として尿中 Na 濃度は 20 mEq/L 以上となっているが，尿中 Cl 濃度は 10 mEq/L 以下になる．

2) 利尿薬

腎臓は，時に液体や電解質消失の原因臓器になる．利尿薬の過剰使用は体液減少を伴う低ナトリウム血症としてもっとも一般的な原因のうちの 1 つである[69]．やせ気味の高齢女性では重要なリスクファクターである．低ナトリウム血症は，ループ利尿薬よりむしろサイアザイド系利尿薬で起こるのがほとんどである．これはおそらくサイアザイド系利尿薬は尿濃縮を障害しないが，ループ利尿薬は障害するからである．低ナトリウム血症は利尿薬治療開始の 14 日以内に起きる．利尿薬が低ナトリウム血症を引き起こすには，少なくとも 3 つの機序がある．(i) 体液量減少の結果，AVP 放出の増強や，希釈部位へ輸送される水分量の減少の両方が起こり，水分排泄を抑えられる．(ii) 希釈する部位に働く利尿薬の直接の作用，(iii) K の涸渇．K 減少自体が低ナトリウム血症を導く機序は，完全にはわかっていない．しかし，利尿薬使用時にしばしば起こる Na の欠乏とは関係なしに起こりうるようである．低カリウム血症の口渇を刺激する効果や，それにより水分摂取が増えることが先に述べたようなメカニズムのどれかを悪化させうるのかもしれない．K 保持性利尿薬を併用しても，低ナトリウム血症の進行を予防できないことは特筆すべきことである．利尿薬による低ナトリウム血症の診断はほとんどの場合明らかであるが，隠れて利尿薬の乱用をする患者は増えており，低 K 性代謝性アルカローシスや尿中 Cl 排泄高値など他の電解質異常があり，この可能性が示唆される患者では考慮すべきである．

3) Na 喪失性腎症

もう 1 つ，Na 喪失性腎症にも，低ナトリウム血症や体液量減少が合併することがある．ほとんどの場合，Na 喪失性腎症には，進行した慢性腎不全(GFR $<$ 20 mL/分)が伴っているが，髄質嚢胞性疾患，多発嚢胞腎，鎮痛薬腎症，閉塞性腎症，慢性腎盂腎炎のような疾患で，さほど腎機能障害が重症でない場合に生じることもある．

尿細管性アシドーシスの患者，特にⅡ型では GFR のごくわずかな減少にもかかわらず，Na や K の喪失がみられる．これらの患者では重炭酸の再利用にかかわる近位尿細管の異常のため著明な重炭酸尿を認める(第 3 章)．先に述べたように重炭酸は，比較的非透過性の陰イオンで Na や K などの主な陽イオンを腎臓から強制的に排泄させる．尿細管性アシドーシスの状況では体液量減少があっても，重炭酸尿のため尿中 Na 濃度を最小限まで少なくすることができず，強制的に Na 排泄させることになる．

4) ミネラルコルチコイド欠乏

低ナトリウム血症があり，細胞外液(ECF)量が減少しているとき，特に尿中 Na 濃度が最小限以上，すなわち 20 mEq/L 以上の場合は，原発性副腎不全の可能性が考えられる．ミネラルコルチコイド欠乏のため尿中 K 排泄減少や高カリウム血症がみられるというのが，原発性副腎不全が低ナトリウム血症の原因であるということを示している．下垂体機能低下症に関連する低ナトリウム血症は，レニン・アンジオテンシン・アルドステロン系が問題ないため，尿中Na濃度が最小限となることはない，というのは特に言及するべきである．

副腎不全が水分排泄を悪くする機序は，かなりの議論が重ねられてきた主題であり，またミネラルコルチコイドとグルココルチコイド欠乏の効果は分けて考える必要がある．実験動物を用いた研究からはミネラルコルチコイド欠乏やそれに伴うNaのマイナスバランスは水排泄障害のせいぜい一部分にしかかかわっていないことが示唆されている．なぜならばNa欠乏による水排泄に及ぼす影響はAVP放出を介したものだからである．AQP2やAQP3の発現は増えているが，髄質外層の$Na^+/K^+/2Cl^-$輸送体は，ミネラルコルチコイド欠乏動物では減少している[70]．ECFの減少，AVPの増加，腎臓の血行動態の低下がミネラルコルチコイド欠乏が低ナトリウム血症を起こす機序となっている．

2. 浸透圧利尿

浸透圧利尿薬は，経口的，非経口的な水分摂取があると，尿中へのNaや水分の喪失，体液量減少，低ナトリウム血症を引き起こしてくる．尿糖のあるコントロールされていない糖尿病患者，尿路閉塞解除後の尿素利尿のある患者，マンニトールで利尿をつけている場合など，低ナトリウム血症の例である．浸透圧利尿薬は，付随する体液量減少が併存しているにもかかわらず陽イオンを強制的に排泄するため，尿中Na濃度は一般に20 mEq/L以上である．糖尿病患者では，尿糖によって引き起こされるNa喪失は，ヒドロキシ酪酸塩，アセトアセテートなどのケトン尿によってさらに程度を増し，これらもまた尿中への電解質喪失を強制的に起こす．ケトン尿はまた，飢餓やアルコール性ケトアシドーシスでみられる腎臓のNa喪失や低ナトリウム血症の原因にもなっているかもしれない．

3. 中枢性Na喪失

中枢性Na喪失(cerebral salt wasting：CSW)は，くも膜下出血患者で最初に報告されたもので，体液量が減少しているにもかかわらず，尿中Na濃度が20 mEq/Lを超える症候群である．その機序は完全には理解されておらず，この低ナトリウム血症はしばしば抗利尿ホルモン不適合分泌症候群(SIADH)と十分に鑑別するのが困難である．それは，ホルモン分泌は低ナトリウム血症出現に極めて重要であり，また体液量の減少の存在は必ずしも明らかに支持されないからである[71, 72]．

4. 体内総Na量が増加している低ナトリウム血症

低ナトリウム血症は，おそらく浮腫性疾患のなかでもっとも頻繁にみられるものである．この状況で，体内総Na量と体内総水分量は増加しているが，体内総水分量の増加のほうが多い(**図1.14**)．利尿薬が浮腫性疾患によく用いられるので，低ナトリウム血症の存在は，水排泄の障害が利尿薬治療によるものか，原疾患によるものかの診断のジレンマを引き起こす．肝硬変，心不全，ネフローゼ症候群などの浮腫性疾患では，腎臓での水排泄が障害されており，利尿薬を使用しなくても，低ナトリウム血症が合併することがあるからである．

1) うっ血性心不全

うっ血性心不全とNa，水分貯留の間の関係はよく確立されたものである[38, 73]．低ナトリウム血症は，遠位ネフロンへの尿細管液輸送の減少，バソプレシンの放出の増加，あるいはその両者がかかわって起きている可能性がある．

動脈圧減少に伴う“有効動脈血流量”の減少[74]は，低心拍出による二次的なもので，動脈や内頸動脈洞圧受容体で感知されているのであるが，バソプレシン放出の非浸透圧性の刺激となる．

この刺激が，AVPの放出の抑制を解除する必要があるが，それは心不全時に起きる左房の急激な拡張に伴いよくみられるものである．低心拍出モデルに AVP アンタゴニストを使用する実験もまた，尿希釈異常におけるホルモンの重要な役割を示唆している．

バソプレシンに関するラジオイムノアッセイが進歩して，心不全患者の血漿 AVP レベルの上昇がいくつかの研究で示された．うっ血性心不全で交感神経が上昇していることから活性化が示唆される非浸透圧系の経路がこのホルモン分泌を仲介している可能性が高い．すなわち，このような患者で後負荷の減少で心機能を改善させると，AVP レベルの減少や水分排泄の改善がみられた．血漿 AVP レベルの減少はまた，血液濾過による心機能の改善の場合もみられた．V_2 アンタゴニストの lixivaptan は，ニューヨーク心臓協会（New York Heart Association：NYHA）Ⅱ度，Ⅲ度の心不全患者の尿中浸透圧を減少させ，自由水排泄を増やし，血清 Na 濃度を上昇させた[75～77]．AQP2 の発現も，心不全の実験において増加している[78]．さらに V_2 アンタゴニストは心不全で発現が増強した AQP2 の排泄も低下させた[78]．最後に，低ナトリウム血症の程度は，心不全患者の強力な予後決定因子であることは特筆に値する（**図 1.13**）．

2) 肝不全

進行した肝硬変や腹水がある患者では，しばしば水分排泄が不可能になる結果，低ナトリウム血症になる[38]．肝硬変の初期では，門脈圧の上昇は内臓血流を増加させ全身血管抵抗の減少をきたす．このことは，次に動脈血流不足からノルエピネフリン，レニン・アンジオテンシン系やバソプレシンの非浸透圧性放出などの神経液性経路の活性化を起こしてくる．実際に，肝硬変や腹水のある患者でバソプレシン濃度が上昇していることがわかっている．この疾病の病因として AVP 分泌のもつ主要な役割が，実験動物[79]やヒト[80]で示されている．しかし，バソプレシンと独立した腎臓のメカニズムもまた，水分排泄の障害の一因となりうるかもしれない．肝硬変ラットにおいて一酸化窒素（nitric oxide：NO）を抑制すると，血管拡張薬に対する動脈の低反応[82]や，水分排泄の異常を補正するので，NO は肝硬変の血管拡張における重要な仲介因子かもしれない[81]．心不全の場合と同じように，AQP2 の発現が肝硬変ラットでも増加している[83]．

3) ネフローゼ症候群

ネフローゼ症候群で低ナトリウム血症が起きてくる頻度は，心不全，肝硬変のどちらよりも低い．血漿バソプレシンの上昇は，ネフローゼ症候群の患者でも起きることが示されている．低アルブミン血症に伴う Starling 力の変化と，これが間質内に毛細血管の膜を通して塩分や水分の滲出を起こさせるという観点から，ネフローゼ症候群の多くの患者は，血管内容量の減少があると考えられてきた．つまり Na が排出されて非浸透圧性バソプレシンが放出されるのと同様である．しかし，このメカニズムは，微小変化群や GFR の正常なネフローゼ症候群では作用している可能性が高い一方で，その他のネフローゼ症候群の患者には当てはまらないかもしれない．これらの患者では，血漿レニン活性やアルドステロンが抑えられており，血漿量は増えている．そのような患者は通常，GFR が低下していたり，原発性に腎臓で Na を保持する異常がある．上述した Na 保持の異常では AQP2 が上昇しているのとは対照的に，水チャネルの発現がネフローゼ症候群のモデルでは減少している[84]．この動物モデルは低ナトリウム血症にならず，この相違を説明するには体液量増加があると考えられる．

4) 進行した慢性腎不全

低ナトリウム血症と浮腫の組み合わせは，急性であれ慢性であれどちらでも，進行した腎不全患者で起こることがある[85]．浮腫性疾患の場合と異なり，これらの患者では尿細管異常が合併しているため，尿中 Na 濃度が最小限まで減少することはない．慢性腎臓病における腎臓は，機能しているネフロン数が減少しているにもかかわらず，Na バランスを維持しようと努力し，わずかな Na 排泄分画で極めて大きく増加させている．一般的に浮腫は，正常な腎臓で濾過される Na 量のごく一部しか濾過できない病的な腎臓から，排泄可能な量より多くの Na が摂取されるから起きてくる．例えば，100 mL/分（144 L/日）の GFR と血漿 Na 濃度 140 mEq/L の場合，1 日の Na 濾過量（GFR × 血漿Na濃度)は20,160 mEq，GFRが5 mL/分まで減少すると，1日のNa濾過量はわずか1,008 mEqである．Naバランスを維持するために必要なNa排泄分画は，後者においてずっと大きい．

病的な腎臓が調節可能な水分の範囲が狭いのは，病的腎臓によって毎日濾過される濾液の量が少ないことが原因となっている．5 mL/分のGFRでは，1日にわずか7.2 Lの濾過しか行われず，この濾過された液の約30%，すなわち2.2 Lがネフロンの希釈する部位に到達するにすぎない．すなわち，AVPが完全に抑制されて集合管が完全に水分不透過となっていたとしても，最高2.2 Lの自由水しか毎日排泄されえない．毎日の水分摂取がこの量プラス不感蒸泄の量を超えると，正の水分バランスや低ナトリウム血症が起こる．このようにして進行した慢性腎不全では，濾過されて運ばれて希釈部位にいたる濾液の量が，腎臓の水排泄能にとって極めて重要なものとなっている．進行した腎不全(GFR＜10 mL/分)のほとんどの患者は尿濃縮能をわずかしかもたないが，尿希釈能は保持されていることがある．前述の議論から明らかであるが，水分バランスを維持する能力は希釈能力だけでなく，水分を排泄する量的な能力にも依存している．急性腎不全ではGFRがほとんどないということにより，水分負荷に対する腎臓の反応が実際上ないことが十分に説明可能である．

5. 体内総Na量が正常の低ナトリウム血症

図1.14に体液量正常の低ナトリウム血症の原因をあげた．

1) グルココルチコイド欠乏

グルココルチコイド欠乏は，原発性または続発性副腎機能低下症における水排泄障害の原因として重要である．グルココルチコイド欠乏による水排泄障害は，ミネラルコルチコイド欠乏によってNa欠乏と体液量減少が起こる過程とは大きく異なっている[38]．下垂体前葉機能不全患者[86]やグルココルチコイド欠乏モデル動物[87]では，血漿アルギニンバソプレシン(AVP)レベルの上昇とともに自由水排泄障害を認める．バソプレシンアンタゴニストは，血清AVP上昇を伴う自由水排泄障害を元に戻すことができる[87]．また，そのような動物の腎髄質組織ではAQP2の発現も増加している[87]．ホルモンに対する受容体が備わった大細胞ニューロンにおけるグルココルチコイドの直接作用も提唱されている[88]．しかし，グルココルチコイド欠乏状態での水排泄の障害には，AVPを介さない要素も関与しているのは明らかである．副腎摘出ラットにミネラルコルチコイドのみ投与し，24時間グルココルチコイドを投与しなかった場合，AVP依存性の水排泄障害が出現してくるその一方で，AVPが欠損しているBrattleboroラットでは，2週間のグルココルチコイド欠乏状態にするとAVP非依存性の水排泄の障害が起きてくる．AVP非依存性の効果は腎血行動態の障害と，ネフロン希釈部位への遠位尿細管液到達量の減少が関与する．

2) 甲状腺機能低下症

進行した甲状腺機能低下症患者では，明らかな心不全を認めないにもかかわらず，低ナトリウム血症を認めることがある．しかし，あまりにも頻度が少ないので，この関係を疑問視する向きもある[89]．しかしこれは重度の進行した甲状腺機能低下症でしか水排泄障害が起きないためである可能性が高い．甲状腺機能低下症でみられる水排泄障害に関していくつかの機序が提唱されている．甲状腺機能低下症のヒトおよびマウスでは，ラジオイムノアッセイ(radioimmunoassay：RIA)法にて血漿AVPの上昇を認めたことから，甲状腺ホルモン欠乏に伴う水排泄の障害におけるAVPの関与が考えられる．一方で，甲状腺機能低下症患者において浸透圧による調節を検討した結果，バソプレシン反応の閾値と感受性はともに異常を認めなかったとする報告もある[90]．このような観察は腎血行動態の障害の関与を疑わせるものである．重度の甲状腺機能低下状態のラットにおいて，V_2バソプレシン受容体アンタゴニストを投与するとほぼ完全に水排泄障害の改善を認めたという最近の報告があり，これは，水排泄障害におけるAVP非依存性の関与は少ないことを示唆している[91]．またこれらラットの腎髄質内層では，AQP2の発現量が増加していたが，V_2受容体アンタゴニスト投与により，これもまた正常化した．

3) 精神病：心因性多飲症

急激に精神異常をきたす患者，特に統合失調症患者は低ナトリウム血症を発症する危険性が高い[92]．心因性多飲症は精神病患者のおよそ20％程度に発生する．心因性多飲症の原因解明は困難であった．というのは，薬剤性の低ナトリウム血症をきたすnicotineやサイアザイド系利尿薬やcarbamazepineなどがしばしば処方されるからである[93]．抗精神病薬は口腔内の乾燥から口渇感を引き起こす．しかし薬物を内服していなくても水中毒が認められた精神病患者も存在する．このような理由から精神病患者の低ナトリウム血症には多数の要因が考えられている[94]．口腔内は乾燥し，血漿浸透圧濃度が低いにもかかわらずAVPが分泌され，腎臓でのAVPに対する感受性もまた亢進しているかもしれない．個々の異常のみでは明らかな低ナトリウム血症が起こらなくても，これらが組み合わさることで低ナトリウム血症が起こると考えられている[94]．溶質摂取の低下と多量の水分摂取の両者が存在するとこれらの患者では，よりいっそう低ナトリウム血症を引き起こしやすくなる[95]．

4) 術後低ナトリウム血症

院内発症の低ナトリウム血症，特に術後低ナトリウム血症例は，成人[96]，小児[97]ともに増加傾向にある．大半の院内発生低ナトリウム血症患者の循環血液量は正常であり，低ナトリウム血症にもかかわらずAVPは測定可能な値を示す[96]．術後低ナトリウム血症患者の大半は無症候性であるが，術後の女性で，脳浮腫による痙攣と低酸素から重篤な神経障害を呈する症例がある[98]．

5) 薬　物

水排泄障害をきたす薬物を**表1.8**に示す．低ナトリウム血症の原因としての薬物使用は，もっともよくみられるものになりつつある[69]．サイアザイド系利尿薬は，低ナトリウム血症の原因としてもっとも多く，2番目に多い原因はおそらく選択的セロトニン再取り込み阻害薬(selective serotonin reuptake inhibitor：SSRI)である．低ナトリウム血症はまた，バソプレシンの放出または作用を増強させるdeamino-D-arginine vasopressin(DDAVP)のようなAVPアナログ製剤によって引き起こされる．他に低ナトリウム血症を起こす薬物の作用機序は，いまだ不明である．高齢者における夜間尿や若年者における夜尿症に対するDDAVP使用の増加により，これら症例における低ナトリウム血症の報告が増えてきている[99]．高用量ヒト静脈内免疫グロブリン(intravenous immunoglobulin：IVIG)が種々の疾患に対する治療法として用いられるようになり，本治療法に関連した低ナトリウム血症が報告されてきている[100]．IVIGに起因する低ナトリウム血症の機序としては，蛋白濃度上昇による偽性低ナトリウム血症，溶解液中にあるショ糖による水の移動が起きる場合，そして急性腎機能障害が合併している場合は特に水排泄障害を伴う真の希釈性低ナトリウム血症など種々の要因がある．低ナトリウム血症を引き起こす抗精神病薬の数は増加しており，精神病患者での水排泄障害の原因として考えられてきた．またこれら薬物は水中毒患者にも投与され，最近まで，自由水排泄障害をきたす薬物単独の要因と，薬物投与を受ける原因となった精神疾患の要因は別々に議論されてこなかった．つまり，抗精神病薬内服と低ナトリウム血症の合併は臨床的によくみかけるのであるが，抗精神病薬そのものが一次的に水分貯留を引き起こす要素ではない可能性がある．一方で，SSRIを内服している高齢者に低ナトリウム血症を比較的多く認めることは特に興味深い．SSRIを内服している高齢者の低ナトリウム血症は，22～28％にも及ぶという報告もある[101]．ここ最近，娯楽薬(recreational drug)の3,4-methylenedioxymethamphetamine〔"ecstasy(エクスタシー)"〕の使用後に低ナトリウム血症をきたす報告例が増えてきている[102]．

6) 運動関連低ナトリウム血症

長距離走選手における低ナトリウム血症の報告が増えている．一般のマラソン競技者における報告では，体格指数(body mass index：BMI)が20未満，走行時間が4時間以上，マラソン中の飲水による体重増加などの要因が，低ナトリウム血症の発症やその程度と有意に関連していた[103]．一方，

表 1.8　低ナトリウム血症の原因となる薬物

抗利尿ホルモン(ADH)誘導体
deamino-D-arginie vasopressin(DDAVP)
oxytocin
ADH 分泌を促進する薬物
chlorpropamide
clofibrate
carbamazepine-oxycarbazepine
vincristine
nicotine
麻薬(μ-オピオイド受容体)
抗精神病薬/抗うつ薬
ifosfamide
ADH の作用を増強する薬物
chlorpropamide
cyclophosphamide
非ステロイド性抗炎症薬
acetaminophen
作用機序が不明の低ナトリウム血症をきたす薬物
haloperidol
fluphenazine
amitriptyline
選択的セロトニン再取り込み阻害薬(SSRI)
"ecstasy(エクスタシー)"(amphetamine に関連した)
静脈内免疫グロブリン(intravenous immunoglobulin：IVIG)

(Veis JH, Berl T. Hyponatremia. In：Jacobson HR, Striker GE, Klahr S, eds. *The Principles and Practice of Nephrology*, 2nd ed. St. Louis：Mosy；1995：890 より許可を得て転載)

ウルトラマラソン(訳注：42.195 km を超えるマラソンのこと)競技選手においては，正常または低ナトリウム血症にもかかわらず高いバソプレシン濃度を示したと報告されている[104]．

7) 抗利尿ホルモン不適合分泌症候群

■ 病態生理

AVP の持続投与に水分摂取が伴うと，低ナトリウム血症となる[105]．**図 1.15** に示すように AVP の持続投与の水代謝に対するホルモンの効果は時間とともに弱くなり，尿浸透圧は低下し，血清 Na は落ち着いてくる．この現象は，バソプレシンエスケープとよばれている．おそらく阻害性 G 蛋白の活性化によるバソプレシン受容体のダウンレギュレーションのためと考えられている．このことはまた，バソプレシンエスケープ現象が起こる際の cAMP 産生の減少と AVP で刺激された K 透過性の減弱を説明するものかもしれない[106]．バソプレシンエスケープ現象は，AQP3 ではなく，AQP2 のダウンレギュレーションが関連していることも報告されている[107]．低張性の体液増加もまたバソプレシンエスケープ現象が起きてくるのに必要である．

■ 臨床的意義

抗利尿ホルモン不適合分泌症候群(syndrome of inappropriate secretion of antidiuretic hormone：SIADH)の診断は主には他の低ナトリウム血症をきたす原因を除外することで行われる．SIADH は，脱水がないこと，浮腫性疾患がないこと，内分泌異常(原発性および続発性副腎皮質機能低下症，甲状腺機能低下症など)がないこと，腎機能障害がないこと，薬物投与がないこと，などの水排泄障害を起こす原因がない場合に考えるべきである．**表 1.9** に SIADH の診断基準を示す．ま

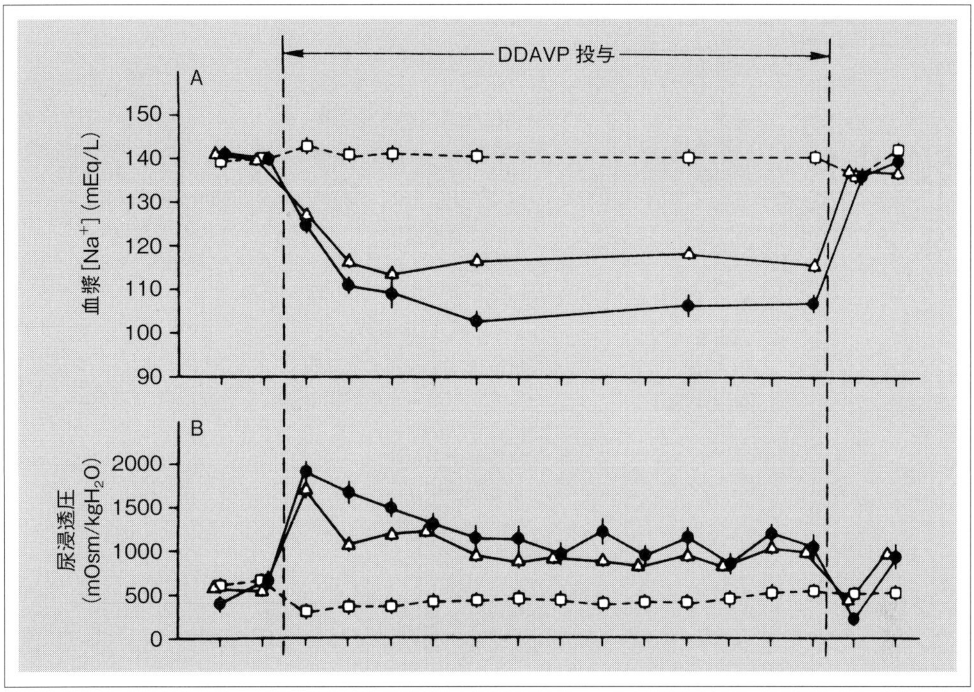

図 1.15　ピトレシン投与と水投与の関係．尿流量が増加し，尿浸透圧は低下し，血清 Na は安定していることに注意．(□は，対照群，△は，DDAVP を 1 ng/時間で持続投与された群，●は，DDAVP を 5 ng/時間で持続投与された群)（Verbalis JG, Drutarosky M. Adaptation to chronic hypoosmolality in rats. *Kidney Int*. 1988；34：351 より許可を得て転載）

表 1.9　抗利尿ホルモン不適合分泌症候群診断基準

診断基準
低浸透圧（張度）血症がある（<280 mOsm/kgH_2O）
尿浸透圧が高い（>100 mOsm/kgH_2O）
細胞外液量が正常である
適切な塩分，水分摂取下において，尿中 Na^+濃度が高い（訳注：>40 mEq/L）
副腎，甲状腺，下垂体障害がない，または腎機能障害や利尿薬使用がない
補助診断
水分負荷試験で異常がある（4 時間で 20 mL/kg の水分負荷を行った場合，少なくとも 90％以上の水分排泄ができない，あるいは尿浸透圧の 100 mOsm/kg 未満への希釈障害がある）
血清バソプレシン濃度が血清浸透圧に比して不適切に高い
（等張）輸液負荷によっても血清 Na 濃度が上昇せず（尿張度よりも低張な輸液では低ナトリウム血症が増悪する可能性があり，注意が必要である），水制限によって血清 Na 濃度が上昇する

〔Parikh C, Berl T. Disorders of water metabolism. In：London MI, ed. *Comprehensive Clinical Nephrology*. 4 ed.（St. Louis：Mosby：2010：108）より許可を得て転載〕

た**表 1.10** に SIADH をきたしうる種々の疾患を示す．SIADH をきたしうる病態は，悪性腫瘍，肺疾患，中枢神経系疾患の大きく 3 つに分けることができる．高齢者以外で，特発性 SIADH をきたすことはまれである[108]．この SIADH をきたす高齢者群の 10％もの患者が，AVP の異常分泌をきたしうる原因が見つからない．SIADH 患者では，低ナトリウム血症があるにもかかわらず，尿浸透圧は高値を示し，尿中 Na 濃度は通常，20 mEq/L より高値となる．しかし，低 Na 食を摂取しているか，脱水状態にある場合は尿中 Na 濃度が 1 mEq/L 未満となることもある．

SIADH 患者の大部分では，浸透圧濃度の高低にかかわらずバソプレシンが異常分泌される．Robertson ら[109]は，SIADH 診断基準を満たす 106 人の未治療患者における血清バソプレシン濃度を

表 1.10　抗利尿ホルモン不適合分泌症候群をきたす疾患

癌	肺疾患	中枢神経疾患	そのほか
気管支原性(肺)癌 十二指腸癌 膵臓癌 胸腺腫 胃癌 リンパ腫 Ewing 肉腫 膀胱癌 前立腺癌 咽頭腫瘍	肺炎(ウイルス性，細菌性) 肺膿瘍 結核 アスペルギルス症 陽圧換気 気管支喘息 気胸 中皮腫 嚢胞性線維症	脳炎(ウイルス性，細菌性) 髄膜炎(ウイルス性，細菌性，結核性，真菌性) 尿管癌(訳注：これは癌のカテゴリーに含まれる？) 頭部外傷 脳膿瘍 Guillan-Barré 症候群 急性間欠性ポルフィリン症 くも膜下出血または硬膜下血腫 小脳および脳萎縮症 海綿静脈洞血栓症 新生児低酸素症 Shy-Drager 症候群 ロッキー山紅斑熱 振戦せん妄 脳血管障害(脳血栓症，脳出血) 急性精神病 末梢神経炎 多発性硬化症	後天性免疫不全症候群(acquired immunodeficiency syndrome：AIDS) 過度の運動 特発性(高齢者)

(Levi M, Berl T. Water metabolism. In：Gonick HC, ed. *Current Nephrology*, vol.5. Chicago：Year Book Medical Publishers；1982：45 より許可を得て転載)

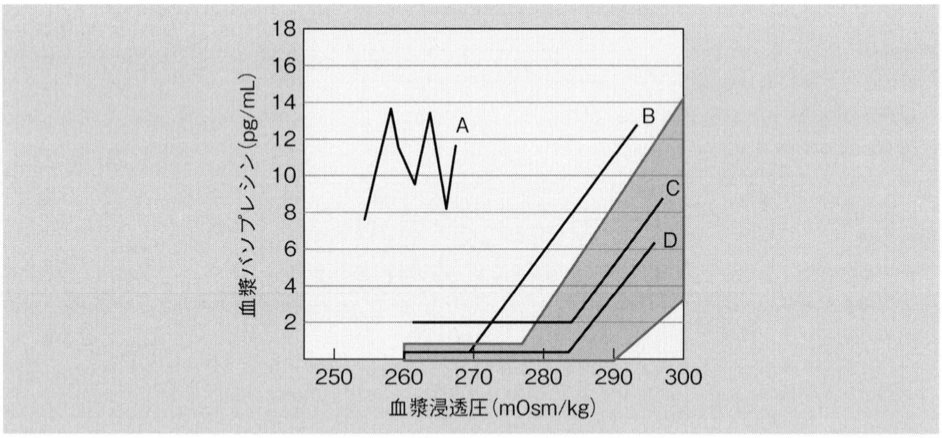

図 1.16　臨床的に SIADH と診断された患者に高張食塩水を静注した場合の血漿浸透圧と血漿バソプレシン濃度との関係．網かけ部分は正常範囲を表す．SIADH, syndrome of inappropriate antidiuretic hormone(Verbalis J, Berl T. Disorders of water balance. In：*The Kidney*. 8th ed. Philadelphia, PA：Saunders Elsevier；2008：493 より許可を得て転載)．

報告している．これによると，ほとんどの SIADH 患者は，血漿浸透圧が低値にもかかわらず，血清バソプレシン濃度が十分抑制されていなかった．興味深いことに，SIADH 患者の血清バソプレシン濃度は，そのほとんどが 1 ～ 10 pg/mL となっており，脱水のない血清 Na 正常の健常成人と同程度の血清バソプレシン濃度を示した．このことは血漿浸透圧によらない AVP の分泌による影響は，張度が低い状況下で，より明らかとなる．**図 1.16** に示すように 4 つのパターンが明らかである．Aパターンは，血漿浸透圧の上昇とは全く独立して血清バソプレシン濃度が大きくランダムに上下するものである．このパターンは患者25人のうち6人に認められた．その内訳は，急性呼吸不全，肺癌，肺結核，統合失調症，関節リウマチ患者であった．Aパターンでは，浸透圧受容体とは全く独立したバソプレシンの分泌，もしくは浸透圧と独立した周期性分泌により起きていると考えられる．全く異なった浸透圧による調節が**図1.16**に示すようにBパターンとして例示してある．高張液の注入により，素早く進行性に血漿浸透圧の上昇をきたし，回帰分析によれば，Bパターン患者の浸透圧変動に対する感度，正確性はともに健常者と同じであったが，ADH分泌の浸透圧閾値が253 mOsm/kgと正常よりも低い値に設定されていた．“浸透圧受容体の再設定(resetting)”と理解されるこのパターンは被験者である25人のSIADH患者のうち9人に認められ，内訳は肺癌，脳血管疾患，結核性髄膜炎，急性呼吸不全，咽頭癌などであった．もう一人の低ナトリウム血症と急性特発性多発神経炎をきたした患者は，高張食塩液投与にてバソプレシン濃度が上昇し，浸透圧受容体の再設定があると診断された．これら浸透圧再設定患者は，尿を最大限に希釈でき，体内の水分がさらに増えないように尿量を保つことができる．つまり最大の尿希釈力や負荷された水を排泄する力はあるにもかかわらずバソプレシン調節の異常が存在することになる．このことは妊娠時に低張となった場合の病態と類似している．しかし20 mL/kg以上のスピードで急激に低張輸液を行った場合，臨床現場でみられるよりも急激な低ナトリウム血症の進行を認めることがある．

図1.16に示すようにCパターンでは，当初から血漿バソプレシンは上昇しているが，高張食塩水を投与しても，血清浸透圧が正常範囲となるまでは変化がみられない．そこからバソプレシンは適切に上昇しはじめ，これは浸透圧受容体の機能が正常であることを示している．このパターンは，25人のうち8人に認められ，中枢神経系疾患，肺癌，咽頭癌，肺結核，統合失調症患者らであった．この病因は解明されていないが，SIADHのこのタイプは，正常に働く浸透圧維持機能をもつ半面，一方で，抑制不能なAVPの“漏れ”があって生じると考えられている．またこれは，Bパターンもしくは再設定障害と異なり，尿希釈障害，水排泄障害を生じる．

Dパターンの反応をみるとバソプレシンの浸透圧による調節は，一見正常にみえるが，負荷された水分の排泄は著明に障害されている．血漿張度が低いときは，AVPは十分抑制され，血漿張度が正常閾値に達するまでAVPの上昇はみられない．しかし，水を負荷してこの手順を逆にすると血漿浸透圧とAVPはまた正常まで下がるが，尿を希釈することができず負荷した水分を排泄できない(**図1.16**，Dパターンの患者)．これは患者の10%にみられる．つまりこの患者では低ナトリウム血症の間はAVPは検出されない．Dパターンの患者の少なくとも一部が，近年報告された常に活性化されているV_2受容体の障害をもっていても不思議はない[110]．Dパターンの病態は，“抗利尿不適合性腎症候群”とよばれている．

6. 低ナトリウム血症時の徴候・症状

もっともよくみられる低ナトリウム血症の徴候と症状を**表1.11**に示してある．ほとんどの低ナトリウム血症の患者は無症状である．消化器症状が早期に起こるが，他の主な症状は精神神経症状であり，脱力，傾眠，痙攣，昏睡などである．これら症状は，浸透圧による水の移動の結果起こる脳浮腫の結果である．低ナトリウム血症性脳症とよばれる[67,111]．脳細胞における水の移動は，AQP4が関与している可能性がある．というのは，この水チャネルをノックアウトしたマウスは脳の膨張から保護されているようであり[112]，またこれを過剰に発現させると脳浮腫をきたしやすいからである[113]．低ナトリウム血症性脳症がより重症化すると，脳幹部浮腫を起こして呼吸不全，肺水腫から低酸素血症をきたすことがある[114]．高齢者や低年齢児に低ナトリウム血症がある場合，もっとも症状を呈しやすい．さらに，月経時の女性が比較的高頻度に神経合併症を起こしやすいことが明らかになっている．患者対照研究では，術後低ナトリウム血症は男女とも同じ頻度で起こるが，永続的な後遺症を残す脳損傷を起こしたのは97%が女性であり，その75%が閉経前であった[115]．ラットの研究から症状の重症度はNa濃度の低下速度に依存している．急性の低ナトリウム血症患者における致死率はかなり見解に相違がある．50%にも及ぶという報告がある一方，3%しかないという

表 1.11 低ナトリウム血症患者に認める症状，徴候

症 状	徴 候
脱力感	知覚異常
見当識障害	深部腱反射の遅延
筋痙攣	Cheyne-Stokes 呼吸
食欲不振，嘔気	低体温
興奮	病的反射
	偽性球麻痺
	てんかん発作

（Berl T, Anderson RJ, McDonald KM, et al. Clinical disorders of water metabolism. *Kidney Int.* 1976；10：117 より許可を得て転載）

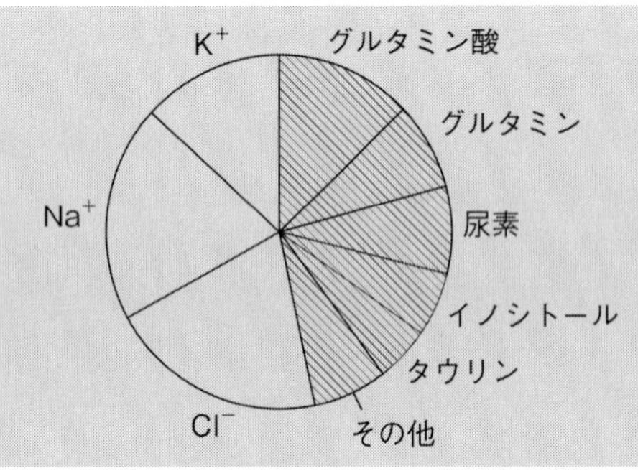

図 1.17 慢性低ナトリウム血症への適応が行われる際に減少する各浸透圧物質の比率．“その他”とはグリセロール，ホスホリルコリン，その他アミノ酸である（Gullans SR, Verbalis JG. Control of brain volume during hyperosmolar and hypoosmolar conditions. *Annu Rev Med.* 1993；44：289-301 より許可を得て転載）．

意見もある．入院患者の慢性低ナトリウム血症における致死率は 10 ～ 27％と報告されており，こちらはほぼ見解は一致している．しかし死亡原因は一般に低ナトリウム血症それ自体ではなく，基礎疾患による．慢性低ナトリウム血症で致死率が低い理由は，時間の経過とともに脳容積の調節が行われ，これが脳浮腫を軽減するからである．ラットを用いた実験で，低ナトリウム血症発症後に電解質および浸透圧物質の両者が減少していることも示されている．一部の浸透圧物質の喪失は低ナトリウム血症の発症から 24 時間以内に起こるが，このような溶質の喪失は，その後数日でさらに進行して脳の水分量をほぼ完全に回復させる．低ナトリウム血症への適応として喪失する電解質および浸透圧物質を**図 1.17** に示す．低ナトリウム血症補正時に，脳が失われた電解質と浸透圧物質を回復させる速度は病態生理学的に非常に重要である．Na と Cl は素早く脳内へ移動し，オーバーシュートすることすらある．しかし浸透圧物質は遅れて蓄積してくる．慢性低ナトリウム血症に以前から適応している動物に急速な補正を行うと，著明な脳の脱水から脱髄性病変を起こすが，血液脳関門の変化が初めに起こっている可能性がある[116]．

7. 低ナトリウム血症の治療

低ナトリウム血症の治療には多くの関心が注がれ，また議論のあるところである[61,117,118]．治療方針は，低ナトリウム血症の原因，臨床的重症度，低ナトリウム血症出現までの時間を考慮して決定する．残念ながら低ナトリウム血症の原因は，すぐには判明しない．したがって，治療に際しては，症候性か無症候性か，急性か慢性かを見極めることに重点をおく．

1) 症状のある低ナトリウム血症

急性の場合

急性の低ナトリウム血症による神経症状がもっともよくみられるのは，閉経前の女性の術後[98]，サイアザイド系利尿薬を使用中の高齢者，心因性多飲症患者である[119]．これら患者は速やかに治療されるべきであるという点でほぼ意見が一致している．このような状況においては，脳浮腫および痙攣の危険性が早急な補正によるどのような不利益をも上回る．これら患者の致死率はかなり高く，生存者に神経学的後遺症の徴候や症状がみられる頻度も多い．これが女性に多い理由は完全にはわかっていない．急性低ナトリウム血症時に脳がその容積を減少させる容積適応の機構が女性ホルモンによって抑制されている可能性がある．低酸素の関与もまた重要である．なぜなら動物実験において低酸素と低ナトリウム血症が合併すると，脳容積調節反応が阻害されて脳浮腫と死亡率増加を認めたからである[120]．急性の症候性低ナトリウム血症に伴う神経学的合併症は非常に重篤なものなので，3％食塩水(NaCl)による早急な治療を必要とする[61,121,122]．

慢性の場合

低ナトリウム血症に対する順応が起こっている(48時間以上)患者は，急速に治療が行われた場合，脱髄症候群を起こす危険性がある．したがって低ナトリウム血症発症に48時間を超えた場合，または発症経過が不明の場合，その補正は慎重に行うべきである．神経学的合併症を起こしやすくなるのが補正速度によるのか，補正の程度によるのかということには議論がある．臨床現場でこれら2つの変数を分離するのは難しい[61]．なぜならば，急速に補正を行うと一定時間の補正の絶対値が大きくなるからである．治療における重要な原則は以下の通りである[61]．

- 重症慢性低ナトリウム血症の患者であっても脳内の水分の増加は約10％にすぎないので血清Naの上昇を10％または10 mEq/Lまでにとどめる．
- 時間あたりのNa補正速度は，1.0～1.5 mEq/Lを超えてはならない．
- 24時間のNa補正速度は，8～12 mEq/L/24時間を超えてはならない．

静注液の投与速度と電解質含有量，および尿の産生量と電解質含量を考慮に入れることは重要である．望ましい程度の血清Naの上昇が達成された場合，治療には水制限も考慮に入れるべきである．

目標よりも早い速度で補正が行われた場合(多くは低張尿の排泄によることが多い)，desmopressin(DDAVP)の静脈注射または皮下注射や，5％ブドウ糖投与により血清Naを再び下げると脱髄性症候群の発症リスクを低減することができる可能性がある[123]．

急速な血漿浸透圧の上昇は，以前Naが正常であったときに比べてより大きな脳内水分の減少を引き起こし，脱髄性のプロセスをより起こりやすくする[117]．脱髄性病変は小さなものであればほとんど無症状だが，より重篤な場合には弛緩性四肢麻痺，構音障害，嚥下障害をきたすことがある．肝疾患，サイアザイド系利尿薬使用によるアルコール依存，栄養不良，重症低カリウム血症，血清Naが105 mEq/L未満のある患者にこの合併症が起きやすい[67]．さまざまなNaを含む液を投与して血清Na上昇値の決定を補佐する公式も考案されている．しかし，これらは尿からの排泄が続いていないことを想定しており，低張尿が排泄された場合は過度の補正になりやすい[122,124]．

無症候性の場合

無症候性低ナトリウム血症患者には，必ず慢性の要素がある．無症候性低ナトリウム血症患者は一見無症状であるようにみえるかもしれないが，厳密に神経学的検査を行ってみると，中毒域のアルコール飲酒者に認めるような歩行障害などの異常を認めることが多く，これらは血清Naの補正で改善する[125]．この結果，転倒，骨折の危険性が高まっている[125,126]．

“無症候性”低ナトリウム血症患者の治療の基本は，水制限である．水制限の程度は希釈障害の重症度により，それは尿中電解質の測定から評価しうる[127]．希釈力障害が著しい場合，[尿中Na＋尿中K/血清Na＞1]という値で反映されるが，水制限はほとんど全く効かない．そのうえ水制限を長

表 1.12 非ペプチド系アルギニンバソプレシン(AVP)受容体拮抗薬

	tolvaptan	lixivaptan	stavaptan	conivaptan
受容体	V_2	V_2	V_2	V_{1a}/V_2
投与経路	経口	経口	経口	静脈内
尿量	↑	↑	↑	↑
尿浸透圧	↓	↓	↓	↓
Na 排泄	↔	↔低容量 ↑高容量	↔	↔
製造元	Otsuka	Cardiokine	Sanofi-Aventis	Astellas

(Thurman J, Berl T. Therapy in nephrology and hypertension. In : Wilcox CS, ed. *Therapy in Nephrology and Hypertension.* 3 ed. Philadelphia, PA : WB Saunders ; 2008 : 337-352 より許可を得て転載)

期間にわたり強制することは困難である．それゆえ腎臓でアルギニンバソプレシン(AVP)作用に拮抗する薬物が投与されてきた．SIADH の治療では，demeclocycline は，lithium に比べ安全かつ有効性の高い薬物である．しかし消化器系の副作用が多いという欠点がある．さらに肝硬変を有する低ナトリウム血症患者において demeclocycline は腎毒性を引き起こす投与は避けるべきである．

溶質の排泄を増加させると尿量も増加し，それにより水の排泄増加につながる[128]．量として 30～60 g/日の尿素投与がこの症候群の治療に有用である．また高塩分食(200 mEq/日)摂取と furosemide(40 mg/日)の併用療法も同様の効果をもたらす．

AVP の水代謝に対する経口非ペプチド系の拮抗薬(vaptans)が新しく開発され，水分摂取過剰から低ナトリウム血症をきたしている患者の管理に用いる治療薬として大きな期待が寄せられている[129]．**表 1.12** に示したように，AVP の水代謝への効果に対して拮抗作用をもつ薬物(V_2 受容体拮抗薬)がいくつも開発された．肝硬変[132, 134～136]，うっ血性心不全[76, 132, 137]のある患者の場合だけでなく，SIADH の患者[130～133]でそれらが水排泄を引き起こし，血清 Na を上昇させるという研究結果がいくつか報告されている．AVP 拮抗薬群は，V_1/V_2 選択性において薬物間で多少の違いはあるものの，すべての薬物が尿浸透圧を減少させる一方，Na と K 排泄には関与しなかった．現在(訳注：2010 年現在)のところ V_1/V_2 拮抗薬の conivaptan の，体液量正常または過剰な低ナトリウム血症のある入院患者における適応が米国食品医薬品局(FDA)で認可されている[138]．しかし，CYP3A4 を阻害する可能性があるため，投与期間は 4 日間と定められている．しかし，V_1 拮抗作用があることを考えると，肝疾患患者への投与はおそらく難しいであろう．経口 AVP 拮抗薬の tolvaptan は，長期投与が可能な薬物として FDA に認可された．血清 AVP 値の高値が持続している患者でも，経口 V_2 受容体拮抗薬が有効で長期にわたる血清 Na と浸透圧の上昇をもたらすことができるかは今後の課題である．現在まで，AVP 拮抗薬による橋中心脱髄症候群の報告はないが，これら薬物による急速な補正を避けるよう注意と努力は必要である．V_2 受容体拮抗薬は，水分制限にとって代わる低ナトリウム血症治療の選択肢として期待されている．

(訳　小原まみ子，澁井香織，鈴木智，秋山健一)

文　献

1. Smith H. *From Fish to Philosopher: The Story of Our Internal Environment.* Boston, MA: Little Brown; 1953.
2. Kuhn W, Ryffel K. Herstellung konzentrierter Losungen aus verdunnten durch blosse Membranwirkung: ein Modellversuch zur der Niere. *Z Physiol Chem.* 1942:145–180.
3. Knepper MA, Hoffert JD, Packer RK, et al. Urine concentration and dilution. In: Brenner BM, ed. *The Kidney.* 8th ed. Philadelphia, PA: WB Saunders;2008:308–329.
4. Kriz W. Structural organization of the renal medullary counterflow system. *Fed Proc.* 1983;42:2379–2385.
5. Nielsen S, Frokiaer J, Marples D, et al. Aquaporins in the kidney: from molecules to medicine. *Physiol Rev.* 2002;82:205–244.
6. Bagnasco SM, Peng T, Nakayama Y, et al. Differential expression of individual UT-A urea transporter isoforms in rat kidney. *J Am Soc Nephrol.* 2000;11:1980–1986.
7. Sands JM, Kokko JP. Countercurrent system. *Kidney Int.* 1990;38:695–699.

8. Chou SY, Porush JG, Faubert PF. Renal medullary circulation: hormonal control. *Kidney Int.* 1990;37: 1–13.
9. Verbalis J, Berl T. Disorders of water balance. In: Brenner BM, ed. *The Kidney*. 8th ed. Philadelphia: WB Saunders;2008:459–504.
10. Mohr E, Richter D. Sequence analysis of the promoter region of the rat vasopressin gene. *FEBS Lett.* 1990;260:305–308.
11. Brown DN, S. Cell Biology in vasopressin. In: Brenner BM, ed. *The Kidney*. 8th ed. Philadelphia, PA: WB Saunders; 2008:280–307.
12. Morel A, O'Carroll AM, Brownstein MJ, et al. Molecular cloning and expression of a rat V1a arginine vasopressin receptor. *Nature*. 1992;356:523–526.
13. Lolait SJ, O'Carroll AM, McBride OW, et al. Cloning and characterization of a vasopressin V_2 receptor and possible link to nephrogenic diabetes insipidus. *Nature*. 1992;357:336–339.
14. Birnbaumer M, Seibold A, Gilbert S, et al. Molecular cloning of the receptor for human antidiuretic hormone. *Nature*. 1992;357:333–335.
15. Nielsen S, Chou CL, Marples D, et al. Vasopressin increases water permeability of kidney collecting duct by inducing translocation of aquaporin-CD water channels to plasma membrane. *Proc Natl Acad Sci U S A*. 1995;92:1013–1017.
16. Agre P, Sasaki S, Chrispeels MJ. Aquaporins: a family of water channel proteins. *Am J Physiol*. 1993;265:F461.
17. Nielsen SK, Knepper MK, Kwon T-H, et al. Regulation of water balance: urine concentration and dilution. In: Schrier RW, ed. *Diseases of the Kidney and Urinary Tract*. 8th ed: New York, NY: Lippincott Williams & Wilkins; 2007: 96–123.
18. Stricker EM, Verbalis JG. Water intake and body fluids. In: Zigmond MJ. Bloom FE, Landis SC. Roberts JL, Squire LR, eds. *Fundamental Neuroscience*. San Diego; 1999:111–126.
19. Fitzsimons JT. Angiotensin, thirst, and sodium appetite. *Physiol Rev*. 1998;78:583–686.
20. Perez GO, Oster JR, Robertson GL. Severe hypernatremia with impaired thirst. *Am J Nephrol*. 1989;9:421–434.
21. Berl T, Anderson RJ, McDonald KM, et al. Clinical disorders of water metabolism. *Kidney Int*. 1976;10: 117–132.
22. Maghnie M, Cosi G, Genovese E, et al. Central diabetes insipidus in children and young adults. *N Engl J Med*. 2000;343:998–1007.
23. Kaltsas GA, Powles TB, Evanson J, et al. Hypothalamo-pituitary abnormalities in adult patients with langerhans cell histiocytosis: clinical, endocrinological, and radiological features and response to treatment. *J Clin Endocrinol Metab*. 2000;85:1370–1376.
24. Rittig S, Robertson GL, Siggaard C, et al. Identification of 13 new mutations in the vasopressin-neurophysin II gene in 17 kindreds with familial autosomal dominant neurohypophyseal diabetes insipidus. *Am J Hum Genet*. 1996;58: 107–117.
25. Russell TA, Ito M, Yu RN, et al. A murine model of autosomal dominant neurohypophyseal diabetes insipidus reveals progressive loss of vasopressin-producing neurons. *J Clin Invest*. 2003;112:1697–1706.
26. Hardy C, Khanim F, Torres R, et al. Clinical and molecular genetic analysis of 19 Wolfram syndrome kindreds demonstrating a wide spectrum of mutations in WFS1. *Am J Hum Genet*. 1999;65: 1279–1290.
27. Fraser CL, Arieff AI. Fatal central diabetes mellitus and insipidus resulting from untreated hyponatremia: a new syndrome. *Ann Intern Med*. 1990;112: 113–119.
28. Kurokawa H, Fujisawa E, Nakano Y, et al. Posterior lobe of the pituitary gland: correlation between signal intensityon T1-weighted MR images and vasopressin concentration. *Radiology*. 1998:79–83.
29. De Wardener HE, Herxheimer A. The effect of a high water intake on the kidney's ability to concentrate the urine in man. 1957. *J Am Soc Nephrol*. 2000;11:980–987.
30. Kanno K, Sasaki S, Hirata Y, et al. Urinary excretion of aquaporin-2 in patients with diabetes insipidus. *N Engl J Med*. 1995;332:1540–1545.
31. Saito T, Higashiyama M, Nakamura T, et al. Urinary excretion of the aquaporin-2 water channel exaggerated in pathological states of impaired water excretion. *Clin Endocrinol (Oxf)*. 2001;55:217–221.
32. Seck JR DD. Diabetes insipidus: current treatment recommendation. *Drugs*. 1992:216–224.
33. Fjellestad-Paulsen A, Tubiana-Rufi N, Harris A, et al. Central diabetes insipidus in children. Antidiuretic effect and pharmacokinetics of intranasal and peroral 1-deamino-8-D-arginine vasopressin. *Acta Endocrinol (Copenh)*. 1987;115: 307–312.
34. Dunn AL, Powers JR, Ribeiro MJ, et al. Adverse events during use of intranasal desmopressin acetate for haemophilia A and von Willebrand disease: a case report and review of 40 patients. *Haemophilia*. 2000;6:11–14.
35. Robson WL, Norgaard JP, Leung AK. Hyponatremia in patients with nocturnal enuresis treated with DDAVP. *Eur J Pediatr*. 1996;155:959–962.
36. Bichet DG. Nephrogenic and central diabetes insipidus. In: Schrier RW, ed. *Diseases of the Kidney and Urinary Tract*. 8th ed. New York, NY: Lippincott Williams & Wilkins; 2007:2249–2269.
37. Fujiwara TM, Bichet DG. Molecular biology of hereditary diabetes insipidus. *J Am Soc Nephrol*. 2005;16:2836–2846.
38. Schrier RW. Body water homeostasis: clinical disorders of urinary dilution and concentration. *J Am Soc Nephrol*. 2006;17:1820–1832.
39. Deen PM, Croes H, van Aubel RA, et al. Water channels encoded by mutant aquaporin-2 genes in nephrogenic diabetes insipidus are impaired in their cellular routing. *J Clin Invest*. 1995;95: 2291–2296.
40. Tamarappoo BK, Verkman AS. Defective aquaporin-2 trafficking in nephrogenic diabetes insipidus and correction by chemical chaperones. *J Clin Invest*. 1998;101:2257–2267.
41. Kuwahara M, Iwai K, Ooeda T, et al. Three families with autosomal dominant nephrogenic diabetes insipidus caused by aquaporin-2 mutations in the C-terminus. *Am J Hum Genet*. 2001;69:738–748.
42. King LS, Choi M, Fernandez PC, et al. Defective urinary-concentrating ability due to a complete deficiency of aquaporin-1. *N Engl J Med*. 2001; 345:175–179.
43. Ma T, Song Y, Yang B, et al. Nephrogenic diabetes insipidus in mice lacking aquaporin-3 water

channels. *Proc Natl Acad Sci USA*. 2000;97: 4386–4391.

44. Bouley R, Hasler U, Lu HA, et al. Bypassing vasopressin receptor signaling pathways in nephrogenic diabetes insipidus. *Semin Nephrol*. 2008;28:266–278.
45. Bernier V, Morello JP, Zarruk A, et al. Pharmacologic chaperones as a potential treatment for X-linked nephrogenic diabetes insipidus. *J Am Soc Nephrol*. 2006;17:232–243.
46. Tannen RL, Regal EM, Dunn MJ, et al. Vasopressin-resistant hyposthenuria in advanced chronic renal disease. *N Engl J Med*. 1969;280: 1135–1141.
47. Teitelbaum I, McGuinness S. Vasopressin resistance in chronic renal failure. Evidence for the role of decreased V_2 receptor mRNA. *J Clin Invest*. 1995;96:378–385.
48. Kwon TH, Frokiaer J, Knepper MA, et al. Reduced AQP1, -2, and -3 levels in kidneys of rats with CRF induced by surgical reduction in renal mass. *Am J Physiol*. 1998;275: F724–F741.
49. Marples D, Frokiaer J, Dorup J, et al. Hypokalemia-induced downregulation of aquaporin-2 water channel expression in rat kidney medulla and cortex. *J Clin Invest*. 1996;97:1960–1968.
50. Sands JM, Flores FX, Kato A, et al. Vasopressin-elicited water and urea permeabilities are altered in IMCD in hypercalcemic rats. *Am J Physiol*. 1998; 274:F978–F985.
51. Earm JH, Christensen BM, Frokiaer J, et al. Decreased aquaporin-2 expression and apical plasma membrane delivery in kidney collecting ducts of polyuric hypercalcemic rats. *J Am Soc Nephrol*. 1998;9:2181–2193.
52. Marples D, Christensen S, Christensen EI, et al. Lithium-induced downregulation of aquaporin-2 water channel expression in rat kidney medulla. *J Clin Invest*. 1995;95:1838–1845.
53. Rao R, Zhang MZ, Zhao M, et al. Lithium treatment inhibits renal GSK-3 activity and promotes cyclooxygenase 2-dependent polyuria. *Am J Physiol Renal Physiol*. 2005;288: F642–F649.
54. Cadnapaphornchai MA, Summer SN, Falk S, et al. Effect of primary polydipsia on aquaporin and sodium transporter abundance. *Am J Physiol Renal Physiol*. 2003;285:F965–F971.
55. Sands JM, Naruse M, Jacobs JD, et al. Changes in aquaporin-2 protein contribute to the urine concentrating defect in rats fed a low-protein diet. *J Clin Invest*. 1996;97:2807–2814.
56. Durr JA, Hoggard JG, Hunt JM, et al. Diabetes insipidus in pregnancy associated with abnormally high circulating vasopressinase activity. *N Engl J Med*. 1987;316:1070–1074.
57. Adrogue HJ, Madias NE. Hypernatremia. *N Engl J Med*. 2000;342:1493–1499.
58. Lien YH, Shapiro JI, Chan L. Effects of hypernatremia on organic brain osmoles. *J Clin Invest*. 1990;85:1427–1435.
59. Palevsky PM, Bhagrath R, Greenberg A. Hypernatremia in hospitalized patients. *Ann Intern Med*. 1996;124:197–203.
60. Polderman KH, Schreuder WO, Strack van Schijndel RJ, et al. Hypernatremia in the intensive care unit: an indicator of quality of care? *Crit Care Med*. 1999;27:1105–1108.
61. Thurman J, Berl T. Therapy in nephrology and hypertension. In: Wilcox CS, ed. *Therapy in Nephrology and Hypertension*. 3 ed. Philadelphia, PA: WB Saunders; 2008:337–352
62. Blum D, Brasseur D, Kahn A, et al. Safe oral rehydration of hypertonic dehydration. *J Pediatr Gastroenterol Nutr*. 1986;5:232–235.
63. Kahn A, Brachet E, Blum D. Controlled fall in natremia and risk of seizures in hypertonic dehydration. *Intensive Care Med*. 1979;5:27–31.
64. Kumar S, Berl T. Sodium. *Lancet*. 1998;352:220–228.
65. Hillier TA, Abbott RD, Barrett EJ. Hyponatremia: evaluating the correction factor for hyperglycemia. *Am J Med*. 1999;106:399–403.
66. Nguyen MK, Ornekian V, Butch AW, Kurtz I. A new method for determining plasma water content: application in pseudohyponatremia. *Am J Physiol Renal Physiol*. 2007;292:F1652–1656.
67. Adrogue HJ, Madias NE. Hyponatremia. *N Engl J Med*. 2000;342:1581–1589.
68. Parikh C, Berl T. Disorders of water metabolism. In: London MI, ed. *Comprehensive Clinical Nephrology*. 4 ed. In press.
69. Liamis G, Milionis H, Elisaf M. A review of drug-induced hyponatremia. *Am J Kidney Dis*. 2008;52: 144–153.
70. Ohara M, Cadnapaphornchai MA, Summer SN, et al. Effect of mineralocorticoid deficiency on ion and urea transporters and aquaporin water channels in the rat. *Biochem Biophys Res Commun*. 2002;299:285–290.
71. Palmer BF. Hyponatraemia in a neurosurgical patient: syndrome of inappropriate antidiuretic hormone secretion versus cerebral salt wasting. *Nephrol Dial Transplant*. 2000;15:262–268.
72. Sterns RH, Silver SM. Cerebral salt wasting versus SIADH: what difference? *J Am Soc Nephrol*. 2008;19:194–196.
73. Schrier RW, Abraham WT. Hormones and hemodynamics in heart failure. *N Engl J Med*. 1999;341:577–585.
74. Schrier RW, Gurevich AK, Cadnapaphornchai MA. Pathogenesis and management of sodium and water retention in cardiac failure and cirrhosis. *Semin Nephrol*. 2001;21:157–172.
75. Martin PY, Abraham WT, Lieming X, et al. Selective V2-receptor vasopressin antagonism decreases urinary aquaporin-2 excretion in patients with chronic heart failure. *J Am Soc Nephrol*. 1999;10:2165–2170.
76. Abraham WT, Shamshirsaz AA, McFann K, et al. Aquaretic effect of lixivaptan, an oral, non-peptide, selective V_2 receptor vasopressin antagonist in New York Heart Association functional class II and III chronic heart failure patients. *J Am Coll Cardiol*. 2006;47:1615–1621.
77. Sica DA. Hyponatremia and heart failure—pathophysiology and implications. *Congest Heart Fail*. 2005;11:274–277.
78. Xu DL, Martin PY, Ohara M, et al. Upregulation of aquaporin-2 water channel expression in chronic heart failure rat. *J Clin Invest*. 1997;99:1500–1505.
79. Claria J, Jimenez W, Arroyo V, et al. Blockade of the hydroosmotic effect of vasopressin normalizes water excretion in cirrhotic rats. *Gastroenterology*. 1989;97:1294–1299.
80. Inoue T, Ohnishi A, Matsuo A, et al. Therapeutic and diagnostic potential of a vasopressin-2 antagonist for impaired water handling in cirrhosis. *Clin Pharmacol Ther*. 1998;63:561–570.

81. Martin PY, Ohara M, Gines P, et al. Nitric oxide synthase (NOS) inhibition for one week improves renal sodium and water excretion in cirrhotic rats with ascites. *J Clin Invest*. 1998;101:235–242.
82. Weigert AL, Martin PY, Niederberger M, et al. Endothelium-dependent vascular hyporesponsiveness without detection of nitric oxide synthase induction in aortas of cirrhotic rats. *Hepatology*. 1995;22:1856–1862.
83. Fernandez-Llama P, Jimenez W, Bosch-Marce M, et al. Dysregulation of renal aquaporins and Na-Cl cotransporter in CCl4-induced cirrhosis. *Kidney Int*. 2000;58:216–228.
84. Apostol E, Ecelbarger CA, Terris J, et al. Reduced renal medullary water channel expression in puromycin aminonucleoside—induced nephrotic syndrome. *J Am Soc Nephrol*. 1997;8:15–24.
85. Gross PR, Rascher W. Vasopressin and hyponatremia in renal insufficiency. *Contrib Nephrol*. 1986:54.
86. Celkjers W. Hyponatremia and inappropriate secretion of vasopressin (antidiuretic hormone) in patients with hypopituitarism. *N Engl J Med*. 1989:492–496.
87. Wang W, Li C, Summer SN, et al. Molecular analysis of impaired urinary diluting capacity in glucocorticoid deficiency. *Am J Physiol Renal Physiol*. 2006;290:F1135–F1142.
88. Berghorn KA, Knapp LT, Hoffman GE, et al. Induction of glucocorticoid receptor expression in hypothalamic magnocellular vasopressin neurons during chronic hypoosmolality. *Endocrinology*. 1995;136:804–807.
89. Hanna FW, Scanlon MF. Hyponatraemia, hypothyroidism, and role of arginine-vasopressin. *Lancet*. 1997;350:755–756.
90. Iwasaki Y, Oiso Y, Yamauchi K, et al. Osmoregulation of plasma vasopressin in myxed-ema. *J Clin Endocrinol Metab*. 1990;70:534–539.
91. Chen YC, Cadnapaphornchai MA, Yang J, et al. Nonosmotic release of vasopressin and renal aquaporins in impaired urinary dilution in hypothyroidism. *Am J Physiol Renal Physiol*. 2005;289:F672–678.
92. Riggs AT, Dysken MW, Kim SW, et al. A review of disorders of water homeostasis in psychiatric patients. *Psychosomatics*. 1991;32:133–148.
93. de Leon J, Verghese C, Tracy JI, et al. Polydipsia and water intoxication in psychiatric patients: a review of the epidemiological literature. *Biol Psychiatry*. 1994;35:408–419.
94. Berl T. Psychosis and water balance. *N Engl J Med*. 1988;318:441–442.
95. Musch W, Xhaet O, Decaux G. Solute loss plays a major role in polydipsia-related hyponatraemia of both water drinkers and beer drinkers. *QJM*. 2003;96:421–426.
96. Anderson RJ, Chung HM, Kluge R, et al. Hyponatremia: a prospective analysis of its epidemiology and the pathogenetic role of vasopressin. *Ann Intern Med*. 1985;102:164–168.
97. Hoorn EJ, Geary D, Robb M, et al. Acute hyponatremia related to intravenous fluid administration in hospitalized children: an observational study. *Pediatrics*. 2004;113:1279–1284.
98. Arieff AI. Permanent neurological disability from hyponatremia in healthy women undergoing elective surgery. *Ann Intern Med*. 1986;102:164.
99. Palmer B, Sterns, RH. Fluid, electrolytes, and acid-base disturbances. *NephSAP*. 2009:70–167.
100. Daphnis E, Stylianou K, Alexandrakis M, et al. Acute renal failure, translocational hyponatremia and hyperkalemia following intravenous immunoglobulin therapy. *Nephron Clin Pract*. 2007;106:c143–c148.
101. Bouman WP, Pinner G, Johnson H. Incidence of selective serotonin reuptake inhibitor (SSRI) induced hyponatraemia due to the syndrome of inappropriate antidiuretic hormone (SIADH) secretion in the elderly. *Int J Geriatr Psychiatry*. 1998;13:12–15.
102. Holmes SB, Banerjee AK, Alexander WD. Hyponatraemia and seizures after ecstasy use. *Postgrad Med*. J 1999;75:32–33.
103. Almond CS, Shin AY, Fortescue EB, et al. Hyponatremia among runners in the Boston Marathon. *N Engl J Med*. 2005;352:1550–1556.
104. Hew-Butler T, Jordaan E, Stuempfle KJ, et al. Osmotic and nonosmotic regulation of arginine vasopressin during prolonged endurance exercise. *J Clin Endocrinol Metab*. 2008;93: 2072–2078.
105. Verbalis JG. Pathogenesis of hyponatremia in an experimental model of the syndrome of inappropriate antidiuresis. *Am J Physiol*. 1994;267:R1617–1625.
106. Ecelbarger CA, Chou CL, Lee AJ, et al. Escape from vasopressin-induced antidiuresis: role of vasopressin resistance of the collecting duct. *Am J Physiol*. 1998;274:F1161–1166.
107. Ecelbarger CA, Nielsen S, Olson BR, et al. Role of renal aquaporins in escape from vasopressin-induced antidiuresis in rat. *J Clin Invest*. 1997;99: 1852–1863.
108. Miller M. Hyponatremia: age-related risk factors and therapy decisions. *Geriatrics*. 1998;53:32–42.
109. Zerbe R, Stropes L, Robertson G. Vasopressin function in the syndrome of inappropriate antidiuresis. *Annu Rev Med*. 1980;31:315–327.
110. Decaux G, Vandergheynst F, Bouko Y, et al. Nephrogenic syndrome of inappropriate antidiuresis in adults: high phenotypic variability in men and women from a large pedigree. *J Am Soc Nephrol*. 2007;18:606–612.
111. Verbalis J. SIADH and other hypoosmolar. In: Schrier RW, ed. *Diseases of the Kidney and Urinary Tract*. 8th ed. New York, NY: Lippincott Williams & Wilkins;2007:2214.
112. Papadopoulos MC, Verkman AS. Aquaporin-4 and brain edema. *Pediatr Nephrol*. 2007;22:778–784.
113. Yang B, Zador Z, Verkman AS. Glial cell aquaporin-4 overexpression in transgenic mice accelerates cytotoxic brain swelling. *J Biol Chem*. 2008;283:15280–15286.
114. Ayus JC, Varon J, Arieff AI. Hyponatremia, cerebral edema, and noncardiogenic pulmonary edema in marathon runners. *Ann Intern Med*. 2000;132:711–714.
115. Ayus JC, Wheeler JM, Arieff AI. Postoperative hyponatremic encephalopathy in menstruant women. *Ann Intern Med*. 1992;117:891–897.
116. Gross P. Treatment of severe hyponatremia. *Kidney Int*. 2001;60:2417–2427.
117. Berl T. Treating hyponatremia: damned if we do and damned if we don't. *Kidney Int*. 1990;37: 1006–1018.
118. Sterns RH. The treatment of hyponatremia: first, do no harm. *Am J Med*. 1990;88:557–560.
119. Cheung J, Zikos D, Spokicki H, et al. Long term neurologic outcome in psychogenic water drinkers

with severe symptomatic hyponatremia: the effect of rapid correction. *Am J Med*. 1990:561.
120. Vexler ZS, Ayus JC, Roberts TP, et al. Hypoxic and ischemic hypoxia exacerbate brain injury associated with metabolic encephalopathy in laboratory animals. *J Clin Invest*. 1994;93:256–264.
121. Hew-Butler T, Ayus JC, Kipps C, et al. Statement of the Second International Exercise-Associated Hyponatremia Consensus Development Conference, New Zealand, 2007. *Clin J Sport Med*. 2008;18:111–121.
122. Mohmand HK, Issa D, Ahmad Z, et al. Hypertonic saline for hyponatremia: risk of inadvertent overcorrection. *Clin J Am Soc Nephrol*. 2007;2:1110–1117.
123. Perianayagam A, Sterns RH, Silver SM, et al. DDAVP is effective in preventing and reversing inadvertent overcorrection of hyponatremia. *Clin J Am Soc Nephrol*. 2008;3:331–336.
124. Berl T. The Adrogue-Madias formula revisited. *Clin J Am Soc Nephrol*. 2007;2:1098–1099.
125. Renneboog B, Musch W, Vandemergel X, et al. Mild chronic hyponatremia is associated with falls, unsteadiness, and attention deficits. *Am J Med*. 2006;119:71 e1–e8.
126. Gankam Kengne F, Andres C, Sattar L, et al. Mild hyponatremia and risk of fracture in the ambulatory elderly. *QJM*. 2008;101:583–588.
127. Furst H, Hallows KR, Post J, et al. The urine/plasma electrolyte ratio: a predictive guide to water restriction. *Am J Med Sci*. 2000;319:240–244.
128. Berl T. Impact of solute intake on urine flow and water excretion. *J Am Soc Nephrol*. 2008;19: 1076–1078.
129. Greenberg A, Verbalis JG. Vasopressin receptor antagonists. *Kidney Int*. 2006;69:2124–2130.
130. Decaux G. Long-term treatment of patients with inappropriate secretion of antidiuretic hormone by the vasopressin receptor antagonist conivaptan, urea, or furosemide. *Am J Med*. 2001;110: 582–584.
131. Saito T, Ishikawa S, Abe K, et al. Acute aquaresis by the nonpeptide arginine vasopressin (AVP) antagonist OPC-31260 improves hyponatremia in patients with syndrome of inappropriate secretion of antidiuretic hormone (SIADH). *J Clin Endocrinol Metab*. 1997;82:1054–1057.
132. Schrier RW, Gross P, Gheorghiade M, et al. Tolvaptan, a selective oral vasopressin V2-receptor antagonist, for hyponatremia. *N Engl J Med*. 2006;355:2099–2112.
133. Soupart A, Gross P, Legros JJ, et al. Successful long-term treatment of hyponatremia in syndrome of inappropriate antidiuretic hormone secretion with satavaptan (SR121463B), an orally active nonpeptide vasopressin V2-receptor antagonist. *Clin J Am Soc Nephrol*. 2006;1:1154–1160.
134. Gerbes AL, Gulberg V, Gines P, et al. Therapy of hyponatremia in cirrhosis with a vasopressin receptor antagonist: a randomized double-blind multicenter trial. *Gastroenterology*. 2003;124: 933–939.
135. Wong F, Blei AT, Blendis LM, et al. A vasopressin receptor antagonist (VPA-985) improves serum sodium concentration in patients with hyponatremia: a multicenter, randomized, placebo-controlled trial. *Hepatology*. 2003;37:182–191.
136. Gines P, Wong F, Watson H, et al. Effects of satavaptan, a selective vasopressin V(2) receptor antagonist, on ascites and serum sodium in cirrhosis with hyponatremia: a randomized trial. *Hepatology*. 2008;48:204–213.
137. Gheorghiade M, Niazi I, Ouyang J, et al. Vasopressin V2-receptor blockade with tolvaptan in patients with chronic heart failure: results from a double-blind, randomized trial. *Circulation*. 2003;107:2690–2696.
138. Zeltser D, Rosansky S, van Rensburg H, et al. Assessment of the efficacy and safety of intravenous conivaptan in euvolemic and hypervolemic hyponatremia. *Am J Nephrol*. 2007;27:447–457.

第2章 腎臓でのナトリウム排泄，浮腫性疾患，利尿薬の使用

Robert W. Schrier

腎臓でのナトリウム(Na)，水排泄の調整と同様に，体液量調整を理解することは，臨床医学を学ぶうえで，非常に重要である．主として Na^+ が，細胞外液(extracellular fluid：ECF)の容量を決めるため，Na^+ の排泄に影響する腎臓の内外の要因を知ることは，健常あるいは病的状態での体液調節を理解するうえでは重要である．この点から，浮腫性疾患(特に心不全，肝疾患，ネフローゼ症候群)における体液量調整を理解することは，特に難しい問題である．健常者では，等張性の生理食塩液の投与でECF量が増加し，その後，腎臓から尿へ過剰なNaや水が排泄され，ECF量は正常に回復する．しかし，浮腫状態ではECF量が増加し，体内のNaと水の過剰が存在するにもかかわらず，腎臓での著明なNaと水の貯留は持続する．腎疾患が進行し，腎機能や排泄能力が低下している状態(例えば，急性あるいは慢性腎不全)では，なぜ糸球体濾過量(glomerular filtration rate：GFR)の低下が，肺水腫や末梢の浮腫を引き起こすような水・Na貯留と関連するのかは明白である．しかし，心不全，肝疾患，一部のネフローゼ症候群患者において，体液量調節の最終的な作動器官としての腎臓の状態や機能には異常がないことは明らかである．それゆえ，このような浮腫性疾患では，容量調節系の求心性神経を通じた腎外からの信号に対して腎臓が反応しているに違いない．浮腫性疾患の研究によって，正常状態と疾患状態の両方に適応できる一体化した体液量調節の仮説が導き出された[1~8]．本章の目的は，特に浮腫の状況下におけるNaと水を規定する腎臓での求心性および遠心性の機序を概説し，利尿薬による浮腫の治療について論じることである．

I 細胞外液量の規定因子としての Na^+

能動輸送によって細胞外に出される Na^+ は，主にECF中に存在している．これらの能動輸送によって，細胞内Na濃度が10 mEq/L，ECF Na濃度が145 mEq/Lを維持している．Na^+ と，主要な陰イオンである Cl^- や HCO_3^- がECFの全溶質の90%以上を占めている．全身のNaや，それに伴う陰イオンは，ECF量を規定する有効浸透圧をもつ溶質である．またNaバランスの調節は，Na摂取，腎外でのNa喪失，腎臓からのNa排泄の関係によって規定される．そのなかで，腎臓でのNa排泄が，Naバランスの重要な規定因子と考えられている．というのは，腎臓はNa摂取の減少に反応し，ほとんどNaの含まれていない尿を排泄したり，あるいはNa摂取の増加に反応して急速にNaを尿に排泄することもできるからである．

正のNaバランスは，主としてECF分画に存在するNa量の増加を合併する．細胞膜は，水が自由に透過できるので，ECFのNa負荷により形成される浸透圧勾配によって，水が細胞内からECF分画へ移動し，その結果，ECF量は増加する．加えて，ECF浸透圧濃度の増加により，視床下部の口渇中枢が刺激され，水分摂取を誘導し，脳下垂体後葉からアルギニンバソプレシン(arginine vasopressin：AVP)を分泌する．このAVPは集合管上皮の水の透過性を増加し，腎臓での水排泄を減少させる働きをする[9]．ECFの浸透圧増加によるこれら二者(水分摂取とAVP)の効果により，

正の水バランスを生じ，正のNaバランス，水バランスの複合的な影響によって，さらなるECF量の増加を生じる．ECFの増加が十分大きければ，血管内から間質周囲への液体輸送を制御しているStarling力が変化し，浮腫を形成する[10]．逆に負のNaバランスではECF量の減少をきたす．ECF量の減少は血漿量減少と並行している場合がある．ECF量と血漿量の維持は，適切な循環と組織の生存に必要である．それゆえ，腎臓でのNaと水分保持は，ECF量減少の状況では，明らかに適切な反応である．しかし，浮腫性疾患では，全身のNaや水が過剰であるにもかかわらず，腎臓でのNaと水の貯留が続くという逆説的な臨床状態であると定義される．

ECF浸透圧濃度は，AVP-口渇-腎経路(第1章で詳述している)で調節されているといっても過言ではない．しかし，ECF浸透圧はECF量の信頼できる指標ではない．ECF量と，それを規定する全身Na量は，身体所見と尿中Na濃度にもっともよく反映される．例えば，全身の浮腫の所見は，ECF量の増加と全身Na量の増加を表す．逆に，起立性頻脈，起立性低血圧，頸静脈の虚脱，皮膚のツルゴールの低下は，ECF量の減少と体内総Na量の減少を示唆する．実際，ECF浸透圧は，ECF量が正常，増加，減少のいずれの場合でも変化しうる(第1章参照)．

まとめると，ECF量の調節は，Naバランスの調整に依存する．腎臓にはNaバランス，つまりECF量の恒常性を調節する重要な役割がある．正常GFRで浮腫ができるような状態では，ECF量，体内総Naや水が過剰であるにもかかわらず，腎臓はNaと水を保持することがある．Na・水貯留について求心性(“感知器”)機序と遠心性(“効果器”)機序を知ることは，我々が体液量調整を理解する基本となる．

Ⅱ 体液量調整における求心性の機序

1. “有効血液量”の概念・体液のどの分画が感知されるのか？

体液量を調整する求心性受容体がまず血液量を感知すれば，総血液量が増加した場合，浮腫のある患者の腎臓はNaと水の排泄を増加するであろう．しかし，前述のように進行した心不全，肝疾患，ネフローゼ症候群患者ではそのような調節は生じない．つまりECFや血液量が過剰である状態ですら体液は“満たされていない”状態であり，浮腫のある患者では腎臓でのNaや水貯留を促す求心性反応を生じている．1948年にPeterらはこの体液量が“満たされていない”部分を言及するのに“有効血液量(effective blood volume)”という不思議な新語を作りだした[11]．これに従えば，腎外の信号は，この有効血液量減少によって始まるに違いないと考えられ，これが腎臓の尿細管におけるNaと水の再吸収を亢進させるということになる．この点からみて，心不全，肝硬変，ネフローゼ症候群の一部の患者らで，GFR低下に先だって，腎臓での水とNaの再吸収が起こりうることは明らかである．

BorstとdeVries[12]は，心拍出量が，腎臓でのNaと水貯留の主要な調節因子であることを初めて示唆した．この関係において，心拍出量のレベルが有効血液量を決定し，浮腫患者におけるNaと水を貯留する主要な刺激であるだろうとされた．この概念は非常に魅力的ではあるが，心拍出量増加状態で，副次的にNaと水貯留が起こることがある．例えば，肝硬変，妊娠，動静脈瘻，甲状腺機能亢進症，脚気のような高心拍出量性心不全が存在するときに，著明な心拍出量増大が，明らかなNaと水の貯留およびECF量増加とともに起こる．したがって，有効血液量には何かほかの，あるいは追加的な決定因子があるに違いない．

2. 体液量調節における動脈循環の優位性

正常あるいは病的状態での体液量調節の仮説では，動脈分画に存在する血液量，あるいはいわゆる有効動脈血液量(effective arterial blood volume：EABV)が腎臓でのNaと水排泄の規定因子になるとされている[1～8]．70 kgの男性では，全身体液量はおよそ42 Lであり，そのうち0.7 Lだけ(全体液量の1.7%)が動脈循環に存在する．目的論的な概念からは，腎臓での水とNa排泄，生体恒常性調節にもっとも有効な部分が，最小体液区画で調節されるという提案は魅力的である(つまり，体液量の相対的に小さい変化に敏感であると考えること)．動脈循環が体液量調節の主要な感知器となることでもう１つ有利であるのは，生命に必要な臓器の灌流が，動脈循環に依存しているためである．結果として，総ECF，間質液，総血管内容量はいずれも，腎臓でのNaと水排泄の主要な規定因子ではなく，また静脈分画の血管内容量も同様にNaと水の主要な排泄規定因子から除外される．というのは，浮腫の患者ではこれらの体液量が過剰になっている一方で，腎臓でのNaや水が貯留し続けているからである．しかし，実験的あるいは臨床的に，右心系の動脈圧を選択的に上昇させると心房性ナトリウム利尿ペプチド(atrial natriuretic peptide：ANP)の放出が刺激され[13]，左心系の動脈圧を選択的に上昇させるとAVPが抑制される[14]ことが知られており，これらによってNaと水の排泄を増加させることができる．しかしこれらの事象は，より強い動脈循環の規定因子に比べると重要ではないと考えられる．それは，進行した左心不全，右心不全，または両心不全の患者では，著明に動脈や心室の圧が上昇しているにもかかわらず，明らかなNaや水貯留を示すからである．

3. 動脈循環の充満度と腎臓でのNa・水排泄の決定因子としての心拍出量と全身の動脈抵抗

有効動脈血液量(EABV)は，動脈血液量がどれだけ適切に動脈循環を“満たす”ことができているかの指標である．つまり全身血管抵抗と心拍出量の比が，静脈還流と心拍出量を正常レベルに維持するとき，動脈が正常に“満たされている”という状態である．したがって，動脈が“満たされていない”状態は，心拍出量の減少あるいは全身動脈抵抗の低下で始まる(すなわち，動脈血管拡張による動脈血管系の保持能力の増加)．動脈系が“満たされていない”と，高圧受容体の負荷を軽減し，それに引き続いて３つの主要な神経液性の血管収縮神経系，すなわち交感神経系，レニン・アンジオテンシン・アルドステロン系，非浸透圧性AVP分泌が活性化することによって腎血流が減少し，Naと水貯留が促進される．この仮説では，低または高心拍出性の心不全，肝疾患，その他の動脈血流不足の状態において，Naや水貯留が誘導されることが説明できる(**図 2.1**，**図 2.2**)．

4. 求心性の体液量受容体

前述のように，体液量調節系に関わる求心性体液量受容体は動脈血管系に存在していなければならない(例えば，頸静脈洞，大動脈弓，左心室，傍糸球体装置に存在する高圧圧受容体)．胸部(心房，右心室，肺血管)の低圧体液量受容体は，体液量調節系にとって重要に違いないが[15,16]，哺乳類の体液量調節には，低圧受容体よりも動脈受容体が優位であるという科学的な根拠がある．

1) 高圧体液量受容体

ヒトの動脈循環における体液量感知性受容体が存在することは，外傷性動静脈瘻患者の観察結果をもとに，Epsteinらによって示された[17]．外傷性動静脈瘻を閉鎖すると，同時に起こるGFRや腎血流量(renal blood flow：RBF)の変化とは独立して，迅速な腎臓からのNa排泄の増加が観察された．閉鎖によって拡張期圧が上昇し，心拍出量が減少することが示すように，動静脈瘻の閉鎖は，動脈血の静脈循環への移動率減少と関連する[17]．さらに，動脈系の相対的“充満”が，腎臓でのNa排泄の調節センサーとなっていることへの根拠は，神経切除の実験によって得られた．これらの研究では，高圧部から伸びる遠心性の交感神経を外科的，薬理学的に阻害することで体液量増加に対して起こるNa利尿を抑制した[18～20]．さらに，心拍出量低下や動脈低血圧によって起こるものと類似した頸動脈洞の圧や進展の低下は交感神経系を活性化し，腎臓でのNaの貯留を起こすことが示された[21]．高圧圧受容器も，非浸透圧性AVP分泌と，その後の水排泄の調節に重要な役割を果たし

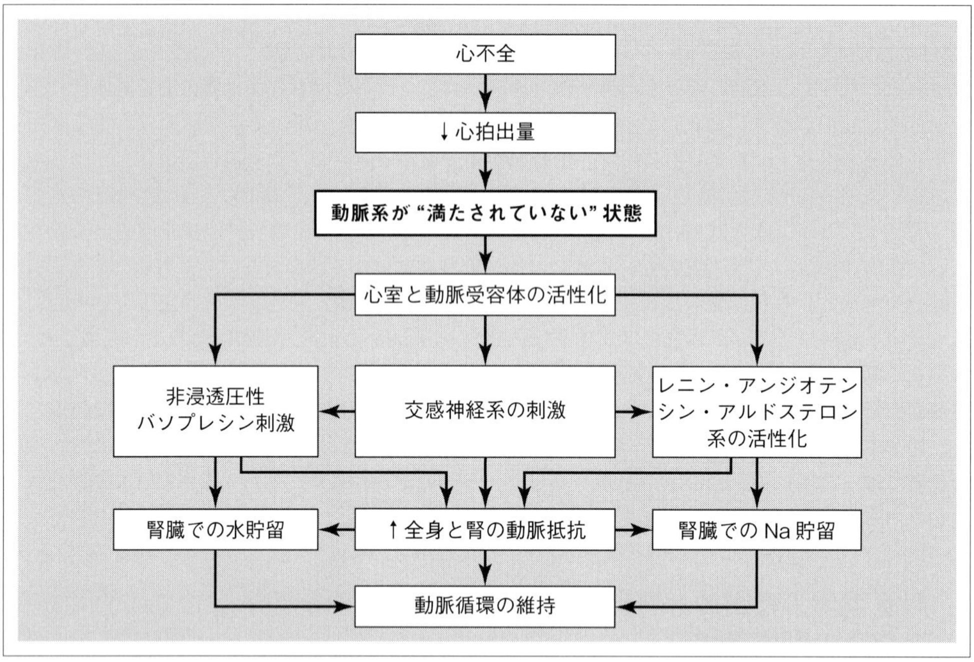

図 2.1 心拍出量減少という臨床状態は，動脈系が“満たされていない”状態を生じ，結果として，神経ホルモンの活性化と腎臓での Na と水の貯留が生じる（Schrier RW. Decreased effective blood volume in edematous disorders：what dose this mean? *J Am Soc Nephrol*. 2007；18(7)：2028-2031 より許可を得て転載）.

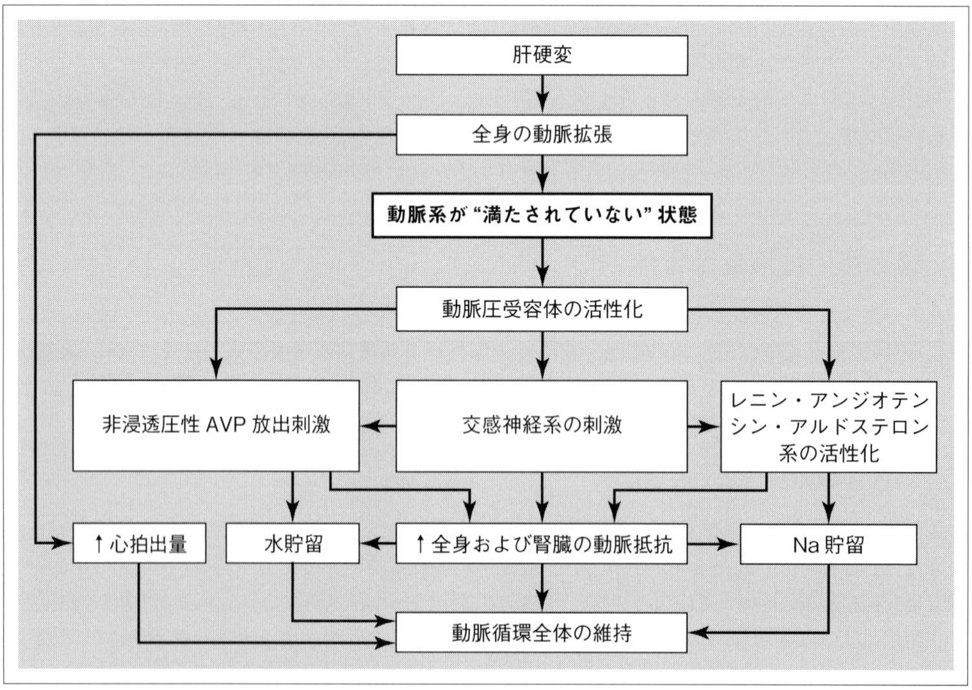

図 2.2 全身動脈拡張という臨床状態は，動脈系の“満たされていない”状態を生じ，結果として，神経ホルモンの活性化と腎臓での Na 貯留が生じる（Schrier RW. Decreased effective blood volume in edematous disorders：what dose this mean? *J Am Soc Nephrol*. 2007；18(7)：2028-2031 より許可を得て転載）.

ているようである[22]．有効動脈血液量(EABV)の定常性を維持するために作用している高圧圧受容器のなかでもっともよく調べられているものに，腎臓での輸入細動脈圧受容体(例えば，傍糸球体装置)がある．この圧受容体は，レニン分泌を調節するのに重要であり，その結果，アンジオテンシンII生成とアルドステロン合成，分泌が生じる[23]．アンジオテンシンIIの血管収縮とNa貯留効果，アルドステロンのNa貯留効果は，動脈循環を満たすように作用する．

2) 低圧体液量受容体

いかなるときでも，静脈側循環量は全体液量の85%を占めているので，低圧センサーもまた，体液量調節に重要な役割を果たしている可能性がある(**表 2.1**)．実際，立位保持[24]，下肢駆血[25, 26]，陽圧換気[27]など胸部への静脈還流が減少するようなさまざまの場合で，腎臓でのNa排泄が減少してくる．逆に臥位[28]や陰圧換気[29]のように静脈還流量を増加させると，腎臓でのNa排泄も増加する．さらに，腎臓でのNa排泄と左房圧に直接関係があることがイヌで示され，このことは胸腔内センサーの1つである心房内受容体の役割を示している[30]．首まで水につかる，すなわち頭だけ水面に出すと，水面は0 mmHgの圧になるとすれば，足には80 mmHgの圧勾配が存在することになる．このことで，心臓への静脈還流量が増加する．首まで水につかったのに応じて大きなGFRや血行力学的変化なしに，腎臓でのNaや水の排泄が著明に増加することになる[31]．Gauerら[29]，Henryら[32]が最初に示したように，生理学的に重要な左房受容体は，非浸透圧性のAVP分泌，すなわち腎臓での水排泄を調整することで，ECF量を調節していることが示唆されている．それに加えて，心房は血管作動およびNa利尿に働く液性因子の合成，貯蔵，分泌の場となっていることが示唆されている[33, 34]．

それゆえ，胸部血管や心房に血液が充足すると，血液量を正常に戻すため，尿中Na排泄が増加するように腎臓へ信号が送られる．しかし，慢性心不全の場合には，低圧圧受容体負荷となる心房圧上昇にもかかわらず，腎臓でのNaと水貯留が生じる．すなわち，低拍出性慢性心不全でみられる心拍出量の減少が，高圧動脈受容体の負荷軽減を介して，腎臓でのNaと水動態に優位な効果を及ぼすに違いない．さらに，実験的な三尖弁閉鎖不全の動物モデルにおける長期研究では，この仮説を支持している[35]．この動物モデルでは，右房圧の上昇と腎臓での著明なNa貯留に関連が認められた．しかし，同時に起こる心拍出量低下で，Na貯留が説明可能である．

Zuckerら[36]はイヌを用いて，急性左房拡張で認められる腎臓での交感神経活性低下が，慢性心不全では消失していることを示した．さらに，心不全の患者では，心臓の前負荷が減少しても，予想されるような副交感神経の不活性化と交感神経の活性化は起こらない[37]．これらの所見は，慢性心不全患者で，左房圧と冠状動脈洞のノルエピネフリン(心臓における交感神経活性のマーカー)に，強い正の相関があるという研究とも合致している[38]．これらの結果をまとめると，心不全患者では心房圧上昇に伴う正常な交感神経活性抑制作用が失われており，機序は不明ながら，時に刺激する方向のシグナルに逆転することさえあるということが示唆されている．

要約すると，Naと水排泄の求心性感知機序は，循環の動脈側に優位に存在する可能性があり，心拍出量減少や全身の動脈拡張による動脈系の体液量の減少は，高圧受容体の負荷軽減と，それを介

表 2.1　体液の分布

区　画	量	70 kg 男性での容量(L)
総体液	体重の60%	42
細胞内液	体重の40%	28
細胞外液	体重の20%	14
間質液	細胞外液の2/3	9.4
血漿	細胞外液の1/3	4.6
静脈血漿	血漿の85%	3.9
動脈血漿	血漿の15%	0.7

した腎臓でのNa貯留を引き起こす．低圧体液量受容体からの反射もまた変化して，腎臓におけるNaと水調節に影響を与える可能性がある．どのような状況でも，全身と腎臓での血行動態の変化とさまざまな神経ホルモン系の活性化が，主に体液量調節系の遠心性機序を形づくる．

Ⅲ 体液量調節における遠心性機序

1. 動脈血流不足に対する神経ホルモン反応

心拍出量減少や機能的動脈拡張によって二次的に生じる動脈系が"満たされていない"状態は，さまざまな神経ホルモン反応を引き起こし，腎臓でのNaと水貯留によるECF量増加とともに，全身性の血管収縮促進によって動脈循環を保つように作用する．前述のように，動脈血流不足で活性化する主要な神経ホルモンによる血管収縮制御系は，交感神経系，レニン・アンジオテンシン・アルドステロン(renin-angiotensin-aldosterone：RAA)系，非浸透圧性AVP分泌の3つである．交感神経系の圧受容体の活性化は，体液量制御系に関与するホルモンを介して血管収縮系を一次的に制御している．というのは，非浸透圧性AVP分泌は，眼窩上や視床下部室傍核の交感神経刺激[39]を伴い，RAA系の活性化は腎臓でのβ-アドレナリン刺激[40]を伴うからである．このように，低拍出性心不全状態での心拍出量減少による動脈循環の減少は，頸動脈洞と大動脈弓の動脈圧受容体の負荷低下を生じる．高拍出性心不全や肝硬変，他の動脈系が"満たされていない"状態では，全身の動脈拡張がこれらの圧受容体の負荷軽減が起こる．この圧受容体の不活性化は，求心性迷走神経と舌咽神経の中枢神経系(central nervous system：CNS)に対する持続性阻害効果を軽減し，交感神経の遠心性アドレナリン活性を増強しはじめ，その結果RAA系の活性化を引き起こす．ナトリウム利尿ペプチドや，腎血管拡張性のプロスタグランジンなど拮抗的制御作用をもつさまざまな血管拡張ホルモンも，心不全では活性化されることがある．さまざまな神経ホルモンによる血管収縮や血管拡張機序の活性化は，浮腫性疾患における腎臓でのNaと水の動態を規定し，体液量調節の効果器の主要な部分を担う．心不全，肝疾患，ネフローゼ症候群に関連したNaと水貯留の病因は，現在，体液量調節については，動脈系が"満たされていない"とする仮説(underfilling仮説)で一貫して扱えるものとして見直されている．

2. 心不全におけるNaと水貯留の病因

Naと水貯留と，その結果生じる浮腫形成は，慢性心不全の重要な特徴である．実際，Na排泄不全は，心不全状態の指標として使用され[41]，水排泄障害は，心不全患者で日常的に認められる[42]．心不全に対する腎の反応を説明する2つの理論が提案されている．心不全の"後方障害(backward)"理論は1832年に提案され，中心静脈圧の増加による静脈静水圧の上昇が，血管内から間質への漏出を促進し，浮腫が生じることを示唆した[43]．血管内の体液量が減少すると腎臓でのNaと水貯留を促進するシグナルが送られ，さらに静脈高血圧や浮腫を悪化させるというものである．それに代わる新しい心不全の"前方障害(forward)"理論では，まず初めに心拍出量低下があり，これによって求心性(感知器)，遠心性(効果器)の経路が活性化され，その結果，腎臓でのNa貯留を引き起こす[44]．Smithによって指摘されたように[26]，これらの理論は相互に反するものではなく，両方とも心不全の病態生理に影響を与えている．なぜならば，中心静脈高血圧と動脈血流不足は双方ともに体液量調節の求心性(感知器)の反応に関与しているからである．しかし，心不全では，Naと水貯留を引き起こす優位な信号が動脈循環で生じているように思われる．低拍出性心不全の場合，心拍出量の減少は，動脈系が"満たされていない"状態となる原因になる一方，高拍出性心不全においては，全身性動脈拡張がNaと水貯留を促す求心性反応を起こす(**図 2.1**)．

1) 心不全における腎血行動態

▒ 糸球体濾過率

以前は多くの研究者が，心不全での Na 貯留の原因は GFR の減少であると考えていた．しかし，それらの関係を確認することはできなかった．実際，GFR は早期心不全では正常のことが多く，高拍出性心不全では増加していることさえある．しかし，Na バランスにおける GFR の影響を評価するのは難しいということは知られている．なぜならば，Na 再吸収の絶対量が変化しないとしても，GFR のわずかな変化によって Na 排泄に明らかな変化が起こるからである．進行した心不全患者では，GFR は低下していることがあるが，それでも心不全患者における尿細管 Na 再吸収の増加は，間違いなく Na と水貯留の原因となるのである．

▒ 腎血流

心不全は，通常は腎血管抵抗増加と腎血流量(renal blood flow：RBF)減少を伴っている．一般的には心拍出量減少に比例して腎血流量は減少する．実験心不全において，腎皮質外層ネフロンから傍髄質ネフロンへの腎血流量の再分配を示した研究者もいる[45]．より長い Henle ループをもつ，より深層のネフロンが，より多くの Na を再吸収すると提唱された．このため，心不全でこれらのネフロンへの血流の再分布が起これば，その結果，腎臓での Na 貯留が生じるであろう．しかし他の研究では，別の心不全モデルで同様の腎血流の再分布を証明できなかった[46]．それゆえ，心不全での Na 貯留における腎血流量の再分布の役割はまだよくわかっていない．

▒ 濾過比

心拍出量減少を反映して腎血流量は低下するが，GFR は保たれるため，心不全では濾過比は増加することが多い．濾過比の増加により，輸入細動脈と近位尿細管周囲の尿細管周囲毛細血管における蛋白濃度および膠質浸透圧が増加する．このような尿細管膠質浸透圧の上昇により，近位尿細管での Na や水の再吸収が増加するという説がある．腎臓での血行動態と濾過比の変化は，近位尿細管での Na 再吸収を増加させるのに好都合であり，主に輸出細動脈収縮の結果である．このような腎臓での血行動態の変化は，主として神経ホルモンによる血管収縮機構の活性化で調節される．腎神経の活性化と循環血中のノルエピネフリンとアンジオテンシンⅡの増加が輸出細動脈の収縮に関与していることが報告されている[47,48]．それに加え，血管拡張性の物質である腎プログラスタンジンのような物質の活性化が低下することも，腎血管収縮に一役買っている可能性がある[49]．

注目すべきことに，大静脈縮窄術や動静脈瘻を形成したイヌに対する微小穿刺(micropuncture)の実験では，遠位ネフロンにおける Na 再吸収増加の重要性が示された．濾過比の増加は，主に近位尿細管での Na 再吸収に影響する．心不全動物におけるクリアランスと微小穿刺の研究では，近位尿細管での Na 再吸収の増加が観察されているが[50]，遠位での Na 再吸収にも影響があるようである．さらに，濾過比の変化は Na バランスの変化が生じるかなり前に観察されており，それゆえ心不全の Na 貯留では，尿細管周囲の要因と近位尿細管の再吸収の，どちらが優位であるか疑問視されている．

2) 心不全における交感神経系

心不全患者で，交感神経系が活性化しているということは，疑問の余地がない．さまざまな研究で，心不全で末梢静脈の血漿ノルエピネフリン濃度が上昇していることが示されている．進行した心不全患者にトリチウムで標識したノルエピネフリンを使用することで，Davis ら[51]と Hasking ら[52]はノルエピネフリン分泌の増加とノルエピネフリンクリアランスの低下が，ともに静脈血漿ノルエピネフリン濃度上昇に寄与し，交感神経活性化は循環血中のノルエピネフリンを少なくともある程度は増加させることに関与していることを示した[53]．我々は，心不全における血漿ノルエピネフリンの初期の上昇は，単にノルエピネフリンの分泌増加のみによるということを明らかにし，心不全初期の交感神経系が活性化している証拠を示した．さらに血漿ノルエピネフリンは，無症候性左室機能障害(例えば，顕性心不全発症前)の患者でも増加している[54]．最後に，筋の交感神経活性を直接評価する腓骨神経微小神経記録法を用いた検討においても，心不全患者で交感神経活性上昇が確認された[55]．さらに重要なこととして，交感神経系の活性化の程度(末梢静脈血漿ノルエピネフリン濃度によって評価される)と，心不全の予後が相関する(交感神経系活性化の程度が高度であるほど予後が不良となる)と報告されている[56]．

■ 腎神経の活性化

腎神経は，ヒトの心不全でも活性化されている[52]．腎交感神経活動の活性化により，腎血管収縮の促進，レニン・アンジオテンシン・アルドステロン系の刺激，そして近位尿細管上皮への直接効果により，心不全での著明なNaと水貯留が助長される．実際，実験心不全では，腎内部でのアドレナリン遮断によって，Na利尿が生じることが示されている[57]．加えて，ラットの腎神経の刺激により，Na排泄と尿量がおよそ25%減少したというデータが示されている[58]．腎臓での神経刺激に伴うNa排泄の減少は，少なくとも2つの機序で調節される．すでに論じたように，ラットの研究で，ノルエピネフリンによる輸出細動脈収縮により，尿細管でのNa再吸収が増加する方向に，尿細管周囲の血行動態が変化することが示されている[47]．加えて，腎神経は近位曲尿細管でのNa再吸収に直接影響を及ぼすことも報告されている[56]．

Bello-Reussら[58]は，ラットの腎全体と個々のネフロンに対する検討の結果，近位尿細管でのNa再吸収を増強する腎神経活性の直接効果を示した．これらのラットでは，腎神経の刺激により，近位尿細管分節終末部の管腔内と血漿におけるイヌリン濃度比が増加しており，すなわちこのネフロン分節で機能的なNaと水の再吸収が増加していることが示された．このように腎神経活性が亢進すると，腎臓での血行動態の変化とは独立した機序で，Na貯留が促進される可能性がある．他方，神経除去した腎臓を移植して慢性的に大静脈を狭窄させたイヌでは，腎臓でのNa貯留が持続する．さらに腎神経を除去しても，慢性的に大静脈を狭窄したイヌの腹水産生を予防できない[59]．それゆえ多分，腎神経は心不全の著明なNa貯留に関与はするが，それですべてを説明することはできない．

3) 心不全におけるレニン・アンジオテンシン・アルドステロン系

血漿レニン活性(plasma renin activity：PRA)で評価すると，レニン・アンジオテンシン・アルドステロン系も心不全で活性化している[60]．レニンはアンジオテンシノーゲンに作用し，アンジオテンシンⅠを産生する．その後，アンジオテンシンⅠは，アンジオテンシン変換酵素(angiotensin-converting enzyme：ACE)によってアンジオテンシンⅡに変換される．心不全では，アンジオテンシンⅡの血漿濃度の上昇の結果，末梢動静脈血管の収縮，腎血管収縮，心陽性変力作用など循環動態へ重要な効果を発揮する．近位尿細管上皮でのアンジオテンシン受容体の活性化は，直接Na^+/H^+交換輸送体3を刺激し，Na再吸収を増加させる[61]．アンジオテンシンⅡはまた副腎皮質からNa保持性ホルモンであるアルドステロン分泌を促進し，正のフィードバック刺激により交感神経を刺激する．ホルモン系の活性化は，いくつかの機序を介して腎臓でのNa貯留を促進しており，これは次に論じることとする．さらに，アドレナリン活性化と同様に，レニン・アンジオテンシン・アルドステロン系の刺激は，心不全の予後増悪に関連している[62]．

■ アンジオテンシンⅡとアルドステロンの増加による腎臓における効果

アンジオテンシンⅡは，直接的，間接的に近位尿細管のNa再吸収を通じ，心不全でのNaや水貯留に寄与している可能性があり，これは前述のように，副腎からのアルドステロン分泌刺激による．アンジオテンシンⅡは選択的に腎輸出細動脈を収縮させ，結果的に腎血流量は減少し，濾過比が上昇する．この結果，腎神経の刺激と同様に，尿細管周囲毛細血管の膠質浸透圧の上昇と静水圧の低下を生じ，このことは尿細管でのNaと水の再吸収を亢進する方向となる[48]．さらに前述のように，アンジオテンシンⅡによって，近位尿細管でNa再吸収が増加することが示されている[63]．ラットの近位尿細管を用いた研究で，LiuとCogan[63]は，アンジオテンシンⅡを投与中に，尿細管での塩化ナトリウム(NaCl)再吸収が増加する一方で，アンジオテンシンⅡ受容体アンタゴニスト(拮抗薬)

である saralasin は，近位尿細管での NaCl 再吸収を減少させることを示した．最終的に，Abassi らの報告[64]で，動静脈廔で二次的に生じた心不全を伴った Na 貯留ラットに，アンジオテンシンⅡ受容体アンタゴニストである losartan を投与すると，著明な Na 利尿を生じることが示された．この研究では，近位尿細管 Na 調節は調べられていないが，losartan が腎臓での心房性ナトリウム利尿ペプチド（ANP）に対する反応性を回復させたという観察結果は，ANP が働く部位である遠位ネフロンへ到達する Na が losartan 投与により増加したということと合致する．心不全での Na 貯留に対する遠位尿細管の役割については後述する．

Watkins ら[65]は，心不全のレニン・アンジオテンシン・アルドステロン系の役割をより正確に定義するため，意識のあるイヌの心不全モデルで研究した．彼らは，肺動脈もしくは胸部下大静脈（thoracic inferior vena cava：TIVC）を部分的に狭窄させ，血圧低下，血漿レニン活性やアルドステロン濃度の上昇，腎臓での Na 貯留を特徴とする低心拍出量状態を作成した．数日で血漿量と体重が増加したが，それと同様に前述の変数はすべて対照群のレベルに向けて戻った．初期の高レニン期には，ACE 阻害薬の単回投与によって血圧は著明に低下した．また，ACE 阻害薬を持続的に投与しておくことは，アルドステロンの上昇を予防し，Na 貯留を 30％抑制し，その結果，体液量増加を防止した．これらの結果は，アルドステロンが心原性浮腫の病因の重要な要素であるという仮説を支持し，またアンジオテンシンⅡが血圧を維持することにより，心不全で生理的に重要な役割をもつことを示している．なぜなら，アンジオテンシンⅡには血管収縮効果があり，またアンジオテンシンⅡとアルドステロンの Na 貯留の二次的な効果を通じて体液が維持されるからである．同様に，心臓の代償不全と血漿量の状態に応じ，心不全患者の血漿レニン活性やアルドステロンレベルが高くも正常でもありうるということが明らかになった．このことにより，心不全患者でのレニン・アンジオテンシン・アルドステロンに関して議論が分かれている点を説明できるかもしれない．

心不全患者での Na 貯留に関してレニン・アンジオテンシン・アルドステロン系が果たしている役割は，血漿レニン活性・尿中アルドステロン排泄，尿中 Na 排泄が逆相関することによっても確認できる[66]．しかし，ACE 阻害薬の投与により，血清アルドステロン濃度は確実に低下するが，尿中 Na 排泄については常に増加するわけではない[67]．しかし，循環血中アンジオテンシンⅡ濃度の低下によって血圧の低下が同時に起こり，これがアンジオテンシンⅡやアルドステロンの低下に対する Na 利尿反応を打ち消すような血行動態上および神経ホルモン的な機序を活性化する可能性が考えられる．この仮説を支持するデータが，我々のグループの Hensen らにより報告された[68]．我々は，すべての薬物投与を中止した心不全患者で，アルドステロンアンタゴニストである spironolactone の Na 利尿に対する効果を調べた．アルドステロンアンタゴニスト投与前には，すべての患者で明らかな Na 貯留が生じていた．spironolactone（200 mg 隔日）投与によって，患者全員について尿での Na 排泄が著明に増加し，正の Na バランスを逆転させた（**図 2.3**）．さらに，spironolactone 投与中には，尿中 K に対する Na の濃度比は有意に増加した．このことは遠位ネフロンでのアルドステロン作用の減少と合致するものである．注目すべきことに，spironolactone 投与中は，血漿レニン活性とノルエピネフリンは増加し，心房性ナトリウム利尿ペプチド（ANP）は減少した．それゆえ，この研究結果は，心不全ではレニン・アンジオテンシン・アルドステロン系と交感神経系の刺激のようなさまざまな Na 利尿防止機構が活性化しているにもかかわらず，アルドステロンアンタゴニスト投与によって心不全における Na 貯留が回復することを示しており，腎臓でのアルドステロンの Na 貯留効果を支持している．前向き研究である Randomized Aldactone Evaluation Study（RALES）では，spironolactone 25 mg/日を投与した心不全患者で，生存率が改善したことを示している[69]．RALES では，spironolactone の効果は，Na バランスのいかなる変化とも無関係であったとされる．アルドステロンで引き起こされる心線維化を阻害する spironolactone の効果が，生存率改善に関与していると推測されている．Na 利尿効果を示す量の spironolactone は，心不全患者にはほとんど使用されていない．あるデータによると，ACE 阻害薬を少量内服している利尿薬抵抗性のうっ血性心不全（congestive heart failure：CHF）の患者では，100 mg/日の spironolactone で Na 利尿を呈したという[70]．

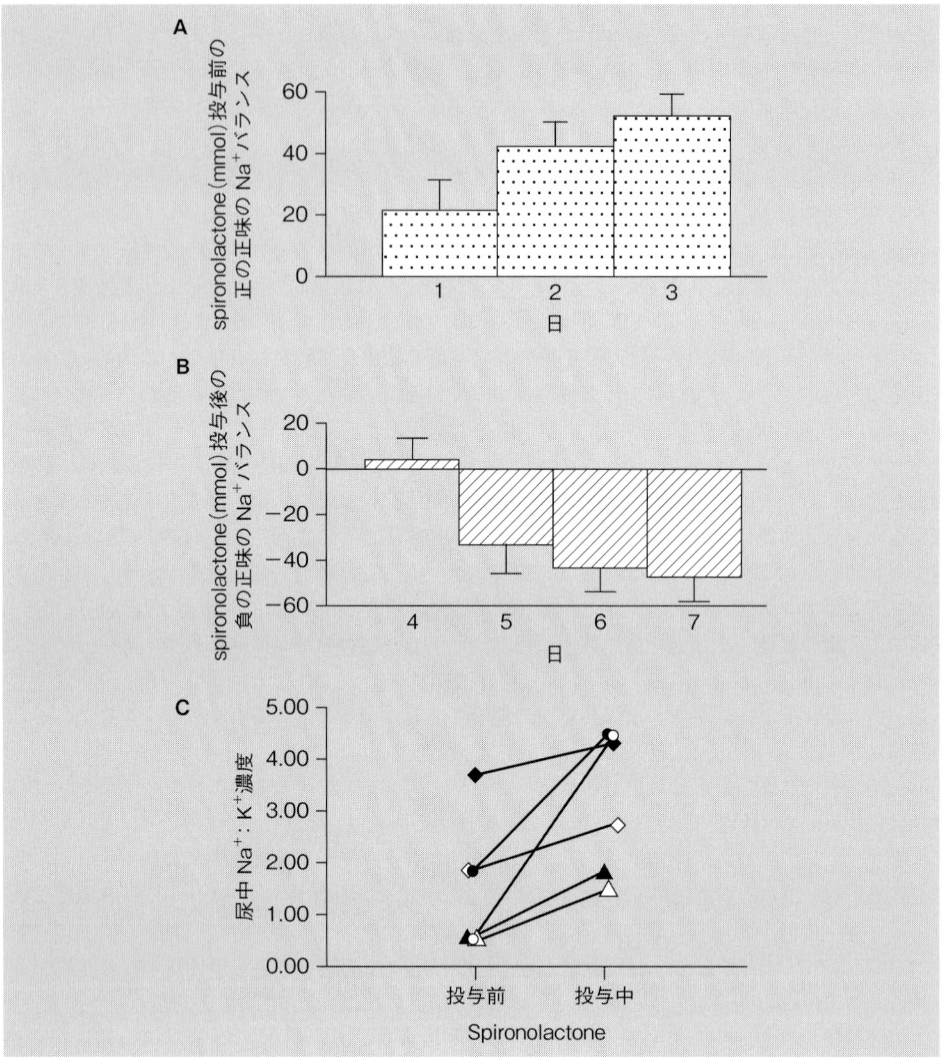

図 2.3 General Clinical Research Center へ入院する 4 日前に，利尿薬，digoxin，ACE 阻害薬の投与を中止した．研究対象者には，100 mEq/日の Na と 60 mEq/日の K の食事が与えられた．**A.** 点模様の棒グラフでは，6 人の患者(4 人の虚血性心疾患患者，1 人の特発性心筋症，1 人の大動脈弁疾患患者)で，次第に増加する正の Na バランスを示す．**B.** 斜線模様の棒グラフでは，同じ患者で，200 mg の spironolactone 隔日投与中，有意に増加する負の Na バランスを示す($p<0.01$)．**C.** 6 人すべての患者で，spironolactone を投与中，尿中 Na：K 濃度比は増加を示す($p<0.05$)．この所見は，アルドステロンアンタゴニストの所見と一致する．spironolactone を投与中，平均血漿 K 濃度は，3.86±0.2 ～ 4.1±0.2 mEq/L まで増加した($p<0.05$)．平均収縮期血圧(112±7 mmHg vs. 110 mmHg，有意差なし)とクレアチニンクリアランス(87±7 mL/分 vs. 87.2±8 mL/分，有意差なし)は，spironolactone 治療で変化しなかった．血漿 hANP は spironolactone で有意に低下した(147±58 mg/L vs. 83±30 mg/L)．液体摂取の制限はされなかった．そして，体重は平均して 2 kg 増加した(Bansal S, Lindenfeld J, Schrier RW から許可を得て転載．Sodium retention in heart failure and cirrhosis：potential role of natriuretic doses of mineralocorticoid antagonist? *Circ Heart Fail*. 2009；2：370-376 より許可を得て転載)．

Acute Decompensated Heart Failure Registry (ADHERE) では，経口利尿薬抵抗性の非代償性心不全患者は入院した後，90％が静脈内利尿薬投与を受けていた．これらの 42％の患者は症状が改善しないまま退院し，50％の患者は体重減少が約 2.27 kg(5 ポンド)以下にとどまり，20％の患者では実は体重が増えていた．慢性心不全患者のおよそ 25 ～ 30％は利尿薬耐性であり，後述するように，二次性高アルドステロン症はこのような利尿薬耐性の重要な原因となる[71]．

しかし，Na 利尿を起こす量のミネラルコルチコイドアンタゴニストは，主として高カリウム血症の危険性があるため，心不全の治療の武器としては考えられていない[72]．多くの心不全患者では，ACE 阻害薬，アンジオテンシン受容体遮断薬や β 遮断薬を使用しており，高カリウム血症になりやすい．低カリウム食，sodium polystyrene sulfonate（Kayexalate®），カリウム排泄性利尿薬などによって，Na 利尿を引き起こす量のミネラルコルチコイドアンタゴニスト使用による高カリウム血症出現を予防できるかどうかを調べた研究はない．前述の ADHERE で指摘しているように，急性非代償期の心疾患患者の治療は難しいので，利尿薬耐性の Na 貯留うっ血性心不全患者において，二次性アルドステロン症を抑制することによる効果については研究すべきである．限外濾過を利用してうっ血性心不全患者から Na を等張性に除去するという治療についても，前向き無作為化試験が必要である．限外濾過や利尿によるうっ血性心不全患者の液体除去は，肺水腫と浮腫の治療に加えて，心臓や腎機能を改善しうる．その機序を**図 2.4** に示す[73]．

4）心不全におけるアルギニンバソプレシンの非浸透圧性分泌

血漿アルギニンバソプレシン（AVP）は，うっ血性心不全患者では上昇していることが多く，通常，臨床的な血行動態の重症度と血清 Na 値に相関していることが多い．Szatalowicz ら[74]は，AVP 感受性のラジオイムノアッセイを用い，心不全で低ナトリウム血症の 37 人中 30 人で，血漿 AVP が検出可能であることを初めて示した．これらの患者は通常，AVP の浸透圧性分泌を最大限に抑制するのに十分な低ナトリウム血症，低浸透圧を呈していたため，これらの患者の非浸透圧性 AVP 分泌は，心拍出量の減少による二次的な圧受容体刺激によるものと結論づけられた．Riegger ら[75]もまた，数人の心不全患者において血漿 AVP が不適切に高値であることを報告している．これらの患者のうち 2 人では，血液濾過によって過剰な体液を除去したところ，心拍出量が増加して AVP 値が正常化した．ほかにも AVP が低ナトリウム血症のうっ血性心不全患者の病因であるとする報告がある[76,77]．

まとめると，これらの研究は，心拍出量減少（すなわち，動脈系の“満たされていない状態”）によって非浸透圧性 AVP 分泌が増加することを示唆している．

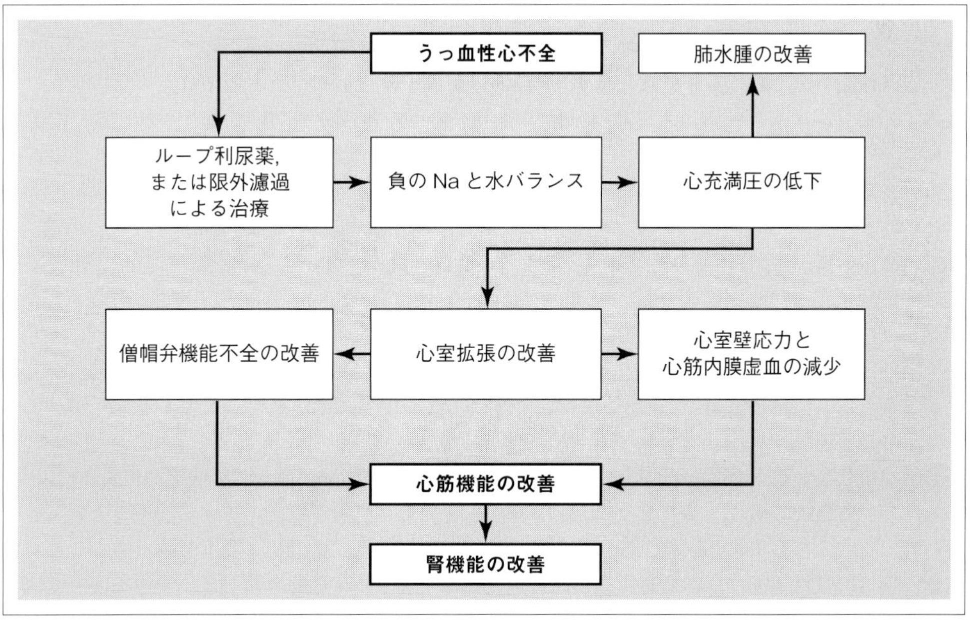

図 2.4　うっ血性心不全において，ループ利尿薬や限外濾過による治療による負の Na と水バランスが，心筋機能と腎機能を改善する機序（Schrier RW. Role of diminished renal function in cardiovascular mortality：marker or pathogenetic factor? *J Am Coll Cardiol*. 2006；47（1）：1-8 より許可を得て転載）．

▩ アルギニンバソプレシンの腎臓における効果

AVPは，腎臓すなわちV_2受容体のサブタイプの刺激を介し，皮質および髄質集合管での水再吸収を増強する．心不全における水貯留にAVPが関与しているということは，AVPのV_2受容体の選択的ペプチドおよび非ペプチドアンタゴニストを複数の心不全モデル動物に投与した実験で示されている．例えば，Ishikawaら[78]は，大静脈狭窄による二次性低拍出性心不全のラットで，血漿AVPの抗利尿効果を評価した．これらの動物の血漿AVP濃度は上昇しており，AVPの抗利尿効果に対するアンタゴニストによって水分排泄が回復した．経口非ペプチドであるV_2受容体AVPアンタゴニストのOPC-31260は，1992年に初めて報告された[79]．投与量を定める健常者の研究では，OPC-31260の経静脈的投与は，20 mgのfurosemideを経静脈的に投与したのと同程度の尿量増加を認めることが示された[80]．我々の研究室のXuら[81]とNielsenら[82]は，冠動脈を結紮したうっ血性心不全ラットで水チャネルであるアクアポリン2(aquaporin 2：AQP2)が増加することを，ほぼ同時に示した．Nielsenらは，このうっ血性心不全モデルで，AQP1，3の増加は認められないが，AQP2の管腔側膜への移動が増加することも示した．我々のグループはさらに，V_2バソプレシンアンタゴニストによってうっ血性心不全ラットの腎皮質および髄質で増加していたAQP2蛋白が回復することを示した[81]．最近では，この心不全の水貯留をもたらすAVPの非浸透圧性分泌の効果は，ラットの視床下部におけるAVPプレプロホルモンのメッセンジャーRNA(mRNA)の転写亢進と関連しているとされている．

Bichetら[84]の研究では，クラスⅢ，Ⅳの心不全患者において，ACE阻害薬のcaptoprilと，α_1-アドレナリン遮断薬のprazosinの水貯留異常に対する回復効果を調べた．どちらの薬物によっても心臓の後負荷減少と拍出量増加が観察され，これらは急激な水負荷に対する水排泄の改善とAVPの著明な抑制を伴った．captopril，prazosinはレニン・アンジオテンシン系において互いに異なる効果をもつので，心不全においてAVPの効果をアンジオテンシンⅡが調節している可能性は低いと思われる．しかも血漿AVPを抑制して水排泄を促進するそれらの効果は，ほぼ同等であったのである．この点において，このBichetらの研究[84]における平均動脈圧の低下度は5 mmHgであり，非浸透圧性AVPの分泌を活性化するために必要な7～10%の減少よりも軽度であったことは注目に価する[85]．すなわち，低拍出性心不全において，平均動脈圧減少よりむしろ1回拍出量と心拍出量の低下が非浸透圧性AVP分泌を刺激する主要因子であるという説に，これらの結果は合致するからである．後負荷減少時に心拍出量と水排泄促進が改善するという関係は，AVP分泌増加をもたらす高圧受容体の負荷軽減が行われたことと矛盾しない．

うっ血性心不全における非浸透圧性AVP分泌に関連する最近の進歩としては，バソプレシン受容体アンタゴニストの米国における臨床使用が米国食品医薬品局(FDA)に認証されたことがあげられる．V_1，V_2複合受容体アンタゴニストであるconivaptanは，心不全における低ナトリウム血症の治療に許可されている．このアンタゴニストは，入院して経静脈的に4日間使用できる．心不全における複合V_1，V_2アンタゴニストの効果として可能性があるものを**図2.5**に示す[73]．最近，初めての経口活性V_2受容体アンタゴニストであるtolvaptanが，心不全，肝硬変，抗利尿ホルモン不適合分泌症候群(syndrome of inappropriate antidiuretic hormone：SIADH)で使用が許可された[86]〔訳注：日本では2010年12月にtolvaptan(Samusca®)錠が薬価収載，販売開始となったが，適応は心不全のみとなっている〕．低ナトリウム血症のうっ血性心不全患者において，血漿Na濃度が上昇するとともに，自己申告制のSF12(点数制の健康調査)で精神状態が著明に改善することが示された．その他のV_2受容体アンタゴニストは第Ⅲ相の治験中である．まとめると，これらの薬物は，電解質排泄変化なしに，結果として自由水の排泄を増加させる"aquaretics"(訳注：水利尿薬)として知られている薬物である．このことは，尿中Na，Cl，他の電解質排泄を増加する利尿薬との大きな違いである．これらの水利尿薬を投与することで，水制限なしに血漿Na濃度を補正することができる．慢性的な低ナトリウム血症では，水利尿薬による血漿Na濃度の補正は，浸透圧性脱髄の予防のために，8時間以上で8 mEq/L，24時間以上で10～12 mEq/Lを超えてはいけない．

AVP持続的分泌に加え，腎臓での血行動態の変化も，心不全における水貯留に寄与することがある．腎血流量の低下と濾過比の増加によって，近位尿細管でのNaや水の再吸収が増加する一方，遠

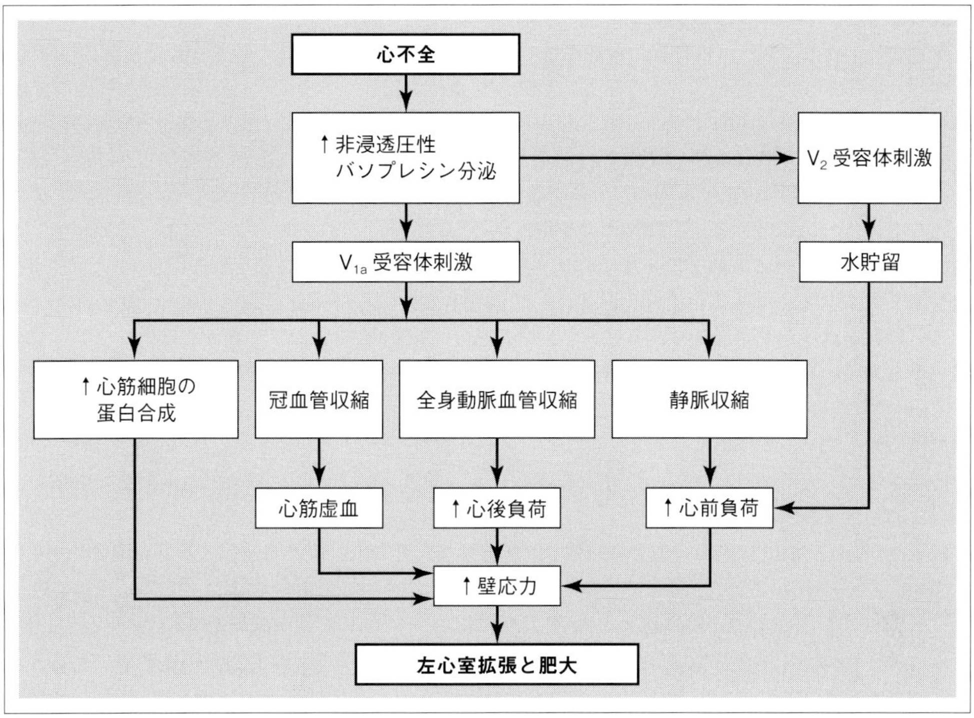

図 2.5　V_2 と V_{1a} 受容体に対するバソプレシン受容体刺激が，心機能を悪化させる現象に寄与する経路(Schrier RW. Role of diminished renal function in cardiovascular mortality：marker or pathogenetic factor? *J Am Coll Cardiol*. 2006；47(1)：1-8 より許可を得て転載).

位希釈部への管腔内輸送が減少する．furosemide 投与による遠位尿細管への輸送の増加は，心不全患者の希釈能を改善する[87]．

まとめると，交感神経系の活性化，レニン・アンジオテンシン・アルドステロン系の活性化，非浸透圧性 AVP 分泌は，腎臓での直接的(尿細管)，間接的(血行力学)効果を発揮することにより，心不全における腎臓の Na と水貯留に関与していることが示唆される．これらの神経内分泌的機序は，動脈が“満たされていない”状態に対する反応で活性化し，動脈循環を正常な全体像へと回復させる治療により抑制されるようである．それに加え，これら神経内分泌的な血管収縮系の効果は，内因性血管拡張ホルモンと Na 利尿ホルモンによって対向されるのであろう．

5) 心不全における Na 利尿ペプチド

心房性ナトリウム利尿ペプチド(ANP)や脳性ナトリウム利尿ペプチド(brain natriuretic peptide：BNP)などの Na 利尿ペプチドは，心不全患者では循環血中に高濃度で認められる[88, 89]．これらのペプチドホルモンは，Na 利尿や血管弛緩，レニン，アルドステロンと交感神経を阻害する特性をもつ[90]．ANP, BNP はいずれも心房か心室の拡張終期あるいは壁内外圧差の増加に反応し，主として心臓から分泌される．心不全患者での ANP 動態研究で，代謝クリアランスの減少よりも ANP 産生の増加が，血漿 ANP 濃度上昇に関与する要因となることを，我々は示した[91]．この発見は，心不全のヒトと動物の心室で，ANP と BNP の mRNA 発現が増加しているという観察結果[92, 93]に合致している．BNP によって，急性心不全で肺毛細血管楔入圧(pulmonary capillary wedge pressure：PCWP)が減少し，心係数が上昇することが示されている[94]．ラットの冠動脈結紮による心不全モデルで，内因性の ANP を特異的に阻害するモノクローナル抗体を投与すると，右房圧，左室拡張末期圧，全身血管抵抗の上昇が認められた[95]．それゆえ，Na 利尿ペプチドは，心不全における動静脈の収縮を，ある程度減弱させるようにみえる．

■ Na利尿ペプチドの腎臓における効果

健常者においてANP，BNPは，腎血流量の変化なしに，あるいはごくわずかの低下で，GFRと尿中Na排泄を増加させる[96]．このような腎血行動態の変化は，おそらく輸入細動脈拡張と輸出細動脈収縮によって調節されている．しかし，Na利尿効果の機序としてGFRと濾過Na負荷の増加に加え，ANPとBNPは集合管での特異的なNa再吸収阻害因子である[97]．心不全における腎臓のNaバランスにおける内因性ANPの重要な役割はLeeらによって示された[98]．胸部下大静脈(thoracic inferior vena cava：TIVC)の狭窄，あるいは急速な心室ペーシングによって同程度に心拍出量を減少させたイヌの2群をまず作成した．TIVC狭窄群でのNa貯留はレニン・アンジオテンシン・アルドステロン系の活性化と並行して観察された．心房圧と血漿ANPは，この群のイヌでは上昇しなかった．対照的に，心室ペーシング群は，Na貯留やレニン・アンジオテンシン・アルドステロン系の活性化を生じなかった．この群ではTIVC狭窄群と同様に心拍出量と動脈圧が減少するが，TIVC狭窄群とは異なり，心房圧や内因性ANPレベルは増加していた．3つ目の群では外因性ANPをTIVCが収縮したイヌに投与し，ペーシングモデルで観察されるレベルまで血漿ANPを増加させた．ANPの投与により，Na貯留とレニン・アンジオテンシン・アルドステロン系の活性化は抑制された．

残念ながら，低拍出性心不全患者に合成ANPを投与しても，健常者と比較すると腎臓でのNa排泄増加はごくわずかであり，腎臓での血行動態の変化も小さい[99]．動静脈瘻による高拍出性心不全ラットにおけるBNPのNa利尿効果はANP同様に鈍い[100]．BNPの臨床試験で，PCWPが18 mmHgあるいはそれ以上で，心係数2.7 L/分/m^2体表面積あるいはそれ以下の127人の患者を，プラセボ群と体重当たり0.015 μg/kg/分あるいは0.03 μg/kg/分で6時間BNP(nesiritide)を投与した群に割りつけた[94]．BNPの投与により，ほとんどの患者のPCWPが著明に減少し，一般的な臨床状態を改善させた(例えば，息切れと疲労感の改善)．もっとも一般的な副作用は，ANPの容量依存性低血圧であったが，たいていは無症状であった．それゆえ，血管内へのnesiritide投与は，入院中の非代償性うっ血性心不全患者の短期の入院治療に有用である可能性がある[94]．しかし，最近の後ろ向き試験によると，BNPを投与されていた心不全患者で血清クレアチニン濃度や死亡率が増加したことが示された[101]．

心不全でNa利尿ペプチドに対して腎臓が相対的な抵抗性を示す機序についてはまだ議論のあるところである．

1．腎ANPの受容体減少．
2．不活性型だが免疫反応性はあるANPの分泌．
3．受容体部へのANP輸送を制限する腎臓での中性エンドペプチターゼ活性の増強．
4．遠位尿細管でのNa再吸収亢進を引き起こす高アルドステロン血症．
5．遠位尿細管ANP作用部位へのNa輸送の減少．

Na貯留のある心不全患者では，血清ANPと尿中cGMP(*in vivo*でのANPとBNPのNa利尿効果発現のセカンドメッセンジャー)の強い正の相関関係が示されている[102]．この観察から，心不全において腎ANP受容体は生物学的に活性化していることが示唆される．したがって，遠位尿細管へのNa輸送の減少が，心不全患者に認められるNa利尿ペプチド抵抗性の原因になっている可能性がある．腎臓でのANP抵抗性を伴う別の浮腫性疾患である肝硬変で，mannitolによって遠位尿細管へのNa輸送を増加させるとANP抵抗性が改善することが示された[103]．さらに心不全では，アンジオテンシン受容体アンタゴニストやfulosemide(ともに遠位尿細管へのNa輸送を増加させる)が，腎臓でのANPに対する反応も改善している[64,104]．最後に，実験心不全ラットの研究では，腎臓の除神経によりANP抵抗性が改善する[105]が，おそらくこれも遠位尿細管のNa輸送増加を介した効果であると考えられる．**図2.6**に遠位尿細管でのNa輸送の減少が，Na利尿ペプチド抵抗性や動脈系の“満たされていない”状態でのアルドステロンエスケープの障害にどのような役割を果たしているのかを示した．

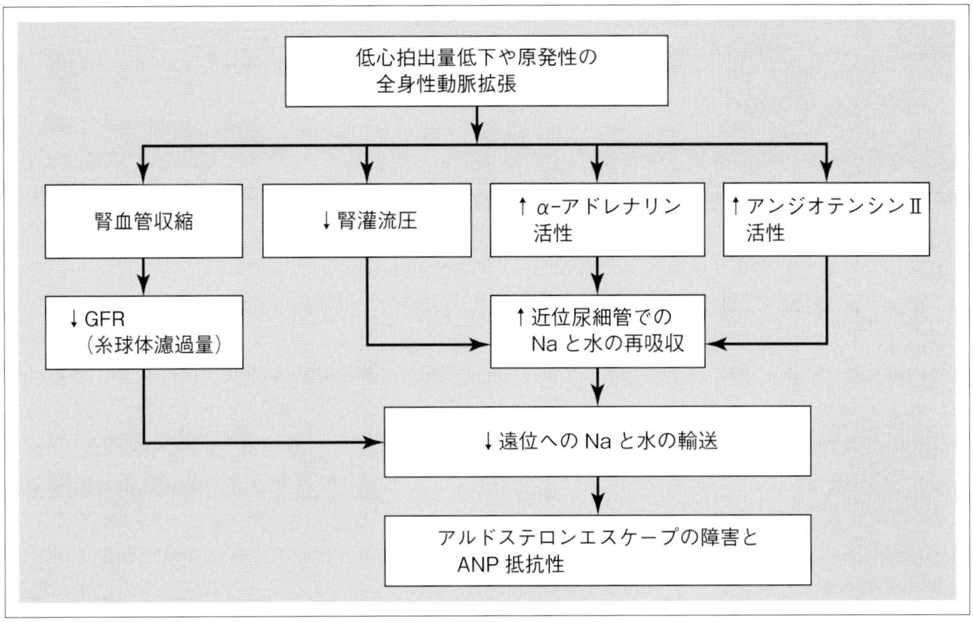

図 2.6　動脈系が"満たされていない"状態でのアルドステロンエスケープの障害と ANP 抵抗性について推定される機序（Schrier RW, Better OS. Pathogenesis of ascites formation：mechanism of impaired aldosterone escape in cirrhosis. *Eur J Gastroenterol Hepatol*. 1991；3：721 より許可を得て転載）.

6）心不全での腎プロスタグランジン

腎臓のプロスタグランジンは正常なヒトや動物において，腎臓での Na 排泄や腎臓での血行動態を有意には調節しない．しかし，プロスタグランジン活性は心不全患者で上昇しており，低ナトリウム血症の重症度と比例することが示唆されている[106]．さらに，心不全患者にシクロオキシゲナーゼ阻害薬を投与すると，急性で可逆性の腎不全を生じることがよく報告されており，これは腎プロスタグランジンが阻害される結果であると考えられている[107]．中等度の心不全で，正常の Na を摂取している患者の実験では，acetylsalicylic acid を腎プロスタグランジン E_2（PGE_2）の合成を減少させる程度の量を投与すると，尿中 Na 排泄が著明に減少することが示された[108]．これらの結果は，心不全患者においてプロスタグランジンが，腎臓の血管収縮と Na 貯留をともに減弱させる効果を発揮していることを支持している．

3．肝硬変における Na と水の貯留の病因

肝硬変における Na と水貯留の病因について説明する，昔から，2 つの理論がある[109, 110]．古典的な動脈系が"満たされていない（underfill）"仮説は，門脈高血圧による二次性の腹水形成により，血漿量の減少を生じ，そして二次的に腎臓での Na や水の貯留が増加するというものである[109]．しかし，肝硬変動物の研究の結果，腹水形成の前に Na や水の貯留がみられ，この仮説と矛盾していることが示唆されている[110]．さらに，肝硬変では血漿量は減少ではなく，増加している．それゆえもう一方の仮説として，一次的な腎臓での水と Na の貯留が肝腎反射から引き続いて二次的に起こるのではないかという仮説が提唱された．これが腎臓で，静脈，動脈両区間の血流量を増加させ，溢れ出る（overflow）ことにより腹水を生じてくるのだろうということである[110]．しかし，肝硬変患者の腹水形成におけるこの"溢れ出る（overfill）"仮説では，代償期から腹水を伴う非代償期，肝腎症候群へと進行するに従ってみられる，神経内分泌的な進行性の刺激を説明することはできなかった．この背景を元に我々は，肝硬変における腎臓での Na と水貯留の開始には全身性の動脈拡張が重要な役割を果たしているのではないかということを提唱している（**図 2.2**）[111, 112]．この理論では，代償

期から非代償期の肝腎症候群までの肝硬変のすべての範囲が包括されており，肝硬変の悪化に伴って起こる進行性の血漿量の増加，神経内分泌的な活性化の両方を説明している．

1) 全身性動脈拡張仮説

早期の肝硬変には内臓動脈拡張が生じ，その結果生じる動脈系の“満たされていない”状態により，腎臓でのNaと水貯留が刺激され，腹水が出現する前に血漿量が増加する．代償期にある肝硬変患者では血漿ホルモン濃度は正常であるが，これはNaと水貯留と血漿量増加の程度の割には相対的に上昇しているといえる．早期の肝硬変における内臓血管拡張の調節因子には，すでに存在していたシャントが開くことと血管拡張ホルモンの活性化，最終的には側副血行路の存在などがある．血管拡張は，肝硬変が進行するに伴い，皮膚，筋肉，肺にも生じることがある．実験やヒトの肝硬変では内臓動脈の拡張の存在がよく報告されているが，他の血管領域での動脈拡張が起こるかどうかは，あまり確かではない．

肝硬変において，おそらく循環血中エンドトキシン量の増加により，強力な血管拡張物質である一酸化窒素(nitric oxide：NO)の合成と分泌が増加することが，肝硬変患者の動脈拡張と循環亢進状態の存在が説明されるのではないかと提唱されてきた[113〜116]．NO活性を*in vivo*で評価するのは難しいが，この仮説を間接的に支持する根拠はある．例えば，NOのセカンドメッセンジャーである尿中サイクリックグアノシン一リン酸(cyclic guanosine monophosphate：cGMP)は，腹水が出現前の肝硬変患者で増加しており，循環ANP濃度が上昇する前に増加していることもある[117]．実験肝硬変ラットモデルでは，大動脈組織で明らかにcGMP濃度が上昇している[115]．これらの動物で大動脈cGMP濃度は，動脈圧との負の相関がある($r=-0.54$，$p<0.0001$)．さらに重要なことは，肝硬変ラットに一酸化窒素合成酵素(nitric oxide synthesis：NOS)阻害薬であるN^{G}-ニトロ-L-アルギニンメチルエステル(N^{G}-nitro-L-arginine-methyl-ester：L-NAME，10 mg/kg/日を7日間)を持続投与すると，大動脈cGMP濃度は著明に減少し，動脈圧はL-NAMEを投与した対照ラットと同様のレベルまで上昇した．このことは，肝硬変ラットで大動脈cGMP含有量が高値で，動脈圧が低下しているのは，NOSの増加によることを示している[115]．腹水のある肝硬変ラットに，持続的にNOS阻害薬を投与し，血管のNOS産生を正常化することで，全身的血行動態異常は正常化する[116]．さらに，これらの肝硬変動物に10日間，飲水を利用してL-NAMEの持続投与を行うと，平均動脈圧と心拍出量，全身血管抵抗が正常化した[118]．また，肝硬変ラットでは，7日間NOSを阻害することで，神経内分泌的反応も正常化し，レニン活性，アルドステロン，AVPが対照群と同等の値となった[118]．これらの肝硬変ラットでのNOS阻害薬による血行動態や神経内分泌的変化は，Naと水貯留の回復に深く関連している．さらに，Guarnerら[114]は，51人の肝硬変患者のデータから，血清亜硝酸塩値と硝酸塩値(NO産生の*in vivo*でのおおまかな指標である)が上昇していることを示した．注目すべきことは，これらの患者の血清亜硝酸塩値と硝酸塩値は，抗生物質colistinを投与して血漿エンドトキシン濃度を減少させると，血漿エンドトキシン値と明らかな正の相関を示して低下したことである[114]．加えて，ヒトの肝硬変では，内皮依存性の血管拡張制御因子に対する感受性が増強していることが示唆されている[119]．

まとめると，以上のデータは，肝硬変でNO誘導性の動脈拡張が存在することに合致する．オピオイドアンタゴニスト(例えば，naloxone，naltrexone)を投与すると，肝硬変患者では水負荷後のNaと水排泄が増加するため，内因性のオピオイドも，肝硬変における末梢血管拡張と腎臓でのNaと水貯留に関与している可能性がある[120]．肝硬変において内臓血管を拡張するその他の要因には，血管拡張性プロスタグランジン，グルカゴン，カルシトニン遺伝子関連ペプチド，血小板活性化因子，サブスタンスP，血管活動性腸ペプチド(vasoactive intestinal peptide：VIP)などがある．しかし，これら潜在性制御因子に関してはまだ決定的な証拠が得られていない．心不全と同様に肝硬変でも，治療前の低ナトリウム血症とレニン，ノルエピネフリン，アルドステロンのそれぞれの血漿濃度上昇は，予後不良を示唆する因子となる．腹水のある非代償期肝硬変患者が肝腎症候群へと進行するに伴い，これらのホルモンの血中濃度は最高になり，一方，血圧は最低になる．

2) 肝硬変における Na 貯留に関するネフロン部位

ヒトの肝硬変では，近位と遠位の両尿細管で再吸収が増加するという間接的なデータがある．以下の所見は，肝硬変患者における近位尿細管の再吸収増加を支持するデータである．(i)血漿量の増大と遠位尿細管への管腔内輸送増加(例えば，首だけ水から出した場合や生理食塩液あるいは mannitol 投与)により，GFR の変化と無関係に，腎臓での Na 排泄と自由水生成が増加する[121]．(ii)水負荷をして尿浸透圧が最低となった Na 貯留と肝硬変のある患者は，尿流量(urine flow rate. これらの状況下での遠位ネフロンへの管腔内液輸送の指標)は健常者でみられるよりも低い[122]．(iii)総胆管結紮モデルにおける微小穿刺の研究で，近位尿細管での管腔内液再吸収増加が証明されている[123]．

遠位ネフロンでの Na 再吸収の増加は，以下の観察結果に基づく．(i)水負荷をして尿浸透圧が最低となった Na 貯留と肝硬変のある患者は，正常対照群と同等の尿流量を示す[124]．(ii)水負荷をして尿浸透圧が最低となった Na 貯留と肝硬変のある患者は，低張食塩液投与後の遠位尿細管での Na 再吸収分画を計算すると増加がみられる[124]．(iii)近位尿細管で利尿作用を生じる acetazolamide は，同時に ethacrynic acid で遠位尿細管の Na 再吸収を遮断したときのみ，肝硬変患者で著明な Na 利尿を生じる[125]．(iv)ジメチルニトロサミンモデル(訳注：ジメチルニトロサミンは肝臓の線維化の誘導に使用される)および総胆管結紮肝硬変モデルの微小穿刺を用いた検討では，遠位ネフロンでの Na 再吸収増加が示された[126,127]．

まとめると，肝硬変では，近位と遠位ネフロン両方で，腎尿細管での Na 再吸収が増加していることが，臨床的および実験的研究で示された．心不全と同様に，神経内分泌系の活性化は，肝硬変での Na と水の再吸収に大きな役割を果たしているようである．肝硬変で Na と水の再吸収増加を担う機序は，明らかに多因性である．Na 貯留の存在する肝硬変患者でも GFR の低下を認めないこともあり，Na 貯留が GFR の低下と独立して起こりうることを示唆している．腎血管抵抗と濾過比の増加は，非代償性肝硬変でよく認められる．それゆえ，進行した肝硬変で，尿細管周囲の物理的な力(静水圧の低下と膠質浸透圧の上昇)は，近位尿細管で Na 再吸収を増加させるように作用しているかもしれない．

3) 肝硬変における交感神経系

腹水を伴った肝硬変患者では，血漿ノルエピネフリン値の上昇が認められる．血漿ノルエピネフリン値は，血清アルギニンバソプレシン(AVP)濃度，血漿レニン活性と正の相関があり，尿中 Na 排泄と負の相関がある[121]．さらに，肝硬変患者での過剰なノルエピネフリン溢流率(norepinephrine spillover rate)は，正常対照群と比較して増加が認められるが，一方で，ノルエピネフリンクリアランス比は，肝硬変群や正常対照群で同等であった[128]．Floras ら[129]も，交感神経活性の筋への作用を直接的に測定するために腓骨神経微小神経記録法の技術を用い，肝硬変患者のアドレナリン活性化を示した．最後に，Ring-Larsen ら[130]が，肝硬変患者では肝臓のノルエピネフリンクリアランスは正常であり，腎臓でノルエピネフリン分泌が増加していることを示した．まとめると，これらのデータは，肝硬変で全身と腎臓にアドレナリン活性が存在していることと合致する．

これらのデータは，全身の交感神経系と腎神経の活性の上昇が，肝硬変における腎臓で Na 再吸収を亢進することがあるということを示している．前述のように腎臓でのアドレナリン刺激によって，近位尿細管における Na 再吸収増加が認められる．加えて，肝硬変患者では，血漿ノルエピネフリンと尿中 Na 排泄に負の相関がみられる[131]．Ring-Larsen ら[132]は，血漿ノルエピネフリンと腎血流量に逆相関があることを示した．さらに，Floras ら[129]は，筋交感神経活性は尿中 Na 排泄と逆相関関係があった，と報告している．

4) 肝硬変でのアルドステロンの役割

Gregory ら[133]の検討によると，21 人のうち 16 人の肝硬変患者で，3 〜 4 週間の spironolactone 治療で腹水が消失した．時にループ利尿薬である furosemide が追加された例もある．このように適切な量(100 〜 400 mg/日)の spironolactone を使用したとき，肝硬変患者はほぼ均一の Na 利尿作用を呈するが，このことはアルドステロンの増加が遠位での Na 再吸収増加に寄与することを示す．外因性のアルドステロン投与によって，健常者では浮腫は生じることなく，原発性アルドステロン症でも浮腫がないことが主たる特徴であり，肝硬変患者の大きな問題は，健常者に認められるようなアルドステロンの Na 保持効果からのエスケープが欠如していることと関係しているようである．健常者で認められるアルドステロンエスケープは，アルドステロンが作用する遠位集合管部への Na 輸送の増加に関連している．肝硬変における神経内分泌系活性の上昇，特にアンジオテンシンと α-アドレナリン刺激は，近位尿細管における Na 再吸収を増加させ，遠位尿細管への Na 輸送を減少させる．この一連の現象が，肝硬変患者にアルドステロンエスケープが欠如している主たる原因と考えられる．内因性血漿アルドステロン値の上昇によって，spironolactone のようなミネラルコルチコイドアンタゴニストは，さらに高用量が必要となる．それゆえ，肝硬変患者の利尿薬抵抗性は，spironolactone 400 mg/日と furosemide 160 mg/日を用いても Na 利尿が欠如する場合，と定義されている．このような背景から，肝硬変患者へのミネラルコルチコイドアンタゴニストは，第一選択の利尿薬として確立されており，必要であればループ利尿薬を追加する．

5) 肝硬変の非浸透圧性バソプレシン分泌

多くの肝硬変患者で，負荷された水分の排泄不全を伴う低ナトリウム血症が生じるが，このことは，そのような患者に尿希釈不全があることを示唆している[134, 135]．通常，腹水も浮腫もない肝硬変患者は水を正常に排泄する一方で，腹水や浮腫のいずれか，または両方ある非代償性肝硬変患者では，水分投与に対して異常反応を起こす[135]．腹水のある非代償性肝硬変患者での自由水排泄障害には，2つの機序が考えられる．すなわち，(i) 遠位ネフロンへの管腔内液輸送の減少を伴う腎血行動態の障害，(ii) AVP の非浸透圧性分泌などの腎外部の機序，である．肝硬変では，首を水面から出して水につかった状態[121]と同じようにして，腹水の遠位への輸送を改善する体液量を増加させる手法[136, 137]により，尿の希釈と水の排泄が改善する．このような治療による介入は中心静脈血液量も増加させ，圧受容体を介した非浸透圧性 AVP 分泌抑制を介して，水分排泄を促進させるのが可能である．

また，肝硬変患者の検討からも，非浸透圧性 AVP 分泌が，肝硬変における水貯留に関与していることが示唆されている．Bichet ら[138]は，標準的な水負荷（20 mL/kg）を受けている 26 人の肝硬変患者について検討した．水負荷に対する排泄能力をもとに患者を 2 群に分けた．5 時間，水分負荷したときに，80％以上を“排泄できた群”と，通常の負荷された水分を“排泄できない群”の 2 群である．排泄できない群は，水分負荷後，血清 Na 濃度は低く，血漿 AVP は高値であった．また，排泄できない群では，正常に水排泄できる正常 Na の肝硬変患者と比較し，脈拍は速く血漿アルブミン濃度は低値であり，血漿レニン活性とアルドステロン濃度は高値で，血漿ノルエピネフリンも高値であることが示された[138]．排泄できない群では，全身の動脈拡張が著明に増加することも，これらの研究結果によって支持された．このように，動脈の“満たされていない”状態が，低ナトリウム血症の肝硬変患者で，非浸透圧性 AVP 分泌を刺激する可能性がある．それに続く実験で，首まで水につかることによる中心血液量の増加は AVP 分泌を抑制し，水排泄を改善したが正常化はしなかった[121]．しかし，非代償性肝硬変患者で，首まで水につかりながらノルエピネフリンを投与したときの AVP 抑制によって，水排泄は正常化した[139]．この組み合わせによる水排泄の増加は，腎灌流圧を増加させ，遠位ネフロンへの管腔内液輸送増加も期待できるであろう．

carbon tetrachloride と phenobarbital 投与によって作製された肝硬変ラットを用いた研究では，V_2 vasopressin アンタゴニストの投与によって，10 匹中 9 匹のラットの水排泄が正常化したことから，AVP 過剰分泌が水排泄障害の主要な機序であるとされた[140]．さらに Tsuboi ら[141]は，内服で効果のある非ペプチド V_2 受容体 AVP アンタゴニストである OPC-31260 を用いて，この肝硬変動物モデルの自由水排泄欠如を正常化した．Fujita ら[142]によって，肝硬変の水排泄不全において AVP が主要な役割を果たしている，ということを支持するさらなる実験データが報告された．この実験では，ラットの AVP 依存性集合管水チャネルである AQP2 の mRNA の発現に対する実験肝硬変の影響が検討された．AVP が V_2 受容体へ結合することにより，一連の細胞内シグナル伝達を介して

AQP2 水チャネルが集合管細胞の管腔側膜に挿入された．その結果，この細胞は水が透過できるようになる．Fujita ら[142]による肝硬変ラットの研究では，AQP2 の mRNA は対照動物群と比較して著明に増加していた．さらに，経口水分負荷(30 mL/kg)は AQP2 の mRNA の発現を低下させなかったが，AVP の V_2 受容体アンタゴニストである OPC-31260 によって AVP 作用を阻害すると，その発現は著明に低下した．ヒトにおいても，非ペプチド V_2 受容体アンタゴニストは低ナトリウム血症の肝硬変患者の血漿 Na 濃度を上昇させ，尿希釈能を改善することが報告されている[143, 144]．

6) 肝硬変での Na 利尿ペプチド

動脈が“満たされていない”状態と関連する他の浮腫状態と同様，肝硬変における全身の動脈拡張に対する神経内分泌的反応は，遠位への Na 輸送を減少させる要素と関連がある．それゆえ，肝硬変で生じるアルドステロンエスケープの障害[145]と心房性ナトリウム利尿ペプチド(ANP)抵抗性[146]は，これらのホルモンが作用する集合管への遠位輸送の低下により，引き起こされる可能性がもっとも高い．実験心不全と同様に，実験肝硬変では腎臓の除神経によって，ANP 抵抗性が回復することが示されている[147]．さらに，Skorecki ら[146]は ANP を投与した肝硬変患者のなかで，尿中 cGMP は正常に増加するものの，Na 利尿が認められない患者がいたと報告している．cGMP は ANP のセカンドメッセンジャーであり，この所見は，これらの患者で腎 ANP 受容体が生物学的に反応性があることを示している[146]．mannitol の使用で，遠位への Na 輸送(lithium クリアランスによって評価される)を増加させることによって，外因性 ANP に対する抵抗性が改善することを示唆している．

7) 肝硬変における腎プロスタグランジン

Zambraski と Dunn[148]は，イヌの総胆管結紮後の二次的肝硬変において血管拡張作用をもつプロスタグランジンが腎血流量と GFR を維持するのに重要であることを示した．プロスタグランジンの重要性については，同様の結論が肝硬変患者でも得られている．非代償性肝硬変患者では，プロスタグランジン合成の抑制によって腎血流量，GFR，Na 排泄，自由水排泄が減少し，利尿薬の Na 利尿反応が障害される，と報告している[149, 150]．肝硬変患者でプロスタグランジン阻害後，プロスタグランジンを注入すると，腎血流量，GFR の減少が回復することが示唆された[150]．さらに，プロスタグランジン合成を抑制すると，肝腎症候群に類似した症状を引き起こすことがある[149]．血管拡張性腎プロスタグランジンは，早期または代償良好な肝硬変患者において，対抗制御的調節に重要な役割をすることがある[151]．

まとめると，肝疾患患者に認められる多くの求心性(感知器)，遠心性(効果器)の機序は，異常な Na 排泄と水排泄に関係する．これらの機序は，主として全身の動脈拡張による動脈系の“満たされていない(underfill)”状態に起因するとみられる．交感神経系，レニン・アンジオテンシン・アルドステロン系，非浸透圧性 AVP 分泌は，Na と水の再吸収を増加させる主要な作用成分であり，それらは Na 利尿ペプチドと腎プロスタグランジンの分泌によっても調整されている可能性がある．

4. ネフローゼ症候群における Na と水貯留の発生機序

ネフローゼ症候群における浮腫の発生機序に関する２つの見解を**図 2.7** に示す．動脈系が“満たされていない(underfill)”とする説によると，糸球体毛細血管透過性の亢進により，尿からのアルブミン喪失が生じ，その結果，低アルブミン血症が生じる．血清アルブミン減少により膠質浸透圧が低下し，血管内から間質へ漏出する血漿量が増える．動脈血流不足をもたらし，腎で Na と水を保持するように刺激するのは，この血漿量の減少である．最終的に，血管内の膠質浸透圧の低下と間質の静水圧の増加が，続発性に浮腫を形成するように釣り合い，浮腫が安定化する．したがって，総血漿量の減少は，腎臓での Na と水の貯留を誘導する重大な求心性の刺激であり，浮腫形成の初期に観察されることになる．ネフローゼでの浮腫形成について，伝統的な動脈系が“満たされていない”とする説を支持する証拠には以下のようなものがある[152]．(i)ネフローゼ患者で利尿薬を使用しなくても，血漿量が若干減少することがある．(ii)体液量を増加させることで是正可能な全身の低血

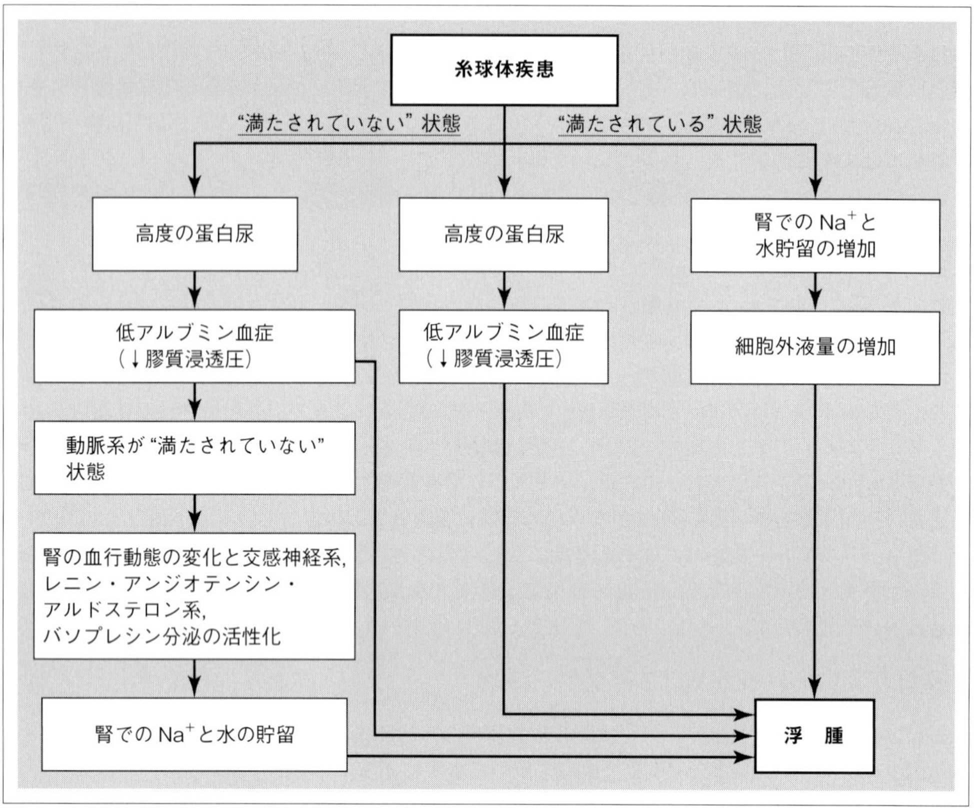

図 2.7 ネフローゼ症候群での Na と水の貯留に関する動脈系が"満たされていない"状態と動脈系から"満たされている"状態による推定機序(Bansal S, Lindenfeld J, Schrier RW. Sodium retention in cardiac failure and cirrhosis：potential role of natriuretic doses of mineralocorticoid antagonist? *Circ Heart Fail*. In press より許可を得て転載).

圧と心拍出量の減少が，ネフローゼ症候群患者に認められることがある．(iii)ネフローゼ患者では，血漿レニン活性，アルドステロンやカテコラミンの高値といった動脈系の体液量低下を示す液性因子の変化(例えば，血漿レニン活性，アルドステロン，カテコラミンのそれぞれの上昇)が認められることがある．(iv)さらにこれらの患者では，首まで水につかったり，アルブミンを血管内に投与するなどして血漿量を増加させることで，結果として GFR 増加をきたし，塩化ナトリウム(NaCl)と水を排泄できることがある．

Usberti ら[153]は，血漿アルブミン濃度に基づいて，ネフローゼ症候群の患者を 2 群に分類した．グループ 1 の患者は，血漿アルブミン濃度が 1.7 g/dL 未満であり，血液量減少，血漿心房性ナトリウム利尿ペプチド(ANP)濃度低値，血漿アンジオテンシンⅡ濃度の上昇，近位尿細管における Na 再吸収増加(lithium クリアランスで測定される)が認められた．それに対して，血漿アルブミン濃度が 1.7 g/dL 以上のグループ 2 の患者では，血液量や血漿ホルモン濃度は正常であった．すべての患者で，血液量は血漿アルブミン濃度と正の相関があり，血漿レニン活性は血液量と血漿アルブミン濃度に負の相関があった．注目すべきことに，グループ 1，2 の患者で糸球体濾過量(GFR)に有意差はなかった(100 ± 25 mL/分 vs. 101 ± 22 mL/分，$p = \mathrm{NS}$)が，尿中 Na 排泄は，グループ 1 で有意に低下していた(4.88 ± 5.53 mEq/4 時間 vs. 29.9 ± 9.3 mEq/4 時間，$p < 0.001$)．グループ 1 の患者で急激に血液量を増加させると，血漿レニン活性，アンジオテンシンⅡ，アルドステロン濃度，ナトリウム排泄分画，lithium クリアランスは正常化したが，その一方で循環 ANP 濃度は上昇した．まとめると，これらの所見は，ネフローゼ症候群の浮腫形成の病因として，従来からの動脈系が"満たされていない"とする説を支持するデータである．

ネフローゼ症候群患者の動脈内の充満の状態をさらに検討する目的で，さまざまな病因のネフ

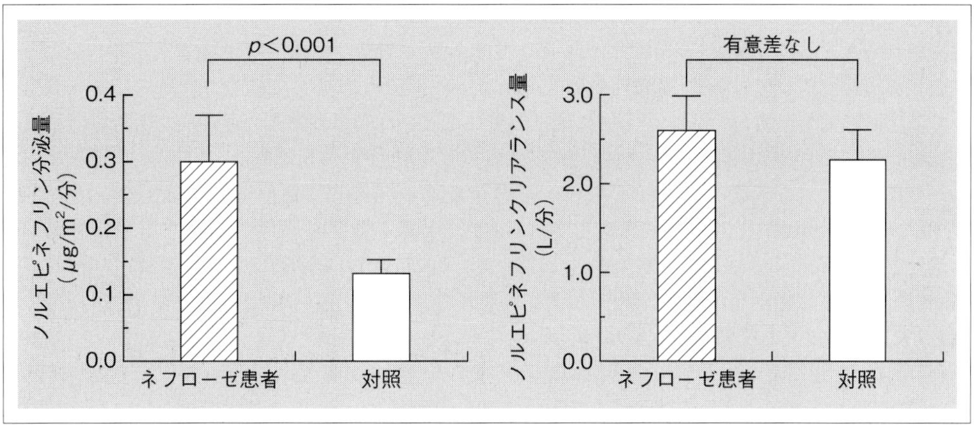

図 2.8　ネフローゼ症候群で GFR 正常の患者と健常者の血漿ノルエピネフリン分泌とクリアランス量比．ネフローゼ症候群では，ノルエピネフリン分泌が増加しており，ノルエピネフリンクリアランスが正常であるという所見は，ネフローゼ症候群で早期から交感神経系が活性化していることに一致している(Rahman SN, Abraham WT, Van Putten VJ, et al. Increased norepinephrine secretion in patients with nephrotic syndrome and normal glomerular filtration rates：evidence for primary sympathetic activation. *Am J Nephrol*. 1993；13：266, S. Karger AG［Basel］より許可を得て転載)．

ローゼ症候群患者で浮腫のある６人と，正常対照群の６人で交感神経系活動を評価した[154]．前述のように，アドレナリン活性の上昇は，動脈系が“満たされていない”状態で起こり，もっとも早期の徴候となりうる．血漿ノルエピネフリン分泌とクリアランス比を全身定常状態で「放射性核種トレーサー法」を用いて測定することにより，交感神経系活動が評価された．研究の前の７日間，患者はすべての薬が中止された．ネフローゼ症候群患者と正常対照群ともに，平均クレアチニンクリアランスと血清クレアチニン濃度は正常であった．しかし，ネフローゼ症候群患者では有意に低アルブミン血症(2.0±0.4 g/dL vs.　3.8±0.1 g/dL，$p<0.01$)を呈した．仰臥位での血漿ノルエピネフリン値は，対照群に比べてネフローゼ症候群の患者で上昇していた．さらに重要なことに，ネフローゼ症候群患者ではノルエピネフリンの分泌率は著しく増加していたが，ノルエピネフリンのクリアランス率は２群で同等であった(**図 2.8**)．血漿レニン活性，血漿アルドステロン，アルギニンバソプレシン(AVP)と ANP の濃度は，対照群と患者群で差がなかった．これらの結果から，ネフローゼ症候群患者で，明らかな GFR の低下や，著明なレニン・アンジオテンシン・アルドステロン系の活性化，非浸透圧性 AVP の分泌が生じる前に，交感神経系が活性化することが示唆されている．これらのデータはまた，ネフローゼ症候群の動脈系が“満たされていない”状態の存在を支持している．

しかし，下記の観察結果に基づいた従来からの動脈系が“満たされていない”とするモデルに異議を唱える研究者もいる．(i)浮腫のあるネフローゼ患者において，複数の検討で血漿量または血液量はともに正常または上昇していることが報告されている[155]．(ii)ネフローゼ症候群患者で，容量増大を示す高血圧や，低血漿レニン活性が報告されている[156]．(iii)無アルブミン血症患者と同じように，動物実験における低アルブミン血症で必ずしも浮腫形成を生じないことがある[157]．(iv)濾過比の増加は，たいてい動脈系が“満たされていない”状態に関連しているが，濾過比の減少はネフローゼ症候群患者でよく認められる[158]．それゆえ，overfill 説(訳注：“満たされすぎた”体液が“溢れ出す”とする)が一部の患者におけるネフローゼの浮腫形成の説明をするものとして提唱されるようになった．この見解によると，腎臓での Na と水の貯留は，全身的な要因とは無関係に，一次的に腎臓内部の現象によって生じる．この状況下では腎臓での Na と水の貯留によって血漿量が増加し，そして“満たされすぎた”血漿が間質に漏出し，浮腫を生じるというのである．低アルブミン血症と，血漿膠質浸透圧の低下は，浮腫の増強を推進する．

ネフローゼ症候群においてみられる体液量とホルモンに関する結果がさまざまであるのは，腎臓への求心性の刺激が単一の機序によるものではないからかもしれない．特にネフローゼ症候群患者は，腎病変の型，GFR，基礎となる全身性疾患の存在，低アルブミン血症の程度，利尿薬の使用の点で違いがある．アミノヌクレオシドで誘導されたネフローゼラットの研究では，十分にGFRが維持されると同時に，血漿量が減少しているという特徴があり，浮腫は副腎切除で予防することが可能であった．それに対して，腎毒性血清(nephrotoxic serum)によって誘導されたネフローゼモデルでは，血漿量が増加し，GFRが著明に低下しているという特徴があり，副腎とは無関係に浮腫が生じていた．この点に関しては，Meltzerらの研究[156]も注目すべきである．1979年，彼らはネフローゼ症候群患者を2群に分類した．1群目は体液量減少(有効循環血液量減少)とレニン・アンジオテンシン・アルドステロン系が亢進しているという特徴を有する一群であり，2群目は血漿レニン活性とアルドステロン濃度が正常または低値で，体液量過剰(有効循環血液量過剰)と定義した．"体液量減少"群は微小変化群で，GFRがよく保たれているという特徴があった．これらの患者は，**図2.7**左図に描かれた従来の動脈系が"満たされていない"とする図と非常によく合致する．"体液量過剰"患者は，血漿レニンとアルドステロン濃度減少のほかに，慢性糸球体腎症で，GFRが低下している(平均53 mL/分)という特徴があった．これらの所見は，Naと水貯留を起こしてくる腎内部の機序と合致し，つまり"満たされすぎた"説にも合致する．

1) ネフローゼ症候群患者でNa貯留を行うネフロン部位

ネフローゼ症候群でNa貯留が亢進するネフロン部位については，主として糸球体腎炎の動物モデルを用いて検討されている．Bernardら[159]は，自己免疫複合体腎炎で生理食塩液を負荷したラットを使用し，微小穿刺法(マイクロパンクチャー)とクリアランス法を用いてNa再吸収を亢進するネフロン部位の検討を行った．このラットでは，重篤な蛋白尿，低アルブミン血症，高コレステロール血症を呈した．病理学的原因を検討したところ，基底膜のわずかな肥厚と，すべての糸球体の基底膜に沿った免疫グロブリンG(IgG)や補体の均一な細顆粒状沈着物形成，上皮下の高電子密度沈着物が認められた．これらの所見は，ヒトの特発性膜性腎症に似ている．動脈血圧，ヘマトクリット，GFR，腎血漿流量は，対照ラットと疾患モデルラットで同等であった．近位尿細管でのNa再吸収は，対照ラットと比較してネフローゼラットで低下していた(35% vs. 44%，$p<0.05$)．Henleループと遠位曲尿細管における水を伴わないNa再吸収は，ネフローゼ症候群ラットと対照ラットで同等であった．遠位曲尿細管後部よりも先の部位へのNa輸送は同等であるにもかかわらず，Na排泄分画は，対照ラット(4.0%)と比較してネフローゼ症候群ラット(2.2%)で著明に低かった．これらの結果から，著者らは，ネフローゼ症候群ラットで認められるNaの再吸収亢進の責任部位は，主として遠位尿細管後部よりも先の部位であると結論づけた．また，微小穿刺法では届かない深部ネフロンによるNa再吸収亢進もまた，Na排泄減少に関与しうる可能性が残っている．

ネフローゼ症候群の腎毒性血清モデルラットを用いて，Kurodaらは異なった結果を報告している[160]．これらの研究でも，蛋白尿，低アルブミン血症，高コレステロール血症が生じている．腎臓の組織学的所見では，軽度の糸球体細胞増加，大きく拡張した近位尿細管，糸球体のびまん性線状の免疫蛍光抗体陽性像，上皮下の高電子密度沈着物が認められた．Bernardらの研究[159]とは対照的に，これらの動物は，積極的にNaを再吸収した．微小穿刺法による検討では，ネフローゼ症候群ラットでは，単一ネフロンのGFRは低下し，近位尿細管後部と遠位曲尿細管よりも前で，再吸収された糸球体濾液の割合は増加していた．

ネフローゼ症候群患者のNa再吸収を行うネフロン部位を明らかにする目的で行われた2つのクリアランスについての研究を紹介する[161,162]．これらの研究は両方とも，さまざまな種類の原発性腎疾患と種々の程度のGFRをもつ患者を対象に行われた．Usbertiら[162]は，21人の糸球体腎炎患者で，尿細管でのグルコースの再吸収を計測した．尿細管でのグルコースの再吸収は，近位尿細管でのNaの再吸収の指標として使われた．10人のネフローゼ症候群患者でグルコースの再吸収の閾値が低下しており，近位尿細管での再吸収能の低下が示唆された．5人のネフローゼ症候群患者を対象としたGrauszらの研究[161]でも，同様の結果が得られた．これらのクリアランス研究では，近位尿細管でのNa再吸収を評価するために遠位尿細管のNa再吸収を抑制するエタクリン酸とクロロサイアザイドが使用された．この方法で，近位尿細管でのNa再吸収は，対照群や肝硬変患者群よりも，ネフローゼ症候群患者群で低下していることが判明した．しかし，さらに最近のUsbertiらの研究[153]では，より正確な lithium クリアランスを使用することにより，低アルブミン血症，循環血液量低下，血漿レニン活性上昇を伴うネフローゼ症候群患者では，尿細管での Na 再吸収が亢進していることが示された．

要約すると，実験的・臨床的研究からはネフローゼ症候群の主要な Na の再吸収部位は遠位ネフロンのようである．しかし，原疾患，血液量の状態，Na 貯留の時期によっては，症例による近位尿細管での Na 再吸収の増加も関与している可能性が高い．

2) 尿細管での Na 再吸収亢進の機序

ネフローゼ症候群における尿細管での Na 再吸収亢進のメカニズムを同定するための検討も行われている．ネフローゼ症候群患者では GFR が低下していることも多いが，正常 GFR のネフローゼ症候群患者でも Na を著明に貯留している．すなわち，濾過されて尿細管へ到達する Na 負荷が低下していること（GFR が低下することにより）以外の他の要因が重要である．しかし，実験的・臨床的研究の両者に基づけば，ネフローゼ症候群患者では GFR が低下すればするほど Na の貯留が増加することが多い，ということも確かである[156]．

尿細管周囲毛細血管の物理学的力（膠質浸透圧や静水圧）は，腎臓での Na と水の再吸収に影響すると考えられている．部位としては近位曲尿細管のレベルでこの影響を受けている可能性がもっとも高い．しかし，ネフローゼ症候群患者で濾過比の低下，腎血漿流量の上昇，正常腎血管抵抗がしばしば観察されるということからは，尿細管周囲毛細血管の物理学的な力以外の要素が尿細管の Na 再吸収の亢進に影響を及ぼしていることが考えられる．

▓ ネフローゼ症候群のレニン・アンジオテンシン・アルドステロン系

ネフローゼ症候群の Na 貯留機序の病因として，レニン・アンジオテンシン・アルドステロン系の役割は，詳しく研究されている．初期の実験的な２つの研究により，ネフローゼ性浮腫にはアルドステロンが強く関与していることを示唆されている[163, 164]．ネフローゼモデルであるアミノヌクレオシド腎症〔訳注：ピューロマイシンアミノヌクレオシド腎症（puromycin aminonucleoside nephrosis：PAN）のこと〕ラットで，Tobian ら[163]は，Na 貯留時に傍糸球体細胞の顆粒が増加することを発見した．さらに，Kalant ら[164]は，PAN ラットの Na 貯留が，副腎摘出によって抑制されることを見出した．ある研究では，ピューロマイシンアミノヌクレオシドが片方の腎動脈だけに投与されたが，蛋白尿，GFR 低下，Na 貯留は，ピューロマイシンアミノヌクレオシドを投与された腎のみで観察された[165]．

ネフローゼ症候群患者で，レニン・アンジオテンシン・アルドステロン系の構成要素を評価した研究もある[152]．こうした臨床研究は一般的に，さまざまな病期にある均一性の低い患者集団を対象に行われてきた．したがって，データもばらつきが非常に大きい．しかし，血漿レニン活性は，動脈系が“満たされていない（underfill）”状態の特徴をもつ患者でもっとも高く，血管内体液が“満たされすぎている（overfill）”状態の患者でもっとも低い傾向にあった．

Brown ら[166]は，Na 貯留性のネフローゼ症候群患者においてレニン・アンジオテンシン・アルドステロン系活性化の生理学的意義を検討するために臨床研究を行った．16 人のうち８人の患者は，高血漿レニン活性を呈した．アンジオテンシン変換酵素（ACE）阻害薬である captopril をこれら８人の患者に投与することで，血漿アルドステロン値は正常値まで著明に低下したが，利尿は生じなかった．しかし，ACE が抑制されている間，これらの患者で平均動脈圧は低下していた．この結果からは，血漿アルドステロン値が高いネフローゼ症候群患者でさえ，腎臓での著明な Na 貯留に別の因子が関与していることが示唆された．アルドステロンアンタゴニストによる研究はより決定的である（ACE 阻害によるアンジオテンシンⅡ低下に起因する二次性の血圧低下が起こらないため）．これに関連して，さまざまな糸球体疾患によるネフローゼ症候群患者ではアルドステロンアンタゴニストの spironolactone を投与することで，正の Na バランスから回復することを，我々は証明した[167]．

■ ネフローゼ症候群での Na 利尿ペプチド

血漿心房性ナトリウム利尿ペプチド(ANP)，脳性ナトリウム利尿ペプチド(BNP)濃度は，ネフローゼ症候群のヒト，動物で上昇していることがある[168,169]．しかし，実験的ネフローゼ[169]やヒトのネフローゼ症候群患者[168]では，外因性 ANP あるいは BNP に対する血行力学的反応や腎実質の反応は低下していたことが示されている．Perico と Remuzzi[170]は，ネフローゼ症候群の浮腫形成開始要因として，ANP に対する尿細管の低感受性があることを示した．彼らの仮説によると，ANP に対する腎反応性の低下が，遠位ネフロンでの Na と水の貯留を起こし，その結果，浮腫を形成する．ネフローゼ症候群動物モデルでは，ANP 投与に対して尿中 cGMP(訳注：ANP シグナル伝達経路のセカンドメッセンジャー)は適切に反応していることから，ANP に対する抵抗性は受容体を介した機序というよりは受容体以下の機序に由来していると考えられる[171]．あるいは，ANP や BNP に対する Na 利尿の反応性の低下は，神経内分泌的活性化に続く二次的なものである可能性もある．浮腫のあるネフローゼ症候群で交感神経が活性化されているというデータは，この可能性を支持する[154]．さらに，Koepke と DiBona[105]は，ネフローゼ症候群モデルラットで，腎臓の神経切除(遠位ネフロンへの Na 輸送増加効果が知られている)によって，ANP に対する利尿効果や Na 排泄効果が回復したことを示唆している．

ネフローゼ症候群患者では，他のホルモン因子(例えば，キニンやプロスタグランジン)が，腎臓での Na 再吸収を調節している可能性もある．特に，ネフローゼ症候群患者では，プロスタグランジンの合成を阻害することで GFR が減少することが報告され，最終的に腎不全になる場合もある[172]．それゆえプロスタグランジンは，ネフローゼ症候群において GFR の低下や Na 貯留を起こす因子を抑制している可能性がある．

3) ネフローゼ症候群の腎臓における水貯留

前述した臨床上の 2 つの浮腫性疾患の心不全と肝硬変と比較し，ネフローゼ症候群で低ナトリウム血症となることは多くはない．実際，強制利尿や急激な水分負荷を行わなければ，血清 Na 濃度はおおむね正常である[173,174]．さらに，ネフローゼ症候群患者では血清脂質が高値であるので，血清 Na 値をイオン専用の電極で直接測定しなければ，偽性低ナトリウム血症を呈することがある．それにもかかわらず，Gur ら[175]は 6 人の小児ネフローゼ症候群患者で水排泄異常が生じていることを明確に示した．水分負荷中の自由水クリアランスは負の状態であったが，ネフローゼ症候群が寛解した後は，正の値になっている．ネフローゼ症候群患者が首まで水につかったときに，自由水クリアランスが増加した[176,177]が，この改善は AVP の非浸透圧性放出抑制に次いで二次的に起こった現象であったかもしれない．あるいは，首まで水につかった状態で，腎実質の血行動態が改善され，遠位尿細管に運ばれる水分量が増加し，結果として水排泄が改善しているという可能性もある．ネフローゼの状態では血漿 AVP 濃度は上昇し[174,178~180]，血液量にもっともよく相関している[180]ことが知られている．ネフローゼ症候群患者では，首まで水につかった状態と高張性アルブミン投与により，血漿 AVP 値が低下し，水利尿が引き起こされる[178~180]．Shapiro らの報告[181]では，ネフローゼ症候群患者に急激な水分を負荷したときの GFR の減少と水排泄は，密接に相関することが示唆された．以上の報告からわかることは，ネフローゼ症候群患者の水排泄不全は GFR の低下と遠位尿細管への水輸送減少といった腎実質の内的要因と，主に非浸透圧性 AVP 分泌といった外的要因の両者に関連している可能性がある，ということである．

まとめると，ネフローゼ症候群の Na と水貯留の作用機序としては，GFR の低下，交感神経の活性化，レニン・アンジオテンシン・アルドステロン系の亢進，非浸透圧性 AVP 分泌などの関与が考えられる．また，Na と水の再吸収亢進に ANP 感受性の低下が関与している可能性もある．

Ⅳ 浮腫性疾患の治療

ここまで，浮腫性疾患の Na や水貯留の病態生理学的背景について述べてきたが，本項では心不

表 2.2　浮腫性疾患治療の一般的な原則

● 浮腫の原因となる原疾患治療の妥当性評価
● Na と水の摂取量の評価
● 浮腫の可動化：ベッド上安静と弾性ストッキング
● 利尿薬使用の適応に関する評価
・呼吸機能障害
・初期または顕性肺水腫
・初期または顕性の無気肺を合併した腹水による横隔膜挙上
・体液過剰による心血管機能の障害
・身体活動の制限や気分不快の原因となる体液過剰
・さらなる Na 貯留を避けたい．それでも(塩を含んだ)口に合う食物摂取はさせたい場合
・美容上の理由：利尿薬の適応は微妙．

全，肝疾患，ネフローゼ症候群への治療アプローチについて考えてみる．治療の一般的原則を**表 2.2**に示した．

1. 浮腫を起こす原疾患に対する治療の妥当性評価

心不全，肝硬変，ネフローゼ症候群では，これらの疾患による動脈系の“満たされていない(underfill)”状態が，水と Na 貯留のきっかけとなる．初期治療は，原疾患に向けて行うべきである．低拍出性心不全では，正常レベルまで心拍出量が回復すると，腎臓での Na 貯留のきっかけである動脈系の“満たされていない”状態が解消する．心拍出量を改善する陽性変力薬(例えば，digoxin)や後負荷を軽減させる薬物〔例えば，ACE 阻害薬，アンジオテンシン受容体遮断薬(angiotensin receptor blocker：ARB)，血管拡張薬〕は，心不全患者で積極的に用いるべきである．この治療によって尿細管再吸収を利尿薬(心拍出量を減少させ動脈系の“満たされていない”状態を悪化させる可能性がある)によって阻害する必要性を減らすことができるかもしれない．この点について，「Agency for Health Care Policy and Research」からの心不全治療に関する臨床的実践ガイドラインでは，浮腫のない心不全患者の治療の第一選択薬として ACE 阻害薬が推奨されている[182]．ネフローゼ症候群，特にニル(nil)病すなわちリポイドネフローゼ群(訳注：微小変化型のこと)では，ステロイドを投与することによって尿蛋白は減少あるいは消失し，これによって低アルブミン血症を正常化することができる[183]．加えて，ACE 阻害薬[184, 185]や ARB[186]での治療は，ヒトのネフローゼ症候群で尿蛋白を減少させることがわかっている．それに対して，アルブミン製剤の投与はネフローゼ症候群において持続的な価値はほとんどない．というのは，血流量の増加は尿アルブミンクリアランス増加を伴うこととなり，それゆえ，ごく一時的にしか血漿アルブミン濃度は上昇しないからである．しかし，極端な低アルブミン血症の状態では，アルブミン投与は低血圧発現に対する救命治療となることがある．アルブミン製剤は，特に中心静脈圧の低下や起立性低血圧などによる血管内脱水の証拠があったり，肝硬変，低アルブミン血症，浮腫の場合にも使用価値があるかもしれない．肝硬変患者では，糸球体血管透過性の異常がなく，GFR が低値を示すことが多いため，投与されたアルブミンは(ネフローゼに比べて)それほど速くは排泄されない．しかしそのようなアルブミン投与では，門脈圧を上昇させて食道静脈瘤による出血の頻度を増やしたり，蛋白負荷の結果として肝性脳症が出現したりするなどの，潜在的な合併症がある．肝硬変に急性アルコール性肝炎を合併した患者のなかには，ステロイド療法を行うことにより，ビリルビン上昇やプロトロンビン時間延長といった肝機能障害を改善させることがある．

2. Na と水の摂取量の評価

浮腫性疾患患者では，Na と水の摂取量を評価すべきである．しかし，Na 制限は単独で，さらなる浮腫増加防止には効果があるが，それだけではNaバランスは必ずしも負にならないことに気づくべきである．浮腫性疾患患者は，最大限にNaを保持・再吸収していることがある(＜10 mEq/日の排泄)．「Naフリー」の食品でも10～20 mEq程度は含まれているので，このような食品を摂取していても，さらなるNaの正のバランス増加を防いでいるにすぎない．入院して低ナトリウム食を摂取している心不全と肝硬変患者に利尿効果が認められる場合，Na制限それ自体よりむしろ，心不全ではベッド上安静による心拍出量改善効果，肝硬変では原発性肝疾患の改善に関連したものである可能性がある．

水の摂取量も，評価しなければならない．浮腫性疾患患者の多くは，前述したようにNa排泄と同様に，腎臓での水排泄障害がある(第1章や本章前半参照)．患者が低ナトリウム血症ならば，毎日の水分摂取は500～700 mL/日の不感蒸泄＋1日尿排泄量に等しく調節すべきである．しかし，こうした患者は，アンジオテンシンⅡと圧受容体活性化によって口渇中枢が刺激されるので，厳しい水制限を守ることは難しいことが多い．

3. 浮腫の体液移動

ベッド上の安静だけでも利尿効果があり，特に心不全患者で有効である．さらに，外来で利尿薬投与に耐性のある患者でも，入院してベッド上安静で利尿薬を投与すると，同量かさらに少量で反応することがある．本格的な弾性ストッキングの使用も，浮腫の体液移動に効果があるようである．仰臥位をとったり，弾性ストッキングを使用することで，浮腫の体液移動が起こる機序は，末梢静脈内貯留量の減少と関係し，ひいては中心動脈内の体液量や腎灌流がより正常に近づくことと関連する．最後に，健常者では立位により，交感神経系やレニン・アンジオテンシン・アルドステロン系が活性化するので，仰臥位をとることによってこうした神経ホルモンによる血管収縮機序が過剰に活性化するのが，ある程度は軽減されているようである．

4. 利尿薬の使用適応の評価

十分な原疾患の治療にもかかわらず浮腫が続いた場合，利尿薬は適応を限定して使用すべきである(**表2.2**)．浮腫の出現だけでは利尿薬使用の絶対的適応ではない．どのような美容上の問題であれ，利尿薬のもつ有害な副作用と天秤にかけてみるべきである．一般的に，利尿薬の使用は，体液貯留に付随する呼吸機能や心機能の障害，あるいは肉体的苦痛が存在するときのみに限定すべきである．この例外になるのは，塩分制限をしない患者である．彼らに投与すると，食事制限が十分にできていないにもかかわらず，浮腫の増悪を防止できることがある．また，塩分制限食が患者の好みに合わない場合，食べ物にNaがあってもよいように，利尿薬を使用するとよい．

しかし，浮腫性疾患に利尿薬を投与するうえで，最適な投与量を評価するには2つの基本的な決まりがある．一般的に，日々の利尿が浮腫の液体貯留の速度とほぼ同じになるように，投与すべきである．このため，急性肺水腫では急激な利尿が必要となる一方で，慢性心不全ではより緩徐な利尿を得るような治療が必要である．いずれの場合も，利尿の速度は，間質の水分が血管内への移動する速度に比べて大きく勝ることがないようにすべきである．腎臓からの排泄が間質液の移動速度に勝るようであれば，細胞外液(ECF)量が多くても，結果的に血管内脱水や低血圧が起こりうる．特に急激な利尿の適応では，血管内容量の臨床的な注意深いモニタリング(例えば，内頸静脈，起立時の血圧，脈拍など)は極めて重要である．また，利尿薬の隔日投与といった間欠的な利尿薬治療もまた，血管内脱水を回避するのに有効である．

5. 利尿薬治療

利尿薬を上手に使うためには，作用部位，強さ，副作用の知識が必要となる．**表2.3**に使用可能な利尿薬の主な作用部位を記載したが，これらの利尿薬のいくつかには二次的作用部位のあること

表 2.3　ネフロン作用部位での利尿薬の分類

濾過利尿薬
aminophyline
グルココルチコイド
近位尿細管利尿薬
mannitol
acetazolamide
Henle ループ利尿薬
エタクリン酸
furosemide
bumetanide
torsemide
遠位尿細管利尿薬
K 損失性
・サイアザイド系
・chlorthalidone
・metolazone
K 保持性
・triamterene
・spironolactone
・amiloride
・eplerenone
集合管利尿薬
lithium
demeclocycline
vasopressine アンタゴニスト

を強調しておきたい．

1) 利尿薬の作用部位

■ 濾過利尿薬

いわゆる濾過利尿薬の原型は，アミノフィリンやグルココルチコイドである．加えて dopamine, dobutamine，ホスホジエステラーゼ阻害薬(例えば，amrinone，milrinone)のような，強心配糖体や変力性薬を使用すると，二次的に血漿流量や心拍出量が増加し，GFR が増加することがある．血管収縮薬 metaraminol やアンジオテンシンⅡの静脈投与で，健常者では，血管収縮薬は GFR が減少するが，肝硬変の患者では GFR が増加することも示された[122]．

■ 近位尿細管利尿薬

主として近位尿細管で Na の再吸収を阻害する利尿薬には，浸透圧利尿薬の mannitol や，炭酸脱水酵素阻害薬の acetazolamide などがある．濾過利尿薬あるいは近位尿細管利尿薬は，単独で投与しただけではそれほど効果はない．糸球体濾過の大部分は，近位尿細管で等張性に再吸収されるが(50 ～ 70%)，遠位ネフロン(特に Henle ループ上行脚)には，有意に Na 再吸収を増加させる能力がある[187]．したがって Na と水の遠位ネフロンへの移動が増加しても，より遠位のネフロン部位で再吸収されるため，糸球体濾過の増加や近位尿細管の再吸収抑制だけでは，有意な利尿に結びつかない可能性がある．それゆえ，濾過利尿薬，あるいは近位尿細管利尿薬を使用するときには，遠位ネフロンに作用する利尿薬を併用するのが最良であり，特に遠位作用性利尿薬に抵抗性がある患者の場合によい適応となる．

■ Henle ループ利尿薬

ループ利尿薬(例えば，ethacrynic acid，furosemide，bumetanide，torsemide)は現在使用できる利尿薬のなかでもっとも利尿効果が強い．一般的に，これらの利尿薬による髄質 Henle ループ上行脚での NaCl 再吸収の抑制は，上限のあるより遠位ネフロンでの NaCl 再吸収を上回り，その最大利尿効果は，Na 濾過負荷量の 20 ～ 25%になる．

ループ利尿薬投与では，上行脚での水を伴わない NaCl の再吸収が抑制されるため，この薬物は腎臓での最大希釈能力を抑制する．しかし実際，浮腫の患者(すでに希釈能力が障害されている)に，ループ利尿薬である furosemide を投与すると，自由水の排泄が増加するということが示されている[86]．遠位尿細管到達量が多いため集合管と間質の間の浸透圧平衡を制限されるのではないかと提唱されている．というのはこの利尿薬で惹起された水利尿は外因性 AVP の影響を受けないからである，と考えられる．またループ利尿薬は集合管の AVP 作用を阻害するとも考えられており，これは，特に同等の溶質排泄速度の条件で外因性の AVP が存在するとき，尿の浸透圧濃度はサイアザイド系利尿薬で上昇し，furosemide で低下することを根拠としている[188]．上行脚における NaCl の再吸収は，利尿薬髄質間質を高張性にする対抗流増幅系の主要な因子でもある．このようにしてループ利尿薬はまた腎臓での尿濃縮力と水の保持能力も阻害する．最後に，サイアザイド系利尿薬をはじめとする他の利尿薬は腎臓での血管収縮の原因となるのに対し，ループ利尿薬は腎臓での血管拡張を引き起こすため，これが利尿の効果に一部分関与しているかもしれない[189]．

■ 遠位尿細管利尿薬

遠位尿細管利尿薬は，K 排泄性と K 保持性利尿薬の 2 つの群に分類できる．サイアザイド系利尿薬である chlorthalidone と metolazone は化学構造は異なるが，利尿作用は同等である．これらの遠位尿細管利尿薬は，尿の濃縮力を変えることなく，希釈力のみを障害する．というのは，これらは遠位曲尿細管とともに皮質の(髄質ではない)上行脚の Na 再吸収を減らすからである．ループ利尿薬と同様に，遠位尿細管利尿薬を使用すると，遠位ネフロンの K 排泄部より近位側にも作用し，Na 利尿だけでなく尿中 K 排泄にも関与する．第 5 章で述べるが，K 排泄に対する Na 輸送増加の効果は Na 再吸収亢進と関連していることが示されている．このため，遠位への Na 輸送が増加することで集合管における K 分泌が変化し，尿中 K 排泄が変化する可能性がある[190]．

臨床的に使用可能な K 保持性利尿薬には，triamterene と amiloride，そしてアルドステロンアンタゴニストである spironolactone や eplerenone がある．アルドステロンアンタゴニストの作用は，副腎皮質と血中のアルドステロンの存在に依存するが，triamterene や amiloride の K 分泌阻害効果作用は，副腎機能とは無関係である．amiloride の効果は，上皮にある Na チャネルを阻害し，管腔から細胞への Na 流入を阻害する結果であると考えられる．これらの利尿薬は，単剤では効果が不十分であることがよくあるが，より近位ネフロンに作用する利尿薬(サイアザイド系利尿薬やループ利尿薬など)の K 損失効果を回避するために併用されることがある．

■ 集合管利尿薬

これまで述べてきた利尿薬とは対照的に，利尿薬が集合管に作用して Na 利尿よりもむしろ水利尿を引き起こす利尿薬が 2 種類ある．demeclocycline と lithium は，アルギニンバソプレシン(AVP)による腎集合管上皮の水透過性亢進能を阻害し，結果として，AVP の水浸透作用に拮抗する[191]．これらの薬物は水利尿を起こすため，浮腫のある低ナトリウム血症患者のみに投与されてきた．これらの薬物は両方とも重大な副作用を引き起こす可能性がある．しかし，抗利尿ホルモン不適合分泌症候群(SIADH)の治療で，demeclocycline を使用したとき，lithium と比較して副作用は少なく優れた効果を示したという報告がある[191]．しかし，demeclocycline は低ナトリウム血症の肝硬変患者に使用すると腎毒性がみられる．そのため，低灌流性・うっ血性肝障害のある心不全を含め，肝疾患がある場合には，使用を避けるべきである[192]．AVP の腎臓での作用を直接拮抗する AVP の V_2 受容体アンタゴニストが現在使用可能である[193]．conivaptan は，正常体液量の低ナトリウム血症(例えば，SIADH)と入院中の心不全治療に認可された V_1/V_2 受容体複合非ペプチドアンタゴニストである（訳注：2011 年 1 月現在，日本では未承認）．この薬物は，電解質の排泄を増加させずに，自由水の排泄を増加する．前述した conivaptan は，血漿 Na 濃度増加のために，入院中最大 4 日間の静脈内投与が認められている．非ペプチド V_2 アンタゴニストの tolvaptan は初めての経口薬であり，正常体液量（例えば，SIADH）と体液過剰性（心不全，肝硬変など）の低ナトリウム血症の治療に許可されている（訳注：日本での適応症は「ループ利尿薬など他の利尿薬で効果不十分な心不全における体液貯留」となっている）．心不全と肝硬変における低ナトリウム血症は，予後を増悪させる重要なリスクファクターである．これらの，"aquaretic"（訳注：電解質の損失なく水分を排泄する）薬の副作用は，口腔乾燥，口渇感，多尿である．慢性の低ナトリウム血症では，浸透圧性の橋中心髄鞘崩壊症を生じることがあるため（第 1 章参照），血清 Na 濃度は 24 時間あたり 10 ～ 12 mEq/L 以上の速度で補正すべきではない．

2) 利尿薬の効果

すべてのサイアザイド系利尿薬は，理論上は至適量で同等の効果があるが，例外として metolazone は他のサイアザイド系利尿薬よりも効果が強い．その他のサイアザイド系利尿薬は，原則として効果持続時間が互いに異なる．サイアザイド系利尿薬は，経口で中等度の効果が望まれたときに，選ばれることが多い．

ループ利尿薬（ethacrynic acid，furosemide，bumetanide，torsemide）は，至適量でサイアザイド系利尿薬に比べ 6 ～ 8 倍程度の利尿効果がある．Henle ループでは遠位曲尿細管曲部よりも数倍多く NaCl が再吸収されることを考慮すると，強い効果のあることも理解できるであろう．この効果の強さを考えると，進行した腎不全（GFR＜25 mL/分）の患者では，サイアザイド系利尿薬ではなく，ループ利尿薬が効果的である．metolazone も GFR が 25 mL/分未満の患者に効果があることが示されており，ループ利尿薬の効果を増強する．サイアザイド系利尿薬とループ利尿薬は，内服と同様，静脈内投与が可能である．

3) 利尿薬の血行力学的効果

利尿薬の血行力学的効果は，健常者，腎機能廃絶患者，心不全患者，実験動物で検討されている．1973 年，Dikshit ら[194]は，急性心筋梗塞を併発した左心不全の 20 人の患者に，furosemide（0.5 ～ 1.0 mg/kg）を静脈内投与した効果について報告した．これらの患者では，furosemide 投与後 5 ～ 15 分の間に，左室充満圧が 20.4 mmHg から 14.8 mmHg へと著明に低下した．この効果は，利尿や Na 利尿の効果に先行して出現し，平均腓腹静脈容量の 52％増加と関連があり，furosemide の静脈拡張作用を示唆した．この furosemide による早期の静脈拡張効果は，他のグループによって健常者でも実験動物でも確かめられている．この静脈容量の増加と左室充満圧の減少は，臨床的に非常に重要であり，このことは，結果として急性肺水腫での furosemide の早期の効果をもたらし，利尿反応前に furosemide による肺うっ血の臨床的症状改善があることの説明となっている．これらの患者における furosemide 投与に伴う急激な静脈拡張は，血管拡張性のプロスタグランジンに関連している可能性がある．というのは，プロスタグランジン合成阻害薬である indomethacin の投与によって，減塩食を摂取している健常者ボランティアと腎機能廃絶患者で，furosemide の投与により始まる静脈容量の増加が認められなくなったからである[195]．

急性左室不全の患者で観察されるような初期の静脈拡張効果とは対照的に，furosemide の静脈投与はクラスⅢ，Ⅳの非代償性慢性心不全患者では急性血管収縮反応を誘導することが示されている[195]．これらの重症心不全の患者では furosemide 静脈投与（1.3 mg/kg体重）は投与 20 分後に平均動脈圧や全身血管抵抗の有意な上昇を招き，これは 1 回心拍出量の低下と左室充満圧の上昇を合併する．この急激な後負荷の増大は 3 種類の血管収縮性ホルモン（ノルエピネフリン，アンジオテンシンⅡ，AVP）の循環血漿量の急速な上昇と関連し，おそらくこれに起因するものと考えられる．これに関して，furosemide がレニン・アンジオテンシン系を刺激する緻密斑の NaCl 輸送をブロックするということを銘記することは重要である．アンジオテンシンⅡは交感神経系を刺激することも知られている．このように furosemide 静注投与に伴う急性の血管反応は，急性心不全[196]か慢性心不全[197]かによって，少なくとも一部は影響を受けるのは明らかである．しかし，利尿薬の慢性投与による治療は，心臓の前負荷と後負荷に好影響を与え，左室機能の改善につながる可能性がある．

4）利尿薬の神経内分泌学的効果

急性心不全の患者では，furosemide を急速に静脈内投与して利尿や Na 利尿が得られると，交感神経系やレニン・アンジオテンシン・アルドステロン系の活性化，非浸透圧性 AVP 分泌を合併することがある．同様に，慢性心不全の患者では，利尿薬の慢性経口投与（furosemide を 80 ～ 240 mg/日，8 日間）により血漿レニン・アンジオテンシン・アルドステロン濃度が上昇することが報告されている[197]．さらに，Bayliss ら[198]は，肺水腫または末梢浮腫，あるいは両者の合併する代償不全による心不全患者に，furosemide 40 mg/日の経口投与に加えて，amiloride 5 mg/日を 30 日間持続的に投与したところ，レニン・アンジオテンシン・アルドステロン系の活性化が同程度であることを示した．

腎臓におけるレニン放出を増加する利尿薬の効果に加え，持続的な利尿薬投与に合併した Na 利尿ペプチド濃度減少が，レニン・アンジオテンシン・アルドステロン系の活性化の原因となることもある．というのは，Na 利尿ペプチドは，血漿レニンとアルドステロンの合成，分泌を抑制することが知られているからである．次の結果はこの機序を支持するデータである．Fett ら[199]は，急激な 250 拍/分の右室ペーシングを 3 時間保つように作製された急性低拍出性心不全動物モデルに，furosemide（1.7 mg/kg）を血管内投与し，内分泌効果と腎臓での効果を研究した．このモデルでは，furosemide 投与 2 時間後，レニン・アンジオテンシン・アルドステロン系は活性化したが，血漿 ANP，腎血液量，GFR は低下した．著者らはその後，同様の実験モデルで，外因性に十分な ANP を投与して furosemide 投与による内因性血漿 ANP 減少を補い，その効果を研究した．血漿 ANP 濃度を維持することで，furosemide 投与 1 時間後（182 μEq/分 vs. 440 μEq/分，$p<0.05$）と 2 時間後（72 μEq/分 vs. 180 μEq/分，$p<0.05$）の Na 利尿反応の増強が観察され，これは血漿アルドステロン濃度の抑制と GFR の維持とに関連していた．

5）代償されていない浮腫状態における，間欠的利尿薬治療と持続的静脈内投与利尿薬治療

Kaojarern らは，furosemide のような利尿薬が尿中へどのような時間経過で輸送されるかということが，すべての反応の独立した予測因子であることを示した[200]．この研究は，furosemide の“最大限に有効な排泄率”という概念を導き出した[200]．この点から，furosemide あるいは同様の利尿薬を，最大有効排泄率を常に維持する用量で持続投与を行うほうが間欠投与よりも優れている可能性が高い．この仮説は，心不全患者に関する検討によって支持されている．Lahav ら[201]は，通常の利尿薬の内服治療には不応性の進行した心不全患者 9 人に，間欠的 furosemide 静脈内投与（30 ～ 40 mg/8 時間ごとを 48 時間）と，単回投与後の持続投与（初回 30 ～ 40 mg の初回負荷量投与を行った後に，2.5 ～ 3.3 mg/時間を 48 時間）の違いを前向き無作為化交差試験で行った．投与した furosemide の総量は 2 群で差はなかった．すべての患者で，furosemide の持続投与群のほうが，間欠的 furosemide 投与群よりも，尿量と Na 利尿ともに優れていた．健常者と進行した腎不全患者に対する furosemide や bumetanide 投与でも，同様の結果が得られた[202]．これらの結果は，代償不全疾患や“利尿薬耐性”を示す患者にはループ利尿薬の持続静注が，間欠的投与よりも優れた方法であることを示唆している（以下を参照）．経口 torsemide の生物学的利用率（bioavailability）は，他のループ利尿薬よりも良く，そしてより安定していると考えられる[203]．

6）利尿薬治療の副作用と合併症

利尿薬治療でもっとも生じやすい合併症は，体液量とカリウム（K）の減少である（**表 2.4**）．サイアザイド系利尿薬とループ利尿薬では，これらの合併症がもっとも生じやすい．体液量の減少は，特に高齢者において，脳や冠動脈の血流低下の徴候を伴うことがある．著明な血液尿素窒素（blood urea nitrogen：BUN）と血清クレアチニン濃度上昇を伴う腎灌流の減少も生じるかもしれない．

表 2.4　利尿薬治療による合併症

代謝性の合併症
体液量減少と高窒素血症
低カリウム血症と高カリウム血症
低ナトリウム血症
アシドーシスとアルカローシス
炭水化物不耐症
低マグネシウム血症
低カルシウム血症と高カルシウム血症
高尿酸血症
薬物過敏性反応
皮疹
間質性腎炎
膵炎
血液疾患
その他
難聴
胃腸症状

高カリウム食（例えば，オレンジ，アプリコット，バナナなど）は，利尿薬による低カリウム血症を予防するのに十分であることが多い．しかし，中～高用量のループ利尿薬と一緒に，あるいは別々にサイアザイド系利尿薬や metolazone を使用している患者ではしばしば，KCl 補充とカリウム保持性利尿薬が低カリウム血症予防に必要なことがある．しかし，カリウム保持性利尿薬は，致命的な高カリウム血症を生じる可能性があるため，慎重な監視下でのみ投与すべきであるということは非常に重要である．K 補充やカリウム保持性利尿薬，アルドステロンを阻害し K 保持を促進する ACE 阻害薬やアンジオテンシン受容体遮断薬（ARB）の併用でも同じことがいえる．spironolactone は，肝硬変患者に投与すると，尿細管性アシドーシスを引き起こしたり，進行させたりすることが示唆されている[204]．さらに，強心配糖体投与下での利尿薬投与は，注意深く血清 K 濃度をモニタリングする必要がある．低カリウム血症と高カリウム血症が，digoxin 過剰状態における不整脈の誘発や増悪に関与するからである．

低ナトリウム血症は，原発性浮腫性疾患に関連した水排泄障害と，利尿薬による尿希釈障害，あるいはその両者が合併して生じることがある．どちらの場合であっても，利尿薬治療の適応があれば，浮腫状態を伴う症候性低ナトリウム血症には，利尿薬の中止よりも水制限のほうが効果的である．改善しなければ，V_2 受容体アンタゴニストの tolvaptan の経口投与が有効なことがある．炭酸脱水素酵素阻害薬は水素イオン（H^+）分泌を阻害するため，合併症として代謝性アシドーシスがある．サイアザイド系利尿薬やループ利尿薬の使用により，代謝性アルカローシスをきたすことがある．これは主に，Na，Cl，K は排泄するが，重炭酸イオン（HCO_3^-）の排泄をしないため，結果として血清 HCO_3^- 濃度が上昇するからである．

炭水化物不耐症（carbohydrate intolerance）は，サイアザイド系利尿薬とループ利尿薬を使用しているときに生じ，K 喪失と関連していることがある．低カリウム血症は，炭水化物摂取に対するインスリン反応を低下させることが知られており，このことが少なくとも炭水化物不耐症の一因となっている．おそらく，この合併症の影響がもっとも大きい患者は，糖尿病か糖尿病素因のある患者である．

高尿酸血症は，ほとんどの利尿薬で生じるが，もっともよく報告されているのは，サイアザイド系利尿薬やループ利尿薬の furosemide である．高尿酸血症の主な原因は，尿クリアランスの低下であり，これは体液量減少に伴う尿細管でのナトリウム再吸収の亢進に起因する．というのは，近位尿細管での尿酸塩の再吸収は，尿細管での Na 再吸収と並行して起こっているからである．

健常者，副甲状腺機能亢進症患者，ビタミンD製剤投与中の副甲状腺機能低下症患者に対して，サイアザイド系利尿薬が投与されたことによる高カルシウム血症も報告されている[205]．いずれにしても高カルシウム血症の一因として，サイアザイド系利尿薬治療に関係するNaの負のバランスとCaの正のバランスが考えられる．副甲状腺ホルモンと，サイアザイド系利尿薬の相互関係も示されている．サイアザイド系利尿薬は，低カルシウム尿症を生じる効果があり，腎石灰化を伴った特発性高カルシウム尿症の治療にも使用されることがある．これらは，Na^+/Ca^{2+}交換を亢進させるNa^+/Cl^-共輸送体の効果に関連しているようである[206]．これに対して，furosemideはCa排泄を増加させるため，生理食塩液とともに高カルシウム血症の治療に使われている．境界型副甲状腺機能低下症患者にfurosemideを投与すると，このCa低下効果のため，テタニー症状を起こすことがある[207]．

サイアザイド系利尿薬やfurosemideによる過敏性反応として，間質性腎炎が生じることがある．また，非ステロイド性抗炎症薬(nonsteroidal anti-inflammatory drug：NSAID)とtriamtereneを同時に投与したときに急性腎不全が起こることがある[208]．利尿薬治療中にみられるその他の過敏反応として，発疹と血液疾患がある．エタクリン酸で治療中に，下肢にSchönlein-Henoch型の紫斑が出現したという報告もある[209]．血清病に類似した過敏反応の徴候が出現した場合には，利尿薬を中止すべきである．急性膵炎も，サイアザイド系利尿薬投与に関連して認められる．エタクリン酸とfurosemideで難聴の報告があるが，これは一般的に利尿薬投与を中止すると元に戻る．しかし，時おり，利尿薬誘発性の難聴が不可逆性になることがある．通常，これは腎臓病の患者に，急激に多量の利尿薬を投与すると生じる．このため，静脈内投与を行う際，ループ利尿薬は20～30分以上かけて投与すべきである．また，いずれの利尿薬でも胃腸障害を生じることがある．

7) 利尿薬耐性の原因

利尿薬治療に対する耐性のほとんどは，原疾患の治療が不十分であったり，Na摂取を継続していたり，患者のコンプライアンス(服薬遵守)不良による．利尿薬の投与量や投与計画，投与ルートが不適切なこともある．例えば，furosemideの作用時間は6時間であり，ほとんどの患者では，1日1回の投与では不十分である．前述のように非代償性患者では，利尿薬の持続静脈内投与は，間欠的投与よりも有効なことがある．上記の原因が否定された場合，体液量減少が利尿薬耐性の原因としてもっとも多い．というのは，もっとも頻繁に使用される利尿薬の作用部位は，Henleループと遠位曲尿細管であるが，その作用はその部位に適切な量のNaが輸送され，そして到達しているかどうかに依存するからである．このように，糸球体濾過量(GFR)低下と近位尿細管のNa再吸収増加を伴う利尿薬誘発性の体液量減少によって，利尿薬に対する遠位ネフロンの反応が障害される．ほとんどの利尿薬は尿細管細胞の管腔側(非管腔側，すなわち尿細管周囲毛細血管の反対側)から利尿効果を発揮するので，体液量減少と腎血流量低下によって，ネフロンのその作用部位まで利尿薬の必要量が到達しないことがある．この点において，triamtereneはfurosemideの尿細管分泌を妨げることがあり，この2種類の利尿薬の併用は避けるべきであるということは銘記しておかなければならない．

さらに，利尿薬による交感神経系とレニン・アンジオテンシン・アルドステロン系の活性化も循環血漿の心房性ナトリウム利尿ペプチド(ANP)の低下とともに，利尿薬耐性に拍車をかける．それは，腎神経活性とアンジオテンシンⅡの活性化によって，近位尿細管のNa再吸収は亢進し，遠位ネフロンに作用する利尿薬の薬効を発揮させなくするためである．この機序は，浮腫状態に対して利尿薬とACE阻害薬のような神経ホルモンアンタゴニストを併用する理論的な根拠となる．

体液量減少と利尿薬投与によるレニン分泌も，アルドステロン分泌を増加させる．アルドステロンの遠位尿細管への効果によって，利尿薬に対するNa利尿反応が低下し，K利尿反応が亢進することがある．利尿薬による体液量減少を避けるためには，効果が弱い利尿薬から開始することが最善である．投与後は，患者の体重，立位の脈拍，血圧変化を測定しながら，慎重に増量したり，より効果の強い薬物を加えたりするとよい．利尿薬の間欠的投与によって，静脈内脱水が予防されることがある．最後に，アルドステロンアンタゴニストとそれよりも近位で作用する利尿薬を併用す

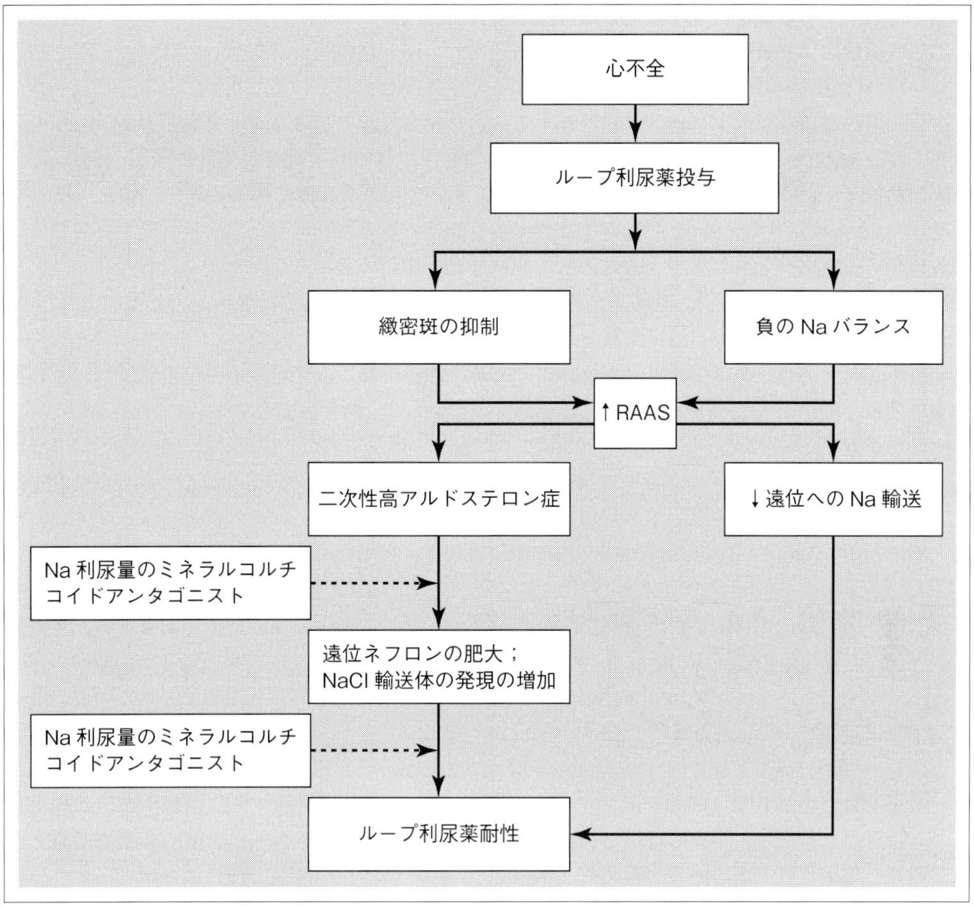

図 2.9　心不全での利尿薬耐性の機序（Bansal S, Lindenfeld J, Schrier RW. Sodium retention in heart failure and cirrhosis : potential role of natriuretic doses of mineralocorticoid antagonist? *Circ Heart Fail*. 2009；2：370-376 より許可を得て転載）.

ると，著明な体液量減少はなさそうにみえる"耐性"のある患者の利尿促進に役立つことがある．アルドステロンは，利尿薬耐性に関与する NaCl 共輸送体を増加させることも示唆されている[210]．利尿薬耐性における，遠位への輸送の低下と二次性高アルドステロン症の役割を**図 2.9** に示す．

ループ利尿薬とサイアザイド系利尿薬は，酸塩基障害存在下で効果的となる．呼吸性または代謝性アシドーシス存在下で，炭酸脱水酵素阻害薬の利尿効果は低下する．というのは，おそらく炭酸脱水酵素抑制下でさえ，細胞内水素イオン（H^+）が過剰となるからである．最後に，NSAID もいくつかの利尿薬の作用を弱める可能性があると思われる．

6．特定の浮腫状態における利尿薬使用

1）心不全

心不全で機能低下するのは，腎臓ではなく心臓である．腎臓の反応は，正常な動脈循環を回復するために正常に代償しているようにみえる．しかし，心不全により増加した腎臓での Na と水の貯留の結果，静脈還流量は増加し，病的心筋はさらに拡張し，肺はうっ血し，腎臓での静脈圧は上昇し，最終的に末梢と肺の浮腫を伴う毛細血管濾過圧の上昇が出現する．慢性心不全の治療の 1 つに，強心配糖体による心収縮力の増加があり，生命予後は改善しなかったが，入院頻度の減少を認めた．しかし，他の変力薬の慢性的な使用により，おそらくは不整脈と突然死による二次的なものとして，

生存率が低下することが示唆されている．

心筋収縮状態に直接影響する薬物の効果に加えて，心筋収縮状態も前負荷(心への静脈還流量)と後負荷(左室流出路インピーダンス)と関連することを銘記しておくことは重要である．利尿薬治療により，静脈還流量が減少し前負荷が軽減する．前負荷が軽減されると左室充満圧が低下し，心不全による一部のうっ血症状を相対的に軽減させることができる．血管拡張薬治療〔nitroprusside の非経口的投与，hydralazine，ACE 阻害薬，アンジオテンシン受容体遮断薬(ARB)，prazosin の経口投与〕による後負荷の軽減は，心機能を改善する可能性がある．利尿薬と血管拡張薬の併用によって前負荷と後負荷がともに低下することも，心機能に好ましい効果を与えるかもしれない．

実際，慢性心不全患者では，利尿薬のみの投与で，うっ血症状も労作耐性も改善している[207〜211]．しかしこの良好な効果は，心拍出量減少を犠牲にして起こるのかもしれない[209]．このため，慢性心不全患者に対して利尿薬は慎重に使用すべきである．浮腫を伴わない軽症心不全患者では，ACE 阻害薬単独投与で，症状が軽快することがよくある．しかし，より重症の心不全には，ACE 阻害薬だけでは不十分で，利尿薬や digoxin が必要なことがある．繰り返すが，心不全患者を治療する際，利尿薬を投与すると低カリウム血症や低マグネシウム血症を生じやすく，digitalis 中毒や不整脈を起こしやすいということに注意しておくことは重要である．

心不全治療において，ACE 阻害薬や ARB の使用後の利尿薬使用については下記のように推奨される．

1．心不全の重症度に応じて，ループ利尿薬やサイアザイド系利尿薬で治療を開始する．体液過剰を伴う重度の心不全(例えば，明らかな肺水腫や末梢浮腫)では，利尿薬のなかでもより強い効果のあるループ利尿薬を使用すべきである．サイアザイド系利尿薬は通常，軽度の心不全に適している．
2．ループ利尿薬を 1 日 2 回，furosemide 換算で 240 mg/日を同等量使用しても，十分な利尿が得られない場合は，サイアザイド系利尿薬や metolazone を併用する．一般的に，この併用療法は，水と Na 排泄に対して相乗効果をもたらす(**注**：腎臓での K 排泄にも相乗効果となる．低カリウム血症防止のための K 補充必要量が増加することを予想しておくこと)．
3．K 保持や利尿促進のために，カリウム保持性利尿薬を追加することがある．しかし，前述のように triamterene は furosemide の尿細管分泌を阻害する．すなわち，furosemide の効果を抑制するため，triamterene と furosemide は併用してはいけない．
4．末梢の浮腫や肺水腫によって生じる徴候と症状の寛解が，治療の目標である．

利尿薬や限外濾過による適切な過剰体液除去によって，心機能を回復させることができる機序を**図 2.4** に示したので参照されたい．心不全患者に，Na 利尿作用のない量の spironolactone を投与すると，生命予後が改善することが示され，これは，血管と心線維化に対する非腎性の効果を介するもの，と推測される．また，ACE 阻害薬や ARB 投与下では高カリウム血症を生じる可能性が高いと推測されるため，心不全患者には Na 利尿をきたす量(>50 mg/日)の spironolactone はルーチンでは使用しない．

2) 肝硬変

肝硬変患者に利尿薬治療を行うと，逆効果となる重大なリスクと関連しているとの報告もある[212]．もっとも危惧される合併症は尿毒症の誘発である．これは利尿薬の過量使用の結果であることが多い．腹膜から腹水が吸収される速度は最大 900 mL/日であり，通常はもっと少ないことを，Shear らは示した[213]．さらに急激な利尿(例えば，1 L/日以上の負の体液バランス)は，より容易に移動できる末梢の浮腫や血漿量の減少という代償を払わないと起こらない．このように過剰な利尿は腎機能の悪化と関連することがある．幸い，利尿薬誘発性の尿毒症は，たいてい可逆性である．しかし場合によっては，利尿薬投与によって肝腎症候群をきたすことがある．腹水のある肝硬変患者に利尿薬を使用したときに，血清 K 濃度が変化することがよくある．肝硬変に関連し，二次性のアルドステロン症や体内総 K 量低下が頻繁に起こる[214]ので，カリウム保持性利尿薬を併用しなければ，近位から遠位ネフロンの K 分泌部より近位で作用するいかなる利尿薬でも，重大な低カリウム血症を引き起こすことがある．利尿薬治療と肝性脳症の間に，時間的な関係が認められることが多かったため，Gabuzda と Hall[215]は，低カリウム血症による腎臓のアンモニア産生の亢進が，肝性脳症を引き起こしているという仮説を唱えた．肝硬変患者に利尿薬を使用することは危険性をはらむ可能性があるため，腹水の治療時には下記に示す一般的な原則が推奨される．

1．毎日の体重測定や，臨床上や生化学的なモニタリングを注意深く行うことが必須である．
2．利尿薬治療を行う前に，肝臓と腎臓の機能が安定していることを確認すること．
3．利尿薬治療を行う前に，安静 Na 摂取制限を行い浮腫や腹水の排泄を促すこと．保存的治療のみで 5 ～ 15％の肝硬変患者で利尿がつくためである．
4．腹水と末梢の浮腫両方をもつ患者では，1 日（0.45 ～ 0.9 kg；1 ～ 2 ポンド）の体重減少を，腹水のみで末梢の浮腫がない患者では，1 日（0.225 ～ 0.45 kg；0.5 ～ 1 ポンド）の体重減少を目指すこと．
5．利尿薬による合併症が最小で，患者の満足度が最大となるところに治療の目標を設定・維持すること．時には，利尿薬使用量増加や少量の腹水残存という犠牲を払っても，Na 制限の自由度をわずかに緩めることが必要となる患者もいる．

利尿薬を腹水の治療に推奨する処方計画を以下に示す．

1．Na 制限（20 ～ 40 mEq/日）．
2．3 ～ 4 日間利尿がなければ，最初に spironolactone を追加する（尿中 Na 濃度を測定し，Na 利尿が生じるまで，3 ～ 5 日ごとに 100 mg/日増量する）．この治療では，患者の 40 ～ 60％で利尿がつく．
3．400 mg/日の spironolactone を使用しても利尿が得られなければ，hydrochlorothiazide（50 ～ 200 mg/日）や，furosemide（20 ～ 80 mg/日）を追加する．spironolactone 400 mg/日と furosemide 160 mg/日を使用しても反応がない場合は，肝硬変における利尿薬耐性と定義される（訳注：日本における spironolactone の使用量は添付文書上では 50 ～ 100 mg/日となっている）．
4．経口摂取量や肝機能・腎機能について再評価し，低下がないことを確認したうえで，上の処方で利尿が得られない場合は，furosemide を増量してもよい．

Gregory ら[133]は，上記と同様のプロトコールを用いて，肝硬変患者に利尿薬治療が安全かつ有効に行うことができることを示したことは注目すべきである．近年，腹水のある肝硬変患者で，多量の腹水穿刺（4 ～ 6 L/日）の繰り返しが，速効性かつ安全な治療であるということを，多くの研究者が示している[216～221]．その後に利尿薬投与を行うと，薬物に反応性のある患者では，腹水の再貯留を予防できる．興味深いことに，急激で大量の腹水穿刺は危険性があるという従来の概念に反し，静脈内に albumin を投与しながらの腹水穿刺（8 g/L の腹水抜去）による腹水の除去は，腎機能および直接的（血漿流量，心拍出量あるいは末梢血管抵抗測定による），あるいは間接的（血漿レニン活性，血漿ノルエピネフリンおよび血漿 AVP 濃度測定による）方法で評価した血行動態を変化させなかった．

表 2.5　ネフローゼ性浮腫の治療

原疾患の治療
保存的治療法
食事療法〔蛋白補充（訳注：現在は一般的に推奨されない），塩分制限，水制限〕
物理的治療（臥床，下肢挙上）
利尿薬治療
薬理学的な治療
albumin 投与
首まで水につかること
その他〔ACE 阻害，蛋白摂取増加（訳注：最近では推奨されない）〕

3) ネフローゼ症候群

ネフローゼ性浮腫の治療に関する，一般的なアプローチを**表 2.5** に示した．指摘したように，ネフローゼ症候群の患者は，特に遠位ネフロンに作用する利尿薬に反応性がよい場合がある．遠位作用性のカリウム保持性利尿薬も，予想される低カリウム血症の治療に役立つことが証明されている．これらの患者は，ミネラルコルチコイドアンタゴニストにも反応する．

V 謝　辞

本章で報告されている研究の一部は，NIH の General Clinical Research Centers Program of the Division of Research Resources からの United States Public Health Services Research Grant MO1-RR00051 による援助を受けた．

（訳　高野秀樹，吉田泰子）

文　献

1. Schrier RW. Pathogenesis of sodium and water retention in high-output and low-output cardiac failure, nephrotic syndrome, cirrhosis, and pregnancy. *N Engl J Med*. 1988;319:1065.
2. Schrier RW. Body fluid volume regulation in health and disease: a unifying hypothesis. *Ann Intern Med*. 1990;113:155.
3. Schrier RW. A unifying hypothesis of body fluid volume regulation: the Lilly Lecture 1992. *J R Coll Physicians Lond*. 1992;26:295.
4. Schrier RW. An odyssey into the milieu interieur: pondering the enigmas. *J Am Soc Nephrol*. 1992;2:1549.
5. Schrier RW, Gurevich AK, Cadnapaphornchai MA. Pathogenesis and management of sodium and water retention in cardiac failure and cirrhosis. *Semin Nephrol*. 2001;21:157–172.
6. Abraham W, Schrier RW. Heart disease and the kidney. In: Schrier RW, ed. *Diseases of the Kidney and Urinary Tract*. 8th ed. Philadelphia, PA: Lippincott Williams & Wilkins; 2006:2159–2178.
7. Gines P, Cardenas A, Schrier RW. Liver disease and the kidney. In: Schrier RW, ed. *Diseases of the Kidney and Urinary Tract*. 8th ed. Philadelphia, PA: Lippincott Williams & Wilkins; 2006:2179–2205.
8. Schrier RW, Abraham W. The nephrotic syndrome. In: Schrier RW, ed. *Diseases of the Kidney and Urinary Tract*. 8th ed. Philadelphia, PA: Lippincott Williams & Wilkins; 2006:2206–2213.
9. Verney EB. Croonian lecture: the anti-diuretic hormone and the factors which determine its release. *Proc R Soc Lond (Biol)*. 1947;135:25.
10. Starling EH. On the absorption of fluid from the connective tissue spaces. *J Physiol (Lond)*. 1896;19:312.
11. Peters JP. The role of sodium in the production of edema. *N Engl J Med*. 1948;239:353.
12. Borst JGG, deVries LA. Three types of "natural" diuresis. *Lancet*. 1950;2:1.
13. Sato F, Kamoi K, Wakiya Y, et al. Relationship between plasma atrial natriuretic peptide levels and atrial pressure in man. *J Endocrinol Metab*. 1986;63:823.
14. de Torrente A, Robertson GL, McDonald KM, et al. Mechanism of diuretic response to increased left atrial pressure in the anesthetized dog. *Kidney Int*. 1975;8:355.
15. Goetz KL, Bond GC, Bloxham DD. Atrial receptors and renal function. *Physiol Rev*. 1975;55:157.
16. Zucker IH, Earle AM, Gilmore JP. The mechanism of adaptation of left atrial stretch receptors in dogs with chronic congestive heart failure. *J Clin Invest*. 1977;60:323.
17. Epstein FH, Post RS, McDowell M. Effects of an arteriovenous fistula on renal hemodynamics and electrolyte excretion. *J Clin Invest*. 1953;32:233.
18. Pearce JW, Sonnenberg H. Effects of spinal section and renal denervation on the renal response to blood volume expansion. *Can J Physiol Pharmacol*. 1965;43:211.
19. Schrier RW, Humphreys MH. Factors involved in the antinatriuretic effects of acute constriction of the thoracic and abdominal inferior vena cava. *Circ Res*. 1971;29:479.
20. Schrier RW, Humphreys MH, Ufferman RC. Role of cardiac output and autonomic nervous system in the antinatriuretic response to acute constricting of the thoracic superior vena cava. *Circ Res*. 1971;29:490.
21. Guyton A, Scanlon CJ, Armstrong GG. Effects of pressoreceptor reflex and Cushing's reflex on urinary output. *Fed Proc*. 1952;11:61.
22. Schrier RW, Berl T, Anderson RJ. Osmotic and non-osmotic control of vasopressin release. *Am J Physiol*. 1979;236:F321–F322.
23. Davis JO. The control of renin release. *Am J Med*. 1973;55:333.
24. Epstein FH, Goodyer AVN, Lawrason FD, et al. Studies of the antidiuresis of quiet standing: the importance of changes in plasma volume and glomerular filtration rate. *J Clin Invest*. 1951;30:63.
25. Gauer OH, Henry JP. Circulating basis of fluid volume control. *Physiol Rev*. 1963;43:423.
26. Smith HW. Salt and water volume receptors: an exercise in physiologic apologetics. *Am J Med*. 1957;23:623.
27. Murdaugh HV Jr, Sieker HO, Manfredi F. Effect of altered intrathoracic pressure on renal hemodynamics, electrolyte excretion and water clearance. *J Clin Invest*. 1959;38:834.
28. Hulet WH, Smith HH. Postural natriuresis and

urine osmotic concentration in hydropenic subjects. *Am J Med.* 1961;30:8.
29. Gauer OH, Henry JP, Sieker HO, et al. The effect of negative pressure breathing on urine flow. *J Clin Invest.* 1954;33:287.
30. Reinhardt HW, Kacmarczyk G, Eisele R, et al. Left atrial pressure and sodium balance in conscious dogs on a low sodium intake. *Pflugers Arch.* 1977;370:59.
31. Epstein M, Duncan DC, Fishman LM. Characterization of the natriuresis caused in normal man by immersion in water. *Clin Sci.* 1972;43:275.
32. Henry JP, Gauer OH, Reeves JL. Evidence of the atrial location of receptors influencing urine flow. *Circ Res.* 1956;4:85.
33. Currie MG, Geller DM, Cole BC, et al. Bioactive cardiac substances: potent vasorelaxant activity in mammalian atria. *Science.* 1983;221:71.
34. Atlas SA, Kleinert HD, Camargo MJ, et al. Purification, sequencing, and synthesis of natriuretic and vasoactive rat atrial peptide. *Nature.* 1984;309:717.
35. Barger AC, Yates FE, Rudolph AM. Renal hemodynamics and sodium excretion in dogs with graded valvular damage, and in congestive failure. *Am J Physiol.* 1961;200:601.
36. Zucker IH, Gorman AJ, Cornish KG, et al. Impaired atrial receptor modulation of renal nerve activity in dogs with chronic volume overload. *Cardiovasc Res.* 1985;19:411.
37. Ferguson DW, Abboud FM, Mark AL. Selective impairment of baroreceptor-mediated vasoconstrictor responses in patients with ventricular dysfunction. *Circulation.* 1984;69:451.
38. Sandoval AB, Gilbert EM, Larrabee P, et al. Hemodynamic correlates of increased cardiac adrenergic drive in the intact failing human heart. *J Am Coll Cardiol.* 1989;13:245A.
39. Sklar AH, Schrier RW. Central nervous system mediators of vasopressin release. *Physiol Rev.* 1983;63:1243.
40. Berl T, Henrich WL, Erickson AL, et al. Prostaglandins in the beta adrenergic and baroreceptor-mediated secretion on renin. *Am J Physiol.* 1979;235:F472.
41. Braunwald E, Plauth WH, Morrow AG. A method for detection and quantification of impaired sodium excretion. *Circulation.* 1965;32:223.
42. Schrier RW. Body water homeostasis: clinical disorders of urinary dilution and concentration. *J Am Soc Nephrol.* 2006;17(7):1820–1832.
43. Hope JA. *Treatise on the Diseases of the Heart and Blood Vessels.* London: William Kidd; 1832.
44. Warren JV, Stead EA. Fluid dynamics in chronic congestive heart failure: an interpretation of the mechanisms producing edema, increased plasma volume and elevated venous pressure in certain patients with prolonged congestive heart failure. *Arch Intern Med.* 1944;73:138.
45. Kilcoyne MM, Schmidt DH, Cannon PJ. Intrarenal blood flow in congestive heart failure. *Circulation.* 1973;47:786.
46. Bourdeaux R, Mandin H. Cardiac edema in dogs. II. Distribution of glomerular filtration rate and renal blood flow. *Kidney Int.* 1976;10:578.
47. Meyers BD, Deen WM, Brenner BM. Effects of norepinephrine and angiotensin II on the determinants of glomerular ultrafiltration and proximal tubule fluid reabsorption in the rat. *Circ Res.* 1975;37:101.
48. Ichikawa I, Pfeffer JM, Pfeffer MA, et al. Role of angiotensin II in the altered renal function in congestive heart failure. *Circ Res.* 1984;55:669.
49. Henrich WL, Berl T, MacDonald KM, et al. Angiotensin, renal nerves and prostaglandins in renal hemodynamics during hemorrhage. *Am J Physiol.* 1978;235:F46.
50. Bennett WM, Bagby GC, Antonovic JN, et al. Influence of volume expansion on proximal tubular sodium reabsorption in congestive heart failure. *Am Heart J.* 1973;85:55.
51. Davis D, Baily R, Zelis R. Abnormalities in systemic norepinephrine kinetics in human congestive heart failure. *Am J Physiol.* 1988;254:E760.
52. Hasking GJ, Esler MD, Jennings GL, et al. Norepinephrine spillover to plasma in patients with congestive heart failure: evidence of increased overall and cardiorenal sympathetic nervous activity. *Circulation.* 1986;73:615.
53. Abraham WT, Hensen J, Schrier RW. Elevated plasma noradrenaline concentrations in patients with low-output cardiac failure: dependence on increased noradrenaline secretion rates. *Clin Sci.* 1990;79:429.
54. Francis GS, Benedict C, Johnstone EE, et al. Comparison of neuroendocrine activation in patients with left ventricular dysfunction with and without congestive heart failure: a substudy of the studies of left ventricular dysfunction (SOLVD). *Circulation.* 1990;82:1724.
55. Leimbach WN, Wallin BG, Victor RG, et al. Direct evidence from intraneural recordings for increased sympathetic outflow in patients with heart failure. *Circulation.* 1986;73:913.
56. Cohn JN, Levine BT, Olivari MT, et al. Plasma norepinephrine as a guide to prognosis in patients with chronic congestive heart failure. *N Engl J Med.* 1984;311:819.
57. DiBona GF, Herman PJ, Sawin LL. Neural control of renal function in edema forming states. *Am J Physiol.* 1988;254:R1017.
58. Bello-Reuss E, Trevino DL, Gottschalk CW. Effect of renal sympathetic nerve stimulation on proximal water and sodium reabsorption. *J Clin Invest.* 1976;57:1104.
59. Lifschitz MD, Schrier RW. Alterations in cardiac output with chronic constriction of thoracic inferior vena cava. *Am J Physiol.* 1973;225:1364.
60. Francis GS, Goldsmith SR, Levine TB, et al. The neurohumoral axis in congestive heart failure. *Ann Intern Med.* 1984;101:370.
61. Han HJ, Park SH, Koh HJ, et al. Mechanism of regulation of Na^+ transport by angiotensin II in primary renal cells. *Kidney Int.* 2000;57:2457–2467.
62. Cohn JN, Rector TS. Prognosis of congestive heart failure and predictors of mortality. *Am J Cardiol.* 1988;62(2):25–30.
63. Liu FY, Cogan MG. Angiotensin II: a potent regulator of acidification in the rat early proximal convoluted tubule. *J Clin Invest.* 1987;80:272.
64. Abassi ZA, Kelly G, Golomb E, et al. Losartan improves the natriuretic response to ANF in rats with high-output heart failure. *J Pharmacol Exp Ther.* 1994;268:224.
65. Watkins L, Burton JA, Haber E, et al. The renin–angiotensin system in congestive failure in conscious dogs. *J Clin Invest.* 1977;57:1606.
66. Cody RJ, Covit AB, Schaer GL, et al. Sodium and

water balance in chronic congestive heart failure. *J Clin Invest.* 1986;77:1441.
67. Pierpont GL, Francis GS, Cohn JN. Effect of captopril on renal function in patients with congestive heart failure. *Br Heart J.* 1981;46:522.
68. Hensen J, Abraham WT, Durr JA, et al. Aldosterone in congestive heart failure: analysis of determinants and role in sodium retention. *Am J Nephrol.* 1991;11:441.
69. Pitt B, Zannad F, Remme WJ, et al. The effect of spironolactone on morbidity and mortality in patients with severe heart failure. Randomized Aldactone Evaluation Study Investigators. *N Engl J Med.* 1999;341:709–717.
70. van Vliet AA, Donker AJ, Nauta JJ, et al. Spironolactone in congestive heart failure refractory to high-dose loop diuretic and low-dose angiotensin-converting enzyme inhibitor. *Am J Cardiol.* 1993;71:21–28.
71. Adams KF Jr, Fonarow GC, Emerman CL, et al. Characteristics and outcomes of patients hospitalized for heart failure in the United States: rationale, design, and preliminary observations from the first 100,000 cases in the Acute Decompensated Heart Failure National Registry (ADHERE). *Am Heart J.* 2005;149:209–216.
72. Juurlink DN, Mamdani MM, Lee DS, et al. Rates of hyperkalemia after publication of the Randomized Aldactone Evaluation Study. *N Engl J Med.* 2004;351:543–551.
73. Schrier RW. Role of diminished renal function in cardiovascular mortality: marker or pathogenetic factor? *J Am Coll Cardiol.* 2006;47:1–8.
74. Szatalowicz VL, Arnold PA, Chaimovitz C, et al. Radioimmunoassay of plasma arginine vasopressin in hyponatremic patients with congestive heart failure. *N Engl J Med.* 1981;305:263.
75. Riegger GA, Niebau G, Kochsiek K. Antidiuretic hormone in congestive heart failure. *Am J Med.* 1982;72:49.
76. Pruszczynski W, Vahanian A, Ardailou R, et al. Role of antidiuretic hormone in impaired water excretion of patients with congestive heart failure. *J Clin Endocrinol Metab.* 1984;58:599.
77. Goldsmith SR, Francis GS, Cowley AW Jr. Arginine vasopressin and the renal response to water loading in congestive heart failure. *Am J Cardiol.* 1986;58:295.
78. Ishikawa S, Saito T, Okada T, et al. Effect of vasopressin antagonist on water excretion in inferior vena cava constriction. *Kidney Int.* 1986;30:49.
79. Yamamura Y, Ogawa H, Yamashita H, et al. Characterization of a novel aquaretic agent, OPC-31260, as an orally effective, nonpeptide vasopressin V_2 receptor antagonist. *Br J Pharmacol.* 1992;105:787.
80. Ohnishi A, Orita Y, Okahara R, et al. Potent aquaretic agent: a novel nonpeptide selective vasopressin 2 antagonist (OPC-31260) in men. *J Clin Invest.* 1993;92:2653.
81. Xu D-L, Martin P-Y, Ohara M, et al. Upregulation of aquaporin-2 water channel expression in chronic heart failure rat. *J Clin Invest.* 1997;99:1500–1505.
82. Nielsen S, Terris J, Andersen D, et al. Congestive heart failure in rats is associated with increased expression and targeting of aquaporin-2 water channel in collecting duct. *Proc Natl Acad Sci.* 1997;94:5450–5455.
83. Kim JK, Michel J-B, Soubrier F, et al. Arginine vasopressin gene expression in congestive heart failure. *Kidney Int.* 1988;33:270.
84. Bichet D, Kortas CK, Mattauer B, et al. Modulation of plasma and "platelet fraction" vasopressin by cardiac function in patients with severe congestive heart failure. *Kidney Int.* 1986;29:1188.
85. Dunn FL, Brennan TJ, Nelson AE, et al. The role of blood osmolality and volume in regulating vasopressin secretion in the rat. *J Clin Invest.* 1973;52:3212.
86. FDA announcement made May 20, 2009.
87. Schrier RW, Lehman D, Zacherle B, et al. Effect of furosemide on free water excretion in edematous patients with hyponatremia. *Kidney Int.* 1973;3:30.
88. Raine AEG, Erne P, Bürgisser E, et al. Atrial natriuretic peptide and atrial pressure in patients with congestive heart failure. *N Engl J Med.* 1986;315:533.
89. Mukoyama M, Nakao K, Saito Y, et al. Increased human brain natriuretic peptide in congestive heart failure. *N Engl J Med.* 1990;323:757.
90. Molina CR, Fowler MB, McCrory S, et al. Hemodynamic, renal, and endocrine effects of atrial natriuretic peptide in severe heart failure. *J Am Coll Cardiol.* 1988;12:175.
91. Hensen J, Abraham WT, Lesnefsky EJ, et al. Atrial natriuretic factor kinetic studies in patients with congestive heart failure. *Kidney Int.* 1992;42:1333.
92. Saito Y, Nakao K, Arai H, et al. Atrial natriuretic polypeptide (ANP) in human ventricle: increased gene expression of ANP in dilated cardiomyopathy. *Biochem Biophys Res Commun.* 1987;148:211.
93. Hosoda K, Nakao K, Mukoyama M, et al. Expression of brain natriuretic peptide gene in human heart: production in the ventricle. *Hypertension.* 1991;17:1152.
94. Colucci WS, Elkayam U, Horton DP, et al. Intravenous nesiritide, a natriuretic peptide, in the treatment of decompensated congestive heart failure. Nesiritide Study Group. *N Engl J Med.* 2000;343:246–253.
95. Drexler H, Hirth C, Stasch H-P, et al. Vasodilatory action of endogenous atrial natriuretic factor in a rat model of chronic heart failure as determined by monoclonal ANF antibody. *Circ Res.* 1990;66:1371.
96. Biollaz J, Nussberger J, Porchet M, et al. Four-hour infusion of synthetic atrial natriuretic peptide in normal volunteers. *Hypertension.* 1986;8:II-96.
97. Kim JK, Summer SN, Dürr J, et al. Enzymatic and binding effects of atrial natriuretic factor in glomeruli and nephrons. *Kidney Int.* 1989;35:799.
98. Lee ME, Miller WL, Edwards BS, et al. Role of endogenous atrial natriuretic factor in acute congestive heart failure. *J Clin Invest.* 1989;84:1962.
99. Cody RJ, Atlas SA, Laragh JH, et al. Atrial natriuretic factor in normal subjects and heart failure patients: plasma levels and renal, hormonal, and hemodynamic responses to peptide infusion. *J Clin Invest.* 1986;78:1362.
100. Hoffman A, Grossman E, Keiser HR. Increased plasma levels and blunted effects of brain natriuretic peptide in rats with congestive heart failure. *Am J Hypertens.* 1991;4:597.
101. Sackner-Bernstein J, Skopicki H, Aaronson K. Risk of worsening renal function with nesiritide

in patients with acutely decompensated heart failure. *Circulation*. 2005;111:14878–14891.
102. Abraham WT, Hensen J, Kim JD, et al. Atrial natriuretic peptide and urinary cyclic guanosine monophosphate in patients with congestive heart failure. *J Am Soc Nephrol*. 1992;2:697.
103. Abraham WT, Lauwaars ME, Kim JK, et al. Reversal of atrial natriuretic peptide resistance by increasing distal tubular sodium delivery in patients with decompensated cirrhosis. *Hepatology*. 1995;22:737.
104. Connelly TP, Francis GS, Williams KJ, et al. Interaction of intravenous atrial natriuretic factor with furosemide in patients with heart failure. *Am Heart J*. 1994;127:392.
105. Koepke JP, DiBona GF. Blunted natriuresis to atrial natriuretic peptide in chronic sodium-retaining disorders. *Am J Physiol*. 1987; 252:F865.
106. Dzau VJ, Packer M, Lilly LS, et al. Prostaglandins in severe congestive heart failure: relation to activation of the renin–angiotensin system and hyponatremia. *N Engl J Med*. 1984;310:347.
107. Walshe JJ, Venuto RC. Acute oliguric renal failure induced by indomethacin: possible mechanism. *Ann Intern Med*. 1979;91:47.
108. Riegger GA, Kahles HW, Elsner D, et al. Effects of acetylsalicylic acid on renal function in patients with chronic heart failure. *Am J Med*. 1991; 90:571.
109. Papper S. The role of the kidney in Laennec's cirrhosis of the liver. *Medicine*. 1958;37:299.
110. Lieberman FL, Denison EK, Reynolds TB. The relationship of plasma volume, portal hypertension, ascites, and renal sodium retention in cirrhosis: the overflow theory of ascites formation. *Ann N Y Acad Sci*. 1970;170:202.
111. Schrier RW, Arroyo V, Bernardi M, et al. Peripheral arterial vasodilation hypothesis: a proposal for the initiation of renal sodium and water retention in cirrhosis. *Hepatology*. 1988;8:1151.
112. Rahman SN, Abraham WT, Schrier RW. Peripheral arterial vasodilation hypothesis in cirrhosis. *Gastroenterol Int*. 1992;5:192.
113. Vallance P, Moncada S. Hyperdynamic circulation in cirrhosis: a role for nitric oxide? *Lancet*. 1991; 337:776.
114. Guarner C, Soriano G, Tomas A, et al. Increased serum nitrite and nitrate levels in patients with cirrhosis: relationship to endotoxemia. *Hepatology*. 1993;18:1139.
115. Niederberger M, Ginès P, Tsai P, et al. Increased aortic cyclic guanosine monophosphate concentration in experimental cirrhosis in rats: evidence for a role of nitric oxide in the pathogenesis of arterial vasodilation in cirrhosis. *Hepatology*. 1995; 250:1625.
116. Niederberger M, Martin PY, Ginès P, et al. Normalization of nitric oxide production corrects arterial vasodilation and hyperdynamic circulation in cirrhotic rats. *Gastroenterology*. 1995; 109:1624.
117. Miyase S, Fujiyama S, Chikazawa H, et al. Atrial natriuretic peptide in liver cirrhosis with mild ascites. *Gastroenterol Jpn*. 1990;25:356.
118. Martin P-Y, Ohara M, Gines P, et al. Nitric oxide synthase inhibition for one week improves renal sodium and water excretion in cirrhotic rats with ascites. *J Clin Invest*. 1998; 101:235–242.
119. Albillos A, Rossi I, Cacho G, et al. Enhanced endothelium-derived vasodilation in patients with cirrhosis. *Am J Physiol*. 1995;268:G459.
120. Leehey DJ, Gollapudi P, Deakin A, et al. Naloxone increases water and electrolyte excretion after water loading in patients with cirrhosis and ascites. *J Lab Clin Med*. 1991;118:484.
121. Bichet DG, Groves RM, Schrier RW. Mechanisms of improvement of water and sodium excretion by enhancement of central hemodynamics in decompensated cirrhotic patients. *Kidney Int*. 1983;24:788.
122. Laragh JH, Cannon PJ, Bentzel CJ, et al. Angiotensin II, norepinephrine and renal transport of electrolytes and water in normal man and in cirrhosis with ascites. *J Clin Invest*. 1963;42:1179.
123. Bank N, Aynedijian HS. A micropuncture study of renal salt and water retention in chronic bile duct obstruction. *J Clin Invest*. 1975;55:994.
124. Chaimovitz C, Szylman P, Alroy G, et al. Mechanism of increased renal tubular sodium reabsorption in cirrhosis. *Am J Med*. 1972;52:198.
125. Schubert J, Puschett J, Goldberg M. The renal mechanisms of sodium reabsorption in cirrhosis [abstract]. *Am Soc Nephrol*. 1969;3:58A.
126. Levy M. Sodium retention and ascites formation in dogs with experimental portal cirrhosis. *Am J Physiol*. 1977;233:F575.
127. Lopez-Novoa JM, Rengel MA, Rodicio JL, et al. A micropuncture study of salt and water retention in chronic experimental cirrhosis. *Am J Physiol*. 1977;232:F315.
128. Nicholls KM, Shapiro MD, Van Putten VJ, et al. Elevated plasma norepinephrine concentrations in decompensated cirrhosis. *Circ Res*. 1985; 56:457.
129. Floras JS, Legault L, Morali GA, et al. Increased sympathetic outflow in cirrhosis and ascites: direct evidence from intraneural recordings. *Ann Intern Med*. 1991;114:373.
130. Ring-Larsen H, Hesse B, Henriksen JH, et al. Sympathetic nervous activity and renal and systemic hemodynamics in cirrhosis: plasma norepinephrine concentration, hepatic extraction and renal release. *Hepatology*. 1982;2:304.
131. Bichet DG, Van Putten VJ, Schrier RW. Potential role of increased sympathetic activity in impaired sodium and water excretion in cirrhosis. *N Engl J Med*. 1982;307:1552.
132. Ring-Larsen H, Henriksen JG, Christensen NJ. Increased sympathetic activity in cirrhosis. *N Engl J Med*. 1983;308:1029.
133. Gregory PB, Broekelschen PH, Hill MD, et al. Complications of diuresis in the alcoholic patient with ascites: a controlled trial. *Gastroenterology*. 1977;73:534.
134. Arroyo V, Rodes J, Guiterrez-Lizarrage MA, et al. Prognostic value of spontaneous hyponatremia in cirrhosis with ascites. *Dig Dis*. 1976;21:249.
135. Birchard WH, Prout TE, Williams TF, et al. Diuretic responses to oral and intravenous waterloads in patients with hepatic cirrhosis. *J Lab Clin Med*. 1956;48:26.
136. Vlachecevic ZR, Adham NF, Zick H, et al. Renal effects of acute expansion of plasma volume in cirrhosis. *N Engl J Med*. 1965;272:387.
137. Yamahiro HS, Reynolds TB. Effects of ascitic fluid infusion on sodium excretion blood volume and creatinine clearance in cirrhosis. *Gastroenterology*. 1961;40:497.

138. Bichet D, Szatalowicz VL, Chaimovitz C, et al. Role of vasopressin in abnormal water excretion in cirrhotic patients. *Ann Intern Med.* 1982; 96:413.
139. Shapiro MD, Nicholls KM, Groves BM, et al. Interrelationship between cardiac output and vascular resistance as determinants of effective arterial blood volume in cirrhotic patients. *Kidney Int.* 1985;28:206.
140. Claria J, Jimenez W, Arroyo V, et al. Blockade of the hydroosmotic effect of vasopressin normalizes water excretion in cirrhotic rats. *Gastroenterology.* 1989;97:1294.
141. Tsuboi Y, Ishikawa SE, Fujisawa G, et al. Therapeutic efficacy of the nonpeptide AVP antagonist OPC-31260 in cirrhotic rats. *Kidney Int.* 1994; 46:237.
142. Fujita N, Ishikawa S, Sasaki S, et al. Role of water channel AQP-CD in water retention in SIADH and cirrhotic rats. *Am J Physiol.* 1995;269:F926.
143. Gerbes AL, Gulberg V, Gines P, et al.; VPA Study Group. Therapy of hyponatremia in cirrhosis with a vasopressin receptor antagonist: a randomized double-blind multicenter trial. *Gastroenterology.* 2003;124(4):933–939.
144. Schrier RW, Gross P, Gheorghiade M, et al. for the SALT Investigators: Tolvaptan, a selective oral vasopressin V_2-receptor antagonist, for hyponatremia. *N Engl J Med.* 2006;355(20):2099–2112.
145. Schrier RW, Better OS. Pathogenesis of ascites formation: mechanism of impaired aldosterone escape in cirrhosis. *Eur J Gastroenterol Hepatol.* 1991;3:721.
146. Skorecki KL, Leung WM, Campbell P, et al. Role of atrial natriuretic peptide in the natriuretic response to central volume expansion induced by head-out water immersion in sodium-retaining cirrhotic subjects. *Am J Med.* 1988;85:375.
147. Koepke JP, Jones S, DiBona GF. Renal nerves mediate blunted natriuresis to atrial natriuretic peptide in cirrhotic rats. *Am J Physiol.* 1987;252: R1019.
148. Zambraski EJ, Dunn MJ. Importance of renal prostaglandins in control of renal function after chronic ligation of the common bile duct in dogs. *J Lab Clin Med.* 1984;103:549.
149. Arroyo V, Planas R, Gaya J, et al. Sympathetic nervous activity, renin–angiotensin system and renal excretion of prostaglandin E2 in cirrhosis: relationship to functional renal failure and sodium and water excretion. *Eur J Clin Invest.* 1983; 13:271.
150. Boyer TD, Zia P, Reynolds TB. Effect of indomethacin and prostaglandin A1 on renal function and plasma renin activity in alcoholic liver disease. *Gastroenterology.* 1979;77:215.
151. Wong F, Massie D, Hsu P, et al. Indomethacin-induced renal dysfunction in patients with well-compensated cirrhosis. *Gastroenterology.* 1993;104:869.
152. Schrier RW, Fassett RG. A critique of the overfill hypothesis of sodium and water retention in the nephrotic syndrome. *Kidney Int.* 1998;53: 1111–1117.
153. Usberti M, Gazzotti RM, Poiesi C, et al. Considerations on the sodium retention in nephrotic syndrome. *Am J Nephrol.* 1995;15:38.
154. Rahman SN, Abraham WT, Van Putten VJ, et al. Increased norepinephrine secretion in patients with the nephrotic syndrome and normal glomerular filtration rates: evidence for primary sympathetic activation. *Am J Nephrol.* 1993; 13:266.
155. Geers AB, Koomans HA, Boer P, et al. Plasma and blood volumes in the nephrotic syndrome. *Nephron.* 1984;38:170.
156. Meltzer JI, Keim HJ, Laragh JH, et al. Nephrotic syndrome: vasoconstriction and hypervolemic types indication by renin–sodium profiling. *Ann Intern Med.* 1979;91:688.
157. Keller H, Noseda G, Morell A, et al. Analbuminemia. *Minerva Med.* 1972;63:1296.
158. Barnett HL, Forman CW, McNamara H, et al. The effect of adrenocorticotrophic hormone on children with the nephrotic syndrome. II. Physiologic observations on discrete kidney functions and plasma volume. *J Clin Invest.* 1951;30:227.
159. Bernard DB, Alexander EA, Couser WG, et al. Renal sodium retention during volume expansion in experimental nephrotic syndrome. *Kidney Int.* 1978;14:478.
160. Kuroda S, Aynedjian HS, Bank NA. A micropuncture study of renal sodium retention in nephrotic syndrome in rats: evidence for increased resistance to tubular fluid flow. *Kidney Int.* 1979; 16:561.
161. Grausz H, Lieberman R, Earley LE. Effect of plasma albumin on sodium reabsorption in patients with nephrotic syndrome. *Kidney Int.* 1972;1:47.
162. Usberti M, Federico S, Cianciaruso B, et al. Relationship between serum albumin concentration and tubular reabsorption of glucose in renal disease. *Kidney Int.* 1979;16:546.
163. Tobian L, Perry S, Mork J. The relationship of the juxtaglomerular apparatus to sodium retention in experimental nephrosis. *Ann Intern Med.* 1962;57:382.
164. Kalant N, Gupta DD, Despointes R, et al. Mechanisms of edema in experimental nephrosis. *Am J Physiol.* 1962;202:91.
165. Ichikawa I, Rennke HG, Hoyer JR, et al. Role for intrarenal mechanisms in the impaired salt excretion of experimental nephrotic syndrome. *J Clin Invest.* 1983;71:91.
166. Brown EA, Markandu ND, Sagnella GA, et al. Evidence that some mechanism other than the renin system causes sodium retention in nephrotic syndrome. *Lancet.* 1982;2:1237.
167. Shapiro MD, Hasbergen J, Cosby R, et al. Role of aldosterone in the Na retention of patients with nephrotic syndrome. *Am J Kidney Dis.* 1986;8:81.
168. Hisanaga S, Yamamoto Y, Kida O, et al. Plasma concentration and renal effect of human atrial natriuretic peptide in nephrotic syndrome. *Jpn J Nephrol.* 1989;31:661.
169. Yokota N, Yamamoto Y, Iemura F, et al. Increased plasma levels and effects of brain natriuretic peptide in experimental nephrosis. *Nephron.* 1993; 65:454.
170. Perico N, Remuzzi G. Renal handling of sodium in the nephrotic syndrome. *Am J Nephrol.* 1993; 13:413.
171. Abassi Z, Shuranyi E, Better OS, et al. Effect of atrial natriuretic factor on renal cGMP production in rats with adriamycin-induced nephrotic syndrome. *J Am Soc Nephrol.* 1992;2:1538.
172. Kleinknecht C, Broyer M, Gubler MC, et al. Irre-

versible renal failure after indomethacin in steroid resistant nephrosis. *N Engl J Med.* 1980;302:691.
173. Dorhout-Mees EJ, Roos JC, Boer P, et al. Observations on edema formation in the nephrotic syndrome in adults with minimal lesions. *Am J Med.* 1979;67:378.
174. Pedersen EB, Danielsen H, Madsen M, et al. Defective renal water excretion in nephrotic syndrome: the relationship between renal water excretion and kidney function, arginine-vasopressin, angiotensin II and aldosterone in plasma before and after water loading. *Eur J Clin Invest.* 1985;15:24.
175. Gur A, Adefuin PY, Siegel NJ, et al. A study of the renal handling of water in lipoid nephrosis. *Pediatr Res.* 1976;10:197.
176. Krishna GG, Danovitch GM. Effects of water immersion on renal function in the nephrotic syndrome. *Kidney Int.* 1982;21:395.
177. Berlyne GM, Sutton J, Brown C, et al. Renal salt and water handling in water immersion in the nephrotic syndrome. *Clin Sci.* 1981;61:605.
178. Rascher W, Tulassay T, Seyberth HW, et al. Diuretic and hormonal responses to head-out water immersion in nephrotic syndrome. *J Pediatr.* 1986;109:609.
179. Tulassay T, Rascher W, Lang RE, et al. Atrial natriuretic peptide and other vasoactive hormones in nephrotic syndrome. *Kidney Int.* 1987;31:1391.
180. Usberti M, Federico C, Meccariello S, et al. Role of plasma vasopressin in the impairment of water excretion in nephrotic syndrome. *Kidney Int.* 1984;25:422.
181. Shapiro MD, Nicholls KM, Groves R, et al. Role of glomerular filtration rate in the impaired sodium and water excretion of patients with the nephrotic syndrome. *Am J Kidney Dis.* 1986;8:81.
182. Konstam MA, Dracup K, Baker DW, et al. *Heart Failure: Evaluation and Care of Patients with Left-ventricular Systolic Dysfunction.* Rockville, MD: Agency for Health Care Policy and Research; 1994. Clinical Practice Guideline Number 11.
183. Hooper J Jr, Ryan P, Lee JC, et al. Lipoid nephrosis in 31 adult patients: renal biopsy study by light, electron, and fluorescence microscopy with experience in treatment. *Medicine (Baltimore).* 1970;49:321.
184. Taguma Y, Kitamoto Y, Futaki G, et al. Effect of captopril on heavy proteinuria in azotemic diabetics. *N Engl J Med.* 1985;313:1617.
185. Bjorck S, Nyberg G, Mulec H, et al. Beneficial effects of angiotensin converting enzyme inhibition on renal function in patients with diabetic nephropathy. *Br Med J.* 1986;293:471.
186. Gansevoort RT, De Zeeuw D, De Jong PE. Is the antiproteinuric effect of ACE inhibition mediated by interference in the renin–angiotensin system? *Kidney Int.* 1994;45:861.
187. Morgan T, Berliner RW. A study by continuous microperfusion of water and electrolyte movements in the loop of Henle and distal tubule of the rat. *Nephron.* 1969;6:388.
188. Szatalowicz VL, Miller PD, Lacher J, et al. Comparative effects of diuretics on renal water excretion in hyponatremic edematous disorders. *Clin Sci.* 1982;62:235.
189. Birtch AG, Zakheim RM, Jones LG, et al. Redistribution of renal blood flow produced by furosemide and ethacrynic acid. *Circ Res.* 1967; 21:869.
190. Giebisch G. Renal potassium excretion. In: Rouiller C, Muller AF, eds. *The Kidney: Morphology, Biochemistry, Physiology.* New York: Academic Press; 1971:329.
191. Forrest JN, Cox M, Hong C, et al. Demeclocycline versus lithium for inappropriate secretion of antidiuretic hormone. *N Engl J Med.* 1978;298:173.
192. Miller PD, Linas SL, Schrier RW: Plasma demeclocycline levels and nephrotoxicity. Correlation in hyponatremic cirrhotic patients. *JAMA.* 1980; 243:2513–2515.
193. Schrier RW. The sea within us: disorders of body water homeostasis. *Curr Opin Invest Drugs.* 2007; 8(4):304–311.
194. Dikshit K, Vyden JK, Forrester JS, et al. Renal and extrarenal hemodynamic effects of furosemide in congestive heart failure after acute myocardial infarction. *N Engl J Med.* 1973;288:1087.
195. Johnston GD, Hiatt WR, Nies AS, et al. Factors modifying the early nondiuretic vascular effects of furosemide in man. *Circ Res.* 1983;53:630.
196. Francis GS, Siegel RM, Goldsmith SR, et al. Acute vasoconstrictor response to intravenous furosemide in patients with chronic congestive heart failure. *Ann Intern Med.* 1985;103:1.
197. Ikram H, Chan W, Espiner EA, et al. Haemodynamic and hormone responses to acute and chronic furosemide therapy in congestive heart failure. *Clin Sci.* 1980;59:443.
198. Bayliss J, Norell M, Canepa-Anson R, et al. Untreated heart failure: clinical and neuroendocrine effects of introducing diuretics. *Br Heart J.* 1987;57:17.
199. Fett DL, Cavero PG, Burnett JC. Atrial natriuretic factor modulates the renal and endocrine actions of furosemide in experimental acute congestive heart failure. *J Am Soc Nephrol.* 1993;4:162.
200. Kaojarern S, Day B, Brater DC. The time course of delivery of furosemide into the urine: an independent determinant of overall response. *Kidney Int.* 1982;22:69.
201. Lahav M, Regev A, Ra'anani P, et al. Intermittent administration of furosemide vs continuous infusion preceded by a loading dose for congestive heart failure. *Chest.* 1992;102:725.
202. Van Meyel JJM, Smits P, Russel FGM, et al. Diuretic efficiency of furosemide during continuous administration versus bolus injection in healthy volunteers. *Clin Pharmacol Ther.* 1992; 51:440.
203. Vargo DL, Kramer WG, Black PK, et al. Bioavailability, pharmacokinetics, and pharmacodynamics of torsemide and furosemide in patients with congestive heart failure. *Clin Pharmacol Ther.* 1995; 57(6):601–609.
204. Gabow PA, Moore S, Schrier RW. Spironolactone induced hyperchloremia acidosis in cirrhosis. *Ann Intern Med.* 1979;90:338.
205. Brickman AS, Massry SG, Coburn JW. Changes in serum and urinary calcium during treatment with hydrochlorothiazide: studies on mechanisms. *J Clin Invest.* 1972;51:945.
206. Reilly RF, Ellison DH. Mammalian distal tubule: physiology, pathophysiology, and molecular anatomy. *Physiol Rev.* 2000;80(1):277–313.
207. Gabow PA, Hanson T, Popovtzer M, et al. Furosemide-induced reduction in ionized calcium in hypoparathyroid patients. *Ann Intern*

Med. 1977;86:579.

208. Favere L, Glasson P, Reonad A, et al. Interacting diuretics and nonsteroidal antiinflammatory drugs in man. *Clin Sci.* 1983;64:407.
209. Lyons H, Pinn VW, Cortell S, et al. Allergic interstitial nephritis causing reversible renal failure in four patients with idiopathic nephrotic syndrome. *N Engl J Med.* 1973;288:124.
210. Abdallah JG, Schrier RW, Edelstein C, et al. Loop diuretic infusion increases thiazide-sensitive Na(+)/Cl(−)-cotransporter abundance: role of aldosterone. *J Am Soc Nephrol.* 2001;12: 1335–1341.
211. Stampfer M, Epstein SE, Beiser GD, et al. Hemodynamic effects of diuresis at rest and during intense upright exercise in patients with impaired cardiac function. *Circulation.* 1968;37:900.
212. Sherlock S. Ascites formation in cirrhosis and its management. *Scand J Gastroenterol Suppl.* 1970;7:9.
213. Shear L, Ching S, Gauzda GJ. Compartmentalization of ascites and edema in patients with hepatic cirrhosis. *N Engl J Med.* 1970;282:1391.
214. Rosoff L, Zia P, Reynolds T, et al. Studies of renin and aldosterone in cirrhotic patients with ascites. *Gastroenterology.* 1975;69:698.
215. Gabuzda GJ, Hall PW III. Relation of potassium depletion to renal ammonium metabolism and hepatic coma. *Medicine.* 1966;45:481.
216. Ginès P, Arroyo V, Quintero E, et al. Comparison between paracentesis and diuretics in the treatment of cirrhotics with tense ascites. *Gastroenterology.* 1987;93:234.
217. Ginès P, Tito LI, Arroyo V, et al. Randomized comparative study of therapeutic paracentesis with and without intravenous albumin in cirrhosis. *Gastroenterology.* 1988;94:1493.
218. Quintero E, Ginès P, Arroyo V, et al. Paracentesis versus diuretics in the treatment of cirrhotics with tense ascites. *Lancet.* 1985;1:611.
219. Salerno F, Badalamenti S, Incerti P, et al. Repeated paracentesis and i.v. albumin infusion to treat "tense" ascites in cirrhotic patients: a safe alternative therapy. *J Hepatol.* 1987;5:102.
220. Tito L, Ginès P, Arroyo V, et al. Total paracentesis associated with intravenous albumin management of patients with cirrhosis and ascites. *Gastroenterology.* 1990;98:146.
221. Gines P, Schrier RW. Renal failure in cirrhosis. *N Engl J Med.* In press.

第3章 代謝性アシドーシスおよびアルカローシスの病態と治療

Shobha Ratnam, William Kaehny, Joseph I. Shapiro

酸塩基平衡の異常は臨床医学においてよくみられる現象である．それ自体が生命を脅かすほどのアシドーシスやアルカローシスはまれであるが，酸塩基平衡を詳しく評価することが，背後に隠れている病態の理解に繋がることが少なくない．しかも，これらの異常は，ごく限られた検査結果と臨床所見から病態生理を把握することを可能とする．それに従って段階的に鑑別を進めることが，臨床現場で出合う酸塩基平衡異常へのもっとも効果的な対処の仕方である．

ヒトの酸塩基平衡は通常，呼吸性排出による二酸化炭素(CO_2)分圧の調節と，腎臓での重炭酸イオン(HCO_3^-)再吸収およびプロトン(水素イオン；H^+)排出による血漿重炭酸イオン濃度($[HCO_3^-]$)の厳密な調節によって維持されている．体液のpHは動脈血二酸化炭素分圧(Pa_{CO_2})と$[HCO_3^-]$によって決まる．最初に変動するのがCO_2分圧である場合は呼吸性障害を示唆し，$[HCO_3^-]$である場合は代謝性障害を意味する[1)]．

本章ではまず，酸塩基の化学と生理学について概説し，その後，代謝性アシドーシスと代謝性アルカローシスの診断および治療に対する病態生理学的なアプローチについて述べる．

I 酸塩基の化学と生理学

酸，塩基，および緩衝剤の化学や，酸とHCO_3^-の排出に関する一般的な生理学[2, 3)]については，他の多くの文献に詳細に記してあるので，ここでは簡単にまとめるのみとする．

1. 緩衝作用

臨床的な酸塩基の化学は，緩衝の化学といえる．臨床では，酸をH^+を供給するもの，塩基をH^+を受け取るものと定義する．どのような酸(HA)も，そのH^+を供給する強さを解離定数Kを用いて次の式のように表すことができる．

$$[HA] = K_{eq} \times [H^+]\,[A^-] \tag{3.1}$$

この式を整理してlog変換すると，我々に馴染み深い次の関係式が得られる．

$$pH = pK + \log_{10}[A^-]/HA \tag{3.2}$$

緩衝作用とは，弱酸つまり，解離の弱い酸とそれに相応の陰イオン(塩基)を含む液体に，強酸(強く解離する酸)もしくは強アルカリが加えられた際に，それによるpH変化を打ち消す能力のことである．例えば，9 mLの蒸留水に，0.1 mol/LのHClを1 mL加えると，$[H^+]$は10^{-7} mol/Lから10^{-2} mol/Lに増加する．すなわち，pHは7.0から2.0に低下する．一方，pH 7で1 mol/Lのリン酸**緩衝液**($pK = 6.9$)9 mLに，0.1 mol/LのHClを1 mL加えると，HClから解離したH^+の多くは二価のリン酸イオン(HPO_4^{2-})と結合するため，HPO_4^{2-}と$H_2PO_4^-$の比率はほとんど変化せず，実際，pHはわずか0.1程度しか低下しない．水に溶解したリン酸塩により，加えた酸が**緩衝**されたのである．これは，HClから放出されるH^+と結合する物質(前述の例ではリン酸塩)によってpHが安定化された，と言い換えることもでき，そのような物質を**緩衝剤**とよぶ[4]．

Ⅱ pHを決める生化学的因子

ヒトの細胞外で起こる緩衝作用のなかでもっとも重要な役割を果たすのが重炭酸緩衝系である．蛋白質や無機リン酸も緩衝剤として働くが，重要度は低い．無機リン酸は，細胞内ではもっとも重要な緩衝剤と考えられ，重炭酸と細胞内蛋白質がこれに続く．生理学的および臨床的に病態を評価するためには，細胞外よりも細胞内pHが重要であるが[5]，^{31}P核磁気共鳴(nuclear magnetic resonance：NMR)[6]，レーザー走査型サイトメトリー(laser scanning cytometry：LSC)[7]，蛍光寿命画像測定(fluorescence lifetime imaging)[8]などの最先端技術を使用することなく，*in vivo*で細胞内pHを測定することは困難であり，当然，これを日常診療に用いることはできない．実際には，臨床現場で簡単に測定可能な指標を用いて病態を把握する方法に注目すべきであり，それが，細胞外pHである．細胞外pHを決める生化学的因子のなかで特に重要なのが重炭酸緩衝系[2]であり，血中には十分な量の炭酸脱水酵素があるため，次式のような平衡状態となっている．

$$H^+ + HCO_3^- \overset{K_{eq}}{\Leftrightarrow} H_2CO_3 \quad (3.3)$$

または

$$[H^+] = K_{eq} \times [H_2CO_3]/[HCO_3^-] \quad (3.4)$$

H_2CO_3はCO_2分圧と，定数Sによって表されるCO_2の溶解度によって決まる．したがって，前述の等式は1909年にHendersonによって以下のように書き換えられた．

$$[H^+] = K \times (S \times P_{CO_2})/[HCO_3^-] \quad (3.5)$$

さらに両辺に逆対数変換を行うと，

$$pH = pK + \log_{10}[HCO_3^-]/(S \times P_{CO_2}) \quad (3.6)$$

となり，これが1916年にHasselbalchが初めて提唱したHenderson-Hasselbalchの式である．37℃の血液では，重炭酸緩衝系のpKは6.1，CO_2の溶解係数は0.03であるので，

$$pH = 6.1 + \log_{10}[HCO_3^-]/(0.03 \times Pa_{CO_2}) \quad (3.7)$$

となる．この等式において，$[HCO_3^-]$の単位はmmol/L(もしくはmEq/L)，Pa_{CO_2}の単位はtorr(もしくはmmHg)である．この便利な式のおかげで，われわれは酸塩基平衡の異常が，分子に起因するのか(代謝性)，分母に起因するのか(呼吸性)，もしくはその両方なのか(代謝性と呼吸性の合併，もしくは混合性障害)を把握することができる(**図3.1**)[1]．

Ⅲ 全身の酸塩基代謝

ヒトの体内では無数の酵素反応が起こっており，絶え間なく続く異化と同化に伴ってH^+の増減が繰り返されている．しかし，生成されているのが酸なのか塩基なのかを知るためには単に，最初の基質と最終産物が何であるかをみればよい．そのためには，酸と塩基を“Lewis”の酸塩基として考えるとわかりやすい．すなわち，酸を「H^+を供給するもの」ではなく，「電子を受け取るもの」として捉えるのである．具体的には，物質がより陰性荷電の強いものに代謝される(例えば，ブドウ糖がEmbden-Meyerhof解糖経路によって乳酸塩に代謝される)際には，酸が生成される．反対に，物質がより陽性荷電の強いものに代謝される〔例えば，乳酸塩がトリカルボン酸(tricarboxylic acid：TCA)回路を介してCO_2とH_2Oに代謝される〕場合には，酸は消費されることになる[9]．全体

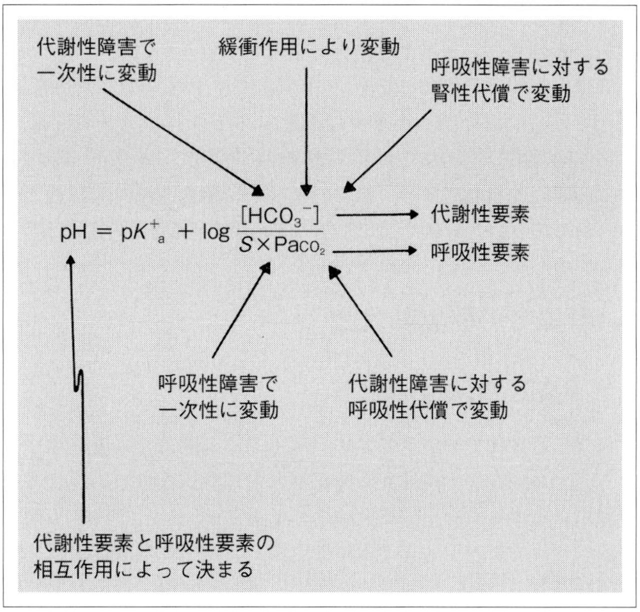

図3.1　Henderson-Hasselbalchの式により，酸塩基平衡異常と代償作用の相互関係が表される．

的な酸塩基平衡の維持に占める重炭酸緩衝系の役割は非常に大きいので，H^+の増加は体内の総HCO_3^-の減少，H^+の減少は総HCO_3^-の増加と同等であると考えて間違いない[10]．

このような酸塩基代謝の理解の仕方は，慢性腎不全患者の腹膜透析におけるアシドーシス治療に実際に応用されている．乳酸ベースの透析液（通常，約 35 mM）の pH は 6.0 と低いが，実際にはすべての乳酸塩はイオン化しており，重炭酸塩が形成されて，主に TCA 回路を介して CO_2 と H_2O に代謝されることによって酸が消費され，アシドーシスが補正されているのである[11]．

Ⅳ　腎臓からの酸の排出

1．総　論

海抜 0 m にいる成人男性の場合，腎臓の働きにより$[HCO_3^-]$は約 24 mM，肺の働きにより $Paco_2$ は約 38 torr に調節されているため，動脈血の pH は約 7.42 となる．同じ条件下にいる成人女性では，$[HCO_3^-]$が約 24 mmol/L，$Paco_2$ が約 37 torr となるため，動脈血の pH は約 7.43 である[12]．腎臓は，代謝酸の緩衝や消化管からの喪失で減少したHCO_3^-を補うため，濾過されたHCO_3^-を再吸収したり，新たなHCO_3^-を産生したりして，血漿$[HCO_3^-]$と酸塩基平衡を維持している．一般的な“西洋食”では，1 日に体重 1 kg あたり約 1 mmol の酸が産生される．酸塩基平衡を維持するためには，この負荷された酸が腎臓から排出されなければならない．腎臓での酸排出の過程を分子レベルで理解するためには，腎臓の酸塩基調節機能を，HCO_3^-の再吸収と，総酸排出量（net acid excretion：NAE）の 2 つに分けて考えるとわかりやすい[13]．

2．腎細胞のプロトン（H^+）排出機構

近年，H^+の排出にかかわる腎細胞の輸送蛋白質に関する知識は飛躍的に増加してきている．Na^+と H^+を 1：1 で交換する Na^+/H^+ 交換輸送体のほかに，Na^+を $H_2PO_4^-$とともに輸送する $Na^+/H_2PO_4^-$共輸送体や，尿細管腔へ H^+を直接汲み出す液胞型 H^+ ATPase[14～20]，Cl^-/HCO_3^-共輸送体および交換輸送体ファミリー，また“腸管の”H^+/K^+ ATPase や Na^+/K^+ ATPase など[21～24]も

非常に重要であることがわかってきた．これらの輸送蛋白質はネフロンの各部位に存在する細胞の機能に応じて，さまざまな割合で発現している．

腎臓での酸の分泌は，新しいHCO_3^-の産生のみならず濾過されたHCO_3^-の再吸収とも綿密に関連している．例えば，血液から濾過されたHCO_3^-の再吸収は，H^+の分泌もしくはNH_4^+の合成によって尿細管細胞内でつくられたHCO_3^-が，基底膜側の$Na^+(HCO_3^-)_3$共輸送体[24]もしくはCl^-/HCO_3^-交換輸送体[14,25]によって血中に輸送された際に起こる．一方，臨床的意義は不明であるが，あるネフロン分画ではHCO_3^-の分泌が起こることもある[26]．

3. 腎臓での酸塩基代謝

1) 重炭酸イオンの再吸収

血漿の糸球体での濾過に伴い，HCO_3^-は尿細管腔に入る．1分子のHCO_3^-が再吸収されるためには，1分子のH^+が上皮側から分泌されなければならない．この分泌に中心的な役割を果たすのは上皮膜に存在するNa^+/H^+交換輸送体であるが，H^+ ATPaseも関与しているかもしれない．生体の生理的レベルではHCO_3^-の再吸収は，HCO_3^-に対する**血漿閾値**（plasma threshold：PT）という観点から議論される．PTとは，すなわちHCO_3^-が尿中に漏出しはじめる[HCO_3^-]のことである．尿細管のHCO_3^-最大再吸収能（T_{max}）に基づいて考えると，糸球体濾過量（glomerular filtration rate：GFR）が100 mL/分，血漿[HCO_3^-]が24 mMの場合，濾過されたすべてのHCO_3^-を再吸収するためには，尿細管からは1分間に2.4 mmolのH^+が分泌されなければならない．つまり，尿細管でのHCO_3^-の再吸収には，莫大な量のH^+分泌が必要であるということである．HCO_3^-の再吸収は，Na^+の再吸収と綿密に連動しており，また，その他数多くの因子に影響される．HCO_3^-のT_{max}が上昇すると，HCO_3^-のPTも上昇し，反対に，HCO_3^-のT_{max}が低下すると，HCO_3^-のPTも低下する．特に，細胞外液（extracellular fluid：ECF）の増加とP_{CO_2}の低下はHCO_3^-に対するT_{max}を低下させ，一方，ECFの減少とP_{CO_2}の上昇はHCO_3^-に対するT_{max}を上昇させる．副甲状腺ホルモンは近位尿細管でのHCO_3^-再吸収を阻害し，HCO_3^-に対するT_{max}とPTを低下させる．HCO_3^-再吸収の大部分（85～90%）は近位尿細管で行われる[3]．

分泌されたH^+は，近位尿細管の刷子縁に存在する炭酸脱水酵素の働きで尿細管腔内のHCO_3^-と結合し，H_2CO_3となる．このH_2CO_3はすぐにCO_2とH_2Oに解離し，速やかに近位尿細管細胞膜を透過する．細胞内では，炭酸脱水酵素が再びH_2CO_3を合成する反応を触媒し，さらにその後，H^+とHCO_3^-に解離する．最終的に，HCO_3^-は$Na^+(HCO_3^-)_3$共輸送体やCl^-/HCO_3^-交換輸送体など，いくつかのHCO_3^-輸送蛋白質を介して細胞外へ移行する．この過程を体系的に**図3.2**に示す[27]．

2) 総酸排出量

総酸排出量（NAE）は体から失われるH^+の総量を表す．尿中に排出されたHCO_3^-がH^+と結合して相殺すると仮定すると，腎臓からのNAEは尿中に排出されたH^+の量から，尿中に排出されたHCO_3^-の量を引くことで求められる．これまで述べてきたように，尿細管腔にH^+が分泌されると，等量のHCO_3^-が基底膜側から細胞外へ輸送されるため，NAEは腎臓で新しくつくられ体内の貯蔵に加わるHCO_3^-の量と捉えることもできる．

NAEは，主に尿中に排出される滴定酸（主にリン酸塩）と非滴定酸（アンモニウム；NH_4^+）の量から求められる[13]．pHの指標としてphenolphthaleinなどの薬物を加えた尿に，色が変化するまでアルカリを加えていく滴定検査を行った場合，色の変化はリン酸緩衝系のpKよりは高く，NH_3/NH_4^+のpK（約9）よりは低い値で起こる．ここで，NAEは尿pHの影響をほとんど受けないことを理解しておく必要がある．わずか1 mmolのHClを1 Lの蒸留水に加えた場合に，その液体のpHは3（H^+の濃度が10^{-3} mol/L）となることからもわかるように，例えば尿中に緩衝剤が何も存在しない場合，pHの低い強酸性の尿は体内の酸をごくわずかしか排出できない．尿の酸性化は十分であるが，NAEは不足している，といういくつかの臨床症例については後述する．十分なNAEを確保するた

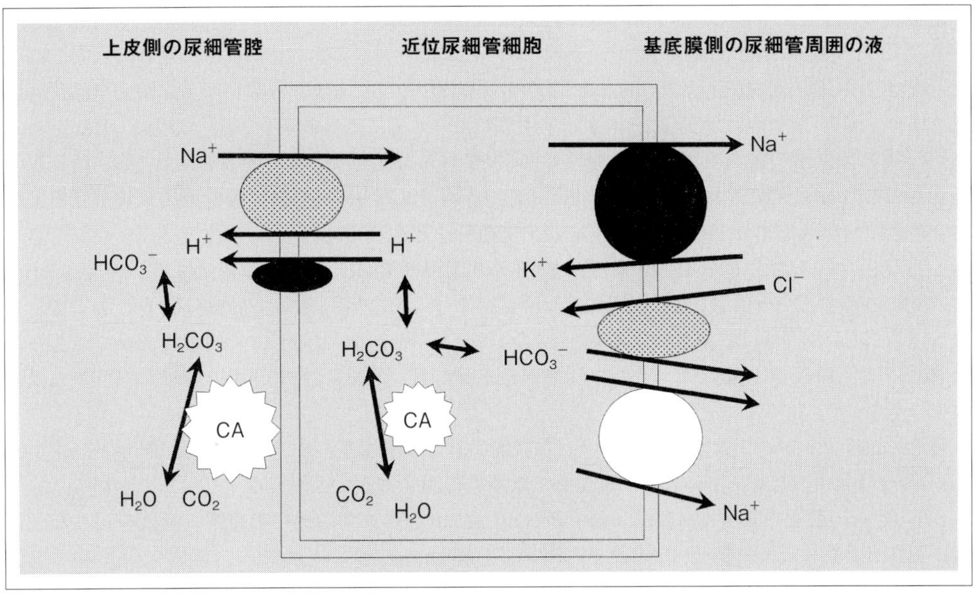

図 3.2　近位尿細管における HCO_3^- 再吸収の模式図．H^+ 分泌の２つの経路を示す．Na^+/H^+ 交換輸送体（上皮側の薄いグレーの楕円），および H^+ ATPase（上皮側の黒い楕円）．基底膜側では，Na^+/K^+ ATPase（黒い円），$Na^+(HCO_3^-)_3$ 共輸送体（白い円），HCO_3^-/Cl^- 交換輸送体（グレーの楕円）が関与する．尿細管細胞内および刷子縁に存在する炭酸脱水酵素（carbonic anhydrase：CA）の HCO_3^- の再吸収における役割も示す．

めには，NH_4^+ を合成する近位尿細管と，H^+ や NH_4^+ を分泌する遠位尿細管および集合管がいずれも，正しく機能している必要がある[27]．

遠位ネフロンからの H^+ 分泌は電気勾配の生成に関与する．この勾配は管腔内へ H^+ を送り込む作用とともに，管腔内から Na^+ を除去することによって産み出され，H^+ 分泌に有利に働く．この現象には，介在細胞の液胞型 H^+ ATPase や主細胞の H^+/K^+ ATPase に加えて，Na^+/H^+ 交換輸送体が関与している．注目すべきことは，遠位尿細管細胞基底膜側で Cl^- と HCO_3^- が交換されることが H^+ 分泌を促し，血中への HCO_3^- の供給につながっていくということである．そして最終的には，上皮細胞の膜が H^+ の逆流を確実に阻止することで電気勾配が維持される．通常の環境下では，ヒトは尿の pH を 4.4 まで下げ，尿細管腔と細胞内との H^+ 勾配を 1,000：1 にまで高めることができる．しかし，NAE の観点からは，尿の pH をいかに下げるかということよりも，NH_4^+ の分泌がより重要であり，この詳細については後述する[28]．

NAE は血漿 K 濃度やアルドステロンの働きなど，さまざまな要素の影響を受けやすい（血漿 K 濃度が上昇すると NH_4^+ の排出が減少し，血漿 K 濃度が低下すると遠位ネフロンからの H^+ 分泌が増加する）．ECF が減少すると，レニン・アンジオテンシン・アルドステロン系が活性化することにより，遠位尿細管からの酸分泌が促進される[26]．

V　アンモニウム代謝

アンモニウム（NH_4^+）の排出はこれまで，尿細管腔への受動的な輸送のみに依存していると考えられていたが，最近の研究により，腎臓でのアンモニア輸送と代謝にかかわる新たな蛋白質の存在が明らかになってきている[29]．これらの蛋白質の多くは主に H^+ や K^+ の輸送を担っているが，同時に NH_4^+ の輸送にも関与している[30]．aquaporin の役割の解明，および哺乳類の Rh 糖蛋白質の同定の２つは，現在，酸塩基平衡維持におけるアンモニア輸送についての研究のなかで，特に注目すべき分野である[29]．近位尿細管細胞では，グルタミンが脱アミノ化されて α-ケトグルタル酸（alpha ketoglutarate：αKG）と NH_4^+ が産生される．近位尿細管細胞はその後，Na^+/H^+ 交換輸送体を介して1分子の H^+ と交換に NH_4^+ を尿細管腔へ分泌する．ここで重要なことは，αKG がさらに代謝されると，新たに HCO_3^- 分子が産生されることである．したがって，1分子のグルタミンが完全に代謝された場合，NH_4^+ と HCO_3^- がそれぞれ2分子ずつつくられることになる．NH_4^+ は後に，Henle の太い上行脚で $Na^+/K^+/2Cl^-$ 共輸送体を介して K^+ の代わりに再吸収され，髄質の間質 NH_4^+ 濃度が上昇する．この NH_4^+ は，基底膜側の Na^+/K^+ ATPase を介して K^+ と交換に遠位曲尿細管細胞および集合管細胞に取り込まれ，最終的には Na^+/H^+ 交換輸送体もしくは H^+/K^+ 交換輸送体を介しておそらく H^+ の代わりに尿中に分泌される[29]．αKG の代謝由来の HCO_3^- の総産生量は最終的には NH_4^+ の排泄に依存する．仮に NH_4^+ が尿中に全く分泌されずに体循環に乗って肝臓に戻るとすると，この NH_4^+ は尿素の再生に使用され，H^+ は産生されない．実際には，αKG の代謝によってつくられた HCO_3^- は，NH_4^+ の分泌に伴って血中に取り込まれた H^+ によって中和され，酸塩基バランスに影響を与えない[29]．

慢性代謝性アシドーシスや酸負荷といった状況における酸塩基バランスの評価に際して，尿中の NH_4^+ 濃度は非常に有用であるが，日常診療では簡単に測定することができず利用しにくい[30]．しかし，Batlle らの最近の報告によれば，尿中の NH_4^+ 濃度は，後述する尿中の電解質濃度を用いた計算式により，かなり正確に推測することができる[31]．

本書で論じているのは“腎臓での”酸塩基代謝であるが，実は肝臓も大きく関与している．肝臓のグルタミン合成酵素の発現は，蛋白質の経口摂取のみならず，pH によっても制御されているようである[32〜34]．さらに重要なことに，非経口でアミノ酸を投与すると，腸管からのアミノ酸を吸収するよりも，酸の貯留を伴うことが多い[35]．

Ⅵ 酸塩基平衡の異常に対する臨床的アプローチ

1. 一般的アプローチ

酸塩基平衡の異常を的確に診断・治療するための，簡単な六段階の方法がある．この方法は，患者の病歴や身体所見，検査所見などから，医師が酸塩基平衡の異常を疑った場合に用いられることを想定している．酸塩基平衡の異常が疑われる場合，詳しい診断のための情報として血液ガス検査（pH，O_2，CO_2，算出[HCO_3^-]値）と血清生化学検査（Na^+，K^+，Cl^-，総 CO_2（[TCO_2]））が必須である．[TCO_2]は通常，静脈血中の[HCO_3^-]と溶存 CO_2 の和で表されるもので，動脈血で測定される CO_2 分圧（Pa_{CO_2}）とは区別して考えなければならない（訳注：日本では総 CO_2 は測定されないことが多い）．以下に六段階の具体的な方法について述べる．

1．pH を測定する．学生は酸塩基平衡の複雑さに混乱するせいか，この重要で簡単な最初のステップを忘れてしまうことが多い．海抜 0 m 地点での pH 7.42±0.02 を基本として，pH が大幅に低下している場合には，現在進行している主な病態はアシドーシスであることが示唆される．反対に，pH が大幅に上昇している場合には，アルカローシスが主な病態であると疑われる．

表 3.1 酸塩基平衡異常

障害の種類	pH	Pa_{CO_2}	[HCO_3^-]
代謝性アシドーシス	↓	↓[a]	↓
代謝性アルカローシス	↑	↑[a]	↑
呼吸性アシドーシス	↓	↑	↑[a]
呼吸性アルカローシス	↑	↓	↓[a]

[a] 代償性変化

表 3.2　酸塩基平衡障害の診療指針

代謝性アシドーシス	$Paco_2$(torr)の低下は，$[HCO_3^-]$(mEq/L)の変化量の 1 ～ 1.5 倍
代謝性アルカローシス	$Paco_2$(torr)の上昇は，$[HCO_3^-]$(mEq/L)の変化量の 0.25 ～ 1.0 倍
急性呼吸性アシドーシス	$[HCO_3^-]$(mEq/L)の上昇は，$Paco_2$(torr)の変化量の 0.1 倍±3
慢性呼吸性アシドーシス	$[HCO_3^-]$(mEq/L)の上昇は，$Paco_2$(torr)の変化量の 0.4 倍±4
急性呼吸性アルカローシス	$[HCO_3^-]$(mEq/L)の低下は，$Paco_2$(torr)の変化量の 0.1 ～ 0.3 倍．ただし通常，18 mEq/L 以下にはならない
慢性呼吸性アルカローシス	$[HCO_3^-]$(mEq/L)の低下は，$Paco_2$(torr)の変化量の 0.2 ～ 0.5 倍．ただし通常，14 mEq/L 以下にはならない

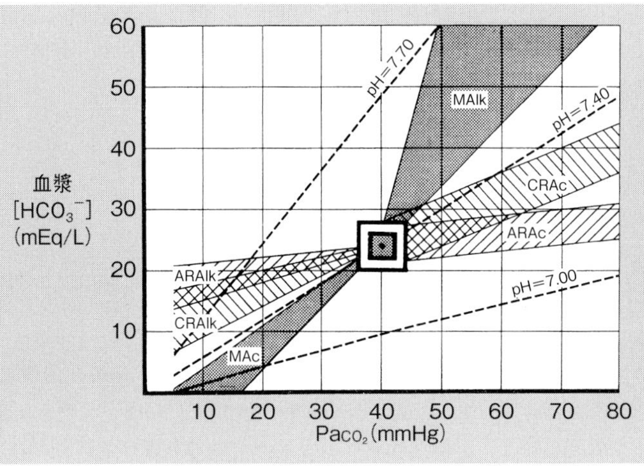

図 3.3　表 3.2 をもとに作成した酸塩基平衡モノグラム．$[HCO_3^-]$と $Paco_2$ の値から，酸塩基平衡状態とその代償反応を評価することができる．MAlk：代謝性アルカローシス，MAc：代謝性アシドーシス，CRAc：慢性呼吸性アシドーシス，CRAlk：慢性呼吸性アルカローシス，ARAc：急性呼吸性アシドーシス，ARAlk：急性呼吸性アルカローシス．

2．$Paco_2$ と$[HCO_3^-]$の基準値からの解離の方向性を調べる．pH が酸性で$[HCO_3^-]$が減少している場合は代謝性アシドーシス，pH がアルカリ性で$[HCO_3^-]$が増加している場合は代謝性アルカローシスが存在している．

3．代償作用を評価する．単純な(適正な代償がなされている)酸塩基平衡障害なのか，混合性酸塩基平衡障害なのか？　代償作用により，代謝性アシドーシスでは $Paco_2$ は低下し，反対に代謝性アルカローシスでは $Paco_2$ が上昇するはずである(**表 3.1**)．適切な代償反応の大まかな目安は**表 3.2** に示すとおりであり，これをグラフとして表したものが**図 3.3** である．代謝性障害に対する呼吸性代償が不十分である場合，これは同時に呼吸性の酸塩基平衡異常も存在していることを示唆している．どのような酸塩基平衡異常の場合にも，それに対する代償反応のみで pH が正常化することは決してないことを覚えておかなければならない．

4．血清アニオンギャップ(serum anion gap：SAG)を計算する．SAG については本章の後半で詳しく述べる．SAG を計算することにより，代謝性アシドーシスとアルカローシスが合併しているか否かの判断とともに，代謝性アシドーシスの鑑別診断も可能である．

5．酸塩基平衡異常をきたしている原因を検索する．酸塩基平衡異常は，根本に存在する病態の1つの表現形にすぎない．酸塩基平衡異常の病態生理学的な性質がわかれば，原因となっている病態もおのずと明らかになることが多い．

6．適切な治療を決定する．酸塩基平衡異常そのものを補正する必要があるケースもなかにはあるが，どのような場合にも，酸塩基平衡異常をきたしている原因に対して治療を行うことがもっとも有益である．

Ⅶ 代謝性アシドーシス

1. 定義と原因

代謝性アシドーシスは，一次性の[HCO_3^-]減少を伴うことを特徴とし，その原因として以下に述べる3つの状況が想定される．ⅰすなわち，HCO_3^-によって緩衝される強酸の負荷(HCO_3^-の消費)，ⅱ消化管もしくは腎臓からのHCO_3^-の喪失，ⅲ HCO_3^-を含まない輸液の急速な投与(希釈性アシドーシス)．HCO_3^-が喪失もしくは希釈された場合は新たな有機アニオンの産生は起こらず，代わりに血清中のCl^-濃度が増加して電気的中性が維持される．したがって，このようなアシドーシスは，高塩素血症性アシドーシスもしくはアニオンギャップの増加しない代謝性アシドーシスとよばれる．一方，有機酸がHCO_3^-によって緩衝される場合，ECFおよび血清中に有機アニオンが増加するため，血清中のCl^-濃度は変化しない．アニオンギャップの増加は，有機アニオンの存在を示唆し，その濃度を反映している[36]．

2. 代謝性アシドーシスにおけるpHの維持機構

1) 緩衝作用

代謝性アシドーシスの特徴は，血清[HCO_3^-]の減少である．[HCO_3^-]減少の影響は，細胞外液(ECF)および細胞内液(intracellular fluid：ICF)中に存在する他の何らかの緩衝剤によって中和される．これにより，負荷された酸のおよそ半分程度が緩衝される[37]．慢性代謝性アシドーシスでは，骨が緩衝作用に重要な役割を果たす．実際，長期にわたって骨からカルシウム(Ca)が溶け出すことで，骨の脱石灰化や骨粗鬆症など，慢性代謝性アシドーシスの有害な合併症が起こってくる[38～40]．

2) 呼吸性代償

単純性代謝性アシドーシスに対する呼吸性の代償反応として，通常は$Paco_2$が低下する．この代償反応が十分に働かない場合($Paco_2$が十分に下がらない場合)，呼吸性アシドーシスの合併，もしくは複合性か混合性酸塩基平衡障害の存在が示唆される．一方，$Paco_2$が大幅に低下してpHが正常域まで上昇している場合には，呼吸性アルカローシスの合併を疑わなければならない[41]．代謝性アシドーシスによる低二酸化炭素血症の誘発は，一部は頸動脈小体にある末梢pH受容体を介して制御されているが，中心的な役割を果たしているのは中枢神経系(central nerve system：CNS)pH受容体である．このことは，代謝性アシドーシスに対する呼吸性代償が働くまでには，ある一定の時間差が生じるという実験的事実によっても裏づけされている[42]．長期的な代償反応の程度には個人差があるが，これまでの多くの臨床データを参考にすると，適切な代償反応による$Paco_2$の低下(torr)はおおむね，[HCO_3^-]の低下分(mM)の1～1.5倍と考えることができる[41]．一方，酸塩基平衡に問題のない被験者に経口で酸を負荷した場合，$Paco_2$は[HCO_3^-]低下分の0.85倍程度まで急速に低下して30分後に定常状態となることが知られているが，これは，ヒトの代謝性アシドーシスに対する急性の呼吸性代償反応と考えることができる[43]．

3) 補　正

pHの変化に対処する3つ目の機構として，腎臓の働きがあげられる．しかし，この腎臓の働きが機能するまでには，緩衝作用(ほぼ時間差なし)や呼吸性代償(15～30分以内に始まる)に比べて時間がかかり，最大効果が得られるまでに約5日が必要である．腎臓の働きによる総酸排出量(NAE)の増加は，代謝性アシドーシス(腎臓が原因である場合を除く)によっても呼吸性アシドーシスによっても起こってくる．腎臓からの滴定酸の分泌は，非常にわずかの変動しかないリン酸塩の分泌量によって制御されているため，このNAEの増加は主にNH_4^+分泌によっている．代謝性アシドーシスでは，さまざまな酵素が転写，翻訳レベルで制御されることによってグルタミンのNH_4^-

への代謝が促進され，結果的にHCO_3^-の産生が増加する[44]．また，慢性代謝性アシドーシスでは，近位尿細管刷子縁に存在するNHE3 Na^+/H^+交換輸送体を活性化するエンドセリン１の活性が増加する[45]ため，グルタミン代謝系を介した新しいHCO_3^-の合成と，HCO_3^-の再吸収および滴定酸の形成がともに，促進されることになる．興味深いことに，呼吸性代償のために起こる低二酸化炭素血症は，実は代謝性アシドーシスにおける腎臓での代償を抑制している[46]．HCO_3^-の喪失もしくは酸の蓄積の原因がなくならない限り，腎臓でのアシドーシス補正作用によってpHが正常化することは決してないことを忘れてはならない．

3. 代謝性アシドーシスの生化学的効果と生理学的効果

軽度の酸血症（特に急性のもの）に対してヒトは十分な耐性をもっており，ヘモグロビンからの酸素供給が促進されるなど，生理学的にはむしろ有利な状態ともいえる．しかし，pH 7.10以下となるような重度の酸血症になると，心筋の収縮能が落ち，末梢抵抗が低下する[47,48]．これらの徴候は，アシドーシスによって心収縮能そのものが低下することに加え，カテコラミンに対する血管および心筋の反応性が低下した結果であると考えられる．代謝性アシドーシスにより，心筋のβ-アゴニストに対する生理学的な反応性が低下するとともに，β-受容体の密度も減少する[49,50]．

代謝性アシドーシスでは，筋細胞に細胞内アシドーシスが起こる[45,46]．この細胞内アシドーシスにより，筋細胞の細胞質Ca濃度は正常，もしくはむしろ増加しているにもかかわらず，適切な収縮反応が起こらなくなる[51,52]．pHの低下に伴ってトロポニン（troponin）IとトロポニンCの相互作用が変化することでトロポニンCのCa感受性が変化することが知られている[53]．さらに，$H_2PO_4^-$濃度が上昇することによりアクチン・ミオシン間のcross-bridge cycling（訳注：アクチンとミオシンが架橋をつくり，ATPを消費しながら動くことによって，筋肉の力を生み出す現象のこと）の破綻も，Ca感受性の低下と収縮不全に関与していると考えられる[54]．この$H_2PO_4^-$の増加は，心筋のエネルギー産生系に障害が起こることで細胞内の総無機リン酸塩濃度が上昇することだけでなく，酸性環境下では$H_2PO_4^-$がHPO_4^{2-}に対して相対的に増加するために起こる[55,56]．代謝性アシドーシスと低酸素は，相加的もしくは相乗的に心筋機能を障害し，これには$H_2PO_4^-$が密接に関与している[57]．また，アシドーシスによる血管抑制効果も，似たような分子機序によって起こっていると考えられる[58]．

4. 臨床的特徴

軽度のアシドーシスであっても，臨床的には，換気量を増やすための呼吸努力がみられる．pH 7.20以下となるような重度の代謝性アシドーシスでは，呼吸は非常に深く，速くなる（Kussmaul呼吸）．軽度のアシドーシスでは，少なくとも心血管系機能が正常である場合には，血行動態の安定性には明らかな変化はみられない．しかし，重度の代謝性アシドーシスでは，血圧の低下や肺水腫をきたし，最終的には心停止にいたる[47,59,60]．軽度の代謝性アシドーシスであっても，慢性に経過した場合には，酸を緩衝するために骨から大量のCaが失われる〔プロスタグランジン2（prostaglandin 2：PGE_2）の産生が増加して骨吸収が進行する〕ため，高カルシウム血症と骨障害をきたす[61]．この点は，腎尿細管性アシドーシス（renal tubular acidosis：RTA），もしくは慢性腎不全に伴うアシドーシスの治療を決定する際に非常に重要である．

5. 検査所見

単純な代謝性アシドーシスでは，pHの低下，[HCO_3^-]の低下，P_{CO_2}の低下（代償反応）が特徴的である．P_{CO_2}の低下分が，[HCO_3^-]の低下分の1～1.5倍に満たない場合には，呼吸性アシドーシスの合併が示唆される[41]．この代償不全は，背後に切迫した重度の呼吸障害が潜んでいることを意味しているため，その徴候に気づくことは臨床的に非常に重要である．アシドーシスでは，やや複雑な経路を介してKが細胞外へ移行する傾向があり[62]，また多くの代謝性アシドーシスで腎臓からのK排出が増加している．全身のK貯蔵が減少しているにもかかわらず，血清K濃度が正常または上昇しているとき，その原因の多くは代謝性アシドーシスである（第5章参照）[62]．代謝性アシドーシスのなかには，HCO_3^-の消費と同時に産生される有機アニオンの蓄積を特徴とするタイプのもの（有機アシドーシス）もあるが，そうでないもの（高塩素血症性アシドーシス）もある．血漿中の有機アニオンの有無を検索することは煩雑で，日常診療では実用的でないため，代わりに血清電解質の量から算出されるアニオンギャップが鑑別に用いられる[63]．

1）血清アニオンギャップ

血清アニオンギャップ（SAG）は，酸塩基平衡の病態生理学において有機もしくは無機アシドーシスの有無を推測する際に用いられる概念である．SAGの算出には静脈血中の血清電解質濃度が用いられる[55]．

$$SAG = [Na^+] - [Cl^-] - [TCO_2] \quad (3.8)$$

ここでは，HCO_3^-の指標としてTCO_2（血液中の総CO_2量）を用いている（訳注：欧米では静脈血のTCO_2を測定してHCO_3^-の代用とすることが多い．HCO_3^-と1～2 mEq/Lしか違わず，実用上問題ないからである）．また，Na^+以外の陽イオン（K^+，Mg^{2+}，Ca^+など）を測定していない陽イオン（unmeasured cation：UC）と定義し，またCl^-もしくはHCO_3^-以外の陰イオン（SO_4^{2-}，$H_2PO_4^-$，HPO_4^{2-}，アルブミン，有機アニオンなど）を測定していない陰イオン（unmeasured anions：UA）と定義すると，電気的中性の関係から次式が成立する（UCおよびUAの濃度単位は，mmol/Lではなく mEq/L）．

$$[Na^+] + [UC] = [Cl^-] + [TCO_2] + [UA] \quad (3.9)$$

式3.8に式3.9を変形して代入すると，SAGは以下のように表される．

$$SAG = [UA] - [UC] \quad (3.10)$$

通常，SAGは約9（6～12）mEq/Lである．SAGは代謝性アシドーシスの鑑別診断に日常的に利用されるが，これはあくまでも背景にある病態生理の相対的な指標であり，絶対的な診断根拠にはなりえない．化学量論的な平衡の維持（例えば，1 mEqのHCO_3^-の減少により，SAGが1 mEq増加する現象）は，HCO_3^-濃度に影響を与えるさまざまな因子だけでなく，陽イオンの除去作用にも依存している．したがって，有機アシドーシスのなかにも，SAGがわずかしか増加しない，もしくは全く増加しないものがあり，また一方では，SAGの増加を伴う高塩素血症性アシドーシスも存在する．このことは，代謝性アシドーシスの鑑別診断を行う際に，常に心に留めておかなければならない．しかし，SAGが26 mEq/L以上となるような大幅なSAGの増加がみられた場合には必ず，有機アシドーシスが存在すると考えるべきである[64]．

2）尿アニオンギャップ

酸塩基平衡を評価する別の指標として，尿中のNH_4^+の量も重要であるが，これを臨床現場で日常的な検査として直接測定することは困難であるため，先に述べたSAGと同じような考え方に基づいて尿中の電解質濃度を用いた計算式が代用される．

$$[Na^+] + [K^+] + [UC] = [Cl^-] + [UA] \quad (3.11)$$

尿pHが6以下の酸性尿のとき，UAは主にリン酸塩（HPO_4^{2-}よりも$H_2PO_4^-$が多い）と，次いで硫酸塩（SO_4^{2-}）および有機アニオンからなり，HCO_3^-は少ない．一方，UCはその大部分がNH_4^+である．したがって，尿アニオンギャップ（urinary anion gap：UAG）を次式のように定義した場合，

$$UAG = [Na^+] + [K^+] - [Cl^-] \quad (3.12)$$

この値は主に尿中のNH_4^+の量に依存して決まることになり，実際に臨床研究において，この事実が確認されている[31]．しかし，多岐にわたる酸塩基平衡障害の診断と治療に有用なSAGとは対照的に，UAGはアニオンギャップの増加しない代謝性アシドーシスの原因が腎性か，非腎性かを鑑別するという非常に限られた臨床状況でしか役立たない[65]．

表 3.3　代謝性アシドーシスの鑑別診断

アニオンギャップ正常(高塩素血症性)	アニオンギャップ増加(有機酸の蓄積)
消化管からの HCO_3^- 喪失	**酸の産生増加**
下痢	乳酸アシドーシス
消化管瘻もしくはドレナージ	糖尿病性ケトアシドーシス
陽イオン交換樹脂	飢餓
$CaCl_2$ もしくは $MgCl_2$ の経口摂取	アルコール性ケトアシドーシス
腎臓からの HCO_3^- 喪失	先天性代謝異常
尿細管性アシドーシス	アルコール中毒
炭酸脱水酵素阻害薬	サリチル酸中毒
低アルドステロン症	その他の中毒
カリウム保持性利尿薬	酸分泌障害
その他	急性腎不全
ケトアシドーシスからの回復期	慢性腎不全
希釈性アシドーシス	
HCl の投与	
経静脈栄養	
硫黄の経口摂取	

6. 代謝性アシドーシスの鑑別診断

一般に，臨床における代謝性アシドーシスの鑑別診断は，まず血清アニオンギャップ(SAG)に基づいて行われる．有機アニオンの蓄積に関連したアシドーシスは，アニオンギャップの増加する代謝性アシドーシスであり，一方，有機アニオンの蓄積を伴わないアシドーシスは，アニオンギャップが増加しない代謝性アシドーシス，もしくは高塩素血症性代謝性アシドーシスとよばれる[63]．鑑別診断の詳細については，**表 3.3** を参照．

7. 低塩素血症性代謝性アシドーシスの原因

1) 消化管からの HCO_3^- の喪失

■ 下　痢

下痢は低塩素血症性代謝性アシドーシスの原因としてもっとも多く，鑑別診断の際には常に念頭においておかなければならない．通常，下痢便中の HCO_3^- 濃度は，血漿中 HCO_3^- 濃度よりも高い．重症のコレラでは，患者は 30 ～ 50 mEq/L の HCO_3^- を含んだ水分を約 20 L/日も失うといわれている[66]．しかし，循環血液量減少性ショックとなった場合には乳酸アシドーシスをきたしやすく，アニオンギャップが増加することもある．回腸瘻から流出する腸液も，特に造設直後には HCO_3^- を多く含んでいる[67]．

小児もしくは高齢者では，HCO_3^- 喪失の原因が下痢であると簡単には診断できないことがある[68]．小児では，下痢と潜在的な腎尿細管性アシドーシス(RTA)とを見分けることが非常に重要となり，この鑑別には尿アニオンギャップ(UAG)が有用な場合がある．下痢による代謝性アシドーシスの患者は，尿中 NH_4^+ 濃度が高いことを反映して UAG が大きな負の値となる(すなわち，尿中 Cl^- 濃度が，尿中 Na^+ 濃度と尿中 K^+ 濃度の和より 10 mEq/L 以上高い)のに対し，遠位 RTA の患者は尿中 NH_4^+ 濃度が不適切に低く，UAG は正の値となる[31]．

■ 消化管ドレナージと腸瘻

腸液，胆汁，膵液には HCO_3^- が多く含まれ，Cl^- が少ない．腸液は 1 日におよそ 600 ～ 700 mL つくられるが，その量はさまざまな病態により変化する．胆汁の分泌量は1日に1L以上であり，そのHCO$_3^-$濃度は60 mEq/Lにもなる．また膵液にいたっては，1日に2L以上分泌され，そのHCO$_3^-$濃度は120 mEq/Lにもなる．したがって，腸管ドレナージもしくは腸瘻の造設により，重度の代謝性アシドーシスが起こることは，十分に想定されることである[69]．

近年，末期腎不全を伴う1型糖尿病患者の治療として膵腎同時移植(simultaneous pancreas/kidney transplant：SPK)が行われるようになってきた[70]．HCO$_3^-$を多く含んだ移植膵外分泌液を，腸管ではなく尿中にドレナージする方法(膀胱ドレナージ法)が選択された場合，膀胱では膵液は吸収されないため，移植膵からの外分泌液は完全に尿中に喪失されることになる．したがって，膀胱ドレナージによるSPKでは，アニオンギャップの増加しない代謝性アシドーシスが頻繁にみられる[71,72]．このような患者の多くは，長期にわたって100～150 mEq/日もの炭酸水素ナトリウムの補充が必要となる．一方，腸管ドレナージ法を用いた場合には，腸管から膵外分泌液中のHCO$_3^-$が吸収されるため，代謝性アシドーシスの発症頻度は，膀胱ドレナージ法に比べて低くなる[73]．

■ 尿路の腸管の変更

さまざまな理由で，膀胱から他の経路へ尿路の変更を余儀なくされることがある．これには回腸導管を用いる方法と，尿管をS状結腸にドレナージする方法(尿管S状結腸吻合)がある[74]．どちらの方法を用いても代謝性アシドーシスをきたす可能性はあるが，尿管S状結腸吻合を行った場合のほうがより重篤である．病態生理学的には，これらのアシドーシスは，腸粘膜からの水の再吸収に伴ってCl^-と交換にHCO_3^-が分泌され，腸液中に大量のHCO$_3^-$が失われることによって起こる[69]．最近では，尿が腸粘膜と接する時間を最小限にする回腸代用膀胱造設術などの新しい再建技術により，HCO$_3^-$の喪失を抑えることができるようになってきている[75]．

■ Cl^-を含む陰イオン交換樹脂

cholestyramineは，閉塞性黄疸や高コレステロール血症，小児の急性下痢の治療など，さまざまな目的で腸管内の胆汁酸を吸着するために用いられる非吸収性の陰イオン交換樹脂である[76]．しかし，この樹脂はHCO$_3^-$にも結合し，腸粘膜を介してCl^-と交換にHCO$_3^-$を排出する働きがあるため，HCO$_3^-$の産生障害を伴う腎不全や，体液量の減少，spironolatone内服中の患者では，高塩素血症性代謝性アシドーシスをきたすことがあることが報告されている[77]．

■ カルシウム，マグネシウムの摂取

CaやMgなどの二価の陽イオンは，その一部が消化管から吸収される．これらの陽イオンが塩化化合物塩など可溶性の状態で大量に摂取されると，吸収されなかったCa^{2+}やMg^{2+}が，粘膜を介してCl^-と交換で分泌されたHCO$_3^-$と反応して不溶性の塩となり，血漿HCO$_3^-$が減少する[78]．

2) 腎臓からのHCO$_3^-$喪失

■ 尿細管性アシドーシス

尿細管性アシドーシス(RTA)とは，糸球体濾過量(GFR)の低下とは不釣り合いな，腎臓でのHCO$_3^-$再吸収とH^+排出の障害によって特徴づけられる機能障害の病態群のことを指す．多くの場合は，RTAはGFRの低下を伴わない．この病態は命名法が適切でないために多くの臨床家が混乱し，誤解している．RTAは病態生理学的見地から，遠位ネフロン機能に障害があるもの〔すなわち，総酸排出量(NAE)の障害〕と，近位尿細管におけるHCO$_3^-$の再吸収障害によるものに分類することができる[79]．遠位型RTAは，低カリウム血症を伴うもの[80]と，高カリウム血症を伴うものに分けることができ，後者はさらに，アルドステロンの分泌低下によるものと，遠位尿細管の全般的な機能障害によるものとに分けられる[81]．

■ 近位尿細管性アシドーシス

近位尿細管性アシドーシス(Ⅱ型RTA)は，あまり一般的ではないが，非常に興味深い病態であ

表 3.4　尿細管性アシドーシスの原因

近　位	遠位(低カリウム性)	遠位(高カリウム性)
原発性	原発性	低アルドステロン症
シスチン症(Fanconi 症候群)	高カルシウム血症	閉塞性腎症
Wilson 病	腎石灰化症	鎌状赤血球症
鉛中毒	多発性骨髄腫	エリテマトーデス
カドミウム中毒	エリテマトーデス	鎮痛薬による腎症
水銀中毒	amphotericin B	腎移植後の拒絶
アミロイドーシス	トルエン	cyclosporine 中毒
多発性骨髄腫	腎移植後の拒絶	その他の間質性疾患
ネフローゼ症候群	髄質海綿腎	
髄質嚢胞性疾患		
使用期限切れのテトラサイクリン系薬物		
移植腎グラフトの阻血による障害		

る[82,83]．基本的にはこの酸塩基平衡障害は HCO_3^- の 85%が再吸収されている近位尿細管での HCO_3^- 再吸収障害に起因する．HCO_3^- を多く含んだ原尿が遠位尿細管に到達することにより，血漿 HCO_3^- 濃度が正常にもかかわらず，大量の重炭酸尿が排出される．また，同様に尿中への K と Na の喪失が起こり，低カリウム血症と高塩素血症性代謝性アシドーシスを呈することになる．HCO_3^- の投与によって血漿 HCO_3^- 濃度が正常範囲内に維持された場合，HCO_3^- 排出分画(濾過された HCO_3^- のうち，尿中に排出される分画)は 15%以上となる．

近位 RTA の患者では，HCO_3^- に対する最大再吸収能(T_{max})と血漿閾値(plasma threshold：PT)が著明に低下する．しかし，いったん，血漿 HCO_3^- 濃度が PT を下回ると，腎臓の酸塩基調節機構は正常に働く．すなわち，血漿 HCO_3^- 濃度はわずかに低下するものの，摂取した酸および体内で合成された酸の総量と NAE が等しくなることにより，酸塩基平衡は安定する．このように酸塩基調節能が保たれるため，近位 RTA 患者のアシドーシスは遠位 RTA 患者に比べて軽度であり，腎臓の石灰化(アシドーシスによる骨からの Ca 溶出の結果)も起こりにくい．

近位尿細管における HCO_3^- の再吸収障害は単独でも起こりうるが，多くの場合，ブドウ糖やアミノ酸，リン酸，尿酸の再吸収障害など，他の近位ネフロン機能の障害を合併している．近位尿細管機能が広汎に障害されている状態を Fanconi 症候群という[84]．もっとも重症な Fanconi 症候群の患者は，近位 RTA による軽度の代謝性アシドーシスに加え，重篤な骨粗鬆症と栄養障害を呈する[85]．近位 RTA は原発性障害として乳児期からみられることもあれば，後天的に他の疾患の一部として発症したり，近位尿細管に対する毒性をもつ物質への曝露によって発症したりすることもある．近位 RTA の原因は**表 3.4** にまとめた通りである．近位 RTA の治療の原則は，まず，潜在的な原因の除去に努めることであるが，これだけでは不十分な場合には，大量の HCO_3^- (10 ～ 15 mEq/kg/日)の投与と，重炭酸尿によって尿中に喪失されていく K を補うための K の投与が必要となる．軽度の酸血症でも小児における発育遅延や骨減少症は起こりうるため，これを回避するために上記の治療が必要となるのである[86]．

■ 遠位尿細管性アシドーシス

遠位型 RTA は主に NAE の減少で特徴づけられ，その原因の少なくとも一部は NH_4^+ 分泌の減少である．この疾病において NH_4^+ 排泄の障害がもつ中心的役割については，最近の臨床研究で注目をあびた．それによると遠位 RTA では，低カリウム血症性遠位 RTA(Ⅰ型もしくは古典的遠位 RTA)であれ，高カリウム血症性遠位 RTA(従来，Ⅳ型とよばれていたもの；原因が低アルドステロンによる病態のものや全般的な遠位尿細管障害によるものも)であれ，すべての患者が正の尿アニオンギャップ(UAG)を示しており，このことは NH_4^+ 排泄の減少を反映している．しかし，遠位 RTA において NH_4^+ の分泌が減少する機序は，依然，完全には解明されていない[81,87]．

低カリウム血症性遠位RTAは，酸塩基平衡の維持に必要なNAEに対して過剰なH^+が集合管から分泌されてしまうことに起因していると考えられてきた．臨床的に，低カリウム血症性遠位RTAの患者は高塩素血症性代謝性アシドーシスを呈するが，酸負荷試験において十分に尿を酸性化(一般的に尿pH 5.5以下)することができない．しかし，尿の酸性化障害のみでNAEの不足を説明することはできず，根本にNH_4^+分泌障害があるということは重要なポイントである[88]．しかし，全身性のアシドーシスがあるにもかかわらず尿が酸性にならないという現象は，歴史的には，低カリウム血症性遠位RTAの重要な臨床的特徴と考えられてきた．この尿酸性化障害の生理学的な機序は非常に興味深く，さまざまな検討がなされた結果を臨床的な具体例とともに**表3.5**にまとめる．遠位ネフロンにおける尿酸性化障害には，基本的に4つの機序が想定されている．ⓘ上皮を介した逆拡散，ⓘⓘポンプ障害(H^+ ATPaseが十分な量のH^+を汲み出せない)，ⓘⓘⓘ上皮を介した電位差の不足(例えば，遠位ネフロンへのNa流入の減少，もしくは遠位ネフロンにおけるNa再吸収の減少)，ⓘⓥ NH_4^+分泌不足(尿pHは低下しているにもかかわらず，NH_4^+分泌やNAEが十分に増加しない)．逆拡散，もしくはポンプ障害によって起こるのは低カリウム血症性遠位RTAであり，このような患者は，H^+/K^+ ATPaseもしくは液胞型ATPaseに独立した欠陥があると考えられる[89]．一方，高カリウム血症性遠位RTAは，電位差の不足もしくはNH_4^+分泌不足により起こる．

臨床的にこれらの機序を評価するため，さまざまな生理学的手法が用いられてきた．もっとも有用かつ簡便な方法は，試験紙ではなくpH測定器を用いて測定した尿pHである．被験者がすでに酸血症(動脈血pH 7.35以下)をきたしている場合，塩化アンモニウム負荷試験を行う必要はない．さまざまな環境に適応して血漿HCO_3^-濃度と全身pHをともに正常域に維持することができる症例もあるが，このような場合でも酸合成の亢進に対してNAEを増加させるという適切な反応ができず，これを不完全遠位RTAという．最近の研究で，液胞型ATPase B1サブユニットの遺伝子変異が，このような異常に深くかかわっていることが明らかになってきている[90]．不完全遠位RTAを疑った場合，軽度の代謝性アシドーシスを誘発するために塩化アンモニウム負荷試験を行い，逆拡散，ポンプ障害，電位不足の有無を評価する．尿の酸性化そのものの評価にはfurosemide-fludrocortisone負荷試験のほうが有用である[91]．furosemideは遠位ネフロンへのNa^+の流入を増加させ，ミネラルコルチコイドであるfludrocortisoneは遠位ネフロンでのH^+分泌を増加させる．これにより健常者では3～4時間以内に尿pHは5.3以下まで低下するが，遠位RTA患者ではこの反応が起こらない．リン酸ナトリウムもしくは硫酸ナトリウムを含んだ輸液を行うと，遠位ネフロンへのNa^+流入は増加する．このような負荷にもかかわらず尿pHが低下しない場合，ポンプ障害，もしくは遠位ネフロンでのNa^+再吸収不全による電位差の不足が示唆される．また，HCO_3^-の投与により重炭酸尿(尿[HCO_3^-]100 mEq/L以上)を誘発した状態で，尿中と血中のP_{CO_2}勾配を評価する方法もある．重炭酸尿となっている条件下では，集合管腔に分泌されるH^+はHCO_3^-と結合してH_2CO_3となる．しかし，ネフロンのこの部位の管腔には炭酸脱水酵素が存在しないため，CO_2およびH_2Oへの変換反応は非常に緩徐で，その大部分は，CO_2吸収能の低い腎盂，尿管，膀胱へ移行してから起こる．尿中P_{CO_2}を血中P_{CO_2}で標準化する(すなわち，尿中と血中のP_{CO_2}の差分を求める)と，遠位ネフロンからのH^+分泌率の指標とすることができる．逆拡散やポンプ障害がある場合，尿中と血中のP_{CO_2}の差は小さく(20 torr未満)なる．

低カリウム血症性遠位RTAは原発性に起こることもあるが，他の疾患に合併して発症することもあり，この場合にもっとも多いのがSjögren症候群[92]と毒物への曝露である．毒物に関しては，

表3.5 遠位尿細管性アシドーシスの病態生理学的なメカニズムの例

生理学的な障害	原　因
逆拡散	amphotericin B
ポンプ障害	原発性
電位差の不足	アミロライド
NH_4^+分泌の不足	低アルドステロン症

蜂刺され[93]からトルエンの吸入まで多岐にわたっており，トルエンを吸入した場合には他の型のアシドーシスもきたしうることが知られている[94]．低カリウム血症性遠位RTAの原因は，**表3.4**にまとめてある．なかには尿細管の広汎な障害による高カリウム血症性遠位RTAの原因となりうる病態(尿路の閉塞や一部の自己免疫疾患)もある[81, 95]．おそらく低カリウム血症性遠位RTAの原因のなかで，もっとも詳しく理解されているものはamphotericin Bによる毒性であり，正常に分泌されたH^+が逆拡散することで尿の酸性化障害をきたす．原発性の低カリウム血症性遠位RTAは通常，小児に発症する．そのような患児では酸塩基平衡が安定化しないため，典型的には，極端に重度の代謝性アシドーシスと発育障害，腎石灰化，腎結石症を合併する[96]．低カリウム血症は，Naの減少とレニン・アンジオテンシン・アルドステロン系の亢進に伴って起こる．したがって，重炭酸Naによる適切な治療が行われた場合には，腎臓からのK喪失は著明に抑制される．これは，重炭酸尿に伴う尿中へのK排泄のため，治療に際して腎臓からのK喪失が著明に増加する近位RTAと，大きく異なる点である．近位RTAと低カリウム血症性遠位RTAとのもう1つの違いは，治療に要するアルカリの量である．急性アシドーシスが起こった場合，低カリウム血症性遠位RTAの患者に必要なのは，経口摂取と体内での代謝によって合成された酸の総量に見合うだけのアルカリのみであり，通常は1～3 mEq/kg/日で十分である．

低アルドステロン症による高カリウム血症性遠位RTAをきたすさまざまな原因は，**表3.4**にまとめてある．このなかでもっともよく理解されているのは，アルドステロン単独欠損症，もしくは完全副腎不全である．おそらく，もっとも一般的にみられるRTAは，糖尿病性腎症に伴う低レニン性低アルドステロン症によるものである．このようなRTAの患者は，尿の酸性化能は正常(尿pHは正常)であるが，NAEを適切なレベルまで増加させることができない．この障害は，少なくとも一部の症例に関しては，高カリウム血症によって近位ネフロンでNH_4^+の合成が低下することに起因している．したがって，高カリウム血症を補正するだけで，NAEが正常化する症例もある．原発性アルドステロン欠乏症の患者には，生理学的な量のミネラルコルチコイドを補充することで，酸塩基平衡を正常化することができる．しかし，低レニン性低アルドステロン症の場合には，生理学的な量の5～10倍のミネラルコルチコイドの補充が必要となる．しかも，低レニン性低アルドステロン症の患者は軽度の腎機能障害を伴っていることが多く，体内のNa貯蔵はむしろ増加している傾向にあるため，この状況でのミネラルコルチコイド投与は，禁忌とも考えられる(一方，純粋な低アルドステロン症の患者では，体内のNa貯蔵は減少している)．高カリウム血症の治療として，ループ利尿薬などにより腎臓からのK排出を増加させたり，カリウム吸着樹脂(Kayexalate®)により消化管からのK排泄を増加させたりする方法は，低レニン性低アルドステロン症の患者に有用である．

広汎な尿細管障害による高カリウム血症性遠位RTAは，古典的な遠位もしくは近位RTAよりもはるかに高頻度にみられ，その原因としては尿路の閉塞がもっとも頻度が高く，かつ重要である(**表3.4**参照)．その他，限られた集団における重要な原因としては，cyclosporineによる腎毒性や，腎移植患者の拒絶反応，鎌状赤血球症に伴う腎症(鎌状赤血球症を引き起こす遺伝子のホモ接合体，もしくはまれではあるがヘテロ接合体を有する患者)，ループス腎炎やSjögren症候群などの自己免疫疾患などがあげられる．尿の酸性化障害は低カリウム血症性遠位RTAと同様である．また，低アルドステロン症によるRTAとは対照的に，NH_4^+の分泌不全に対する高カリウム血症の意義は大きくなく，遠位ネフロンの機能障害と直結している．

▩ 炭酸脱水酵素阻害薬

acetazolamideのような炭酸脱水酵素阻害薬は，近位尿細管腔刷子縁や細胞内に存在する炭酸脱水酵素の両方を阻害する．その効果は近位RTAに類似しており，HCO_3^-の再吸収が減少する．このような薬物は緑内障の治療などの際に局所的に用いられるが，高塩素血症性代謝性アシドーシスなどの全身に及ぼす影響を考えると，その使用に際して適応や量について十分な検討が求められる[97]．topiramateは小児科領域でよく用いられる抗痙攣薬(訳注：日本でもトピナ®錠として発売されている)であるが，炭酸脱水酵素を阻害することにより軽度～中等度の近位RTAをきたす[98]．また，この薬物は低クエン酸尿症や高カルシウム尿症，尿 pH の上昇をもたらすことにより，成人および小児の腎結石症の発症に関与している[99]．

■ 低アルドステロン症

低アルドステロン症は高カリウム血症性遠位 RTA の原因となる．この病態は，アルドステロンの作用を阻害する薬物の投与，もしくはアルドステロン分泌の低下によって起こる．アルドステロンの分泌低下は，低レニン血症（例えば，糖尿病に関連した低レニン性低アルドステロン症）によって起こったり，副腎不全（Addison 病）の一部として起こったりする．低レニン性低アルドステロン症は，本来アルドステロン分泌の刺激となる血漿 K 濃度の上昇によってもアルドステロン分泌亢進がみられないため，副腎不全の一部なのではないか，といわれることもある．しかし，実際に K がアルドステロン分泌促進剤として機能するためには，ある程度のアンジオテンシンⅡが必要なのである[100, 101]．

■ カリウム保持性利尿薬

アルドステロンの作用を阻害する spironolactone や eplerenone，遠位ネフロンにおける Na 再吸収を阻害する amiloride や triamterene などのカリウム保持性利尿薬もまた，高カリウム血症を伴う高塩素血症性アシドーシスをきたす[102, 103]．アルドステロン拮抗薬がうっ血性心不全の進行を抑えるという報告[104]によってその使用が拡大されてきているが，血漿 K 濃度には常に注意をして経過観察をする必要がある[105]．

3) 高塩素血症性代謝性アシドーシスの原因

■ ケトアシドーシスからの回復期

糖尿病性ケトアシドーシス（diabetic ketoacidosis：DKA）はアニオンギャップの増加する代謝性アシドーシスの原因としてよく知られているが，DKA からの回復期にある患者は，アシドーシスの補正を上回る速さで腎臓から有機アニオンを排出するため，アニオンギャップの増加しない高塩素血症性代謝性アシドーシスとなる[106]．この現象は，体液量の減少とそれに伴う糸球体濾過量（GFR）の低下を避けるために十分な水分摂取を行った場合にも起こりうる[107]．

■ 希釈性アシドーシス

HCO_3^-を含まない大量の輸液によって急速に細胞外液（ECF）が増加した場合，HCO_3^-が希釈され，軽度の代謝性アシドーシスをきたす．この HCO_3^-濃度の低下は多くの場合，非常にわずか（10％程度）であり，腎臓で新たに HCO_3^-が合成されることによって，適切に，かつ速やかに補正される[108]．

■ HCl（塩酸）の負荷

HCl およびその類似物（塩化アンモニウムやリジン塩酸塩など）が投与されると，有機アニオンの合成を伴わずに急速に HCO_3^-が消費されるため，高塩素血症性代謝性アシドーシスをきたす[109]．

■ 静脈栄養法

アルカリ（もしくはその前駆体）を含まないアミノ酸補液の経静脈的投与は，HCl を投与した場合と同じような機序で高塩素血症性代謝性アシドーシスの原因となる．この問題は，アミノ酸補液に含まれる塩酸塩を，最終的に HCO_3^-に代謝される酢酸塩に置き換えることで，回避することが可能である[110]．

■ 硫黄の経口摂取

経口摂取された単体硫黄，もしくは硫黄を含むアミノ酸（メチオニン，システイン）の代謝過程で遊離してきた硫黄は，酸化されて硫酸塩となり，同時に H^+を産生する．その後，硫酸塩は Na とともに速やかに腎臓から排出されるが，H^+の排出は遅れ，結果的に高塩素血症性代謝性アシドーシスをきたす．一般的な西洋の食事では，K よりも Na の摂取量が多く，また，硫黄を含むアミノ酸を過剰に摂取する傾向がある，といわれている．また，便秘に対する民間療法で 40 ～ 50 g/日の硫黄華（訳注：粗製硫黄を蒸留，気化させて融点以下で固化させたもので，昇華硫黄ともいう）を数日間摂取し続けた結果，深刻な高塩素血症性代謝性アシドーシスをきたしたという報告がある[111]．

8. アニオンギャップが上昇する原因（有機酸による代謝性アシドーシス）

1）酸産生亢進による有機酸アシドーシス

■ 乳酸アシドーシス

乳酸アシドーシスは広く研究されている有機酸アシドーシスである．乳酸アシドーシスの原因は**表 3.6** にまとめてある．乳酸は哺乳類の嫌気的代謝の最終産物である．通常，好気的組織は炭水化物をピルビン酸に代謝し，ピルビン酸はその後ミトコンドリア内で酸化的代謝を受ける．この酸化的代謝は解糖系の前の段階で消費された NAD^+（nicotinamide adenine dinucleotide；ニコチンアミドアデニンジヌクレチド酸化型）を再生する．組織が嫌気的解糖を行い NAD^+を再生しなければならないとき，実質的に炭水化物から乳酸を生成し，H^+を産生するという結果になる．ヒトにおける通常の状態では，正常の代謝の間に比較的少量の乳酸が，特に L 異性体として生成されるが，これは肝臓で代謝されて血中および尿中の代謝物の濃度は低く保たれている．乳酸アシドーシスは以下の病態のいずれかで発症しうる[112]．局所あるいは全身での酸素供給の低下（タイプ A），酸化的代謝の障害（タイプ B），あるいは肝クリアランスの障害．

乳酸アシドーシスの診断は，アニオンギャップの増加を伴うすべての代謝性アシドーシスで考えなければならない（特に臨床的にそれらしい状況で起こっていたならば）．血清あるいは血漿の乳酸濃度を測定すれば乳酸アシドーシスの診断を確定できるであろうが，緊急時に乳酸測定ができない臨床検査部は多い[112]．D 乳酸アシドーシス（例えば，D 乳酸産生菌が増殖した盲係蹄症候群などでみられる）では，臨床検査部で行われる酵素反応を利用した通常の乳酸測定法ではこの D 異性体は検出できない．^{1}H-NMR 分光法（これは D 体と L 体を区別しない）や特殊な酵素分析法を用いた D 体の測定法といった通常行われない測定法が，このような特殊な状況において D 乳酸の上昇を調べるのに

表 3.6　乳酸アシドーシスの原因

組織酸素化の一次的減少
敗血症性ショック
心原性ショック
体液減少性ショック
腸間膜虚血
低酸素血症
エネルギー消費過剰
痙攣
過度の運動
高体温
酸化的代謝の異常
糖尿病性ケトアシドーシス
悪性腫瘍
薬物中毒（例えば，ethanol，iron，isoniazid，CO，strychnine）
乳酸分解の低下
肝不全
その他
D 乳酸アシドーシス

必要となるかもしれない[113,114]．

乳酸アシドーシスの治療は，原疾患の病態に対して行われなければならない．乳酸アシドーシスのときにはアシデミアの程度そのものが有害であるかもしれないが，直接代謝性アシドーシスを改善しようとして，治療に炭酸水素ナトリウム（$NaHCO_3$）（訳注：原文では$NaHCO_3^-$となっているが誤りと思われるので訂正した）を用いるのは臨床上は有効であるとはいわれておらず[115]，実際にいくつかの実験モデルでは有害とされている[47,116～118]．この問題は現時点で，まだかなり議論の分かれるところである[119]．

■ 糖尿病性ケトアシドーシス

糖尿病性ケトアシドーシス（diabetic ketoacidosis：DKA）はグルコースを代謝するためのインスリンが不足しているときや，グルカゴンが過剰なときに起こり，特にβ-ヒドロキシ酪酸やアセト酢酸といった短鎖脂肪ケト酸が産生される．このようなケト酸は生理的なpHではほぼ完全にH^+とケトアニオンに分離している比較的強力な酸であり，アニオンギャップが増加する代謝性アシドーシスの原因になる．興味深いことに，短鎖脂肪酸を異化するのに必要なインスリン量はグルコースの恒常性に必要な量よりもはるかに少ない．だからこそDKAはインスリン依存性糖尿病（insulin-dependent diabetes mellitus：IDDM）の患者によくみられる症状なのである[107]．しかし，DKAはインスリン非依存性糖尿病（non-insulin-dependent diabetes mellitus：NIDDM）の患者にも認められる[120]．それに加えて，NIDDMの患者ではケトーシスのない著明な高血糖（非ケトン性高浸透圧性昏睡など）が認められることもある[121]．

DKA患者は典型的には知覚異常，深い呼吸，HCO_3^-が1～10 mEq/L程度に低下し，動脈血pHが7.0以下になるような，アニオンギャップの上昇する高度の代謝性アシドーシスを認める．最初は，アニオンギャップの正常値からの増加はHCO_3^-の減少と並行して動くが，治療によりアニオンギャップの減少（ΔAG）とHCO_3^-の減少（$\Delta[HCO_3^-]$）は解離してくることがある．これは，治療の過程で腎血流が改善してクリアランスが上昇することで，腎臓でケトアシドーシスが解消されるからである．またそれによって，もともと存在していたある程度の遠位RTA（例えば，低レニン血症性低アルドステロン症など）が明らかとなる症例もある[122]．

DKAはアニオンギャップの上昇する代謝性アシドーシス，高血糖，血清（または尿中）のケト酸を証明することで診断される．ここで，血清または尿中のケト酸の存在はDKAに特異的でなく，例えばアルコール性ケトアシドーシス（alcoholic ketoacidosis：AKA）や飢餓状態に伴うケトアシドーシス[106]，ある種の薬物中毒（例えば，salicylate，ketamineなど）などでも認められることを強調しておきたい[123,124]．

DKAの患者のなかには命にかかわるくらい重症な患者もいるが，適切に治療されれば致死率はかなり低くなる．insulin投与，補液，電解質異常の管理は治療にとって必須である．DKA患者のほとんどはK，Mg，Pが，たとえ発症時に血清レベルが高くても（特にK），相当欠乏している[125]．$NaHCO_3$によるDKAの治療は，その使用を支持するエビデンスがないにもかかわらず，なお支持するものもいる[126,127]．この状況で$NaHCO_3$を使用することで生じる危険性としては，高浸透圧（$NaHCO_3$のアンプルは非常に浸透圧が高い），過剰投与で生じるアルカローシス，逆説的細胞内アシドーシス（「9．代謝性アシドーシスの治療」の項）があげられ，これらにより中枢神経系症状が増悪したり，血行動態が不安定になったりすることがある[126]．このようなことから，DKAに対して$NaHCO_3$による治療は勧められない．

■ 飢餓状態

自発的であろうがなかろうが，カロリー摂取を絶つと，相対的にインスリン欠乏とグルカゴン過剰状態になる．これはDKAのときのホルモン異常と類似している．特に飢餓状態では，肝臓においてケトン産生が亢進し，組織におけるケトン代謝が減少する．したがって，血漿および尿でケト酸の濃度が上昇する．さらに，飢餓状態が遷延化すると，しばしば血漿のHCO_3^-が減少し，アニオンギャップが上昇する軽度の代謝性アシドーシスとなる．しかしこのような状況では，血漿HCO_3^-

濃度が 18 mEq/L 未満に減少することはまれである．ケトン体は膵細胞を刺激してインスリンを放出させ，脂肪融解を抑制し，純粋な DKA の患者と比較したらはるかに軽いケトアシドーシスになる[128]．

アルコール性ケトアシドーシス

アルコール性ケトアシドーシス（AKA）はおそらく，アルコール毒性と飢餓状態が合併して生じる．血清グルコース濃度は非常に低値（例えば，50 mg/dL 以下）なときもあれば，中等度に上昇（例えば，250 ～ 275 mg/dL）しているときもあり，DKA の診断と混同されることもある．典型的には，AKA の患者は純粋な代謝性アシドーシスを示すのではなく，アニオンギャップが上昇する代謝性アシドーシスと，嘔吐による代謝性アルカローシスと，過呼吸による呼吸性アルカローシスとが複合した酸塩基平衡の異常として認められる．著明に増加するアニオンギャップはこの疾患の特徴である．ごくまれに心原性突然死などの重篤な合併症が発症することがある[129]．

この疾患は時として診断が難しいことがある．これは血清中のケトアニオンの大部分が，pH が低いときには Acetest 法（訳注：錠剤の色の変化によりケトン体の有無を検出する検査法）では検出できないことがあるからである．特に，Acetest はアセト酢酸を測定しているが，β-ヒドロキシ酪酸に対しては反応しにくい．重症の AKA のときなど血清の pH が低いときには，アルコール代謝により $NADH/NAD^+$ 比が増加することで β-ヒドロキシ酪酸の割合が増加する．AKA やその他のアニオンギャップが増加する代謝性アシドーシスを特定するために尿の ^{1}H-NMR 分光法が用いられてきた[113, 130]．AKA の治療としては大量の補液とグルコース補充を行い，さらには欠乏した K，Mg，P やビタミンの補充にも注意する必要がある[131]．

非ケトン性高浸透圧性昏睡

著明な高血糖で非ケトン性高浸透圧性昏睡患者のなかで，アニオンギャップが増加する代謝性アシドーシスを呈する場合がある．たいていの場合，有機酸は同定されないが，その原因物質はケトアニオンや乳酸ではないようである[132, 133]．

先天性代謝異常

体液中の有機酸の蓄積とそれに伴う代謝性アシドーシスは，メープルシロップ尿症やメチルマロン酸尿症，プロピオン酸血症，イソ吉草酸血症など，いくつかの先天性代謝異常に認められることがある．このような疾患は一般的に出生直後に顕在化している[134]．

有毒アルコール摂取

アニオンギャップが増加する代謝性アシドーシスの重要な原因として，有毒アルコールの摂取があげられる．特に重要なものはメタノールとエチレングリコールである．早期に診断すれば迅速に治療が開始でき，治療が奏功するが，診断が遅れると重症化し，致死的となりうる．メタノールやエチレングリコールを摂取した患者は，通常，経過中に重度のアニオンギャップが増加する代謝性アシドーシスを認めるが，摂取直後に受診した場合，初期のうちは酸塩基平衡が正常のことがある．血清の浸透圧ギャップは，通常，有毒アルコールが血清中に存在することで摂取直後から上昇する[135～137]．

$$\text{計算による血清浸透圧} = 1.86 \times [Na^+] + [\text{グルコース}]/18 + [\text{尿素窒素}]/2.8 \quad (3.13)$$

（単位は$[Na^+]$：mEq/L，［グルコース］：mg/dL，［尿素窒素］：mg/dL で表示）

$$\text{血清浸透圧ギャップ} = \text{実測血清浸透圧} - \text{計算による血清浸透圧} \quad (3.14)$$

（訳注：血清浸透圧を実測するには凝固点降下法により求める必要があり，通常の血液ガス検査の機械などでは計算して求めているので注意が必要）

浸透圧ギャップは経過とともに差が小さくなる傾向があるが，その一方でアニオンギャップの増加する代謝性アシドーシスは悪化する．この診断を示唆するという点では有用であっても，血清浸透圧ギャップが増加することは有毒アルコール摂取に特異的ではない．それは主として，血清浸透圧ギャップが増加する原因としてはエタノールがもっとも頻度が高いからである[138,139].

自殺企図や事故でメタノールを摂取した患者は，典型的には腹痛，嘔吐，頭痛，視覚障害を訴える．メタノール中毒の特徴は重篤な網膜炎であり，これにより失明することもある．この網膜炎は眼底検査によって診断されることもある．メタノール中毒は通常，アルコールデヒドロゲナーゼによるメタノール代謝の結果，特にギ酸が生じて発症すると信じられている．メタノールは30 mLでも有害であり，100～250 mL摂取した場合には治療しなければ致死的になる[137].

エチレングリコールは商用凍結防止剤の多くに含まれる主要な浸透圧物質である．自殺企図などで摂取されることもあるが，その甘みから，間違って摂取されることが多い．エチレングリコール中毒は中枢神経系障害と重度のアニオンギャップが増加する代謝性アシドーシスをきたすという点でメタノール中毒と似ている．メタノール中毒と異なる点としては，エチレングリコールは通常は網膜炎を引き起こさないが，急性あるいは慢性の腎不全をきたすことがある．エチレングリコールの毒性は，主にはアルコールデヒドロゲナーゼによりグリコール酸やグリオキシル酸，シュウ酸に代謝されることによって起こる[140]．尿中にシュウ酸結晶を見つけたら，臨床的にはエチレングリコール摂取も考えなければならない．この状況下で腎生検を行うと，尿細管上皮細胞や急性尿細管壊死を起こした部分にシュウ酸Ca結晶の沈着が認められる[141]．エチレングリコールの致死量は少量で，100 mL程度と考えられている[135].

メタノールやエチレングリコールの代謝は直接それらの毒性につながるので，中毒の治療では，直ちにこの代謝を阻止することが重要な役割を果たす．幸いなことに，アルコールデヒドロゲナーゼのエタノールに対する親和性がメタノールやエチレングリコールなどよりも非常に高いので，エタノールを注入して血中濃度を100 mg/dL以上にするとアルコールデヒドロゲナーゼによるエチレングリコールやメタノールの代謝は効率よく阻害される．血液透析は中毒性のない元の化合物を取り除くのに有効な治療法である．しかし，血液透析中にエタノール（これも血液透析で除去される）の投与量を調節して十分な血中濃度を維持することが必要である[142]．fomepizoleは，アルコールデヒドロゲナーゼの特異的な阻害薬であり，獣医学の分野での使用実績はあるが，最近メタノールやエチレングリコール中毒の治療薬として米国食品医薬品局（Food and Drug Administration：FDA）に認可されている[143].

■ サリチル酸過剰投与

大量のaspirin，salicylamide，bismuth salicylate，methyl salicylateを摂取すると，重篤で複合的な酸塩基平衡異常をきたすことがある．症状とそれらの血中濃度との相関は非常に悪く，特に高齢者ではそうであり，血中濃度は極端に高い場合がほとんどである（血漿salicylate濃度＞50 mg/dL）[123]．salicylateは，特に中毒の初期の段階で，中枢神経系に対して作用し，呼吸を促進し呼吸性アルカローシスの要素を生み出す．成人のsalicylate中毒のほとんどは呼吸性アルカローシス単独か，アニオンギャップが増加する代謝性アシドーシスと呼吸性アルカローシスの混合性酸塩基平衡異常のどちらかが認められる．小児ではより速く血漿HCO_3^-濃度が減少して，アニオンギャップが増加するので，純粋にアニオンギャップが増加する代謝性アシドーシスだけを示すことが多い．代謝性アシドーシスやアニオンギャップの増加の原因となっている酸には，中毒量のsalicylateによって代謝が抑制された内因性酸性陰イオン物質だけでなく，salicylateそのものも含まれる．血中濃度100 mg/dLのsalicylateはアニオンギャップ7.3 mEq/Lに相当する．重度のsalicylate中毒のときには通常，ある程度の乳酸アシドーシスの要素もある[144].

aspirin使用歴や，悪心，耳鳴はsalicylate中毒を示唆する所見である．原因不明の過換気，アニオンギャップの増加した代謝性アシドーシス，心疾患が原因でない肺水腫，プロトロンビン時間の延長といった臨床所見がみられたらさらに疑わしい．salicylate中毒は若年者に生じたときには，通常，自殺企図の結果であり診断は容易である．しかし，小児や高齢者ではこの診断はなかなか難しい．腸溶性のaspirin使用時やsalicylateによる幽門痙攣，薬剤性胃石（訳注：消化管内で薬剤が結石すること）の場合には，中毒出現が遷延すると報告されている．したがって，血中濃度が減少し，患者の症状がみられなくなるまでは4時間おきにsalicylateの血中濃度のモニターが必須である[145].

高齢の場合やsalicylate中毒の診断が遅れた場合は死亡率が上昇する．

salicylate中毒の治療として，通常は重炭酸ナトリウム($NaHCO_3$)を用いて血液と尿のアルカリ化をはかるべきである．急性のアニオンギャップ代謝性アシドーシスで$NaHCO_3$の使用に関連して起こりうる副作用はあるが，血漿をアルカリ化するとサリチル酸が中枢神経系に拡散して毒性を発揮するのを軽減し(訳注：salicylateがイオン化されて細胞膜を通りにくくなるため)，また尿がアルカリ化されることでその腎排泄もよくなる[146]．しかし，特に高齢の患者や心不全が基礎疾患にある患者では，血行動態的な問題や体液過剰が起こらないように注意しなければならない[147]．長時間血液透析(sustained low-efficiency dialysis)はサリチル酸を体内から除去するのに極めて有効であると示唆されており，血中濃度が高度に上昇した患者(90 mg/dL以上)や重篤な中毒症状がある場合，あるいは積極的なアルカリ化が危険である患者では検討すべきである[147]．

▒ 他の中毒物質

他にもアニオンギャップが増加して代謝性アシドーシスをきたす物質は数多くある．例えば，strychnine，経口鉄剤過剰摂取，isoniazid，papaverine，有効期限切れのtetracycline，硫化水素，一酸化炭素(CO)，paraldehydeなどがあげられる．一般的には，これらの物質は乳酸アシドーシスをきたす[143]．高度の乳酸アシドーシスは，ダイエットのために使用されるトロピカルフルーツのマンゴスチン摂取でも報告がある[148]．propofol(訳注：日本ではDiprivan® など)やlorazepam(訳注：日本ではWypax® など)など集中治療室で使用するような鎮痛薬でも，溶媒のプロピレングリコールが原因で乳酸アシドーシスが起こることがある[149, 150]．

非乳酸性にアニオンギャップの増加する代謝性アシドーシスが認められる物質もあり，acetaminophen，トルエン，クエン酸などがあげられる．治療に使う程度の量でもacetaminophenは人によってはピログルタミン酸(5-オキソプロリン)ができることがある．これによってHCO_3^-濃度は3 mEq/Lまで低下したり，アニオンギャップが35 mEq/Lを超えることもあり，同一の人にこのようなアシドーシスが繰り返し起こることもある[151, 152]．このような人には代謝異常はみつかっていない．トルエンは，尿細管性アシドーシス(RTA)を引き起こすことがあり(通常は遠位尿細管のみだが，近位尿細管の障害も含まれることがある)，血清の馬尿酸(トルエンの代謝物)の濃度が上昇する[153]．馬尿酸は腎機能が正常なら速やかに排泄され，高塩素血症性代謝性アシドーシスがその後に続いて起こる．もう１つの例をあげると，トイレの洗浄液に含まれているクエン酸は，アニオンギャップを増加させて高カリウム血症を引き起こす．このような患者の治療にCaの静注投与が必要であったという報告がある[154]．

2) 酸排泄の障害

▒ 急性または慢性腎不全

１日で産生される通常１～３ mEq/kgの酸を腎臓が排泄することができないと，代謝性アシドーシスになる．急性でも慢性でも腎不全なら血清陰イオン(リン酸，硫酸，詳細不明の有機酸など)が体に蓄積し，これによって血清アニオンギャップ(SAG)が上昇する[155]．急性でも慢性でもこの場合の代謝性アシドーシスは，異化が極度に亢進していたり，他のアシドーシスの原因が併存していたりしなければ通常，高度にはならない．

急性腎不全の場合には，腎排泄機能が急速に喪失するため，必ず酸排泄不全が生じる．この状況では代償性反応が起こる時間はない．慢性腎不全の場合には，残存ネフロンの代償反応が起こる時間がある．特に，残存ネフロンではNH_4^+排泄が著明に亢進する．代謝性アシドーシスは，酸塩基平衡を維持するために必要な尿中の総酸排泄量(NAE)を満たすに十分なアンモニアを残存ネフロンが産生できないことで引き起こされる．リン酸が蓄積するような状態では，最終的にはNAEの滴定酸としての尿中リン酸排泄が減少するが，これによっても酸塩基平衡障害が起こる(訳注：原文では「リン酸が蓄積することによって，最終的にはNAEの滴定酸としての尿中リン酸排泄が減少する」という記述になっているが，誤りと思われるので訂正して記載した)．さらに慢性腎不全時に上昇する血中の副甲状腺ホルモンは近位尿細管のHCO_3^-再吸収を減少させ，代謝性アシドーシスをきたす原因となる[156]．慢性腎不全患者のなかには$NaHCO_3$による代謝性アシドーシスの治療が奏功する症例もあるが，通常は$NaHCO_3$を投与しても代謝性アシドーシスがある状態では慢性腎不全の別の徴候も併存していて，透析導入や腎移植を余儀なくされる．

9. 代謝性アシドーシスの治療

アシドーシスそのものは多くの臓器の機能に悪影響を与えるが，代謝性アシドーシスの関連するほとんどの病態では原疾患の治療を行うことが最善の治療となる．高塩素血症性代謝性アシドーシスのほとんどでは，$NaHCO_3$あるいは代謝されてHCO_3^-に代謝される物質(例えば，クエン酸など)を投与することでアシドーシスを緩徐に補正することは，非常に理にかなっており，また効果的でもあり，治療する利点がある．このような物質は経口投与が望ましい．一般的に1 gの$NaHCO_3$は約2 mEqのHCO_3^-になる．市販されているsodium citrateあるいはsodium-potassium citrate混合液(Shohl® 液あるいはPolycitra®)は1 mLにHCO_3^- 1 mEq相当量を含有する．クエン酸液は通常，$NaHCO_3$錠(胃内でCO_2が発生して腹部膨満感をもたらす)よりも飲みやすいが，クエン酸はアルミニウム(Al)の腸管吸収を増加させることがあるので，特に慢性腎不全時には，Alが基剤に含まれるリン酸吸着剤を同時に処方してはいけない[157]．

アニオンギャップが増加している代謝性アシドーシスにおいて，$NaHCO_3$を静注して急速に治療すると，特に組織の血流が落ちているときには，有害であることがある．$NaHCO_3$を静注する急速補正がいかによくないかを理解するには，投与されたHCO_3^-分子がどのような運命をたどるか考えなければならない．$NaHCO_3$が投与されると，血清HCO_3^-濃度が変化する．この$NaHCO_3$投与によってもたらされる血清HCO_3^-の変化の大きさは，見かけのHCO_3^-の分布容積($Vd_{HCO_3^-}$)によって以下のように規定される．

$$Vd_{HCO_3^-} = (HCO_3^- \text{投与量}) / (\Delta \text{血清}[HCO_3^-]) \tag{3.15}$$

この$Vd_{HCO_3^-}$は一定ではなく，アシドーシスが増強すると増加する．この$Vd_{HCO_3^-}$の変化はおそらく細胞内外の蛋白による緩衝作用の増加と，細胞内pHホメオスタシスの変化によって引き起こされていると考えられる．HCO_3^-を血液(あるいは個体)に負荷すると質量作用の法則によりCO_2が産生される．ここで代謝性アシドーシスが存在すると，投与された$NaHCO_3$の量に対してより多くのCO_2が産生される．実際，閉鎖系のヒト血液モデルで行われた最近の研究では，投与されたHCO_3^-から産生されたCO_2は最初のpHに直接影響を受けることが示唆されている．したがって，換気が正常であれば余剰なCO_2は速やかに肺から取り除かれるため，$Vd_{HCO_3^-}$は十分に大きいと考えられる．しかし，肺での換気，あるいはもっと頻度が高いのは，組織でのガス交換が血流低下によって減少した場合，HCO_3^-が投与されて産生されるこのCO_2は細胞内に拡散して(元々のHCO_3^-分子よりもはるかに速やかに拡散する)，逆説的にも細胞内のpHは低下してしまう．この機序を**図3.4**に図示する．$NaHCO_3$を代謝性アシドーシスのモデル動物に投与すると，各種臓器でのpHが低下し，さらに血行動態が悪化するというデータがある．この逆説的な細胞内アシドーシスに加えて，高張性の$NaHCO_3$(しばしば1 mol/Lの$NaHCO_3$を50 mLのアンプルで投与される)の投与によって血液の浸透圧が高くなってしまうこともある．血液浸透圧が高くなること自体が，心機能に悪影響を与える(特に心停止からの蘇生時に)[158]．通常，急性のアニオンギャップ代謝性アシドーシスに対しては，我々は$NaHCO_3$の静脈内緊急投与は勧めていないが，この分野のことについては依然として議論が絶えないところである[127]．持続透析や限外濾過を行いながら大量の$NaHCO_3$を投与すると，このような状況では有用であると示唆する小規模な研究もある[159, 160]．しかし，このような方法は厳密でなくなりがちで，推論の域を脱しない．

上記で議論した$NaHCO_3$に対する問題を解決するために，その代替品が開発されている．これらには*tris*-hydroxymethylaminomethane(THAM)[161]やCarbicarb®〔炭酸二ナトリウム(Na_2CO_3)と$NaHCO_3$を1：1で混合したもの〕などCO_2を発生させない緩衝剤や，ピルビン酸デヒドロゲナーゼ複合体の活性を高めることで乳酸産生を抑えるdichloroacetate[162]などが含まれる．これら3つの薬物はこれまで臨床研究で検討されているが，日常的に臨床に使用されるまでにはなっていない．

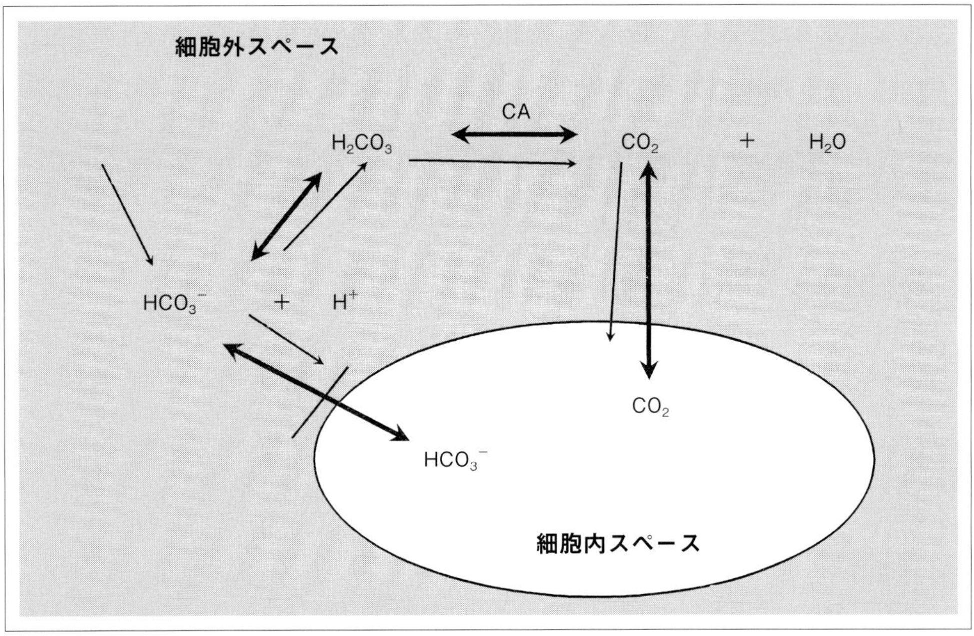

図 3.4　重炭酸ナトリウム投与による逆説的細胞内アシドーシスの発症機序の図．余剰な HCO_3^- が細胞外液(ECF)に投与されると(細い矢印)，HCO_3^- は H^+ と反応して，全体として H_2CO_3 になり，その結果，細胞外で CO_2 分圧が上昇する．ほとんどの細胞膜では HCO_3^- よりも CO_2 が通過しやすいので，一過性に細胞内の CO_2 分圧が HCO_3^- 濃度よりも高くなる原因となる．そしてその結果，細胞内の pH が減少する．

VIII　代謝性アルカローシス

1. 定義と原因

代謝性アルカローシスは，一次的に血漿の HCO_3^- 濃度が増加することにより，pH が上昇するプロセスによってもたらされる全身性の異常である．この一次的な血漿の HCO_3^- 濃度の増加は次の3つのプロセスで起こりうる[163]．

1) 細胞外液からのプロトン(H^+)の喪失

H^+ は腸管と腎臓を介して細胞外液(ECF)から体外に失われるか，(少なくとも論理的には)細胞内に移行する．毎日の食事や代謝によって産生された H^+ 負荷をこれらの H^+ 喪失が上回れば，血漿の HCO_3^- 濃度が増加する．それら各部位で H^+ が失われると，そこで HCO_3^- の分子が必ず産生されるからである．胃では壁細胞が胃腔側の H^+ ATPase によって H^+ を分泌することで，基底膜面で HCO_3^- を回収する．腎臓でも H^+ ATPase や Na^+/H^+ 交換体によって H^+ が分泌されることで基底膜面において HCO_3^- 分子が再生される．著しい K の欠乏状態では，H^+ の細胞内移行を伴い，その結果 ECF の HCO_3^- 濃度が増加することが推定されてきた．もっとも，そのような概念はあるにしても，K 欠乏の実験モデルで一定して細胞内アシドーシスが起こるということを支持するエビデンスはない[164]．

2) 細胞外液への重炭酸前駆体の負荷

HCO_3^- あるいは乳酸やクエン酸，酢酸などの HCO_3^- を産生する物質を，生体内で H^+ が産生される量を上回る速度で投与することによっても，ECF の HCO_3^- 濃度は上昇する．腎機能が正常なら，このような ECF の HCO_3^- 濃度の増加は，腎臓での HCO_3^- 排泄亢進により相殺される．というのは，血漿の HCO_3^- 濃度が HCO_3^- に対する近位尿細管での再吸収閾値を超えるためである．

3) 血漿よりクロライド(Cl)が多く重炭酸(HCO_3^-)の少ない体液の体外への喪失

この種の体液喪失は，ECF 量の減少と HCO_3^-濃度の上昇の両方につながる．このような状況では，H^+が嘔吐や経鼻胃管の吸引などによる体外への喪失ではなく，ECF 量が減少することで，残っている ECF の HCO_3^-濃度が増加する〔体液減少性アルカローシス(contraction alkalosis)〕[108]．しかしこのような状況では，腎臓で HCO_3^-を産生したり再吸収したりする働きも活発になっている．

2. 代謝性アルカローシスの病態生理

正常の腎臓には ECF の HCO_3^-濃度が増加してしまわないようにする驚くべき防御機構がある．それは体液 HCO_3^-濃度の閾値というもので，これを超えると近位尿細管での HCO_3^-の再吸収が低下し，尿中に HCO_3^-が排泄されることになる．したがって，腎臓は事実上すべての代謝性アルカローシスにおいて，過剰な HCO_3^-を排泄していないので，その病態生理への腎臓の関与は消極的であるということになる．代謝性アルカローシスの病因を考えるときは，代謝性アルカローシスを誘発する要素と，それを持続させる要素に分けて考えるとよい．

1) 緩衝作用

HCO_3^-が ECF に負荷されると，H^+が HCO_3^-と反応して CO_2 が産生されるが，通常，呼気中に排気される．こうして，血漿および ECF の HCO_3^-濃度の増加は緩和される．この緩衝作用に使われる H^+の大部分は細胞内液(ICF)および乳酸産生のわずかな増加分に由来している．

2) 呼吸性代償

正常状態の換気中枢は脳幹にあると思われるが，脳の間質の H^+濃度に非常に感受性が高い．代謝性アルカローシスの呼吸性代償は，代謝性アシドーシスの呼吸性代償と同じ原理に従う．しかし，P_{CO_2} の変化する方向が異なる．過換気による低炭酸ガス血症ではなく，低換気による高炭酸ガス血症が起こる．低換気では酸素化を制限することになるため，低換気によるこの反応はそれほど大きくはならない．おおまかな原則として，代謝性アルカローシスのときには血漿 HCO_3^-濃度の増加分の 0.25 ～ 1.0 倍の Pa_{CO_2} が増加する．代謝性アルカローシスのときにこのような代償が認められない場合は，一次性の呼吸性アルカローシスが共存していることを表している[165]．

3) 腎臓による補正

腎臓が過剰な HCO_3^-を尿中に排泄する反応により，正常の状態では速やかに代謝性アルカローシスは補正される．尿細管でブドウ糖が再吸収される場合と同様に，HCO_3^-に対する近位尿細管の再吸収閾値(それ以上になると HCO_3^-が尿中に漏出する)とともに，尿細管での HCO_3^-再吸収の最大量(T_{max})を考えることができる．尿中への HCO_3^-排泄は，その閾値を超えると GFR に比例して増加する．したがって，腎機能が正常ならば，何かの理由で再吸収閾値と T_{max} が変わらない限りは，血漿の HCO_3^-濃度を持続的に増加させることは困難である．

IX 生化学的反応と生理的反応

1. 代謝性アルカローシスを持続させる要因

HCO_3^-に対する T_{max} を増加させ，これによって腎臓による正味の HCO_3^-再吸収量を増加させる傾向のある要因がいくつかある．

1) 有効動脈血液量の減少

動脈血液量の絶対的な欠乏(例えば，嘔吐による塩分の喪失や出血など)あるいは相対的な欠乏(例えば，心不全，肝硬変，ネフローゼ症候群など)によって，HCO_3^- に対する T_{max} と近位尿細管での再吸収閾値は増加する．これはネフロンの近位部(Na と水の近位尿細管での再吸収が増加することにより)，遠位部(ミネラルコルチコイド作用により)の両方で起こる[166]．

2) クロライド(Cl^-)欠乏

クロライド(Cl)欠乏は ECF 量減少の病態の一部として起こることがあるが，詳細な生理学的研究によって Cl^- が HCO_3^- 再吸収の働きに独立してかかわっていることが示されている．特に，ECF が増加した状態においても，Cl 欠乏は HCO_3^- に対する T_{max} や近位尿細管での再吸収閾値を増加させることにつながる[167]．

3) アルドステロン

ミネラルコルチコイドが投与されたり，局所で産生されたりする場合，有効動脈血液量が減少していなくても，ネフロン遠位部で Na が不足し，これによって腎臓での HCO_3^- 産生が増加することがある[168]．

4) カリウム欠乏

K 欠乏は HCO_3^- に対する T_{max} と近位尿細管での再吸収閾値を上昇させ，代謝性アルカローシスを持続させると思われるもう 1 つの要因である．この理由として，K 欠乏が相対的な細胞内アシドーシスをきたし，この相対的細胞内アシドーシスが腎臓での H^+ 排泄を亢進させることがあげられる[169]．この考え方を否定する事実も存在する．例えば，H^+ の濃度差の問題である．すなわち，nM の濃度で存在するイオンによって，電気的中性度を保つことができるか否かについて議論することは難しいということである．さらに，その研究では，K 欠乏のときに ^{31}P-NMR 分光法にて腎臓での細胞内 pH が減少していることを検出できていない[170]．また，ヒトの研究では，代謝性アルカローシスは K 欠乏を補正しなくてもほとんど完全に補正されうることも，その考えを否定する事実の 1 つである[171]．

5) 高炭酸ガス血症

Pa_{CO_2} が増加すると HCO_3^- に対する T_{max} と近位尿細管での再吸収閾値が増加することが知られている．これは細胞内 pH が減少することで起こっているかもしれない(急性の高炭酸ガス血症でも慢性の高炭酸ガス血症でも起こるというデータがある)．興味深いことに，代謝性アルカローシスで起こる正常の呼吸性代償の一部としての Pa_{CO_2} の増加は，この機序を介して実は腎臓における代謝性アルカローシスの補正を障害する方向に向かう[172]．

2. 臨床的特徴

代謝性アルカローシスに特異的な症状・徴候はない．しかし，特に疑わしい臨床経過(例えば，利尿薬使用や嘔吐など)がある場合で，筋痙攣や筋力低下，不整脈，てんかんなどがある患者ではこの異常を疑うべきである．症状としてはイオン化 Ca 値の異常に関連しているものもあるかもしれない．なぜならば，血漿蛋白は pH が上昇すると，Ca とより強固に結合するため，イオン化 Ca 濃度が低下するからである．高度のアルカリ血症(pH$>$7.6)が有害な不整脈やてんかんに関連することもある[163]．

3. 代謝性アルカローシスの検査所見

動脈血ガスにおいて，次のようなパターンを示すと代謝性アルカローシスと診断できる．すなわち，pHが上昇し，HCO_3^-濃度が増加し，Pa_{CO_2}が増加していて，かつPa_{CO_2}の増加分はHCO_3^-濃度の増加分の0.25～1倍の範囲に収まっている．血清電解質においては，TCO_2(total CO_2：血液中の総CO_2量)が増加し，Cl^-は減少し，K^+も低いことが多い．低カリウム血症はK^+が細胞内に移行することと，腎臓での喪失が増加することの両方が原因となっている．Kの細胞内への移行は呼吸性アルカローシス，代謝性アルカローシスのどちらにおいてもどの程度変化するかを予測するのは難しい．腎臓での喪失は代謝性アルカローシスの経過中，常に亢進している．血清アニオンギャップ(SAG)は高度の代謝性アルカローシス時には，9～12 mEq/L程度上昇することがある．これは乳酸濃度が少し増加する[112]ことによる影響もあるが，大部分はpHが上昇することによってアルブミンの陰性荷電が上昇することに起因する[173]．

尿の生化学検査は，代謝性アルカローシスを分類するのに重要なステップとなる．特に，尿の電解質は，有効動脈血液量の減少が代謝性アルカローシスを持続させる要因となっているかどうかの判断に利用される．尿中Na濃度では一定の傾向が得られないが(特に尿検体を採取するときに尿中にHCO_3^-が含まれているとき)，尿中Cl濃度によってその患者の代謝性アルカローシスがCl反応性とCl不応性のどちらに分類されるかを判断できる．Cl反応性の代謝性アルカローシスは，体液量を増加させることや血行動態を改善させることで補正される．この例として，嘔吐の患者や利尿薬を投与されていて中止したばかりの患者らがあげられる．Cl不応性の代謝性アルカローシスは，このような手段では補正されない．特発性のミネラルコルチコイド過剰の患者や利尿薬内服を継続している患者がこの範疇に含まれる．Cl反応性の代謝性アルカローシスの患者は尿中Cl濃度が10 mEq/L以下になっているのに対し，Cl不応性の代謝性アルカローシスの患者では尿中Cl濃度が20 mEq/L以上になっている．

4. 代謝性アルカローシスの鑑別診断

代謝性アルカローシスの鑑別診断は通常，持続要因としてのCl欠乏がある患者(Cl反応性)，持続要因としてのCl欠乏がない患者(Cl不応性)，分類不能の代謝性アルカローシスの患者(通常はまれ)に分類することから始める．前述のように，通常は尿中Cl濃度を用いて分類する(**表3.7**)．

1) クロライド(Cl)反応性代謝性アルカローシス

■ 嘔　吐

胃液分泌量は，嘔吐が持続する患者では1～2 L/日を超えることがある．分泌された胃液には100 mEq/LものH^+が含まれていることがあり，胃の壁細胞はH^+ 1分子を分泌するときにHCO_3^-も1分子産生するので，200 mEqものHCO_3^-が1日に産生されることがあることになる．これが代謝性アルカローシス発症の引き金として大きな要因になるにせよ，それと同時に起こるNa^+とCl^-の喪失(400 mEq/日にもなりうる)，そしておそらくそれと合併してK^+喪失(通常嘔吐物中では15 mEq/L以下で，尿中のほうが多い)が，代謝性アルカローシスを維持させる要因であることを強調しておかなければならない[174]．これについては**図3.5**に図示する．

嘔吐に関連した代謝性アルカローシスの程度は通常は軽度である．しかし，Zollinger-Ellison症候群に幽門部閉塞を伴うといった胃液分泌が非常に亢進した状態では，血漿HCO_3^-濃度は60 mEq/Lを超えることもある[69]．

■ 胃ドレナージ

胃ドレナージの病態生理は，通常は経鼻胃管によって起こるので，嘔吐の病態生理と同じである[174]．

表 3.7　代謝性アルカローシスの鑑別診断

Cl 反応性代謝性アルカローシス
嘔吐
胃ドレナージ
絨毛腺腫
Cl 喪失性下痢
利尿薬投与
過換気後の状態
嚢胞性線維症
Cl 不応性代謝性アルカローシス
アルドステロン症
Cushing 症候群
Bartter 症候群
カンゾウ(甘草)
高度 K 欠乏？
分類不能の代謝性アルカローシス
アルカリ投与
ミルクアルカリ症候群
血液製剤の輸血
高カルシウム血症
飢餓後状態
ペニシリン系抗生物質の大量投与

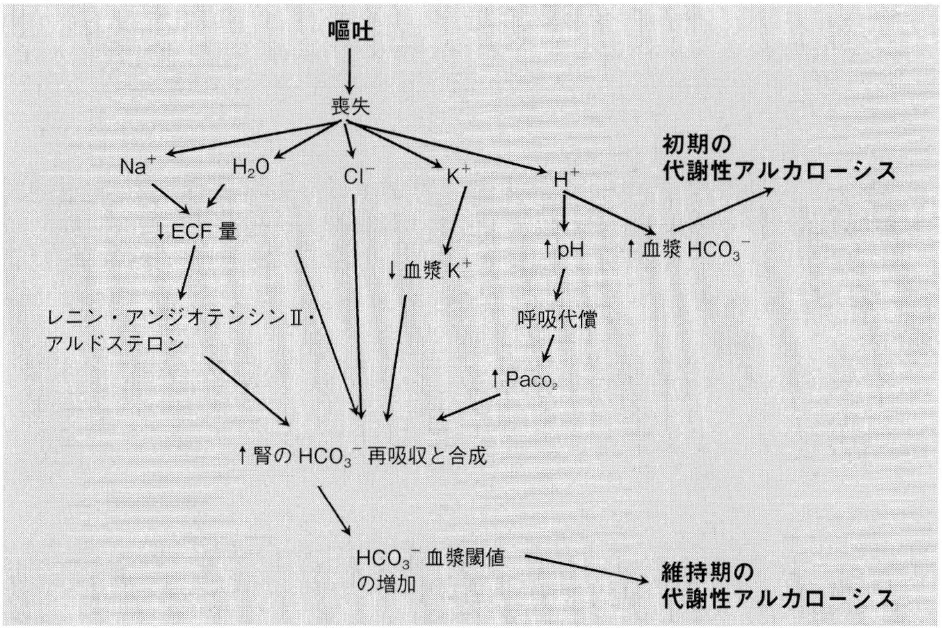

図 3.5　嘔吐による代謝性アルカローシスの誘発因子と維持因子．胃からの H^+ の喪失に加えて K^+, Na^+, Cl^-, H_2O の喪失，そして呼吸性代償が協調して腎臓での HCO_3^- 再吸収，合成と HCO_3^- 再吸収閾値を増加させることでアルカローシスが維持される．

■ 大腸の絨毛腺腫

大腸の絨毛腺腫は高度の下痢を引き起こすことがある．この下痢には蛋白や Na，K そして Cl が極端に多く含まれる．Na，K，Cl が喪失し，その一方で下痢便中の HCO_3^- は比較的低濃度で，代謝性アルカローシスをきたす患者がいる[175]．しかしこのような状態では，先述したように多くの HCO_3^- が喪失して代謝性アシドーシスをきたすほうが多いことを強調しておく[69]．

■ クロライド(Cl)喪失性下痢

Cl喪失性下痢は，小腸と大腸でCl再吸収が行われず，慢性的にClを多く含む下痢を引き起こすまれな先天性疾患である．前述の絨毛腺腫と同じ機序で，代謝性アルカローシスが発症する[69]．

■ 利尿薬治療

利尿薬のなかで太いHenle上行脚に作用するもの(furosemideやbumetanide，torsemideなどのループ利尿薬)と，遠位尿細管に作用するもの(サイアザイド系利尿薬)は，体液欠乏を助長して直接的にレニン分泌を刺激する(おそらく遠位尿細管でのNa量を増加させることを介して)．したがって，H^+ 喪失によって代謝性アルカローシスが発症し，利尿薬が継続投与されていれば，体液量欠乏と持続する腎臓での H^+ 喪失によって代謝性アルカローシスは維持される．利尿薬の効果が残っている間に尿を採取してみると，Cl濃度は高いであろう．また，利尿薬の効果が消失するのに十分な時間(通常は24～48時間以上)が経過した後に尿中Cl濃度を測定したら，体液量欠乏を反映して低くなっているはずである．低カリウム血症を伴う代謝性アルカローシスは非常に高い頻度で認められる利尿薬使用による合併症であり，特に思春期の少年少女や成人では，たとえこれらの薬物が処方されていなくても利尿薬使用の可能性を疑うべきである．利尿薬の乱用は心因性食欲不振症の患者でよくみられる[176]．

■ 高炭酸ガス血症の後の状態

第4章で論じているが，慢性高炭酸ガス血症の腎臓における代償反応によって，血漿 HCO_3^- 濃度が上昇する．高炭酸ガス血症が速やかに補正されると(例えば，挿管や人工呼吸など)，腎臓で補正されるまでは血漿 HCO_3^- 濃度は上昇したままになる(腎臓での補正は少なくとも数時間かけてゆっくり進行する)．この代謝性アルカローシスは，腎臓での補正に十分なClが供給されなければ，さらに遷延することがある[177]．また，睡眠時無呼吸患者は，覚醒している時間帯に軽度の代謝性アルカローシスが認められる可能性がある．

■ 嚢胞性線維症

汗のなかには大量のClが喪失される一方，HCO_3^- がほとんど含まれないことから，代謝性アルカローシスが発症する嚢胞性線維症の小児について報告されている．このような患者ではそれに伴う体液量減少によって代謝性アルカローシスが維持される[178]．

2) クロライド(Cl)不応性代謝性アルカローシス

■ 原発性アルドステロン症

アルドステロンはいくつかの機序により，遠位ネフロンの H^+ 分泌を直接的に刺激する．その機序のなかにはNa再吸収とK分泌に関連するものもあるが，Na-K輸送とは独立しているように思われる機序もある．この H^+ 分泌増加により，元来排泄されるはずの濾過された HCO_3^- は再生され，新たに HCO_3^- の産生も行われ，これらは結局ECF中に保持されることになる．このような遠位ネフロンの働きによって産生されたECFの HCO_3^- が増加することで，ECF量が増加し，近位尿細管での HCO_3^- の再吸収能が低下するにもかかわらず，遠位ネフロンには HCO_3^- に対しての近位尿細管の再吸収閾値を上げたままにする作用がある．この結果，低カリウム血症を伴う代謝性アルカローシスの臨床的特徴に，ECFの増加する高血圧も伴うことがしばしばある．

このような原発性のミネラルコルチコイドの増加は，アルドステロンを選択的に産生する副腎腫瘍(Conn症候群)や副腎皮質過形成(通常は両側性)が原因であることがある．このような原発性のミネラルコルチコイド過剰状態を診断するには，体液量増加が確かにあること(例えば，血漿レニン活性が刺激できないことなど)，そしてアルドステロン分泌が体液量増加によって抑制されないこと

(例えば，外因的にミネラルコルチコイドを投与し，さらに高食塩の食事をとらさせたり，あるいは生理食塩液による急速補液を行ったりしても，血漿アルドステロン濃度は低下しないことを証明するなど)が必要である[179]．アルドステロン症患者のなかには，グルココルチコイドを薬理量で投与することで改善する場合がある．最近の研究によると，このグルココルチコイド奏効性アルドステロン症(glucocorticoid remediable aldosteronism：GRA)の原因はステロイド11β-ヒドロキシラーゼの遺伝子の調節配列とアルドステロン合成酵素の遺伝子のコード配列の融合した遺伝子の遺伝子重複(gene duplication)であると証明された[180]．

■ Cushing 症候群

副腎皮質刺激ホルモン(adrenocorticotropic hormone：ACTH)産生腫瘍や，原発性副腎皮質腫瘍，先天性酵素欠乏による過形成では，副腎皮質ホルモンの合成が増加する．多くの副腎皮質ホルモン(特にコルチゾール，デオキシコルチコステロン，コルチコステロン)は，ある程度のミネラルコルチコイド作用をもち，時に高血圧を伴う低カリウム血症性代謝性アルカローシスをきたすことがある．正確な診断を行うには，血漿と尿の詳細な代謝物分析と画像診断が必要である[168]．

■ Bartter 症候群と Gitelman 症候群

Bartter 症候群は通常，小児に発症するまれな疾患で，高血圧や Na 再吸収亢進を伴わない高レニン性高アルドステロン血症が特徴的である．組織学的には傍糸球体装置の過形成が特徴的だが，この所見はこの診断に特異的なものではない[181, 182]．機能的変化としては，この疾患は太い Henle 上行脚での Cl の再吸収不全によって引き起こされると考えられており，この異常によって大量の Cl と Na がネフロン遠位部に到達することでレニン・アンジオテンシン・アルドステロン系が亢進し，低カリウム血症性代謝性アルカローシスを呈する．プロスタグランジン(PG)E 系もこの疾患に関与することが示唆されており，また PGE の合成阻害薬がしばしばこの疾患に有効であるが，この疾患における腎臓での PGE の増加は二次的なものである．Bartter 症候群の分子レベルでの発症機序は，3つの異常のうちの1つで説明されることが遺伝学的研究で見事に示されている．特に，髄質の太い Henle 上行脚の機能に必要不可欠な輸送蛋白である $NaKCl_2$ 輸送体，腎外側髄質カリウム(ROMK)チャネル，Cl チャネルのいずれかが遺伝子異常によって不活性化されても Bartter 症候群が発症する[183～185]．この所見から，これらの3つの要素のそれぞれが，太い Henle 上行脚の機能にとって必要であると考えられる．これらの輸送体がどのように相互作用するかを図示すると**図 3.6** のようになる．類似した状態として Gitelman 症候群があるが，これは現在，遠位尿細管のサイアザイド系利尿薬感受性 NaCl 輸送体の変異によって惹起されることが知られている[186]．Gitelman 症候群は成人後に発症することもあり，また Bartter 症候群よりも頻度が高いと思われる．

Bartter 症候群も Gitelman 症候群も病態生理が利尿薬使用時と非常に似ているので，尿検体で特定の利尿薬スクリーニングをしなければ，隠れて利尿薬を使用している状態と区別するのは難しいこともある．遺伝子異常による真の疾患はまれであり，利尿薬乱用による疾患がはるかに多く，原因不明の低カリウム血症性代謝性アルカローシスのある思春期の少年・少女や成人をみたら，まずは利尿薬乱用を考慮すべきである[176]．

■ カンゾウ(甘草)

“黒い”カンゾウの主成分であるグリシルリジン酸は，高血圧と低カリウム血症性代謝性アルカローシスをきたすことがあり，原発性アルドステロン症と類似している．最近の研究では，グリシルリジン酸は11β-ヒドロキシステロイドデヒドロゲナーゼを抑制し，血中濃度が比較的高いグルココルチコイドによってミネラルコルチコイド受容体が刺激されるような働きをもつことが証明されている．かみタバコにはこの物質を含むものがあり，類似した症状を示すことがある[187]．

■ 高度カリウム欠乏

高度の低カリウム血症(血漿$[K^+]<2$ mEq/L)患者では，ミネラルコルチコイド過剰がなく，尿中

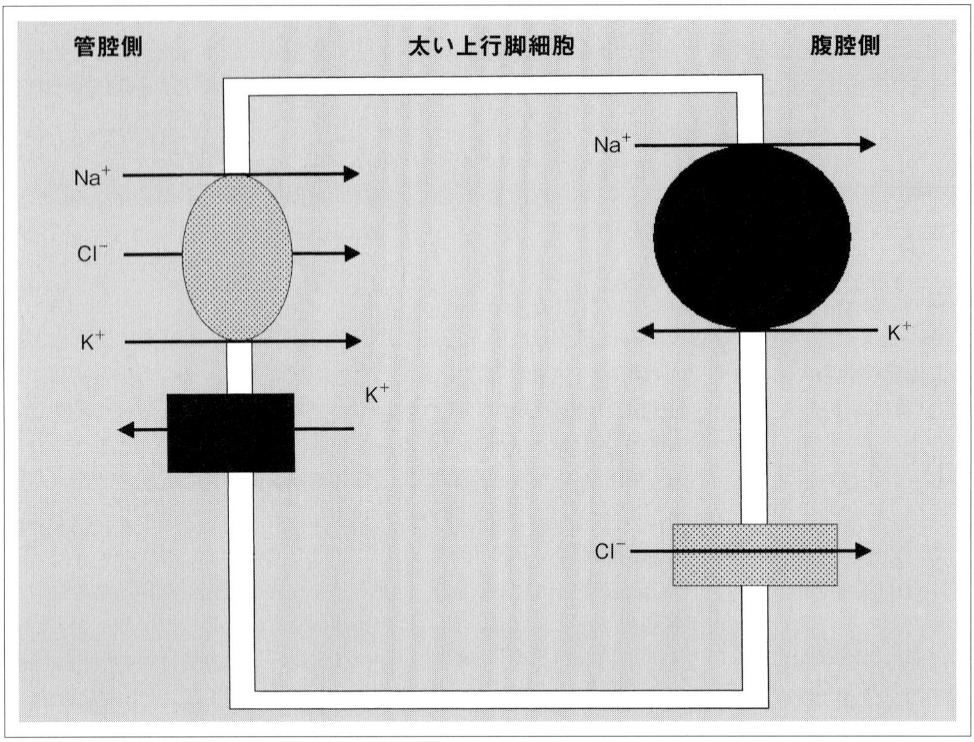

図 3.6 図式化した髄質の太い Henle 上行脚．尿細管腔側から NaCl を再吸収している．Na^+, K^+, Cl^-が $NaKCl_2$ 輸送体（薄い色の楕円）を介して流入する．このとき Na^+, K^+各 1 分子に対応して Cl^- 2 分子が輸送される．K^+は ROMK チャネル（濃い色の長方形）を介して尿細管腔側に漏出しているので，K^+は尿細管腔側に常にたまった状態となる．Na^+と Cl^-が細胞内に入ると，Cl^-は Cl チャネル（薄いグレーの長方形）を介して細胞外へ移動し，Na^+は Na^+/K^+ ATPase（濃い色の円）によって汲み出される．

Cl 濃度が 20 mEq/L 以上となる高度な代謝性アルカローシスを認める症例がある．このような症例は，Na 補充だけではアルカローシスは補正されず，K 欠乏も補正しなければならない[169]．このことから，一部の患者では K 欠乏が，Cl 反応性の代謝性アルカローシスから Cl 不応性の代謝性アルカローシスへと病態を変化させるかもしれないことが示唆される．しかし，ヒトにおいて K 欠乏を補充しなくても代謝性アルカローシスは補正できることははっきりと証明されている[171]．したがって，K 欠乏および低カリウム血症が代謝性アルカローシスの持続する原因になっていたり，K 欠乏および低カリウム血症それ自身が問題になっているときには，補正のための K 補充が推奨されるが，一般的には K 補充は代謝性アルカローシスの補正には必要ではないと思われる．

3) 分類不能の代謝性アルカローシス

■ アルカリ投与

腎臓は速やかにアルカリを排泄するので，代謝性アルカローシスを持続させるような要素が続発していたり，アルカリ投与が継続されていたりする場合でなければ，代謝性アルカローシスが持続することはない．しかし，状況によってはアルカリ投与によって代謝性アルカローシスが起こることがある．このときのアルカリ負荷は，HCO_3^-という形のこともあれば，クエン酸や酢酸のように代謝されて HCO_3^-になる有機アニオンの形のこともある．特に，慢性腎不全患者では糸球体濾過量（GFR）が減少していて HCO_3^-排泄能が低下しているため，アルカリ投与が持続性の代謝性アルカローシスを引き起こすことがある[188]．

▩ ミルクアルカリ症候群

ミルクアルカリ症候群は，消化不良のためにCaや吸収性のアルカリを含む制酸剤(炭酸カルシウムなど)を中等量から大量に内服している患者に認められる．ECF量の増加がないこと，また高カルシウム血症により副甲状腺ホルモン(parathyroid hormone：PTH)分泌が抑制されることで代謝性アルカローシスが持続しやすくなる．高カルシウム血症はまた，腎血液流量やGFRを減少させるので，腎臓で代謝性アルカローシスをさらに補正しにくくしてしまう．アルカローシスはCa排泄を減少させ，それに伴う高カルシウム血症を助長させる傾向がある．慢性的には腎石灰沈着症が起こり，最終的にはGFRが低下し，アルカリ負荷の排泄能がさらに低下してしまう可能性がある[189]．

▩ 血液製剤の輸血

抗凝固薬としてのクエン酸を含んだ大量の血液製剤の輸血(>10単位)によって，中等度の代謝性アルカローシスが起こることがある．代謝性アルカローシスが起こるのは，クエン酸からHCO_3^-が産生されるためである．このほかの状況としては，ある程度の腎前性尿毒症(濃縮赤血球を出血性ショックの患者に投与するときなど)で代謝性アルカローシスが持続することがある．過剰の酢酸や乳酸が入った非経口高カロリー輸液を投与されている患者でも，同様の機序で代謝性アルカローシスをきたすことがある[188]．

▩ 高カルシウム血症(副甲状腺機能亢進が病因でないもの)

副甲状腺機能亢進症以外の原因(悪性腫瘍やサルコイドーシスなど)によって起こる高カルシウム血症に，軽度の代謝性アルカローシスが付随することがある．機序としては，副甲状腺ホルモン(PTH)抑制によるHCO_3^-の近位尿細管での再吸収亢進を介している可能性がある[190]．

▩ 飢餓後状態(食事再開によるアルカローシス)

長期にわたって絶食していた患者が炭水化物を含んだ食事を摂取すると，数週間持続する代謝性アルカローシスをきたすことがある．この代謝性アルカローシス発症機序はよくわかっていない．代謝性アルカローシスが持続する要因としては，絶食状態の間に起こったECF量低下による，腎臓でのNa貯蔵能亢進が考えられる[128]．

▩ ペニシリン系抗生物質の大量投与

大量のペニシリン系抗生物質静注投与により，低カリウム血症性代謝性アルカローシスをきたすことがある(特にpenicillinとcarbenicillin)．この機序は遠位ネフロンに吸収されにくい陰イオンがより多く到達することで，H^+とKの分泌が増加するからであると考えられている[191]．

5. 代謝性アルカローシスの治療

すべての酸塩基平衡異常の治療の原則は，原疾患を改善することである．しかし，特に混合性の酸塩基平衡異常で，呼吸性と代謝性の要素が同じ方向に向かっているとき(例えば，呼吸性アルカローシスと代謝性アルカローシスの合併など)，酸塩基平衡の異常そのものが致命的になることがある．全身のpH上昇が致命的な場合(例えば，pH 7.6以上で痙攣や心室性不整脈があるとき)，呼吸管理によって全身のpHを速やかに低下させられることがある．このような状況では，麻酔で鎮静して挿管し，人工呼吸器で強制的に低換気にすることで(場合によってはCO_2吸入や低酸素血症を防ぐための酸素補充を行って)救命できる可能性がある[192]．

昔から代謝性アルカローシスを補正するために塩酸(HCl)あるいは同類のもの(例えば，arginine chlorideやammonium chlorideなど)を投与することが提唱されてきたが，我々はこの方法を単独投与としては推奨しない．これらの薬物は重大な合併症(例えば，HClによる溶血や組織壊死，ammonium chlorideによるアンモニア毒性など)をもたらす可能性がある，というのが論理的根拠である．しかし，もっと重要なことは，致命的な状態を防いだり治療したりできるほど速やかには効いてくれない，ということである．したがって，前述のように緊急処置が必要なときにはまず Pa_{CO_2} のコントロールを推奨している．致命的な状態を脱すれば，0.15 mol/L の HCl を中心静脈から 6〜8 時間かけて投与し，代謝性アルカローシスを部分的にあるいは完全に補正してもいいだろう．通常，"酸欠乏量"は 0.5×体重/L で表示したものが HCO_3^- の分布スペースと仮定して計算され，この量の約半量の HCl を，血液ガスと電解質を頻回にモニタリングしながら投与する．なお，血液透析ならばより速く，より安全にできる可能性がある．

それほど緊急性がない場合には，代謝性アルカローシスの治療は Cl 反応性かどうかを調べた後に開始する．Cl 反応性の代謝性アルカローシスは，補液や腎臓の血行動態改善によく反応する．低カリウム血症があれば，それも補正すべきである．Cl 不応性の代謝性アルカローシスの治療では通常，腎臓での H^+ 喪失を持続させるミネラルコルチコイド（あるいはミネラルコルチコイド様物質）を阻害する必要がある．この問題はしばしば spironolactone や amiloride といった遠位尿細管に作用する K 保持性利尿薬を用いることで解決できることもある．

代謝性アルカローシスを起こすことが患者の治療のために必要な場合もある．1 例をあげると，重度の心不全患者で，うっ血症状のためにループ利尿薬の持続的投与を余儀なくされている状態で，ループ利尿薬により低カリウム血症と代謝性アルカローシスをきたしている患者があげられる．このような症例では，近位尿細管に作用する利尿薬の acetazolamide（近位尿細管の HCO_3^- 再吸収を阻害し，HCO_3^- に対する近位尿細管の再吸収閾値を低下させる）は非常に有効なことがある[97]．持続的に胃ドレナージを行っている症例では，胃酸（H^+）分泌を減らすために H_2 遮断薬やプロトンポンプ（H^+ ATPase）阻害薬を投与するのがよいようである[193]．代謝性アルカローシスが引き起こされてしまった（例えば，制酸剤過多などで）進行した慢性腎不全患者では，補正に血液透析が必要となることがある．

（訳　村津四葉，池田洋一郎）

文　献

1. Filley G. *Acid–Base and Blood Gas Regulation.* Philadelphia: Lea and Febiger; 1971.
2. Stewart P, ed. *How to Understand Acid–Base. A Quantitative Acid–Base Primer for Biology and Medicine.* New York: Elsevier; 1981.
3. Alpern R, Warnock D, Rector F. Renal acidification mechanisms. In: Brenner B, Rector F, eds. *The Kidney.* Philadelphia: WB Saunders; 1986: 206–250.
4. Nelson D, Cox M, eds. *Lehninger Principles of Biochemistry.* 5th ed. New York: W.H. Freeman and Company/Worth Publishers; 2009.
5. Srivastava J, Barber DL, Jacobson MP. Intracellular pH sensors: design principles and functional significance. *Physiology (Bethesda).* 2007;22:30–39.
6. Malhotra D, Shapiro J. Nuclear magnetic resonance measurements of intracellular pH: biomedical implications. *Concepts Magn Reson.* 1993;5:123–150.
7. Koo MK, Oh CH, Holme AL, et al. Simultaneous analysis of steady-state intracellular pH and cell morphology by automated laser scanning cytometry. *Cytometry A.* 2007;71(2):87–93.
8. Hille C, Berg M, Bressel L, et al. Time-domain fluorescence lifetime imaging for intracellular pH sensing in living tissues. *Anal Bioanal Chem.* 2008;391(5):1871–1879.
9. Berg J, Tymoczko J, Stryer L, eds. *Biochemistry.* 6th ed. New York: W.H. Freeman; 2002.
10. Adrogue HE, Adrogue HJ. Acid–base physiology. *Respir Care.* 2001;46(4):328–341.
11. Venkatasen J, Hamilton R, Shapiro J. Dialysis considerations in the patient with chronic renal failure. In: Henrich W, ed. *Hemodialysis: Principles and Practice.* New York: Mosby; 1998.
12. Crapo RO, Jensen RL, Hegewald M, et al. Arterial blood gas reference values for sea level and an altitude of 1,400 meters. *Am J Respir Crit Care Med.* 1999;160(5 pt 1):1525–1531.
13. Vasuvattakul S, Warner LC, Halperin ML. Quantitative role of the intracellular bicarbonate buffer system in response to an acute acid load. *Am J Physiol.* 1992;262(2 pt 2):R305–R309.
14. Watts BA 3rd, George T, Good DW. The basolateral NHE1 Na^+/H^+ exchanger regulates transepithelial HCO_3^- absorption through actin cytoskeleton remodeling in renal thick ascending limb. *J Biol Chem.* 2005;280(12):11439–11447.
15. Zhang J, Bobulescu IA, Goyal S, et al. Characterization of Na^+/H^+ exchanger NHE8 in cultured renal epithelial cells. *Am J Physiol Renal Physiol.* 2007;293(3):F761–F766.
16. Vachon V, Delisle MC, Giroux S, et al. Factors affecting the stability of the renal sodium/phosphate symporter during its solubilization and reconstitution. *Int J Biochem Cell Biol.* 1995;27(3):311–318.
17. Paillard M. Na^+/H^+ exchanger subtypes in the renal tubule: function and regulation in physiology and disease. *Exp Nephrol.* 1997;5(4):277–284.
18. Biemesderfer D, Pizzonia J, Abu-Alfa A, et al. NHE3: a Na^+/H^+ exchanger isoform of renal brush border. *Am J Physiol.* 1993;265(5 pt 2):F736–F742.
19. Loffing J, Lötscher M, Kaissling B, et al. Renal Na/H exchanger NHE-3 and Na-PO4 cotrans-

porter NaPi-2 protein expression in glucocorticoid excess and deficient states. *J Am Soc Nephrol.* 1998;9(9):1560–1567.
20. Xiao YT, Xiang LX, Shao JZ. Vacuolar H(+)-ATPase. *Int J Biochem Cell Biol.* 2008;40(10):2002–2006.
21. Cougnon M, Bouyer P, Planelles G, et al. Does the colonic H,K-ATPase also act as an Na,K-ATPase? *Proc Natl Acad Sci U S A.* 1998;95(11):6516–6520.
22. Suzuki Y, Watanabe T, Kaneko K. A novel H+,K(+)-ATPase in the colonic apical membrane? *Jpn J Physiol.* 1993;43(3):291–298.
23. Simpson AM, Schwartz GJ. Distal renal tubular acidosis with severe hypokalaemia, probably caused by colonic H(+)-K(+)-ATPase deficiency. *Arch Dis Child.* 2001;84(6):504–507.
24. Wall SM, Truong AV, DuBose TD Jr. H(+)-K(+)-ATPase mediates net acid secretion in rat terminal inner medullary collecting duct. *Am J Physiol.* 1996;271(5 pt 2):F1037–F1044.
25. Olsnes S, Ludt J, Tønnessen TI, et al. Bicarbonate/chloride antiport in Vero cells: II. Mechanisms for bicarbonate-dependent regulation of intracellular pH. *J Cell Physiol.* 1987;132(2):192–202.
26. Geibel JP. Distal tubule acidification. *J Nephrol.* 2006;19(suppl 9):S18–S26.
27. Halperin ML. How much "new" bicarbonate is formed in the distal nephron in the process of net acid excretion? *Kidney Int.* 1989;35(6):1277–12781.
28. Kamel KS, Briceno LF, Sanchez MI, et al. A new classification for renal defects in net acid excretion. *Am J Kidney Dis.* 1997;29(1):136–146.
29. Weiner ID, Hamm LL. Molecular mechanisms of renal ammonia transport. *Annu Rev Physiol.* 2007;69:317–340.
30. DuBose TD Jr, Good DW, Hamm LL, et al. Ammonium transport in the kidney: new physiological concepts and their clinical implications. *J Am Soc Nephrol.* 1991;1:1193–1203.
31. Batlle DC, Hizon M, Cohen E, et al. The use of the urinary anion gap in the diagnosis of hyperchloremic metabolic acidosis. *N Engl J Med.* 1988;318(10):594–599.
32. Haussinger D. Liver regulation of acid–base balance. *Miner Electrolyte Metab.* 1997;23(3–6):249–252.
33. Lardner AL, O'Donovan DJ. Alterations in renal and hepatic nitrogen metabolism in rats during HCl ingestion. *Metabolism.* 1998;47(2):163–167.
34. Watford M, Chellaraj V, Ismat A, et al. Hepatic glutamine metabolism. *Nutrition.* 2002;18(4):301–303.
35. Parsa MH, Habif DV, Ferrer JM, et al. Intravenous hyperalimentation: indications, technique, and complications. *Bull N Y Acad Med.* 1972;48(7):920–942.
36. Oh MS, Carroll HJ. The anion gap. *N Engl J Med.* 1977;297(15):814–817.
37. Schwartz WB, Orning KJ, Porter R. The internal distribution of hydrogen ions with varying degrees of metabolic acidosis. *J Clin Invest.* 1957;36(3):373–382.
38. Lemann J Jr, Litzow JR, Lennon EJ. The effects of chronic acid loads in normal man: further evidence for the participation of bone mineral in the defense against chronic metabolic acidosis. *J Clin Invest.* 1966;45:1608–1617.
39. Burnell J. Changes in bone sodium and carbonate in metabolic acidosis and alkalosis. *J Clin Invest.* 1971;50:327–335.
40. Cunningham J, Fraher LJ, Clemens TL, et al. Chronic acidosis with metabolic bone disease. Effect of alkali on bone morphology and vitamin D metabolism. *Am J Med.* 1982;73(2):199–204.
41. Elkinton JR. Clinical disorders of acid–base regulation. A survey of seventeen years' diagnostic experience. *Med Clin North Am.* 1966;50(5):1325–1350.
42. Fencl V, Miller TB, Pappenheimer JR. Studies on the respiratory response to disturbances of acid–base balance, with deductions concerning the ionic composition of cerebral interstitial fluid. *Am J Physiol.* 1966;210(3):459–472.
43. Wiederseiner J-M, Muser J, Lutz T, et al. Acute metabolic acidosis: characterization and diagnosis of the disorder and the plasma potassium response. *J Am Soc Nephrol.* 2004;15:1589–1596.
44. Curthoys NP, Gstraunthaler G. Mechanism of increased renal gene expression during metabolic acidosis. *Am J Physiol Renal Physiol.* 2001;281(3):F381–F390.
45. Laghmani K, Preisig PA, Moe OW, et al. Endothelin-1/endothelin-B receptor-mediated increases in NHE3 activity in chronic metabolic acidosis. *J Clin Invest.* 2001;107(12):1563–1569.
46. Madias NE, Schwartz WB, Cohen JJ. The maladaptive renal response to secondary hypocapnia during chronic HCl acidosis in the dog. *J Clin Invest.* 1977;60(6):1393–1401.
47. Shapiro JI, Whalen M, Chan L. Hemodynamic and hepatic pH responses to sodium bicarbonate and Carbicarb during systemic acidosis. *Magn Reson Med.* 1990;16(3):403–410.
48. O'Brodovich HM, Stalcup SA, Pang LM, et al. Hemodynamic and vasoactive mediator response to experimental respiratory failure. *J Appl Physiol.* 1982;52(5):1230–1236.
49. Nimmo AJ, Than N, Orchard CH, et al. The effect of acidosis on beta-adrenergic receptors in ferret cardiac muscle. *Exp Physiol.* 1993;78(1):95–103.
50. Davies AO. Rapid desensitization and uncoupling of human beta-adrenergic receptors in an in vitro model of lactic acidosis. *J Clin Endocrinol Metab.* 1984;59(3):398–405.
51. Orchard C. The effect of acidosis on excitation–contraction coupling in isolated ferret heart muscle. *Mol Cell Biochem.* 1989;89(2):169–173.
52. Allen DG, Orchard CH. The effects of changes of pH on intracellular calcium transients in mammalian cardiac muscle. *J Physiol.* 1983;335:555–567.
53. Endoh M. Acidic pH-induced contractile dysfunction via downstream mechanism: identification of pH-sensitive domain in troponin I. *J Mol Cell Cardiol.* 2001;33(7):1297–1300.
54. Nosek TM, Fender KY, Godt RE. It is diprotonated inorganic phosphate that depresses force in skinned skeletal muscle fibers. *Science.* 1987;236(4798):191–193.
55. Zhou HZ, Malhotra D, Shapiro JI. Contractile dysfunction during metabolic acidosis: role of impaired energy metabolism. *Am J Physiol.* 1991;261(5 pt 2):H1481–H1486.
56. Suleymanlar G, Zhou HZ, McCormack M, et al. Mechanism of impaired energy metabolism during acidosis: role of oxidative metabolism.

Am J Physiol. 1992;262(6 pt 2):H1818–H1822.
57. Zhou HZ, Malhotra D, Doers J, et al. Hypoxia and metabolic acidosis in the isolated heart: evidence for synergistic injury. *Magn Reson Med.* 1993;29(1):94–98.
58. McGillivray-Anderson KM, Faber JE. Effect of acidosis on contraction of microvascular smooth muscle by alpha 1- and alpha 2-adrenoceptors. Implications for neural and metabolic regulation. *Circ Res.* 1990;66(6):1643–1657.
59. Verdon F. Respiratory response to acute metabolic acidosis in man. *Intensive Care Med.* 1979;5(4):204.
60. Janusek LW. Metabolic acidosis: pathophysiology, signs, and symptoms. *Nursing.* 1990;20(7):52–53.
61. Bushinsky DA, Parker WR, Alexander KM, et al. Metabolic, but not respiratory, acidosis increases bone PGE(2) levels and calcium release. *Am J Physiol Renal Physiol.* 2001;281(6):F1058–F1066.
62. Adrogue HJ, Madias NE. Changes in plasma potassium concentration during acute acid–base disturbances. *Am J Med.* 1981;71(3):456–467.
63. Emmett M, Narins RG. Clinical use of the anion gap. *Medicine (Baltimore).* 1977;56(1):38–54.
64. Gabow PA, Kaehny WD, Fennessey PV, et al. Diagnostic importance of an increased serum anion gap. *N Engl J Med.* 1980;303(15):854–858.
65. Streather CP, Phillips AO, Goodman FR, et al. How often should we measure the urinary anion gap for cases of suspected renal tubular acidosis? *Nephrol Dial Transplant.* 1993;8(6):571.
66. Wang F, Butler T, Rabbani GH, et al. The acidosis of cholera. Contributions of hyperproteinemia, lactic acidemia, and hyperphosphatemia to an increased serum anion gap. *N Engl J Med.* 1986;315(25):1591–1595.
67. Gennari FJ, Weise WJ. Acid–base disturbances in gastrointestinal disease. *Clin J Am Soc Nephrol.* 2008;3:1861–1868.
68. Margolis A, Dziatkowiak H, Bugala I, et al. Urine acidification ability in infants. II. Urinary excretion of hydrogen ions in infants with diarrhea and chronic metabolic acidosis. *Pediatr Pol.* 1972;47(8):979–983.
69. Phillips SF. Water and electrolytes in gastrointestinal disease. In: Maxwell MH, Kleeman CR, eds. *Clinical Disorders of Fluid and Electrolyte Metabolism.* New York: McGraw-Hill; 1980:1267–1295.
70. Nathan DM, Fogel H, Norman D, et al. Long-term metabolic and quality of life results with pancreatic/renal transplantation in insulin-dependent diabetes mellitus. *Transplantation.* 1991;52(1):85–91.
71. Ketel B, Henry ML, Elkhammas EA, et al. Metabolic complications in combined kidney/pancreas transplantation. *Transplant Proc.* 1992;24(3):774–775.
72. Tom WW, Munda R, First MR, et al. Physiologic consequences of pancreatic allograft exocrine drainage into the urinary tract. *Transplant Proc.* 1987;19(1 pt 3):2339–2342.
73. Monroy-Cuadros M, Salazar A, Yilmaz S, et al. Bladder vs enteric drainage in simultaneous pancreas–kidney transplantation. *Nephrol Dial Transplant.* 2006;21(2):483–487.
74. Mills RD, Studer UE. Metabolic consequences of continent urinary diversion. *J Urol.* 1999;161(4):1057–1066.
75. Hautmann RE, de Petriconi R, Gottfried HW, et al. The ileal neobladder: complications and functional results in 363 patients after 11 years of followup. *J Urol.* 1999;161(2):422–427; discussion 427–428.
76. Thompson WG. Cholestyramine. *Can Med Assoc J.* 1971;104(4):305–309.
77. Scheel PJ Jr, Whelton A, Rossiter K, et al. Cholestyramine-induced hyperchloremic metabolic acidosis. *J Clin Pharmacol.* 1992;32(6):536–538.
78. Haldane JB, Hill R, Luck JM. Calcium chloride acidosis. *J Physiol.* 1923;57(5):301–306.
79. Lash JP, Arruda JA. Laboratory evaluation of renal tubular acidosis. *Clin Lab Med.* 1993;13(1):117–129.
80. Batlle D, Moorthi KM, Schlueter W, et al. Distal renal tubular acidosis and the potassium enigma. *Semin Nephrol.* 2006;26(6):471–478.
81. Karet FE. Mechanisms in hyperkalemic renal tubular acidosis. *J Am Soc Nephrol.* 2009;20(2):251–254.
82. Quigley R. Proximal renal tubular acidosis. *J Nephrol.* 2006;19(suppl 9):S41–S45.
83. Igarashi T, Sekine T, Inatomi J, et al. Unraveling the molecular pathogenesis of isolated proximal renal tubular acidosis. *J Am Soc Nephrol.* 2002;13(8):2171–2177.
84. Izzedine H, Launay-Vacher V, Isnard-Bagnis C, et al. Drug-induced Fanconi's syndrome. *Am J Kidney Dis.* 2003;41(2):292–309.
85. Clarke BL, Wynne AG, Wilson DM, et al. Osteomalacia associated with adult Fanconi's syndrome: clinical and diagnostic features. *Clin Endocrinol (Oxf).* 1995;43(4):479–490.
86. McSherry E. Renal tubular acidosis in childhood. *Kidney Int.* 1981;20(6):799–809.
87. Vasuvattakul S, Nimmannit S, Shayakul C, et al. Should the urine P_{CO_2} or the rate of excretion of ammonium be the gold standard to diagnose distal renal tubular acidosis? *Am J Kidney Dis.* 1992;19(1):72–75.
88. Richardson RM, Halperin ML. The urine pH: a potentially misleading diagnostic test in patients with hyperchloremic metabolic acidosis. *Am J Kidney Dis.* 1987;10(2):140–143.
89. Jefferies KC, Cipriano DJ, Forgac M. Function, structure and regulation of the vacuolar (H+)-ATPases. *Arch Biochem Biophys.* 2008;476(1):33–42.
90. Fuster DG, Zhang J, Xie XS, et al. The vacuolar-ATPase B1 subunit in distal tubular acidosis: novel mutations and mechanisms for dysfunction. *Kidney Int.* 2008;73(10):1151–1158.
91. Walsh SB, Shirley DG, Wrong OM, et al. Urinary acidification assessed by simultaneous furosemide and fludrocortisone treatment: an alternative to ammonium chloride. *Kidney Int.* 2007;71(12):1310–1316.
92. Ren H, Wang WM, Chen XN, et al. Renal involvement and followup of 130 patients with primary Sjogren's syndrome. *J Rheumatol.* 2008;35(2):278–284.
93. D'Cruz S, Chauhan S, Singh R, et al. Wasp sting associated with type 1 renal tubular acidosis. *Nephrol Dial Transplant.* 2008;23(5):1754–1755.
94. Kamijima M, Nakazawa Y, Yamakawa M, et al. Metabolic acidosis and renal tubular injury due to pure toluene inhalation. *Arch Environ Health.* 1994;49(5):410–413.
95. Batlle DC, Arruda JA, Kurtzman NA.

Hyperkalemic distal renal tubular acidosis associated with obstructive uropathy. *N Engl J Med.* 1981;304(7):373–380.
96. Sharma AP, Sharma RK, Kapoor R, et al. Incomplete distal renal tubular acidosis affects growth in children. *Nephrol Dial Transplant.* 2007;22(10):2879–2885.
97. DuBose TD Jr. Carbonic anhydrase-dependent bicarbonate transport in the kidney. *Ann N Y Acad Sci.* 1984;429:528–537.
98. Groeper K, McCann ME. Topiramate and metabolic acidosis: a case series and review of the literature. *Paediatr Anaesth.* 2005;15(2):167–170.
99. Welch BJ, Graybeal D, Moe OW, et al. Biochemical and stone-risk profiles with topiramate treatment. *Am J Kidney Dis.* 2006;48(4):555–563.
100. Kurtzman NA, Gonzalez J, DeFronzo R, et al. A patient with hyperkalemia and metabolic acidosis. *Am J Kidney Dis.* 1990;15(4):333–356.
101. DeFronzo RA. Hyperkalemia and hyporeninemic hypoaldosteronism. *Kidney Int.* 1980;17(1):118–134.
102. Allen GG, Barratt LJ. An in vivo study of voltage-dependent renal tubular acidosis induced by amiloride. *Kidney Int.* 1989;35(5):1107–1110.
103. Garty H, Benos DJ. Characteristics and regulatory mechanisms of the amiloride-blockable Na^+ channel. *Physiol Rev.* 1988;68(2):309–373.
104. Effectiveness of spironolactone added to an angiotensin-converting enzyme inhibitor and a loop diuretic for severe chronic congestive heart failure (the Randomized Aldactone Evaluation Study [RALES]). *Am J Cardiol.* 1996;78(8):902–907.
105. Witham MD, Gillespie ND, Struthers AD. Hyperkalemia after the publication of RALES. *N Engl J Med.* 2004;351(23):2448–2450; author reply 2448–2450.
106. Adrogue HJ, Wilson H, Boyd AE 3rd, et al. Plasma acid–base patterns in diabetic ketoacidosis. *N Engl J Med.* 1982;307(26):1603–1610.
107. Gowrishankar M, Carlotti AP, St George-Hyslop C, et al. Uncovering the basis of a severe degree of acidemia in a patient with diabetic ketoacidosis. *QJM.* 2007;100(11):721–735.
108. Garella S, Chang BS, Kahn SI. Dilution acidosis and contraction alkalosis: review of a concept. *Kidney Int.* 1975;8(5):279–283.
109. Relman AS, Shelburne PF, Talman A. Profound acidosis resulting from excessive ammonium chloride in previously healthy subjects. A study of two cases. *N Engl J Med.* 1961;264:848–852.
110. Heird WC, Dell RB, Driscoll JM Jr, et al. Metabolic acidosis resulting from intravenous alimentation mixtures containing synthetic amino acids. *N Engl J Med.* 1972;287(19):943–948.
111. Lemann J Jr, Relman AS. The relation of sulfur metabolism to acid–base balance and electrolyte excretion: the effects of DL-methionine in normal man. *J Clin Invest.* 1959;38:2215–2223.
112. Madias NE. Lactic acidosis. *Kidney Int.* 1986;29(3):752–774.
113. Malhotra D, Shapiro JI, Chan L. Nuclear magnetic resonance spectroscopy in patients with anion-gap acidosis. *J Am Soc Nephrol.* 1991;2(5):1046–1050.
114. Oh MS, Phelps KR, Traube M, et al. D-Lactic acidosis in a man with the short-bowel syndrome. *N Engl J Med.* 1979;301(5):249–252.
115. Cooper DJ, Walley KR, Wiggs BR, et al. Bicarbonate does not improve hemodynamics in critically ill patients who have lactic acidosis. A prospective, controlled clinical study. *Ann Intern Med.* 1990;112(7):492–498.
116. Graf H, Leach W, Arieff AI. Evidence for a detrimental effect of bicarbonate therapy in hypoxic lactic acidosis. *Science.* 1985;227(4688):754–756.
117. Graf H, Leach W, Arieff AI. Metabolic effects of sodium bicarbonate in hypoxic lactic acidosis in dogs. *Am J Physiol.* 1985;249(5 pt 2):F630–F635.
118. Huntley JJ, McCormack M, Jin H, et al. Importance of tonicity of carbicarb on the functional and metabolic responses of the acidotic isolated heart. *J Crit Care.* 1993;8(4):222–227.
119. Adrogue HJ, Madias NE. Management of life-threatening acid–base disorders. First of two parts. *N Engl J Med.* 1998;338(1):26–34.
120. Westphal SA. The occurrence of diabetic ketoacidosis in non-insulin-dependent diabetes and newly diagnosed diabetic adults. *Am J Med.* 1996;101(1):19–24.
121. Filbin MR, Brown DF, Nadel ES. Hyperglycemic hyperosmolar nonketotic coma. *J Emerg Med.* 2001;20(3):285–290.
122. Oh MS, Carroll HJ, Goldstein DA, et al. Hyperchloremic acidosis during the recovery phase of diabetic ketosis. *Ann Intern Med.* 1978;89(6):925–927.
123. Gabow PA, Anderson RJ, Potts DE, et al. Acid–base disturbances in the salicylate-intoxicated adult. *Arch Intern Med.* 1978;138:1481–1484.
124. Lee P, Campbell LV. Diabetic ketoacidosis: the usual villain or a scapegoat? A novel cause of severe metabolic acidosis in type 1 diabetes. *Diabetes Care.* 2008;31(3):e13.
125. Soler NG, Bennett MA, Dixon K, et al. Potassium balance during treatment of diabetic ketoacidosis with special reference to the use of bicarbonate. *Lancet.* 1972;2(7779):665–667.
126. Kaye R. Diabetic ketoacidosis—the bicarbonate controversy. *J Pediatr.* 1975;87(1):156–159.
127. Sabatini S, Kurtzman NA. Bicarbonate therapy in severe metabolic acidosis. *J Am Soc Nephrol.* 2009;20(4):692–695.
128. Stinebaugh BJ, Schloeder FX. Glucose-induced alkalosis in fasting subjects. Relationship to renal bicarbonate reabsorption during fasting and refeeding. *J Clin Invest.* 1972;51(6):1326–1336.
129. Yanagawa Y, Sakamoto T, Okada Y. Six cases of sudden cardiac arrest in alcoholic ketoacidosis. *Intern Med.* 2008;47(2):113–117.
130. Godet C, Hira M, Adoun M, et al. Rapid diagnosis of alcoholic ketoacidosis by proton NMR. *Intensive Care Med.* 2001;27(4):785–786.
131. Halperin ML, Hammeke M, Josse RG, et al. Metabolic acidosis in the alcoholic: a pathophysiologic approach. *Metabolism.* 1983;32(3):308–315.
132. Arieff AI, Carroll HJ. Nonketotic hyperosmolar coma with hyperglycemia: clinical features, pathophysiology, renal function, acid–base balance, plasma–cerebrospinal fluid equilibria and the effects of therapy in 37 cases. *Medicine (Baltimore).* 1972;51(2):73–94.
133. Arieff AI, Carroll HJ. Hyperosmolar nonketotic

coma with hyperglycemia: abnormalities of lipid and carbohydrate metabolism. *Metabolism*. 1971;20(6):529–538.
134. Halperin ML. Metabolism and acid–base physiology. *Artif Organs*. 1982;6(4):357–362.
135. Gabow PA. Ethylene glycol intoxication. *Am J Kidney Dis*. 1988;11(3):277–279.
136. Gabow PA, Clay K, Sullivan JB, et al. Organic acids in ethylene glycol intoxication. *Ann Intern Med*. 1986;105(1):16–20.
137. McMartin KE, Ambre JJ, Tephly TR. Methanol poisoning in human subjects. Role for formic acid accumulation in the metabolic acidosis. *Am J Med*. 1980;68(3):414–418.
138. Schelling JR, Howard RL, Winter SD, et al. Increased osmolal gap in alcoholic ketoacidosis and lactic acidosis. *Ann Intern Med*. 1990;113(8):580–582.
139. Sklar AH, Linas SL. The osmolal gap in renal failure. *Ann Intern Med*. 1983;98(4):481–482.
140. Streicher HZ, Gabow PA, Moss AH, et al. Syndromes of toluene sniffing in adults. *Ann Intern Med*. 1981;94(6):758–762.
141. Pomara C, Fiore C, D'Errico S, et al. Calcium oxalate crystals in acute ethylene glycol poisoning: a confocal laser scanning microscope study in a fatal case. *Clin Toxicol (Phila)*. 2008;46(4):322–324.
142. Jacobsen D, Hewlett TP, Webb R, et al. Ethylene glycol intoxication: evaluation of kinetics and crystalluria. *Am J Med*. 1988;84(1):145–152.
143. Kraut JA, Kurtz I. Toxic alcohol ingestions: clinical features, diagnosis, and management. *Clin J Am Soc Nephrol*. 2008;3(1):208–225.
144. Hill JB. Salicylate intoxication. *N Engl J Med*. 1973;288(21):1110–1113.
145. Rivera W, Kleinschmidt KC, Velez LI, et al. Delayed salicylate toxicity at 35 hours without early manifestations following a single salicylate ingestion. *Ann Pharmacother*. 2004;38(7/8):1186–1188.
146. Gordon IJ, Bowler CS, Coakley J, et al. Algorithm for modified alkaline diuresis in salicylate poisoning. *Br Med J (Clin Res Ed)*. 1984;289(6451):1039–1040.
147. Lund B, Seifert SA, Mayersohn M. Efficacy of sustained low-efficiency dialysis in the treatment of salicylate toxicity. *Nephrol Dial Transplant*. 2005;20(7):1483–1484.
148. Wong LP, Klemmer PJ. Severe lactic acidosis associated with juice of the mangosteen fruit *Garcinia mangostana*. *Am J Kidney Dis*. 2008;51(5): 829–833.
149. Fodale V, La Monaca E. Propofol infusion syndrome: an overview of a perplexing disease. *Drug Saf*. 2008;31(4):293–303.
150. Zar T, Yusufzai I, Sullivan A, et al. Acute kidney injury, hyperosmolality and metabolic acidosis associated with lorazepam. *Nat Clin Pract Nephrol*. 2007;3(9):515–520.
151. Pitt JJ, Hauser S. Transient 5-oxoprolinuria and high anion gap metabolic acidosis: clinical and biochemical findings in eleven subjects. *Clin Chem*. 1998;44:1497–1503.
152. Tailor P, Raman T, Garganta CL, et al. Recurrent high anion gap metabolic acidosis secondary to 5-oxoproline (pyroglutamic acid). *Am J Kidney Dis*. 2005;46:E4–E10.
153. Batlle DC, Sabatini S, Kurtzman NA. On the mechanism of toluene-induced renal tubular acidosis. *Nephron*. 1988;49(3):210–218.
154. DeMars CS, Hollister K, Tomassoni A, et al. Citric acid ingestion: a life-threatening cause of metabolic acidosis. *Ann Emerg Med*. 2001;38(5):588–591.
155. Widmer B, Gerhardt RE, Harrington JT, et al. Serum electrolyte and acid base composition. The influence of graded degrees of chronic renal failure. *Arch Intern Med*. 1979;139(10):1099–1102.
156. Halperin ML, Ethier JH, Kamel KS. Ammonium excretion in chronic metabolic acidosis: benefits and risks. *Am J Kidney Dis*. 1989;14(4):267–271.
157. Molitoris BA, Froment DH, Mackenzie TA, et al. Citrate: a major factor in the toxicity of orally administered aluminum compounds. *Kidney Int*. 1989;36(6):949–953.
158. Kette F, Weil MH, von Planta M, et al. Buffer agents do not reverse intramyocardial acidosis during cardiac resuscitation. *Circulation*. 1990;81(5):1660–1666.
159. Barenbrock M, Hausberg M, Matzkies F, et al. Effects of bicarbonate- and lactate-buffered replacement fluids on cardiovascular outcome in CVVH patients. *Kidney Int*. 2000;58(4):1751–1757.
160. Gudis SM, Mangi S, Feinroth M, et al. Rapid correction of severe lactic acidosis with massive isotonic bicarbonate infusion and simultaneous ultrafiltration. *Nephron*. 1983;33(1):65–66.
161. Giunti C, Priouzeau F, Allemand D, et al. Effect of tris-hydroxymethyl aminomethane on intracellular pH depends on the extracellular non-bicarbonate buffering capacity. *Transl Res*. 2007;150(6):350–356.
162. Stacpoole PW, Gilbert LR, Neiberger RE, et al. Evaluation of long-term treatment of children with congenital lactic acidosis with dichloroacetate. *Pediatrics*. 2008;121(5):e1223–e1228.
163. Galla JH. Metabolic alkalosis. *J Am Soc Nephrol*. 2000;11(2):369–375.
164. Adam WR, Craik DJ, Kneen M, et al. Effect of magnesium depletion and potassium depletion and chlorothiazide on intracellular pH in the rat, studied by 31P NMR. *Clin Exp Pharmacol Physiol*. 1989;16(1):33–40.
165. Palmer BF. Approach to fluid and electrolyte disorders and acid–base problems. *Prim Care*. 2008;35(2):195–213, v.
166. Shapiro JI, Anderson RJ. Sodium depletion states. In: Brenner BM, Stein J, eds. *Topics in Nephrology*. New York: Churchill Livingstone; 1985:155–192.
167. Kassirer JP, Berkman PM, Lawrenz DR, et al. The critical role of chloride in the correction of hypokalemic alkalosis in man. *Am J Med*. 1965;38:172–189.
168. Melby JC. Assessment of adrenocortical function. *N Engl J Med*. 1971;285(13):735–739.
169. Garella S, Chazan JA, Cohen JJ. Saline-resistant metabolic alkalosis or "chloride-wasting nephropathy". Report of four patients with severe potassium depletion. *Ann Intern Med*. 1970;73(1):31–38.
170. Adam WR, Koretsky AP, Weiner MW. Measurement of renal intracellular pH by ^{31}P NMR. Relationship of pH to ammoniagenesis. *Contrib Nephrol*. 1985;47:15–21.
171. Kassirer JP, Schwartz WB. Correction of metabolic alkalosis in man without repair of potassium deficiency. A re-evaluation of the role of potassium. *Am J Med*. 1966;40(1):19–26.
172. Lucci MS, Tinker JP, Weiner IM, et al. Function of

proximal tubule carbonic anhydrase defined by selective inhibition. *Am J Physiol.* 1983;245(4):F443–F449.
173. Madias NE, Ayus JC, Adrogue HJ. Increased anion gap in metabolic alkalosis: the role of plasma-protein equivalency. *N Engl J Med.* 1979;300(25):1421–1423.
174. Kassirer JP, Schwartz WB. The response of normal man to selective depletion of hydrochloric acid. Factors in the genesis of persistent gastric alkalosis. *Am J Med.* 1966;40(1):10–18.
175. Jurgeleit HC. Villous adenoma of the colon with severe fluid and electrolyte depletion: report of a case. *Dis Colon Rectum.* 1976;19(5):445–447.
176. Jamison RL, Ross JC, Kempson RL, et al. Surreptitious diuretic ingestion and pseudo-Bartter's syndrome. *Am J Med.* 1982;73(1):142–147.
177. Brackett NC Jr, Wingo CF, Muren O, et al. Acid–base response to chronic hypercapnia in man. *N Engl J Med.* 1969;280(3):124–130.
178. Fustik S, Pop-Jordanova N, Slaveska N, et al. Metabolic alkalosis with hypoelectrolytemia in infants with cystic fibrosis. *Pediatr Int.* 2002;44(3):289–292.
179. Kassirer JP, London AM, Goldman DM, et al. On the pathogenesis of metabolic alkalosis in hyperaldosteronism. *Am J Med.* 1970;49(3):306–315.
180. Dluhy RG, Lifton RP. Glucocorticoid-remediable aldosteronism. *J Clin Endocrinol Metab.* 1999;84(12):4341–4344.
181. Bartter FC, Pronove P, Gill JR Jr, et al. Hyperplasia of the juxtaglomerular complex with hyperaldosteronism and hypokalemic alkalosis. A new syndrome. *Am J Med.* 1962;33:811–828.
182. Bartter FC. So-called Bartter's syndrome. *N Engl J Med.* 1969;281(26):1483–1484.
183. Simon DB, Karet FE, Hamdan JM, et al. Bartter's syndrome, hypokalaemic alkalosis with hypercalciuria, is caused by mutations in the Na-K-2Cl cotransporter NKCC2. *Nat Genet.* 1996;13(2):183–188.
184. Simon DB, Karet FE, Rodriguez-Soriano J, et al. Genetic heterogeneity of Bartter's syndrome revealed by mutations in the K^+ channel, ROMK. *Nat Genet.* 1996;14(2):152–156.
185. Simon DB, Bindra RS, Mansfield TA, et al. Mutations in the chloride channel gene, CLCNKB, cause Bartter's syndrome type III. *Nat Genet.* 1997;17(2):171–178.
186. Simon DB, Nelson-Williams C, Bia MJ, et al. Gitelman's variant of Bartter's syndrome, inherited hypokalaemic alkalosis, is caused by mutations in the thiazide-sensitive Na-Cl cotransporter. *Nat Genet.* 1996;12(1):24–30.
187. Armanini D, Scali M, Zennaro MC, et al. The pathogenesis of pseudohyperaldosteronism from carbenoxolone. *J Endocrinol Invest.* 1989;12(5):337–341.
188. Rahilly GT, Berl T. Severe metabolic alkalosis caused by administration of plasma protein fraction in end-stage renal failure. *N Engl J Med.* 1979;301(15):824–826.
189. Orwoll ES. The milk–alkali syndrome: current concepts. *Ann Intern Med.* 1982;97(2):242–248.
190. Heinemann HO. Metabolic alkalosis in patients with hypercalcemia. *Metabolism.* 1965;14(11):1137–1152.
191. Lipner HI, Ruzany F, Dasgupta M, et al. The behavior of carbenicillin as a nonreabsorbable anion. *J Lab Clin Med.* 1975;86(2):183–194.
192. Morrison RS. Management of emergencies. 8. Metabolic acidosis and alkalosis. *N Engl J Med.* 1966;274(21):1195–1197.
193. Barton CH, Vaziri ND, Ness RL, et al. Cimetidine in the management of metabolic alkalosis induced by nasogastric drainage. *Arch Surg.* 1979;114(1):70–74.

第4章 呼吸性および混合性酸塩基平衡障害の病態生理と管理

William D. Kaehny

呼吸性酸塩基平衡障害は，肺による炭素ガス(CO_2)の排出が正常から一次性に変化することによって引き起こされる．一次性という言葉は，代謝性酸塩基平衡障害によるpHの変化からの二次性の変化ではないことを示す．通常の代謝状態では，炭水化物，蛋白，脂肪の異化から1日に13,000～15,000 mmolのCO_2が作られる．肺がこの量をすべて排出するなら，体内のCO_2の量は一定である．これは血液中に溶解するCO_2の量とそれと平衡状態にある二酸化炭素分圧(P_{CO_2})の値に反映される．溶解したCO_2のうち，少量が水と反応して炭酸(H_2CO_3)を形成する．第3章や他の文献[1]で詳細に論じられているように，炭酸はHenderson-Hasselbalchの酸塩基平衡式の酸の部分である．動脈血P_{CO_2}(Pa_{CO_2})をこの平衡式の呼吸性，もしくは酸の部分として用いるとより単純になる．

$$pH \longleftarrow \frac{[HCO_3^-]}{Pa_{CO_2}} \qquad (4.1)$$

肺が1日のCO_2産生量を排出しない，あるいは1日の産生量以上を排出するなら，体内のCO_2の量は変化する．つまり，血液中の溶解量とそれから生じる分圧(P_{CO_2})は同じ方向に変化する．この変化は2つの単純な(あるいは一次性の)呼吸性酸塩基平衡障害を引き起こす．高CO_2による呼吸性アシドーシスと，低CO_2による呼吸性アルカローシスである．

体全体はCO_2産生(まれに吸入)と有効換気によるCO_2排出の間の不均衡に対してあらかじめ決められたやり方で対応する．まず第一段階でpHの変化は化学的緩衝を急速に引き起こす．細胞内の緩衝物質が水素イオン[H^+]を取り込んで重炭酸イオン(HCO_3^-)を血液中に産生したり，逆にH^+を放出して血液中のHCO_3^-を滴定(消費)したりする．次の段階では血液中のP_{CO_2}の異常により，腎尿細管細胞のP_{CO_2}が変化し，H^+の分泌の変化が起こり，腎臓における総酸排泄量(net acid excretion：NAE)が変化する．それにより，血液中のHCO_3^-が上昇したり，低下したりする．この過程は伝統的には代償とよばれているが，むしろ新しいCO_2バランス状態への適応といったほうがよい．この過程については，新しい安定した状態になるまでに数日かかる．したがって，これは慢性的な呼吸性酸塩基平衡障害でのみ起こる．最後の段階で呼吸器系は問題を修正し，体全体のCO_2の量と動脈のP_{CO_2}(Pa_{CO_2})を以前の正常の値に回復させる．明らかにこれは原因となった異常が治癒あるいは治療された場合にのみ起こる．とりわけ，酸素の供給と需要の変化および動脈血酸素分圧(Pa_{O_2})の変化は呼吸性酸塩基平衡障害を規定しないが，呼吸性ドライブへの影響と乳酸代謝への影響を介して呼吸性酸塩基平衡障害と代謝性アシドーシスの両方を引き起こしうる[2]．

注意深く得られた動脈血ガス分析は呼吸性酸塩基平衡障害を診断するために特に有益な方法である．最近の研究は海面での酸塩基の変数の基準値が標準的なテキストの正常値と異なっていることを報告した．すなわち，男性では，$pH = 7.42 \pm 0.02$，$P_{CO_2} = 38 \pm 3$ mmHg，$HCO_3 = 24$ mEq/Lである．女性では$pH = 7.43 \pm 0.02$，$P_{CO_2} = 37 \pm 3$ mmHg，$HCO_3 = 24$ mEq/Lである．しかし，代償を計算するのに，習慣的にはまだ古くから用いられてきたpH 7.40，P_{CO_2} 40 mmHg，HCO_3 24 mEq/Lを使っている[3]．

I 呼吸性アシドーシス

呼吸性アシドーシスはP_{CO_2}が増加することによる障害で，その結果pHが低下する．P_{CO_2}は代謝で産生されたCO_2を肺が排出しないとき，増加する．有効肺胞換気は換気量の減少あるいは換気血流不均衡により減少しうる[4]．有効換気が人工呼吸器や呼吸器疾患で安定している場合，非経口や経口の栄養を開始するとCO_2の産生が増加する．非蛋白性のカロリー源としてブドウ糖を使用すると，ブドウ糖と脂質の混合と比べてCO_2の産生が20%増加する[5]．

有効肺胞換気が減少するとCO_2の排出は生産よりも少なくなり，血液1 mLあたり運ばれるCO_2の量は増加し，P_{CO_2}が増加する．高炭酸ガス血症が安定した状態に達すると，CO_2の換気による排出はふたたび生産に等しくなる．肺の血管床に運ばれるCO_2の量が，有効肺胞換気の減少にもかかわらずCO_2の排出と生産が等しくなる程度まで増加するため，この新しい定常状態に達する．言い換えれば，安定した慢性高炭酸ガス血症では呼気のガス1 mLあたりCO_2の量が増加している．

Pa_{CO_2}が上昇すると，溶解したCO_2の量は増加し，H_2CO_3の生産が増加する方向に平衡が移動する．すなわち，$CO_2+H_2O \longrightarrow H_2CO_3$となる．この増加した酸によりpHは低下し，呼吸性アシドーシスとなる．この過程はPa_{CO_2}が上昇し，HCO_3^-濃度/Pa_{CO_2}が減少し，pHの低下を引き起こすというように，よりわかりやすく視覚化することができる．

$$\downarrow \mathrm{pH} \longleftarrow \frac{[HCO_3^-]}{\uparrow Pa_{CO_2}} \qquad (4.2)$$

この反応については第3章で解説しており，標準的な生理学や酸塩基の教科書でも詳細に論じられている．

1. 呼吸性アシドーシスの病態生理

1) 緩　衝

増加したPa_{CO_2}とH_2CO_3によるpHの低下に対してすぐに起こる反応は，重炭酸以外の緩衝物質によるH^+の緩衝(結合)である．重炭酸はH^+と反応して，問題の発端であるH_2CO_3を形成するのでこの状況では有効な緩衝物質として作用しない．細胞外液(extracellular fluid：ECF)では，蛋白が唯一の緩衝物質であり，一方，細胞内ではヘモグロビン，リン，蛋白，乳酸が重炭酸以外の主要な緩衝物質である．H_2CO_3の緩衝の97%はECFではなく，細胞内の緩衝物質に由来する[6]．

2) 腎臓の代償

呼吸性アシドーシスの最終的な代償はもっぱら腎臓で行われる．腎臓は増加した全身のP_{CO_2}に反応してアンモニウム(NH_4^+)の産生と排泄を増加させる．アンモニウム産生増加の細胞メカニズムは明らかではない．腎尿細管細胞はグルタミンを代謝して，2つのNH_3分子とα-ケトグルタル酸(α-ketoglutarate：AKG)を生成する．α-ケトグルタル酸は肝臓に行って代謝され，2分子のHCO_3^-が生成される．腎臓はNH_3をNH_4^+として排泄し，肝臓により新たなHCO_3^-が体に貯えられることとなる．腎臓がNH_4^+を排泄できないと，NH_4^+は肝臓に行って代謝され，H^+が生成してHCO_3^-の付加を打ち消す．したがって，腎臓からのNH_4^+の排泄の増加は，HCO_3^-の新たな生成にとって不可欠である．尿中NH_4^+排泄が増加すると塩素イオン(Cl^-)の排泄が増加することでイオンのバランスが保たれ，結果として血漿のCl^-が低下する．高炭素ガス血症が定常状態に達すると，Cl^-の排泄は正常に戻り，摂取量と等しくなる．H^+の分泌が増加したままであっても，NH_4^+の排泄も正常に戻る．HCO_3^-の血漿濃度が増加することで濾過されるHCO_3^-も増加するが，その濾過されたHCO_3^-を取り戻すため，H^+の分泌の持続的な増加が必要とされる[7,8]．皮質のNa/H交換輸送活性の増加はメッセンジャーRNA(mRNA)の増加によるのではなく[9]，プロテインキナーゼCによる刺激が関連しているようである[10]．慢性呼吸性アシドーシスに伴って起こる化学的な緩衝と腎臓の代償は**図4.1**に図示した．

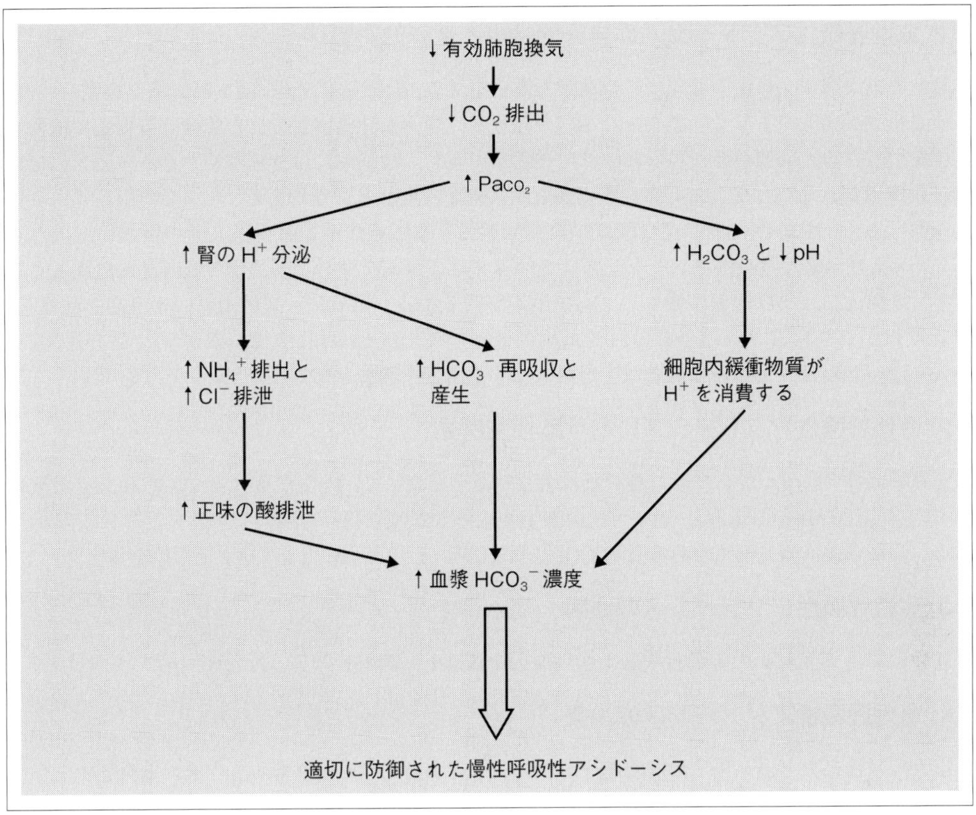

図 4.1　慢性呼吸性アシドーシスの病態生理．化学的な緩衝と腎臓の代償が血漿の HCO_3^- 濃度を上げる方向に協力して働く．腎臓のメカニズムにより，新しい定常状態に達するまで NH_4^+ と Cl^- の排泄が増加する．

3) 呼吸性アシドーシスの是正

呼吸性アシドーシスに対する 3 番目の反応（あるいは是正の反応）は有効換気の回復である．低換気や換気交換，ガス交換の障害の原因となる急性の神経学的過程の是正や改善が起こることがある．残念なことに慢性の高炭酸ガス血症となる多くの病態は不可逆的な肺実質の障害によって引き起こされるため，よくても部分的にしか是正され得ない．

代謝性アシドーシスでは，是正反応を担う腎臓が時に障害の原因となる．尿毒症性アシドーシスがそれである．しかし糖尿病性ケトアシドーシスのようにそうでない場合もある．しかし，呼吸性アシドーシスでは呼吸器系（神経のコントロールを含め，メカニカルな要素，循環の要素，膜交換の要素など）が常に障害の原因として関与し，また同時に是正反応を担う器官である．

2. 急性呼吸性アシドーシス（急性高炭酸ガス血症）

急性呼吸性アシドーシスは $Paco_2$ が一次的に上昇する急性の肺胞低換気から生じ，緩衝による防御システムのみが作用できるような短時間に起こる病態である．緩衝はほとんどすぐに起こるが，腎臓の反応は 12 〜 24 時間のあいだ顕著な影響を示さない[11]．これは純粋な急性呼吸性アシドーシスが観察される時間帯に一致する．急性呼吸性アシドーシスに対する適切な代償では，$Paco_2$ の急性の上昇 10 mmHg（正常値 40 mmHg からの上昇）に対して血漿 HCO_3^- 濃度 1 mEq/L の上昇（正常値 24 mEq/L からの上昇）となる[12]．

$$\Delta[HCO_3^-] = (\Delta Paco_2/10) \pm 3 \qquad (4.3)$$

1) 急性呼吸性アシドーシスの臨床的特徴と全身的影響

急性の高炭酸ガス血症の発症は常に低酸素血症を伴い，低酸素血症が通常，臨床像を決定づける．原疾患や意識状態によって，際立った不穏や頻呼吸，著明な呼吸困難を含む急性呼吸促迫の徴候や症状を呈しうる．病態が悪くなるにつれて昏迷が出現し，最終的には昏睡状態となる．CO_2 には血管拡張作用があり，したがって高炭酸ガス血症は脳血流増加と関連がある[13,14]．この脳への血流増加はおそらく，急性と慢性の高炭酸ガス血症で起こりうる頭痛や頭蓋内圧亢進の徴候の原因となる[15,16]．高度の急性呼吸性アシドーシスは 2 つのメカニズムを介して難治性の低血圧の原因となりうる[17]．第一に，心収縮力が低下し，心拍出量が低下する．第二に，末梢動脈の平滑筋が弛緩し，血管拡張が引き起こされ，全身の血管抵抗が低下する．Pa_{CO_2} の急性であるが軽度な上昇（13 ～ 19 mmHg 程度）は，実際には肺動脈圧と同様に心拍出量を増加させる[18]．

2) 急性呼吸性アシドーシスにおける検査所見

急性呼吸性アシドーシスでは，動脈血は病態生理を反映して，P_{CO_2} が上昇し，血漿 HCO_3^- 濃度は少し上昇し（30 mEq/L 未満），低い pH 値を示す．患者が酸素投与を受けていないと，Pa_{O_2} は低下する．静脈の血清の電解質をみると総 CO_2 は軽度上昇し，Na，K，Cl は通常正常値を示す[19]．

3) 急性呼吸性アシドーシスの原因

急性の CO_2 貯留にいたる急性呼吸不全の原因を**表 4.1** に記載した．

4) 急性呼吸性アシドーシスの治療

急性呼吸性アシドーシスの治療のキーポイントは有効換気の回復である．少量の重炭酸ナトリウム（$NaHCO_3$）を重度のアシドーシスを軽減するために静注することがあるが，これは最終的な治療が行われるまで，著明な酸血症が心血管系へ及ぼす重大な影響を防ぐための引き伸ばし策にすぎない[20]．重炭酸を投与しても HCO_3^- が血液脳関門を通って平衡に達するのは CO_2 よりも著明に遅いので，脳の pH の補正が遅れ，脳脊髄液の pH が当初は低下する[21]．

3. 慢性呼吸性アシドーシス（慢性高炭酸ガス血症）

慢性呼吸性アシドーシスは慢性的な有効肺胞換気の低下によって引き起こされ，一次的に Pa_{CO_2} が上昇する．Pa_{CO_2} 上昇にかかる期間は腎臓による適応反応が最大となるのに十分な程度長くなく

表 4.1　急性呼吸性アシドーシスの原因

神経筋障害	**胸郭-肺の障害**
脳幹障害	動揺胸郭
高位の脊髄損傷	気胸
Guillain-Barré 症候群	重症肺炎
重症筋無力症	気道熱傷
ボツリヌス中毒	重症肺水腫
麻酔薬，鎮静薬，精神安定薬の過剰摂取	**血管疾患**
てんかん重積状態	広範肺塞栓症
ヘルニアを伴う術後低ナトリウム血症	**人工呼吸器による換気**
気道閉塞	不適切な頻度，1 回換気量の設定
異物	大きな死腔
吐物の吸入	完全静脈栄養（CO_2 の産生が増加）
喉頭浮腫	
重度の気管支痙攣	

てはならない．イヌにおいて，血液の酸塩基の値が新しい定常状態に達するのは，高炭酸ガス血症が発症したあと 5 日である[11]．ヒトにおいて“慢性”高炭酸ガス血症を確立するのに必要な期間について正確なところはわかっていない．慢性高炭酸ガス血症の患者で，定常状態の Pa_{CO_2} と H^+濃度との定量的な関係が示されてきた．この関係は線形で，Pa_{CO_2} の上昇 1 mmHg につき H^+が 0.25 nmol 変化するとされている[22, 23]．ベッドサイドで使用されるハンドブックでは高炭酸ガス血症における Pa_{CO_2} と血漿 HCO_3^-濃度との関係について以下のように記載されている．Pa_{CO_2} の 10 mmHg の上昇に対して血漿 HCO_3^-濃度は 4 mEq/L 上昇する（誤差範囲として正負両方向に 4 mEq/L ある）．次の公式はこの経験則を要約したものである．

$$\Delta \text{血漿}[HCO_3^-] = 4 \times \frac{\Delta Pa_{CO_2}}{10} \pm 4 \text{ mEq/L} \tag{4.4}$$

1) 慢性呼吸性アシドーシスの臨床的特徴と全身的影響

慢性呼吸性アシドーシスの患者は CO_2貯留とアシドーシスに直接関連する徴候や症状をほとんど示さない．しかし，乳頭浮腫と他の神経学的障害をきたした患者についての報告はある[22, 23]．これらの徴候は高炭酸ガス血症そのものによるものではないし，細胞内の Ca を介して脳の血管の反応性に影響する pH の変化によるものでもない．むしろ，カテコラミンの二次的変化による可能性が高い[13]．肺性心の有無にかかわらず，慢性肺疾患の徴候と症状が通常は前面に出現する．慢性呼吸性アシドーシスは，代謝性アシドーシスほどではないが，骨石灰化の減少を引き起こす[24～26]．この効果は破骨細胞や骨芽細胞の機能の変化を介したものではないと考えられ，高カルシウム尿症を伴わない[27, 28]．

2) 慢性呼吸性アシドーシスにおける検査所見

動脈血液ガスでは pH の低下（慢性的 CO_2 貯留が高度であっても 7.25 未満にはならない），Pa_{CO_2} の上昇，血漿 HCO_3^-濃度の上昇が認められる．したがって，血液の pH が 7.25 未満であれば急性の高炭酸ガス血症や代謝性アシドーシスが示唆される．通常，血漿 Na，K 濃度は正常である．総血漿 CO_2 は上昇し，血漿 Cl 濃度は逆に減少する．通常，アニオンギャップは正常である[22]．利尿薬の使用や嘔吐がない状況では，これらの血清電解質所見をみたら，臨床医は動脈血液ガスを検査すべきである．通常，尿中 pH は酸性である．

3) 慢性呼吸性アシドーシスの原因

慢性呼吸性アシドーシスは慢性閉塞性肺疾患（chronic obstructive pulmonary disease：COPD）の患者でもっともよくみられる．しかし，慢性的な CO_2 貯留にいたる状況[27]であれば同じ酸塩基平衡障害を引き起こす．**表 4.2** にそのような状況の例を示す．

最近，肥満が増加傾向にある．したがって肥満に起因する 2 つの酸塩基平衡異常を認識する必要がある．肥満による低換気は慢性的な日中や夜間の高炭酸ガス血症を引き起こし，結果として慢性呼吸性アシドーシスとなる[29, 30]．睡眠時無呼吸症候群は夜間の高炭酸ガス血症を引き起こし，腎臓での重炭酸の産生を促進する．塩分制限食（低 Cl）を食べている人はこの重炭酸を排出することがで

表 4.2　慢性呼吸性アシドーシスの原因

神経筋障害	**胸郭-肺疾患**
慢性的な麻酔薬，鎮静薬の摂取	慢性閉塞性肺疾患
一次的な低換気	脊柱後側彎症
ピックウィック症候群	末期間質性肺疾患
ポリオ	
横隔膜麻痺	
甲状腺機能低下症	
睡眠時無呼吸症候群	

きず，高炭酸ガス血症後の代謝性アルカローシスにいたる．

4) 慢性呼吸器疾患の治療

慢性呼吸性アシドーシスは，CO_2を排出する呼吸機能の回復や改善によってのみ是正が可能である．ただし不可逆的な病的状況のため，不可能なことが多い．しかし，十分な気道のドレナージ，気管支痙攣の改善，肺感染症やうっ血性心不全の治療によってかなり改善することがある．慢性的にPa_{CO_2}が110 mmHgまで上昇しても動脈のpHは7.25以下にはならないので[31]，アシドーシスそのものは危険ではない(もっとも，代謝性アシドーシスを合併すれば重篤な酸血症のリスクはより高くなるが)．十分な酸素分圧(P_{O_2})を維持することに注意することが非常に重要である．酸血症は静脈容量血管の収縮を引き起こし，輸液投与は急激に中心静脈の容量を増加させ，心不全や肺浮腫を引き起こすことがある．それゆえ，どのような種類の呼吸性アシドーシスであれ，輸液中は十分な注意が必要である．

COPDなどの原因で慢性の高炭酸ガス血症を呈する末期腎不全の患者は，慢性呼吸性アシドーシスの補正のために，通常は産生される重炭酸が産生できない．それゆえ，高重炭酸透析液を使用して透析を行うほうがよいことがある．

4. 慢性呼吸性アシドーシスの状態で起きた急性の高炭酸ガス血症

慢性的に高炭酸ガス血症の定常状態にある患者がCO_2の排出能に新たな障害をきたすと，Pa_{CO_2}は新たなレベルまで急激に上昇する．したがって，Pa_{CO_2}の慢性的な値から予想されるよりも血漿HCO_3^-濃度と血液中のpHは低い値を示す．しかし，pHの変化は健常者に同様の急性のPa_{CO_2}の上昇が起こった場合ほどは大きくない．すなわち，慢性的な呼吸性アシドーシスがあるときには，それがない場合よりもPa_{CO_2}の急激な上昇に対してpHがより保護されている[32,33]．このメカニズムは完全には明らかになっていないが，すでに存在している比較的高い濃度の[HCO_3^-]の物理化学的効果(Pa_{CO_2}が急激に上昇することによるpHの低下を減少させる)が部分的には関与しているものとされている．さらに，慢性呼吸性アシドーシスにP_{CO_2}の急激な上昇が加わると，腎臓は急速にH^+の排出を増加させる．これは，腎臓での酸の排泄がH^+バランスにほとんど貢献しない急性呼吸性アシドーシスだけのときとは対照的である．

治療は急性の障害を改善することと，酸素を補充することである．慢性のCO_2貯留があり，急性に増悪した患者で，マスクによる陽圧酸素投与が不可能なときには，doxapram hydrochlorideを初期量2 mg/kg，維持量1～3 mg/分で静脈投与し，原疾患の治療が奏効するまで人工呼吸を避けるのに役立つ可能性がある(訳注：日本での急性高炭酸ガス血症を伴う慢性肺疾患に対する使用は，「通常1.0～2.0 mg/kg/時間の速度で点滴静注し，本剤投与開始後1～2時間は動脈血ガスを30分ごとに測定し，血液ガスの改善がみられないか，悪化する場合にはレスピレータの使用を考慮する」，となっている)．この薬物は中心および末梢の化学受容体を刺激することで呼吸回数と1回換気量を増加させる．Pa_{CO_2}が60 mmHgも低下したとする症例報告がある[34]．

Ⅱ 呼吸性アルカローシス

呼吸性アルカローシスは，Pa_{CO_2}の一次的な減少によるpHの上昇過程に起因する．肺によるCO_2の排出が代謝によるCO_2の産生を超える場合のみPa_{CO_2}は低下しうる．CO_2の産生は通常，比較的一定であるので，マイナスのCO_2バランスは主に肺胞換気の増加に由来する．過換気は，(i)中心あるいは末梢の神経メカニズムによって換気の神経化学的刺激が増加することによるもの，(ii)機械換気で人工的にあるいは自発呼吸の増加で物理的に増加した換気によるものという2つの過程から起こりうる．肺胞過換気はCO_2の排出を増加させ，Pa_{CO_2}とH_2CO_3を減少させる．このPa_{CO_2}の低下は[HCO_3^-]/Pa_{CO_2}の比を増加させ，血液pHの増加，すなわちアルカリ血症となる．

$$\uparrow \text{pH} \longleftarrow \frac{[\text{HCO}_3^-]}{\downarrow \text{Paco}_2} \qquad (4.5)$$

緩衝反応は呼吸性アルカローシスの**急性期**に起こり，低炭酸ガス血症への腎臓の反応は呼吸性アルカローシスの**慢性期**に起こる．

1. 呼吸性アルカローシスの病態生理

1) 緩　衝

呼吸性アルカローシスで最初に起こる反応は緩衝である．H_2CO_3 や Pa_{CO_2} の低下の状態で pH を正常に戻すために，血漿 HCO_3^- 濃度は低下しなければならない．それゆえに，H^+ が体内の緩衝物質から放出され，血漿 HCO_3^- 濃度は次の正味の反応によって減少する．

$$H^+ + HCO_3^- \longrightarrow CO_2 + H_2O \qquad (4.6)$$

細胞内の緩衝物質は H^+ の約 99%を供給し，血漿蛋白は緩衝効果の約 1%を占めるにすぎない[6]．細胞は代謝により乳酸の産生を増加させ，場合によっては他の有機酸も少し増加させることで H^+ を供給する．乳酸濃度は麻酔下の患者における研究で 0.5 mmol/L 増加した．これは緩衝効果の約 10%を占める．緩衝は数分以内に完了し，定常状態が少なくとも 2 時間持続する[35]．Pa_{CO_2} は急に低下することがあり，緩衝が起こらなければ生命を脅かすアルカリ血症が起こるので，反応のスピードは重要である．しかし，血漿 HCO_3^- 濃度の量的な変化は大きくはなく，それゆえ，pH が著明に上昇することがある．麻酔をかけられた患者で Pa_{CO_2} が 15 ～ 20 mmHg に低下したとき，動脈の HCO_3^- 濃度は 18 mEq/L まで低下がみられた[35]．急性呼吸性アルカローシスの経験則によると，Pa_{CO_2} が 10 mmHg 低下するごとに HCO_3^- 濃度が 1 mEq/L 低下する．

$$\Delta[HCO_3^-] = 1 \times (\Delta Pa_{CO_2}/10) \pm 3 \qquad (4.7)$$

2) 腎臓の代償

呼吸性アルカローシスにおける第二の適応反応は腎臓によるものである．腎臓は次の 2 つの方法のどちらかで血漿 HCO_3^- 濃度を低下させようとする．1 つは濾過された HCO_3^- の再吸収を減少させるという方法である．すなわちこの結果，重炭酸尿が生成される．もう 1 つは，食事による代謝酸の緩衝のために HCO_3^- が消費されるが，これの補充として新たに産生される HCO_3^- を減少させるという方法である．動物では，慢性低炭酸ガス血症への適応期では HCO_3^- の排泄は増加せずにアンモニウム（NH_4^+）の排泄が減少するので，後者の選択をしているようである．この陽イオンである NH_4^+ の排泄の低下は Na や K の排泄の増加により電気化学的にバランスがとられている[36]．新しい定常状態に達した後，これら電解質の排泄は正常に戻る．腎臓の適応反応は急速に起こり，おそらく 24 ～ 48 時間以内に完了する[36]．ヒトでは，長期の低炭酸ガス血症に対する腎臓の適応の最初の段階は，重炭酸尿，ナトリウム利尿，NH_4^+ 排泄の減少，滴定酸排泄の減少という特徴がある[37,38]．この腎臓の反応を刺激するのは，全身の pH の変化ではなく，Pa_{CO_2} の値そのものの腎臓での陰イオン（HCO_3^- あるいは Cl^-）の再吸収に対する直接の効果によるものと思われる[39,40]．呼吸性アルカローシスにおける化学的緩衝と腎臓の反応は**図 4.2** に図示した．

ヒトでの腎臓の pH を一定に保つ効果を定量的に評価するのは難しい．自発的な過換気や高地での低酸素血症による低炭酸ガス血症の被検者では，低炭酸ガス血症が 1 ～ 11 日続いたときに，血漿 HCO_3^- 濃度は Pa_{CO_2} の 10 mmHg 低下あたり 2.1 ～ 4.9 mEq/L 低下する[37,38,41]．高地に 60 日間以上適応した登山者ではエベレストの頂上の少し下のところで，Pa_{CO_2} 13.3 mmHg，$[HCO_3^-]$ 10.8 mEq/L，pH 7.53 であった[42]．しかし，生まれたときからの高地の居住者に関する研究では，Pa_{CO_2} が 28 ～ 30 mmHg くらい低くても血漿 HCO_3^- 濃度が十分に低下して pH 7.4 になることが示されている[43～46]．臨床的な目的のために有用なルールとして，Pa_{CO_2} が 40 mmHg から 10 mmHg 低下す

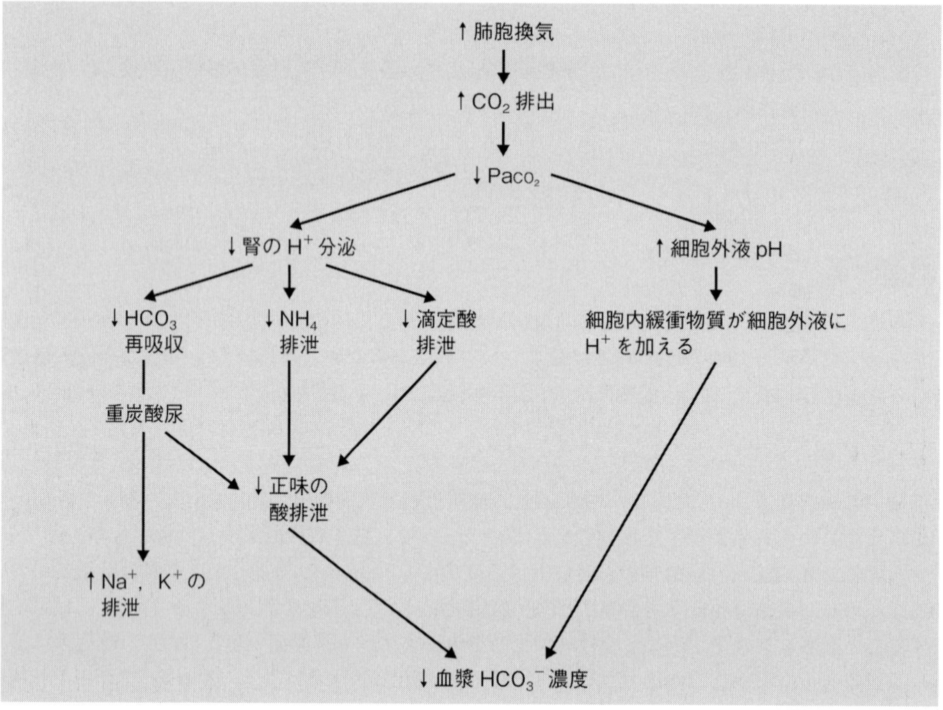

図 4.2 慢性呼吸性アルカローシスの病態生理．急性の低炭酸ガス血症のとき，細胞内の緩衝が細胞外液にH^+を与え，血漿HCO_3^-濃度が少し低下する．長期の低炭酸ガス血症に対する腎臓の正味の反応としては，H^+の分泌が減少し，酸の排泄が酸バランスを維持するのに必要なレベル以下になることである．それゆえ，血漿HCO_3^-濃度は低下する．Pa_{CO_2}とHCO_3^-濃度が定常状態に達した後，尿への酸と電解質の排泄は正常に戻る．

るごとに，血漿HCO_3^-濃度が24 mEq/Lから4 mEq/Lずつ低下する場合，単純な慢性呼吸性アルカローシスと診断するとよい．

$$\Delta[HCO_3^-] = 4 \times (\Delta Pa_{CO_2}/10) \pm 2 \qquad (4.8)$$

3) 呼吸性アルカローシスの是正

呼吸性アルカローシスにおける3番目の是正の反応は，負のCO_2バランスを維持する過換気の是正である．これはもちろん呼吸中枢への神経液性の刺激の除去や機械換気や自発呼吸による過換気の停止によるものである．換気の神経による刺激は是正するのが難しい病態であり，生理学的過程によって引き起こされることが多いため，後者のほうが達成しやすい．

2. 呼吸性アルカローシスの臨床的特徴と全身的影響

低炭酸ガス血症では神経筋系の興奮性を示す徴候や症状を示すことがある．患者は口の周囲あるいは四肢の異常感覚，筋痙攣，耳鳴を訴えることがある．反射亢進，テタニー，痙攣が起こることもある[47,48]．低炭酸ガス血症は脳の血管を収縮させ，血流を低下させ，特に鎌状赤血球症の患者に対して，脳に有害な影響や致命的な影響をも与えることがある[49~52]．著明なアルカリ血症によって重篤な難治性の不整脈や虚血性の心電図変化が起こることもある[53~57]．

表 4.3　呼吸性アルカローシスの原因

呼吸の中枢性の刺激	**呼吸の末梢性の刺激**	**複合機序**
不安	肺塞栓	肝不全
頭部外傷	うっ血性心不全	グラム陰性菌による敗血症
脳腫瘍や脳血管障害	間質性肺疾患	**機械換気あるいは自発換気による過換気**
サリチル酸塩	肺炎	
発熱	低酸素血症を伴わない"硬い肺("stiff lungs")"	
疼痛	高地	
妊娠	喘息	

3. 呼吸性アルカローシスにおける検査所見

動脈血 pH が増加している場合，Pa_{CO_2} の減少と血漿 HCO_3^- 濃度の低下により，呼吸性アルカローシスと診断される．静脈の総 CO_2 量は HCO_3^- 濃度の低下を反映し，Cl 濃度は軽度上昇する．急性呼吸性アルカローシスでは血清カリウムは平均 0.3 mEq/L 増加する．この効果は緩衝による $[HCO_3^-]$ の低下によって刺激されると考えられ，α-アドレナリン作動系を活性化する(第 5 章)[58]．血清リン濃度の低下は軽度から重篤なものまでさまざまである[59〜61]．尿の pH は臨床的には参考にならない．急性低炭酸ガス血症の発症時には，尿の pH は比較的アルカリ性(6.0 以上)であるが，その後，正常 CO_2 状態と同様に，より酸性側に変動する[37]．

4. 呼吸性アルカローシスの鑑別診断

呼吸性アルカローシスは重症患者において最も一般的な酸塩基平衡障害である[62]．この理由は呼吸性アルカローシスの原因を示す表から明らかであろう(**表 4.3**)．

延髄の呼吸中枢への中枢性の刺激は不安，疼痛，妊娠，発熱，サリチル酸塩中毒で起こる．頭部外傷や脳腫瘍による機械的刺激も呼吸中枢を刺激する．

延髄呼吸中枢への末梢経路の刺激の原因となるのは，比較的 CO_2 の輸送は損なわれない低酸素血症を引き起こす肺胸郭疾患，高地での低酸素血症，喘息[63]，必ずしも低酸素血症を引き起こさない肺のコンプライアンスが低下する疾患(硬い肺)である．

機械換気は肺の CO_2 排出が CO_2 産生を超えるように呼吸数や 1 回換気量が設定された場合に呼吸性アルカローシスを引き起こす可能性がある．しかし，重度の呼吸不全の患者に適切な量の酸素を供給するためには換気量を増やすことが必要となることが多い．

肝不全の患者はしばしば呼吸性アルカローシスを示す[64, 65]．肺シャントの増加[67]，低ナトリウム血症[68]，血液中のアンモニアの上昇[69]が関係しているとされてきたが，その機序はおそらく多元的である[66]．呼吸性アルカローシスはグラム陰性菌による敗血症や他の原因のショック状態の初期の徴候である．それゆえ，臨床家はそれらしい場面に遭遇したらこのようなことが起こっている可能性を疑うべきである[70]．

5. 呼吸性アルカローシスの治療

唯一の確実な治療は過換気の原因となっている元の障害を是正あるいは改善することである．重篤な低酸素血症を治療することは，酸塩基平衡障害を是正することよりも患者の健康にとって重要である．アルカリ血症が機械換気の患者で有害な神経筋の問題や不整脈の問題を引き起こしているなら，換気量を減少させることや死腔を増加させることは有効であるかもしれない．これによって酸素化を損なうような場合には，3% CO_2 を含む混合吸入ガスを使用することは，短い期間であれば有用かもしれない[71]．過換気を減らし，不安を和らげるためにモルヒネを使うことは，適切な酸素化が保障されるなら理にかなっている．morphine の効果は naloxone で急速に拮抗することができる．

III 混合性酸塩基平衡障害

混合性酸塩基平衡障害は2つあるいは3つの一次的なイベントが独立して作用し，酸塩基の状態を同時に変えるときに起こる．**表 4.4** に示すように5つの二重の酸塩基平衡障害と2つの三重の酸塩基平衡障害が起こりうる．2つの一次的な呼吸性酸塩基平衡障害，すなわち呼吸性アシドーシスと呼吸性アルカローシスは共存することができない．

1．混合性酸塩基平衡障害の診断

混合性酸塩基平衡障害は臨床的状況(例えば，利尿薬を使用中の肺性心の患者)から疑い，動脈血と静脈の血清あるいは血漿の検査で診断できる．混合性障害の診断への鍵は一次的な単純な酸塩基平衡障害で予想される代償を明瞭に理解することである．もし代償が適切であるなら，その障害は単一のものである．単純な一次的な障害から予想される範囲外であるなら，混合性障害が疑われる．代償が一定の障害として適切であるかどうか決めるためには予想される反応を知ることが必須である．**表 3.1** にはそれぞれの単純な障害に対して pH，Pa_{CO_2}，血漿 HCO_3^- 濃度の予想される変化の方向が示されている．**表 3.2** にはこれらの値の予期される変化を推定する経験則が示されている．ある酸塩基の値の組み合わせが予想される範囲内に収まらないときには，混合性障害を疑うべきである[72]．重炭酸と P_{CO_2} が正常から反対の方向に変化する場合，判断するのは容易である．

混合性酸塩基平衡障害のなかには pH が正常から危険なレベルまで変化することがある一方，正常範囲内の pH になる混合性障害もある．危険な組み合わせは，一次的な障害が互いに代償をブロックする場合である．例えば，呼吸性アシドーシスの高炭酸ガス血症は代謝性アシドーシスの適応反応として CO_2 が低下するのを抑制し，代謝性アシドーシスの低 HCO_3^- 血症は呼吸性アシドーシスの状況で適応反応として予想される血漿 HCO_3^- 濃度の上昇をブロックする．したがって，危険な障害は代償の障害という特徴がある(**表 4.4**)．

良性の混合性酸塩基平衡障害は一次的な障害が互いに過度の代償をもたらす場合である(**表 4.4**)．

表 4.4 混合性酸塩基平衡障害

障　害	適　応	pH
不十分な反応		
代謝性アシドーシスと呼吸性アシドーシス	単純な障害としては Pa_{CO_2} が高すぎで $[HCO_3^-]$ は低すぎ	↓↓
代謝性アルカローシスと呼吸性アルカローシス	単純な障害としては Pa_{CO_2} が低すぎで $[HCO_3^-]$ は高すぎ	↑↑
過度の反応		
代謝性アシドーシスと呼吸性アルカローシス	単純な障害としては Pa_{CO_2} が低すぎで $[HCO_3^-]$ は低すぎ	正常あるいはわずかに↓か↑
代謝性アルカローシスと呼吸性アシドーシス	単純な障害としては Pa_{CO_2} が高すぎで $[HCO_3^-]$ は高すぎ	正常あるいはわずかに↑か↓
三重の障害		
代謝性アルカローシス，代謝性アシドーシスと呼吸性アシドーシスあるいは呼吸性アルカローシス	単純な障害としては Pa_{CO_2} と $[HCO_3^-]$ が適切でなく，アニオンギャップが 17 mEq/L より大きい	さまざま

例えば，サリチル酸塩中毒では血漿 HCO_3^- 濃度 10 mEq/L，すなわち正常値から 14 mEq/L 低下するアシドーシスを生じることがある．代謝性アシドーシスの経験則（**表 3.2** 参照）を適用すると，$Paco_2$ の最大の低下は 1.5×14＝21 mmHg と予想される．したがって，$Paco_2$ 19（40－21）mmHg 未満であれば単純な代謝性アシドーシスでは説明できない．しかし，サリチル酸塩は換気を一次的に刺激する効果があり，この例では $Paco_2$ 14 mmHg まで低下する過換気を引き起こすかもしれない．したがって，この一次的な低炭酸ガス血症はサリチル酸塩中毒による［HCO_3^-］の低下と pH の低下を過度に代償することとなる．逆に血漿 HCO_3^- 濃度の低下は，呼吸性アルカローシスに対して適切と予想されるレベルの低下（**表 3.2** 参照）より大きい．

図 3.3 に酸塩基変数を解釈するためのノモグラムが示されている．予想される領域の外側の点は混合性酸塩基平衡障害の存在を示唆する．しかし，図の説明で論じられているように混合性障害が領域内の酸塩基変数の組み合わせを呈することもある．それゆえ，酸塩基変数は単なる数字の組み合わせとしてではなく，臨床的状況全体から解釈されなければならない．

2. 一般的な混合性酸塩基平衡障害

1) 呼吸性アシドーシスと代謝性アルカローシス

CO_2 貯留と呼吸性アシドーシスを呈する慢性肺疾患の患者はしばしば，うっ血性心不全になる．心不全を治療するために利尿薬を使用すると，血漿 HCO_3^- 濃度が，慢性呼吸性アシドーシスに対する腎臓での代償反応として適切なレベルを超えて上昇することがある（**表 3.2**，**図 3.3** 参照）．pH は正常範囲まで上昇することもあるし，正常値より上昇することもある．これらの変化の結果として最終的に，単純な代謝性アルカローシスに合致する酸塩基変数の組み合わせとなることもある．例えば，血漿 HCO_3^- 濃度 48 mEq/L，$Paco_2$ 60 mmHg，pH 7.52 のような場合である．しかし，臨床情報から判断すると，この検査値の組み合わせは 2 つの一次性酸塩基平衡障害の共存を示唆していた．すなわち，$Paco_2$ の一次的な上昇および血漿 HCO_3^- 濃度の二次的な代償性の上昇を伴う慢性呼吸性アシドーシス，それに HCO_3^- 濃度が慢性呼吸性アシドーシスから予想されるレベルより高くなるまでに一次的に上昇した代謝性アルカローシス，この 2 つの共存である．

酸塩基の変数を解釈する際に困難が生じるのは，慢性の CO_2 貯留を伴う肺疾患の存在に関して臨床情報が得られない，あるいは明らかでない場合である．その場合には，利尿薬を中止して NaCl と KCl を投与して患者の反応をみると役に立つ．この治療は単純な代謝性アルカローシスなら是正されるが（第 3 章），混合性障害において $Paco_2$ はいくらかの改善をみるのみである．肺胞-動脈血酸素分圧較差が大きい場合（15 mmHg より大），肺疾患の存在と呼吸性アシドーシスの要素が示唆される．

この混合性障害は pH が正常から顕著には逸脱しない程度の過度の代償を示す一例であり，Pao_2 をできる限り高いレベルで維持するように治療すべきである．利尿薬による代謝性アルカローシスで血漿 HCO_3^- 濃度が上昇し，pH も上昇すると，慢性呼吸性アシドーシスの患者で換気を抑制し，Pao_2 の低下を引き起こす[73]．この混合性障害の治療は NaCl と KCl 投与による治療で血漿 HCO_3^- 濃度を低下させる方向に向けられるべきである．NaCl と KCl 投与による治療では，利尿薬による代謝性アルカローシスの結果として保持されていた HCO_3^- を腎臓が効率よく排出することが可能となる（第 3 章）．もちろん，この治療は増悪させないように容量負荷を注意して行うべきである．pH は酸血症のレベルまで低下することになり，換気を刺激して Pao_2 を増加させ，$Paco_2$ を減少させるので有益である．いずれにしても慢性呼吸性アシドーシスにおいて pH はよく保護され，文献[30]で述べられているように pH が 7.25 より下がることはない．

2) 呼吸性アシドーシスと代謝性アシドーシス

混合性の呼吸性アシドーシスと代謝性アシドーシスは心肺停止の患者，ショック状態の慢性肺疾患の患者，呼吸不全を示すタイプの代謝性アシドーシスの患者で起こることがある．この混合性障害は代償不全を引き起こす(**表 4.4**). 呼吸性の障害により代謝性アシドーシスに対する防御として期待される Pa_{CO_2} の低下が阻害される. その一方, 代謝性の障害が存在すると, 呼吸性アシドーシスに対する防御として期待される緩衝や腎臓のメカニズムによる血漿 HCO_3^- 濃度の上昇が抑制されてしまう. これらの反応がないと, 血漿 HCO_3^- 濃度の変化や Pa_{CO_2} のそれぞれの変化が大したことがなくても pH が大きく低下することになる.

呼吸性アシドーシスが代謝性アシドーシスより軽度である場合, Pa_{CO_2} は正常か減少することもある. しかし, 代謝性アシドーシスに対して期待されるレベルまで Pa_{CO_2} は減少しない. 逆に, 呼吸性アシドーシスが代謝性アシドーシスより強いと血漿 HCO_3^- 濃度は正常か増加することもある. しかし, CO_2 貯留の程度に期待されるレベルまで血漿 HCO_3^- 濃度は増加せず, すなわち混合性障害が示唆される. それなりの酸血症が起きてくるのに呼吸性・代謝性のどちらの変化も大きい必要はない. これは代謝性アシドーシスを引き起こしたり, 換気を抑制する薬物を摂取した場合の手がかりとなるかもしれない. 例えば乳酸アシドーシスを引き起こす metformin と呼吸を低下させる zolpidem を摂取した女性を一例としてあげると, 当初の検査では, pH 7.26, P_{CO_2} 45 mmHg, [HCO_3^-] 19.5 mEq/L であったものが, 重炭酸は後に 5 mEq/L まで低下するにいたった[74]. この混合性酸塩基平衡障害の治療は呼吸性アシドーシスと代謝性アシドーシスの両方に注意して行うべきである. Pa_{CO_2} を下げるためには機械換気が必要となることもある. 呼吸への治療が行われれば, 特定の病因や治療を検討している間に, アシドーシスの代謝性の要素を治療するため重曹を静注投与してもよいかもしれない[20].

3) 呼吸性アルカローシスと代謝性アシドーシス

呼吸性アルカローシスと代謝性アシドーシスの組み合わせは肝不全の患者でしばしばみられる. 肝不全の患者は過換気による呼吸性アルカローシスと, 腎不全, 腎尿細管アシドーシス, 乳酸アシドーシスを伴う肝不全やそれらの組み合わせによる代謝性アシドーシスを示すことがある. 慢性腎不全と代謝性アシドーシスの患者は菌血症になりやすく, 菌血症により換気量が増加し, 呼吸性アルカローシスとなることがある. サリチル酸塩中毒は混合性の代謝性アシドーシスと呼吸性アルカローシスを引き起こすことがある[75]. この組み合わせは過度の代償を示す混合性障害である(**表 4.4**). 呼吸性アルカローシスは, 代謝性アシドーシスに対する呼吸性の反応の適切な範囲を超えて Pa_{CO_2} を低下させる. 血漿 HCO_3^- 濃度は単純な呼吸性アルカローシスで期待されるレベルより大きく低下する. ある意味では, それぞれの代償が強められている. したがって, Pa_{CO_2} の低下と血漿 HCO_3^- 濃度の低下により pH は正常か, 正常に近い状態となる. 主な治療アプローチは根底にある障害の治療に向けられるべきである. 酸塩基の問題そのものは, pH がいずれの単純な障害よりも通常正常に近いので治療を必要としない.

4) 呼吸性アルカローシスと代謝性アルカローシス

呼吸性アルカローシスと代謝性アルカローシスの組み合わせはおそらく最も一般的な混合性酸塩基平衡障害である. これは代償不全に陥る混合性障害である(**表 4.4**). 過換気があり, 利尿薬の使用や嘔吐がある肝硬変の患者や慢性呼吸性アシドーシスで適切に血漿 HCO_3^- 濃度が上昇した患者で, 機械換気によって Pa_{CO_2} が低炭酸ガス血症のレベルまで急激に低下した場合にこの混合性障害が認められることがある. 2つの障害のそれぞれが互いの適切な代償メカニズムを阻止する. それゆえに pH の著明な上昇が起こることがある. それぞれの障害の重症度に従って, Pa_{CO_2} は正常, 減少, 増加のいずれも示すことがある. 一方, 血漿 HCO_3^- 濃度は正常か上昇する. NaCl と KCl を投与し, 代謝性アルカローシスを是正するべきであり, 人工呼吸器の再調整や過換気を引き起こす根底にある疾患の治療により, 呼吸性の障害が治癒あるいは改善する.

5) 代謝性アシドーシスと代謝性アルカローシス

代謝性アシドーシスと代謝性アルカローシスは共存することがあり, 2つの別々の過程が連続してあるいは同時に起こり, 血漿 HCO_3^- 濃度に反対の効果を及ぼす. この状況はアニオンギャップ

表 4.5　"三重の"酸塩基平衡障害の例

臨床イベント	嘔　吐	→	循環血液量減少性ショック	→	過換気
	↓		↓		↓
酸塩基平衡障害	代謝性アルカローシス	＋	代謝性アシドーシス	＋	呼吸性アルカローシス
pH	7.53		7.35		7.46
$Paco_2$ (mmHg)	44		30		20
[HCO_3^-] (mEq/L)	36		16		14
アニオンギャップ (mEq/L)	12		30		32

の増加が血漿 HCO_3^- 濃度の低下よりずっと大きいときに，著明に増加したアニオンギャップと関連した代謝性アシドーシスの際に疑われるべきである．そのような状況は代謝性アシドーシスが生じた時点では，血漿 HCO_3^- 濃度は正常より高い値であったことが示唆される．

6) "三重の"酸塩基平衡障害

代謝性アルカローシスの状態で代謝性アシドーシスがさらに起こった患者に一次的な呼吸性の障害が起こると，"三重の"酸塩基平衡障害となる．すなわち，3 つの一次的な過程が作用し，酸塩基の変数を変える．例を**表 4.5** に示す．嘔吐により血漿 HCO_3^- 濃度が上昇し，pH が上昇して換気を抑制し，$Paco_2$ が少し上昇した．患者は低血圧になり，乳酸の産生が増加し，乳酸の異化が減少しはじめた．それにより，アニオンギャップは正常より上昇し，血漿 HCO_3^- 濃度はその高い値から減少した．低血圧の合併は酸血症の程度から期待されるよりも換気を刺激し，結果として $Paco_2$ はさらに低下し，pH はアルカリ血症の範囲に上昇した．このようにして，高い pH と低い $Paco_2$ により呼吸性アルカローシスの存在がわかる．27 mEq/L より大きいアニオンギャップから有機性の代謝性アシドーシスの存在が示唆される．アニオンギャップの正常からの増加 (32 − 9 = 23 mEq/L) を測定された HCO_3^- 濃度に加えることにより (23 + 14 = 37 mEq/L)，最初に HCO_3^- 濃度の上昇を示す代謝性アルカローシスの存在が示唆される (アニオンギャップの正常からの増加は陰イオンである代謝性酸による HCO_3^- の置換を示している)．血清のアニオンギャップは多くの場合，三重の酸塩基平衡障害を明らかにする鍵となるのである．まず，根底にある疾患を治療し，体液量の不足と電解質の不足を補充することに向けられるべきである．

（訳　熊谷天哲）

文　献

1. Bevensee MO, Boron WF. Control of intracellular pH. In: Alpern RJ, Hebert SC, eds. *Seldin and Giebisch's the Kidney: Physiology and Pathophysiology*, 4th ed. Amsterdam: Elsevier; 2008:1429–1480.
2. Sapir DG, Levine DF, Schwartz WB. The effects of chronic hypoxemia on electrolyte and acid-base equilibrium: an examination of normocapneic hypoxemia and of the influence of hypoxemia on the adaptation to chronic hypercapnia. *J Clin Invest*. 1967;46:369–377.
3. Crapo RO, Jensen RL, Hegewald M, et al. Arterial blood gas reference values for sea level and an altitude of 1,400 meters. *Am J Respir Crit Care Med*. 1999;160:1525–1531.
4. Weinberger SE, Schwarzstein RM, Weiss JW. Hypercapnia. *N Engl J Med*. 1989;321:1223–1231.
5. Askanazi J, Nordenstrom J, Rosenbaum SH, et al. Nutrition for the patient with respiratory failure. Glucose vs. fat. *Anesthesiology*. 1981;54:373–377.
6. Giebisch G, Berger L, Pitts RF. The extrarenal responses to acute acid-base disturbances of respiratory origin. *J Clin Invest*. 1955;34:231–245.
7. Krapf R. Mechanisms of adaptation to chronic respiratory acidosis in the rabbit proximal tubule. *J Clin Invest*. 1989;83:890–896.
8. Ruiz OS, Arruda JAL, Talor Z. Na-HCO_3 cotransport and Na-H antiporter in chronic respiratory acidosis and alkalosis. *Am J Physiol*. 1989;256:F414–F420.
9. Krapf R, Pearce D, Xi X-P, et al. Expression of rat renal Na/H antiporter mRNA levels in response to respiratory and metabolic acidosis. *J Clin Invest*. 1991;87:747–751.
10. Pahlavan P, Wang L-J, Sack E, et al. Role of protein kinase C in the adaptive increase in Na-H antiporter in respiratory acidosis. *J Am Soc Nephrol*. 1993;4:1079–1086.
11. Schwartz WB, Brackett NC Jr, Cohen JJ. The

response of extracellular hydrogen ion concentration to graded degrees of chronic hypercapnia: the physiologic limitation of the defense of pH. *J Clin Invest.* 1965;44:291–301.
12. Brackett NC Jr, Cohen JJ, Schwartz WB. Carbon dioxide titration curve of normal man: effect of increasing degrees of acute hypercapnia on acid-base equilibrium. *N Engl J Med.* 1965;272:6–12.
13. Brian JE Jr. Carbon dioxide and the cerebral circulation. *Anesthesiology.* 1998;88:1365–1386.
14. Pollock JM, Deibler AR, Whitlow CT, et al. Hypercapnia-induced cerebral hyperperfusion: an underrecognized clinical entity. *AJNR.* 2009;30: 378–385.
15. Dulfano MJ, Ishikawa S. Hypercapnia: mental changes and extrapulmonary complications. An expanded concept of the "CO_2 intoxication" syndrome. *Ann Intern Med.* 1965;63:829–841.
16. Epstein FH. Signs and symptoms of electrolyte disorders. In: Maxwell MH, Kleeman CR, eds. *Clinical Disorders of Fluid and Electrolyte Metabolism,* 3rd ed. New York: McGraw-Hill; 1980:499–516.
17. Potkin RT, Swenson ER. Resuscitation from severe acute hypercapnia: determination of limits of tolerance and survival. *Chest.* 1992;102:1742–1745.
18. Chabot F, Mertes PM, Delorme N, et al. Effect of acute hypercapnia on alpha atrial natriuretic peptide, renin, angiotensin II, aldosterone, and vasopressin plasma levels in patients with COPD. *Chest.* 1995;107:780–786.
19. Natalini G, Seramondi V, Fassini P, et al. Acute respiratory acidosis does not increase plasma potassium in normokalaemic, anesthetized patients. A controlled randomized trial. *Eur J Anaesthesiol.* 2001;18:394–400.
20. Lakshminarayan S, Sahn SA, Petty TL. Bicarbonate therapy in severe acute respiratory acidosis. *Scand J Respir Dis.* 1973;54:128–131.
21. Bulger RJ, Schrier RW, Arend WP, et al. Spinal-fluid acidosis and the diagnosis of pulmonary encephalopathy. *N Engl J Med.* 1966;274: 433–437.
22. Brackett NC Jr, Wingo CF, Muren O, et al. Acid-base response to chronic hypercapnia in man. *N Engl J Med.* 1969;280:124–130.
23. Van Ypersele de Strihou C, Brasseur L, DeConinck J. The "carbon dioxide response curve" for chronic hypercapnia in man. *N Engl J Med.* 1966;275: 117–122.
24. Manfredi F, Merwarth CR, Buckley CE III, et al. Papilledema in chronic respiratory acidosis. *Am J Med.* 1961;30:175–180.
25. Miller A, Bader RA, Bader ME. The neurological syndrome due to marked hypercapnia, with papilledema. *Am J Med.* 1962;33:309–318.
26. Bushinsky DA. The contribution of acidosis to renal osteodystrophy. *Kidney Int.* 1995;47: 1816–1832.
27. Bushinsky DA. Stimulated osteoclastic and suppressed osteoblastic activity in metabolic but not respiratory acidosis. *Am J Physiol.* 1995;268: C80–C88.
28. Bushinsky DA, Parker WR, Alexander KM, et al. Metabolic, but not respiratory, acidosis increases bone PGE2 levels and calcium release. *Am J Physiol Renal Physiol.* 2001;281:F1058–F1066.
29. Strumpf DA, Millman RP, Hill NS. The management of chronic hypoventilation. *Chest.* 1990;98: 474–480.
30. Nowbar S, Burkart KM, Gonzales R, et al. Obesity-associated hypoventilation in hospitalized patients: prevalence, effects, and outcome. *Am J Med.* 2004; 116:1–7.
31. Neff TA, Petty TL. Tolerance and survival in severe chronic hypercapnia. *Arch Intern Med.* 1972; 129:591–596.
32. Goldstein MB, Gennari FJ, Schwartz WB. The influence of graded degrees of chronic hypercapnia on the acute carbon dioxide titration curve. *J Clin Invest.* 1971;50:208–216.
33. Ingram RJ Jr, Miller RB, Tate LA. Acid-base response to acute carbon dioxide changes in chronic obstructive pulmonary disease. *Am Rev Respir Dis.* 1973;108:225–231.
34. Hirshberg AJ, Dupper RL. Use of doxapram hydrochloride injections as an alternative to intubation to treat chronic obstructive pulmonary disease patients with hypercapnia. *Ann Emerg Med.* 1994;24:701–703.
35. Arbus GS, Hebert LA, Levesque PR, et al. Characterization and clinical application of the "significance band" for acute respiratory alkalosis. *N Engl J Med.* 1969;280:117–123.
36. Gennari FJ, Goldstein MB, Schwartz WB. The nature of the renal adaptation to chronic hypocapnia. *J Clin Invest.* 1972;51:1722–1730.
37. Gledhill N, Beirne GJ, Dempsey JA. Renal response to short-term hypocapnia in man. *Kidney Int.* 1975; 8:376–386.
38. Krapf R, Beeler I, Hertner D, et al. Chronic respiratory alkalosis: the effect of sustained hyperventilation on renal regulation of acid-base equilibrium. *N Engl J Med.* 1991;324:1394–1401.
39. Cohen JJ, Madias NE, Wolf CJ, et al. Regulation of acid-base equilibrium in chronic hypocapnia: evidence that the response of the kidney is not geared to the defense of extracellular $[H^+]$. *J Clin Invest.* 1976;57:1483–1489.
40. Hilden SA, Johns CA, Madias NE. Adaptation of rabbit renal cortical Na^+-H^+ exchange activity in chronic hypocapnia. *Am J Physiol.* 1989;257: F615–F622.
41. Forster HV, Dempsey JA, Chosy LW. Incomplete compensation of CSF $[H^+]$ in man during acclimatization to high altitude (4300 m). *J Appl Physiol.* 1975;38:1067–1072.
42. Grocott MPW, Martin DS, Levett DZH, et al. Arterial blood gases and oxygen content in climbers on Mount Everest. *N Engl J Med.* 2009; 360:140–149.
43. Severinghaus JW, Mitchell RA, Richardson BW, et al. Respiratory control at high altitude suggesting active transport regulation of CSF pH. *J Appl Physiol.* 1963;18:1155–1166.
44. Chiodi H. Respiratory adaptations to chronic high altitude hypoxia. *J Appl Physiol.* 1957;10:81–87.
45. Dill DB, Talbott JH, Consolazio WV. Blood as a physiochemical system. XII. Man at high altitudes. *J Biol Chem.* 1937;118:649–666.
46. Lahiri S, Milledge JS. Acid-base in Sherpa altitude residents and lowlanders at 4880 m. *Respir Physiol.* 1967;2:323–334.
47. Edmondson JW, Brashear RE, Li T. Tetany: quantitative interrelationships between calcium and alkalosis. *Am J Physiol.* 1975;228:1082–1086.
48. Kilburn KH. Shock, seizures, and coma with alkalosis during mechanical ventilation. *Ann Intern Med.* 1966;65:977–984.
49. Arnow PM, Panwalker A, Garvin JS, et al. Aspirin, hyperventilation, and cerebellar infarction in sickle

cell disease. *Arch Intern Med.* 1978;138:148–149.
50. Ayres SM, Grace WJ. Inappropriate ventilation and hypoxemia as causes of cardiac arrhythmias: the control of arrhythmias without antiarrhythmic drugs. *Am J Med.* 1969;46:495–505.
51. Kety SS, Schmidt CF. The effects of altered arterial tensions of carbon dioxide and oxygen on cerebral blood flow and cerebral oxygen consumption of normal young men. *J Clin Invest.* 1948;27: 484–491.
52. Protass LM. Possible precipitation of cerebral thrombosis in sickle-cell anemia by hyperventilation. *Ann Intern Med.* 1973;79:451.
53. Jacobs WF, Battle WE, Ronan JA Jr. False-positive ST–T-wave changes secondary to hyperventilation and exercise: a cineangiographic correlation. *Ann Intern Med.* 1974;81:479–482.
54. Lawson NW, Butler CH III, Ray CT. Alkalosis and cardiac arrhythmias. *Anesthesiol Analg (Paris).* 1973;52:951–962.
55. Neill WA, Pantley GA, Nakomchai V. Respiratory alkalemia during exercise reduces angina threshold. *Chest.* 1981;80:144–153.
56. Weber S, Cabanes L, Simon J-C, et al. Systemic alkalosis as a provocative test for coronary artery spasm in patients with infrequent resting chest pain. *Am Heart J.* 1988;115:54–59.
57. Yakaitis RW, Cooke JE, Redding JS. Reevaluation of relationships of hyperkalemia and P_{CO_2} to cardiac arrhythmias during mechanical ventilation. *Anesthesiol Analg (Paris).* 1971;50:368–373.
58. Krapf R, Caduff P, Wagdi P, et al. Plasma potassium response to acute respiratory alkalosis. *Kidney Int.* 1995;47:217–224.
59. Knochel JP. The pathophysiology and clinical characteristics of severe hypophosphatemia. *Arch Intern Med.* 1977;137:203–220.
60. Mostellar ME, Tuttle EP Jr. The effects of alkalosis on plasma concentration and urinary excretion of inorganic phosphate in man. *J Clin Invest.* 1964; 43:138–149.
61. Paleologos M, Stone E, Braude S. Persistent, progressive, hypophosphatemia after voluntary hyperventilation. *Clin Sci.* 2000;98:619–625.
62. Mazzara JT, Ayres SM, Grace WJ. Extreme hypocapnia in the critically ill patient. *Am J Med.* 1974;56:450–456.
63. Mountain RD, Heffner JE, Brackett NC Jr, et al. Acid-base disturbances in acute asthma. *Chest.* 1990;98:651–655.
64. Mulhausen R, Eichenholz A, Blumentals A. Acid-base disturbances in patients with cirrhosis of the liver. *Medicine (Balt).* 1967;46:185–189.
65. Record CO, Iles RA, Cohen RD, et al. Acid-base and metabolic disturbances in fulminant hepatic failure. *Gut.* 1975;16:144–149.
66. Lange PA, Stoller JK. The hepatopulmonary syndrome. *Ann Intern Med.* 1995;122:521–529.
67. Wolfe JD, Tashkin DP, Holly FE, et al. Hypoxemia of cirrhosis: detection of abnormal small pulmonary vascular channels by a quantitative radionuclide method. *Am J Med.* 1977;63:746–754.
68. Wilder CE, Morrison RS, Tyler JM. Relationship between serum sodium and hyperventilation in cirrhosis. *Am Rev Respir Dis.* 1967;96:971–976.
69. Wichser J, Kazemi H. Ammonia and ventilation: site and mechanism of action. *Respir Physiol.* 1974; 20:393–406.
70. Simmons DH, Nicoloff J, Guze LB. Hyperventilation and respiratory alkalosis as signs of gram-negative bacteremia. *JAMA.* 1960;174:2196–2199.
71. Trimble C, Smith DE, Rosenthal MH, et al. Pathophysiologic role of hypocarbia in post-traumatic pulmonary insufficiency. *Am J Surg.* 1971;122: 633–638.
72. Kraut JA, Madias NE. Approach to patients with acid-base disorders. *Respir Care.* 2001;46: 392–403.
73. Bear R, Goldstein M, Phillipson E, et al. Effect of metabolic alkalosis on respiratory function in patients with chronic obstructive lung disease. *Can Med Assoc J.* 1977;117:900–903.
74. Chang L-C, Hung S-C, Yang C. The case. A suicidal woman with delayed high anion gap metabolic acidosis. *Kidney International.* 2009;75:757–758.
75. Yip L, Dart RC, Gabow PA. Concepts and controversies in salicylate toxicity. *Emerg Med Clin North Am.* 1994;12:351–364.

第5章 カリウム代謝の異常

Biff F. Palmer, Thomas D. DuBose Jr.

I はじめに

カリウム(K)は細胞の機能を維持するために重要な役割を果たす．すべての細胞は Na^+/K^+ ATPase をもち，これは細胞からナトリウムイオン(Na^+)を汲み出し，カリウムイオン(K^+)を取り入れる．これにより細胞は細胞膜を介した K^+ 濃度勾配を形成し($K^+_{in}>K^+_{out}$)，この濃度勾配は膜を隔てた電位の差を維持するのに部分的に貢献している．この電位差はすべての細胞の機能に重要であるが，神経や筋肉のような興奮性の細胞には特に重要である．これらの理由により，身体は血清 K^+ を維持するための無数の機構を発達させてきた．全身の K^+ 量は 50 mEq/kg であり，これは 70 kg の人の場合 3,500 mEq となる．ほとんどの K^+ (98%)は細胞内に存在し，2%のみが細胞外液に分布する．細胞外液の K^+ 濃度の正常範囲は 3.5 ～ 5.3 mEq/L である．この範囲から大きく外れては，生命を維持できない．典型的なアメリカ人の食事は一日あたり 50 ～ 100 mEq の K^+ を含んでおり，食事で摂取された K^+ のおよそ 90%は尿中に排泄され，10%が消化管に排泄される．K^+ 摂取が増加するとき，K^+ の尿および腸管への排泄は亢進し，K^+ 摂取が減少するとき，排泄も低下する．

II カリウム代謝：これまでの概念と最新の概念

K^+ は糸球体で濾過され，その多くは近位尿細管と Henle ループで再吸収され，糸球体で濾過された K^+ のうち 10%のみが遠位尿細管に到達する．近位尿細管では K^+ の再吸収は受動的であり，Na^+ や水の吸収と比例して起こる．Henle ループの太い上行脚では細胞の管腔側に存在する $Na^+/K^+/2Cl^-$ (NKCC2)共輸送体によって輸送される．遠位ネフロン，特に結合集合管と皮質集合管では K^+ が分泌される．ほとんどの生理的また病理学的状況下では，遠位ネフロンへ到達する K^+ はわずかであって，一定の量を保っている．一方，遠位ネフロンからの K^+ の分泌量は，生理的な必要量に応じて高度に調整されている．遠位ネフロンにおける K^+ の分泌は通常，尿中への K^+ 排泄の主要な調節機構となっている．

結合集合管や皮質集合管において特に K^+ 排泄に寄与している細胞は，主細胞である(**図 5.1**)．この細胞は細胞側面と底部に Na^+/K^+ ATPase をもち，これは各細胞における血液から細胞内へ K^+ の輸送を担っている．この結果形成される高い細胞内 K^+ 濃度は，集合管細胞から管腔への K^+ の移動に好ましい K^+ の濃度差を形成している．さらにこのポンプは細胞内の Na^+ 濃度を低下させ，管腔から集合管細胞への Na^+ の移動に好ましい濃度勾配を維持している．管腔側の細胞膜を介した Na^+ と K^+ の移動は Na^+ と K^+ のチャネルを介して行われる．

細胞からの K^+ の分泌は，細胞内 K^+ 濃度，管腔内 K^+ 濃度，管腔側細胞膜内外の電位差，管腔側細胞膜の K^+ 透過性によって規定される．細胞内 K^+ 濃度の上昇，管腔内 K^+ 濃度の低下，管腔内の陰性荷電の増加をきたすような状態では K^+ 分泌速度が亢進する．さらに管腔側細胞膜の K^+ 透過性亢進をきたすような状態でも K^+ 分泌速度は亢進する．

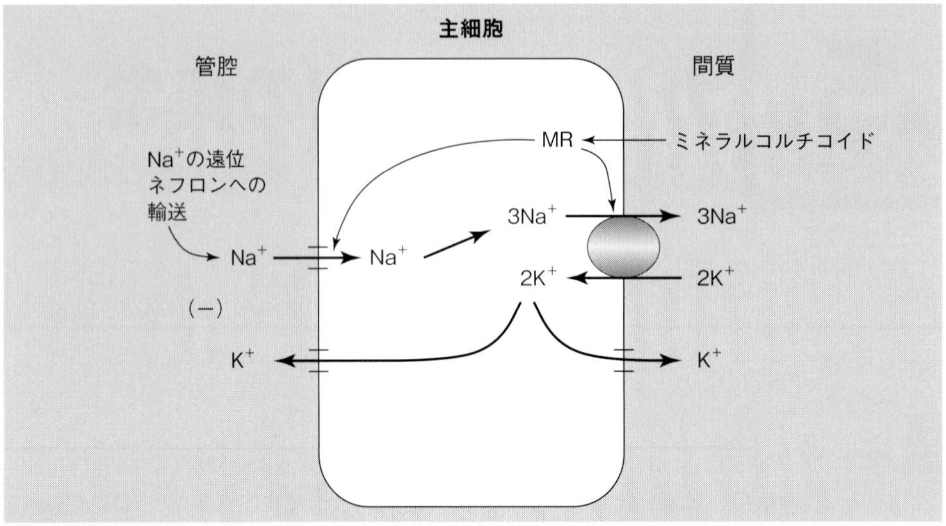

図 5.1 集合管主細胞における K^+排泄の腎臓における制御を示す細胞モデル．マイナス(−)の記号は上皮細胞を介した電圧を示す．管腔は陰性であり，K^+分泌のための重要な推進力である．MR：ミネラルコルチコイド受容体

腎臓からの K^+分泌を規定する生理学的規定因子はすべて，これまでに述べた集合管細胞の K^+分泌を規定する因子のどれか１つ以上に対して影響があることがわかっている．そのうちもっとも重要な２つの生理学的規定因子は，ミネラルコルチコイドと遠位ネフロンまで到達する Na^+および水であることが知られている．

ヒトにおける主要なミネラルコルチコイドはアルドステロンである．アルドステロンは副腎から分泌され，主細胞内のミネラルコルチコイド受容体と結合し，これまで述べた細胞側の規定因子に影響を与えながら K^+分泌を刺激する．第一に，アルドステロンは管腔側細胞膜に存在する上皮 Na^+チャネル(epithelial sodium channel：ENaC)を開けやすくし，管腔側細胞膜を介した Na^+再吸収を刺激し，これが管腔側の陰性荷電を増加させ，K^+分泌に好ましい電位勾配を形成する．第二に，アルドステロンは基底外側膜に存在する Na^+/K^+ ATPase を活性化させ，細胞内 K^+濃度を上昇させる．第三に，アルドステロンは直接的に管腔側の細胞膜の K^+透過性を増加させる．アルドステロンは細胞内 K^+濃度を上昇させ，管腔側細胞膜 K^+透過性を上昇させ，管腔側をより陰性荷電にすることで K^+排泄速度を増加させる(**図 5.1**)．

K^+排泄にとって２番目に重要な要素は，遠位ネフロンへの Na^+と水の到達速度である．遠位ネフロンへの Na^+到達量の増加により，尿細管での Na^+再吸収が亢進し，これによって管腔側の陰性荷電が強くなり，K^+排泄が増加する．管腔内の尿流速度の上昇は K^+分泌をも増加させる．K^+が集合管に分泌されると，管腔内の K^+濃度が上昇し，これが細胞内と管腔内の K^+濃度勾配を減少させ，K^+分泌速度を低下させる．尿流が速ければ同量の K^+が排泄されても尿量も多いために希釈され，管腔内の K^+濃度上昇もより低く抑えられる．すなわち，遠位ネフロンへ Na^+と水がより多く到達すれば，管腔側の K^+濃度を低く抑え，管腔側の陰性荷電を強くすることで，K^+分泌がより促進される．

皮質集合管細胞に発現する２種類の K^+チャネルが同定されている[1]．腎外側髄質カリウム(renal outer medullary K：ROMK)チャネルは K^+分泌の主要な経路と考えられている．このチャネルは伝導率が低く，生理的な条件下で開いていることが多いチャネルという特徴がある．maxi-K^+チャネル(大コンダクタンスカルシウム活性化カリウムチャネル)は大きな単一チャネル伝導度をもち，通常，比較的非活動性である．このチャネルは尿の流量が大きいときに活性化する．Na^+の遠位ネフロンへの到達と管腔側の K^+濃度の希釈に加え，maxi-K^+チャネル動員は尿量依存性の K^+排泄増加において大きな役割を演じている[2)].

maxi-K^+チャネルを活性化する尿細管尿量の増加の効果は，細胞内Ca^{2+}濃度の変化によるものである可能性がある[3)]．このチャネルはCa^{2+}によって活性化されることと，集合管主細胞において急激に尿量を増加させることで細胞内Ca^{2+}濃度を上昇させることが知られている．主細胞の繊毛(central cilium. 主細胞に存在する構造物)が尿量の増加のシグナルを伝えて細胞内Ca^{2+}濃度を上昇させる役割を担っているのかもしれない．培養細胞で繊毛を折り曲げると，細胞内Ca^{2+}濃度の一過性の上昇を認め，この効果はポリシスチン2(訳注：絨毛上に発現する蛋白)に対する抗体で阻害された[4)].

maxi-K^+チャネルを刺激することに加え，尿細管尿量の増加は集合管のENaCを介してNa^+の再吸収を促進している．この吸収の増加には，Na^+の到達量の増加のみならずチャネル自身の機械的な感受性の変化も関与しているようにみえる．増加した尿流はずり応力(shear stress)を生み，チャネルが開いている確率を上げ，その結果ENaCを活性化する[5, 6)].

遠位ネフロンにおけるNa^+とK^+輸送の生体工学的制御は，早期の脊椎動物がよく摂取していたようなK^+を多く含む食事をすることによる細胞外K^+濃度の突然の上昇に対する防御機構として進化したとされてきた[3)]．この仮説に基づくと，蛋白の多い食事を摂取した後にみられる糸球体濾過量(glomerular filtration rate：GFR)の増加は，遠位ネフロンの尿量を増やし，ENaCを活性化し，細胞内Ca^{2+}濃度を上昇させ，maxi-K^+チャネルを活性化させる．これらの変化がK^+分泌を促進し，高カリウム血症の進展に対して防御的に働く緩衝剤となる．

旧石器時代の人間において特徴的な，高K^+低Na^+食への腎臓の反応はラットの実験モデルによって研究されてきた[7, 8)]．Wistarラットに4～5日間低塩分，低K^+食を与え，さらに薬理学的な量のデオキシコルチコステロンを与え，ミネラルコルチコイド効果が一定で変わらないことを確認した．腹腔内にKClを投与すると，二相性の反応が認められた．はじめの2時間には，主に皮質集合管でのK^+濃度の上昇によって腎臓からのK^+排泄が上昇する．この第一相目には集合管を通る尿はごくわずかしか増加しない．著者らは集合尿細管の管腔内にK^+チャネルが挿入されることによるのではないかと考察している．これを支持するデータとして，食事中のK^+補充はROMKとmaxi-K^+チャネルの密度を増加させるということも報告されている[9)].

続く4時間の間，腎臓では高いK^+排泄を維持するが，この第二相目の間のK^+利尿はほとんど集合管での尿量の増加によるものである．このように尿量が増加するのは，間質でのK^+濃度上昇が上流のHenle上行脚におけるNaCl再吸収に対して抑制的な影響を及ぼすことに起因する．この作用は20年以上前の灌流実験により示されたものである[10)]．間質のK^+濃度の上昇はCl^-の細胞外への排出を減らし，二次的に太いHenle上行脚の尿細管細胞基底膜を介した陰性の電圧格差を下げる．細胞内Cl^-濃度の上昇は管腔側でのNaCl再吸収を阻害し，そのようにしてより遠位へのNa^+到達量の増加が促される．

チャネル濃度が上昇した状態では，尿量が多いことがK利尿にもっとも効果的なのはチャネル密度が濃くなった状況下なので，このモデルで述べられている二相のタイミングは非常に重要である．おそらく間質のK^+による太いHenle上行脚での阻害効果は時間も短く，またK^+分泌を最大に刺激するのに必要な量のNa^+のみ遠位に運ばれ決してそれ以上にはしないようにするという点で比較的正確である．Na^+の到達量が過剰であると食事中のNa^+含有量が少ない限り体液量低下につながる．

食事で摂取するK^+が管腔側のK^+チャネルの濃度を変化させることが，リジンを含まない〔K〕キナーゼファミリー〔with-no-lysine[K](WNK)family of kinase〕にみられる変化と関連することが最近明らかとなった．この名前は触媒として働くリジンがほかと比べて非典型的な局在を示すことに由来している．哺乳類のWNKファミリーには4つの蛋白が含まれ，それぞれ違う遺伝子によってコードされている．このファミリーのあるメンバーの変異はGordon症候群を引き起こす．この詳細は「Ⅶ高カリウム血症」の項で述べる[11)].

WNK1はいくつものスプライシングフォームで全身のいたる所に発現する．例えば，long WNK1のmRNAは調べられたすべての細胞系列および組織での発現が認められる．一方，short WNK1のmRNAはlong mRNAのN末端の1-437番のアミノ酸をもっておらず，腎臓に強く発現しているが他の組織では発現がみられず，このため腎臓特異的な kidney specific WNK1 KS-WNK1(WNK1)といわれている．定量的な解析で KS-WNK1 は long WNK1 と比べてはるかに多く腎臓に発現がみられた(85% vs. 15%)[12]．

食事の K^+ 摂取に反応して起こる KS-WNK1 と long WNK1 の発現量の比の変化は腎臓での K^+ 排泄の生理学的な制御において重要な役割を果たしている[13～16]．long WNK1 はエンドサイトーシスを誘導することにより ROMK を抑制するが，KS-WNK1 は long WNK1 の生理的な拮抗物質として機能する．食事の K^+ 摂取が制限されている状況では，long WNK1 の KS-WNK1 に対する相対的な発現量は増加している．このため ROMK の腎皮質集合管における発現量が低下する．これは腎臓での K^+ の維持に重要な適応反応である．対照的に，食事で K^+ 摂取が増えると KS-WNK1 の long WNK1 に対する相対的な発現量は増加し，ROMK の発現上昇を伴う．long WNK1 による ROMK の阻害を解除することに加え，KS-WNK1 は ENaC に対する刺激作用があり，そして管腔側の陰性荷電を増加させる．ROMK 発現量の増加と管腔側陰性荷電の増加の相加効果により高 K^+ 食における K^+ の排泄は促される．

食事による K^+ 摂取によって起こる KS-WNK1 と long WNK1 の変化は腎臓での Na^+ 処理にも影響があり，これは K^+ 摂取と高血圧との間に観察される関係にも重要かもしれない．疫学的な研究では K^+ 摂取が高血圧の発症と逆相関の関係にあることが確立されている[17]．さらに K^+ の補充と低カリウム血症を防ぐと，高血圧患者の血圧が低下した．一方，低 K^+ 食の高血圧患者では血圧の上昇がみられた．この血圧の上昇は腎での Na^+ 再吸収の増加と関係がある[18]．

すでに述べたように，K^+ 欠乏は long WNK1 の KS-WNK1 に対する比を増加させ，細胞膜からの ROMK のエンドサイトーシスの増加に関係する．long WNK1 もまた血清およびグルココルチコイドに制御されるキナーゼ(serum and glucocorticoid-regulated kinase 1：SGK1)の活性化を通じて ENaC の活動性を上昇させることが示されている[19,20]．SGK1 は Nedd4-2 というユビキチン-プロテインリガーゼをリン酸化することで不活性化し，ENaC の管腔側細胞膜からのエンドサイトーシスを減らしている．long WNK1 の活性が上昇すると NaCl 共輸送体(NCC)による Na^+ の再吸収を阻害する WNK4 の作用が増強される．これらの効果は K^+ 欠乏状況下における K^+ 排泄の減少が，Na^+ 貯留の増加という代償反応によってなされることを示唆している．この変化が低 K^+ 高 Na^+ 食を摂取する人々において塩分感受性の高血圧を形成する役割を演じている可能性がある(**図 5.2**)．

WNK1 は普遍的に発現しているので，その活動性の変化は末梢血管への効果を通じて血圧に影響を与える可能性がある．この点からみて，WNK1 は NKCC2 共輸送体(訳注：Na^+/K^+ $2Cl^-$ 共輸送体)を活性化する[21]．この共輸送体の活性の低下は低血圧を招き，血管平滑筋のトーヌスを下げる．逆に WNK1 活性の増強は血管抵抗性を上げることで血圧を上昇させる可能性がある．WNK3 は WNK キナーゼファミリーのメンバーであるが，その機能はわかっていない．最近の報告ではこのキナーゼはネフロン全般に発現しており，WNK1 のように NKCC2 共輸送体を活性化させる可能性があるということが示唆されている[22]．血圧制御における WNK の役割はさらなる探求が必要な領域である．

Ⅲ 低カリウム血症

1. 低カリウム血症患者へのアプローチ

低カリウム血症は実際の臨床の場で頻繁に遭遇する．一時的な低カリウム血症の原因は細胞内外での K^+ の移動によるものだが，持続的な低カリウム血症は不十分な K^+ 摂取か K^+ の過剰な喪失による．K^+ の過剰な喪失による低カリウム血症では，腎性もしくは腎外性の喪失が考えられる．病歴，体液量の状態を特に注意して評価した身体所見，酸塩基平衡の評価により，多くの場合，低カリウム血症の原因を迅速に決定することができる．

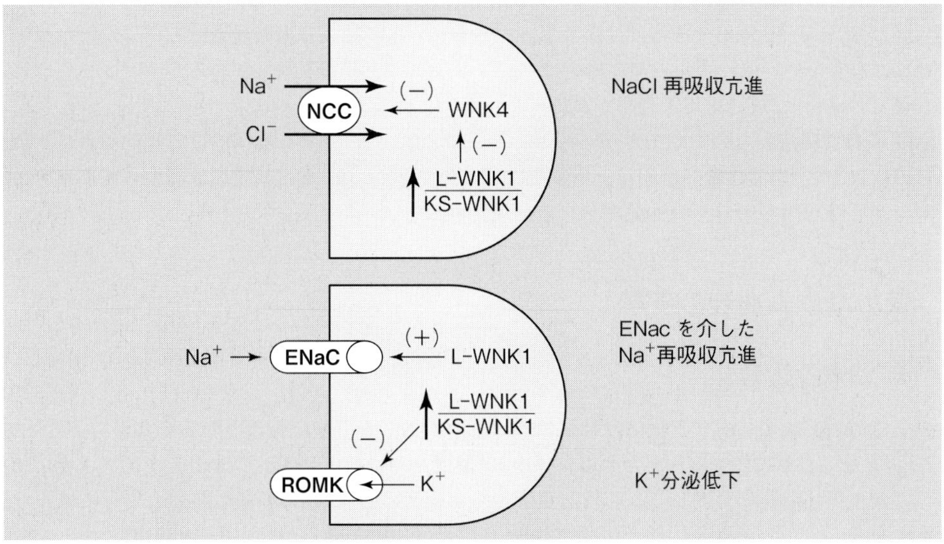

図 5.2　K$^+$欠乏は long WNK1 と KS-WNK1 の比の上昇と関係する．L-WNK1/KS-WNK1 比の上昇は管腔側の細胞膜からの ROMK の除去を進め，結果として K$^+$排泄を最小限に抑えるが，これは低 K$^+$食に対する適正な反応であるとみられる(下図の細胞)．L-WNK1/KS-WNK1 比の上昇はまた WNK4 のサイアザイド感受性の Na$^+$/Cl$^-$共輸送体に対する阻害効果を緩める(上図の細胞)．さらに，L-WNK1 の増加は ENaC 活性の増加を招く(下図の細胞)．後者 2 つの作用は塩分貯留を引き起こし，低 K$^+$食摂取患者での食塩感受性高血圧の発生を説明できる可能性がある．KS-WNK1：kidney-specific with-no-lysine[K]，ROMK：renal outer medullary K$^+$ channel，ENaC：epithelial sodium channel.

腎臓からの K$^+$排泄量を評価することで，低カリウム血症が腎性のものか腎外性のものかを評価することができる．腎臓での K$^+$動態は 24 時間蓄尿もしくはスポット尿〔K$^+$とクレアチニン(Cre)の比を計算〕で評価することができる．24 時間での K$^+$排泄量が 15 mEq 以下もしくは K$^+$(mmol)/Cre(mmol)比が 1 以下であれば腎外性の低カリウム血症を示唆する(訳注：日本で一般的に使われる単位に換算すると K$^+$(mEq/L)/Cre(mg/dL)が 11.3 以下に相当する)．

スポット尿の K$^+$濃度を利用する際には，尿中 K$^+$濃度によって変化する腎臓での水排泄の変化の影響に注意する必要がある．K$^+$の腎排泄が同程度の 2 人の患者では，尿が濃縮されているか希釈されているかによって尿中 K$^+$濃度に大きな差が出ることになる．この影響を克服するために，尿細管を介した K$^+$濃度勾配(transtubular K$^+$ gradient：TTKG)が，腎臓における K$^+$の排泄量の調整を評価する便利な指標として提案されている．

$$\mathrm{TTKG} = \frac{[\text{尿中 K}/(\text{尿浸透圧}/\text{血清浸透圧})]}{[\text{血清 K}]} \tag{5.1}$$

尿が集合管を通る際の水の再吸収の結果として，最終的な尿の K$^+$濃度は集合管の起始部での濃度を超える．この影響を除くため，この式では尿中 K$^+$濃度を尿浸透圧と血清浸透圧の比で除している．通常の西洋風の食事をしていれば，この TTKG は 8～9 の範囲となり，K$^+$摂取が増加した場合は 11 以上となる．慢性的な高カリウム血症で TTKG が 5 未満の場合は，アルドステロンの欠乏もしくはアルドステロンへの抵抗性の結果として腎臓での K$^+$排泄の障害が示唆される．

腎外での K$^+$喪失が原因の低カリウム血症では，TTKG は 3 未満に低下する．TTKG を計算する際の前提条件については，よく考えるに価する[23]．第一に，この計算は溶質の移動が一切なく，水のみが髄質集合管で再吸収されると仮定している．この部位での Na$^+$や尿素の再吸収が少しでもあれば尿浸透圧を低下させるので，TTKG の結果は集合管上流での K$^+$分泌のための濃度勾配を過大評価することになる．第二に，TTKG を計算するときの状態は K$^+$分泌に最適な状態でなければならない．この点において，Na^+の集合管への到達量がK^+分泌を制約する因子とならないように，尿中Na^+は25 mEq/L以下であってはならない．さらに，尿浸透圧は血漿浸透圧と同等かそれ以上でなければならない．尿浸透圧が高い場合はバソプレシンの上昇を反映しているが，バソプレシンは集合管におけるK^+排泄を促す効果が高い．

TTKGは興味深いものではあるが，スポット尿での尿中K^+濃度と臨床的な所見があれば，ほとんどの症例でK^+濃度異常の原因を決定するには十分である．K^+濃度異常の原因が不明な患者においては，TTKG計算の有用性が発揮される可能性もある．

2. 低カリウム血症の疫学

1) K^+摂取の低下

食事でのNa^+制限に対する反応で腎臓はほぼ尿中のNa^+を0まで低下させることができる一方，K^+を含まない食事に対する反応としては尿中K^+濃度をおよそ15 mEq/日までしか低下させられない．偏食や摂食障害に合併してみられる食事からの極度のK^+不足の結果，時間とともに低カリウム血症を発症すると考えられる．食事でのK^+制限の好例が神経性食欲不振症の患者である．低カリウム血症は，QT延長や心室性不整脈と関連があるため特に問題となる[24]．これらの問題は，神経性食欲不振症患者における突然死のリスクを増加させる重要な要素となっていることが示唆されている．

より頻度が高いのは，食事でのK^+不足が，他の原因による低カリウム血症を助長する場合である．最近の報告では，診断されていない原発性アルドステロン症の患者が低炭水化物低カロリー食を始めた後に，生命を脅かすような低カリウム血症となったというものがあった[25]．食事でのK^+摂取の低下に加え，この患者では腎臓からのK^+排泄の増加が低カリウム血症を助長した．低炭水化物食をとるとケトン体産生が増加する時期がある．これらの酸がナトリウム塩として腎臓から排泄されると，アルドステロンが高い状態では遠位尿細管まで到達するNa^+が増加する．この結果，K^+排泄は亢進する．

2) 細胞内外でのK^+再分布

70 kgの患者で総体内K^+量は約3,500 mEqである．全身のK^+のうち98%は細胞内，特に骨格筋に存在し，残りの2%は細胞外領域に存在する．細胞外K^+濃度は，細胞膜の興奮性を維持するために厳格に制御されている．腎臓はK^+の摂取量と排泄量を一致させることで全身の総K^+量を維持している．しかし腎臓で排泄量を調整するためには3～6時間かかるため，細胞外K^+濃度の変化は当初は骨格筋でのK^+の出納によって緩衝される．正常な状態でこのK^+の移動を制御するのにもっとも重要な2つの要素は，インスリンとカテコラミンである．例えば，食事の後のインスリン分泌は血糖値を制御するだけでなく，腎臓がK^+を排泄した後，体内総K^+量が正常になるまで摂取したK^+を細胞内に移動させる役割も担う．運動をするとβ_2-受容体刺激を介してカテコラミンが分泌され，筋肉の収縮によってK^+の放出が引き起こす細胞外K^+濃度の上昇を制限する．

β_2-受容体の病的な刺激は，症状を伴う低カリウム血症を引き起こす．例えば低カリウム血性四肢麻痺は，アルコール離脱症候群にしばしば随伴する高アドレナリン状態に合併しうる異常である[26]．clenbuterolは獣医学の分野でのみ使用が認められているβ_2-アドレナリン作動性アゴニストであり，迅速に反応して長時間効果が持続する．この薬物は筋肉量を増やすため蛋白同化ステロイドの代替薬として違法に使われる．clenbuterolの毒性の結果起こる低カリウム血症がヘロインとclenbuterolの併用例で報告されている[27]．

全身からK^+の喪失の結果起こる病態において，細胞外K^+濃度の低下を制限するために，細胞内K^+はK^+の貯蔵庫としても働く．この緩衝効果のよい例として，夏に訓練を行った軍隊が報告している[28]．訓練を受けた者は汗からのみの喪失で1日に40 mEq以上のK^+を失った．11日後には，全身で400 mEq以上のK^+を喪失していたが，血清K^+濃度は正常に近い状態を維持していた．

細胞外K^+濃度を制御するうえでの骨格筋の役割をよりよく定義している報告が最近されている[29]．これらの研究では，骨格筋内へのK^+の移動がK^+クランプ法で間接的に決定された．この方法では，一定の速度でインスリンをラットに投与し，同時に血漿K^+濃度の低下を引き起こさないペースでK^+を注入する．このペース調整のために血漿K^+濃度を頻繁に測定する．投与されるK^+の総量は細胞内に移動するK^+量と同量であると考えられる．

このモデルはインスリンによるK^+の取り込みによって全身でのK^+喪失の影響を研究するのに使われる．10日間K^+を与えないラットでは血漿K^+濃度は4.2 mEq/Lから2.9 mEq/Lまで低下した．インスリンによるK^+の血漿から筋肉への移動は，K^+制限をしていない対照ラットと比べて90％以上低下した．このK^+の取り込みの低下は，筋肉のNa^+/K^+ ATPaseの活動性と発現量とも50％以上の低下に伴っており，ポンプの活動性低下がインスリンの効果の低下に関与していることを示唆している．２日間だけK^+を与えない場合もインスリンによるK^+の取り込みの著明な低下はみられたが，血漿のK^+の低下はわずかであった（4.2 mEq/Lから3.8 mEq/L）．興味深いことに，Na^+/K^+ ATPaseの活動性と発現量は依然正常であり，このことは初期にみられるインスリンによるK^+取り込みの抵抗性はポンプの活動性と発現量の低下以外の機構によることを示唆している．K^+欠乏下での筋肉によるK^+の取り込み低下は，インスリンが刺激・分泌されている状況下で細胞外K^+濃度が過度に低下するのを制限するのに役立っているのかもしれない．これらの変化に加え，骨格筋は細胞内に貯蔵されているK^+の一部をさらに放出することで，細胞外K^+濃度の低下を最小限に抑えているとも考えられる．

慢性的なK^+欠乏は骨格筋のNa^+/K^+ ATPaseの発現量と活動性を低下させるため，この状況下では，K^+負荷に対してK^+を低下させる能力は低下しており，血漿K^+濃度が危険なレベルまで上昇する結果となることが予想できる．この仮説をK^+を含まない食事を２週間続けたラットに急速にKClを静脈投与することで検証したところ[30,31]，予想に反して，K^+制限食ラットは，K^+を十分与えた対照ラットと比べ，優れた総K^+クリアランス能を示した．骨格筋のNa^+/K^+ ATPaseの総貯蔵量は低下していたが，この低下は骨格筋にみられる主要なアイソフォームであるα-2アイソフォームに特異的であった．発現量がより少ないα-1アイソフォームの発現の変化はなかった．対照的に，心臓でのNa^+/K^+ ATPase総発現量は，K^+制限ラットで増加していた．骨格筋のようにα-2アイソフォームの低下はみられたが，心臓において発現がより多いα-1アイソフォームは発現量の著明な上昇を認めた．もともとの心筋内でのK^+の低下は骨格筋と比べて少なかった．K^+の欠乏は少なかったにもかかわらず，K^+を静注している際の心筋でのK^+の取り込みは骨格筋と同等であった．

これらの所見は骨格筋と心筋のK^+除去に対する反応の違いを顕著に示している．骨格筋は血漿のK^+濃度の低下を最低限にするために速やかにK^+を放出できるが，心筋のK^+は比較的保たれている．この違いは少なくとも部分的にはK^+除去に対するNa^+/K^+ ATPaseのアイソフォームの反応の違いとして解釈できる．心筋は急速なK^+負荷に対して相当量のK^+を蓄積する．重量あたりで表すと，心筋のK^+取り込み能力は，K^+制限下における骨格筋と同等であり，正常な状態であれば骨格筋の取り込み能を上回る．

慢性の低カリウム血症の患者にK^+を投与することは，高カリウム血症を招く可能性がある．この反応は，低カリウム血症によってアルドステロンの発現が慢性的に抑制されていることによる．まとめると，慢性の低カリウム血症患者に対するK^+投与速度は緩徐であるべきであり，注意深い観察が必要である．

低カリウム血症性周期性四肢麻痺は，K^+の細胞内への突然の移動による筋力低下もしくは麻痺を特徴とするまれな病態である．発作は，運動後の休憩，ストレス，高炭水化物食，カテコラミンやインスリンの分泌が亢進するような状態で起こりやすい．この異常は家族性に起こることもあれば，後天性に起こる場合もある．

後天性の周期性四肢麻痺は典型的には甲状腺中毒症と関連する形で発症し，最近いくつかの総説で取り上げられている[32〜34]．甲状腺中毒症性周期性四肢麻痺はアジア人に，より高頻度にみられるが，アメリカ先住民やヒスパニック系にも高頻度でみられると報告されている．甲状腺中毒症の発症率は一般に女性で高いが，低カリウム血症性周期性四肢麻痺を発症した患者に限ると男女比は

17：1～70：1と男性がはるかに高くなる．典型的な患者像は20～40歳の若い男性で，夏の夜21時から朝9時までの間に筋力低下がみられることが多い．発作が集中するのはストレスがあるとき，高炭水化物食を摂取したとき，運動をしたときなどの，カテコラミンやインスリンの分泌が増加するような状態のときである．運動では，典型的に発作が起こるのは運動後の1回目の休憩のときである．しばしば発作は筋肉の痙攣や痛みの後に起こり，多くの患者は再発作を避けるために症状のあった筋肉を使った運動を避けるようになる．低リン血症と低マグネシウム血症も急性発作のときにみられ，K^+のように細胞内への移動の結果として起こる．また，急性発作の際の乳酸アシドーシスの症例報告が1例ある[35]．

過剰な甲状腺ホルモンはNa^+/K^+ ATPaseの活動性を増加させ，麻痺を起こしやすくする．このポンプの活動性はこの環境で上昇しているカテコラミン類によってより増加している．甲状腺中毒症の原因疾患で頻度が高いのはGraves病だが，孤発性の甲状腺腺腫，甲状腺刺激ホルモン分泌型の下垂体腺腫，もしくは甲状腺ホルモンの乱用なども原因となりうる．ヨードによる甲状腺中毒症(Jod-Basedow症候群)とそれに伴う低カリウム血症性周期性四肢麻痺は，ヨードを含む造影剤，アミオダロン，そして昆布のサプリメントによっても起こることが報告されている[36～38]．"Dream Shape"と"Ever Youth"という2つのやせ薬として使われる薬草由来の薬物は，ヨードによる甲状腺中毒症(周期性四肢麻痺を伴わない)を引き起こすことが報告されている．

急性発作の治療にはKClとpropranololの静注が用いられる．ブドウ糖はインスリンの分泌を促し，K^+の細胞内への移動をより促進する可能性があるため，KClは糖分を含まない溶液に溶解することが重要である．K^+投与によって高カリウム血症となる可能性を最小限にするために，10 mEq/時間未満のペースで投与すべきである．propranolol(非特異的β-アドレナリン作動性遮断薬)はカテコラミンの効果を抑制し，末梢における甲状腺ホルモンのチロキシン(T_4)からトリヨードサイロニン(T_3)への変換を阻害する．甲状腺中毒症の原因を取り除くことが決定的な治療法であり，甲状腺ホルモンが正常になれば周期性四肢麻痺は再発しない．

家族性低カリウム血症性周期性四肢麻痺は常染色体優性遺伝の形式をとる異常で，後天性の場合と臨床的に類似した特徴がある．特筆すべき違いは発症が通常20歳以下と若く，発症頻度に性差がなくほとんどの場合，白人に多い点である．家族性の病態は染色体1q3132に存在する筋肉のCa^{2+}チャネルα-1サブユニット遺伝子(calcium channel α-1 subunit gene：CACNA1S)の変異によるものがもっとも多い．Ca^{2+}チャネルα-1サブユニットはCa^{2+}がT管(transverse tubule；横行小管)へ移動する際の隙孔となり，また，ジヒドロピリジン結合部位をもつ．このサブユニットの変異はT管へのCa^{2+}流入を減少させる．Ca^{2+}チャネルのジヒドロピリジン受容体の機能が傷害されることにより，筋肉細胞内へK^+が流入する正確な機序については完全には明らかとなっていない．このほかに症例数は少ないが，骨格筋のNa^+チャネルのSCN4Aの変異とK^+チャネルサブユニットKCNE3遺伝子のR83H変異が同定されている．これらの遺伝子の変異は甲状腺中毒症性低カリウム血症性周期性四肢麻痺の患者ではみつかっていない[39]．

変異の部位によって，治療への反応性も含めた患者の臨床的な表現型が異なることが示唆されている．炭酸脱水素酵素阻害薬であるacetazolamideは通常，家族性の患者の発作回数を減らすのに有効な治療薬である．この薬物の効果は，K^+の細胞内への移動を制限する代謝性アシドーシスによるものとされる．しかし周期性四肢麻痺の動物モデルを用いた最近の研究では，この薬物の効果は実はCa^{2+}によるK^+チャネルの直接的な刺激効果によるものであり，代謝性アシドーシスを誘導することによるものではない，ということを示唆する結果が出ている[40]．概して効果的である一方，acetazolamideを投与しても患者の一部では症状をかえって悪化させることもある[41]．この点について，K^+チャネルサブユニット遺伝子KCNE3のR83H変異が野生型のチャネルに比べてチャネルの透過性を低下させており[42]，これが低pHの状態であればさらに透過性を低下させる．骨格筋の細胞内pHは運動中に低下することから，この変異は運動後に起こる四肢麻痺発作を説明できる可能性がある．これに加えて，このアシドーシスへの反応性により，acetazolamideによる治療後に症状が増悪する患者がいる理由を説明できる可能性がある．

周期性四肢麻痺を伴う低カリウム血症の患者を評価する際に，考えるべき別の病態は遠位尿細管性アシドーシス（distal renal tubular acidosis：dRTA）である[43〜46]．この病態での麻痺は自覚症状なく軽度の筋力低下に始まり，24〜48時間で完全な弛緩性四肢麻痺となる．臨床所見があまりに衝撃的なことから医師が背景にある原因を見落とすことがあるため，dRTAによる弛緩型麻痺発作を"RTAクリーゼ"という者もいる．ほとんどの症例は特発性dRTAもしくはSjögren症候群に伴うdRTA患者で発症する．また，アリストロキン酸によって誘発されたFanconi症候群の患者で発症例が報告されている[47]．

3）腎臓以外から体外へのK^+喪失

低カリウム血症を引き起こすほどの皮膚からのK^+の喪失は通常，起こらないが，暑く，湿度の高い環境で激しい運動をすることで起こる可能性はある．これらの環境では大量の汗が日々失われる．シーズン前のトレーニングを行っているNational Collegiate Athletic Association（NCAA）Division IIのアメリカンフットボールの選手を対象とした研究で，彼らは1時間に2Lのペースで汗をかくことがわかっている[48]．この選手たちは1日に4.5時間の練習を行うため，1日に9Lの汗を失うことになる．この発汗のペースは防具の程度による差はなかった．飲水は自由にできるため，1日のなかで体重を測ってもほんの1〜2kg程度しか体重は減っていない．

一流のサッカー選手でもシーズン前の90分のトレーニングで同程度の量の汗（2.1L）をかくことがわかっている[49〜51]．アメリカンフットボール選手でみられたように水分を摂取したおかげで体重の減少はより少なく，1.2kgであった．サッカー選手の胸・前腕・背中・太ももに取り付けられた汗吸収パッドによってNa^+とK^+の濃度を測定したところ，汗のNa^+濃度は30mEq/Lで，総Na^+喪失量は67mEqであった．汗のK^+濃度は3.58mEq/Lで総K^+喪失量は8mEqであった．これらの研究で強調すべき点は2つある．第一に，よく訓練された運動選手でも練習の間の汗の喪失は相当なものであることである．飲水が自由にできても，これらの運動選手は練習後に軽度の脱水状態となっていた．第二に，汗のK^+濃度が低い一方で汗の量が多ければ総K^+喪失量は大きくなる可能性がある，ということである．また，運動選手の下肢の痙攣は，汗へのK^+の喪失と関連して起こるという印象を多くの人がもっている．

そこで，NCAA Division Iの大学アメリカンフットボール選手の1日2回の練習の際のNa^+とK^+の汗への喪失量の測定が行われた[52]．測定値は痙攣の既往のある選手（C）と既往のない選手（NC）の間で比較され，2.5時間の練習の間の汗の喪失量は同等であった（C：4.0L vs. NC：3.5L）．汗へのK^+喪失量も同程度であったが，汗へのNa^+喪失量は痙攣の既往のある選手のほうが，そうでない選手の2倍にのぼった（54 vs. 25mEq/L）．このデータは，K^+喪失よりも急性のNa^+喪失と水分の喪失が運動中の痙攣発症の傾向と関連していることを示唆している．

消化管からのK^+喪失は低カリウム血症にとって頻度の高い原因で，一般的に下痢によることが多い．分泌型の下痢は一般に2つのプロセスのどちらか1つ，もしくは2つが同時に起こることによって引き起こされると考えられている[53,54]．1つ目のプロセスとして小腸での$NaCl$と$NaHCO_3$の再吸収の阻害があるかもしれないし，2つ目のプロセスとして，能動的なCl^-分泌刺激とそれに引き続いて起こる電解質バランスを保つための同量のNa^+の受動的な分泌があるかもしれない．どちらの場合にも便中の電解質は血漿と似た構成であり，高濃度の$NaCl$と低濃度のK^+となっている．便中のナトリウム塩は，下痢便の水分量と排泄されるナトリウム塩が比例するので，便中の水分が増えると等浸透圧となるように便中のナトリウム塩は，増加することとなる．便中の水分に含まれるK^+濃度は低いが，便の量が多いときには全身のK^+喪失量は有意に大きくなる．

分泌型の下痢による深刻なK^+喪失が最近の症例報告の主題として取り上げられている．1型神経線維腫の患者が血管作動性腸管ポリペプチド（vasoactive intestinal polypeptide：VIP）の過剰分泌によって水様性の下痢，低カリウム血症，胃液中の酸欠乏（watery diarrhea, hypokalemia and achlohydria：WDHA）を呈した[55]．褐色細胞腫と神経節細胞腫による神経内分泌腫瘍がVIP産生の原因であった．二番目の患者は膵島腫瘍からの膵臓性ポリペプチド（pancreatic polypeptide：PP）の過剰分泌による横紋筋融解症を伴う低カリウム血症を呈した[56]．膵臓性ポリペプチドは通常は胃の中が空になることと，上部消化管の動きを阻害する働きをもつが，血管作動性腸管腫瘍（vasoactive intestinal tumor：VIPoma)のような水様性下痢症候群をきたすことが報告された．この患者では消化管の不調の訴えはほとんどない状態で，低カリウム血症が進行していた．この論文の著者らは消化管の動きを抑制するPPの働きが水様性下痢の進行を軽減させた可能性がある，と述べている．低カリウム血症と水分喪失は，絨毛性の腺腫と関連して起こることがあり，McKittrick-Wheelock症候群とよばれる[57]．直腸腺癌によって起こるこの症候群の患者も報告されている．

K^+輸送異常が分泌型の下痢の一次的な原因となることはこれまで知られていなかった．はじめての症例は，大腸の偽性閉塞症(Ogilvie症候群)の女性で，つい最近報告された[58]．股関節の手術の1週間後に，78歳の女性に下痢と低カリウム血症，著明に拡張した大腸を認めた．検査の結果，何ら腸の閉塞と下痢をきたす原因を認めなかった．便の水分が複数回集められ，電解質濃度が測定された．さまざまな原因で起こる水様性下痢で典型的に認められるような高いNa^+濃度(101～137 mEq/L)と低いK^+濃度(16～51 mEq/L)に対して，この患者の便中の電解質濃度は逆の傾向が認められた．K^+濃度は130～170 mEq/Lである一方，Na^+濃度は4～15 mEq/Lであった．さらにK^+の便中への排泄増加に比例して便重量は増加している一方，便中Na^+量はほとんど変化しなかった．直腸S状結腸部の細胞膜電位差は－13 mVで管腔内が陰性であった．Nernstの式に基づいてこのデータを評価し，この論文の著者らはK^+の能動的な分泌とそれに伴う能動的なNa^+の再吸収が腸管粘膜を介して起こっているという証拠があると結論づけた．14週間後，患者の腸管偽性閉塞症は自然軽快した．

腎臓と同様に大腸でもK^+は能動的に分泌と吸収をされている一方で，小腸でのK^+の動態は完全に拡散のみで起こっている．大腸でのK^+吸収は管腔側に存在するH^+/K^+ ATPaseを介して起こっている一方，K^+分泌は管腔側のチャネルを介して行われる[59,60]．食事でのK^+制限は大腸でのK^+吸収を増加させるが，高K^+食ではK^+分泌のほうが主体となる．末期腎疾患患者では，大腸でのK^+分泌の増加はK^+恒常性のために重要な適応反応である．最近，大腸でのK^+分泌はmaxi-K^+チャネルによって行われているという報告がなされた[61]．このチャネルはCaによって活性化され，高いK^+伝導性をもち，大腸陰窩に特異的に局在し，大腸表面の細胞には存在しない．末期腎疾患患者の大腸からのK^+分泌が亢進しているのは，このチャネルの発現の増加が一因となっている可能性がある．

時に，腸管を洗浄する溶液が低カリウム血症，低リン血症，低カルシウム血症や高ナトリウム血症などの血清電解質異常に関与することがある．高齢，腸管閉塞，胃の蠕動運動障害，認識されていない腎疾患などがこれらの異常のリスクファクターとなる．経口のリン酸ナトリウムの使用がリン酸カルシウムの広範な沈着を伴う急性腎不全の発症と関係することが最近報告された[62]．大腸内視鏡を施行した100人の患者を，腸管洗浄の目的でリン酸ナトリウムかグリコール電解質溶液(訳注：Niflec®に類するもの．Golytely, Braintree Laboratories)をランダムに割りつけて投与した最近の研究がある[63]．11人の患者は合併症のリスクファクターがあったが，リン酸ナトリウムを投与された．これらの高リスク群の患者のうち，6人で血清P濃度が2倍となり，また4人は低カリウム血症を呈した．リスクファクターのない患者の39%に軽度の高リン血症が起こり，低カルシウム血症は5%であった．グリコール電解質溶液で処置された患者では，ごく軽度の，臨床的に有意でない程度の血清電解質の変化がみられたのみであった．グリコール電解質溶液は吸収されず，浸透圧バランスがとれており，ほとんど電解質吸収や分泌に影響を与えないものと考えられる．

重度の低カリウム血症は消化管へのK^+の結合によっても起こりうる．数日間，家庭で便秘の治療薬として経口と経腸からbentoniteが投与された後に，血清K^+濃度が0.9 mEq/Lになった3歳の女児の例が報告されている[64]．bentoniteはmontmorilloniteもしくはフラー土(fuller's earth)ともよばれる珪酸アルミニウム水和物によってできている粘土のような物質である．粘土を食べること(geophagia；土食)は異食症(pica)の症状で，低カリウム血症性四肢麻痺を周産期に引き起こすことが知られている[65,66]．

Ⅳ 腎臓からの K^+ 喪失

アルドステロンの合成，遠位ネフロンへの Na^+ と水が送られることの２つは，腎臓からの K^+ 分泌に関する重要なポイントである．Na^+ と水の遠位に送られる量が増加することと，アルドステロンの活性も増加して K^+ の腎臓での分泌を刺激するが，正常の生理的条件ではこれらの２つの要素は相反した関係にある．体液量の状態に依存することなく K^+ の分泌が行われることはこの理由による．例えば，細胞外液量が制限された状態では，アルドステロンの量は増加する．同時に，近位での Na と水の吸収が増加し，結果として遠位への Na^+ と水の送られる量が減少する．つまりアルドステロンの増加による K^+ 分泌刺激は，糸球体を濾過された尿の遠位への到達量が減少して平衡が保たれるように働くため，腎臓での K^+ 排泄はこの状況でも極めて一定の状態を保つのである．似たようなことは細胞外液量の増加した状態でも起こりうる．この状態では，近位尿細管での水分再吸収量の低下の結果として遠位へ到達する尿の量は増加する．体液量が増加した状態であれば，循環血漿中のアルドステロン濃度は低下している．遠位へ到達する Na^+ と水分量の増加による K^+ 分泌の刺激効果は，血中アルドステロン濃度の低下により相殺され，これもまた腎臓での K^+ 排泄が一定に保たれる．

このように尿流量と血液中アルドステロン量とには相反するバランスのとれた関係が保たれており，通常の体液量制御における K^+ バランスを維持している．遠位への Na^+ の到達量とアルドステロン量が同じように変化するのは，病的な状態のときのみである．この状態では，腎臓で K^+ の喪失が起こる（**図 5.3**）．腎臓で K^+ が喪失したために低カリウム血症となった患者を治療するには，ミネラルコルチコイド活性の増加と遠位への Na^+ 到達量の増加のどちらが初期の変化であるかについて判断しなければならない．

1. ミネラルコルチコイド活性がはじめに上昇する場合

ミネラルコルチコイド活性の上昇は，レニン分泌の増加，アルドステロン自身の分泌の増加，アルドステロン以外のミネラルコルチコイドの増加，ミネラルコルチコイド様効果の増強などによって起こりうる．すべてのこれらの状態では細胞外液量は増加しており，通常，高血圧が存在する．高血圧，低カリウム血症と代謝性アルカローシスを呈する患者の鑑別診断は，レニンレベルとアルドステロンレベルによって決まる（**図 5.4**）．

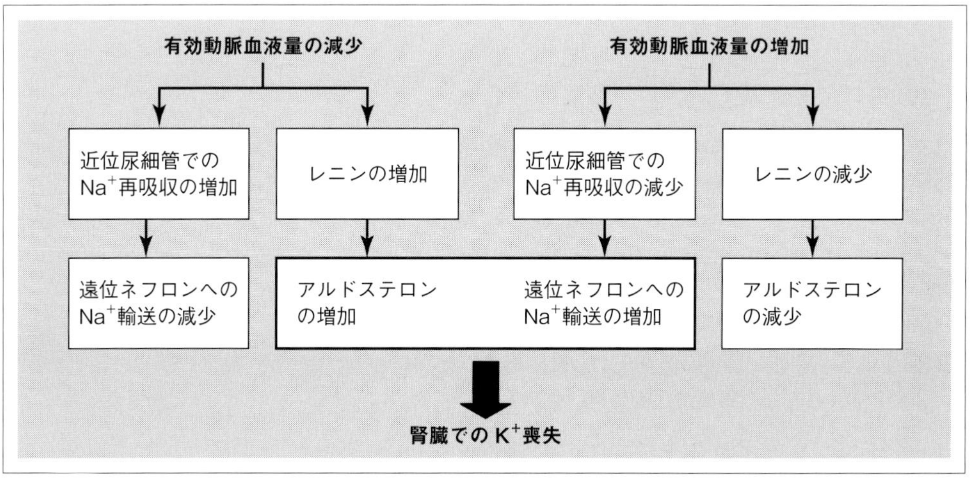

図 5.3　正常な状態での Na^+ の遠位尿細管への到達量は，血清アルドステロン値と負の相関を示す．このため腎臓での K^+ 排泄は，細胞外液量の変化とは独立して行われる．腎臓での K^+ 喪失による低カリウム血症は，遠位尿細管への Na^+ 到達量の増加とアルドステロンやアルドステロン様作用を結びつけるような病態生理学的な変化によって説明できる可能性がある．

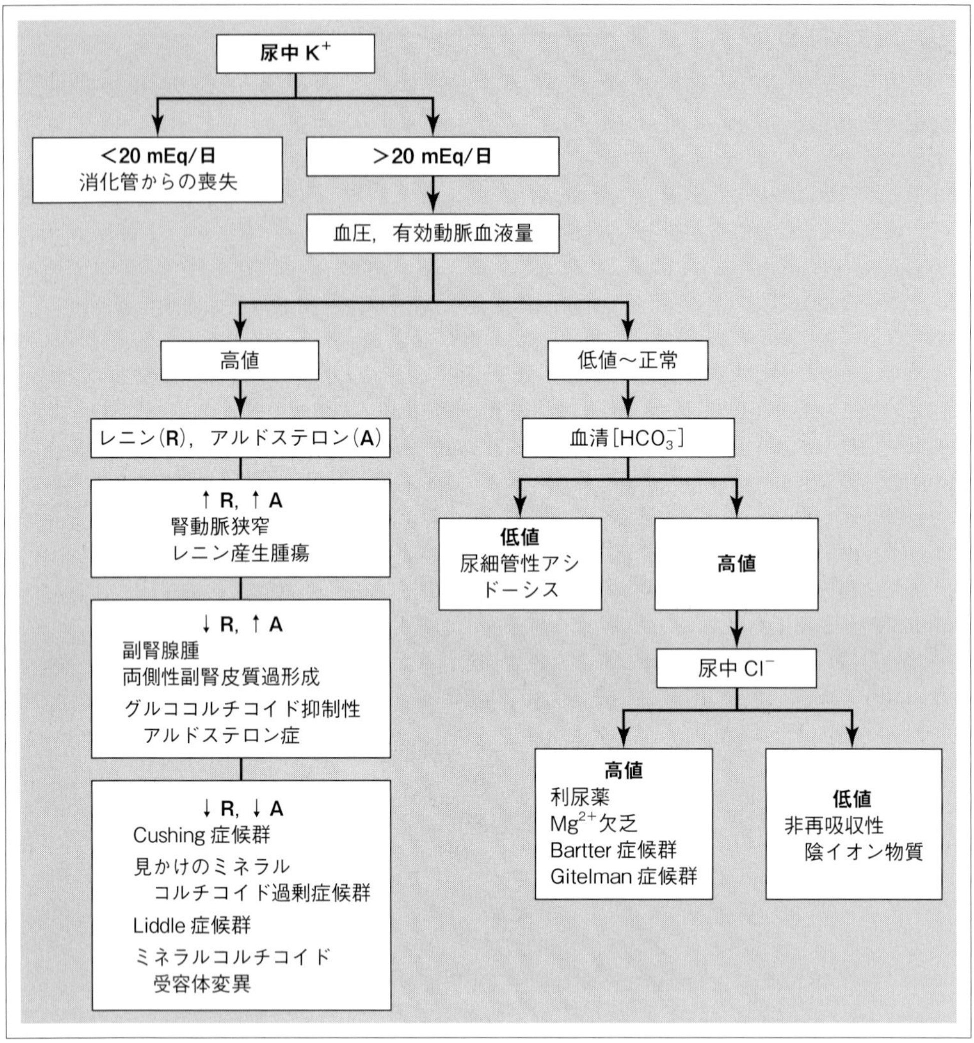

図 5.4 高カリウム血症患者の診断のアプローチ.

1) 高レニン高アルドステロン血症の場合

レニン分泌性腫瘍は多くの場合，血管周囲細胞腫である．これらの腫瘍は血管に富み，毛細血管周囲の“Zimmermann の周皮細胞(pericyte)”と毛細血管後の静脈から発症する．これらの腫瘍はまた線維芽細胞成長因子(fibroblast growth factor：FGF)23の過剰産生による腫瘍性骨軟化症の進行と Kasabach–Merritt 症候群に関係する．この症候群は血小板減少症を主な症状とする消耗型の凝固異常を呈する．

腎動脈狭窄症もまた，腎虚血の結果としてレニン・アンジオテンシン・アルドステロン系の活性化に関与する．症例の 15%で低カリウム血症が認められる．低ナトリウム血症が同時に存在するとき，“低ナトリウム血症性高血圧症候群”とよばれる[67,68]．

2) 低レニン高アルドステロン血症の場合

この範疇の病態でもっともよく知られているのは，副腎腺腫か両側の副腎過形成によって引き起こされる原発性アルドステロン症である．このグループの疾患を発見するためにもっともよく行われるスクリーニングテストは，血漿アルドステロン濃度(plasma aldosterone concentration：PAC)

と血漿レニン活性(plasma renin activity：PRA)のPAC/PRA比を測定することである．健常者もしくは本態性高血圧患者では，この比は４～10の間である．一方，原発性アルドステロン症患者では30～50である[69]．このテストが陽性の場合，確定診断のための検査が推奨される．生理食塩液の静脈内投与，塩分の経口投与，もしくはフルドロコルチゾン抑制試験がこの目的のために行われる[70]．

グルココルチコイド反応性アルドステロン症(glucocorticoid-remediable aldosteronism：GRA)はヒトの高血圧症の原因となる単一遺伝子疾患のなかで，もっともよくみられるものである．この疾患は常染色体優性に遺伝し，副腎皮質刺激ホルモン(adrenocorticotropic hormone：ACTH)依存性のアルドステロン分泌が特徴的である．GRAは２つの遺伝子が非対称的に交差することによって発症する．CYP11B1遺伝子は11β-水酸化酵素を，CYP11B2はアルドステロン合成酵素(18-水酸化酵素)をコードする．この交差により，ACTHに反応するプロモータがアルドステロン合成酵素の遺伝子配列と結合する．この結果，アルドステロン合成酵素はACTHによる制御のもと，副腎皮質のコルチゾール合成領域で異所性の発現をする．体外からのdexamethazoneの投与によるアルドステロンの抑制は診断に有用であり，また治療にもこの戦略が用いられる．尿中のコルチゾール代謝物を測定することもまた診断に有効である[71]．尿中18-水酸化酵素排泄の増加はこの疾患で典型的にみられる．

理由ははっきりとわかっていないが，GRAの患者でも任意の採血によるK^+値が正常であることが多い．１つの可能性として，ACTHは早朝と夕方にピークをもつ日内周期性をもって分泌されるため，アルドステロン分泌刺激が間欠的にしか起こらないということかもしれない．GRA患者はサイアザイド系利尿薬やループ利尿薬を投与されると，頻繁に低カリウム血症を引き起こすことが報告されている．

3) 低レニン低アルドステロン血症の場合

Cushing病やCushing症候群は，この範疇でもっともよく知られている．Cushing病の臨床症状は，過剰なグルココルチコイドに慢性的に曝されてきたことで起こる．これらの症状には，満月様顔貌，中心性肥満，水牛肩(buffalo hump)，皮膚線条が含まれる．水電解質異常として，高血圧と低カリウム血症性アルカローシスがあげられる．高濃度のコルチゾールは腎臓がコルチゾールをコルチゾンに変換する能力を上回り，ミネラルコルチコイド受容体の活性化をきたす．

循環血漿中のレニンとアルドステロンの抑制が特徴的な，単一遺伝子による高血圧がある[72]．コルチゾール産生を阻害する常染色体劣性遺伝の異常は，11β-水酸化酵素欠損症である．フィードバックによるコントロールがないためにACTHが高値となり，11-デオキシコルチゾールと11-デオキシコルチコステロンの産生が亢進する．これらの物質はミネラルコルチコイド様の作用をもち，Na^+貯留と腎臓でのK^+喪失をきたす．コルチゾールの前駆体もアンドロゲンの産生を亢進させ，患者は男性化症状をきたす．

コルチゾールの産生を抑制するまれな異常として17α-ヒドロキシラーゼによるものがある．11β-ヒドロキシラーゼ欠損症と同様に，11-デオキシコルチゾールと11-デオキシコルチコステロンの蓄積と，そのミネラルコルチコイド様作用による高血圧と低カリウム血症をきたす．この異常はまたアンドロゲン産生低下とエストロゲン欠乏症を伴う．

集合管の管腔側細胞膜を介したNa^+の再吸収は，アミロライド感受性をもつ，α，β，γの３種類のサブユニットからなるNa^+チャネルを介して行われる．Liddle症候群は遺伝性の高血圧と低カリウム血症性代謝性アルカローシスを呈する疾患で，このチャネルの変異によって起こる．これらの変異はβ，γサブユニットのC末端のPYモチーフの残基を欠失または変化させる．このα，β，γサブユニットのPYモチーフは，細胞質蛋白のNedd4-2のWWドメインへの結合部位である．これらの３つのサブユニットそれぞれにあるPYモチーフへのNedd4-2の結合は，上皮のNa^+チャネルのユビキチン化を引き起こす．すなわち，最終的にエンドサイトーシスと分解が起こるようにタグを付ける．この結合を阻害すると細胞膜からチャネルを回収することができなくなり，結果として細胞膜でのチャネル密度が上昇する．チャネル密度の上昇の結果，上皮細胞のNa^+チャネルの持続的な活性化を示唆するような臨床的特徴を示す[73,74].

細胞表面での密度の上昇に加えて，Liddle 症候群での変異も上皮ナトリウムチャネル(ENaC)を開存させる確率を上げることで Na^+ 輸送を増強している可能性を示すデータがある[75]．細胞表面に存在する ENaC は2つの別々のグループとして存在している．1つ目は，サブユニットの細胞外ドメインが蛋白質溶解性に切断され，チャネルの開存確率も高い．2つ目は，サブユニットの切断は行われず，チャネルの開存確率，すなわち伝導性は低い．Nedd4-2 は切断された，すなわち活性型のチャネル分画を細胞表面から減少させる効果がある．対照的に Liddle 症候群でみられる変異では逆の効果がある．このため，Liddle 症候群で Na^+ の細胞内流入が増加するのは，開存した状態の切断されたチャネル分画を多く伴う全体的な ENaC の発現の増加の結果である．

ENaC の活動性はまた，細胞内の Na^+ 濃度に感受性をもつ負のフィードバックでも制御されている．細胞内 Na^+ 濃度が上昇すると ENaC を介したさらなる Na^+ の流入を抑制する効果がある．正常な状態では，この阻害効果はチャネル濃度の減少とチャネルの開存確率の減少を介して起こる．この効果は現在 Liddle 症候群に関連のある β-サブユニットの変異をもつ ENaC で研究されている[76]．野生型のチャネルと比べると，Liddle 症候群における変異は細胞内 Na^+ 濃度による阻害効果への感受性が低い．加えて，Na^+ 流入の減少はチャネル密度の減少を伴うことなく，チャネルの開存確率を下げることのみによって行われている．

見かけのミネラルコルチコイド過剰症候群(syndrome of apparent mineralocorticoid excess)は高血圧，低カリウム血症，代謝性アルカローシスと血漿アルドステロン濃度の低下が特徴的な，まれな常染色体劣性の異常である．この疾患では 2 型 11β-ヒドロキシステロイドデヒドロゲナーゼの活性低下によって起こる．この酵素は通常はアルドステロン反応性細胞に存在し，これらの細胞の血中コルチゾールによるミネラルコルチコイド受容体の不適切な活性化から細胞を保護する機能をもつ．

ミネラルコルチコイド受容体は，コルチゾールとアルドステロンに同等の親和性で結合する．コルチゾールは血中でアルドステロンの 1,000 倍以上の濃度をもつ．濃度は高いにもかかわらず，コルチゾールは 2 型 11β-ヒドロキシステロイドデヒドロゲナーゼによって速やかにコルチゾンに変換されるため，ミネラルコルチコイド受容体への結合は阻害される．血漿アルドステロン濃度はコルチゾール濃度よりもはるかに低いにもかかわらず，この酵素はコルチゾールよりもアルドステロンが受容体に結合できるように作用している．この酵素の活性の低下はこのアルドステロン選択性を低下させ，コルチゾールの継続的なミネラルコルチコイド受容体刺激を許容することになり，その結果臨床症状が引き起こされる．この疾患の患者は spironolactone や amiloride，triamterene などの Na^+ チャネル阻害薬を用いて効果的に治療できる．

2 型 11β-ヒドロキシステロイドデヒドロゲナーゼ活性の低下は，カンゾウ(甘草)を慢性的に摂取することによって後天的にも起こりうる．甘草に含まれる活性成分はグリシルレチン酸であり，これはこの 2 型 11β-ヒドロキシステロイドデヒドロゲナーゼの阻害活性をもつ．甘草は噛みタバコなどさまざまな製品に香りづけに使用されている．グリシルレチン酸を含みこの見かけのミネラルコルチコイド過剰症候群を引き起こすことが報告されている他の物質としては，マレーシアやシンガポールの人々にアレルギー性鼻炎や便秘の治療薬として広く用いられている漢方薬「Asam Boi」がある[77,78]．グレープフルーツジュースに含まれるフラボノイドも，この酵素活性を阻害することが示されている[79]．

肝硬変の患者の一部で起こる Na^+ 貯留を考えるうえでも，2 型 11β-ヒドロキシステロイドデヒドロゲナーゼの後天的な阻害は重要である．アルドステロンは一般的に，肝硬変の患者でみられる塩分貯留における主要な働きを担っている，と考えられている．しかし，アルドステロン値が正常もしくは低値であるにもかかわらず，腹水と全身の Na^+ 過剰がみられるような患者の例は数多くある．慢性肝臓病で蓄積する胆汁酸は，2 型 11β-ヒドロキシステロイドデヒドロゲナーゼの活動性を阻害することが示されている[80～82]．このような効果がコルチゾールによるミネラルコルチコイド受容体の刺激を仲介することで，遠位ネフロンにおけるアルドステロンに依存しない塩分貯留を説明できる可能性がある．

胆管結紮と四塩化炭素による慢性肝疾患モデルの研究で，コルチゾールを介したミネラルコルチコイド受容体の刺激と一致する所見がみられている[83,84]．これらの実験モデルでは，腎皮質集合管の管腔側細胞膜での ENaC 発現上昇と時間的に相関する2型 11β-ヒドロキシステロイドデヒドロゲナーゼの活性低下がみられた．この変化は，疾患の Na^+ 貯留期にもっとも著明であった．

常染色体優性遺伝形式のミネラルコルチコイド受容体の受容体活性型変異（S810L）による高血圧は，1つの家系で報告されている．高血圧の進行は低カリウム症と血中アルドステロン濃度の低下と関連がある．罹患家系では典型的には20歳になる前に高血圧が進行する．さらに妊娠によって明らかに高血圧が悪化する．

アルドステロンやコルチゾールなどのような21-ヒドロキシル基ステロイドは，野生型と変異型の両方の受容体を活性化できる．野生型と変異型の結晶構造は最近同定されている[85,86]．正常な状態では21-ヒドロキシル基を欠いて17-ケト基をもつステロイドは，ミネラルコルチコイド受容体に結合できるが受容体を活性化できないので，ミネラルコルチコイド受容体アンタゴニストである．対照的に，変異型の受容体はこれらのステロイドによって活性化される．プロゲステロン（17α-ヒドロキシルステロイド）は21-ヒドロキシル基を欠き，変異型の受容体を活性化することができるので，プロゲステロンが上昇している妊娠中は高血圧がさらに増悪する．spironolactone は 17γ-ラクトンを含む合成ステロイドで，変異型受容体を活性化するので，この病態では使用を避けるべきである．cortisone も変異型受容体を活性化することができ，S810L 変異をもつ若年性高血圧や妊娠していない女性の高血圧への関与が示唆されている[87]．Na^+ チャネル阻害薬の amiloride や triamterene が治療の選択肢となる．

V　遠位ネフロンへの Na^+ 到達量の一次的な増加

遠位ネフロンへの Na^+ 到達量を一次的増加させるような状態では，細胞外液量が正常もしくは減少している．通常，血圧は正常である．遠位ネフロンへの Na^+ 到達量が増加するのは，近位尿細管から集合管に働く各種利尿薬によることがもっとも多い．Na^+ 到達量の増加は，重炭酸イオン（HCO_3^-）のような再吸収されないタイプの陰イオンの増加（重度の嘔吐があるような状況やII型近位尿細管型アシドーシスなどでみられる）の結果であることもある．陰イオンのケトンとペニシリン中のナトリウム塩も，同様の例としてあげられる．近位ネフロンではこれらの陰イオンを再吸収できないので，遠位ネフロンへの Na^+ の到達量が増加する．これらの陰イオンは遠位ネフロンでの再吸収も免れるため，管腔内の陰性荷電が増加し，K^+ をネフロンのなかに分泌する推進力が増強される．

遠位ネフロンへの Na^+ の到達量の増加による低カリウム血症を分類する際には，代謝性アシドーシスが存在するのか，または代謝性アルカローシスが存在するのか，ということで分類するとわかりやすい（**図 5.4** 参照）．尿細管性アシドーシスを引き起こす低カリウム血症は，代謝性アシドーシスを伴う群に分類される．近位尿細管性アシドーシスでは HCO_3^- の再吸収閾値が下がり，その結果 HCO_3^- 尿となる．重炭酸ナトリウム（$NaHCO_3^-$）の尿中への喪失は体液量の低下を招き，レニン・アンジオテンシン・アルドステロン系が活性化される．血中アルドステロン濃度上昇と遠位ネフロンへの Na^+ 到達量の増加が合併すると，腎臓での K^+ の喪失につながる．糸球体で濾過された HCO_3^- が近位と遠位のネフロンでほぼすべて再吸収されるような安定した状態では，腎臓での K^+ の喪失は最小限であり，低カリウム血症の程度も軽度であることが多い．一方，HCO_3^- で代謝性アシドーシスを治療すればアシドーシスを改善させるが，低カリウム血症は悪化させる．

ヒト免疫不全ウイルス（human immunodeficiency virus：HIV）の治療で用いられるさまざまな薬物は，Fanconi 症候群と関連した近位尿細管性アシドーシスを引き起こすことが報告されている[88]．すべての患者のなかでも，特に tenofovir の投与を受けている患者では，低カリウム血症が顕著である．tenofovir による低カリウム血症のリスクファクターは，長期間投与，低体重，ritonavir や didanosine との同時投与である[89]．

遠位尿細管性アシドーシス(dRTA)では，複数の機序が低カリウム血症の進行に関与している可能性がある．まず第一に，全身性のアシドーシスであるが，アシドーシスそれ自身が腎臓での K^+ の喪失を誘導する．代謝性アシドーシスは近位ネフロンでの正味の Na^+ の再吸収量を減少させる．その結果，遠位ネフロンへ到達する Na^+ は増加し，体液量の低下とレニン・アンジオテンシン・アルドステロン系の活性化を引き起こす．これらの変化は腎臓での K^+ の分泌を促す．第二に，H^+/K^+ ATPase の欠損によって起こる dRTA では，遠位ネフロンでの K^+ の再吸収が直接阻害されることで腎臓での K^+ 排泄が増加する．第三に，amphotericin B 投与による勾配型遠位尿細管性アシドーシス(gradient type of dRTA)でみられるように，イオン透過作用の結果として尿細管管腔内に K^+ が漏れ，その結果 K^+ を喪失することもある(訳注：amphotericin B は膜のイオン透過性を高め，正常に分泌される H^+ の逆拡散を起こして尿中への H^+ の分泌を減少させるとともに，濃度勾配に従った K^+ 排泄促進を起こす)．

dRTA による K^+ の低下は，命にかかわる可能性がある重大な病態である．最近報告されたものに，Sjögren 症候群の患者で四肢麻痺を伴う低カリウム血症を呈した興味深い症例がある[90,91]．この疾患は典型的には中年女性に発症するが，年配の男性にも認められる[92]．正常な胸部 X 線写真上で偶然に腎石灰沈着症がみつかることが，dRTA の診断の手がかりになることもある[93]．

トルエンの吸引も，アニオンギャップ正常の高塩素血症性代謝性アシドーシスを伴う重篤な症状のある低カリウム血症を引き起こすことがある．これらの電解質の異常は，トルエンの代謝物である馬尿酸の産生と，そのナトリウム塩の腎臓からの排泄によるところが大きい．慢性的にトルエンへ曝露することにより，直接的な尿細管毒性による持続的な dRTA を引き起こすことがある．

ループ利尿薬使用と Bartter 症候群は，低カリウム血症と代謝性アルカローシスを起こす疾患群に分類される．Bartter 症候群は腎臓からの塩類喪失と，低カリウム血症性代謝性アルカローシスといった慢性的なループ利尿薬使用に類似した特徴をもつ遺伝性疾患である．低カリウム血症は重症化し，横紋筋融解症や周期性四肢麻痺といった合併症を引き起こすこともある[94,95]．この疾患は Henle の太い上行脚における NaCl の再吸収を減少させる遺伝子異常によって起こる[96,97]．

2 型 Bartter 症候群で低カリウム血症が進行することから，前述したような，腎臓への K^+ 排泄における maxi-K^+ チャネル(大コンダクタンスカルシウム活性カリウムチャネル)の重要性がわかる[98]．この患者らは ROMK の機能喪失性変異をもっており，周産期から臨床症状を伴う．ROMK は Henle の太い上行脚での管腔側の細胞膜を介した K^+ の再利用経路を提供する．この再利用によって尿細管管腔内の陽性荷電が増し，尿細管細胞間隙での Ca^{2+} や Mg^{2+} の再吸収を促進し，管腔内の K^+ を $Na^+/K^+/2Cl^-$ (NKCC2) 共輸送体へと運ぶ．ROMK の変異は Henle の太い上行脚で NaCl と水分の再吸収を減少させるが，これはループ利尿薬を使用した状態と類似しており，体液量の減少を招く．遠位尿細管への Na^+ 到達量が増加したにもかかわらず，ROMK は集合管における主要な K^+ 分泌経路であるため，この異常だけでは腎臓での K^+ 喪失が進行しにくい．実際，周産期ではこのタイプの Bartter 症候群の乳児は集合管における ROMK の機能喪失による一時的な高カリウム血症を示すことがよくある．しかし時間とともにこれらの患者は，maxi-K^+ チャネルを介する尿の流れに応じた K^+ 排泄の増加により，低カリウム血症を発症する．ROMK 欠損マウスを用いたⅡ型 Bartter 症候群の研究では，この機序と一致した結果が得られている[99]．周産期にみられた一過性高カリウム血症は，ROMK チャネルが maxi-K^+ チャネルより機能的に早期から発現していることと関連している可能性が高い．

$Na^+/K^+/2Cl^-$ (NKCC2) 共輸送体の遺伝的欠損では通常，周産期の重篤な塩類喪失を呈する．最近，十代になるまで臨床的な症状をきたさなかった兄弟の症例の報告がある[100]．この症例にみられる軽度の表現型は，SLC12A1 遺伝子(訳注：NKCC2 蛋白をコードしている)の変異により NKCC2 共輸送体の残存活動性が亢進することによることがわかった．遅発性の軽度の Bartter 症候群は，典型的には CLCNKB という CLC-Kb をコードする遺伝子の欠損によって起こる．

Gitelman 症候群は，サイアザイド系利尿薬を慢性的に使用した状態に近い臨床症状を呈する．この疾患では遠位曲尿細管でのサイアザイド感受性のある管腔側の Na^+/Cl^- cotransporter(NCC)をコードする SLC12A3 の変異によってこの蛋白が不活性化される．2 人の成人の Gitelman 症候群の患者からの腎生検標本を免疫組織染色すると，正常なNCCの染色がみられなかった[101]．症状がないか最小限であれば比較的良性の疾患であるが，多くの患者は治療困難な低カリウム血症となる．このタイプの患者でK^+補充，amiloride，spironolactoneを使用してもK^+管理が困難なことの1つの説明として，このGitelman症候群の患者が塩分を強く欲することが原因とするものもある．食事による塩分摂取や水分摂取が遠位尿細管へのNa^+の到達量を増やし，皮質集合管主細胞を介してK^+排泄を増やす．NCC欠損〔NCC(-/-)〕マウスモデルは存在するが，血清K^+濃度は正常で，経口K^+摂取を制限したときのみ低カリウム血症を発症した[102]．Gitelman症候群の徴候を示した患者で，低カリウム血症や低マグネシウム血症に起因する四肢麻痺と悪性の不整脈を伴うようなQT延長が報告されている[103,104]．

Ⅵ 低カリウム血症の合併症と治療

低カリウム血症は神経筋組織の興奮性を変化させるため，さまざまな臨床症状を示す．細胞外K^+濃度の低下は細胞膜の過分極を起こし，興奮刺激に対する細胞の感受性が低下する．臨床的にはこの効果によって低カリウム血症と筋力低下の関連が説明される．Sjögren症候群に続発する低カリウム血症性遠位尿細管性アシドーシス(dRTA)の患者でみられるように，時に筋力低下は四肢麻痺をきたすほどになる[105,106]．

正常な状態では，運動すると細胞内K^+は骨格筋の間質領域へ移動する．間質でのK^+増加は最大で10～12 mEqにまで達する．このK^+の蓄積は筋肉の興奮性と収縮力の低下の一因となり，疲労を進行させる要素となる[107,108]．加えて，間質でのK^+増加は迅速に血管を拡張させる重要な要素であると考えられ，運動している筋肉への血流を増加させることにつながる[109]．低カリウム血症は横紋筋融解症の原因となる．発症機序には多くの要素があると思われるが，全身性のK^+欠乏はK^+の間質への移動を鈍らせ，その結果骨格筋への血流も制限され，筋肉の崩壊につながる．

低カリウム血症性腎症(hypokalemic nephropathyあるいは"kaliopenic nephropathy")は多尿，蛋白尿，腎嚢胞の発達と腎機能の低下を特徴とする慢性の尿細管間質性疾患である．組織学的には，尿細管萎縮，マクロファージの間質領域への浸潤，間質の線維化が認められる．この病態で腎障害を進展させる要素としては局所の虚血，アンモニア産生の増加による補体の活性化，局所でのアンジオテンシンとエンドセリンの作用がある．低K^+食で飼育したSprague-Dawleyラットでは血管新生が障害されており，この異常による腎障害の新たな機序と考えられている[110]．

低カリウム血症は，糖尿病の新規発症とサイアザイド系利尿薬の使用の因果関係にも関与している可能性がある．サイアザイド系利尿薬とほかの薬物もしくはプラセボを比較した50以上の研究をまとめた最近の論文では，K^+の減少と血糖値の上昇との間に有意な逆相関を認めた[111]．K^+が1 mEq/L下がるごとに血糖値がおよそ10 mg/dL上昇した．K^+補充による低カリウム血症の予防がサイアザイド系利尿薬による糖耐性の発症を予防したという観察研究は，低カリウム血症が糖耐性を生むことに重要な役割を果たしているという説を支持する[112]．さらに，低カリウム血症の患者にK^+を十分投与することで，血糖値の変化は正常化された．

サイアザイド系利尿薬による高血糖の発症機序は，膵β細胞からのインスリン分泌の低下によると考えられている．アデノシン三リン酸(adenosine triphosphate：ATP)感受性のK^+チャネルがβ-細胞の代謝と電気的活動性とを結びつけており，このためインスリン分泌において不可欠な役割を担っている[113]．K^+がこのプロセスにかかわっているということは，少なくともK^+除去がβ-細胞のインスリン分泌を変化させる可能性を示唆する．薬物の中止やK^+補充で回復するようなインスリン分泌障害は，2型糖尿病の患者に典型的な持続的インスリン抵抗性とは対照的である．サイアザイド系利尿薬による糖尿病では致死的な心血管イベントが増加する，という確実な証拠は存在しないが，これはこの耐糖能障害の機序の違いによる可能性がある[114]．

低カリウム血症の患者では，K^+はKCl塩として経口か経静脈的に投与可能である．炭酸水素カリウム($KHCO_3$)とクエン酸カリウムは重炭酸(HCO_3)へと変換され，血漿中のHCO_3^-濃度が上昇し，

HCO_3^-排泄が増加する．このため，これらのカリウム化合物はK^+排泄を増す可能性があり，代謝性アシドーシスが存在するとき以外はKClの代わりに使用できない．経口でKClを投与するのがもっとも安全で効果的である．KClは1日に100～150 mEqの量を投与できる．KCl水溶液は苦く，錠剤は胃粘膜に対して刺激性である．微小カプセルに入ったものや，ワックスで覆ったタイプ（wax-matrixed）のKClのほうが，患者は服用しやすい．

患者が内服薬を服用できないときや，K^+の喪失量が大きく，不整脈や呼吸筋麻痺，横紋筋融解を起こしているときは，経静脈的なK^+投与が必要になる．経静脈的なKCl投与は，最大速度は20 mEq/時間，最高濃度は40 mEq/Lとすべきである．濃度が高いと静脈炎を起こす．KClをブドウ糖含有溶液に溶解すると，インスリン分泌に続いて血清K^+濃度のさらなる低下を招く．このため，生理食塩液に溶解するほうが望ましい．

まれではあるが，より高い濃度のK^+を投与しなければならないこともある．血清K^+濃度が2.6 mEq/Lで植込み式の除細動器を有する患者に，迅速なK^+の投与によって再発性の不安定な心室性頻脈を止めることができた[115]．この患者は中心静脈カテーテルから20 mEqの塩化カリウム（KCl）溶液を迅速に投与され，さらに経口と経静脈的に80 mEqのKClを，続く2時間の間に追加投与された．胃腸からの喪失により血清K^+濃度が1.2 mEq/Lだった12歳の少年は，脈拍を触れない心室性頻脈をきたし，140 mEqのKClを初期投与量として処方された[116]．KClの初期投与によって不整脈は寛解した．積極的なK^+の投与には，医原性の高カリウム血症を予防するために血清K^+の頻繁な測定と継続的な心電図モニターを行うことが必要である．140人の低カリウム血症の入院患者を対象にした後ろ向き研究では，患者の16％が治療による高カリウム血症をきたしていた．正常値まで補正された患者と比べ，医原性高カリウム血症をきたした患者では投与されたK^+の総量は多かった[117]．

Ⅶ 高カリウム血症

1．偽性高カリウム血症

偽性高カリウム血症は，静脈採血の間や検体の処理の間に細胞から機械的にK^+が分泌されることによる，*in vivo*でなく*in vitro*でみられる現象である．血清K^+濃度が血漿K^+濃度に比べて0.5 mEq/L以上高いときに診断できる．静脈採血のときに手を強く握ってこぶしをつくったり，駆血帯を使用したり，径の小さな針を使用したりすると，偽性高カリウム血症の原因として高頻度にみられる．1例として，検体が病棟から検査室へエアシュータで送られたときに偽性高カリウム血症が起こったという報告がある[118,119]．

小児患者では採血が難しいことが多く，偽性高カリウム血症を除外するために繰り返して採血する事態を避けるのは大きなメリットになる（訳注：医療者，患児，親ともに）．この目的を念頭に，血漿遊離ヘモグロビン値が*in vitro*での溶血の指標となるという考えに基づいて補正係数が検討された[120]．健常者から全血サンプルを20検体採取し，以下の4群に分けた．(i)操作をしないもの，(ii)27 Gの針で機械的に溶血させたもの，(iii)potassium acetateを加えて著明な高カリウム血症を擬似的に発生させたもの，(iv)potassium acetateを加えたうえに，さらに機械的刺激を与えたものの，4群である．血漿遊離ヘモグロビンとK^+濃度の変化が，溶血がない状態から完全溶血の状態まで線形の関係にあるという考えの元に，血漿遊離ヘモグロビンに乗する0.00319という補正係数が得られた．例えば，血漿遊離ヘモグロビンが500 mg/dLであれば，血清と血漿のK^+値の差は1.6 mEq/Lとなる．著者らは予想されるK^+値の差の最低値が正常範囲に収まるとき，検査を繰り返す必要はない，としている．

血算で細胞数が多い，もしくは血小板数が多い，というのは偽性高カリウム血症で頻繁に観察されるもう1つの病態である．最近，さまざまな理由から血算で細胞数が増加している患者でのδ血

清と血漿の K^+ 濃度の差が報告された[121,122]．正常対照群と比較し，血清と血漿の K^+ 濃度差（δ）は赤血球増加症と血小板増加症で著明にみられたが，白血球数が異常の患者ではこの所見はみられなかった．血清と血漿の K^+ 濃度差は，赤血球と血小板数がともに増加する真性多血症では特に著明に上昇した．

家族性偽性高カリウム血症は無症状の，赤血球膜の透過性に遺伝性の異常がある疾患であり，採血のときに測定しても K^+ は正常だが，検体を室温で4～5時間程度おいておいた後で測定したときは上昇していた．この温度感受性の K^+ の膜からの漏出は常染色体優性に遺伝し，全世界で数家系しか報告されていない．このうちの1つの家系では，異常のある染色体部位が遺伝性口唇状赤血球症の患者と同じ場所であることがわかっている．

2. 過剰な食事での摂取

腎臓と副腎の機能が正常であれば，高カリウム血症をきたすほどの K^+ を摂取するのは困難である．食事での K^+ 摂取が高カリウム血症の原因となりうるのは，腎機能が障害されている場合である．K^+ を多く含む食材として，メロン，ドライフルーツ，シトラスジュース，食塩代替品がある．生命を脅かすような高カリウム血症を引き起こすことが報告されている意外なものとしては，生ココナッツジュース（K^+ 濃度は 44.3 mEq/L）とノニジュース（訳注：ノニとは，東南アジアからオセアニア地方を原産とする果実）がある[123,124]．土を食べると消化管内の K^+ と結合することで低カリウム血症を起こすが，川底の土は K^+ が豊富であり（土 100 g あたり 100 mEq），慢性腎臓病（chronic kidney disease：CKD）患者の生命を脅かす高カリウム血症を引き起こしうる[125]．マッチ棒の先の燃えカスを食べる（cautopyreiophagia）のも，K^+ 摂取源となりうる[126]．これにより透析患者の日々の K^+ 摂取量に 80 mEq が上乗せされ，血漿 K^+ 濃度が 8 mEq/L となったという．

腎臓から K^+ が喪失している患者であっても，何らかの原因で腎機能を喪失する可能性があるため，K^+ 製剤は十分注意して投与する必要がある．1日に 260 mEq の K^+ を投与しなければならない Gitelman 症候群患者についての報告では，患者は非ステロイド性抗炎症薬（nonsteroidal anti-inflammatory drug：NSAID）を投与されたことによる脱水で急性腎不全となった[127]．筋力低下の訴えの後，患者の血清 K^+ 値が 10.4 mEq/L であることがわかったという．

K^+ を多く含む食事が臨床的によいかもしれないという証拠を考えると，食事から K^+ を摂取することはもっと一般的になるかもしれない．動物に K^+ を摂取させるさまざまな実験では，血圧の低下，脳梗塞発症の低下，死亡率の低下が観察された[128]．デオキシコルチコステロンによる低カリウム血症性アルカローシスモデルマウスでは，食事で K^+ を補充することで低カリウム血症を補正すると，血圧の変化と関係なく，無治療のマウスで発症する心臓と腎臓の肥大が抑制された．

台湾の複数の施設に居住する高齢退役軍人の心血管予後について，最近検討がなされた[129]．調理に際し塩分として NaCl か KCl のどちらかのみを使用するように，無作為に5つの厨房を割り付けた．31か月の追跡調査で，NaCl で調理をされた群と比較し，K^+ が多い食事をしていた群で心血管関連死の発生は少なかった（年齢で調整した相対危険度は 0.59 で，95％信頼区間は 0.37～0.95）．果物や野菜ジュースのように通常 K^+ が多いとされる食物をより多く摂取することが，Alzheimer 病の発症遅延に関連するという報告もある[130]．

3. 細胞における再分布

細胞における再分布は，低カリウム血症の原因としてよりも高カリウム血症の原因としてのほうがより重要である．組織障害は K^+ の細胞外への再分布による高カリウム血症の原因としておそらくもっとも重要である．これは横紋筋融解症，外傷，低体温症（体温が再度上昇する時期），熱傷，大量の血管内凝固，そして腫瘍崩壊（自然発生的もしくは治療後のどちらであっても）が原因となりうる[131]．

薬物も細胞内外 K^+ 再分布の結果として高カリウム血症を起こしうる．1例として，succinylcholineを用いることで麻痺状態をきたすことがある[132,133]．通常の環境ではアセチルコリン受容体は神経筋接合部に集中して分布している．これらの受容体がsuccinylcholineにより脱分極すると細胞内K^+が流出するが，K^+の集積は血漿K^+濃度が変化しないように神経筋接合部に限局する．すべての筋肉細胞の細胞膜にアセチルコリン受容体の発現が上昇して分布するような状況で，この薬物が投与されたなら高カリウム血症を起こしうる．この状態ではsuccinylcholineによる受容体の脱分極は，臨床的に有意な量のK^+を細胞外液領域に流入させることになる．この合併症のリスクファクターには除神経，長期にわたる不動，慢性感染症，熱傷がある．

thalidomideは最近，多発性骨髄腫の治療で使用されることが多くなっているが，高カリウム血症を誘発することがある[134]．高カリウム血症が起こる理由はわかっていないが，細胞外へのK^+の移動が関与していると考えられている．この合併症が報告されているのは慢性腎臓病(CKD)の患者のみである．

悪性高熱は筋肉の硬直，頻脈，CO_2産生の増加，皮膚のチアノーゼや斑紋，横紋筋融解症と高カリウム血症を示すまれな症候群である．この疾患は通常，全身麻酔の導入1時間以内に発症するが，もっとも頻度の高い薬物はhalothaneとsuccinylcholineである．この症候群は骨格筋のリアノジン受容体をコードする遺伝子の変異によって起こる．この受容体はCa^{2+}チャネルの一種であり，変異があると過剰なCa^{2+}を筋小胞体から放出させ，テタニーを起こして熱を産生する．この症候群の危険性のある個人を同定するための変異解析が現在可能である[135]．

有機酸ではなく無機酸によるアシドーシスは，K^+の細胞外への移動の原因となりうる．この機序によりsevelamerは代謝性アシドーシスと高カリウム血症の原因となりうる．この薬物は共有結合したアミノ酸基を有し，腸管で吸収されないポリマーで，ほぼ半分がアミン塩酸塩でできている．消化管内で一価のリン酸塩と交換でCl^-が放出され，結合しているリン酸塩分子1分子に対して塩酸1分子を産生する．20人の血液透析患者を対象とした研究で，透析液のHCO_3^-を40 mEq/Lに上昇させると，このCa^{2+}を含まないリン酸吸着剤を使用し続けながらも24か月以上の期間アシドーシスと高カリウム血症を補正するのに有効であった[136]．

高カリウム血症性周期性四肢麻痺にはNa^+チャネル*SCN4A*遺伝子の変異が関係していることがもっとも多い．家族性低カリウム血症性周期性四肢麻痺と比べ，高カリウム血症患者は通常より若く(10歳以下 vs. 5～20歳)，持続時間が短い(24時間以内 vs. 24時間以上)発作を，より高い頻度で起こす．この発作は絶食やK^+投与で誘導される．

VIII 腎臓からのK^+排泄の低下

腎臓からのK^+排泄の低下は，3種類の異常のうちいずれか1つ以上の病態に分けられる．すなわち，遠位ネフロンへの塩分と水分の到達量の一次的低下，皮質集合管機能の異常，ミネラルコルチコイドレベルの異常である(**表5.1**)．

1．遠位ネフロンへの到達量の一次性の減少(腎不全)

急性腎不全で起こるような急性の糸球体濾過量(GFR)低下は塩分と水分の遠位ネフロンへの到達量を著明に減らすことがあり，続いて二次的に遠位でのK^+分泌を低下させることがある．特に乏尿を呈する場合，遠位ネフロンへのNaClの到達量は少なく，高カリウム血症がしばしば問題となる．しかし非乏尿性急性腎不全の場合，通常，遠位ネフロンへの到達量は十分保たれ，通常，高カリウム血症は起こらない．

高カリウム血症と慢性腎臓病(CKD)の関係は，急性腎不全との関係と比べより複雑である．CKDではGFRの低下および遠位尿細管へ到達する(訳注：塩分および水分の)二次性の減少に加え，ネフロンの脱落があり，K^+を分泌する集合管の数も減少する．しかし，これらの変化は残ったネフロンがより多くのK^+を排泄できるようになるという適応反応により調整されている．高カリウム血

表 5.1 高カリウム血症の原因

- 偽性高カリウム血症
- 細胞内外 K^+ 再分布
  - 無機物によるアシドーシス
  - 細胞の縮小(高浸透圧による)
  - インスリン欠乏
  - β-遮断薬
  - 高カリウム血症性周期性四肢麻痺
  - 細胞障害
- 摂取過剰(非常にまれ)
- 腎臓からの排泄の減少
  - 遠位ネフロンへの Na^+ 到達量の減少(乏尿性腎不全)
  - ミネラルコルチコイド欠乏
  - 皮質集合管の障害

症に対する防御機構は他に2つあり，より迅速な応答として K^+ 負荷に対する細胞内への K^+ 移行と，大腸での K^+ 排泄速度の著明な上昇である．これらのすべての理由により，緩やかに腎機能が低下している CKD の患者であれば，GFR が 10 mL/分未満になるまでは通常高カリウム血症となることはない．GFR が 10 mL/分以上で高カリウム血症となる場合には，慢性腎不全の急性増悪のように突然 GFR の低下がみられた場合を除き，アルドステロンの低下や皮質集合管に何か特定の病変があるのか疑問をもつべきである．

アルドステロンは，腎機能の廃絶した患者であっても大腸の排泄を刺激することで K^+ 制御という役割を担い続ける．これについて，fludrocortisone(訳注：Florinef®)は K^+ 濃度の高い慢性の血液透析患者における血漿 K^+ コントロールをよりよくするために時に使用されてきた(訳注：添付文書上では腎不全患者には慎重投与となっている)．この状況で，この薬物が有効かどうか検証するために，週半ばの透析前 K^+ 値が 5.1 ～ 5.3 mEq/L の 37 人の血液透析患者を，3 か月間毎日 fludrocortisone 0.1 mg を投与する群と，何も治療をしない群に無作為に割り付けた[137]．薬物は安全に使用され，患者の忍容性も十分であったが，2 群間の血清 K^+ 値に違いはみられなかった．

2. 原発性のミネラルコルチコイド活性の一次性の低下

ミネラルコルチコイド活性の低下は，レニン・アンジオテンシン・アルドステロン系がどのポイントで阻害されても起こりうる．これらの阻害は疾患によっても起こるし，さまざまな薬物の効果としても起こりうる．糖尿病はおそらく低レニン低アルドステロン状態に関係する疾患のなかでもっとも頻度が高いものであろう．薬物のリストとそれぞれがどのポイントでレニン・アンジオテンシン・アルドステロン系を阻害するのかを**表 5.2** にまとめた．レニン・アンジオテンシン・アルドステロン系がすでに障害されているところにこれらの薬物が1種類以上投与される場合が，高カリウム血症の発症機序でもっとも頻度が高いものである[138]．

アンジオテンシン変換酵素(angiotensin-converting enzyme：ACE)阻害薬やアンジオテンシン受容体拮抗薬(angiotensin receptor blocker：ARB)による高カリウム血症の合併症をきたすリスクが高い患者は，しばしば同時に心血管系への保護効果が強く期待される患者でもあるため，ACE 阻害薬や ARB による高カリウム血症は重大な問題である．慢性腎臓病(CKD)患者においてこれらの薬物を開始もしくは継続すべきかどうかを決定する要素は，腎機能だけではないことを強調しておくことは価値のあることである．血清クレアチニンが 3.1 ～ 5.0 mg/dL の 224 人の患者に対して行った二重盲検無作為化割付試験では，1 日 20 mg の benazepril 投与で，第一次エンドポイントとした血清クレアチニン値が倍加もしくは死亡した患者の割合が，プラセボと比べて減少していた[139]．3 年間の研究期間の間，2 つのグループはともに血圧管理が同等となるように他の降圧薬で治療された．血清 K^+ 濃度が 6.0 mEq/L 以上の高カリウム血症は benazepril 治療群の患者 6 人，プ

表 5.2 レニン・アンジオテンシン・アルドステロン系阻害薬使用時の高カリウム血症のリスクファクター

- 慢性腎臓病(CKD)：危険度は糸球体濾過量(GFR)と負の相関を示し，GFR 30 mL/分以下で著明に増加
- 糖尿病
- 非代償期うっ血性心不全
- 脱水
- 高齢
- 腎臓からのK^+排泄を阻害する薬物の同時使用
  - 非ステロイド性抗炎症薬(NSAID)
  - β-遮断薬
  - カルシニューリン阻害薬：cyclosporin，tacrolimus
  - heparin
  - ketoconazole
  - カリウム保持性利尿薬：spironolactone，eplerenone，amiloride，triamterene
  - trimethoprim
  - pentamidine
- カリウムサプリメント(食塩代替品とある種の薬草を含む)

表 5.3 レニン・アンジオテンシン・アルドステロン系阻害薬を使う際に高カリウム血症となるリスクをもつ患者へのアプローチ

- リスクをより明確にするために腎機能を正確に評価する．
- 腎臓でのK^+排泄を阻害する薬物の中止〔調剤した薬草の内容の問い合わせ，シクロオキシゲナーゼ2(COX2)選択的阻害薬を含めた非ステロイド性抗炎症薬(NSAID)の中止〕．
- 低カリウム食の提供，K^+を含む食塩代替品の問い合わせ．
- サイアザイド系もしくはループ利尿薬の投与〔推定糸球体濾過量(GFR)が30 mL/分以下であればループ利尿薬が必要〕
- 慢性腎臓病(CKD)の患者に対して代謝性アシドーシスの補正のための炭酸水素ナトリウム($NaHCO_3$)の投与
- アンジオテンシン変換酵素(ACE)阻害薬もしくはアンジオテンシン受容体拮抗薬(ARB)での治療を少量から開始．
  - 治療開始後もしくは増量後1週間でK^+値測定．
  - K^+が5.5 mEq/Lまで上昇した場合は減量．ACE阻害薬やARB，アルドステロン受容体阻害薬などを組み合わせて使用していた場合は1剤を中止し，再度K^+値測定．
  - ACE阻害薬もしくはARBを併用しているときのspironolactone投与量が25 mg/日を超えていないことを確認．GFR 30 mL/分以下ではこれらの併用投与は避ける．
  - 上記のステップを踏んだにもかかわらずK^+が5.6 mEq/L以上であれば薬物の中止．

ラセボ治療群の患者5人が発症した．これら11人の患者のうち，この研究から外す必要があったのは3人のみであった．ほかの8人の患者は食事の変更，利尿薬治療，酸塩基平衡の適正化によって治療できた．腎機能だけを根拠にこれらの薬物の使用を控えてしまうと，高カリウム血症のリスクを最小限とするべく種々工夫すれば，受けられたはずの心血管保護作用を，多くの患者から取り上げている可能性がある．この研究はそのことを示唆している．

高カリウム血症を発症するリスクの高い患者にレニン・アンジオテンシン系阻害薬を投与する場合には，注意深い経過観察が必要である．薬物の開始時は1週間以内に血清K^+値をチェックすべきであり，そこでK^+が正常範囲であれば必要に応じてさらなる増量が検討できる．用量を変更するごとに1週間の間隔でK^+値を再測定することが必要である．血清K^+値が5.5 mEq/Lを超える上昇がみられたならば，担当医は用量を減量したほうがよいだろう．K^+値が改善し，より少ない用量でレニン・アンジオテンシン系阻害薬の投与を続けることができる患者もいる(**表 5.3**)．

10か所の健康維持施設で行われた後ろ向きコホート研究で，1年以上ACE阻害薬で治療を受けている患者とARBで治療を受けている患者で，血清K^+とクレアチニンを測定する頻度が調査され

た[140]．52,906人の患者の2/3以上が採血による血清K^+値の経過観察を受けていた．高齢，高率の外来通院頻度，最近の入院歴，カリウム塩や利尿薬，digoxinといった薬物が同時に使用されている場合，さらに糖尿病，うっ血性心不全，CKDなどの疾患の存在で，血清K^+値の測定頻度は増加した．ただし，ACE阻害薬またはARBを投与されている患者のうちほぼ1/3の患者が，1年以上の間，一度も血清K^+値の検査を受けていなかった．

臨床検査で高カリウム血症がみつかっても，それは適正な経過観察が必ずしも行われていない．大規模なプライマリ・ケアの後ろ向きコホート観察研究で，86人の患者からK^+値5.8 mEq/L超の高カリウム血症の結果が109回出た[141]．半分以上の患者が再検査のために外来へよばれたが，患者の25%は次の定期受診か，無関係な別の理由による次の受診機会まで再検査を受けなかった．

高カリウム血症の心電図は正常から心室性頻脈や不全収縮まで進行しうるため，適正な経過観察が行われないことは大きな問題である[142]．多くの臨床医は高カリウム血症に典型的な尖鋭T波やサインカーブパターンについてはよく知っている．重度の徐脈も高カリウム血症の症状であるが，あまりよく認識されていない[143]．軽度の高カリウム血症であっても急性に心伝導が悪化する可能性があるので，心伝導障害をもつ患者の場合には十分に注意する必要がある．この合併症は，伝導障害が内因性のものであっても，verapamilのような薬物誘発性のものであっても起こりうる[144]．高カリウム血症における電気生理学的および心電図的変化については以下で論じる．

Ⅸ 遠位尿細管障害

いくつかの間質性腎疾患は遠位ネフロンを特異的に障害し，正常なレベルのアルドステロンの存在下で軽度の糸球体濾過量(GFR)の低下のみで高カリウム血症をきたしうる．amilorideとtriamtereneは，慢性難治性疾患(complex chronic disease：CCD)において主細胞でのNa^+吸収を阻害し，管腔側の電位を上げて二次的にK^+排出を抑制する．似たような効果がtrimethoprimでも起こり，スルファメトキサゾール・トリメトプリム(sulfamethoxazole-trimethoprim：ST)合剤投与後の高カリウム血症の進行に関係している[145]．spironolactoneとeplerenoneはアルドステロンと拮抗し，ミネラルコルチコイド効果を阻害する．

偽性低アルドステロン血症2型(Gordon症候群)は常染色体優性に遺伝する高血圧で，高カリウム血症と代謝性アシドーシスが特徴的である．通常は副腎からのアルドステロン分泌刺激による高カリウム血症があるにもかかわらず，血漿アルドステロン濃度は低い．塩化ナトリウム(NaCl)の投与は高血圧を悪化させるが，Na^+がNaCl以外の形，例えば硫酸塩や炭酸塩で投与されれば好ましい結果となる．高血圧と高カリウム血症はサイアザイド系利尿薬に特によく反応する．

プロテインキナーゼのWNK4とWNK1がこの疾患の原因となる[146]．野生型のWNK4はリソソームを介した蛋白分解経路を通じてサイアザイド感受性のNa^+/Cl^-共輸送体の細胞表面での発現を減少させる[147]．WNK4を不活性化させる変異をもつ変異型はこの働きを失い，結果として共輸送体の発現が亢進し，遠位曲尿細管の著明な過形成を伴う[148]．野生型の蛋白はまた，集合管での腎髄質外層カリウム(ROMK)チャネルのクラスリン(clathrin)依存性エンドサイトーシスを刺激し，細胞表面での発現量を減らしている．変異型蛋白はこのROMKの除去を増強し，K^+排泄を減らして高カリウム血症をきたす．この疾患をもっていることが報告された家系では，WNK4の変異は高度に保存された酸性のモチーフ部分に多く認められた[149]．

これらの患者ではROMKの発現が低下しているので，この疾患でなぜサイアザイド系利尿薬が高カリウム血症を補正するのに効果的なのか明白ではない．前に論じた2型Bartter症候群で起こる低カリウム血症との類似性からは，サイアザイドは尿量によって刺激されるmaxi-K^+チャネルを通して腎臓からのK^+排泄を促している可能性がある．

WNK4は細胞間経路を通してのCl^-の透過性に影響を与えることも示されている．変異型WNK4蛋白は細胞間イオン輸送を制御する密着接合蛋白クローディン(claudin)をリン酸化することで細胞間Cl^-透過性を増加させる．この細胞間イオン透過性の亢進により，上皮Na^+チャネル(ENaC)を介したNa^+の再吸収によって通常生成される尿細管腔の陰性荷電を消失させる．管腔内の陰性荷電を減少させることはK^+を分泌する推進力を減らし，この変異WNK4蛋白が高カリウム血症を引き起こす新たな機序を産む．管腔内の陰性荷電の減少によりH^+の分泌に対して望ましい電気勾配が減少し，代謝性アシドーシスが進行する．さらに，高カリウム血症はアンモニア産生を抑制することによって緩衝力を制限し，H^+分泌を遅らせる．

WNK1の変異によりまたGordon症候群の表現形が生じてくる[150]．野生型のWNK1は通常，WNK4を阻害する作用をもつ．2型偽性低アルドステロン症を引き起こす変異型WNK1は機能獲得型変異であり，WNK4の阻害作用を増大させる．結果として，Na^+/Cl^-共輸送体の活動性は増加し，管腔側のROMKは細胞膜から回収されて減少する．WNK1はまたSGK1(血清およびグルココルチコイドに制御されるキナーゼ)に対する刺激作用を通してENaC活性を増加させることで塩分を貯留させる．さらにWNK1活性上昇は，WNK4が疾患を起こすような変異と同様の機序で細胞間Cl^-透過性を亢進させる[151]．このCl^-透過性の亢進はWNK1によるクローディン4のリン酸化と関係がある可能性がある．WNK1変異をもつ患者の高血圧は，臨床的にサイアザイド系利尿薬に対する反応が劣るということが観察される．このことは，Na^+/Cl^-共輸送体によらない塩分貯留が体液過剰を引き起こす原因としてより重要であることを示唆している．サイアザイド系利尿薬は高血圧治療に対する効果が弱い一方，ROMKの除去がより増強されているにもかかわらず，高カリウム血症の補正に対しては依然効果がある．WNK4を不活性化するような変異でみられたように，maxi-K^+チャネルを介した尿量依存性のK^+排泄はこの作用にも一定の効果があるようだ．

WNK4とWNK1の変異の臨床症状におけるもう1つの違いは，尿中Ca^{2+}排泄に関係する．Na^+/Cl^-共輸送体活性の亢進は通常，高Ca^{2+}尿と関係する一方，共輸送体を阻害すると尿中Ca^{2+}排泄を減少させる．この後者の作用はサイアザイド系利尿薬が低Ca^{2+}尿をつくる作用を説明できる．WNK4変異をもつ患者は高Ca^{2+}尿を示し，また健常者に比較してサイアザイド系利尿薬の尿中Ca^{2+}濃度を低下させる作用に対して高い感度をみせる[152]．この所見は，WNK4変異をもつ患者での塩分貯留の主な原因がNa^+/Cl^-共輸送体の持続的活性化状態であるとの見方と合致する．反対に，高Ca^{2+}尿はWNK1変異をもつ患者にはみられない特徴があり，ENaC活性の増加と細胞間Cl^-透過性が，Na^+/Cl^-共輸送体活性の亢進よりもこれらの患者での塩分貯留を仲介する重要な役割を担っていることを示唆している．

1型偽性低アルドステロン血症は典型的には新生児にみられるミネラルコルチコイド抵抗性が特徴の疾患である．高カリウム血症，代謝性アシドーシス，腎臓からの塩分喪失による体液量喪失傾向が臨床症状としてみられる．この疾患にはわずかに特徴の違う2つの様式がある．常染色体劣性の形式をとるタイプは，ENaCの3つのサブユニットにおけるホモ接合型変異がみられる．このタイプの疾患はより重症であり，命を脅かすような体液喪失の再発を防ぐために，一生涯続く塩分による治療を必要とする．腎臓外の症状では，肺におけるチャネルの機能不全による頻回の呼吸器感染症がある．皮膚病変としては，汗での塩分濃度が濃いことによる慢性的な瘙痒感などがある[153]．

この疾患の常染色体優性遺伝をとる型はミネラルコルチコイド受容体の変異が原因となり，ミネラルコルチコイド抵抗性となる．臨床徴候は腎臓に限局し，時間とともに改善してK^+吸着レジンや食塩補充といった治療も中止することができるほどになる．この疾患の成人では，正常の体液恒常性と電解質を保つために，血中アルドステロン濃度の持続的な上昇という代償を払う必要がある[154]．変異部位によって異なる受容体機能の異常がいくつも報告されている．このなかには著明な結合性の低下をきたし，アルドステロン受容体への結合がまったくできないものがある[155]．他の変異には，転写を開始できないものや，受容体の核内移行を阻害する変異が報告されている．この疾患をもつ血縁関係にないいくつかの患者家族で，ある特定のコドン領域に集積する機能喪失型の変異がみつかっており，これは変異を起こすホットスポットがミネラルコルチコイド受容体にあることを示唆している[156]．

X 高カリウム血症の臨床症状

高カリウム血症におけるすべての臨床上で重要な症状は，興奮性の組織で起こる．神経筋症状には四肢の異常知覚，線維束収縮がある．血清 K^+ の持続的な上昇に伴い，弛緩性の四肢麻痺をも伴う上行性麻痺が併発する．古典的には体幹，頭部，呼吸筋は症状を免れるが，呼吸不全はまれに起こりうる．

心臓に対する高カリウム血症の脱分極効果は，心電図で観察可能な変化として表れる．進行性の高カリウム血症の変化は，古典的にはテント状T波，ST 低下，PR 間隔の延長，QRS 間隔の延長，P 波の消失，そしてサインカーブ様の波形の進行，をあげることができる[157]．サインカーブ波形の出現は不吉な徴候であり，差し迫った心室粗動や心停止の前触れである[158, 159]．

高カリウム血症はまた，多くの心電図変化の原因ともなるが，これはあまりよく知られていない．Brugada 症候群は心臓の Na^+ チャネルの変異による突然死に関連する遺伝性疾患であり，心電図変化は右脚ブロックパターンで，右前胸部誘導の ST 上昇を呈する．高カリウム血症でも似たようなパターンの報告がある．しかし高カリウム血症性 Brugada パターンは，P 波が消失し，軸異常が存在し，QRS 間隔が広いという点で遺伝性 Brugada 症候群とは異なる[160]．

高カリウム血症は心筋虚血に典型的な心電図変化を示す．高カリウム血症に典型的な高く，狭く，対称的なテント状T波は，時に心筋梗塞でみられる ST 上昇に伴う超急性期のT波の変化と混同する[161]．しかし心筋虚血では，T 波はより幅広く，形も非対称である．前壁中隔や下壁の梗塞パターンにも似た，偽性梗塞パターンもまた報告されている[162, 163]．これらの変化では心筋逸脱酵素の上昇が認められず，高カリウム血症を治療するとみられなくなる．高カリウム血症による心電図変化の結果，心電図モニターのソフトウェアによって心拍数が二重に検出されることも起こりうる[164]．

心電図変化と血清 K^+ 濃度の関係は高カリウム血症発症の速度に依存する．一般的に，急性発症の高カリウム血症では，K^+ 濃度が 6 ～ 7 mEq/L になると心電図変化が現れる．しかし，慢性高カリウム血症では，心電図は K^+ 濃度 8 ～ 9 mEq/L まで正常にみえることがある．これらの一般論にもかかわらず，臨床試験では血清 K^+ 濃度と心臓の異常所見発現の間に強い関係は示されていない．患者のデータを見直した後ろ向き研究では，90 人中 16 人の症例のみが高カリウム血症の結果みられる心電図変化（新たに出現したテント状，対称性の T 波で経過中消失するもの）の厳格な基準を満たしていた[165]．これらの症例中 13 例は循環器内科医が心電図で"T 波異常なし"，としていた．14 人の高カリウム血症で不整脈か心停止をきたした患者のうち厳密な心電図変化が認められたのは 1 人のみであったため，この状態の患者に対して心電図を予後判定に使うことに異議が唱えられた．心電図は感度も特異度も低いので，臨床経過を注意して観察したり，継続的に血清 K^+ 値を測定することが，高カリウム血症患者を管理するうえで望ましい方法だ，と著者らは強調している．

高カリウム血症の治療は，血漿 K^+ 濃度の上昇の程度と心電図変化あるいは神経筋症状の有無によって変えなければならない．血漿 K^+ 濃度が 7.5 mEq/L 以上，重篤な筋力低下，著明な心電図変化は生命にかかわる可能性があり，直ちに緊急の治療を必要とする．

Ca^{2+} は，K^+ による細胞膜興奮性の減少に拮抗し，細胞膜の興奮性を正常な状態に近づける．高カリウム血症は閾値よりも低い電位で持続的な脱分極を引き起こし，Na^+ チャネルを不活性化し，細胞膜の興奮性を進行性に低くしていく．低カルシウム血症をもつ患者では，高カリウム血症による毒性はさらに悪化する．高カリウム血症患者で血漿 Ca^{2+} 濃度が上昇すると，安静時電位と閾値電位の電位差が正常化され，Na^+ チャネル活動性が回復する．Ca^{2+} 投与の保護的効果は極めて迅速であり，P 波がない，もしくは QRS 幅が広がっている患者に限って使用すべきである．通常使用量は 10％グルコン酸カルシウム（calcium gluconate）1 アンプル（10 mL）で，心電図モニターしながら 2 ～ 3 分かけて静注する．心電図変化が持続していれば 5 分後に同量を再投与してよい．

insulin は，K^+ を細胞内に移動させることで，血漿 K^+ 濃度を低下させる．insulin は，レギュラー insulin 10 単位に対して 30 ～ 50 g の glucose を，低血糖予防のために投与する．この方法で血漿 K^+ 濃度は 0.5 ～ 1.5 mEq/L 低下する．insulin の効果は 30 ～ 60 分で発現し，2 ～ 4 時間持続する．遅発型の低血糖を予防するために，当初の insulin・glucose 投与の後も，継続的なブドウ糖投与が必要となることがある．

炭酸水素ナトリウム（$NaHCO_3$）で細胞外 pH を上昇させると，K^+は細胞内へ移動する．通常の使用量は 44 ～ 50 mEq の $NaHCO_3$ を 5 分かけて投与する．30 ～ 60 分で効果がみられはじめ，2 ～ 4 時間の間効果は持続する．腎機能障害がある患者では，細胞外液量増大のおそれがあり，HCO_3^-投与の効果がないことがあるため，$NaHCO_3$ 投与を高カリウム血症の標準的な治療として考えてはいけない．むしろ，高カリウム血症で同時に代謝性アシドーシスが存在する患者では，必要であれば calcium，insulin や glucose と，おそらくアドレナリン作動薬の投与の後で，HCO_3^-を投与すべきである．

β_2-アドレナリン受容体が活性化すると K^+は細胞内に移行する．ネブライザーで 10 ～ 20 mg の albuterol を投与すると，30 ～ 60 分以内に血漿 K^+濃度が 0.5 ～ 1.5 mEq/L 低下する．

calcium，insulin，$NaHCO_3$，β_2-アンタゴニストは一時的な効果しかない．長期間にわたる K^+濃度の正常化のためには，これらの急性期治療に続けて全身から過剰な K^+を除去するための手段が必要である．このような治療としては，利尿薬，陽イオン交換樹脂，透析などがある．

陽イオン交換樹脂のポリスチレンスルホン酸ナトリウム（Kayexalate®）は消化管で K^+を吸着し，Na^+を放出する．1 g の Kayexalate® は 1 mEq の K^+を吸着し，1 ～ 2 mEq の Na^+を放出する．経口投与では，20 g の Kayexalate® が 20% sorbitol 溶液 100 mL とともに投与される．慢性高カリウム血症には低用量の 5 g を 1 日 3 回投与することも可能である．経口で液体を摂取できない患者には，Kayexalate® は注腸でも投与できる．術後の患者で sorbitol による小腸壊死の報告があるため，Kayexalate® を術後患者に投与するときは注意が必要である．しかし，Kayexalate® を経口もしくは注腸で投与するときにしばしば使用される sorbitol が小腸壊死の原因であって，Kayexalate® そのものが原因であるわけではない．Kayexalate® 単独で投与することも可能だが，この場合，便秘の原因となる．

特に高度の腎障害，異化亢進状態，重篤な組織壊死が存在する場合には，高度の高カリウム血症の患者から過剰な K^+を除去するには透析が必要となる．この状態における血液透析は腹膜透析よりも効果的である．

（訳　大瀬貴元）

文　献

1. Hebert SC, Desir G, Giebisch G, et al. Molecular diversity and regulation of renal potassium channels. *Physiol Rev.* 2005; 85: 319–371.
2. Wang WH. Regulation of ROMK (Kir1.1) channels: new mechanisms and aspects. *Am J Physiol Renal Physiol.* 2006; 290: F14–F19.
3. Satlin LM, Carattino M, Liu W, et al. Regulation of cation transport in the distal nephron by mechanical forces. *Am J Physiol Renal Physiol.* 2006; 291: F923–F931.
4. Nauli SM, Alenghat FJ, Luo Y, et al. Polycystins 1 and 2 mediate mechanosensation in the primary cilium of kidney cells. *Nat Genet.* 2003; 33: 129–137.
5. Morimoto T, Liu W, Woda C, et al. Mechanism underlying flow stimulation of sodium absorption in the mammalian collecting duct. *Am J Physiol Renal Physiol.* 2006; 291: F663–F669.
6. Carattino MD, Sheng S, Kleyman TR. Mutations in the pore region modify epithelial sodium channel gating by shear stress. *J Biol Chem.* 2005; 280: 4393–4401.
7. Halperin ML, Cheema-Dhadli S, Lin SH, et al. Control of potassium excretion: a Paleolithic perspective. *Curr Opin Nephrol Hypertens.* 2006; 15: 430–436.
8. Cheema-Dhadli S, Lin SH, Keong-Chong C, et al. Requirements for a high rate of potassium excretion in rats consuming a low electrolyte diet. *J Physiol.* 2006; 572: 493–501.
9. Najjar F, Zhou H, Morimoto T, et al. Dietary K^+ regulates apical membrane expression of maxi-K channels in rabbit cortical collecting duct. *Am J Physiol Renal Physiol.* 2005; 289: F922–F932.
10. Stokes JB. Consequences of potassium recycling in the renal medulla. Effects of ion transport by the medullary thick ascending limb of Henle's loop. *J Clin Invest.* 1982; 70: 219–229.
11. Xie J, Craig L, Cobb MH, et al. Role of with-no-lysine [K] kinases in the pathogenesis of Gordon's syndrome. *Pediatr Nephrol.* 2006; 21: 1231–1236.
12. Subramanya AR, Yang CL, McCormick JA, et al. WNK kinases regulate sodium chloride and potassium transport by the aldosterone-sensitive distal nephron. *Kidney Int.* 2006; 70: 630–634.
13. O'Reilly M, Marshall E, MacGillivray T, et al. Dietary electrolyte-driven responses in the renal WNK kinase pathway in vivo. *J Am Soc Nephrol.* 2006; 17: 2402–2413.
14. Wade JB, Fang L, Liu J, et al. WNK1 kinase isoform switch regulates renal potassium excretion. *Proc Natl Acad Sci U S A.* 2006; 103: 8558–8563.
15. Lazrak A, Liu Z, Huang CL. Antagonistic

regulation of ROMK by long and kidney-specific WNK1 isoforms. *Proc Natl Acad Sci U S A*. 2006; 103: 1615–1620.

16. Cope G, Murthy M, Golbang AP, et al. WNK1 affects surface expression of the ROMK potassium channel independent of WNK4. *J Am Soc Nephrol*. 2006; 17: 1867–1874.
17. Appel LJ, Brands MW, Daniels SR, et al. Dietary approaches to prevent and treat hypertension: a scientific statement from the American Heart Association. *Hypertension*. 2006; 47: 296–308.
18. Krishna GG, Kapoor SC. Potassium depletion exacerbates essential hypertension. *Ann Intern Med*. 1991; 115: 77–83.
19. Vallon V, Wulff P, Huang DY, et al. Role of Sgk1 in salt and potassium homeostasis. *Am J Physiol Regul Integr Comp Physiol*. 2005; 288: R4–R10.
20. Rozansky DJ. The role of aldosterone in renal sodium transport. *Semin Nephrol*. 2006; 26: 173–181.
21. Anselmo AN, Earnest S, Chen W, et al. WNK1 and OSR1 regulate the Na^+, K^+, $2Cl^-$ cotransporter in HeLa cells. *Proc Natl Acad Sci U S A*. 2006; 103: 10883–10888.
22. Rinehart J, Kahle KT, de Los Heros P, et al. WNK3 kinase is a positive regulator of NKCC2 and NCC, renal cation-Cl^- cotransporters required for normal blood pressure homeostasis. *Proc Natl Acad Sci U S A*. 2005; 102: 16777–16782.
23. Choi M, Ziyadeh F. The utility of the transtubular potassium gradient in the evaluation of hyperkalemia. *J Am Soc Nephrol*. 2008; 19: 424–426.
24. Facchini M, Sala L, Malfatto G, et al. Low-K^+ dependent QT prolongation and risk for ventricular arrhythmia in anorexia nervosa. *Int J Cardiol*. 2006; 106: 170–176.
25. Advani A, Taylor R. Life-threatening hypokalaemia on a low-carbohydrate diet associated with previously undiagnosed primary hyperaldosteronism [corrected]. *Diabet Med*. 2005; 22: 1605–1607.
26. Chen WH, Yin HL, Lin HS, et al. Delayed hypokalemic paralysis following a convulsion due to alcohol abstinence. *J Clin Neurosci*. 2006; 13: 453–456.
27. CDC. Atypical reactions associated with heroin use—five states, January–April 2005. *MMWR*. 2005; 54: 793–796.
28. Knochel JP, Dotin LN, Hamburger RJ. Pathophysiology of intense physical conditioning in a hot climate. I. Mechanisms of potassium depletion. *J Clin Invest*. 1972; 51: 242–255.
29. McDonough AA, Youn JH. Role of muscle in regulating extracellular $[K^+]$. *Semin Nephrol*. 2005; 25: 335–342.
30. Bundgaard H, Kjeldsen K. Potassium depletion increases potassium clearance capacity in skeletal muscles in vivo during acute repletion. *Am J Physiol Cell Physiol*. 2002; 283: C1163–C1170.
31. Bundgaard H. Potassium depletion improves myocardial potassium uptake in vivo. *Am J Physiol Cell Physiol*. 2004; 287: C135–C141.
32. Kung AW. Clinical review: thyrotoxic periodic paralysis: a diagnostic challenge. *J Clin Endocrinol Metab*. 2006; 91: 2490–2495.
33. Diedrich DA, Wedel DJ. Thyrotoxic periodic paralysis and anesthesia report of a case and literature review. *J Clin Anesth*. 2006; 18: 286–292.
34. Pichon B, Lidove O, Delbot T, et al. Thyrotoxic periodic paralysis in Caucasian patients: a diagnostic challenge. *Eur J Intern Med*. 2005; 16: 372–374.
35. Al-Jubouri MA, Inkster GD, Nee PA, et al. Thyrotoxicosis presenting as hypokalaemic paralysis and hyperlactataemia in an oriental man. *Ann Clin Biochem*. 2006; 43: 323–325.
36. Tran HA. Inadvertent iodine excess causing thyrotoxic hypokalemic periodic paralysis. *Arch Intern Med*. 2005; 165: 2536.
37. Kane MP, Busch RS. Drug-induced thyrotoxic periodic paralysis. *Ann Pharmacother*. 2006; 40: 778–781.
38. Ohye H, Fukata S, Kanoh M, et al. Thyrotoxicosis caused by weight-reducing herbal medicines. *Arch Intern Med*. 2005; 165: 831–834.
39. Wang W, Jiang L, Ye L, et al. Mutation screening in Chinese hypokalemic periodic paralysis patients. *Mol Genet Metab*. 2006; 87: 359–363.
40. Tricarico D, Mele A, Camerino DC. Carbonic anhydrase inhibitors ameliorate the symptoms of hypokalaemic periodic paralysis in rats by opening the muscular Ca^{2+}-activated-K^+ channels. *Neuromuscul Disord*. 2006; 16: 39–45.
41. Ikeda K, Iwasaki Y, Kinoshita M, et al. Acetazolamide-induced muscle weakness in hypokalemic periodic paralysis. *Intern Med*. 2002; 41: 743–745.
42. Abbott GW, Butler MH, Goldstein SA. Phosphorylation and protonation of neighboring MiRP2 sites: function and pathophysiology of MiRP2-Kv3.4 potassium channels in periodic paralysis. *FASEB J*. 2006; 20: 293–301.
43. Koul PA, Wahid A, Bhat FA. Primary gradient defect distal renal tubular acidosis presenting as hypokalaemic periodic paralysis. *Emerg Med J*. 2005; 22: 528–530.
44. Kim CJ, Woo YJ, Ma JS, et al. Hypokalemic paralysis and rhabdomyolysis in distal renal tubular acidosis. *Pediatr Int*. 2005; 47: 211–213.
45. Soy M, Pamuk ON, Gerenli M, et al. A primary Sjogren's syndrome patient with distal renal tubular acidosis, who presented with symptoms of hypokalemic periodic paralysis: report of a case study and review of the literature. *Rheumatol Int*. 2005; 26: 86–89.
46. Cheng CJ, Chiu JS, Chen CC, et al. Unusual cause of hypokalemic paralysis in aged men: Sjogren syndrome. *South Med J*. 2005; 98: 1212–1215.
47. Tsai CS, Chen YC, Chen HH, et al. An unusual cause of hypokalemic paralysis: aristolochic acid nephropathy with Fanconi syndrome. *Am J Med Sci*. 2005; 330: 153–155.
48. Godek SF, Godek JJ, Bartolozzi AR. Hydration status in college football players during consecutive days of twice-a-day preseason practices. *Am J Sports Med*. 2005; 33: 843–851.
49. Shirreffs SM, Aragon-Vargas LF, Chamorro M, et al. The sweating response of elite professional soccer players to training in the heat. *Int J Sports Med*. 2005; 26: 90–95.
50. Maughan RJ, Shirreffs SM, Merson SJ, et al. Fluid and electrolyte balance in elite male football (soccer) players training in a cool environment. *J Sports Sci*. 2005; 23: 73–79.
51. Maughan RJ, Merson SJ, Broad NP, et al. Fluid and electrolyte intake and loss in elite soccer players during training. *Int J Sport Nutr Exerc*

Metab. 2004; 14: 333–346.
52. Stofan JR, Zachwieja JJ, Horswill CA, et al. Sweat and sodium losses in NCAA football players: a precursor to heat cramps? *Int J Sport Nutr Exerc Metab.* 2005; 15: 641–652.
53. Field M. Intestinal ion transport and the pathophysiology of diarrhea. *J Clin Invest.* 2003; 111: 931–943.
54. Agarwal R, Afzalpurkar R, Fordtran JS. Pathophysiology of potassium absorption and secretion by the human intestine. *Gastroenterology.* 1994; 107: 548–571.
55. Onozawa M, Fukuhara T, Minoguchi M, et al. Hypokalemic rhabdomyolysis due to WDHA syndrome caused by VIP-producing composite pheochromocytoma: a case in neurofibromatosis type 1. *Jpn J Clin Oncol.* 2005; 35: 559–563.
56. Rossi V, Saibeni S, Sinigaglia L, et al. Hypokalemic rhabdomyolysis without watery diarrhea: an unexpected presentation of a pancreatic neuro-endocrine tumor. *Am J Gastroenterol.* 2006; 101: 669–672.
57. Lepur D, Klinar I, Mise B, et al. McKittrick-Wheelock syndrome: a rare cause of diarrhoea. *Eur J Gastroenterol Hepatol.* 2006; 18: 557–559.
58. van Dinter TG, Fuerst FC, Richardson CT, et al. Stimulated active potassium secretion in a patient with colonic pseudo-obstruction: a new mechanism of secretory diarrhea. *Gastroenterology.* 2005; 129: 1268–1273.
59. Sausbier M, Matos JE, Sausbier U, et al. Distal colonic K(+) secretion occurs via BK channels. *J Am Soc Nephrol.* 2006;17: 1275–1282.
60. del Castillo JR, Burguillos L. Pathways for K^+ efflux in isolated surface and crypt colonic cells. Activation by calcium. *J Membr Biol.* 2005; 205: 37–47.
61. Mathialahan T, Maclennan KA, Sandle LN, et al. Enhanced large intestinal potassium permeability in end-stage renal disease. *J Pathol.* 2005; 206: 46–51.
62. Gonlusen G, Akgun H, Ertan A, et al. Renal failure and nephrocalcinosis associated with oral sodium phosphate bowel cleansing: clinical patterns and renal biopsy findings. *Arch Pathol Lab Med.* 2006; 130: 101–106.
63. Mathus-Vliegen EM, Kemble UM. A prospective randomized blinded comparison of sodium phosphate and polyethylene glycol-electrolyte solution for safe bowel cleansing. *Aliment Pharmacol Ther.* 2006; 23: 543–552.
64. Bennett A, Stryjewski G. Severe hypokalemia caused by oral and rectal administration of bentonite in a pediatric patient. *Pediatr Emerg Care.* 2006; 22: 500–502.
65. Trivedi TH, Daga GL, Yeolekar ME. Geophagia leading to hypokalemic quadriparesis in a postpartum patient. *J Assoc Physicians India.* 2005; 53: 205–207.
66. Ukaonu C, Hill DA, Christensen F. Hypokalemic myopathy in pregnancy caused by clay ingestion. *Obstet Gynecol.* 2003; 102: 1169–1171.
67. Nicholls MG. Unilateral renal ischemia causing the hyponatremic hypertensive syndrome in children—more common than we think? *Pediatr Nephrol.* 2006; 21: 887–890.
68. Seracini D, Pela I, Favilli S, et al. Hyponatraemic-hypertensive syndrome in a 15-month-old child with renal artery stenosis. *Pediatr Nephrol.* 2006; 21: 1027–1030.
69. Mulatero P, Milan A, Fallo F, et al. Comparison of confirmatory tests for the diagnosis of primary aldosteronism. *J Clin Endocrinol Metab.* 2006; 91: 2618–2623.
70. Mattsson C, Young WF Jr. Primary aldosteronism: diagnostic and treatment strategies. *Nat Clin Pract Nephrol.* 2006; 2: 198–208.
71. Reynolds RM, Shakerdi LA, Sandhu K, et al. The utility of three different methods for measuring urinary 18-hydroxycortisol in the differential diagnosis of suspected primary hyperaldosteronism. *Eur J Endocrinol.* 2005; 152: 903–907.
72. New MI, Geller DS, Fallo F, et al. Monogenic low renin hypertension. *Trends Endocrinol Metab.* 2005; 16: 92–97.
73. Snyder PM. Minireview: regulation of epithelial Na^+ channel trafficking. *Endocrinology.* 2005;146:5079–5085.
74. Staub O, Verrey F. Impact of Nedd4 proteins and serum and glucocorticoid-induced kinases on epithelial Na^+ transport in the distal nephron. *J Am Soc Nephrol.* 2005; 16: 3167–3174.
75. Knight KK, Olson DR, Zhou R, et al. Liddle's syndrome mutations increase Na^+ transport through dual effects on epithelial Na^+ channel surface expression and proteolytic cleavage. *Proc Natl Acad Sci U S A.* 2006; 103: 2805–2808.
76. Anantharam A, Tian Y, Palmer LG. Open probability of the epithelial sodium channel is regulated by intracellular sodium. *J Physiol.* 2006; 574: 333–347.
77. Hamidon BB, Jeyabalan V. Exogenously-induced apparent hypermineralocorticoidism associated with ingestion of "asam boi". *Singapore Med J.* 2006; 47: 156–158.
78. Iida R, Otsuka Y, Matsumoto K, et al. Pseudoaldosteronism due to the concurrent use of two herbal medicines containing glycyrrhizin: interaction of glycyrrhizin with angiotensin-converting enzyme inhibitor. *Clin Exp Nephrol.* 2006; 10: 131–135.
79. Lee YS, Lorenzo BJ, Koufis T, et al. Grapefruit juice and its flavonoids inhibit 11 beta-hydroxysteroid dehydrogenase. *Clin Pharmacol Ther.* 1996; 59: 62–71.
80. Quattropani C, Vogt B, Odermatt A, et al. Reduced activity of 11 beta-hydroxysteroid dehydrogenase in patients with cholestasis. *J Clin Invest.* 2001; 108: 1299–1305.
81. Ackermann D, Vogt B, Escher G, et al. Inhibition of 11beta-hydroxysteroid dehydrogenase by bile acids in rats with cirrhosis. *Hepatology.* 1999; 30: 623–629.
82. Stauffer AT, Rochat MK, Dick B, et al. Chenodeoxycholic acid and deoxycholic acid inhibit 11 beta-hydroxysteroid dehydrogenase type 2 and cause cortisol-induced transcriptional activation of the mineralocorticoid receptor. *J Biol Chem.* 2002; 277: 26286–26292.
83. Kim SW, Wang W, Sassen MC, et al. Biphasic changes of epithelial sodium channel abundance and trafficking in common bile duct ligation-induced liver cirrhosis. *Kidney Int.* 2006; 69: 89–98.
84. Kim SW, Schou UK, Peters CD, et al. Increased apical targeting of renal epithelial sodium channel subunits and decreased expression of type 2 11beta-hydroxysteroid dehydrogenase in rats

with CCl4-induced decompensated liver cirrhosis. *J Am Soc Nephrol.* 2005; 16: 3196–3210.
85. Fagart J, Huyet J, Pinon GM, et al. Crystal structure of a mutant mineralocorticoid receptor responsible for hypertension. *Nat Struct Mol Biol.* 2005; 12: 554–555.
86. Bledsoe RK, Madauss KP, Holt JA, et al. A ligand-mediated hydrogen bond network required for the activation of the mineralocorticoid receptor. *J Biol Chem.* 2005; 280: 31283–31293.
87. Rafestin-Oblin ME, Souque A, Bocchi B, et al. The severe form of hypertension caused by the activating S810L mutation in the mineralocorticoid receptor is cortisone related. *Endocrinology.* 2003; 144: 528–533.
88. Izzedine H, Launay-Vacher V, Deray G. Antiviral drug-induced nephrotoxicity. *Am J Kidney Dis.* 2005; 45: 804–817.
89. Cirino CM, Kan VL. Hypokalemia in HIV patients on tenofovir. *AIDS.* 2006; 20: 1671–1673.
90. Bresolin NL, Grillo E, Fernandes VR, et al. A case report and review of hypokalemic paralysis secondary to renal tubular acidosis. *Pediatr Nephrol.* 2005; 20: 818–820.
91. Harada K, Akai Y, Iwano M, et al. Tubulointerstitial macrophage infiltration in a patient with hypokalemic nephropathy and primary Sjogren's syndrome. *Clin Nephrol.* 2005; 64: 387–390.
92. Cheng CJ, Chiu JS, Chen CC, et al. Unusual cause of hypokalemic paralysis in aged med: Sjogren syndrome. *South Med J.* 2005; 98: 1212–1215.
93. Abad S, Park S, Grimaldi D, et al. Hypokalaemia tetraparesis and rhabdomyolysis: aetiology discovered on a normal lung radiograph. *Nephrol Dial Transplant.* 2005; 20: 2571–2572.
94. Pela I, Materassi M, Seracini D, et al. Hypokalemic rhabdomyolysis in a child with Bartter's syndrome. *Pediatr Nephrol.* 2005; 20: 1189–1191.
95. Duman O, Koyun M, Akman S, et al. Case of Bartter syndrome presenting with hypokalemic periodic paralysis. *J Child Neurol.* 2006; 21: 255–256.
96. Landau D. Potassium-related inherited tubulopathies. *Cell Mol Life Sci.* 2006; 63: 1962–1968.
97. Proesmans W. Threading through the mizmaze of Bartter syndrome. *Pediatr Nephrol.* 2006; 21: 896–902.
98. Pluznick JL, Sansom SC. BK channels in the kidney: role in K(+) secretion and localization of molecular components. *Am J Physiol Renal Physiol.* 2006; 291: F517–F529.
99. Bailey MA, Cantone A, Yan Q, et al. Maxi-K channels contribute to urinary potassium excretion in the ROMK-deficient mouse model of Type II Bartter's syndrome and in adaptation to a high-K diet. *Kidney Int.* 2006; 70: 51–59.
100. Pressler CA, Heinzinger J, Jeck N, et al. Late-onset manifestation of antenatal bartter syndrome as a result of residual function of the mutated renal Na^+-K^+-2Cl-co-transporter. *J Am Soc Nephrol.* 2006; 17: 2136–2142.
101. Jang HR, Lee JW, Oh YK, et al. From bench to bedside: diagnosis of Gitelman's syndrome—defect of sodium-chloride cotransporter in renal tissue. *Kidney Int.* 2006; 70: 813–817.
102. Morris RG, Hoorn EJ, Knepper MA. Hypokalemia in a mouse model of Gitelman's syndrome. *Am J Physiol Renal Physiol.* 2006; 290: F1416–F1420.
103. Pachulski RT, Lopez F, Sharaf R. Gitelman's not-so-benign syndrome. *N Engl J Med.* 2005; 353: 850–851.
104. Morita R, Takeuchi K, Nakamura A, et al. Gitelman's syndrome with mental retardation. *Intern Med.* 2006; 45: 211–213.
105. Comer D, Droogan A, Young I, et al. Hypokalaemic paralysis precipitated by distal renal tubular acidosis secondary to Sjögren's syndrome. *Ann Clin Biochem.* 2008; 45(pt 2): 221–225.
106. Aygen B, Dursun F, Dogukan A, et al. Hypokalemic quadriparesis associated with renal tubular acidosis in a patient with Sjögren's syndrome. *Clin Nephrol.* 2008; 69(4): 306–309.
107. Clausen T, Nielsen O. Potassium, Na^+, K^+-pumps and fatigue in rat muscle. *J Physiol.* 2007; 584: 295–304.
108. McKenna M, Bangsbo J, Renaud J. Muscle K^+, Na^+, and Cl^- disturbances and Na^+-K^+ pump inactivation: implications for fatigue. *J Appl Physiol.* 2008; 104: 288–295.
109. Clifford P. Skeletal muscle vasodilatation at the onset of exercise. *J Physiol.* 2007; 583: 825–833.
110. Reungjui S, Roncal C, Sato W, et al. Hypokalemic nephropathy is associated with impaired angiogenesis. *J Am Soc Nephrol.* 2008; 19: 125–134.
111. Zillich A, Garg J, Basu S, et al. Thiazide diuretics, potassium, and the development of diabetes: a quantitative review. *Hypertension.* 2006; 48(2): 219–224.
112. Alderman M. New onset diabetes during antihypertensive therapy. *Am J Hypertens.* 2008; 21(5): 493–499.
113. Koster J, Remedi M, Masia R, et al. Expression of ATP-insensitive KATP channels in pancreatic beta-cells underlies a spectrum of diabetic phenotyes. *Diabetes.* 2006; 55(11): 2957–2964.
114. Barzilay J, Cutler J, Davis B. Antihypertensive medications and risk of diabetes mellitus. Curr *Opin Nephrol Hypertens.* 2007; 16: 256–260.
115. Philips DA, Bauch TD. Rapid correction of hypokalemia in a patient with an ICD and Recurrent Ventricular Tachycardia. *J Emerg* Med. 2008.
116. Garcis E, Nakhleh N, Simmons D, et al. Profound hypokalemia: unusual presentation and management in a 12-year-old boy. *Pediatr Emerg Care.* 2008; 24(3): 157–160.
117. Crop M, Hoorn E, Lindemans J, et al. Hypokalaemia and subsequent hyperkalaemia in hospitalized patients. *Nephrol Dial Transplant.* 2007; 22: 3471–3477.
118. Kellerman PS, Thornbery JM. Pseudohyperkalemia due to pneumatic tube transport in a leukemic patient. *Am J Kidney Dis.* 2005; 46: 746–748.
119. Colussi G. Pseudohyperkalemia in leukemias. *Am J Kidney Dis.* 2006; 47: 373.
120. Owens H, Siparsky G, Bajaj L, et al. Correction of factitious hyperkalemia in hemolyzed specimens. *Am J Emerg Med.* 2005; 23: 872–875.
121. Sevastos N, Theodossiades G, Savvas SP, et al. Pseudohyperkalemia in patients with increased cellular components of blood. *Am J Med Sci.* 2006; 331: 17–21.
122. Sevastos N, Theodossiades G, Efstathiou S, et al. Pseudohyperkalemia in serum: the phenomenon and its clinical magnitude. *J Lab Clin Med.* 2006; 147: 139–144.
123. Cheng CJ, Chiu JS, Huang WH, et al. Acute

hyperkalemic paralysis in a uremic patient. *J Nephrol*. 2005; 18: 630–633.
124. Burrowes JD, Van Houten G. Use of alternative medicine by patients with stage 5 chronic kidney disease. *Adv Chronic Kidney Dis*. 2005; 12: 312–325.
125. Gelfand MC, Zarate A, Knepshield JH. Geophagia. A cause of life-threatening hyperkalemia in patients with chronic renal failure. *JAMA*. 1975; 234: 738–740.
126. Abu-Hamdan DK, Sondheimer JH, Mahajan SK. Cautopyreiophagia. Cause of life-threatening hyperkalemia in a patient undergoing hemodialysis. *Am J Med*. 1985; 79: 517–519.
127. Phillips DR, Ahmad KI, Waller SJ, et al. A serum potassium level above 10 mmol/l in a patient predisposed to hypokalemia. *Nat Clin Pract Nephrol*. 2006; 2: 340–346.
128. Wang Q, Domenighetti AA, Pedrazzini T, et al. Potassium supplementation reduces cardiac and renal hypertrophy independent of blood pressure in DOCA/salt mice. *Hypertension*. 2005; 46: 547–554.
129. Chang HY, Hu YW, Yue CS, et al. Effect of potassium-enriched salt on cardiovascular mortality and medical expenses of elderly men. *Am J Clin Nutr.* 2006; 83: 1289–1296.
130. Dai Q, Borenstein AR, Wu Y, et al. Fruit and vegetable juices and Alzheimer's disease: the Kame Project. *Am J Med*. 2006; 119: 751–759.
131. Rampello E, Fricia T, Malaguarnera M. The management of tumor lysis syndrome. *Nat Clin Pract Oncol*. 2006; 3: 438–447.
132. Martyn JA, Richtsfeld M. Succinylcholine-induced hyperkalemia in acquired pathologic states: etiologic factors and molecular mechanisms. *Anesthesiology*. 2006; 104: 158–169.
133. Matthews JM. Succinylcholine-induced hyperkalemia. *Anesthesiology*. 2006; 105: 430.
134. Penfield JG. Multiple myeloma in end-stage renal disease. *Semin Dial*. 2006; 19: 329–334.
135. Liman RS, Rosenberg H. Malignant hyperthermia: update on susceptibility testing. *JAMA*. 2005; 293: 2918–2924.
136. Sonikian M, Metaxaki P, Vlassopoulos D, et al. Long-term management of sevelamer hydrochloride-induced metabolic acidosis aggravation and hyperkalemia in hemodialysis patients. *Ren Fail*. 2006; 28: 411–418.
137. Kaisar MO, Wiggins KJ, Sturtevant JM, et al. A randomized controlled trial of fludrocortisone for the treatment of hyperkalemia in hemodialysis patients. *Am J Kidney Dis*. 2006; 47: 809–814.
138. Dharmarajan TS, Nguyen T, Russell RO. Life-threatening, preventable hyperkalemia in a nursing home resident: case report and literature review. *J Am Med Dir Assoc*. 2005; 6: 400–405.
139. Hou FF, Zhang X, Zhang GH, et al. Efficacy and safety of benazepril for advanced chronic renal insufficiency. *N Engl J Med*. 2006; 354: 131–140.
140. Raebel MA, McClure DL, Simon SR, et al. Laboratory monitoring of potassium and creatinine in ambulatory patients receiving angiotensin converting enzyme inhibitors and angiotensin receptor blockers. *Pharmacoepidemiol Drug Saf*. 2007; 16(1): 55–64.
141. Moore CR, Lin JJ, O'Connor N, et al. Follow-up of markedly elevated serum potassium results in the ambulatory setting: implications for patient safety. *Am J Med Qual*. 2006; 21: 115–124.
142. Parham WA, Mehdirad AA, Biermann KM, et al. Hyperkalemia revisited. *Tex Heart Inst J*. 2006; 33: 40–47.
143. Noble K, Isles C. Hyperkalaemia causing profound bradycardia. *Heart*. 2006; 92: 1063.
144. Letavernier E, Couzi L, Delmas Y, et al. Verapamil and mild hyperkalemia in hemodialysis patients: a potentially hazardous association. *Hemodial Int*. 2006; 10: 170–172.
145. Muto S, Tsuruoka S, Miyata Y, et al. Effect of trimethoprim-sulfamethoxazole on Na and K^+ transport properties in the rabbit cortical collecting duct perfused in vitro. *Nephron Physiol*. 2006; 102: 51–60.
146. Xie J, Craig L, Cobb MH, et al. Role of with-no-lysine [K] kinases in the pathogenesis of Gordon's syndrome. *Pediatr Nephrol*. 2006; 21: 1231–1236.
147. Cai H, Cebotaru V, Wang YH, et al. WNK4 kinase regulates surface expression of the human sodium chloride cotransporter in mammalian cells. *Kidney Int*. 2006; 69: 2162–2170.
148. Lalioti MD, Zhang J, Volkman HM, et al. Wnk4 controls blood pressure and potassium homeostasis via regulation of mass and activity of the distal convoluted tubule. *Nat Genet*. 2006; 38: 1124–1132.
149. Golbang AP, Murthy M, Hamad A, et al. A new kindred with pseudohypoaldosteronism type II and a novel mutation (564D>H) in the acidic motif of the WNK4 gene. *Hypertension*. 2005; 46: 295–300.
150. Proctor G, Linas S. Type 2 pseudohypoaldosteronism: new insights into renal potassium, sodium, and chloride handling. *Am J Kidney Dis*. 2006; 48: 674–693.
151. Ohta A, Yang SS, Rai T, et al. Overexpression of human WNK1 increases paracellular chloride permeability and phosphorylation of claudin-4 in MDCKII cells. *Biochem Biophys Res Commun*. 2006; 349: 804–808.
152. Mayan H, Munter G, Shaharabany M, et al. Hypercalciuria in familial hyperkalemia and hypertension accompanies hyperkalemia and precedes hypertension: description of a large family with the Q565E WNK4 mutation. *J Clin Endocrinol Metab*. 2004; 89: 4025–4030.
153. Martin JM, Calduch L, Monteagudo C, et al. Clinico-pathological analysis of the cutaneous lesions of a patient with type I pseudohypoaldosteronism. *J Eur Acad Dermatol Venereol*. 2005; 19: 377–379.
154. Geller DS, Zhang J, Zennaro MC, et al. Autosomal dominant pseudohypoaldosteronism type 1: mechanisms, evidence for neonatal lethality, and phenotypic expression in adults. *J Am Soc Nephrol*. 2006; 17: 1429–1436.
155. Riepe FG, Finkeldei J, de Sanctis L, et al. Elucidating the underlying molecular pathogenesis of NR3C2 mutants causing autosomal dominant pseudohypoaldosteronism type 1. *J Clin Endocrinol Metab*. 2006; 91(11): 4552–4561.
156. Fernandes-Rosa FL, de Castro M, Latronico AC, et al. Recurrence of the R947X mutation in unrelated families with autosomal dominant pseudohypoaldosteronism type 1: evidence for a mutational hot spot in the mineralocorticoid re-

ceptor gene. *J Clin Endocrinol Metab.* 2006; 91: 3671–3675.
157. Petrov D, Petrov M. Widening of the QRS Complex due to severe hyperkalemia as an acute complication of diabetic ketoacidosis. *J Emerg Med.*. 2008; 34(4): 459–461.
158. Scarabeo V, Baccillieri M, Di Marco A, et al. Sine-wave pattern on the electrocardiogram and hyperkalaemia. *J Cardiovasc Med.* 2007; 8: 729–731.
159. Pluijmen M, Hersbach F. Sine-wave pattern arrythmia and sudden paralysis that result from severe hyperkalemia. *Circulation.* 2007; 116: e2–e4.
160. Littmann L, Monroe M, Taylor K, et al. The hyperkalemis Brugada sign. *J Electrocardiol.* 2007;40:53–59.
161. Sovari A, Assadi R, Lakshminarayanana B, et al. Hyperacute T wave, the early sign of myocardial infarction. *Am J Emerg Med.* 2007; 25: 859.el–859.e7.
162. Bellazzini M, Meyer T. Pseudo-myocardial infarction in diabetic ketoacidosis with hyperkalemia. *J Emerg Med.* 2007 September 10. [Epub ahead of print]
163. Tatli E, Buyuklu M, Onal B. Electrocardiographic abnormaility: hyperkalaemia mimicking isolated acute inferior myocardial infarction. *J Cardiovasc Med.* 2008; 9: 210.
164. Tomcsanyi J, Wagner V, Bozsik B. Littman sign in hyperkalemia: double counting of heart rate. *Am J Emerg Med.* 2007; 25: 1077–1080.
165. Montague B, Ouellette J, Buller G. Retrospective review of the frequency of ECG changes in hyperkalemia. *Clin J Am Soc Nephrol.* 2008; 3: 324–330.

第6章 カルシウム，リン，ビタミンD，副甲状腺ホルモン活性の異常

Mordecai M. Popovtzer

I 血清カルシウム濃度

カルシウムイオン(Ca^{2+})は，細胞膜の完全性の維持，神経や筋肉の活動，内分泌や外分泌の活性制御，血液凝固，補体経路の活性化，骨代謝など数多くの生命現象に不可欠である．

II 総血清カルシウム濃度

総血清カルシウム(Ca)濃度の正常範囲は検査室ごとに異なり，測定法にも左右される．血清中の総 Ca は蛋白結合 Ca と限外濾過可能な(拡散可能な)Ca に区別される(**図 6.1**)．

1. 蛋白結合カルシウム

総 Ca の約 40%は血清蛋白に結合しており，その 80 ～ 90%はアルブミンに結合している．血清中の蛋白量が変化すればそれに伴って蛋白結合 Ca も総 Ca も変化する．血清アルブミン濃度が 1 g/dL 上昇すると蛋白結合 Ca は 0.8 mg/dL 上昇するのに対し，血清グロブリン濃度が 1 g/dL 上昇しても蛋白結合 Ca は 0.16 mg/dL しか上昇しない．このように，アルブミンやグロブリンの濃度の変化が決まらないと，総血清 Ca 濃度の変化は蛋白結合 Ca 濃度に与える影響の評価には使用できない．血清ナトリウム(Na)の著しい変化もまた，Ca と蛋白の結合に影響を与える．低ナトリウム

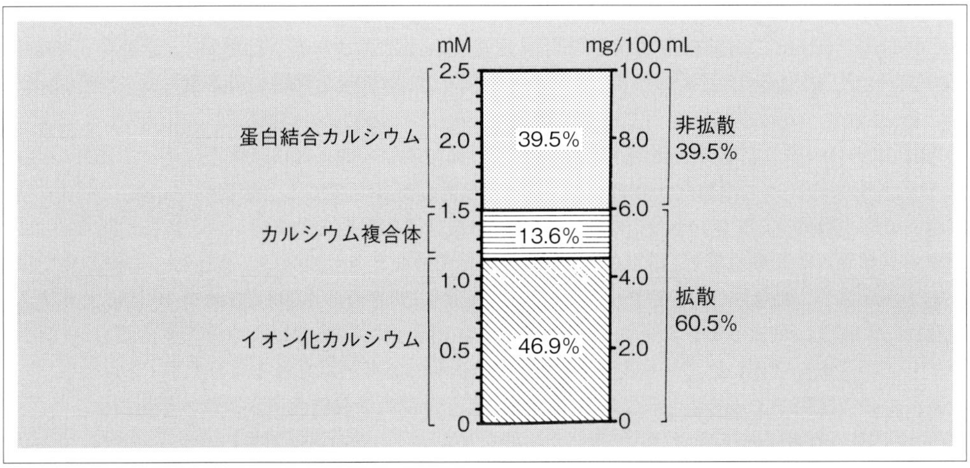

図6.1 血清カルシウム分画(Moore EW. Ionized calcium in normal serum, ultrafiltrates and whole blood determined by ion-exchanged electrode. *J Clin Invest*. 1970；49：318 より許可を得て転載)．

血症は蛋白結合 Ca を増加させ，高ナトリウム血症はそれを低下させる．さらに pH の変化も蛋白結合 Ca に影響を与える．pH が 0.1 低下すると蛋白結合 Ca が 0.12 mg/dL 低下する．試験管内(*in vitro*)では，血清検体の凍結融解が蛋白結合 Ca の低下につながる．

2. 限外濾過可能な(拡散可能な)カルシウム

限外濾過可能な Ca は，適切な圧力によって血清を半透膜に通過させることによって得られる．このとき，血清中の水分は膜を通過するので，その限外濾過物の Ca 濃度を分析し，その後に血清中の固体成分による補正を行う．このとき pH の変化が Ca の蛋白結合に影響するので，血清検体は嫌気的に扱わねばならない．通常の条件では，限外濾過可能な Ca は総 Ca の 55 ～ 60％を占める．

3. 遊離(イオン化)カルシウム

拡散可能な Ca のうち，生物学的活性を有するのはイオン化 Ca である．従来の pH 電極と同様に作用する flow-through 型および static 型イオン電極が用いられる．健常者における血清中のイオン化 Ca 値は 4.0 ～ 4.9 mg/dL で，血清総 Ca の 47％を占める．pH の変化はイオン化 Ca の濃度に影響するので，検体は嫌気的に扱うべきである．また，ヘパリンは Ca と複合体を形成しやすく，フィブリンは測定に用いる浸透膜の構造強度を弱める可能性があるので，Ca 測定は分離直後の血清で行うのがよい．油性液体中に血清を貯蔵しても，二酸化炭素が液体中に溶解しやすくなるため，pH 変化は予防できない．血清 pH 0.1 の上昇(アルカリ化)はイオン化 Ca 0.16 mg/dL の減少につながる[1,2]．限外濾過可能な Ca と同様に，血清の凍結融解はイオン化 Ca 値に影響する．

4. 複合体中のカルシウム

限外濾過可能な(拡散可能な)Ca のうちイオン化されていない Ca は複合体 Ca ともよばれ，重炭酸，リン，酢酸などと結合している．複合体 Ca の測定は，限外濾過可能な Ca(60％)からイオン化 Ca(47％)を減算，すなわち総血清 Ca の 13％を算出することによって間接的に行われる．なお，尿毒症血清では複合体 Ca が健常時よりも倍増することが知られている．

5. 細胞質カルシウム

細胞質 Ca は，標的となる細胞をインドー-1-アセトキシメチルエステル(indo-1-acetoxymethyl ester)などの蛍光プローブで標識し，波長 350 nm で励起させることで測定できる．細胞内遊離 Ca は，410 nm/490 nm の各波長で放出された蛍光強度の比で表される．細胞質 Ca 濃度の正常値は 100 nM/L で，細胞外 Ca 濃度の 1/10,000 にすぎない．この極端な細胞内外濃度差は，細胞膜上の Ca^{2+} adenosine triphosphatase(ATPase)(plasma membrane Ca^{2+} ATPase：PMCA)とよばれる Ca 能動輸送体の働きによって維持されている．一部の細胞では，Na^{+}濃度差によって維持される Na^{+}/Ca^{2+}交換輸送体も細胞内から細胞外への Ca 移動に寄与している．細胞内 Ca は，小胞体，筋細胞内の筋小胞体，ミトコンドリアなどの細胞内小器官にも蓄えられている．一般に，Ca 依存性の細胞内シグナルは，細胞質 Ca 濃度の 10 倍近い上昇が必要とされている．例えば，心筋細胞では，1 回の心拍ごとに細胞質 Ca 濃度が安静時の 100 nM から興奮時の 1,000 nM まで 10 倍に上昇する．同様に，T 細胞におけるインターロイキン 2(interleukin-2：IL-2)の転写を促進する細胞活性化などでも，シグナル受容に応じて細胞質 Ca 濃度の 10 倍の上昇がみられる．細胞質 Ca の増加は Ca チャネルの活性化によってなされ，電気的勾配に応じた受動的細胞内イオン流入を起こす．

Ca は心臓の興奮収縮連関において重要な機能を果たす．心筋の活動電位のプラトー相は主に L 型 Ca チャネルの働きによって維持され，細胞外から細胞内への Ca 流入は Ca 感受性筋小胞体チャネルを活性化する．L 型 Ca チャネルを通じた Ca 流入は相対的にわずかであるが，これが筋小胞体上のCaチャネルのごく少数を活性する．するとこれが筋小胞体から細胞質内へのCa放出を促し，“Ca誘導性Ca放出”とよばれる細胞内Ca濃度の急激な上昇をもたらす．細胞質からのCa^{2+}の除去は，Ca^{2+} ATPaseとよばれるCaポンプによって筋小胞体に能動的に逆流入することによってなされる．それよりは少量であるが，L型Caチャネルを通して細胞内へ流入したのと同量のCaがNa/Ca交換輸送体(sodium-calcium exchanger：NCX)によって細胞外に押し出される．陽性変力作用をもつことで知られる薬物glycosideはNa^+/K^+ ATPaseの働きを阻害して心筋細胞内のNa濃度を上昇させる．これがさらにNCXを活性化し，Naを押し出して心筋細胞質にCaを流入させる．glycosideは長期間に及ぶうっ血性心不全に有効な数少ない薬物である[3]．

Ⅲ 血清リン濃度

血清中のリン(P)は有機リンと無機リンの2種類いずれかの形をとる．有機リンは蛋白に結合したリン脂質がその大部分である．一方，無機リンは循環血中のPが主体であり，臨床現場でも日常的に測定されている．無機リンの約90%が限外濾過が可能な状態で，血清中のその約53%が$H_2PO_4^-$とHPO_4^{2-}に1：4の割合で分布している．残りの10%の無機リンは，Na，Ca，Mgなどと塩を形成している．血中のP濃度が著しく上昇すると(8～10 mg/dL)，Pのかなりの部分はCaとコロイドを形成し，循環血中から速やかに取り除かれる．

研究結果によれば，血清P濃度の上昇は相反的な血清Ca濃度の下降をまねく．したがって，両イオン濃度の積は一定値をとる．これは骨と細胞外液(extracellular fluid：ECF)との間に溶解度平衡が成り立つことによって説明されることが多いが，実際にはさらに複雑な調節機構がわかっている．すなわち，血清におけるCaとPの均衡はあくまでも血清Pの十分な移動が保証されているときにしかみられない．例えば，血清Pが急激に高値をとった後に血清Caは確かに低下するが，血清Ca値が先に急変動した場合にその逆はない．血清Ca値の急上昇が先行した場合，尿中P排泄による調節が起きる前に[2]，血清Pは低下よりもむしろ上昇するからである．この反応は細胞内からのP放出により起こってくる可能性がある．

血清P値には日内変動がある．血清P値は早朝に最低値を示し，午後4時くらいまで上昇した後は一度，定常状態に入る．そしてその後さらに再上昇し，午前1～3時に最高値を示す．

血清P値は年齢の影響も受ける．成人では2.5～4.0 mg/dL，小児では4～6 mg/dLが標準値である．アルカリホスファターゼの基準値も小児のほうが成人よりも高い．このような年齢による基準値の差は，骨成長のさまざまな因子を反映していると考えられる．血清P値は，過換気やアルカローシスなどで低下し，アシドーシスで上昇する．また，摂取量からも直接影響を受ける．ブドウ糖を摂取した場合も，ブドウ糖のリン酸化に伴い，Pが細胞内に流入するので血清P値が低下する．insulinやepinephrineの投与もまた血清P値を下げる．敗血症や急性心筋梗塞でみられる低リン血症は，循環血中へのepinephrine放出が影響していると考えられる．

一方，血清P値は食事中のP含有量との相関が乏しいという近年の大規模観察研究もあり，これは血清P値にまつわる食事以外の決定因子がまだ究明されていないことを示唆している[4]．この知見は，腎機能正常の患者集団において，血清P濃度の上昇はたとえ基準値内であっても心血管イベントの発生と密接に関連していることを指摘した以前の臨床研究[5]と関係があるかもしれない．臨床的にこうした傾向が他の患者集団にもあてはまるのか，まだまだ不明な点が多い．

Ⅳ カルシウムとリンのバランス

体内のCa総量は1.0～1.5 kg，P総量は0.5～0.8 kgで，骨にはこのうちCaの99%，Pの85%が含まれている．両者のわずか1%が細胞外液(ECF)に分布しており，残りは細胞内に存在する．

1. 食品に含まれるカルシウムとリン

食品中のCaとPは決して一定ではない．一般に，偏りのない食事であれば1日にCa 800～1,200 mg，P 800～1,500 mgが摂取されている．Ca摂取がこれを下回る場合には，体内の総Caは減っていく可能性がある．食事によるCa摂取は，乳製品を全く摂取しなければ1日量200 mg程度まで削減される[6]ほか，野菜の煮沸でも含有Caを25%減らせる．逆に，食事中のCa量を増やすのにパンにミルク粉をまぶす方法も最近普及してきており有効である．飲料水もまたCa源として無視できない．“軟水”は1～3 mg/dLの，“硬水”は3～10 mg/dLのCaを含む．たいていの食品はPを含んでいることから，ヒトの食事にはほとんど例外なしにCaよりもPが多く含まれている．**表6.1**に代表的な食品中のCaとPの含有量を示す．

2. 小腸でのカルシウム吸収

Caは小腸，なかでも回腸よりもむしろ十二指腸から近位空腸にいたる部分で吸収される[6～8]．食物摂取のおよそ4時間後には食品中すべてのCaが吸収される[8,9]．消化管におけるCaの吸収は主に2つの輸送過程による[10～13]．細胞内を通過するCa吸収と細胞間隙を通過するCa吸収である．前者は量的上限があり，生理的に制御されている．細胞内を通過するCa吸収では，(i)Caはまず粘膜上皮細胞の管腔側にあるCaチャネルにより細胞内に入り，(ii)カルビンジン(calbindin)9kとよばれる担体蛋白と結合して漿膜側まで運搬され，(iii)細胞の基底側にあるCa^{2+} ATPase(Caポンプ)，そしておそらくはNa/Ca交換輸送体(NCX)によって細胞外へと能動輸送される，という3段階で行われる．身体のCa需要が増すと，細胞内を通過するCa吸収は最大限に活性化される．細胞間隙を通過するCa吸収は量的に上限がなく，管腔内と漿膜の間の濃度勾配に従って行われる．したがって吸収率はまず第一に管腔内のCa濃度に左右される．遠位小腸では，この吸収経路が主に働いている．細胞間隙のCa吸収は，粘膜細胞の管腔側の密着結合(tight junction)を通して行われる．したがって，この部位の透過性の変化が輸送の効率に影響する可能性がある．これと対照的に，細胞内輸送経路は能動的に制御されたCa再吸収機序である．上皮細胞Caチャネルとして一過性受容体電位バニロイド(transient receptor potential vanilloid：TRPV)6(〔上皮Caチャネル(epitherial calcium channel：ECaC)2として知られている〕)およびそれよりは働きの劣るTRPV5(ECaC1)が同定され，細胞内を通過するCa吸収に関する理解が一段と深まった[14]．ECaCはビタミンDによって調節されているようである．ECaCはウサギの腎皮質からクローニングされ，そのメッセンジャーリボ核酸(messenger ribonucleic acid：mRNA)は腎臓のほか，小腸にも発現している．免疫組織化学染色によれば，腎上皮細胞の管腔側および十二指腸・空腸膜の刷子縁に蛋白が分布している．ECaC mRNAおよび蛋白の発現は，ビタミンD不足状態で低下し，充足すると上昇する．ECaCは小腸粘膜細胞の管腔側におけるCa細胞内流入を調節することにより，Caの能動的吸収の律速因子となる．ECaCファミリーは2つの相同性をもつ分子からなる．このうち，ECaC1は主に腎臓，ECaC2は小腸チャネル分子として働く．ゲノムクローニングによって，両者は異なる遺伝子の産物であるが染色体7q35上で隣接していることが判明しており，古代には同一の遺伝子であった可能性が指摘されている．ECaC2はマウス，ラット，ヒトの小腸からクローニングされている．

表6.1 食品中のカルシウム・リン含有量

食　品	カルシウム(Ca. mg/100 g)	リン(P. mg/100 g)
牛乳	120	100
プロセスチーズ(アメリカンチーズ)	697	771
コテージチーズ	100	110
卵	54	205
肉	13	200

Ca摂取量が少ないときには，適切な量のCaが体内に保持できるようにCa吸収は促進される．摂取量に応じたCa吸収の調節機構についてはまだ十分に理解されていないが，“適応”とよばれており，この現象は比較的若い年齢層のほうが高齢者よりも反応がよい．Ca吸収調節はまた体内需要に応じて直接的に変化し，例えば妊娠時や体内Caの喪失時には吸収が促進される．

経口摂取されたCaは，消化管に入ると複合体の一部になったり，キレート化されたり，沈殿したりとさまざまな物質によって変化を受け，吸収されなくなる．こうした基質としてはフィチン酸塩，シュウ酸塩，クエン酸塩などがある．colchicine，fluoride，theophylline，グルココルチコイドなどの薬物や物質もCa吸収を阻害する．消化管の全長が短い場合，蠕動が激しい場合もCa吸収が阻害される．Ca吸収の減少は，ヒトでもラットでも蛋白欠乏とともにみられる．また，Ca輸送が障害される理由の1つとして，小腸粘膜でCaと結合する特定の蛋白の欠損が考えられている．

経口摂取が滞った場合でもCaは持続的に便中へ排泄されるので，結果的にはCa出納の総和が負に陥る．このとき，便中Caの一部は小腸から分泌されているのは明らかである．静注製剤を用いた追跡法によれば，日常的な小腸からのCa分泌は150 mg/日と見積もられている．Caを静脈内投与してもこの分泌量に変化はみられない．

Ca吸収の出納（[経口摂取されるCa]－[便中に排泄されるCa]）は，ヒトに常に同じ食事を与えると同時に，便を集め続けることで算出可能となる．ただしこの測定方法は時間がかかる．というのは，Ca出納が平衡状態に達するまでに数日かかるうえ，その後の検体採取にも数日を要するためである．しかし，Ca吸収の出納が[経口摂取されるCa]と[便中に排泄されるCa]の差の絶対値として算出される．あるいは，次の式に示すように，結果をCa吸収率として表すことも可能である．

$$\text{カルシウム吸収率} = \frac{\text{経口摂取されるCa} - \text{便中に排泄されるカルシウム}}{\text{経口摂取されるCa}} \times 100 \qquad (6.1)$$

3. 小腸でのリン吸収

食物中のPの約50～65％が体内に吸収され，その多くが空腸で吸収される．培養細胞系の実験結果によれば，P吸収は能動的輸送によると考えられている．これはNa移動と対になっており，量的上限があるような輸送系である．

Pは電気的勾配に逆らって粘膜細胞の刷子縁を通して輸送される．この能動輸送はNa依存的で，基底側膜のNa^+/K^+ ATPase活性によって惹起および維持されるNa勾配によって支配されている．Na・P（sodium-phosphate：NaPi）共輸送体はマウス小腸からクローニングされ，腎臓に発現するNaPi IIaと相同性があることからIIb（NaPi IIb）と命名された[15]．NaPi IIaはヒト第5番染色体に存在するのに対し，NaPi IIbはヒト第4番染色体に存在する．免疫組織化学染色によればNaPi IIb蛋白は小腸粘膜の刷子縁に分布し，ウェスタンブロット法では単離された刷子縁膜小胞に発現が認められる．卵母細胞に相補的RNAを注入した機能解析の検討から，NaPi IIbは小腸のNa・P輸送体とよく似た性質をもっていることが示された．pHが低下した酸性環境ではNaPi IIbの能動輸送が促進される．これは，腎臓のNaPi IIaがアルカリ条件で機能促進されるのと対照的である．

$1,25(OH)_2D$はNaPi IIbを刺激してP輸送を亢進させることが知られている．げっ歯類動物を用いた実験研究によればこの反応は年齢に依存する．すなわち，哺乳期ではビタミンDはNaPi IIb遺伝子発現を亢進させた．しかし，成体においてビタミンDは小腸での遺伝子発現を亢進させることなしに，共輸送体の蛋白量を増加させた[16]．低P食によって誘導される小腸のP吸収亢進でも同様に，NaPi IIb遺伝子の発現変化を伴わずに蛋白量を増加させる．この反応はビタミンDを介さない[17]．逆に，nicotinamideによって生じる小腸でのP吸収阻害は，刷子縁膜小胞におけるNaPi IIb蛋白量の減少に伴っている．

しかし，Pの摂取量とその吸収には直線的な関係が認められる．このことは，小腸粘膜をはさんだP濃度勾配によって規定される細胞間隙における受動的なP輸送の存在を反映している．動物実験の成果とは対照的に，ヒトでは高P食がCa吸収の低下をもたらすわけではないようである．むしろ，食物にPが含まれていることがCa吸収されるための条件となる．また，Caの大量摂取や水酸化アルミニウムを成分とする制酸剤の服用により，それらが腸管内でＰと結合し，結果的にＰ吸収を妨げる．同様に，sevelamer（Renagel®）や lanthanum（訳注：日本ではホスレノール®として販売されている）も小腸でのＰ吸収を抑制する．

4. カルシウムの尿中排泄

Ca の尿中排泄は健常者でもかなり変化が大きい．しかし，食物からの Ca 摂取量が日々の尿中排泄に及ぼす影響はあまり大きくない．尿中Ca排出の正常範囲は，男性が300 mg未満，女性が250 mg未満，または4 mg/kg 体重と推定されている．低 Na 食への反応とは異なり，Ca が極端に少ない食事は必ずしも尿中 Ca 減少を起こさない．しかし，腸管吸収不良や骨軟化症のような Ca 欠乏が遷延する病的環境では，Ca の尿中排泄は 50 mg/日以下になることがある．

限外濾過可能な Ca だけが糸球体毛細血管壁を通過し，それから尿細管上皮細胞によって再吸収される．成人の場合，濾過された Ca の 97 ～ 99％が再吸収される．尿細管は，複合体中の Ca よりもイオン化Caをより容易に再吸収する．このことは尿中に最終排泄されるイオン化Caの割合がわずか 20％にすぎないという事実と合致する．複合体中の Ca は，さまざまな陰イオン（例えば，クエン酸，硫酸，リン酸，グルコン酸など）と結合している．特に尿中クエン酸は Ca ともっとも強く結合する．1 L 中に Ca 100 mg とクエン酸 480 mg を含む尿では，中性 pH 条件では Ca の 60％がクエン酸によってキレートされている．この割合は pH 5.0 で 40％まで減少する．

尿中 Ca 排泄量は Na の経口摂取や尿中排泄量にも影響される．したがって，尿中 Ca 排泄を測定しようとするならば，常に Na の経口摂取や排泄を考慮しなければならない．また，例えば細胞外液（ECF）量の増大など腎臓からのNa排出に影響を及ぼす要因が腎臓からのCaの排泄を変えることも知られている．ミネラルコルチコイドホルモンが ECF 量を持続的に増大することによってもまた Ca の尿中排泄が増える．

糸球体で濾過された Ca の 50 ～ 70％が近位ネフロンで再吸収され，30 ～ 40％は近位尿細管で到達可能（訳注：つまり尿細管内容液の採取測定が可能な部位ということ）な部分と遠位尿細管との間で再吸収され，残りの約 10％は遠位ネフロンで再吸収される，と見積もられている[13, 18]．腎臓の微小穿刺（micropuncture）法による実験結果によれば，近位尿細管再吸収について Na と Ca は非常に類似した特徴を示す．すなわち，Henle ループの太い上行脚（thick ascending limb：TAL）において両イオンは同じ方向に吸収され，管腔内の正の電圧はこの部分の Ca 再吸収を推進する．furosemide はこの上皮細胞をはさんだ電位差を打ち消す働きがあり，Na 再吸収とともに Ca 吸収も減弱させる．副甲状腺ホルモン（parathyroid hormone：PTH）は Ca の尿中排泄を減らすが，Na の尿中排泄は増やす．

ネフロンの各分画における尿細管 Ca 輸送の機序が最近の研究で明らかになりつつある．糸球体濾過された Ca は，その主な分画が近位尿細管と TAL において，電気的勾配に沿った傍細胞経路で受動的に再吸収され，その Ca 量は糸球体で濾過された 80 ～ 90％にものぼる．上皮では，細胞間の傍細胞経路により，あるいは細胞自身を通過して管腔側膜から基底側膜まで選択的かつ制御された Ca の流れが生じている．TAL では二価陽イオンの通路として密着結合が傍細胞経路を構成するが，その一方，遠位曲尿細管と集合管では上皮 Ca チャネル TRPV5（ECaCl）が能動的な細胞を経由する Ca 輸送における管腔側膜での Ca 流入に役割をもつ．Henle ループの太い上行脚（TAL）での二価陽イオンの傍細胞再吸収では２つの条件が満たされなければならない．すなわち，上皮を介した電圧は管腔内が正でなくてはならず，傍細胞輸送経路は二価陽イオンの通過を許容するものである必要がある．この点において，上皮を横切る塩化ナトリウム（NaCl）再吸収の変化は上皮を介した電位差形成を変化させることによって二価陽イオン再吸収を制御している．液性因子（例えば，PTH）や上皮を横切る電圧の変化を伴わない基底側部の二価陽イオン濃度の変化が Ca 再吸収を変化させたという観察結果もあり，これは二価陽イオンに特異的な傍細胞輸送の透過性に対する選択的な効果があることを示唆している．この観点から，ヒト遺伝子 *Paracellin-1*（*PCLN-1*）がポジショナルクローニングによって同定されたことが注目に値する．すなわち，*PCLN-1* の点突然変異は Ca と Mg の腎排泄を引き起こす．これは，高カルシウム尿症と腎石灰化症を伴う家族性低マグネシウム血症(familial hypomagnesemia with hypercalciuria and nephrocalcinosis：FHHNC)として知られている常染色体劣性遺伝性尿細管疾患である．PCLN-1蛋白はTALの密着結合に分布し，密着結合蛋白のクローディン(claudin)ファミリーと関係が深い．したがって，*PCLN-1*は二価陽イオンにとって選択的な傍細胞のコンダクタンスを決める重要な構成要素といえる[19]．*PCLN-1*機能喪失(FHHNC)をもたらす遺伝子変異をもつ患者の最近の臨床研究は，TALで基底側の二価陽イオンの選択的調節を支持するという結果だった．この効果は，傍細胞Ca吸収[20～22]を制御してCa排泄率を決定する重要なメカニズムのCa感知受容体により媒介されている可能性がある．

細胞外Ca感知受容体は，TALでのCaとMg再吸収において重要な役割を果たす．細胞外Caや他の陽イオン(例えば，Mg^{2+})は，それら陽イオンを細胞外リガンドと認識する基底側Ca感知受容体と結合することによって，上皮傍細胞輸送を制御するメカニズムを作動させる．Ca感知受容体はG蛋白質共役受容体でホスホリパーゼCの活性化，ホスファチジルイノシトール4,5-二リン酸の加水分解，イノシトール三リン酸とジアシルグリセロールの産生促進によって細胞内Ca濃度の一過性上昇を引き起こす．Ca感知受容体はTALの上皮細胞に発現し，このネフロン分画でのCa吸収を制御する役割を果たす．このように，Ca濃度が通常あるいはやや高値の場合，それはCa感知受容体に"感知"され，細胞内シグナル伝達が生じて傍細胞Ca再吸収が抑制される．逆にCa濃度が低い場合(すなわち低カルシウム血症)は，シグナル伝達にはいたらず，Ca再吸収が活発になり低カルシウム尿症にいたる．実際，家族性低カルシウム尿症性高カルシウム血症患者で観察される低Ca尿はこうして起こる．同疾患の患者ではCa感知受容体遺伝子変異によって機能喪失が生じ，受容体として不完全な状態に陥っている[23]．理論的には，Ca感知受容体に由来するシグナリングは，次の3つの機序によってCa吸収を制御することができるようである．(i)上皮細胞密着結合の経路の透過性を変化させる，(ii)細胞管腔側の電解質輸送を変化させて，Ca輸送の原動力となるTAL管腔内の電気的陽性状態を生み出す，(iii)その両者，である．

最近，Ca感知受容体の機能獲得にいたるようなR990G対立遺伝子の多型性が報告されている．この遺伝子多型は，高カルシウム尿症と腎結石形成[24]の罹患率の上昇と関係している．

Ca出納の維持のために重要な尿細管Ca再吸収の微調整は，主に遠位ネフロンでの活発な細胞内Ca輸送によって制御される．CaチャネルECaCl(TRPV5)は，この過程で重要な役割を果たしている[14]．免疫組織化学的な分析では，ECaCl(TRPV5)は腎皮質の遠位曲尿細管2遠位部と集合管の管腔側膜に分布している．ECaCl(TRPV5)は，活発なCa再吸収の第一歩であり，その律速段階であると思われている．Caは，細胞管腔側から細胞質内へ侵入すると担体蛋白(カルビンジンD_{28K})に結合し，それが陽イオンを移動させて，Na・Ca交換輸送体(NCX)やアデノシン5′-三リン酸(adenosine 5′-triphosphate：ATP)依存性Caポンプの細胞膜上のCa^{2+} ATPase(PMCA)など基底側膜表面にある輸送体に渡す．そして，それらがカルシウムを基底側膜の細胞外空間へと押し出していく．PMCAは，遠位曲尿細管の基底側のCa感知受容体を介してCaにより阻害される．

PTHと1,25-ジヒドロキシコレカルシフェロール(1,25[OH]$_2$D$_3$)は，遠位ネフロンのTRPV5の主要な調節因子である．副甲状腺を切除されたラットでは，カルビンジンD_{28K}とNa・Ca交換輸送体に加え，TRPV5発現も減少する．ここにPTHを補充するとTRPV5発現は復活する．1,25(OH)$_2$D$_3$も，TRPV5，カルビンジンD_{28K}，PMCA1b，Na・Ca交換輸送体の発現を増やし，協調的にCa吸収を促進する．

最近の観察では，Klothoとよばれる抗老化ホルモンがネフロン遠位のCa再吸収を2つのメカニズムで促進していることが示唆されている．Klotho遺伝子はβ-グルコシダーゼ酵素と遺伝子配列の類似した1回膜貫通型蛋白である．Klothoの細胞外ドメイン(pKlothorotein)は切断されやすく，循環血中や尿細管腔内に存在して体液因子としても機能しうる．第一に，細胞外Ca濃度が低下している場合，KlothoはNa^+/K^+ ATPaseと結合し，細胞膜にそれを転位させる．Na^+/K^+ ATPaseにより発生する増加したNa勾配は，基底側のNa・Ca交換輸送体を活性化させ細胞を横切るCaの輸送を促進する．第二に，尿中Klothoは，TRPV5のN末端の細胞外の糖残基を加水分解することにより，管腔表面のTRPV5を増加させる．第一，二のメカニズムともに，尿細管からのCa流入を増やす[25]．

サイアザイド系利尿薬はNaCl共輸送体と結合して遠位曲尿細管のNaCl取り込みを抑制し，低カルシウム尿症を起こす．研究によれば，遠位曲尿細管細胞内へのNaCl輸送が抑制されると細胞が過分極してTRPV5(ECaCl)が活性化され，結果的に細胞質内へのCa流入が促進される．それと並行して，サイアザイド系利尿薬によって細胞内Na濃度が低下すると，Na・Ca交換輸送体が活性化され，細胞質から基底側の細胞外空間へのCa流出が増強される．また，amiloride，triamterene，spironolactoneなどによってNa再吸収が阻害されると，やはり尿中Caが減少する．同様に，遠位尿細管のNaCl共輸送体を阻害する*WNK4*は，TRPV5を介したCa輸送を促進する．遺伝子変異によるWNK4機能喪失は，家族性高カリウム血症性高血圧〔常染色体優性偽低アルドステロン症Ⅱ型(autosomal-dominant pseudohypoaldosteronism type Ⅱ：PHAⅡ)，Gordon症候群〕を引き起こし，Ca再吸収の減少と高カルシウム尿症をまねく[26]．

細胞外の高いpHはTRPV5(ECaC1)の活動を刺激する一方，低いpHは活動を抑制する．したがって，pH依存的なECaC1機能抑制はアシドーシス条件でのCaの腎喪失の一因かもしれない[21]．

糸球体で濾過処理されるCaの量そのものも，Ca^{2+}の尿中排出に影響を及ぼすかもしれない．実際，原因に関係なく，低カルシウム血症は低カルシウム尿症を伴う．イヌの腎微小穿刺実験では，血漿Ca濃度が下限値から正常レベルまで上昇すると，副甲状腺ホルモン(PTH)に依存せずHenleループでのCa再吸収が妨げられることがわかっている．

糸球体濾過量(glomerular filtration rate：GFR)と細胞外液(ECF)量の減少によっても，腎臓のCa排泄能はひどく損なわれることがある．GFRがわずかに低下するような初期の慢性腎不全においてCa排泄量や分画排泄率が減少する理由はよくわかっていない[27,28]．ただし，以下の2つの要因がこの現象に関与している可能性がある．まず，腸管でのCa吸収低下を伴うビタミンD代謝異常，および二次性副甲状腺機能亢進症である[27]．次に，特に腎不全が進行した場合にはCa排出が促進され，Na排泄率とも相関することから，両方のイオンを扱うメカニズムが腎不全に応じて何らかの変化を受けるというものである[27]．

急性および慢性に多量のPが負荷されることによっても，Caの尿中排泄が減少することがある．尿Ca排泄の減少は，骨または他の組織でミネラル成分として沈着することによる可能性も提唱されている．経口P摂取により低カルシウム尿症を引き起こすことは，腎結石の治療法として利用されている．

P減少はCaの尿中排泄を増加させるが，この機序はよくわかっていない．副甲状腺を切除してもP欠乏による高カルシウム尿症は改善しなかったという動物実験結果からは，二次性副甲状腺機能低下症の関与する可能性は否定されている．ラットでのP欠乏に伴う高カルシウム尿症は，腸管でのCa吸収亢進と相関している．腎臓において25-ヒドロキシコレカルシフェロールまたは25-ヒドロキシビタミンD_3(25[OH]D_3)が，カルシウムの腸管吸収を促進する1,25$(OH)_2D_3$へと変換される反応が，P欠乏によって促進されるという知見もある．代謝性アシドーシスまたは尿細管性アシドーシスは，ともにCaの尿中排泄増加と関係する．

5. リンの尿中排泄

血清無機Pのおよそ85％は濾過され，$H_2PO_4^-$とHPO_4^{2-}の存在比はpHに依存する．近位曲尿細管および近位直尿細管は，Pが再吸収される主要部位である．腎臓の微小穿刺実験によると，糸球体で濾過された原尿が近位尿細管の遠位部に達すると，濾過されたPの70％が再吸収される．しかしPはHenleループでは再吸収されない．濾過されたPの10％は，遠位曲尿細管の始めの部分を越えた以降で，再吸収されるかもしれない．Pの尿細管再吸収には量的上限があり，これは尿細管最大値(tubular maximum：Tm)といわれる．

Pは急な電気化学的勾配に逆らってNaPi共輸送体を通して近位尿細管の刷子縁膜に入る．これは基底側のNaポンプによって発生するNa勾配によって駆動されている．基底側膜におけるPの細胞外流出の大半(70％)はNa依存性の輸送により，また一部(30％)はNa非依存性の陰イオン交換によって行われる．尿細管の共輸送のみが，副甲状腺ホルモン(PTH)などの液性因子によって制御される．

1) ナトリウム・リン共輸送体

近位尿細管の刷子縁膜に分布し，ネフロンのこの部分での Na と P の再吸収を担う NaPi 共輸送体ファミリーの分子構造はこれまで活発に研究されてきた．P 輸送の効率の変化は，近位尿細管の NaPi 共輸送体の発現量と活性によってほぼ決定される．NaPi 共輸送体ファミリーは，分子レベルでⅠ，Ⅱ，Ⅲ型の３つに分類されている．

三者は機能的に類似しているにもかかわらず，構造相同性はごくわずかしか認められない．Ⅰ型とⅡ型はラットとヒトの腎臓 mRNA を用いた発現クローニングによって同定され，Ⅲ型はウイルス細胞表面受容体としての機能に基づいた実験で初めて同定された．テナガザル類人猿白血病ウイルス(gibbon ape leukemia virus：*Glvr-1*)の細胞表面受容体 PiT-1，そしてラット両種指向性ウイルス(rat amphotropic virus：*RAM-1*)の細胞表面受容体 PiT-2 である．この点において，これらはヒト免疫不全ウイルス(human immunodeficiency virus：HIV)の表面受容体である CD4 とも構造的に類似している．そしてⅠ，Ⅱ型共輸送体は主に腎臓に発現し，近位尿細管細胞の刷子縁膜に分布している．

Ⅰ型共輸送体は，このなかでウサギの腎臓から初めてクローニングされた分子である．当初明らかではなかったその生理作用は，NaPi 共輸送体であり，かつクロライド(塩素)チャネルであった．Ⅱ型とは対照的に，Ⅰ型は細胞外 P 濃度が高値のときにのみ電気勾配を生じる形の輸送を行う．Ⅰ型が P と Cl^- だけでなく有機陰イオンにも透過性をもつチャネルとして機能することを示唆する研究結果もある．

Ⅲ型は体内に広く存在しており，当初は，常に発現している基本的な NaPi 共輸送体であって，尿細管を通過するような輸送としての役割はないと考えられていた．すなわち，P を必要とする基礎的細胞代謝に P を供給することが主たる生理作用で，それゆえ腎臓では細胞基底側に位置しているとされていた．Ⅲ型が腎臓において尿細管を通過するような輸送に貢献しないというこうした先入観は，最近見直されつつある．最近の実験結果は，Ⅲ型のメンバーである PiT-2 が近位尿細管上皮で刷子縁膜に局在しており，近位尿細管の P 再吸収の新しい媒介因子で，食物の P によっても制御されることを示している[29]．

Ⅱ型共輸送体は，量的にもっとも豊富な輸送体であり，PTH，線維芽細胞成長因子(fibroblast growth factor：FGF)23 などのホスファトニン(phosphatonin)，ビタミン D，食物中の P などを含む代謝性・液性因子の主たる標的分子でもある．ノックアウトマウスの実験によってⅡ型は主に腎臓での P 再吸収を担っていることが示されている．マウスのⅡ型(Npt_2)を選択的に不活化すると，P の再吸収が 70 ～ 85％減少して重篤な P 喪失を起こし，高カルシウム尿症と骨格異常を惹起する．一般には，P 輸送の残りの 15 ～ 30％は NaPi Ⅱc が担当していると想定されてきたが，Npt_2c がマウス腎のリン輸送で役割を果たしていないという最近の実験結果によって，この見方は疑問視されている．Npt_2c ノックアウトマウスでは高リン尿症または低リン血症が認められず，むしろ高カルシウム血症，高カルシウム尿症，高 $1.25(OH)_2D_3$ 血症を呈し，骨異常は伴わないという[30]．

ラットのⅡa 型共輸送体の３つのアイソフォームはこれまで詳細に分析されている[31, 32]．選択的スプライシングの産物であると考えられ，NaPi Ⅱα，NaPi Ⅱβ，NaPi Ⅱγ と称されるこれらのアイソフォームは，刷子縁膜の蛋白として発現している．３つのスプライシング・アイソフォームのどれを卵母細胞に注入しても，NaPi 輸送体としての作用が誘導されない．しかし，NaPi Ⅱγ 相補 RNA をⅡa 型輸送体とともに卵母細胞に注入すると，Ⅱa 型共輸送体の作用は完全に打ち消される．このように，選択的スプライシングは近位曲尿細管の P 輸送に大きな影響を及ぼしている可能性がある．上記の結果がどのような生理的影響を及ぼすか，ということについてはいまだ不明な点が多い．

Ⅱ型共輸送体は，NaPi Ⅱa によって $HPO_4^-/3Na^+$ の起電性二価 P 輸送を，NaPi Ⅱc によって $HPO_4^-/2Na^+$ の電気的中性二価 P 輸送を媒介する．Ⅲ型については PiT-2 によって $H_2PO_4^-/2Na^+$ の起電性一価 P 輸送を媒介する．NaPi Ⅱa は経口摂取された P にもっとも速い反応を示す．

NaPi Ⅱa の機能は，膜骨格蛋白質である Na^+/H^+ 交換制御因子 1（Na^+/H^+ exchanger regulating factor-1：NHERF1）と密接に関連している．この蛋白は NaPi Ⅱa が細胞管腔側膜に結合するのに重要な役目を果たしている．PTH による NHERF1 のリン酸化は NaPi Ⅱa の結合を弱め，受容体のエンドサイトーシス，細胞内への取り込み，分解へと導き，最終的には P 再吸収の減少および尿中排泄増加を引き起こす．

げっ歯類では NaPi Ⅱa が P 吸収の主要因子であるが，ヒトでの NaPi Ⅱa の役割はそれほど明らかではない．むしろヒトの P 輸送では NaPi Ⅱc が支配的であるという知見がある．機能喪失を伴う NaPi Ⅱc の遺伝子変異は，遺伝性低リン血症のくる病患者の過剰な尿中 Ca 排泄と関連している．なおこのヒトにおける疾患は，げっ歯類で NaPi Ⅱa の遺伝子をノックアウトしたときに類似した表現型である．一方，ヒトでは低リン血症の原因として NaPi Ⅱa の変異についてはまだ報告されていない．こうした観察結果は，生理作用の制御機構における種差の重要性を浮き彫りにしている．

副甲状腺摘出ラットで PTH を静脈内ボーラス注射したときの反応を検証した結果，尿細管 P 再吸収における NaPi Ⅱa の生体内での意義についても再考が求められている．たしかに PTH の尿中 P 排泄増加作用は刷子縁膜の NaPi Ⅱa 蛋白の発現抑制と関係していた．しかし，その後 P 再吸収が完全に復活しても，NaPi Ⅱa の膜発現は認められない，すなわち，他の輸送体が NaPi Ⅱa の機能を完全に補填している可能性がある[33]．

2）食事と代謝的要因

P の尿中排泄は P の経口摂取量に大きく依存する．P 摂取量が増えれば，尿中 P 排泄の量も割合も増加する．これは，血清 P 濃度や糸球体で濾過された P の量に明らかな変化が認められなくても起こる場合がある．副甲状腺の活動性は P 負荷に対する尿中 P 排泄作用において重要な役割を果たすようである．実際，この反応は副甲状腺機能亢進症の診断法として使われてきた．P を 3 g 経口摂取すると，正常な副甲状腺機能をもつヒトでは濾過された P のうち最大 35％までが尿中排出されるが，副甲状腺機能亢進症患者では尿中 P 排出が 35％を超えることが報告されている．しかし，副甲状腺の機能亢進が尿中 P 排泄を増加させる一方で，同じような尿中排泄増加作用は機能低下患者でも認められる．

食物中の P 不足や腸管での P 喪失に由来するような P 欠乏状態では，尿中 P 排泄はほぼ 0 にまで減少する．こうした極度の P 再吸収亢進状態は，飢餓状態やアシドーシスによって逆転する．P 欠乏に伴うインスリン分泌亢進が，結果的に尿中 P 排泄の減少に寄与することを示した動物実験データもある．

動物実験によると，P 摂取量が低下すると上皮細胞管腔側のⅡ型共輸送体の発現が亢進する．また，代謝性アシドーシスは刷子縁膜レベルで尿中 P 排出を増やし NaPi Ⅱを減少させる．成長ホルモン，甲状腺ホルモン，インスリン，インスリン様成長因子が P 再吸収を増やし，NaPi Ⅱa 発現を促すことを示す動物実験データもある．

生理食塩液の静注による細胞外液（ECF）量の急激な増大は尿中 P 排泄を増やす．逆に，ECF 量の急激な減少は尿中 P を減少させる傾向がある[34]．しかし，塩化ナトリウム（NaCl）の経口摂取量が慢性的に増加した場合の尿中 P 排泄と P 出納に対する影響についてはよく知られていない．ただし，原発性アルドステロン症患者では尿中 P 排泄量の変化を伴わずに高カルシウム尿症を示す．

Ca の経口摂取量が増えると尿中 P 排泄量は減少する．この関係については 2 つの要因が推定される．すなわち，Ca と P は吸収されにくい複合体を形成することによって P の腸管吸収を弱めている可能性，また，大量の Ca 摂取が PTH の分泌抑制を介し，尿中 P 排泄を減らしている可能性である．

大量の Ca が経口摂取された場合とは対照的に，静脈内投与された場合には，血清 P 濃度が速やかに上昇し，尿中 P 排出が増加する[2]．このときの血清 P 値の上昇は，高カルシウム血症が細胞内 P の循環血中への放出を直接促すために生じる[2]．この一過性の高リン尿症に引き続き，副甲状腺活性が低下して尿中 P 排出の減少がみられる[7]．また，高カルシウム血症は腎臓に対して直接影響を及ぼし，副甲状腺の活動性に左右されることなく P の尿細管再吸収を促進するかもしれない[35]．これは近位尿細管のCa感知受容体が刺激されていることによる可能性がある[36]．しかし，これとは対照的に，副甲状腺機能低下症患者では静脈内にCaを投与し，血中Ca濃度を正常化すると尿中P排泄も増加するという報告もある．同様に，副甲状腺機能低下症患者ではビタミンD投与後に尿中P排泄が亢進するが，これもまた，少なくとも部分的には血清Ca濃度の回復による可能性がある．さらに最近の研究では，副甲状腺を摘出したラットではビタミンD投与がNaPi Ⅱa発現を抑制することが報告されている[37]．

副甲状腺が摘出されている動物に多量のPを投与するとPの糸球体濾過は著しく増加するが，尿細管での再吸収は相対的に減少する．この変化は並行する血清Ca濃度の減少との関連があり，Ca濃度を維持するとPの尿細管再吸収は相対的に増加する[38]．これと前述の観察結果は，腎臓におけるPの動態が血清Ca濃度に依存していることをよく示していると同時に，両者の相互関係の複雑さをはっきり示している．実験動物にPの豊富な食物を経口投与すると尿細管上皮細胞の管腔側のNaPi Ⅱ蛋白発現は減少する．

体内組織の破壊や代謝性アシドーシスとともにみられる急速な異化亢進は，高リン血症や高リン尿症と関連する．同様に，悪性新生物(特にリンパ由来)患者に細胞傷害性薬物を投与した場合にみられる細胞融解では，高度の高リン血症や高リン尿症，低カルシウム血症が続発する．逆に，リンパ性腫瘍が急速に再成長する場合には，Pが腫瘍内に取り込まれるため，極端な低リン血症に陥ることがある[39]．

ブドウ糖の静脈内投与はP代謝に二重の影響を及ぼす．まず，ブドウ糖がリン酸化される過程でPを細胞内に取り込むので，ブドウ糖の静脈内投与によって血清P値が低下しやすい．次に，ブドウ糖は腎臓に直接的な影響(P再吸収を抑え，尿中P排泄を増やす)を及ぼすようである．近位尿細管上皮における輸送をめぐるブドウ糖とPの競合作用は，実験的に単離された腎尿細管を用いた研究で明らかにされた[40]．この作用がもっとも重要になるのは，コントロール不良の糖尿病で大量の尿糖が検出されるような状態である．

ほとんどの利尿薬は，急性期には尿中へのP排出を増加させる．しかし，ECF量の減少とともに，Pの利尿作用は消失する．これは，尿中に喪失したNaと水の補充によって回復することがある．サイアザイド系利尿薬やacetazolamideがもつPの利尿作用は，副甲状腺機能には依存しないようで，炭酸脱水酵素の阻害作用と関連する．Pの尿中排泄はアシドーシスによって亢進し，アルカローシスによって減弱する．

腎臓の除神経はドパミン産生を亢進させ，かつ腎のα-およびβ-作動性受容体活性を抑制させるので，Pの尿中排泄を増加させる．腎臓の除神経でみられるこの高リン尿症は，腎移植後の腎臓によるP喪失に寄与している可能性がある．

正常ラット，副甲状腺摘出ラットそれぞれの十二指腸にPを負荷すると，急速なPの利尿効果が誘発されることが，最近の実験で確認されている．さらに，小腸をホモジネートして抽出した蛋白成分を動物に注射すると，Pの利尿効果が誘発された．こうした一連の観察結果から，消化管内のP濃度上昇を感知し，かつPの腎再吸収を阻害する物質を循環血中に放出する管腔側“Pセンサー”が小腸に存在していることを示している．しかし現時点でそのような物質は同定されていない[41]．

V　血清カルシウム，リン濃度の液性因子による制御

1. ビタミンDとその代謝物

“ビタミンD”という用語が最初に使用されたのは，1922年，McCollumがタラの肝油から単離した抗くる病因子に対してである[42]．ビタミンDには自然発生するステロール前駆体が2つ，すなわち植物に存在するエルゴステロールと，動物やヒトに存在する7-デヒドロコレステロールの2つである．エルゴステロールは紫外線に照射されると，ビタミンD_2として知られるエルゴカルシフェ

ロール(カルシフェロール)に変換される．ビタミンD_1は化合物ではなく，抗くる病活性をもつ多くのステロールの混合物である．

ヒト体内のビタミンDの主な供給源は，皮膚で7-デヒドロコレステロールが紫外線照射されることによって生じる内因性ビタミンD_3である．たいていの成人皮膚では角質層の下に7-デヒドロコレステロールの3～4%が含まれている．したがって，皮膚の色素沈着が過度な場合，ビタミンD_3産生が抑制される可能性もある．皮膚におけるビタミンD_3合成は非常に複雑である．すなわち，ビタミンD_3前駆体は，その前駆体7-デヒドロコレステロールからつくられる．その前段階の転換は7-デヒドロコレステロール濃度に依存しており，紫外線曝露に媒介される．紫外線曝露が長期間に及ぶと，ビタミンD_3前駆体が不活性化されて不活性光化学反応生成物ルミステロールとタキステロールに変換される可能性がある．7-デヒドロコレステロール濃度は加齢とともに減少するので，高齢そのものがビタミンD欠乏の素因となる．コレカルシフェロールとして知られるビタミンD_3は，皮膚で2～3日かけて熱異性化によってビタミンD_3前駆体からつくられ，日光によって速やかに分解される．皮膚で生産されるビタミンD_3は日光によって破壊されるので，太陽光に過度に曝露してもビタミンD中毒は生じない．10～15分間，日光を浴びることで数日の消費には十分な量のビタミンD_3が提供される．

米国では，外来性ビタミンDのほとんどがミルクから供給される．ミルク0.946 L(1 quart)あたりにビタミンD_2がおよそ400単位含まれている．幼児のビタミンDの1日の必要量がおよそ400単位である．加齢に伴い必要量は1日70単位まで下がる．最近，高齢者を含む成人ではビタミンD不足が高頻度に認められるので，この予想推奨量が見直されている．1日600～800単位という，より多くのビタミンD摂取を推奨している研究者もいる[43]．

2. ビタミンDの代謝

コレカルシフェロールは肝臓で，より強力な抗くる病活性をもつ$25(OH)D_3$に代謝される．ビタミンDの肝臓での25-水酸化は25-水酸化酵素による．25-水酸化酵素が厳密に制御されている酵素でないという考えはこれまで広く受け入れられてきたが，ビタミンD投与を受けている動物ではその活性が半減する．DeLucaらはラットの肝臓において$25(OH)D_3$産生が$1,25(OH)_2D_3$によって抑制されることを明らかにし，フィードバック制御が働いていることを提唱した[44]．phenobarbital, phenytoin, primidone, carbamazepineなどの抗痙攣薬やrifampinを投与されている患者でみられるような$25(OH)D_3$濃度の減少は，チトクロムP-450酵素によってビタミン代謝回転が促進されるために生じるが，このような代謝回転亢進によってビタミンD欠乏と骨疾患に陥るような場合もある[45]．$25(OH)D_3$は腸肝循環を経て腎臓でビタミンD代謝物としてはもっとも活性の高い$1,25(OH)_2D_3$に代謝される．同じ重さであれば$1,25(OH)_2D_3$はくる病を治療する点でビタミンD_3より10倍の効果があり，骨を刺激してCaを動員する点では$25(OH)D_3$より100倍も強力である．血漿CaとP濃度がいずれも基準値であるときは，腎臓の25(OH)D-1α水酸化酵素活性は抑制される代わりに25(OH)D-24水酸化酵素活性が優勢となり，$25(OH)D_3$は$24,25(OH)_2D_3$に代謝される．カルシフェロール〔$1\alpha,25(OH)_2D_3$〕はそれ自身の重要な負のフィードバック因子であり，25(OH)D-1α水酸化酵素をフィードバック阻害する．現在までのところ，この阻害は$1,25(OH)_2D_3$が25(OH)D-1α水酸化酵素遺伝子プロモータに直接的ではなく間接的に作用するためであるとされている．$1\alpha,25(OH)_2D_3$は，PTHがcAMPを介して25(OH)D-1α水酸化酵素遺伝子プロモータを活性化させるという既知のメカニズムを阻害しているようである．すなわち，$25(OH)D_3$から$1,25(OH)_2D_3$への反応を促進する25(OH)D-1α水酸化酵素遺伝子プロモータに直接作用するのはPTHに由来するcAMPである[46]．この点について，腎臓でのPTHによるcAMP産生をビタミンDが*in vivo*でも*in vitro*でも阻害するという知見が，これまでに集積している．上述した研究結果によって$1,25(OH)_2D_3$が25(OH)D-1α水酸化酵素活性を抑制するメカニズムが明らかになってきたのである[47]．

$25(OH)D_3$はその担体蛋白(ビタミンD結合蛋白)と複合体を形成し，糸球体で濾過された後に近位尿細管でエンドサイトーシス受容体メガリンによって再吸収されることが示されている．エンドサイトーシスは25(OH)D_3を保持してそのまま1,25(OH)$_2$$D_3$の前駆体として細胞に届ける必要である．これらの新しい知見は，従来の「25(OH)D_3は単体として存在し，そのまま循環血中から近位尿細管上皮細胞基底側より細胞質に入り込み，25(OH)D-1α水酸化酵素によって1,25(OH)$_2$$D_3$に変換される」という説には反する．メガリンノックアウトマウスは，25(OH)D_3を糸球体濾過された原尿から回収することができないためにビタミンD欠乏に陥り，骨疾患を発症する．尿細管障害患者を観察した研究結果からも，尿細管の再吸収が果たすこの役割が示唆されている．メガリンノックアウトマウス同様，Fanconi症候群の患者も濾過された高分子を再吸収できず，ビタミンD欠乏と骨疾患(くる病と骨軟化症)を呈する．さらに，さまざまな程度の腎不全患者においてGFRが血漿1,25(OH)$_2$$D_3$濃度と相関すると報告されており，これはGFRが腎臓による1,25(OH)$_2$$D_3$合成の決定因子のうちの1つであることを示唆している[48]．

副甲状腺ホルモン(PTH)は腎臓で1,25(OH)$_2$$D_3$の生産を刺激するという点では刺激ホルモン様作用をもっているようである．正常の副甲状腺は血清Caの変化に応じてPTH分泌を変化させ，腎臓における1,25(OH)$_2$$D_3$合成を間接的に調節する．特に低カルシウム血症は1,25(OH)$_2$$D_3$の合成を刺激し，高カルシウム血症は1,25(OH)$_2$$D_3$の合成を阻害する．さらに，Caが腎臓でのカルシトリオール合成を直接調節するという知見もある．低リン血症はPTHに左右されることなく腎臓での1,25(OH)$_2$$D_3$合成を刺激し，高リン血症はそれを抑制する．ほかにも複数の因子が1,25(OH)$_2$$D_3$の合成を調節している．さらに，最近報告された液性リン利尿因子のグループ(“ホスファトニン”，“線維芽細胞成長因子(FGF23)”などと名づけられている)は，25(OH)D-1α水酸化酵素活性を抑制することによって1,25(OH)$_2$$D_3$を減少させる．また，FGF23合成は1,25(OH)$_2$$D_3$によって促進される．FGF23は25(OH)D-1α水酸化酵素の負のフィードバック制御因子であると推定されている．

成長ホルモンはインスリン様成長因子Ⅰ(insulin-like growth factor Ⅰ：IGF-Ⅰ)の合成促進を介して25(OH)D-1α水酸化酵素活性を亢進する．ヒトの慢性的な代謝性アシドーシスはカルシトリオールの血清濃度を上昇させる[49]．この作用はアシドーシスによって尿中P排泄が亢進した結果，細胞内P喪失にいたっていることが原因かもしれない．一度合成された1,25(OH)$_2$$D_3$は標的組織で活性のより低い複数の代謝物に変換される[13,50]．この変換反応は成長ホルモンによって促進されるので，ホルモンがその作用を果たすことにより，生物学的活性が低下しているかもしれない．そのうえ，1,25(OH)$_2$$D_3$はモノグルクロニド，他の極性代謝物，カルシトロン酸のような23-炭酸として胆汁中に排出される[11,13,51]．ヒトをはじめとしてさまざまな動物で1,25(OH)$_2$$D_3$は腸肝循環を経る．近位尿細管細胞はカルシトリオールを合成する主要な部位である．カルシトリオールはこのほか脱落膜細胞，角化細胞，骨細胞，内皮細胞，単球，副甲状腺，大腸，前立腺，乳房，活性化マクロファージなどで産生され，オートクリンまたはパラクリン効果を発揮することがある．ビタミンD代謝の主要な部分を**図6.2**に示す．

ジヒドロタキステロール(dihydrotachysterol；DHT_3)は副甲状腺機能低下症の治療に使われるビタミンD誘導体である．高用量では，ビタミンDよりも効果的に骨からCaを動員させられる一方で，低用量では抗くる病性が弱い．DHT_3は肝臓で水酸化され，活性型である25(OH)DHT_3となる．すなわち，DHT_3はその活性代謝物が合成されるのに腎臓を必要としない．1α-ヒドロキシコレカルシフェロール(1α-hydroxycholecalciferol)(1α[OH]D_3)は合成ステロールであるが，肝臓で25-水酸化されて1,25(OH)$_2$$D_3$となる．すなわち，これも$DHT_3$と同様に活性型への変換に腎臓を必要としない．カルシトリオールは25(OH)D_3を代謝することにより消費していく．カルシトリオールが形成されて血清濃度も上昇するということは，25(OH)D_3の血清濃度の減少につながる[52]．

3. ビタミンDの腸管吸収に対する効果

ビタミンD_3はCaとPの腸管吸収を促進する．ビタミンDがもつCa吸収に与える影響はビタミンD投与数時間後に顕著になり，actinomycin Dで阻害される．循環血中のカルシトリオールは腸のCa吸収の主要な調節因子である．カルシトリオールは主として細胞質ビタミンD受容体との結

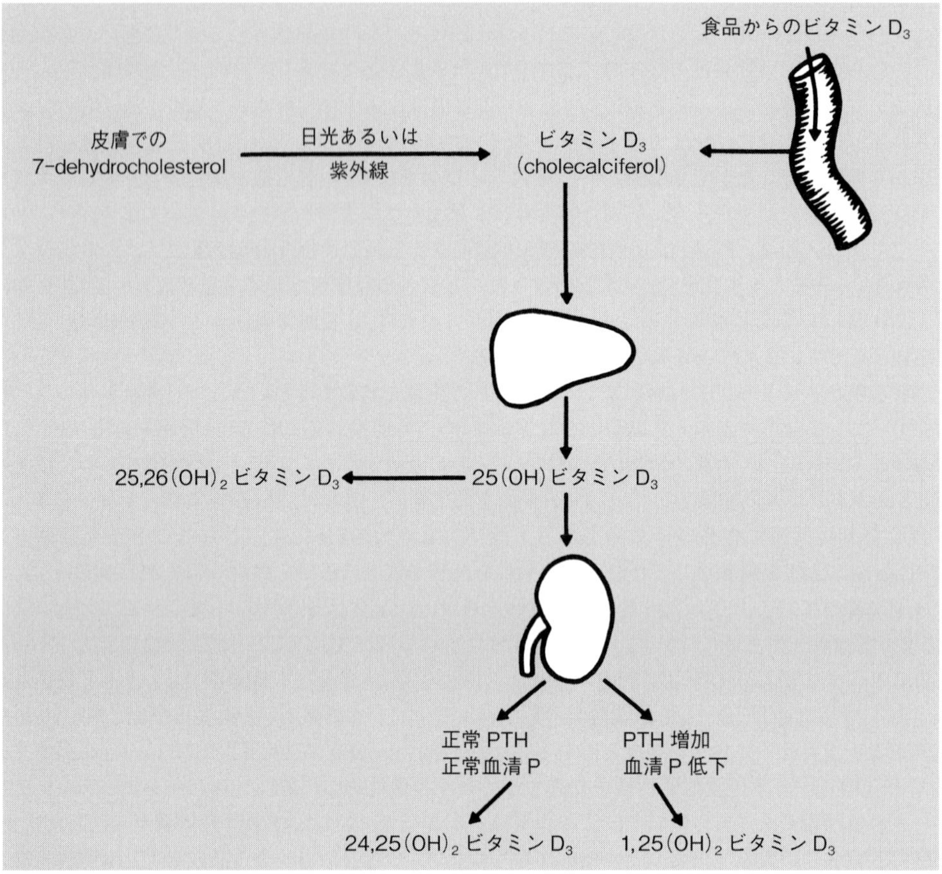

図 6.2　ビタミン D 代謝．ビタミン D_3 の主たる供給源は皮膚での産生であるが，食品もまた重要な供給源である．PTH：副甲状腺ホルモン．

合で誘導される遺伝子メカニズムによって効果を発揮する．カルシトリオール-ビタミン D 受容体は標的細胞の核でレチノイド X 受容体(retinoic X receptor：RXR)と複合体を形成し，カルシトリオール応答性の遺伝子に特異的な DNA 配列と反応し，転写および転写後合成経路を調節する．1,25$(OH)_2D_3$ とその特定の細胞質ビタミン D 受容体(vitamin D receptor：VDR)との複合体は，粘膜上皮細胞の管腔側に Ca チャネル一過性受容体電位バニロイド 6(TRPV6)を誘導し，Ca 細胞内取り込みを促進する．この部分が Ca 輸送における律速段階である．1,25$(OH)_2D_3$ は，細胞を通しての Ca 移動を容易にする細胞質内 Ca 結合蛋白カルビンジン D を産生し，Ca をポンプによって排出する細胞基底側の細胞膜上の Ca^{2+} ATPase 1(PMCA 1)を発現亢進させる．

ビタミン D による腸の Ca 吸収促進は，少なくとも部分的には遺伝子レベルと無関係な急速な反応である場合がある．すなわち，1,25$(OH)_2D_3$ 膜受容体が仮定されており，この過程を担っているかもしれないと想定されている．細胞基底側の細胞膜に結合した Ca^{2+} ATPase による Ca 能動的な排出はビタミン D 非存在下でも機能している．しかし，1,25$(OH)_2D_3$ はその活性を亢進させ，細胞膜 Ca ポンプの合成を促進することが，決定的に示されている．腸管の細胞で Ca 結合蛋白質の合成が促進されて Ca ポンプ数が増加すれば，腸の細胞内から ECF への Ca 排出が促進される．

1) ビタミン D 受容体

カルシトリオール受容体は，腸管粘膜以外にも，骨芽細胞，単球，ヒト乳癌細胞，副甲状腺，表皮細胞，小脳に存在する．その役割は他の項で論じる[13, 50, 51]．

4. ビタミンDの骨代謝に対する効果

ビタミンDは有機骨基質のミネラル化を進める．この効果の一部は，ビタミンDによってCaとPの腸管吸収が促進され，ECF濃度を正常範囲内に維持することによると考えられる．また，ビタミンDが直接的に骨量を増加させるという知見もある[53]．しかし，ビタミンD欠乏性骨軟化症はビタミンD欠乏状態が持続するにもかかわらず，CaとPの静脈内投与によって治癒しうるとも報告されている[54]．

ビタミンDとその代謝物である25(OH)D_3と1,25(OH)$_2D_3$は，骨からCaとPを動員させることが知られており，*in vivo*でも*in vitro*でもその効果を有する[55,56]．したがって，Caの腸管吸収が促進されるのとは無関係に，ビタミンDがもつこの作用によって血清Ca濃度が上昇することもある．動物実験によれば，ビタミンDによって刺激された骨細胞では骨破壊と骨吸収の両方がみられ，この作用は副甲状腺ホルモン(PTH)の存在を必要としない[55]．カルシトリオールは単球細胞を成熟した破骨細胞へと分化誘導し，破骨細胞の数を増加させる．1,25(OH)$_2D_3$は骨芽細胞内でビタミンD受容体と相互作用し，核因子κB(nuclear factor κB：NF-κB)リガンド(receptor activator of nuclear factor κB ligand：RANKL)の受容体活性化物質の発現を誘導する．RANKLは前破骨細胞の細胞膜上でRANKと結合し，成熟した破骨細胞に分化させる．破骨細胞は骨を分解し，循環血中へCaとPを放出する．カルシトリオールは骨芽細胞のサイズを増大し，アルカリホスファターゼを合成してオステオカルシンの血中濃度を上昇させる．興味深いことに*in vitro*のデータからは，1,25(OH)$_2D_3$が骨コラーゲン合成を阻害する可能性が示唆されている．一方，ビタミンDの他の代謝物質にはそのような作用がみられなかった[56]．

ミネラル代謝における24,25(OH)$_2D_3$の正確な役割はわかっておらず，意見の分かれるところである．多くの研究者からは，ビタミンD異化によって生じる活性のない廃棄物とみなされている．動物においてこのホルモンは1,24,25(OH)$_3D_3$に代謝されCaの腸管吸収に活性をもつようになる．しかし，24,25(OH)$_2D_3$がCaの腸管吸収を直接亢進させるこの効果は，健常者，副甲状腺機能低下症患者，さらに腎機能の廃絶した患者において，比較的低用量しか投与されていなくてもみられる[57]．24,25(OH)$_2D_3$がもつこの効果は，Caの血清濃度や尿中排泄に変化を伴わない場合の正のCaバランスと関連する．この結果と，24,25(OH)$_2D_3$の軟骨細胞による蛋白合成を促進するというかつて報告された結果からすると，24,25(OH)$_2D_3$は骨代謝に直接参加している代謝物である可能性がある[57]．さらにまた，ニワトリでは1α(OH)D_3単独ではくる病予防効果をもたないが，24,25(OH)$_2D_3$単独では効果があり[58]，24,25(OH)$_2D_3$は腎摘後ラットにおいて骨吸収抑制に重要な役割を果たしている可能性がある[59]．また，24,25(OH)$_2D_3$はカルシトリオールがもつ骨からのCa動員作用と競合することが*in vitro*の実験から証明されている[60]．

我々の最近の実験では，培養骨組織からの1,25(OH)$_2D_3$がCa流出を用量依存的に増加させることが示唆された．この増加作用は，スタウロスポリンまたはセファロスチンcのいずれかによってプロテインキナーゼC(protein kinase C：PKC)を抑制することで完全に打ち消される．培養ネズミ頭頂骨組織では，1,25(OH)$_2D_3$は用量依存的にPKCの細胞質から細胞膜までの移動を誘発する．1,25(OH)$_2D_3$によるPKCの活性化は，培養開始30秒後から起こり，1分でピークに達し，5分で消失した．1,25(OH)$_2D_3$は同じ培養頭頂骨組織でサイクリックアデノシン一リン酸(cyclic adenosine monophosphate：cAMP)生産は促進しない．こうした結果は，骨組織からのCa動員に関する1,25(OH)$_2D_3$の作用がPKC活性によって媒介されることを示唆する[61]．

同様に我々は同じ実験モデルを用いて，24,25(OH)$_2D_3$が用量依存的に骨へのCa取り込みを誘導することを示した．この結果はPKCの不活性化によってもたらされた．このように，1,25(OH)$_2D_3$(骨からCaを動員)と24,25(OH)$_2D_3$(骨吸収を阻害)のそれぞれの作用は，PKCの活性化と抑制によって調節されている[62]．興味深いことに他の研究者によれば，1,25(OH)$_2D_3$はPKCを活性化し，細胞内Caを速やかに増加させて，結腸上皮[63]でポリホスホイノシチド(polyphosphoinositide)の加水分解を刺激している．このように，ビタミンDがもたらす遺伝子とは異なるレベルでの作用には，PKC活性化が重要な役割を果たしているという証拠が次々に報告されている．

5. 腎臓におけるリンとカルシウムの動態に対するビタミンDの効果

腎臓におけるP動態に対するビタミンDの効果については数多くの研究がなされてきた．Pの尿中排泄の変化を解釈するうえで難しいのは，ビタミンDの血中Ca上昇作用と関係がある．すなわち，ビタミンDは副甲状腺ホルモン(PTH)分泌を抑制することによって間接的にPの腎動態にも影響を与えるのである．したがって，骨軟化症患者や正常副甲状腺くる病動物へのビタミンD投与後にみられるPの尿細管再吸収の促進は，PTHの抑制によっても，ビタミンDの尿細管直接作用によっても説明可能である．動物実験では25(OH)D_3と1,25(OH)$_2D_3$のいずれもがPの尿細管再吸収を急激に亢進させることが示されている[64]．ラットではこの効果には内因性あるいは外因性のPTHの存在が必要とされる．ビタミンD欠乏ラットを用いた長期間に及ぶ研究では，最少用量の1,25(OH)$_2D_3$投与でもリンの抗利尿効果が認められており，これは，NaPiⅡ発現亢進と関係していると報告されている．1,25(OH)$_2D_3$の影響は**図6.3**にまとめた．

我々は最近，腎臓のP動態にビタミンDが与える影響について，急性，慢性それぞれの観点からの2つの異なる実験を行った．前者ではフクロネズミ腎(opossum kidney：OK)由来細胞株を，後者では副甲状腺摘出ラットに対して浸透圧ミニポンプによって1,25(OH)$_2D_3$を単独あるいはPTHとともに7日間持続投与しながら代謝動態を調べた．急性期についてのフクロネズミ腎細胞による研究では，かつて我々が得たラットでの実験結果が再現できた[64,65]．すなわち，1,25(OH)$_2D_3$で24時間フクロネズミ腎細胞を前処理しておくと，P取り込みを阻害しようとするPTHと競合作用がみられる．この1,25(OH)$_2D_3$の作用は，PTHによって誘導されるセカンドメッセンジャー伝達経路であるアデニル酸シクラーゼ/cAMP/プロテインキナーゼA(protein kinase A：PKA)系が抑制されることと関係する．面白いことに，ビタミンDに対するこの反応は，副甲状腺ホルモン関連ペプチド(PTH-related peptide：PTHrP)受容体の発現について相当な抑制を伴う．後者は，PTHによるアデニル酸シクラーゼ-cAMP活性化の抑制を，部分的に説明する．同様に，PTHによって誘導される細胞内Ca濃度上昇は，おそらくPTHによって誘導される2番目の刺激伝達系，すなわちプロテインキナーゼC(PKC)の活性化の結果と考えられるが，1,25(OH)$_2D_3$によっても影響は受けないのである．こうした急性期の実験結果とは対照的に，慢性期実験では尿中cAMP排泄が減少した

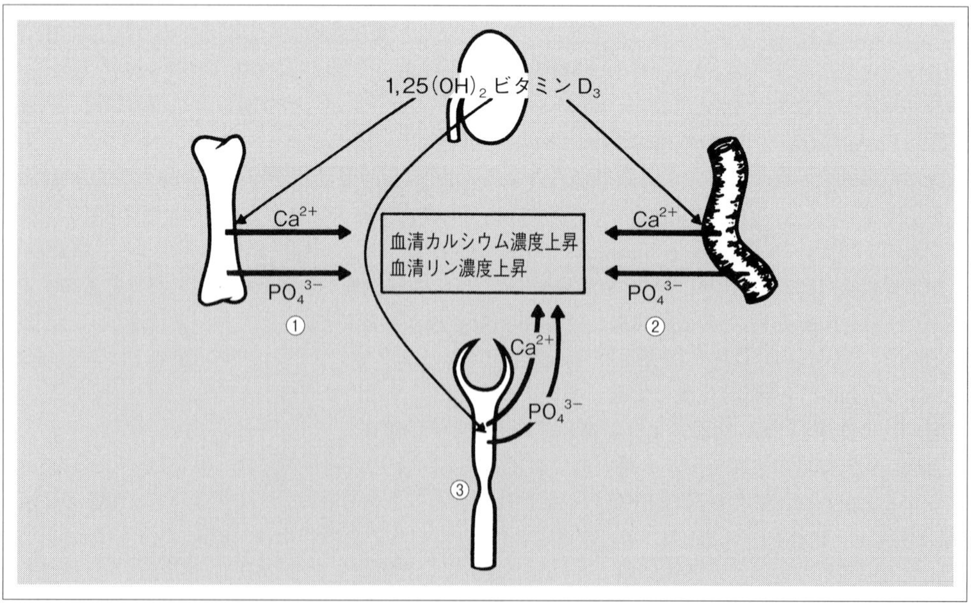

図6.3　1,25(OH)$_2D_3$の血中Ca上昇作用および血中P上昇作用．その作用は①骨からのミネラル動員，②Ca・P腸管吸収の促進，③Ca・P尿細管再吸収の促進．生理作用の総和として血清Ca・P積を維持して骨をミネラル化する．

状態のままにもかかわらず 1,25(OH)$_2$D$_3$ が PTH のリン利尿効果を促進した．我々はさらに，1,25(OH)$_2$D$_3$ 単独，PTH 単独，あるいは両者が投与されたときにでさえ，NaPiⅡmRNA と蛋白の発現が抑制されることを観察した．さらにまた，ビタミン D によって誘発された PTH/PTHrP 受容体の発現抑制は，PTH と 1,25(OH)$_2$D$_3$ がともに与えられた慢性期実験では結果が逆転した．後者は PTH による P 利尿効果を 1,25(OH)$_2$D$_3$ が促進する理由を部分的に説明するのかもしれない．このように，ビタミン D が PTH の P 利尿効果を鈍らせる急性期実験結果とは対照的に，ビタミン D の長期投与は逆の効果を及ぼす[66]．したがって，腎臓におけるリン動態にビタミン D が及ぼす効果は非常に複雑であり，かつ多因子に依存するようである．

大量のビタミン D は高カルシウム尿症を引き起こすが，これはおそらく Ca の腸管吸収が促進されるからである．対照的に，イヌを用いた急性期のクリアランス実験によれば，ビタミン D 静脈内投与後に尿細管での Ca 再吸収増加が認められる[67,68]．しかし，ビタミン D 欠乏性骨軟化症でも尿中 Ca 排泄が非常に低くなるので，腎臓での Ca 保持にとってビタミン D は必須ではなさそうである[54]．

腸，骨，腎臓に加え，ビタミン D は副甲状腺組織に直接作用して PTH の分泌を抑制する．ラットを用いた我々の検討によれば，生理的範囲の 1,25(OH)$_2$D$_3$ 量で PTH mRNA が抑制され，これは血清 Ca 濃度には依存しない[69]．カルシトリオールがもつこの作用はビタミン D 受容体によって調節される．すなわち，カルシトリオールは PTH 遺伝子の 5′側隣接領域上流にある少なくとも 2 つの発現抑制の制御部位に作用して転写を妨げる．さらにカルシトリオールは副甲状腺でビタミン D 受容体の遺伝子発現を促進することで PTH の分泌と合成を調節する[52]．

この情報からみれば，以下に述べるような経路をもつフィードバック回路が想定される．PTH は 1,25(OH)$_2$D$_3$ の産生を刺激し，1,25(OH)$_2$D$_3$ は PTH 分泌を抑制することによって負のフィードバックの輪を完成する．このように 1,25(OH)$_2$D$_3$ はほかの機能もさまざまもつが，PTH 分泌を修飾するような作用のある可能性がある[52]．

血清中や他の組織内のビタミン D 活性の測定は，生物学的方法でも放射性免疫学的方法(訳注：ラジオイムノアッセイ)でも可能である．放射性受容体測定法は，いろいろな代謝物の血清濃度を決定できる．これらの競合的蛋白結合測定法は，ビタミン D 代謝異常に続発する臨床病態の陰に潜んでいる種々のメカニズムを解明するのに重要だろう．

Ⅵ 副甲状腺ホルモン

副甲状腺ホルモン(PTH)は N 末端 1-34 に生物学的活性をもつ 84 アミノ酸残基(分子量 9,500)の単鎖ポリペプチドである．ホルモンの生合成は prepro-PTH(PTH mRNA の翻訳産物である 110 アミノ酸鎖ポリペプチド)から始まる．これから 21 アミノ酸残基が切断された後の産物が pro-PTH である．さらに切断された後に PTH が産生され，分泌小胞に貯蔵される．貯蔵されたホルモン量は 5～6 時間の基礎分泌と 2 時間の増大分泌をまかなうのに十分な量である．このように，PTH の合成は分泌能と密接に結びついている．

PTH は血清 Ca 濃度を生理的に調節するうえで中心的な役割を果たす．イオン化 Ca のわずかな変化は PTH の分泌率を変化させ，PTH が骨に作用してイオン化 Ca を正常濃度に戻そうとするフィードバック機構が働くので，血清 Ca 濃度は非常に狭い範囲で維持される．P の血清濃度はフィードバック機構によっては維持されないので，比較的広い範囲を動く．しかし最近の研究によれば，血清 P の変化が PTH 分泌を調節している可能性がある．すなわち，血清 P 濃度と PTH の分泌率には直接的な関係がある．つまり，血清 P 濃度が高いと PTH の合成と分泌が増加し，そして血清 P 濃度が低いと PTH の合成と分泌が減少する．これは転写後の調節であり，血清 Ca とビタミン D の変化には依存していないようである[70,71]．

血清中のイオン化 Ca が PTH の分泌を制御している唯一でもっとも重要な生理的な因子であることは明らかである．血清中の PTH 濃度とイオン化 Ca 濃度の間には，感度の高い負の相関が示されている[8)]．副甲状腺細胞は細胞外の Ca のほかに，例えば Mg と neomycin のような他の二価や多価陽イオンを認識する機構を細胞表面に備えている．この機構は Ca 感知受容体に基づく．Ca 感知受容体は G 蛋白共役受容体ファミリーの一員で，細胞外 Ca 値の上昇に対してホスホリパーゼ C 経路を活性化し，イノシトール三リン酸やジアシルグリセロールと細胞内 Ca 濃度を上げるという応答を示す．増加した細胞内 Ca 濃度は副甲状腺細胞からの PTH 分泌を妨げる．副甲状腺，甲状腺，腎臓に発現する Ca 感知受容体がクローニングされて，その特徴がわかった[23)]．近年，G 蛋白質共役受容体とは異なったおそらく別の Ca 感知受容体も同定された．この受容体は gp330 メガリンとして知られる大きな蛋白で，低比重リポ蛋白(low-density lipoprotein：LDL)受容体スーパーファミリーの一員である．副甲状腺組織での存在が確認されたが，副甲状腺での生理作用はまだ知られていない．PTH 分泌に対する急性の効果に加え，血清中のイオン化 Ca 濃度の慢性的な変化は，高値にせよ低値にせよ，恒常的な PTH mRNA 発現量と PTH 合成を増減させる．*in vivo* では，カルシトリオールが prepro-PTH mRNA を 48 時間で 90％減少させるこの影響は，投与 2 時間後に始まる．PTH 分泌に対する急性・慢性いずれの効果も及ぼす Ca とは対照的に，カルシトリオールは PTH 分泌に急性の効果を発揮するわけではないが，12～24 時間後に PTH 分泌の減少がみられる[52)]．

ウシでは epinephrine の投与されている間の PTH 分泌増加が観察されており，これは自律神経系が PTH 分泌を制御している可能性を示唆している[72)]．ウシの副甲状腺細胞を用いた *in vitro* の実験結果によれば，正常の血清 Ca 濃度では，PTH 生合成が最大限もしくはそれに近いレベルに維持され，低い Ca 濃度では，PTH 分泌促進と細胞内分解の減少が認められ，高い Ca 濃度がわずかでも続けば，PTH 分泌が抑制されて分解が亢進する．

Ⅶ 副甲状腺ホルモンと副甲状腺関連ペプチドの末梢作用———

骨と腎臓に対する副甲状腺ホルモン(PTH)と副甲状腺関連ペプチド(PTHrP)の作用は細胞表面受容体と結合し，その後 2 つの刺激伝達系が活性化される．PTH はアデニル酸 cAMP-PKA(プロテインキナーゼ A)経路とホスホリパーゼ C の両方を刺激し，次にそれらはジアシルグリセロールによるプロテインキナーゼ C(PKC)の活性化と inositol triphosphate による細胞内 Ca の増加を起こす．これら 2 つのシグナル経路の刺激は，ホルモンが結合した受容体と 2 つの異なる G 蛋白質とのカップリングによって媒介され，これが受容体を効果器へとつなげている[73, 74)]．ヒトの骨と腎臓における PTH 受容体遺伝子はすでにクローニングや配列が決定され，アフリカミドリザル腎臓(CV-1 origin, SV40：cos)細胞で発現解析されている．受容体と PTH の関係を構造や機能からみていくと興味深い．例えば，N 末端断片 PTH 配列 1-34 は PTH 配列 1-84 のすべての生理作用をまかなう．PTH アミノ酸配列 10-15 と 24-34 は受容体と結合するために必要である．PTH の生理作用に関して，N 末端の最初の 2 つのアミノ酸である 1 と 2 がアデニル酸シクラーゼ-PKA 経路の活性化に必要である一方で，アミノ酸配列 28-34 がホスホリパーゼ C-PKC 経路活性化のためには必要である．アミノ酸配列 3-34 という PTH 断片は，*in vitro* でアデニル酸シクラーゼ-PKA 経路を活性化することなく P 輸送を抑制する[73～75)]．

PTH だけと結合して PTHrP とは結合しないもう 1 つの PTH 受容体(2 型)が脳と腸で発見されたが，この受容体の機能はわかっていない．

1. 副甲状腺ホルモンの骨に対する効果

PTH は骨リモデリングにおいて主たる役割を果たす．PTH は破骨細胞数を増やして骨吸収を亢進するとともに，骨芽細胞を活性化して骨形成を刺激することで骨回転を促進する．その受容体は破骨細胞ではなく，骨形成細胞，骨芽細胞，前骨芽細胞に発現している．このように，骨破壊性の骨吸収を促進するように PTH は作用するが，この効果は破骨細胞の受容体を介するのではなく，骨芽細胞の受容体と PTH との相互作用によって間接的に生じているようである．PTH で活性化された骨芽細胞が，破骨細胞の遊走と活性化を亢進させる可能性がある．

PTHは骨からミネラル放出を増やす．これは骨細胞で骨破壊性骨吸収を刺激することと，そしておそらく，骨の細胞外液(ECF)から全身のECFへとCa輸送を強化することによる．後者は直接的な効果であるという実験結果がある．最終的に血清Ca濃度が上昇する前に，骨細胞へのCa流入が亢進して生じる短期間のCa濃度減少がみられる場合がある．

骨に対するPTHのCa動員作用には，ビタミンDの存在が必要である[76,77]．ビタミンDが欠乏しているときにPTHへの反応が障害されるのは，ビタミンDが許容作用(permissive action)(訳注：他のホルモンの分泌や作用に相加的，相乗的な影響を及ぼすこと)を有しているか，またはミネラル化された骨表面を覆う類骨によって物理的に阻害されてPTHが近づけないためとも考えられる．ラットで低カルシウム血症が補正されると，ビタミンD欠乏状態におけるPTHの作用に対する骨の反応も改善することが示されている．この観察結果は，CaがPTHの骨作用の共同因子であるという可能性と一致している．最近，PTHが骨で2つの異なった細胞系に作用すると考えられている．すなわち，(i)骨リモデリング系，(ii)Ca動員系あるいはカルシウム・ホメオスタシス系，である．骨リモデリング系は，古い骨を再吸収する破骨細胞と新しい骨をつくる骨芽細胞からなる．この系では，骨吸収は骨形成と均衡しており，ミネラル成分は循環血中に放出されない．ホメオスタシス系は，骨液とECFの間でのCa動態を制御する，表面の骨細胞と骨小腔の骨細胞の挙動に基づくこのミネラル放出系は，日常的な血清Ca調節において重要であり，PTHに加えて$1,25(OH)_2D_3$を必要とする．最近の*in vitro*の実験結果によれば，PTHのCa動員効果はホスホリパーゼC-PKCシグナル伝達系の活性化によってもたらされている[78]．

2. 副甲状腺ホルモンの腎臓に対する効果

腎臓におけるPTHの主たる生理作用は，近位尿細管でP再吸収を抑制し，尿中P排泄を促すことである．この尿細管の作用にはメッセンジャーcAMP，イノシトール三リン酸，ジアシルグリセロール，細胞内遊離Ca，プロテインキナーゼA(PKA)とPKCの活性化などが関与している．これらはNaPi共輸送とNa^+/H^+の交換輸送を含む刷子縁の輸送系を妨げる[73]．P吸収に関してはより遠位のネフロンでPTHがさらなる作用をもつことを示すデータもある[79]．ラットではPが欠乏するとPTHのP利尿作用が減弱するが，これについてヒトではまだ示されていない．

Ⅱ型Na/Pi共輸送体は腎臓のP再吸収の主要な経路であると考えられており，PTHによる近位尿細管における再吸収抑制に関する主たる標的分子である．PTHの急性および慢性の投与はいずれも，近位尿細管細胞の刷子縁膜でのNaPiⅡ蛋白発現を低下させるが，mRNAに関しては長期投与のみに抑制効果がある．*in vivo*および*in vitro*の実験によればPTHにはNaPiⅡ共輸送体を膜から細胞内に取り込む作用がある．細胞内取り込みの後，NaPiⅡ共輸送体はリソソームに送られて分解される．

PTHによるNaPiⅡa発現抑制がcAMPによる輸送体のリン酸化を必要とするということは，従来から想定されてはいたものの，これまで証明されていなかった．最近の知見では，PTHがNHERF1(NaPiⅡaを管腔側の細胞膜に結合して定着させる膜骨格蛋白質)のPDZI領域のリン酸化を誘導することが示唆されている．膜骨格蛋白質がリン酸化されることにより，NaPiⅡaの膜結合が弱まり，NaPiⅡaの細胞内への取り込みとリソソームでの分解へといたる[80]．

近位尿細管でのPTHの効果はCa再吸収を抑制することだが，イヌ，ラット，ヒトでは正味として尿中Ca排泄が減少する[81]．尿細管Ca再吸収の増加は，濾過したCaのおよそ10～20%が再吸収される遠位尿細管でのPTH作用に主に起因するようだ[18]．このように，PTHはCaの血清濃度を増やすために腎臓と骨で協調して作用している．PTHは重炭酸，Na，アミノ酸の尿中排泄を増やしうることから，PTHは遠位ネフロンにおけるこれらの物質の再吸収を増やさないようである．

副甲状腺を摘出されたラットでは，CaチャネルTRPV5，カルビンジンD_{28K}，そして基底側のCa輸送体の発現が抑制されている．PTHによって遠位曲尿細管と集合管におけるCa輸送が亢進する正確な分子機構はまだ詳細にわかっていない．cAMPがこのネフロン部分でCa再吸収を刺激するという古典的な概念は疑問視されている．最近の研究ではPTHがcAMPに依存することなく，ホスホリパーゼC-PKCシグナル伝達経路の活性化を通して遠位ネフロンでCa再吸収を促進することが示唆されている．PKCが活性化するとエンドサイトーシス抑制を介して細胞表面のTRPV5発現が亢進する．PKC調節のこのメカニズムはPTHによるTRPV5の急性の刺激とCa吸収に寄与している可能性がある[82]．

3. 副甲状腺ホルモンのカルシウムの腸管吸収に対する効果

Caの腸管吸収におけるPTHの役割は動物とヒトで検討され，解明されてきた．しかし現時点で，PTHが直接的に腸管のCa輸送に作用していることを支持する知見は得られていない．PTHが25(OH)D_3から1,25(OH)$_2D_3$への転換を促進するという事実によって，PTHの見かけの作用が説明可能かもしれない．たとえそうであっても，ビタミンD欠乏状態では，循環血液中のPTH濃度が高くても正常なCa吸収を維持できないことは明らかである．逆に，副甲状腺機能低下症患者においては，PTHなしでもビタミンDが腸管吸収に影響を与えることができる．PTHの作用については**図6.4**にまとめる．

4. 副甲状腺ホルモンのラジオイムノアッセイ

循環血液中のPTHのラジオイムノアッセイは1963年にBersonとYalowによって開発された[83]．その後の研究によって，循環血液中PTHには多様性がある．すなわち，明らかにこのホルモンにはいろいろな分子が含まれていることが明らかになった．PTHの腺由来ホルモン(分子量9,500)は，84のアミノ酸(1-84配列)からなっており，2つの末端，アミノ末端(−NH_2)とカルボキシル末端(−COOH)をもつ．循環血液中のPTHは腺由来ホルモンとその断片からなる．循環PTHの少なくとも2つの異なる分子(それぞれ分子量4,500～5,000と7,000～7,500)は，異なる抗血清によって見つけられた．構造的に2つの主要な切断産物があり，末端によって特徴づけられる．一方の産物はN末端をもち，生物学的活性をもつ断片で，1-34のアミノ酸配列を有する．もう一方の産物はC末

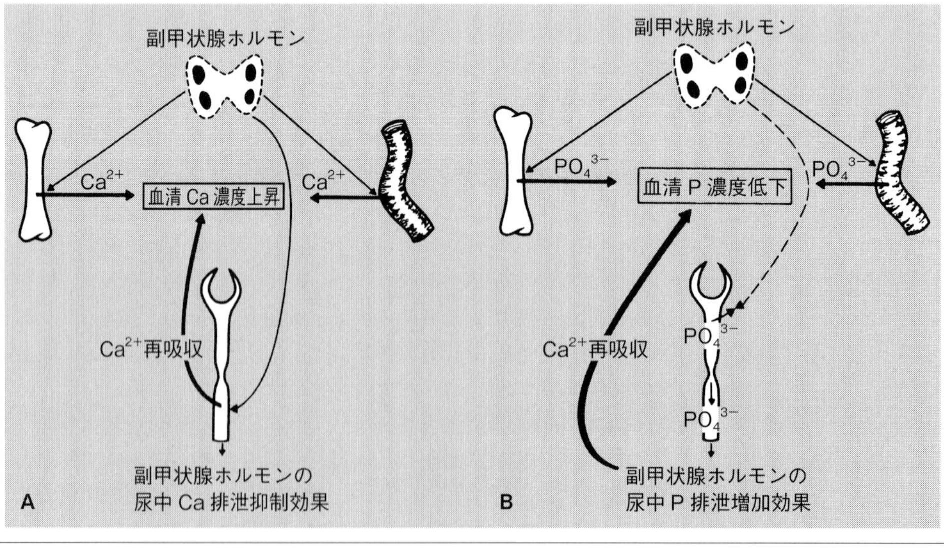

図6.4 **A**．副甲状腺ホルモン(PTH)の血中Ca上昇作用は骨からのミネラル動員，腸管からのCa吸収，腎遠位尿細管でのCa再吸収促進などの総和である．腸管での効果はおそらくPTH誘導性の腎臓での1,25(OH)$_2D_3$産生も関与している．**B**．PTHの血中P低下作用は尿中P排泄促進作用が主体であるが，これはPTHのリン排泄促進作用が骨からのミネラル動員作用や腸管でのP吸収作用を上回っているからである(実線は促進作用，破線は抑制作用)．

端をもち，生物学的には不活性の断片で，53-84 のアミノ酸配列を有する．これらすべての分子を反映するような循環血液中の免疫反応性 PTH の濃度は，副甲状腺機能の定常的な状態を示しており，副甲状腺異常の診断にもっとも役立つ．腺由来ホルモン（分子量 9,500）のレベルは，Ca 注入の後，起こるような副甲状腺の活性化における急性な変化を検出できる．これまで健常者と副甲状腺機能亢進症患者を区別するのに C 末端断片のレベルがもっとも適しているといわれてきたが，これは C 末端が生物学的に不活性であるという事実を考慮すると逆説的である．また，腎不全患者では C 末端断片を測るラジオイムノアッセイが，副甲状腺機能を推定するにあたり信頼性に欠けるという点も強調されなくてはならない．これは，C 末端断片のクリアランスが腎不全では遅れるためである．したがって，腎不全では N 末端 PTH，もしくは intact PTH のラジオイムノアッセイのほうが副甲状腺機能のよりよい指標となる．intact PTH の分析評価には 2 つの抗体，N 末端と結合するものと C 末端と結合するものを使用する．1 つの抗体はビーズに固定されていて，これがまず検体となる血清との反応に使われる．この後，反応してできた複合体からビーズが分離され，放射性同位元素でラベルされた逆の末端に結合する抗体との反応に供される．

近年，PTH の 2 つの部位，N 末端と C 末端のエピトープを認識する現行の方法は信頼できない場合がある，と理解されている．これらの検出法で反応性を示す PTH 分子は intact PTH であると思われるが，その一部は生物学的活性をもたない．例えば，6 つのアミノ酸をもたない PTH(7-84) という産物はすべての生物学的活性をもたないが，これらのアッセイの大部分で免疫反応性の測定には影響を及ぼさない．実際，慢性腎不全患者の血清を用いて，これらの検出法で測定される PTH の約 50％は生物学的に不活性であるだけでなく，1-84 PTH の生物活性に対する拮抗作用を示す．最初の 6 つのアミノ酸を認識する PTH のより新しい免疫検出法の whole PTH two-site assay は，生物学的活性のある PTH だけを測る際に，より信頼できるようである．

Ⅷ カルシトニン

カルシトニンの発見によって，Ca 恒常性に関する新しい制御系が確立された．カルシトニンは 32 のアミノ酸残基によるポリペプチドで，多種多様な生物種の甲状腺または鰓後体の傍濾胞細胞から分離された．高カルシウム血症ではカルシトニン分泌が刺激されるが，カルシトニンは血清 Ca 濃度を低下させる傾向がある[84]．

1. カルシトニンの骨に対する効果

カルシトニンが血清 Ca と P 濃度を低下させるのは，主に骨吸収の抑制による．これには破骨細胞の活性低下と，ヒドロキシプロリン尿中排泄の減少が伴っている．臓器培養系ではカルシトニンを長期間投与すると，PTH がカルシトニンによる抑制効果を克服して骨吸収を誘発することがある．この現象は“エスケープ”とよばれ，カルシトニンを慢性的に投与された正常な副甲状腺をもつ動物でも観察される．グルココルチコイドはカルシトニンの血中 Ca 値降下作用を阻害するので，カルシトニンとグルココルチコイドホルモンの間には拮抗作用が存在する．

カルシトニンの受容体は，ヒトの骨巨細胞腫瘍，ヒト卵巣，ヒト乳腺の細胞株からクローニングされた[74]．骨芽細胞だけに発現している PTH やカルシトリオールの受容体とは対照的に，カルシトニン受容体は破骨細胞に発現している．PTH 受容体と同様に，カルシトニン受容体は G 蛋白質結合を介してアデニル酸シクラーゼ-PKA とホスホリパーゼ-PKC の 2 つのシグナル伝達経路に共役している．カルシトニンは破骨細胞の骨に対する作用を直接阻害し，単離された破骨細胞ではこの破骨細胞の運動性を阻害する．

2. カルシトニンの腎臓に対する効果

カルシトニンは，P，Na，K，Ca の尿中排泄を増やす．この作用は PTH に左右されない．むしろカルシトニンは骨と腎臓で PTH の影響を逆転させるようにふるまう．すなわち，骨吸収を妨げ，尿中 Ca 排泄を増やす．これらはともに血清 Ca を低下させる方向に働く．カルシトニンの P 利尿作用が尿中 cAMP 排泄の増加と関係しているということも報告されている．

血液中 Ca 値が正常なときは，PTH ではなくカルシトニンが血清 $1,25(OH)_2D_3$ 値の維持に重要な役割を果たす．カルシトニンは 25(OH)D-1α 水酸化酵素の転写と蛋白発現を誘導する．妊娠および授乳中は血漿カルシトニン値が上昇するために，Ca の必要量が増加する同時期には $1,25(OH)_2D_3$ の増加が観察されるとの報告がある[85]．甲状腺や副甲状腺を摘出した動物にカルシトニン補充を行わないで実験を行うと，こうした結果が否定されうるということも，同様に覚えておくべきである．

3. カルシトニンの腸管吸収に対する効果

カルシトニンの腸管吸収に対する効果については，これまであまり詳細に検討されていない．しかし暫定的な報告によれば，カルシトニンは腸管での Ca 吸収には影響を及ぼさない一方で，P，Na，K，Cl の吸収を積極的に抑制する可能性がある．カルシトニンの作用については**図 6.5** にまとめた．

カルシトニンに関する高感度ラジオイムノアッセイの開発によって，このホルモンの分泌制御を研究することができるようになった．臨床では，カルシトニン分泌腫瘍である甲状腺髄様癌の有用な診断ツールとしてラジオイムノアッセイが用いられている．

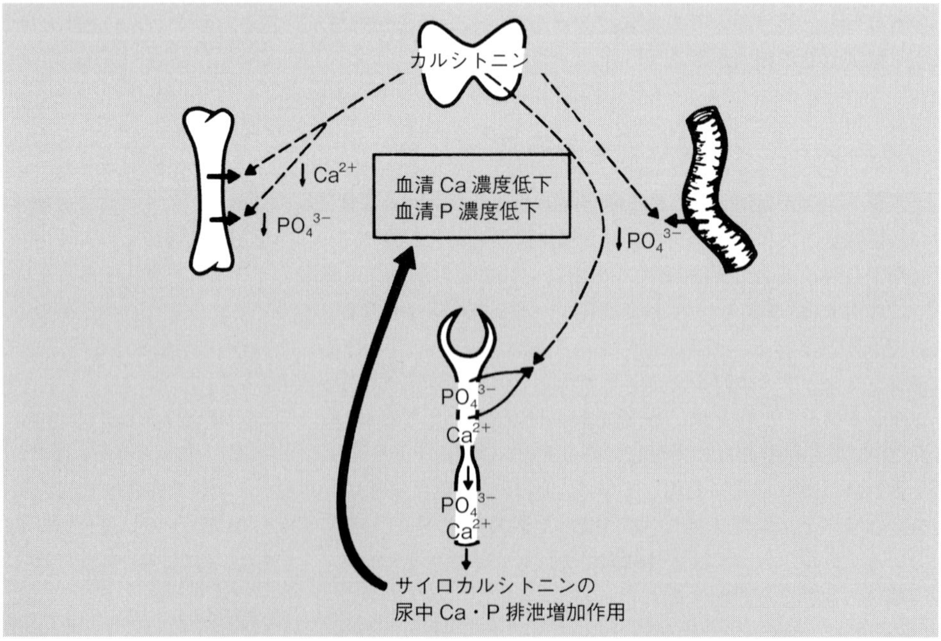

図 6.5　カルシトニンの血清 Ca・P 濃度低下作用は骨からのミネラル動員抑制，Ca・P の尿細管再吸収の抑制と尿中排泄促進，P の腸管吸収抑制による（実線は促進作用，破線は抑制作用）．

IX 低カルシウム血症を伴うカルシウム・リン代謝異常

1. ビタミンD欠乏

低カルシウム血症はビタミンD欠乏でよくみられる所見である．しかしビタミンD欠乏は，通常の血清Ca濃度でも存在しうる．例えば，小児ビタミンD欠乏性くる病は3段階で進行していく．最初の段階では血清Ca濃度は低く，血清Pは正常，血清の免疫反応性PTHは正常である[77,86]．低カルシウム血症であるにもかかわらずPTH値が正常であることについては十分な説明が得られていない．第二段階ではPTH活性が亢進し，血清P濃度が減少，血清Ca濃度は正常レベルまで上がる．もっとも重篤化する第三段階では，血清CaとP濃度が低下する[77]．成人のビタミンD欠乏性骨軟化症が類似した進行を示すかどうかはわかっていない．

ビタミンD欠乏の一般的な病因を**表6.2**に示した．ビタミンDは脂溶性ビタミンなので，栄養性の骨軟化症は通常，脂肪含有食品の摂取不足と関係する[77,87]．部分的な胃切除は，脂肪過多の食物を避けることによる結果としてビタミンDの摂取不足，あるいはビタミンD吸収不良の原因になることがある．小腸疾患は，ビタミンDの吸収不良や，その効果に対する粘膜の抵抗性をもたらす可能性がある．胆汁酸が欠乏するとビタミンDの吸収が阻害され，肝細胞の機能不全はビタミンD代謝を阻害する．長期にわたる緩下薬の内服に起因する人為的な下痢でも，ビタミンD欠乏が起こる．同様に，ネフローゼ症候群では25(OH)D_3の尿中への喪失と循環血中レベルの低下がみられる[88]．

栄養性および消化器系の原因から生じているビタミンD欠乏に加え，代謝異常に起因するビタミンD欠乏症の一群が確認されている．ビタミンD依存性くる病は遺伝性常染色体劣性疾患である．それは幼少初期に発症し，薬理学的用量のビタミンDと生理的用量のカルシトリオールに反応する．この障害は25(OH)D_3を1,25(OH)$_2D_3$に変換する25(OH)D_3-1α水酸化酵素の腎臓における遺伝的な欠失による[87]．

25(OH)D-1α水酸化酵素は，近位尿細管細胞で機能するミトコンドリアのチトクロムP-450酵素である．これはビタミンD代謝の重要な酵素であるが，遺伝子発現レベルが低くそのクローニングは困難であった．最近，ヒトの25(OH)D-1α水酸化酵素のデオキシリボ核酸(deoxyribonucleic acid：DNA)と遺伝子がクローニングされたことによって，変異を調べることが可能となった．ビタミンD依存性くる病I型(vitamin D-dependent rickets type I：VDDR-I)はフランス系カナダ人で高頻度にみられ，その遺伝子座は連鎖解析によって染色体12q13-14であるとマッピングされた．腎臓の1α水酸化酵素活性はPTH，カルシトニン，Ca，P，1,25(OH)$_2D_3$によって調節される．対照的に，最近クローニングされたマクロファージの1α水酸化酵素はPTHまたはカルシトニンによって刺激されない．しかし，8-Br-cAMP(訳注：PKA活性化物質)とインターフェロン(interferon：IFN)γは1α水酸化酵素発現を亢進させる[89]．

phenobarbitalを服用している患者の骨軟化症では血中25(OH)D_3レベルの低下がみられる．

表6.2 ビタミンD欠乏の一般的な原因

●栄養	●ビタミンD代謝異常
●吸収不良	●ビタミンD依存性くる病
胃摘後	barbiturate，抗痙攣薬
熱帯性・非熱帯性スプルー	腎不全
慢性膵炎	肝機能異常
胆汁性肝硬変	カルシウム欠乏
緩下剤内服	腎性ビタミンD喪失
腸管バイパス術後	ネフローゼ症候群
抗痙攣薬	Fanconi症候群

phenobarbitalで治療中の患者ではビタミンD_3と25(OH)D_3の生物学的半減期が短くなり，極性代謝物が蓄積し，その一部は活性を示さないことが報告されている[86]．この急速な代謝回転と不活性型ビタミンDの産生は，肝臓でミクロソーム酵素活性が誘導されることに起因する．phenytoinはビタミンD代謝を直接には阻害しないが，腸管におけるCa吸収および骨からのCa動員を減少させることを通じて，低カルシウム血症をきたす．血液中25(OH)D_3値の低下は，慢性肝不全患者でも観察される[52,87]．

ラットでは，食事からのCaを不足させることで25(OH)D_3のクリアランスと不活性化が亢進し，ビタミンD欠乏にいたる．カルシトリオールの腎臓での産生を増加させるこの型のビタミンD欠乏は二次性副甲状腺機能亢進症により，生じることが示唆されている．生じた二次性副甲状腺機能亢進症はカルシトリオールの産生を増加させ，それが25(OH)D_3の不活性代謝物への分解を亢進させる．あくまでも仮説だが，この機序はCa吸収不良の状態(消化管疾患，消化管切除，バイパス，慢性肝疾患，抗痙攣薬，病的肥満など)で観察されるビタミンD欠乏の原因となっている可能性がある[52,90]．

ネフローゼ症候群患者では，ビタミンD結合性グロブリンが尿中に過度に排泄されるため25(OH)D_3の血清濃度が異常に低いが，その臨床的な意義はまだ完全には確立されていない．しかし，腎機能が正常のネフローゼ症候群患者の骨組織の研究においては，25(OH)D_3レベルの減少によってイオン化Caが減少し，二次性副甲状腺機能亢進症が生じ，骨ミネラル化が抑制されるだけでなく骨吸収が促進されることがわかった[88]．

ビタミンDの代謝経路を理解することにより，いろいろな機能異常の研究が容易になるかもしれない．例えば，副甲状腺機能低下症患者では1,25(OH)$_2D_3$レベルが低下すると報告された．PTH欠乏と高リン血症の存在により，25(OH)D_3から1,25(OH)$_2D_3$への転換が減少するが，このことによって一部の副甲状腺機能低下症患者で認められるビタミンD抵抗性の機序を説明できる可能性がある．副甲状腺機能低下症患者で1,25(OH)$_2D_3$を用いて低カルシウム血症をうまく治療できていることは，この可能性を支持する．

2. 副甲状腺機能低下症

副甲状腺機能低下症は，低カルシウム血症の原因として頻度が高い．副甲状腺機能低下症は特に急に生じた場合，知覚異常，筋痙攣(すなわち，テタニー)，全身の痙攣発作を呈する低カルシウム血症の原因となりうる．慢性副甲状腺機能低下症では低カルシウム血症の進行が緩徐なので，長年の副甲状腺機能低下症の後の白内障による視覚障害が唯一の徴候である場合がある．副甲状腺機能低下症は二次性に起こることもあれば，特発性の場合もある．

3. 二次性副甲状腺機能低下症

副甲状腺機能低下症は手術に起因する場合がある．この種の副甲状腺機能低下症は，偶発的に副甲状腺を摘出してしまった場合や，外傷などによって血液供給が遮断された場合に生じる可能性がある．副甲状腺の機能低下は一時的であることがほとんどである．副甲状腺腺腫の摘出後に現れる低カルシウム血症は，残された正常な腺が機能的に抑制されており，機能が低い状態にあるために生じる．副甲状腺機能低下症は，自己免疫不全による副腎不全などを含む複数の内分泌の機能障害の一部である場合がある．悪性貧血を伴う副甲状腺機能低下症においては，自己免疫機序の関与も想定されている．

自己免疫異常に伴う副甲状腺機能低下症は一般に，家族性の多腺性自己免疫症候群Ⅰ型(autoimmune polyglandular syndrome type Ⅰ：APS-Ⅰ)の一部である．幼児期に発症し，自己免疫調節遺伝子(autoimmune regulator gene：AIRE)変異に起因する常染色体劣性遺伝病として受け継がれる．胸腺でのAIRE発現が欠失するため組織特異的な抗原に対する免疫寛容も失われて，自己免疫活性をもつ自己免疫性T細胞が胸腺から放出される[91]．最近，IFN-ω，-αに対する抗体がAPS-Ⅰ

の感度・特異度に優れた疾患マーカーであることが示された．APS-Iは皮膚粘膜カンジダ症，白斑，副腎不全と関係している．この異常をもつ多くの患者で，副甲状腺のCa感知受容体に対する抗体がみつかった．副腎不全はこの症候群の遅発性の現象である．

副甲状腺機能低下症は，輸血を複数回受けたサラセミア患者に認められる合併症であるほか，Wilson病患者でも報告されてきた．それぞれ鉄(Fe)と銅(Cu)が副甲状腺に蓄積することが，これらの患者の副甲状腺機能低下症の機序として想定されている[87]．また，副甲状腺肉芽腫と転移性腫瘍も，副甲状腺機能低下症をきたしうる．

低カルシウム血症は，マグネシウム(Mg)減少で起こる場合がある．低マグネシウム血症は，骨におけるPTH抵抗性を誘発すると報告された．血清Mg濃度の低下がPTH合成の低下をきたすことも提唱されている．興味深いことに，副甲状腺機能低下症患者の一部はMg投与後にビタミンD抵抗性を示す．Mg減少と関連した低カルシウム血症は，Ca静脈内投与に十分に反応しない．硫酸Mg(例えば，妊娠の子癇前症で)の治療後にはPTH分泌が抑制されるため，重度の低カルシウム血症が現れることがある．アミノグリコシドや細胞傷害性の特定の薬物は副甲状腺に直接的な毒性があって，低カルシウム血症にいたることがある．頸部への放射線照射または放射性ヨウ素の使用も，副甲状腺機能に影響を及ぼす可能性がある[87]．HIV感染に関連した有症候性の副甲状腺機能低下症も報告されている．

4. 特発性副甲状腺機能低下症

特発性副甲状腺機能低下症は，孤発性と家族性の場合がある．家族性の先天的なタイプでは幼少期の低カルシウム血症性発作がみられる．家族性特発性副甲状腺機能低下症にはさまざまな障害が含まれており不均一である．prepro-PTH遺伝子または副甲状腺の発達，構造または機能に影響を及ぼすような，現在未確認の遺伝子座の変異から生じるのかもしれない[92, 93]．

ヒトPTHは第11番染色体短腕にマップされた1つの遺伝子によってコードされる．この遺伝子の変異は常染色体優性遺伝で家族性副甲状腺機能低下症を招く．血清PTH濃度は低いか，あるいは検出感度以下の場合がある[92, 93]．

DiGeorge症候群や口蓋心顔面症候群は3，4番目の鰓嚢の派生物の発生不全から起きており，副甲状腺と胸腺の欠如にいたる．この症候群は常染色体優性疾患として遺伝することもあり，第22番染色体長腕の欠失と関係する[94]．

DiGeorge症候群と同様に，X染色体連鎖副甲状腺機能低下症では副甲状腺の無形成や検出感度以下までのPTH濃度の低下がみられる．X染色体連鎖副甲状腺機能低下症遺伝子はX染色体の長腕遠位にマップされた[92, 93]．

副甲状腺機能低下症は，副甲状腺の発生に関する転写因子や調節因子の変異または欠失に起因することもある．副甲状腺の形成不全による家族性副甲状腺機能低下症は，転写因子であるグリア細胞欠失遺伝子B(glial cell missing B：GCMB)とグリア細胞欠失遺伝子2(glial cell missing 2：GCM2)の変異から生じる．後者のGCM2は副甲状腺機能のための主要な調節遺伝子であり副甲状腺発生のための転写因子である．最近の研究によれば，GCM2の機能の1つは，副甲状腺のCa感知受容体発現を高いレベルに維持することである[95]．別の転写因子であるグロビン転写制御因子(globin transcription factor：GATA)蛋白結合蛋白3(転写因子としてはGATA3)はさまざまな発生過程における重要な転写因子であるが，この遺伝子の変異は副甲状腺機能低下症，難聴，腎形成異常などの複合した常染色体優性遺伝疾患を引き起こす．

チューブリン特異的シャペロンE(tubulin-specific chaperone E：TBCE)は微小管の重合に必要とされる膜に関連したチューブリン折り畳み共因子蛋白であるが，この遺伝子変異によって副甲状腺機能低下症を含むまれな常染色体劣性複合症候群が起きる．本症は副甲状腺機能低下症/精神遅滞/異形成(hypoparathyroidism/retardation/dysmorphism：HRD)またはSanjat-Sakati症候群とよばれる．HRDの特徴は先天性副甲状腺機能低下症，子宮内胎児発育遅延，骨硬化症，基底神経節の石灰化，精神遅滞，痙攣発作，突出した額，深くくぼんだ目，異常な外耳などの顔面異形成などである．同じ遺伝子の変異は常染色体劣性 Kenny-Caffey 症候群患者でも報告されている．この Kenny-Caffey 症候群は HRD と表現型が似ているが，通常の知能発達，大泉門閉鎖の遅延，巨頭症，出産後の成長遅滞，角膜混濁などの特徴がある[96]．母親由来のミトコンドリア遺伝子の欠陥は，副甲状腺機能低下症，眼筋麻痺，色素性網膜炎，伝導ブロックを伴う心筋症，糖尿病からなる Kearns-Sayre 症候群を引き起こす．

近年，常染色体優性副甲状腺機能低下症が，第 3 番染色体で細胞外 Ca 感知受容体をコードする遺伝子の活性型変異をもつ家系で報告された．ある家族では Ca 感知受容体遺伝子でミスセンス変異が発見された[97]．これらの変異により，Ca に反応して PTH が過度に抑制される．低カルシウム血症は軽度で無症状である．しかし，血清 Ca 濃度の上昇によって尿中 Ca 排泄が著しく亢進し，腎石灰化症と腎不全の危険が増すので，たとえ軽度でも慎重に治療すべきである．

5. 偽性副甲状腺機能低下症

偽性副甲状腺機能低下症はまれな遺伝性疾患で，精神遅滞，中程度の肥満，低身長，短躯，中手骨や中足骨の短縮，外骨腫(訳注：骨の表面が盛り上がったようになる良性骨腫瘍の一種)，橈骨の彎曲を伴う短指症，顔面表情の喪失などの特徴がある．生化学的異常には，低カルシウム血症と高リン血症がある[98, 99]．一部の患者は生化学的異常を示すだけである．したがって本症はさらに，偽性副甲状腺機能低下症 IA 型(Albright 遺伝骨形成異常としても知られる)と IB 型に分類できる．すなわち，偽性副甲状腺機能低下症 IA 型は身体と生化学の両面で異常を呈し，IB 型は身体の異常を認めず生化学的異常のみを呈する．偽性副甲状腺機能低下症の患者に PTH を投与しても尿中 cAMP は増えず高リン尿症もみられない．体外からジブチリル cAMP を投与されたときの反応は正常で，重度な高リン尿症が起きることが示されている．骨の PTH への抵抗性は一定の選択性を示すといわれている．つまり，骨は PTH のリモデリング作用には反応するが，Ca 恒常性維持作用には抵抗する．低カルシウム血症の刺激によって一部の患者は二次性副甲状腺機能亢進症を発症し，囊胞性線維性骨炎にいたる．PTH による $1,25(OH)_2D_3$ 産生が腎臓で起きないので，$1,25(OH)_2D_3$ の血中濃度は低下する．この欠陥が，$1,25(OH)_2D_3$ の存在を必要とする PTH の Ca 動員作用に骨が抵抗性を示すことの，少なくとも一部の原因となっている[98]．

偽性副甲状腺機能低下症 I 型の患者のほとんどは，グアニン核酸結合蛋白 α サブユニット 1 (guanine nucleotide-binding protein alpha-subunit 1：$GNAS_1$)遺伝子によってコードされるアデニル酸シクラーゼを刺激する G 蛋白質の α-サブユニット($G_s\alpha$)の細胞内での活性がおよそ 50%低下している．IA 型患者は全身性に $G_s\alpha$ が欠乏していて，カルシトニン，グルカゴン，甲状腺刺激ホルモンなど $G_s\alpha$ 結合受容体によって作用を発揮する他のホルモンに対しても抵抗性を示すことがしばしばある．偽性副甲状腺機能低下症 IA 型は G_s の α-サブユニットに機能喪失を生じさせる変異に起因しており，常染色体優性遺伝形式をとる．偽性副甲状腺機能低下症 IB 型患者は IA 型と異なり，末梢臓器での選択的 PTH 抵抗性を呈する[99]．

標的臓器における抵抗性以外の機序も同定されてきた．ある患者では PTH 投与によって尿中 cAMP は普通に増加したが，高リン尿症は起こらなかった[100]．これは偽性副甲状腺機能低下症 II 型とされる．また別の患者では不活性型 PTH の産生も確認されたが，これはおそらく副甲状腺プロホルモンが活性型へと転換される反応が欠如しているためと思われる[101]．この患者は免疫反応性 PTH が基準値から高値に保たれていたが，外来性の PTH にすぐに反応したことから，この患者で測定された PTH は生物学的にはおそらく不活性型であると考えられる．近年，prepro-PTH 遺伝子のシグナルペプチドについて新しい変異が報告された．この変異では，PTH 分子は確かに合成されるが血清濃度としてはほとんど検出できない．本症は孤発性家族性副甲状腺機能低下症として常染色体劣性の形式で遺伝する[102]．

偽性偽性副甲状腺機能低下症は，偽性副甲状腺機能低下症 IA 型の家系にみられる．患者は $GNAS_1$ の不活性型変異があり，Albright 骨形成異常と同じ特徴を示すが，PTH や他のホルモンに対する抵抗性を示さない．

6. 低カルシウム血症を伴う悪性腫瘍

甲状腺髄様癌は家族性に，常染色体優性遺伝疾患として，または孤発性疾患として生じる．腫瘍は，鰓後体を由来とする臓器のカルシトニン分泌傍濾胞細胞から発生する．本患者は血中カルシトニン濃度が高値で，Ca注入に応じてカルシトニンがさらに増加する．一部の患者では低カルシウム血症も報告されているが，全く低カルシウム血症が認められない患者もいる．非常に高濃度のカルシトニンにもかかわらず低カルシウム血症がみられない理由は十分理解されていないが，PTHの二次的増加が理由であるとされてきた．実験研究で認められるカルシトニン作用からの"エスケープ"現象もまた別の要因として考えられる．血中カルシトニン濃度の上昇は，肺癌など甲状腺髄様癌以外の腫瘍でも報告されている．

低カルシウム血症は，骨形成性転移に関連して悪性腫瘍患者で生じることがある．これらの障害は新しく形成された基質におけるミネラルの急速な蓄積につながることがあり，これが低カルシウム血症を引き起こす[103]．このような低カルシウム血症は骨形成性転移をきたすような前立腺癌または乳癌患者で報告された[103]．これらの患者の大部分で放射線学的検査上の骨形成性障害が認められたが，関連する骨融解性障害も存在した[103]．

7. 高リン血症

低カルシウム血症を引き起こしうる高リン血症のさまざまな原因を**表 6.3**に示した．正常な動物や高カルシウム血症のヒトでは，Pの経口摂取または静脈内投与によって血清Ca濃度が降下する．この知見は，高カルシウム血症患者にはPを投与するという臨床応用の根拠となっている．高リン血症と低カルシウム血症の関連はさまざまな状況で起こることが報告されてきた．大量のPを含む下剤を摂取している患者や，Pで浣腸を受けている患者でも高リン血症が観察されている．牛乳を与えられている乳児ではテタニーを伴う高リン血症と低カルシウム血症を生じる可能性がある．牛乳はCa 1,220 mg/L，P 940 mg/L（母乳はCa 340 mg/L，P 150 mg/L）を含んでいる．

P投与が血清Ca値を低下させる機構については，まだ完全には理解されていない．骨，軟部組織，あるいはその両方でリン酸Caが蓄積すると血清Ca濃度が減少する，というのが1つの可能性である．P投与によって骨形成が亢進するという動物実験の結果もある．

慢性腎不全において糸球体濾過量（GFR）が30 mL/分以下であるとき，血清P濃度が着実に増加していく様子が観察される．急性腎不全も通常，高リン血症を伴う．しかし，腎不全では高リン血症以外の原因が低カルシウム血症の発症に重要な役割を果たしているかもしれない，ということを強調することは重要である．後天的ビタミンD抵抗性，すなわち，1α水酸化による25(OH)D_3から1,25(OH)$_2D_3$への転換反応の代謝的な遮断や，骨におけるPTHのCa動員作用への抵抗性，あるいはその両方がおそらく関与している[104]．

腫瘍性疾患（特にリンパ組織由来のもの）で化学療法を受けている患者では，大量のPが細胞融解の結果として循環血中へ放出されることがある．自然な腫瘍崩壊によっても高リン血症となり，そ

表 6.3　低カルシウム血症をきたす高リン血症

● P投与	● 腎疾患
経口摂取	急性腎不全
● 乳児に対する牛乳	慢性腎不全
● Pを含有する緩下剤	● 細胞傷害性薬物治療中の悪性腫瘍
● リン酸カリウムの錠剤	リンパ腫
Pを含む浣腸薬	白血病
Pの静脈内投与	腫瘍崩壊
	横紋筋融解

れに低カルシウム血症が続発する場合がある．逆に，腫瘍塊が急速に再成長するときは，重篤な低リン血症に陥ることがある[39]．

8. 急性膵炎

急性膵炎を伴う低カルシウム血症については，まだ十分理解が進んでいない．低カルシウム血症の機序として，脂肪溶解酵素の放出と脂肪壊死によって，腹腔内に石鹸様のCaが沈殿することが考えられてきた．ほかの研究によれば，急性膵炎の低カルシウム血症の機序として，グルカゴンによって誘導されたカルシトニン分泌過多が関与しているという[87]．しかし，後者の実験結果についてはその後確認されていない．

薬理学的用量のPTHに対して低カルシウム血症と尿中cAMP排泄が反応することが示されてはいるが，適正なレベルの内因性ホルモンと正常の血中1,25(OH)$_2$D$_3$に対して比較的末梢での反応が抵抗性になっていることを示唆する研究もある．この抵抗性の原因や急性膵炎の低カルシウム血症におけるその役割については明らかになってない[105]．

9. 新生児テタニー

低カルシウム血症を伴う新生児テタニーは1913年に最初に報告された．ビタミンD欠乏，副甲状腺機能低下，ミルク(牛乳)にPが多く含まれるために生じる高リン血症など，いくつかの機序が考えられてきた．

副甲状腺の先天的欠損は，通常は他の先天奇形に合併するが，新生児テタニーでも報告されている．副甲状腺の発生不全または形成異常とその後の代償性過形成を伴う一過性，かつ特発性の先天性副甲状腺機能低下症をきたした低カルシウム血症の乳児の報告もある[106]．ある研究では，低カルシウム血症乳児の集団で，循環血液中の免疫反応性PTH値の低下が認められた．この発見は副甲状腺の成熟不全に起因していたが，その多くは一時的であった[107]．

ビタミンD欠乏性骨軟化症の母親から生まれた新生児は，低カルシウム血症とテタニーを伴う先天性くる病に罹患している．低カルシウム血症を呈した15人の早産児と彼らの母親で25(OH)D$_3$の血清濃度を測定した研究結果がある．これによると，15症例中11症例で，母子ともに血漿25(OH)D$_3$値が低かった[108]．副甲状腺機能亢進症と高カルシウム血症をもつ母親から生まれる新生児は，低カルシウム血症とテタニーの危険がある．これは，おそらく新生児の副甲状腺機能が抑制されるためである．

10. 大理石骨病

大理石骨病はまれな病気で，約300例の文献報告がある．本症には，簡単に折れてしまう異常な骨，X線撮影で判明するような骨密度上昇，神経圧迫の結果生じる脳神経麻痺，下顎骨髄炎という特徴がある．本症には2つの病型がある．第一の病型(悪性大理石骨病)は幼児に発症して致死的である．第二の病型(良性大理石骨病)は成人期のいかなる段階でも発症しうる[109]．悪性型は劣性遺伝するのに対し，良性型は常染色体優性遺伝である．低カルシウム血症がみられたのはごく少数例であり，本症の一般的な特徴とはいえない[109]．

大理石骨病の基本となる病態は明らかでない．しかし，破骨細胞が機能低下しているために，骨融解が抑制されて骨形成と骨吸収の均衡が崩れているという間接的な証拠はある．

ヒト大理石骨病で最初に報告された生理的異常は，常染色体劣性遺伝型の炭酸脱水酵素Ⅱの活性欠損である．重度の大理石骨病をもつ患児の50～60%にプロトンポンプH^+ ATPase遺伝子で変異が認められる．プロトンポンプ欠損患者の破骨細胞の形態は正常であるが，機能不全に陥っている．塩素イオン(Cl^-)チャネル(CLCN7)の変異は，大理石骨病の原因としての頻度は高くない[110]．

臨床試験においては，骨髄移植や，Ca摂取制限および高用量1,25(OH)$_2$D$_3$の経口摂取が試行されてきた．ビタミンD誘導体であるカルシトリオール（1,25[OH]$_2$D$_3$）が大理石骨病で損なわれる破骨細胞の骨吸収作用を改善する可能性があることが証明された[111]．また最近では，組換え型ヒトIFN-γ治療の効果を支持する臨床試験のデータも得られている[112]．

11. フィチン酸，Na-EDTA（sodium ethylenediaminetetraacetate），クエン酸，mithramycinの投与

フィチン酸ナトリウム（sodium-inositol hexaphosphate エステル）は小腸でCaと結合し，Ca体内吸収を阻害する．健常者にフィチン酸を投与しても血清Ca値はごくわずか低下するにすぎないが，潜在的な副甲状腺機能低下症患者では低カルシウム血症を顕在化し，進行させることがある．英国の特定民族でみられた骨軟化症の原因として，フィチン酸を含むシリアルなどの食品の摂取過剰が指摘された[90]．クエン酸とsodium ethylenediaminetetraacetate（Na-EDTA）を静注投与した場合，これらがイオン化Caと結合し，イオン化Ca値の低下に伴う低カルシウム血症を誘発しうる．血清イオン化Ca値の低下はエチレングリコール（不凍液）中毒に合併する場合がある．これはエチレングリコールの代謝物であるシュウ酸がCaと結合することによって，血清のイオン化Caを減少させることによる．

フッ化物の過度の摂取は低カルシウム血症を誘発するかもしれない．これはフッ化物を過量に含んだ水の飲用後にみられたフッ素中毒症に関連して，最近アラスカで報告された[113]．薬物性低カルシウム血症は後天性免疫不全症候群（acquired immunodeficiency syndrome：AIDS）患者でも報告されている．サイトメガロウイルス感染症治療に使用されるピロリン酸ホスカルネットの類似体は，Caのキレート化とそれに付随する低マグネシウム血症のため，低カルシウム血症を引き起こす[114]．同様にketoconazoleとpentamidineも低カルシウム血症を引き起こすことが報告されている．

本態性高血圧や二次性副甲状腺機能亢進症と，血清イオン化Ca値低下との関連も報告されてきたが，これはCa腎排泄が原因である[115]．高血圧患者では血清中のイオン化Caの減少が心筋運動能を損ない，また機能不全に陥っている心臓を悪化させるかもしれないという点で，この発見は臨床的に重要である．

mithramycinは強力なRNA合成阻害薬で抗腫瘍活性をもつ．それはCaとPの血清濃度，尿中ヒドロキシプロリン排泄を減少させる．mithramycinは骨転移を伴う悪性腫瘍などさまざまな疾病に付随する高カルシウム血症の治療薬として使用されてきた．実験研究では，mithramycinはPTHによって誘発される骨融解性骨吸収の割合と程度を抑制することが示されたが，成長期の動物で正常な骨形成または吸収に影響があるかについては明確な証拠がない[116,117]．

近年では，集中治療室に入室するような重症患者で低カルシウム血症が報告されてきている．これらの患者で低カルシウム血症の発病率は88%に達した．低カルシウム血症の程度は基礎疾患の重症度と相関しており，敗血症患者に認められることがもっとも多い．この異常の発生機序はいまだ不明である．カルシトニン前駆体（calcitonin precursor：CTpr）の血中濃度は微生物感染症に応じて数千倍にまで増加しており（訳注：日本ではprocalcitoninとして細菌性敗血症を疑う患者での測定が保険適応となっている），この増加度は感染症の重症度と死亡率に相関する．血液中CTprの高濃度と増加しつつある低カルシウム血症との関係は検討すべき今後の課題である[118]．

12. 低カルシウム血症の治療

一般に，症状を伴う低カルシウム血症は，Caの静脈内投与に速やかに反応する．一般的に用いられる処方は10% calcium gluconate（Ca元素90 mgを含有している10 mLのアンプル）と10% calcium chloride（Ca元素360 mgを含有している10 mLのアンプル）である．治療の遅れはテタニーの悪化を招き，全身性痙攣発作と心停止さえも引き起こす場合があるので，同処置は早急に行わなければならない．

Caの長期間の経口投与は，副甲状腺機能低下症のような不可逆的な病態による慢性低カルシウム

血症患者に対しては，静注療法に引き続いて後療法として行われなければならない．軽症例では，Ca 経口投与が初期治療としても最善である．一般的に用いられる薬物は以下のような処方である．calcium lactate 300 mg(Ca 元素 60 mg)(訳注：日本では calcium lactate 水和物原末 1 回 1 g，1 日 2 ～ 5 回の服用が勧められる)，チュアブルの calcium gluconate 1 g(Ca 元素 90 mg)(訳注：日本では calcium gluconate 水和物 1 日 1 ～ 5 g，1 日 3 回服用)，calcium carbonate(Os-Cal)(Ca 元素 250 mg)(訳注：日本では厳密には低カルシウム血症に対する保険適応はなく，慢性腎不全患者の高リン血症の改善や胃十二指腸潰瘍に対して用いられる)．絶対的な確実性をもって不可逆的な副甲状腺機能低下症の診断が確定していないような患者でも，経口 Ca を使用してよい．経口 Ca に反応しない患者では，大量ビタミン D が唯一利用できる処置である．一般的に用いられる処方はビタミン D_2(エルゴカルシフェロール)1.25 mg(50,000 単位)を含んでいるカプセルで，平均投与量は 1.25 ～ 3.75 mg/日である(訳注：日本では未認可である)．ジヒドロタキステロール 3(dihydrotachysterol 3：DHT_3)は血清 Ca 濃度の上昇作用についてビタミン D_2 の 3 倍強力である．それぞれのカプセルは 0.125 mg の DHT_3 を含み，平均投与量は 0.25 ～ 1 mg である(訳注：日本では使用できない)．いずれのビタミンも油性溶液として利用できる(訳注：日本では使用できない)．副甲状腺機能低下症と偽性副甲状腺機能低下症は生理的用量の $1,25(OH)_2D_3$ と $1\alpha(OH)D_3$ に反応して，血清 Ca が正常に回復する．カルシトリオールは Rocaltrol® として市場に投入されており，0.25 μg および 1 μg を含むカプセルで販売されている(訳注：日本では Rocaltrol® 0.25 μg と 0.5 μg，$1\alpha(OH)D_3$ も Onealfa® として利用可能である)．クロロチアジドはビタミン D とその誘導体の血液中 Ca 上昇作用を強めることがある．一方，furosemide は尿中 Ca 排泄作用の亢進を通して低カルシウム血症を悪化させるかもしれない．

低カルシウム血症に低マグネシウム血症を伴う患者では，Ca 静脈内投与に十分な反応がみられない．しかし，低マグネシウム血症の治療によって血清 Ca 濃度は正常域に戻る．

慢性腎不全での低カルシウム血症では，その症状はほとんど出現しない(訳注：維持透析を行うような末期腎不全患者では CKD-MBD(chronic kidney disease-mineral and bone disorder)防止の観点から Ca と P のコントロールは重要である)．しかし，上昇していた血清 P 濃度が P 結合性制酸剤によって低下すると，血清 Ca 濃度が高頻度に上昇する．

ビタミン D 欠乏性骨軟化症による低カルシウム血症でも，ほとんど症状が出現しない．通常，ビタミン D の生理的用量の投与と Ca 経口摂取を増やすことで反応がみられる．

X 高カルシウム血症を伴うカルシウム，リン代謝異常

高カルシウム血症は，あらゆる臨床医や診断医にとって難しい問題であることが多い．一部の症例では，高カルシウム血症の原因は臨床所見の状況から自明であるが，その他の場合に，原因を特定するには広範な労力を要する．重要な高カルシウム血症の原因を**表 6.4** に示す．

1. 副甲状腺機能亢進症

高カルシウム血症の全患者のうち 10 ～ 20％に原発性副甲状腺機能亢進症が存在する．年齢調整した 1 年間の発症率は，100,000 人に約 25 人である．発生頻度が高く，外科的治癒が可能であることから，診断を下すことは非常に重要である．この疾患は男性よりも女性に多い．女性の発症率は閉経とともに増えるが，高齢者男性には比較的まれである．単発の副甲状腺腺腫が，原発性副甲状腺機能亢進症の原因のなかで，特に頻度が高い．癌腫は頻度が低く，副甲状腺機能亢進症の全症例の 1％以下である．原発性過形成は 10％以下であるが，家族性副甲状腺機能亢進症のなかではもっとも頻度が高い．

腺腫と過形成の形態学的区別は，非常に困難な場合がある．被膜の存在や，腺腫周辺の圧迫された正常腺組織の辺縁の存在が，確定診断に役立つことがある．腺腫と診断され，外科的摘出以降も

表 6.4　高カルシウム血症に関連した疾患

- 原発性副甲状腺機能亢進症
- 腺腫と癌
  - 過形成
  - 多発性内分泌腺腫瘍
  - 腫瘍による異所性副甲状腺ホルモン(PTH)分泌(まれ)
- 二次性副甲状腺機能亢進症
  - 吸収不良とビタミンD疾患
  - 慢性腎不全
  - 腎移植後
- 家族性低カルシウム尿症性高カルシウム血症
- 腫瘍関連の高カルシウム血症
  - 溶骨性骨転移
- 腫瘍からの血中因子
- 副甲状腺ホルモン関連ペプチド(PTHrP)
- 活性型ビタミンD(1,25[OH]$_2$D$_3$)による高カルシウム血症
- 腫瘍から分泌されるサイトカインで，循環せずに局所に働くもの
  - インターフェロン(IL)-1，IL-6
  - 腫瘍壊死因子β(TNF-β)
  - 顆粒球・マクロファージ・コロニー刺激因子
  - ・トランスフォーミング成長因子α(TGF-α)
  - ・プロスタグランジン類
- 腸管高吸収による高カルシウム尿症性高カルシウム血症
- 高ビタミンD血症
- 高ビタミンA血症
- 肉芽腫性疾患
  - サルコイドーシス
  - 結核
  - ヒストプラスマ症
  - コクシジオイド症
  - らい病
  - 異物肉芽腫
- 甲状腺機能亢進症
- 副腎皮質機能不全
- 乳児高カルシウム血症
- 不動，寝たきり
- 低リン血症
- ミルクアルカリ症候群
- 静脈栄養
- 急性腎不全に関連した高カルシウム血症
- 薬物
  - サイアザイド系利尿薬
  - lithium
  - theophylline
  - カルシウム交換樹脂

高カルシウム血症が持続，または再発する場合には，摘出された組織の形態をさらに正確に評価したほうがよい．また，副甲状腺過形成においては，(安全にかつ，その一方で再発しないような)摘出すべき副甲状腺の量のバランスをとるのは非常に困難である．2腺以上が組織学的に過形成の特徴を示すのであれば，2腺以上の摘出が推奨される．一般的に200 mgの副甲状腺組織を残しておくのがよい．

さまざまな副甲状腺機能亢進症の種類のなかで形態学的な違いがはっきりしないことに加えて，いくつかの機能的特徴にも疑問が投げかけられている．副甲状腺腺腫をもつ高カルシウム血症の患者の原因は，副甲状腺ホルモン(PTH)分泌の正常フィードバックが欠損している，と広く認識されている．すなわち，おそらく腺腫の分泌細胞が変化し，その分泌機能がもはや血清Caの変化に反応しなくなってしまったのであり，この状態は，分泌細胞の自律性によって決定されていると考えられてきた．副甲状腺腺腫と過形成の区別の意味するところは，副甲状腺腺腫が適応性の反応というよりは原発性疾患であり，過形成は血清の低Ca濃度に適応するための代償的なものである，ということである．“三次性副甲状腺機能亢進症”という用語は，著明に大きくなった副甲状腺組織塊を伴った二次性副甲状腺機能亢進症に用いられる．各細胞はPTH分泌量を減少させて血清Ca濃度の上昇に正常に反応しているにもかかわらず，分泌細胞の数が非常に多いため，大量のPTHが循環血流中に放出されている．このことは，実験的にも支持されている[119]．一部の原発性副甲状腺機能亢進症の患者は，非常に軽度の高カルシウム血症と，わずかな，または全く骨の異常がないにもかかわらず，著明な高カルシウム尿症を呈する[120]．原発性副甲状腺機能亢進症の患者は，血清1,25(OH)$_2$D$_3$濃度と尿中Ca排泄との間に非常に強い相関が見出されている．腎結石のない副甲状腺機能亢進症の患者と比べ，腎結石症と高カルシウム尿症のある副甲状腺機能亢進症の患者は循環血中1,25(OH)$_2$D$_3$が高かった[121]．この1,25(OH)$_2$D$_3$値の違いの原因はわかっていないが，この事実は，臨床の場において原発性副甲状腺機能亢進症でのビタミンD代謝の重要性を強調するものである．

原発性副甲状腺機能亢進症の患者を高カルシウム血症になりやすくさせるさらなる要因に関する，新しい知見が得られている．Ca感知受容体のR990Gのアリル(対立)の遺伝子多型はCa感知受容体の機能亢進をもたらし，高カルシウム尿症になりやすく，結果として腎結石症になりやすい．Henleループの太い上行脚の基底側膜表面に存在するCa感知受容体の機能の活性化が，細胞周辺のCa再吸収を抑制するメカニズムを惹起するため，高カルシウム尿症を起こす[9]．

さまざまな悪性新生物に関連した副甲状腺腺腫の頻度が高いことについてはよくわかっていないが，高カルシウム血症を呈したすべての悪性腫瘍患者では副甲状腺種の存在について考慮する必要がある[122]．

分子生物学的手法により副甲状腺機能亢進症の病態機序における遺伝子異常の潜在的役割が明らかになってきた．副甲状腺腺腫では，第11番染色体に存在するPTHの遺伝子の変化が起こることが報告されており[123]，同様にX染色体の異常も見つかっている．遺伝子異常は，第11番染色体に存在する癌抑制遺伝子の減少と，癌遺伝子の過剰発現からなる．同様に，X染色体の癌抑制遺伝子の不活性化がみつかっている．興味深いことにこれらの遺伝子の異常は，副甲状腺腺腫の患者のみならず，慢性腎不全に伴う二次性副甲状腺過形成も含めた，副甲状腺過形成の患者にも認められる[124]．

常染色体優性遺伝の副甲状腺腺腫が家族性に発症する場合は，患者家族の生化学的スクリーニングが必要である．家族性副甲状腺機能亢進症の診断を確定しておくことは，この患者家族に過形成や多発性腺腫が高率に発生する可能性があることを外科医に知らせる，という意味でも重要である．一部の家族では，原発性副甲状腺機能亢進症は他の内分泌腫瘍とも関連している．副甲状腺機能亢進症，アミロイド基質を伴った甲状腺髄様癌，褐色細胞腫，多発性神経腫の合併は多発性内分泌腫瘍(multiple endocrine neoplasia：MEN)Ⅱ，またはSipple症候群として知られる．Wermerらによって記載された症候群(MEN-Ⅰ)は，副甲状腺機能亢進症，下垂体腫瘍，膵島細胞腫瘍からなる．

MEN-Ⅰは常染色体優性遺伝の家族性腫瘍症候群である．MEN-Ⅰの遺伝子“menin”は，第11番染色体の長腕で同定された癌抑制遺伝子である．MEN-Ⅰ遺伝子の生殖細胞系の不活化変異は，多発性内分泌腫瘍の成長へとつながる．MEN-Ⅰ家系において，40以上の異なるMEN-Ⅰ遺伝子の生殖細胞変異が同定されており，ファウンダー効果(founder effect．訳注：最初の1人の遺伝子変異が子孫集団に広がったこと)ではないことを示唆する．一方で，MEN-ⅡはRET癌原遺伝子の活性化変異によって発症し，常染色体優性形式で遺伝する．

副甲状腺機能亢進症-顎腫瘍症候群は，副甲状腺機能亢進症，顎のセメント質骨形成線維腫，腎嚢胞，Wilms腫瘍，腎過誤腫からなる．この症候群は，染色体1q24上にある未知の遺伝子によって発症し，常染色体優性遺伝形式をとる．

副甲状腺腺腫のごく一部に，サイクリンD_1癌遺伝子(cyclin D_1 oncogene：$CCND_1$)の活性化変異が認められる．この変異はサイクリンD_1蛋白の過剰発現を起こす[125,126]．副甲状腺特異的サイクリンD_1の過剰発現マウスによって，原発性副甲状腺機能亢進症が発症することは興味深い．

原発性副甲状腺機能亢進症は，血清PTHの上昇を伴う持続性の高カルシウム血症を示すことによって診断することができる．骨，腎臓，消化管，または神経筋肉の症状を呈する患者は，この疾患による症状と考えられ，通常，手術を必要とする．逆にいえば，無症候性の患者において手術の適応となる客観的な徴候とは，著しく高い血清Ca濃度，致命的な高カルシウム血症の既往，クレアチニンクリアランスの減少，腎結石の存在，高カルシウム尿症，著明な骨密度減少である[127]．

画像技術における最近の進展に，Tc 99m sestamibiスキャンがある(訳注：テクネシウムにセスタミビという物質を結合させ，これを体内に静注すると機能亢進した副甲状腺に特異的に取り込まれる)．この新しい技術は高い精度と正確さをもって，副甲状腺腺腫を特定し，局在を調べるのに役立つ．さらにこの技術は，ポータブルの放射能検出器(ガイガーカウンター)のプローブを使って，手術中に腺腫を確認し，外科医が腫瘍の場所を直接検出することを可能とする．この最新の技術により，外科手術が局所麻酔で可能となり，合併症が減り，手術の成功率も向上した．同様に，診断超音波の使用によっても進歩がもたらされた．PTH濃度(手術中のPTHの半減期は非常に短い)を細かくモニターすることも，副甲状腺切除術の成功を確かめる助けとなるかもしれない．最近の臨床研究では，121 人の原発性副甲状腺機能亢進症の患者の臨床経過と合併症の発症を 10 年にわたって調べたところ，101 人(83%)は無症状であった．調査期間中に 61 人(50%)の患者は副甲状腺切除術を受け，そして 60 人は手術なしで経過観察された．副甲状腺切除術は生化学検査を正常化させ，骨密度を上昇させた．手術を受けなかった大部分の無症候性患者は病気が進行しなかったが，およそ 1/4 の患者では病状が進行した．進行した病状としては，再発性腎結石，骨密度の 10%以上の減少，血清 Ca 値の 12 mg/dL 以上の上昇，高カルシウム尿症の発症，などがあげられる．最近の研究では，無症候性副甲状腺機能亢進症患者においても，副甲状腺切除術は骨密度，生活の質(quality of life：QOL)の改善をもたらすことが示されている．副甲状腺切除術は，高い死亡率をもたらす後年の骨折を防止するために，とりわけ骨密度の減少した高齢患者に推奨されている．これらの知見は，いわゆる“無症候性”原発性副甲状腺機能亢進症患者の適切な治療の選択に関して，重要な疑問を投げかけている[128]．

ビタミン D の状態は，原発性副甲状腺機能亢進症患者の骨合併症の重要な決定要素の 1 つである．原発性副甲状腺機能亢進症患者では，25(OH)D_3 と 1,25(OH)$_2D_3$ の不足は，骨回転の増加と骨密度の減少と関連している．この事実より，ビタミン D が不足した患者への補充は有益である可能性がある[129]．

家族性低カルシウム尿症性高カルシウム血症(familial hypocalciuric hypercalcemia：FHH)は，常染色体優性遺伝による副甲状腺過形成のまれな例である．この家系の子孫には新生児原発性副甲状腺機能亢進症の高い発病率が認められる．臨床経過は比較的良好で，腎結石症はなく，膵炎や軟骨石灰化の合併も多くはない．血中 PTH の軽度上昇を伴った軽い副甲状腺過形成と，cAMP の尿中排泄増加が，本症の患者で報告されている．しかし，副甲状腺亜全摘除術に十分な反応がない場合は，さらなる異常が存在する可能性が示唆される．副甲状腺亜全摘除術の術前と術後の両方で低カルシウム尿症が認められる場合，尿細管における再吸収亢進が高カルシウム血症を維持する要因となっていることが強く示唆される．高マグネシウム血症は，Mg の尿細管での再吸収増加を反映するが，このタイプの高カルシウム血症にみられるもう 1 つの特異的な徴候である．すでに過去に提唱されているように，副甲状腺と腎臓の両方が同時に，血清 Ca 濃度へ反応しなくなる状態というのが，この疾患を説明するものである[130]．

ヒト Ca 感知受容体遺伝子の機能不活性化突然変異により，FHH と，新生児の重度副甲状腺機能亢進症を起こす．Ca 感知受容体遺伝子は第 3 番染色体に同定され，これは過去に同定された FHH の遺伝子座と同じ染色体である．FHH のほとんどの家系において，染色体 3q との連鎖が優位を占めるが，ある一家系では染色体 19p との連鎖が示されている．このように，この疾患は，遺伝学的にいくつかの原因がある(訳注：現在では FHH Ⅰ型は 3q の Ca 感知受容体の遺伝子異常，Ⅱ型は 19p，Ⅲ型は 19q との関連が知られている)．変異遺伝子の 1 コピーを遺伝すると(ヘテロ接合型) FHH を引き起こすが，一方で 2 つの不活性化遺伝子を遺伝するホモ接合型の患者は，新生児重度副甲状腺機能亢進症になる．後者は，副甲状腺過形成のために，高度の高カルシウム血症を呈し，通常は手術を必要とする．これらの変異により，おそらく G 蛋白結合の異常から生じる，シグナル伝達機能の障害を伴った Ca 感知受容体の機能欠損を生じる．その結果として，細胞外 Ca に対して副甲状腺と腎臓の反応性が低下し，最終的に PTH 分泌が上昇して尿細管での Ca 再吸収が上昇する．すなわち，Ca 感知受容体は，Ca によって制御された PTH 分泌と尿細管での Ca 再吸収にとって，重要な役割を果たす．FHH 関連の過度の Ca 再吸収は(おそらく太い Henle ループの上行脚において)，副甲状腺切除術の後でも持続し，これはこの異常が PTH 非依存的であることを示唆している[130, 131]．

Ca 感知受容体に対する自己抗体による低カルシウム尿症性高カルシウム血症は家族性，後天性ともに報告されている．これらの自己抗体は，受容体活性化を抑制する(訳注：Ca 感知受容体，したがって PTH は上昇する)．後天性の自己免疫性副甲状腺機能亢進症患者には，乾癬，関節リウマチ，尿崩症と甲状腺機能低下症を伴う下垂体炎，ぶどう膜炎，Coombs 陽性の貧血などの全身性自己免疫疾患が合併する．この症候群は，副甲状腺機能亢進症も含めて，グルココルチコイドによる免疫抑制に反応し，グルココルチコイド反応性の副甲状腺機能亢進症が特徴である[132]．

2. 悪性腫瘍関連の高カルシウム血症

高カルシウム血症の原因としてもっとも多いのは悪性新生物である．高カルシウム血症は，肺癌，乳癌，腎癌，卵巣癌，血液腫瘍によってもたらされることがもっとも多い．しばしば高カルシウム血症はコントロール不能であり，それゆえ患者の死亡の予知因子となる．実際に，悪性腫瘍に関連した高カルシウム血症出現後の生存率は非常に悪く，生存中央値は3か月である．悪性腫瘍によって高カルシウム血症が出現する機序としては，局所作用と液性因子によるものの2つがよく知られている．局所のメカニズムは，骨格における骨融解部位の存在によって明らかとなる．癌細胞が，直接骨破壊に働くこともあるが，たいていの場合には，活性化破骨細胞によって骨融解がもたらされる．腫瘍随伴体液性高カルシウム血症(humoral hypercalcemia of malignancy：HHM)は悪性腫瘍から分泌される血中因子によって引き起こされることが明らかとなっている[133]．この血中物質の作用は，骨に対しては破骨細胞の骨吸収を促し，腎臓に対してはPの再吸収を減少かつCa再吸収を上昇させ，腎性cAMP排泄を増やす．これらの生化学作用のすべては，内在性PTHの作用に特徴的である．わずかに4例の患者において(1例目は肺小細胞癌，2例目は卵巣癌，3例目は膵臓の転移性神経内分泌腫瘍，4例目は肝細胞癌)intact PTHの異所性分泌であることが報告された[134,135,136]ものの，HHMのほとんどの患者では，血液中の循環因子はPTH関連ペプチド(PTHrP)である．PTHrPは141のアミノ酸からなるペプチドで，内在性PTHと共通の受容体と結合するが，異なる遺伝子にコードされている．PTHrPはPTHとN末端残基が構造的に似ているが，PTHの免疫放射測定法を用いることで，完全にHHM患者と原発性副甲状腺機能亢進症患者を区別できる[137,138]．このように，免疫放射測定法でPTHが検出できず，尿中cAMP高値の存在する高カルシウム血症は，HHMによるものと示唆される．PTHrPは当初，HHMと関連したヒトの悪性腫瘍から分離され，その後，副甲状腺腺腫，皮膚，乳房，胎盤，精巣，膵臓，脳を含むさまざまな組織で存在することがわかった[138]．副甲状腺組織のPTHrPの存在に関しては，PTHが主細胞(副甲状腺組織の主要構成要素)によって生産され，PTHrPは好酸性細胞によって産生される[138]．したがって，血中PTHrPを検出するだけでは副甲状腺腺腫は除外できない．免疫放射測定法でPTHが検出できず，PTHrPが存在すれば，副甲状腺腺腫が除外され，HHMの診断が示唆される．

内在性PTHと同様に，*in vitro*でPTHrPは，腎臓のアデニル酸シクラーゼを刺激し，cAMP産生を亢進させるだけでなく，1α水酸化酵素を活性化させ，1,25$(OH)_2D_3$産生を亢進させる．しかし*in vivo*では，血清1,25$(OH)_2D_3$高値の原発性副甲状腺機能亢進症患者に対して，HHM患者は血清カルシトリオール値が低い．このことに関しては，ある固形腫瘍は1α水酸化酵素活性を阻害し，1,25$(OH)_2D_3$の産生を抑える物質を産生することが報告されている．これは，HHM患者のカルシトリオールが低値であることに対する，もっともな説明であると思われる[139]．最近，悪性腫瘍における血液中の線維芽細胞成長因子(fibroblast growth factor：FGF)23濃度が高値であるとの報告は，上記の矛盾に妥当な説明となっている．FGF23は25(OH)D-1α水酸化酵素を抑制し，前駆体25$(OH)D_3$からの1,25$(OH)_2D_3$の生産を抑制する．

原発性副甲状腺機能亢進症患者とHHM患者を区別するもう1つの面白い特徴としては，骨組織形態計測法の所見がある．原発性副甲状腺機能亢進症患者では骨吸収と骨形成とが一致しているのに対し，HHM患者では骨吸収と骨形成が一致していない．特にHHMでは，骨吸収の亢進と，骨形成の抑制が起こる．この乖離の原因は明らかでない．悪性腫瘍が骨形成を抑制する因子を産生するか否かについては，さらなる研究が必要である[140]．

Ca感知受容体は，多くの悪性腫瘍で発現している．逆説的であるが，CaによるCa感知受容体の活性化は，HHM患者においてはPTHrPの発現と分泌を増やし，骨融解を増加させる．一部の例では，Ca感知受容体の活性化は，腫瘍の成長と浸潤を促進する[141]．

骨転移を有し，高カルシウム血症を呈する乳癌患者の80%にPTHrP高値が存在するが，一方で骨以外の場所に乳癌転移のある患者でPTHrP高値が認められるのは12%にすぎない．これらの結果は，PTHrP が強い骨融解活性によって悪性細胞に増殖環境を提供し，骨における転移の発症と成長を促進しているという概念と一致している[141]．

高カルシウム血症は Hodgkin リンパ腫と non-Hodgkin リンパ腫の両方のリンパ腫で広く認識されている合併症である．リンパ腫関連の高カルシウム血症の患者では，1,25(OH)$_2$D$_3$ の血清濃度は上昇している場合もあれば，高カルシウム血症によって過度に抑制されている場合もある．1,25(OH)$_2$D$_3$ 値の上昇自体が，高カルシウム血症の病因であることがある．一部の症例では，化学療法が血清 Ca の正常化とともに，1,25(OH)$_2$D$_3$ 値の低下を誘導する．逆にいうと，高カルシウム血症の再発は，1,25(OH)$_2$D$_3$ 値の再上昇と関連している．ヒト T 細胞白血病ウイルス(human T-cell leukemia virus：HTLV)に感染したリンパ球は，25(OH)D$_3$ から 1,25(OH)$_2$D$_3$ を産生することができる．したがって，リンパ腫の一部の例では，1,25(OH)$_2$D$_3$ を産生する類似の能力がある可能性があり，高カルシウム血症発症の一因となっているのかもしれない．しかし，多くのリンパ腫関連の高カルシウム血症患者で PTHrP 値が上昇しており，血清 Ca 上昇の原因となっていると考えられていることは注目に値する．明らかに，PTHrP と 1,25(OH)$_2$D$_3$ 値の上昇は，高カルシウム血症を引き起こすのに相乗的に働いている[139]．

3. 悪性腫瘍による高カルシウム血症：破骨細胞活性化サイトカインの役割

骨中の腫瘍細胞と，腫瘍関連のマクロファージは，破骨細胞活性化サイトカインを放出している．これら悪性腫瘍の高カルシウム血症の発症に関係する腫瘍由来の因子としては，IL-1，IL-6，腫瘍壊死因子(tumor necrosis factor：TNF)-α(カケクチン)，TNF-β，リンホトキシン，トランスフォーミング成長因子(transforming growth factor：TGF)-α，アラキドン酸代謝物質が含まれる．さらに，腫瘍細胞は，免疫細胞による TNF と IL-1 産生を促進するメディエータ〔例えば，単球コロニー刺激因子(macrophage colony-stimulating factor：M-CSF)〕を生産することがある．サイトカインは産生された後，骨溶解因子として局所で作用する．ほとんどの場合，サイトカインによる破骨細胞刺激活性には，骨芽細胞の存在が必要である．サイトカインの静脈内注射は動物で高カルシウム血症を引き起こすが，これらの因子は，臨床の状況ではパラクリンとして局所で働くと考えられている[140, 142, 143]．

腫瘍細胞性骨溶解における，造骨性間質細胞の役割を**図 6.6** に示した[144]．腫瘍細胞は，骨吸収を促進する生理的メカニズムに適応することにより，間接的に作用する．腫瘍細胞はホルモン(例えば，PTHrP)，成長因子(例えば，TGF-α)，サイトカイン(例えば，IL-6)，エイコサノイド(例えば，プロスタグランジン類)を放出し，それらは骨芽細胞に作用し，破骨細胞活性化因子の生産を亢進させる．これらのうちもっとも重要な因子は，核因子 κB リガンドの受容体活性化因子("RANKL")とよばれる細胞膜関連の蛋白質で，TNF ファミリーのサイトカインである．RANKL は，破骨細胞前駆細胞の細胞膜表面にある同族受容体(RANK)と結合し，M-CSF の存在下で，前破骨細胞の分化と融合を促進し，活性型多核破骨細胞を形成する．それに付随して，"oesteoprotegerin"(OPG)とよばれる RANKL の可溶性の"おとり"の受容体が骨芽細胞で生産され，破骨細胞の骨融解を抑制する．溶骨した骨基質は，TGF-β などの成長因子を放出し，溶骨病変で腫瘍の成長を促進する．このように，腫瘍細胞と骨基質が相互作用するところでサイクルが活性化し，転移の広がりを促進する．最近の研究では，前立腺腫瘍細胞が可溶性(soluble)RANKL(sRANKL)を産生し，骨芽細胞の作用を介さずに，破骨細胞発生と骨溶解を直接促進することが示された．同じ研究において，RANK のおとり受容体(OPG)投与によって，骨性腫瘍の進行を抑制した．これらの研究は，前立腺腫瘍の進展を抑制する新しい治療へとつながる可能性がある[144]．

高カルシウム血症は骨髄腫患者の約 1/3 に起こる．骨 X 線所見としてもっとも一般的に認められるのは骨溶解である．骨髄腫の骨破壊は，骨髄腫細胞の集塊に隣接して集積する破骨細胞によって起こる．かつて，破骨細胞と骨髄腫細胞のこの関係は，悪性腫瘍によって局所で分泌されるサイトカインの破骨細胞活性化と関連があると考えられていた．骨髄腫細胞は，*in vitro* では TGF-β，IL-1 と IL-6 などのいくつかの破骨細胞活性化因子を産生する．骨吸収の増加はほとんどの場合，骨芽

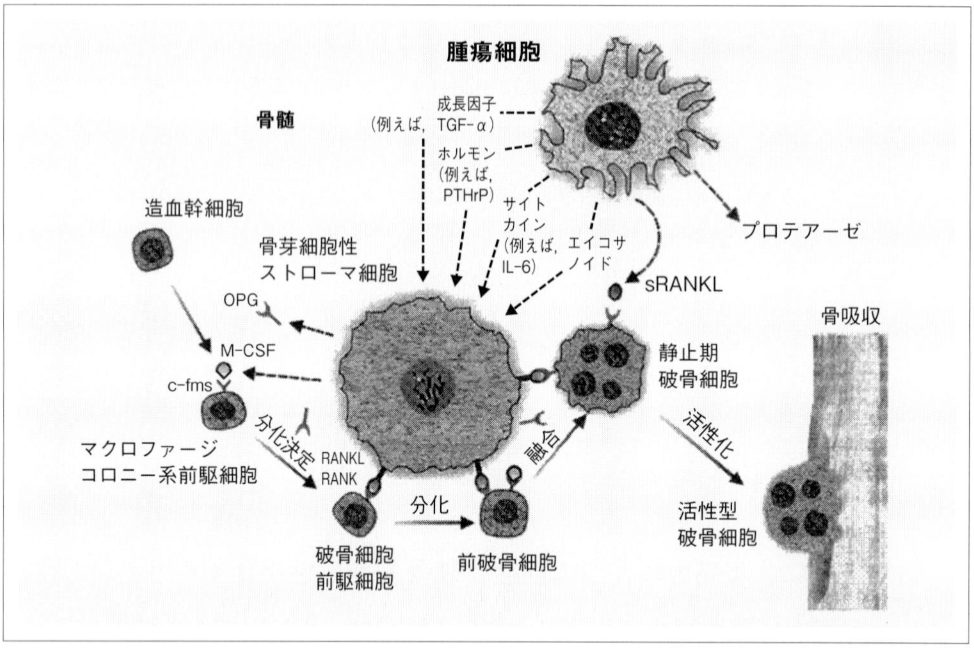

図 6.6 腫瘍細胞による骨溶解の模式図．腫瘍細胞は，ホルモン(例えば，PTHrP)，エイコサノイド，サイトカイン(例えば，IL-6)，成長因子(例えば，TGF-α)などの可溶性メディエータを放出し，それらが骨芽細胞性間質細胞に作用する．間質細胞は RANKL を産生し，それは前破骨細胞に発現している同族受容体(RANK)と結合する．M-CSF はその受容体 c-fms に作用するが，M-CSF 存在下では，RANKL は骨吸収を行う活性型破骨細胞の形成を促進する．腫瘍細胞もしばしば直接 sRANKL(可溶性 RANKL)を放出することが報告されている．さらに，プロテアーゼも腫瘍細胞によって産生され，腫瘍の非ミネラル化組織への侵入を可能にしている(Goltzman D. Osteolysis and cancer. *J Clin Invest*. 2001；107：1219-1220 より許可を得て転載)

細胞の骨形成活性の抑制と関係している．このため骨髄腫では，骨に取り込まれる放射性同位元素が骨格で抑制され，その結果，大多数の患者で骨スキャンが陰性となる．骨髄腫細胞には，骨中で速く増殖する独特の能力がある．骨髄腫細胞は破骨細胞を動員し，刺激するサイトカインを分泌するが，一方で破骨細胞は IL-6 を分泌し，それは骨髄腫細胞の主要な成長因子となっている．骨髄腫での骨の急速な破壊は，この骨髄腫細胞と破骨細胞の関係によると考えられる[140～143, 145, 146]．

最近の多くの研究により，多発性骨髄腫細胞によって活性化されて骨代謝に影響する分子機構がわかってきた．溶骨性骨破壊は，骨髄腫の特徴である．溶骨性骨疾患は，破骨細胞によって起こる．骨髄腫のメカニズムに関するこれまでの研究は主に，骨のリモデリングのバランスを骨吸収に傾ける破骨細胞の役割に関することに主眼がおかれていた．驚くべきことに，一部の骨髄腫患者の溶骨性病変を進展させる要因は，破骨細胞に直接働くのではなく，骨芽細胞に対するものであった．Wnt(wingless/int)遺伝子とその産生蛋白質は，骨代謝の重要な要素である．Wnt シグナル経路は，骨芽細胞の増殖，分化，成熟に重要である．興味深いことに，Wnt の共受容体である低比重受容体関連蛋白 5(low-density receptor-related protein 5：LRP5)の不活性化型遺伝子変異は，常染色体劣性疾患である骨粗鬆症や偽性神経膠腫症候群を引き起こし，骨量減少，骨芽細胞の増殖の減弱を呈する．

溶骨性病変をもつ骨髄腫患者の骨髄形質細胞と末梢血で，Wnt シグナルのアンタゴニストである Dickkopf 1(DKK1)値が上昇していることがわかった．溶骨性病変をもつ骨髄腫患者における骨髄腫細胞においてのみ，DKK1 は検出可能であり，通常の細胞，または溶骨病変のない骨髄腫患者では検出できなかった．DKK1 が古典的 Wnt シグナルを抑制することによって，骨芽細胞の増殖と分化を阻害すると提唱されている．DKK1 が骨髄腫患者の骨病変を引き起こすメカニズムには，2 つのステップが関与する．Wnt は，未熟な骨芽細胞に対して初期の増殖を促進し，続いて骨芽細胞への分化を促進する．DKK1は，骨形態発生蛋白2(bone morphometric protein-2：BMP-2)を介して，骨形成をする成熟骨芽細胞への分化を阻害する．未熟な骨芽細胞(骨芽細胞前駆細胞)は，RANKLを多く発現しており，破骨細胞の活性化と生存に主要な役割を果たしている．これが溶骨病変へとつながる．一方で，成熟した機能的骨芽細胞の減少と生存力の低下によって骨形成が減少し，溶骨病変は新しい骨で置換されにくくなる．このことが，骨髄腫患者で骨形成に親和性のある放射性同位元素の取り込みがない理由である[147]．

4. ビタミンD中毒と高カルシウム血症

副甲状腺機能低下症の治療のために，(少量でない)ビタミンDを投与されているすべての患者は，高カルシウム血症を呈する可能性があり，またそれに付随した腎不全の危険性がある．正常Ca値と高Ca値になるビタミンDの投与量の境界が非常に狭いので，薬理学的用量のエルゴカルシフェロール(ビタミンD_2)かジヒドロタキステロール3(DHT_3：合成ビタミンD類似体)の投与を受けている副甲状腺機能低下症患者の高カルシウム血症出現を予測するのはほとんど不可能である．高カルシウム血症の発病は気づかれないこともあるが，これらの患者における腎機能低下の潜在的原因である場合がある．この状況におけるサイアザイド系利尿薬の投与も，Caの尿中排泄を減らすことによる悪化要因となっている場合がある．ビタミンD中毒による高カルシウム血症は，治療中止後も1～6週間継続することがあり，治療をしなくても，正常Caがさらに4か月間持続することがある．過剰なビタミンDの毒性作用は，脂肪細胞に貯蔵されているビタミンDを利用して肝臓によって持続的に産生される高い血液中25(OH)D_3値と関連する．1,25$(OH)_2D_3$の血清濃度は，一般に上昇しておらず，むしろ減少していることもある[148]．しかし，1,25$(OH)_2D_3$投与に関連した高カルシウム血症では，持続期間ははるかに短い(3～7日)．

さまざまな要因が，ビタミンDへの反応を変える．エストロゲンの骨吸収抑制効果は，閉経後になくなる可能性があり，このことにより，ビタミンD投与量にかかわらず，さらに多くのCaが骨から放出されることになる．副腎皮質ステロイドの投与は，ビタミンDの作用を減弱する．実際に，副腎皮質ステロイドはビタミンD中毒の治療に使用されることもある．ビタミンD中毒の合併を防ぐもっとも重要な予防措置は，ビタミンD投与中の患者で血清Ca濃度を頻回に測定することである．同様に，高カルシウム血症がない場合であっても，過度の高カルシウム尿症の存在は，腎石灰化症と腎不全のリスクファクターである．このような状況では尿中Ca排泄のモニタリングも推奨されている．

5. ビタミンA中毒と高カルシウム血症

ビタミンA中毒による高カルシウム血症については，多く議論されてきた[149,150]．これはビタミンAの過剰摂取と関係しているが，ビタミンAはさまざまな医薬品として販売されており，簡単に入手できる[150]．isotretinoin(重度な嚢胞性痤瘡の処置に効果的であるビタミンA誘導体)は，高カルシウム血症の原因として報告されている[151,152]．ビタミンA中毒の主な症状は，四肢の疼痛を伴う腫脹である．この状況で高カルシウム血症が長引くと，腎石灰化症と腎機能の低下も引き起こされる[149]．実験動物にビタミンAを過剰に与えると骨折，破骨細胞数の増加，軟部組織の石灰化が起こる．ヒトでは，外骨膜側骨形成が典型的なX線の特徴である[153]．

6. サルコイドーシスと高カルシウム血症

サルコイドーシス患者の高カルシウム血症は，Caの腸管吸収増加と，骨からのCa放出増加と関係しており，サルコイドーシス患者のおよそ17％で認められる[154]．男性は女性より頻度が高い[125]．ごく一部の患者では，非常に高い血清Ca濃度によって，異所性石灰化が起こったり，尿毒症のため最終的に死にいたることがある[155]．尿毒症の出現に伴って，高カルシウム血症が消退することもある[156]．

サルコイドーシスにおける高カルシウム血症の季節による発生率は，日光曝露の量に直接の関連がある[156]．$1,25(OH)_2D_3$ の血清濃度は，サルコイドーシスと高カルシウム血症のある患者で上昇していることがわかっており，この疾患での Ca 代謝異常の原因であると考えられる[157]．大部分の患者で，グルココルチコイドの投与で高カルシウム血症は修正され，血清中の Ca と $1,25(OH)_2D_3$ の濃度を正常化させる[158,159]．高カルシウム血症の有無に関係なく，血清中の免疫反応性 PTH はサルコイドーシス患者では低いことがわかっている．

in vitro における研究では，活動性のサルコイドーシス患者から採取された肺胞マクロファージ細胞の初代培養細胞が，$1,25(OH)_2D_3$ の産生を示した[160]．このように，サルコイドーシスの高カルシウム血症の病因は，マクロファージによる腎臓以外での $1,25(OH)_2D_3$ の産生であり，そしてマクロファージはサルコイド肉芽腫の主要な構成要素である．同様のメカニズムは，他の肉芽腫症を伴う高カルシウム血症の原因でもある．高カルシウム血症は，結核，らい病，異物肉芽腫，シリコンによる肉芽腫，播種性カンジダ血症，播種性コクシジオイデス症，ヒストプラスマ症，ベリリウム中毒，肉芽腫性リポイド肺炎，好酸性肉芽腫で報告されている[156～159]．腎臓ミトコンドリアでの $25(OH)D$-1α 水酸化酵素による $25(OH)D_3$ から $1,25(OH)_2D_3$ への合成は制御された過程であるのに対して，腎外性の合成は厳密に制御されていない．最近の研究結果では，微生物リポポリサッカライド(lipopolysaccharide：LPS)による toll 様受容体(toll-like receptor：TLR)の活性化が，マクロファージ細胞での $25(OH)D$-1α 水酸化酵素の活性化をもたらしているとの証明が報告されている．$1,25(OH)_2D_3$ の局所の産生により，抗菌性ペプチドのカテリシジンの発現が誘導される．カテリシジンは自然免疫反応の主要な因子であると考えられている．TLR が結核菌のような感染体によって活性化されると，抗菌性因子を産生する．この現象により，高地で日光曝露によって誘導されたビタミン D が，結核患者に有用である可能性を説明することができる[43]．

7. 甲状腺機能亢進症，甲状腺機能低下症，高カルシウム血症

甲状腺機能亢進症患者の高カルシウム血症の発生率は，報告によって違いがあるが，10～22％である[161]．この高カルシウム血症は，抗甲状腺治療によって改善する可能性がある．甲状腺機能亢進症と副甲状腺機能亢進症とは強く関連していることが報告されているので，抗甲状腺治療に対して高カルシウム血症が示す反応には診断的意義がある可能性がある[161]．甲状腺ホルモンの Ca 代謝に対する影響は主に，骨回転の増加，尿中 Ca 排泄増加，Ca の腸管吸収減少であり，結果として Ca バランスが負となる[162]．このように，甲状腺ホルモンの骨に及ぼす作用が，主に高カルシウム血症の原因となる．甲状腺ホルモンは副甲状腺ホルモン(PTH)の作用を亢進させることにより骨再吸収を増加させ，さらに PTH を介さずに *in vivo* において直接的に骨の再吸収を亢進させる[163]．血清 P は，甲状腺機能亢進症で上昇していることがあり，これはおそらく，高カルシウム血症による副甲状腺機能の抑制と，それに続く P の尿細管での再吸収亢進によるものであろう．

大多数の甲状腺機能低下症患者で，血清 Ca と P 値は正常で，アルカリホスファターゼは低下している．しかし，一部の患者は，高カルシウム血症を呈する．甲状腺機能低下患者の Ca バランスは，腸管吸収の増加と尿中排泄減少の結果として正となる傾向がある．どちらの変化も，高カルシウム血症発症の要因となる．また，甲状腺機能低下症患者の骨回転は低下している．

8. 副腎不全と高カルシウム血症

高カルシウム血症は，副腎不全においてしばしば認められる異常である[164,165]．副腎不全における高カルシウム血症の機序は，よくわかっていない．ある研究では，血清 Ca 濃度上昇の原因として，体液減少に伴う血清 Ca の蛋白結合分画の増加を報告している．体液減少によっても尿細管における Ca 再吸収の増加が起こり，またグルココルチコイドホルモンが欠損していると，ビタミン D 類による腸管の Ca 吸収がさらに亢進することがある．

9. 特発性乳児高カルシウム血症

特発性乳児高カルシウム血症には，乳児期における高カルシウム血症を特徴とした一群の疾患が含まれ，大部分は一過性である．臨床症状の程度によって，良性型と重症型に分類される．良性型はほとんど症状もなく，予後も極めて良好である．重症型は重度の全身性の症状を伴っており，精神遅滞，くぼんだ鼻梁を伴った"妖精様"顔貌("elfin" face)，内眼角贅皮，大動脈弁上狭窄，膀胱憩室，腎臓変性疾患，しばしば肺動脈狭窄，心室中隔欠損症，歯科の異常が含まれる．Williams 症候群とよばれるこれらの身体的異常は，おそらく胎児の段階ですでに存在する高カルシウム血症に起因する発生学的異常を反映すると考えられてきた．高カルシウム血症の時期は限られた期間であるが，身体的な異常は恒久的である．すなわち，臨床症候を呈する Williams 症候群の多くの患者は，Ca 代謝の異常を示さない(訳注：Williams 症候群の高カルシウム血症は乳児期早期から認められ，通常は生後 12 か月までに消失する)．この疾患の主な遺伝子異常は，エラスチン遺伝子の 1 対立遺伝子の欠損である．この遺伝子のヘミ接合体は，この患者の 75%で同定された．この欠損は，おそらく脈管，弁膜，発生上の障害に関与していると考えられる．

特発性乳児高カルシウム血症はビタミン D に対する過敏症に起因すると考えられてきた．この可能性を支持する知見として，この症候群の高カルシウム血症が生理的用量のわずか 2 ～ 3 倍にあたる少量のビタミン D で起こることが報告されている[166]．過剰なビタミン D を補充されたミルクを飲んでいた英国の一群の乳児に高い発症率が認められることや，ビタミン D を食事から除去することによってこの症候群が改善したことも，この症候群がビタミン D に対する過敏症に起因する可能性を示唆している[167, 168]．

しかし，特発性乳児高カルシウム血症のカルシウム代謝異常の原因となる統合的な原因メカニズムはまだわかっていない．一部の研究者は，血清 $1,25(OH)_2D_3$ 値の上昇が高カルシウム血症のメカニズムであると考えている[166, 167]．しかし，高カルシウム血症が認められる場合でさえ，ビタミン D の異常を示すことができなかった，という報告もある．また，高カルシウム血症によるカルシトニン分泌刺激が低下する調節異常を，病態機序の可能性として提唱している研究者もいる．

一部の Williams 症候群患者において，第 7 番染色体上の q11.23 領域における，およそ 150 万塩基対の領域の 25 ～ 30 の遺伝子の欠損が同定された．最近注目されているのは"Williams 症候群転写因子(Williams syndrome transcription factor：WSTF)"の欠損である．ビタミン D 過敏症に対する WSTF 遺伝子欠失の役割はわかっていない．

リガンドの結合していないビタミン D 受容体をプロモーター標的部位に動員する，ヒト多重蛋白質複合体(human multiprotein complex．WINAC)が，WSTF を介して作用することが提唱されている[169, 170]．最近，WSTF が内在性のチロシンキナーゼ活性を有しており，DNA 損傷に応じたクロマチンのリモデリングに関与するという証拠が示されている．WSTF と結合する ATP 依存性のクロマチン複合体が，リガンドによって誘導されたビタミン D 受容体活性を高め，遺伝子の転写促進や抑制の両方向に働く可能性がある．転写抑制に働く場合，WSTF 遺伝子欠損は，転写抑制を解除し，ビタミン D-ビタミン D 受容体複合体に対する反応亢進へとつながるという説もある．しかし，これらの仮説はすべて，現時点では推測の域を出ない[171]．

脂肪壊死を伴った高カルシウム血症は，この疾患の特殊な病型である．幼児が罹かるこの症候群では，皮下脂肪組織の壊死とともに高カルシウム血症が生じる[167]．いくつかの症例では，$1,25(OH)_2D_3$ 高値が報告されている．一部の研究者は，高カルシウム血症は一次性ではなく，二次性の現象であると主張している．後者の場合，高カルシウム血症にいたる $1,25(OH)_2D_3$ の上昇は，脂肪壊死の肉芽腫性炎症による二次性なものと提唱されている．機序が何であれ，特発性乳児高カルシウム血症は，Ca とビタミン D の食事制限によって治療されている．

10. 不動と高カルシウム血症

不動(immobilization)は，骨塩類の過剰喪失，高カルシウム血症，急速に進行する骨粗鬆症と関係している．姿勢による機械的刺激が骨格に対してなくなると，骨形成と骨再吸収のバランスを妨げ，結果として骨量とその塩類の喪失につながる．通常，骨から放出された量のCaは尿から排出され，血清Ca濃度は増えない[172]．しかし，骨回転が急速な状態では(それは，正常な子供，若者，Paget病のような骨異常にも存在する)，不動は顕性高カルシウム血症となることがある．

11. 低ホスファターゼ血症

低ホスファターゼ血症は，血清アルカリホスファターゼ低値，血清ピロリン酸高値，および骨軟化症に似た骨格の異常を特徴とした症候群である[173]．この疾患は特に幼児において，高カルシウム血症に関係することがある．

12. ミルクアルカリ症候群

ミルクアルカリ症候群は高カルシウム血症の原因として，原発性副甲状腺機能亢進症および悪性腫瘍に次いで，3番目に頻度の高い疾患である．消化性潰瘍の症状を和らげるために，治療として大量のミルクおよびアルカリを摂取している患者に生じる．同様に，骨粗鬆症の予防および治療のための炭酸カルシウムの使用によって，この医原性高カルシウム血症の頻度が増加した．この症候群は，高カルシウム血症，高リン血症，アルカローシス，異所性石灰化，進行性腎不全によって特徴づけられる．これらの異常は，治療の停止によって元に戻ることがあることが示唆されている．炭酸カルシウム($CaCO_3$)以外の制酸剤を使用しても高カルシウム血症にはならないことから，炭酸カルシウムの大量服用がこの症候群発症の主な要因であると考えられる[174]．したがって，ミルクアルカリ症候群の高カルシウム血症は，大量の炭酸カルシウムの経口摂取に起因し，PTHの分泌を抑えることでPの腎臓での保持を引き起こすためと考えられる．Henleループの管腔側表面の細胞にあるCa感知受容体が，血清Ca高値によって活性化されると，尿中Na排泄を増加させ，体液量減少を起こし，これが近位尿細管のCa再吸収増加を起こす．随伴するアルカローシスは，遠位のネフロンに存在するpH感受性CaチャネルのTRPV5を活性化し，それゆえCa保持および高カルシウム血症につながる．

炭酸カルシウムの経口摂取の増加により，尿毒症患者にも高カルシウム血症が出現することが報告された．同様に，高カリウム血症の治療のためのCaを含んだ交換樹脂の使用は高カルシウム血症を引き起こす可能性があるが，それは腸管で樹脂からのCa放出が起こるからである[175]．

高カルシウム血症は急性腎不全からの回復期の患者にも報告されている．病因はよくわかっていないが，一部の患者では二次性副甲状腺機能亢進症，外傷部位，壊死性筋肉からのCaの放出[176,177]および外傷を受けた筋肉から産生される高濃度カルシトリオールによるものの可能性がある．

13. サイアザイド系利尿薬と高カルシウム血症

大用量ビタミンDで治療されている患者(副甲状腺機能低下症患者，骨粗鬆症患者)や副甲状腺機能亢進症の患者では，サイアザイド系利尿薬の長期投与により高カルシウム血症をきたす可能性がある．作用機序としては以下のことが考えられる．(i)直接的な尿細管への影響によるCa尿中排泄減少，または細胞外液(ECF)量減少と，それに伴う二次的なNaやCaの尿細管再吸収の増加，(ii)ビタミンDとPTHに対する骨の再吸収性反応の増加[177,178]．サイアザイドによる，管腔側のNa輸入の抑制は，細胞質のNa濃度を減少させる．これは，細胞内と尿細管周囲との間でのNa濃度勾配をさらに急峻にする．Na勾配の増加は，ナトリウム-カルシウム交換体(Na-Ca changer：NCX)を介して，細胞からより多くのCaを排出する方向に働き，Ca再吸収を亢進させる．サイアザイドは，ECF量の変化とは関係なく，高カルシウム血症における骨格のPTHに対する反応を急速に亢進させることが証明されている．最近の研究では，サイアザイド系利尿薬を服用中に高カルシウム血症を呈する患者では，原発性副甲状腺機能亢進症が多いことが示唆されている．したがって，サイアザイド投与により，多くの患者のなかから軽い原発性副甲状腺機能亢進症が“発見される”ということがありうる．上記の概念はサイアザイドのCa上昇効果がPTH依存的であることを示したこれまでの研究からも支持されている[179]．最近の研究では，骨芽細胞でサイアザイド感受性の共輸送体の発現が示されている．*in vitro*では，サイアザイドは骨芽細胞分化と骨形成を刺激する[169]．

14. lithium と theophylline

慢性的にlithiumで治療されている患者は，PTH上昇を伴った高カルシウム血症を呈することがある．原発性副甲状腺機能亢進症と甲状腺機能低下症も，lithium投与患者で報告されている．theophyllineの毒性も高カルシウム血症と関係している可能性があり，骨のβ-受容体の刺激によるものと考えられている．

15. 高カルシウム血症の治療

血清カルシウム濃度低下の機序は以下の３点にまとめられる．(i)骨からのCa放出抑制，または骨や他の組織で，Caの沈着増加，(ii)細胞外液(ECF)からのCa除去増加，または腸での再吸収の抑制，(iii)キレート物質による複合体を介した，イオン化分画の減少．

高カルシウム血症は，尿中へのNaと水の排泄を増やす．その結果，ECFの濃縮と糸球体濾過量(GFR)の減少が起こる．後者は，Caの尿中排泄減少と高カルシウム血症のさらなる悪化につながる．したがって最初の治療目標は，生理食塩液の静脈内投与によってECF量を標準に戻すことである．これは，通常３～４Lの生理食塩液を必要とする．この治療行為自体で血清Ca濃度は低下するが，この一部は希釈の影響によるものであり，また，Ca尿中排泄増加の影響もある．急速な生理食塩液の静脈内投与の間，ECF量が過剰となる危険性があり，特に高齢患者で注意が必要である．それゆえ，このような状況では中心静脈圧のモニタリングは非常に有用なときがある．同様に，補助治療としてのループ利尿薬の追加は，体液過剰の危険性を最小にするだけでなく，Caの尿中排泄も増加させる．ループ利尿薬を尿中Ca排泄を目的として使用する場合，Naと水が尿中に失われるので，それに対して迅速な補充を必要とする．PTHや副甲状腺関連ペプチド(PTHrP)または両方の過度の分泌による高カルシウム血症を呈す患者で，ループ利尿薬が特に有用である場合がある．このような状況ではホルモンにより引き起こされた尿細管でのCa再吸収の過剰が，高カルシウム血症の進行と維持に主要な役割を果たすためである．

1) ビスホスホネート製剤

ビスホスホネート(以前の名称はdiphosphonates：ジホスホン酸塩)は，一般的な高カルシウム血症，および特に悪性腫瘍と関連した高カルシウム血症の治療に優れた治療効果をもつ一群の薬物である．ビスホスホネートは，骨代謝に関与する内在性物質であるピロリン酸塩の関連物質である．ピロリン酸塩のP-O-P結合は，骨形成と破骨細胞の骨再吸収の過程で，ビスホスホネートによって開裂される．ビスホスホネートにおいては，炭素が酸素の一部と入れ代わってホスファターゼによる加水分解抵抗性のP-C-P結合を生み出す．ビスホスホネートは骨に強い親和性があり，石灰化された骨基質と強く結合し，そして骨形成と骨吸収作用を減弱させる．さらに，ビスホスホネートは破骨細胞の機能を阻害する．ビスホスホネートは，破骨細胞の骨基質への接着の防止，破骨細胞分化と動員の抑制などの，破骨細胞機能に対する直接的な影響を及ぼす．ビスホスホネートは，さらに単離した破骨細胞の運動性を妨げる．このように，ビスホスホネートは骨吸収の非常に強力な阻害薬である．最初のビスホスホネートであるethane-hydroxybisphosphonate(etidronate．商品名Didronel®)は現在臨床使用が可能であるが，少なくとも経口投与では抗高カルシウム血症製剤としての効果は限られている．おそらくこれは，骨吸収を減らす効果が骨ミネラル化作用を抑制する効果で相殺されるからである．血清Ca濃度の減少は第二世代のビスホスホネートがより効果的であり，dichloromethylene bisphosphonate(clodronate．訳注：日本では未承認)とamino-hydroxypropylidene bisphosphonate(pamidronate：ADP．訳注：アレディア注射用製剤)があげられる．それらの薬物は骨ミネラル化にほとんど影響が出ない用量で，骨吸収抑制を起こす．pamidronateとetidronateは，米国で悪性腫瘍による高カルシウム血症の治療薬として現在承認されている(訳注：日本ではetidronateに悪性腫瘍による高カルシウム血症の適応はない)．臨床試験では，etidronateとclodronateは，悪性腫瘍関連の高カルシウム血症患者で，高カルシウム血症，骨痛，病的骨折を抑制することが示されている．pamidronateは静注がもっとも効果的である．ある研究では，30 mgの1回の注射で，90％の患者を正常Ca値に戻した．高カルシウム血症をコントロールする際に，30 mgのpamidronateの効果は，600 mgのclodronate，1,500 mgのetidronateの効果と等しい．また予備研究ではあるが，alendronate，risedronate，tiludronateなどの第三世代ビスホスホネートは，骨吸収抑制に関してclodronateより500倍も効率的であった．zoledronic acid(訳注：Zometa®)は窒素を含有する新世代のビスホスホネートであり，臨床研究ではpamidronateよりも優れていた．この薬物は，臨床使用が承認された(訳注：日本では2004年1月に悪性腫瘍による高カルシウム血症に対して承認が得られ，臨床使用されている)．

薬理学的な抗破骨細胞作用に関する分子メカニズムは，(i)窒素非含有のビスホスホネート(etidronateとclodronate)，(ii)さらに強力な，窒素含有ビスホスホネート(pamidronate，alendronate，ibandronate，risedronate，zolendronate)，の2つの主要なビスホスホネート間で異なる．窒素非含有のビスホスホネートは，破骨細胞に集積しているATPの非加水分解性類似体と結合し，ミトコンドリアのエネルギー産生を抑制することにより，破骨細胞がアポトーシスにいたる．一方で，窒素を含有する種類のビスホスホネートは，ファレネシル・ピロリン酸合成酵素を抑制し，それによって破骨細胞の正常な機能と生存に必須な小GTPase蛋白のプレニル化を阻害する．

2) グルココルチコイド

グルココルチコイドは，ビタミンD中毒，サルコイドーシス，悪性腫瘍において，血清Ca濃度を低下させるのに効果的である．正確な作用機序は十分にはわかっていない．しかし可能性がある機序としては，骨吸収の抑制と，腸管吸収の抑制である．グルココルチコイドはリンパ腫，白血病，多発性骨髄腫による高カルシウム血症において，その他の腫瘍によるものよりも，効果的であることがわかっている．このグルココルチコイドの影響は，腫瘍融解による影響と，破骨細胞を活性化させるサイトカイン産生の干渉作用，またはその両方と関連しているようである．平均的な有効用量は，静脈内または経口投与のhydrocortisoneで3～4 mg/kg/日である．血清Ca濃度の減少は，治療を始めた1～2日後に起こる．

3) カルシトニン

カルシトニンは骨吸収を妨げ，そして尿中Ca排出を増やすことによって，血清Ca濃度を下げる．カルシトニンの投与にはほとんど毒性がない．しかし，治療を始めて数日後から始まる破骨細胞エスケープ現象のため，その治療期間は限られている．グルココルチコイドの追加は，有効性を維持するために役に立つ場合がある．

4) mithramycin (plicamycin)

mithramycinは，*Streptomyces*属の放線菌に由来する細胞障害性物質で，主に精巣腫瘍の治療に用いられる．mithramycinは骨吸収を抑制することによって，血清Ca濃度を低下させる．用量は抗腫瘍用量より低く，副作用ははるかに少なく，静注で25 μg/kgである．この薬物はMithracin®として市販されている(訳注：日本では販売されていない)．注射の24～48時間後から効果が出現し，数日続く．副作用は骨髄活性の抑制と，肝毒性，腎毒性で，通常は反復投与で起こる．

5) リン酸塩

リン酸塩の経口または静脈内投与は，血清Ca濃度を低下させ，Caの尿中排泄を減少させる．この効果は，以下のような機序によるものである．(i)骨へのミネラルの沈着，(ii)軟部組織中のCa沈着増加，(iii)骨吸収の抑制，である．この治療の主な副作用は骨外性石灰化であり，腎不全へといたるような腎石灰化症があげられる．このように，高カルシウム血症の治療に対して，リン酸塩の使用は，高リン血症患者と腎不全患者では推奨されない．リン酸塩は経静脈的に，体重1 kgあたりP元素20～30 mgの用量で，12～16時間かけて投与される．血清Ca濃度は，短い間隔で測定すべきである．市販されている経静脈使用の薬物はInPhosであり，40 mLの溶液に1,000 mgのP，65 mEqのNaと8 mEqのKを含む〔訳注：日本ではdibasic potassium phosphate(リン酸二カリウム注®)，conclyte PK(コンクライトPK液®)などが使用可能〕．

6) 他の治療法

硝酸ガリウムは，高カルシウム血症の治療で，米国食品医薬品局(FDA)に承認されており，ヒドロキシアパタイトの結晶の可溶性を減らすことによって，骨吸収を妨げる作用がある．硝酸ガリウムの主要な副作用は腎毒性である．ソマトスタチンと同種の物質(lanreotide)の使用は，PTHrP産生性膵腫瘍患者で高カルシウム血症を抑制することが報告された．Ca低下効果は，PTHrPの血清濃度の抑制と関連していた[179, 180]．甲状腺中毒症とtheophylline中毒に関連した高カルシウム血症は，propranololの静脈内投与が効果的とされる．

食事制限や，リン酸セルロースやナトリウムフィタン酸塩によって腸管内でCaと非吸収性複合体を形成させることによって，Caの腸管吸収は減少させることができる．Caは，Ca非含有の透析溶液を使用することによって，血液透析または腹膜透析で直接ECFから除去できる．血清イオン化Caの減少は，キレート剤であるNa-EDTAの静脈内投与で可能なことがあり，その後Ca複合体は，尿中に排出される．この治療の不都合な点としては，EDTAの腎毒性があげられる．

XI 代謝性骨疾患

1. くる病と骨軟化症

くる病と骨軟化症は，骨端軟骨と有機骨基質のミネラル化の過程が障害される骨の代謝性障害である．この異常は，骨塩量の減少と(**図6.7**)，類骨(または軟骨)の量の増加につながり，それは骨の機械的な強度の減少を引き起こす．それゆえ，骨は柔らかくなり，簡単に曲がり，奇形と偽骨折を招きやすい(**図6.8**)．類骨層の幅の増加は，骨軟化症以外の疾患でも認められることに注意しなければならない．Paget病では骨形成が急速であり，骨基質が骨に付加するのとそれがミネラル化される時間にずれがある．それゆえ，この結果として，類骨層の幅の増加へといたる．しかし，組織学的にPaget病患者では骨の石灰化前線(calcification front)が存在し，骨軟化症ではそれがない

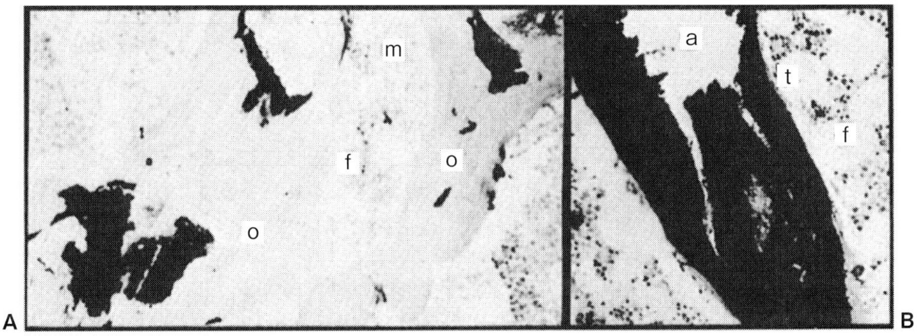

図6.7　**A**：骨軟化症．骨梁は，類骨の太い辺縁を伴って中心部で石灰化している(黒く染まっている部位)．**B**：正常の骨．すべての骨梁は石灰化している(黒く染まっている部位)．a：アーチファクト，f：脂肪，m：骨髄，o：類骨，t：海綿骨．

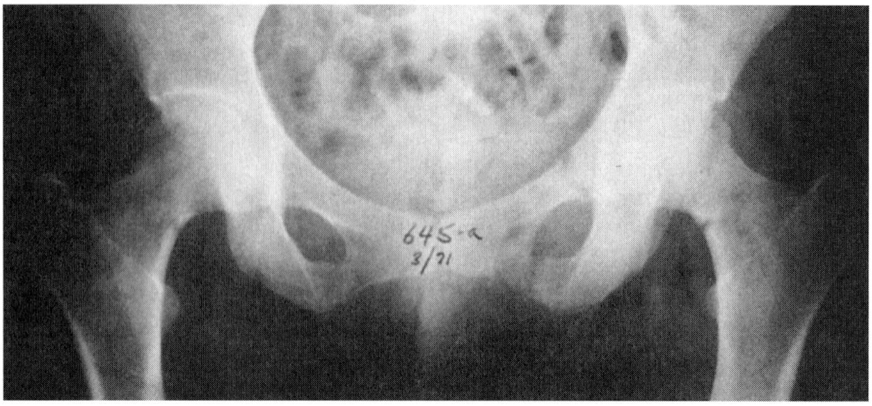

図 6.8　骨軟化症の X 線写真．両大腿骨頸部の放射線透過性の線は偽骨折である．

ことからこれらの病気を鑑別できる．石灰化前線は，特定の組織化学的染色技術，または石灰化前線に特異的に取り込まれる tetracycline の投与によって示唆される．石灰化前線は，骨軟化症が治癒すると再び認められるようになる．

骨軟化症の主な症状は広範な骨と筋肉の痛みであり，それは障害を引き起こし，鎮痛性薬物の必要量も増加する．骨軟化症の病因は主に 2 つの群に分けられる（**表 6.5**）．第一の群は，もっとも頻度が高く，P と Ca の血清濃度の異常低値と関係しているものである．第二の群は，頻度は少なく，ミネラル化作用の欠陥が有機基質の異常と何らかの関連があり，血清低 Ca・P 積とは関係していない．

ビタミン D 欠乏は骨軟化症を引き起こすが，それは主に腸からの Ca と P の吸収が減少することによって Ca と P の血清濃度が減少するためである．上記のように，ビタミン D 欠乏に起因する骨軟化症は，ビタミン D の補充をしなくても，Ca と P の静脈内投与が奏効する場合がある[54]．しかし，強調すべきなのは，このことによってビタミン D が骨成長の生理的過程で直接的な役割を果たす可能性が除外されるわけではない，ということである．上述したようにビタミン D 欠乏は，摂取量低下，腸管吸収減少，紫外線光への曝露の欠如から起こる．

ビタミン D 依存性くる病 I 型（vitamin D-dependent rickets type I：VDDR-I）（また偽性ビタミン D 欠乏性くる病ともいわれている）は，常染色体劣性遺伝の形式をとり，25(OH)D-1α 水酸化酵素の遺伝子変異のため，近位尿細管の 25(OH)D-1α 水酸化酵素が欠損している．これにより，早期から低カルシウム血症，低リン血症，重度の二次性副甲状腺機能亢進症，重度のくる病を呈する．1,25$(OH)_2D_3$ の血清濃度は検出感度以下か，非常に低いが，25$(OH)D_3$ レベルは正常かわずかに上昇している．臨床的な異常は，薬理学的用量のビタミン D 投与か，生理的用量の 1,25$(OH)_2D_3$ の投与で完全に回復しうる．VDDR-I を有する家系の連鎖解析によって，染色体 12q13-14 に疾患領域が同定された．前駆体 25$(OH)D_3$ から 1,25$(OH)_2D_3$ の合成は，25(OH)D-1α 水酸化酵素（1α 水酸化酵素）によって触媒されるが，この酵素は近位尿細管細胞に存在するミトコンドリア P-450 酵素である．1α 水酸化酵素のクローニングは，遺伝子発現が非常に低いために遅れ，1997 年になってようやく報告された．そして，これは 25$(OH)D_3$ から 24,25$(OH)_2D_3$ 代謝の第二経路を触媒する 24 水酸化酵素のクローニングから何年も後のことである．1α 水酸化酵素は肝臓のビタミン D 水酸化酵素と高い相同性をもつ．1,25$(OH)_2D_3$ が 25$(OH)D_3$ の肝臓での代謝を変え，そして 1,25$(OH)_2D_3$ 受容体（ビタミン D 受容体）が肝臓で発現していることから，1,25$(OH)_2D_3$ が肝臓の受容体と結合することにより，肝臓のビタミン D25 水酸化酵素活性を低下させている可能性も考えられる[44]．

腎臓の 1α 水酸化酵素の発現は，その産物である 1,25$(OH)_2D_3$ によって抑制されることが示されており，1,25$(OH)_2D_3$ 受容体（ビタミン D 受容体）欠損マウスでは，1,25$(OH)_2D_3$ の血清異常高値を呈する．このことは，1α 水酸化酵素の発現が，リガンドの結合したビタミン D 受容体を介して 1,25$(OH)_2D_3$ によって制御されていることを示唆する．

表 6.5 くる病と骨軟化症の原因

● **グループⅠ：血清 Ca・P 積の低下**
ビタミン D 欠乏症
ビタミン D 依存性くる病Ⅰ型（1α水酸化酵素欠乏）
ビタミン D 依存性くる病Ⅱ型（ビタミン D 抵抗性）
ビタミン D 依存性くる病Ⅲ型
・**FGF23 上昇を伴った低リン血症性くる病**
X 連鎖低リン血症性くる病
腫瘍性骨軟化症
常染色体優性低リン血症性くる病
常染色体劣性低リン血症性くる病
骨空洞性骨異形成症
McCune-Albright 症候群（多骨性線維性骨異形成症）
・**尿細管輸送異常を伴った低リン血症性くる病**
遺伝性高カルシウム尿性低リン血症性くる病
眼脳腎症候群（Lowe 症候群）
X 連鎖劣性低リン血症性くる病（Dent 病）
Fanconi 症候群
・**くる病と骨軟化症の他の原因**
リン結合性の制酸剤の過剰摂取
低リン血症性非くる病性骨疾患
尿細管性アシドーシス
● **グループⅡ：血清 Ca・P 積が正常または高値**
腎性（尿毒症性）骨軟化症
低ホスファターゼ血症
ビスホスホネート

ヒトの 1α 水酸化酵素をコードする cDNA と遺伝子構造がすでに報告されており，これにより，ビタミン D 依存性くる病Ⅰ型（VDDR-Ⅰ）の患者での 1α 水酸化酵素の不活性化変異の解析が現在では可能となっている．VDDR-Ⅰ患者で，さまざまな変異が 12q13 ～ 14 の場所に同定されており，VDDR-Ⅰ患者では，1α 水酸化酵素の変異には複数の創始者（founder）がいることを示唆している[181]．

1,25(OH)$_2$D$_3$ に抵抗性の低カルシウム血症とくる病は，ビタミン D 依存性くる病Ⅱ型（別名は遺伝性ビタミン D 抵抗性くる病）とよばれている．この家族性疾患は常染色体劣性形式によって遺伝し，くる病，腸管のカルシウム吸収障害，低カルシウム血症，脱毛症が特徴である．脱毛は，皮膚での 1,25(OH)$_2$D$_3$ の生理的作用の欠陥を反映している可能性がある．ビタミン D 依存性くる病Ⅰ型と対照的に，Ⅱ型では，血清 1,25(OH)$_2$D$_3$ は上昇し，薬理学的用量の 1,25(OH)$_2$D$_3$ に反応する患者もいれば，全く反応しない患者もいる．この疾患の一部の患者では，1,25(OH)$_2$D$_3$ の異常な核への取り込み，細胞質受容体との異常な結合，またはその両方が存在する．これらの研究は，終末臓器の抵抗性のメカニズムが受容体自体の欠陥であることを示唆する．しかし，他の患者ではこの異常が存在しない例もあり，この場合は，受容体よりさらに下流の異常であることを示唆している．このことについては，通常の受容体機能をもつビタミン D 依存性くる病（受容体陽性の抵抗性）Ⅱ型の患者において，1,25(OH)$_2$D$_3$ が，25(OH)$_2$D$_3$-24 水酸化酵素を刺激できないことが示唆された[182]．健常者では，1,25(OH)$_2$D$_3$ は，24,25(OH)$_2$D$_3$ の形成を刺激することが示唆されている．このことは，ビタミン D 依存性くる病Ⅱ型の患者で欠損している 1,25(OH)$_2$D$_3$ の，生理的な作用の 1 つを表しているのかもしれない[182～184]．この疾患の一部の家系で，ビタミン D 受容体遺伝子の変異が同定された．1 家系においては，ビタミン D 受容体遺伝子をコードしている 7 番エクソンのなかに，中途終止コドンが入るナンセンス変異が同定された．他の家系では，ビタミン D 受容体のステロイド結合ドメイン領域に点変異の遺伝子異常が存在している[185].

ビタミンD受容体欠損マウスの骨格病変は，CaとPを正常化することによって，ほぼ回復した．これは，ビタミンD受容体欠損から生じる骨格異常が，腸管のCaとPの吸収障害によって起こるということを示唆している．このように，ミネラルの恒常性が正常に回復されれば，ビタミンD欠損による作用は骨格の代謝に影響を及ぼすことはない．

一方，ビタミンD抵抗性の新しいタイプが報告され，“ビタミンD依存性くる病Ⅲ型”と名づけられた．表現型はビタミンD依存性くる病Ⅱ型と同一であるが，ビタミンDに対する抵抗性は，不均一なリボ核蛋白が過剰発現し，正常に機能しているビタミンD受容体-レチノイドX受容体(RXR)の二量体が標的遺伝子のビタミンD応答領域と結合するのを競合阻害することによって起こる[186, 187].

Pの外部への過剰喪失に起因する低リン血症は，血清Ca濃度が正常であっても骨軟化症の原因となる場合がある．遺伝性と後天性の腎性P喪失は，一般に3つの群，すなわち，(i)主に血液中FGF23により誘導される，ホスファトニンの過剰な尿中P排泄作用による低リン血症，(ii)ナトリウム-リン(NaPi)共輸送体の欠陥による低リン血症，(iii)PTHに対する近位尿細管の過剰反応による低リン血症，に分類できる．(i)のホスファトニンには，線維芽細胞成長因子23(fibroblast growth factor 23：FGF23)，分泌フリズル様蛋白質4(secreted frizzled-related protein 4：sFRP4)，細胞外基質リン酸化糖蛋白質(matrix extracellular phosphoglycoprotein：MEPE)，FGF7などがある．

1969年に予想されていたのは，進行性慢性腎臓病患者にPTH以外の，循環性の尿中P排泄促進物質が存在することである．この予測は，二次性副甲状腺機能亢進症のために副甲状腺完全切除術を受けた慢性腎臓病(CKD)患者の研究に基づいている．手術前に非常に上昇していたP排泄率が，副甲状腺が完全に除去された後も減少しなかったという知見が，その根拠である．PTH以外の未確認の循環性因子がこれらの患者に存在し，PTHがなくても尿細管でのP再吸収を抑制していると予想された[188]．12年後の1981年に，筋麻痺と全身性の骨痛を伴った患者が神経科に入院し，血清P値1.2 mg/dL，尿中P排泄高値，血清Ca濃度正常，PTH濃度は正常高値であることがわかった．骨生検は骨軟化症を示した．この患者の左側腰部から間葉性骨巨細胞腫瘍を切除したところ，患者は手術後に回復した．その腫瘍からの抽出物を，副甲状腺を摘出したラットに注入すると，明らかなリン酸尿を誘発した．対照ラットに無関係な腫瘍からの抽出物を同様に注入しても，リン酸尿を誘発しなかった．尿中P排泄作用は，尿中cAMPの増加とは関係していなかった．このため，尿中P排泄作用因子としてPTHは除外された[189～193].

腫瘍性骨軟化症(tumor-induced osteomalacia：TIO)を引き起こしている尿中P排泄作用のある液性因子はホスファトニンとよばれ，Mayo Clinicのグループによって，精力的に研究され[194, 195]，FGF23が腫瘍性骨軟化症の原因因子であることが証明された．この因子は，腫瘍だけで大量に発現しているcDNAクローンを単離することでクローニングされた．マウスに組換え型FGF23を投与すると12時間以内に血清P濃度の低下が観察された．FGF23を安定発現するチャイニーズハムスター卵巣細胞をヌードマウスに皮下移植すると，Pの腎クリアランス増加を伴う低リン血症が観察された．

そのような腫瘍からの調整培地は，フクロネズミ腎臓細胞でNa依存性P輸送を阻害した．面白いことにTIOの表現型は，常染色体優性低リン血症性くる病(autosomal-dominant hypophosphatemic rickets：ADHR)，X連鎖低リン血症性くる病(X-linked hypophosphatemic rickets：XLH)，常染色体劣性低リン血症性くる病(autosomal-recessive hypophosphatemic rickets：ARHR)などの，低リン血症性くる病の遺伝性疾患患者と，非常に共通していた．上記の患者グループすべての血清で，ホスファトニン活性の陽性反応を示した[196].

別の研究では，TIO患者から異なるホスファトニン群であるFGF23，sFRP4，FGF7，MEPEが同定された．2001年にクローニングされたFGF23は多くの注目を浴び，実験動物の研究によって特徴がかなりわかってきた．FGF23を過剰発現するトランスジェニックマウスは，TIO患者の異常を完全に再現し，FGF23の重要な機能的な特徴，つまり25(OH)D-1α水酸化酵素の抑制，それによる$1,25(OH)_2D_3$の低値，副甲状腺機能亢進症を示す．この点に関し，Pバランスの維持にとっては，FGF23は1,25$(OH)_2D_3$と対抗制御する作用をもつホルモンであることが示唆されており，1,25$(OH)_2D_3$が腸管吸収を増やすことによってP貯蔵を増やす効果をもつことをみてもわかる．FGF23は主に，腎臓におけるNaPi共輸送体(NaPiⅡa，NaPiⅡc)，そしておそらく小腸のNaPiⅡbも阻害することによって，尿中P排泄ホルモンとして作用する．マウスにおいては，1,25$(OH)_2D_3$はFGF23濃度を上昇させ，遺伝子発現を上昇させる．カルシトニンはFGF23の発現を抑える[41,196]．

FGF23の欠乏は，腎臓におけるP保持，高リン血症，1,25$(OH)_2D_3$レベルの上昇，軟部組織石灰化，骨ミネラル化作用障害を引き起こす．この骨ミネラル化作用障害は，1,25$(OH)_2D_3$の骨への直接作用に起因している[196]．

FGF23は，Klothoを発現する細胞上のFGF23を認識する受容体に結合し，活性化させる．Klothoは膜貫通型蛋白で，FGF23の標的となる組織の特異性を決定する．KlothoはFGF23と結合し，古典的FGF受容体をFGF23特異的受容体へと変換する．これによって，Klothoが発現している遠位曲尿細管の細胞表面受容体に，高い親和性でFGF23が結合するようになるのである．FGFシグナルは，分裂促進因子活性化蛋白キナーゼ(mitogen-activated protein kinase：MAPK)経路と，リン酸化細胞外シグナル調節キナーゼ1/2(extracellular signal-regulated kinase 1/2：ERK1/2)によって伝達されている．Klothoは，第5エクソン遺伝子の選択的スプライシングによって2つのアイソフォームが産生される．第一のアイソフォームは1回膜貫通蛋白で，細胞外ドメインと細胞質ドメインをもつ．細胞外領域の断裂によって，循環血液中で認められる切断断片がつくられる．第二のアイソフォームは細胞外ドメインだけをもち，細胞膜貫通部位がなく，循環血液中に分泌される[196～198]．

FGF23の生理作用は，近位尿細管で豊富なNaPiⅡを減少させることによってP再吸収を減らすことであるのに対して，FGF23-Klotho受容体シグナルが遠位尿細管に局在していることは興味深い．解剖学的には近位と遠位尿細管が近接しており，もしかしたら両者のクロストークを可能にし，遠位と近位のフィードバックを生み出しているのかもしれない．この機序にはおそらく遠位尿細管で産生されるパラクリン因子が関与している可能性がある．FGF23は腎臓でのKlothoの発現を低下させ，その結果，遠位尿細管のTRPV5チャネルによるCa再吸収を減少させる．TRPV5活性は，FGF23非依存的に，Klothoによって遠位尿細管で増強される．Klothoは副甲状腺において，細胞外Ca濃度の低値に反応して細胞表面にNa^+/K^+ ATPaseを動員することにより，直接PTH分泌を制御する．Naポンプによって細胞質からNa^+を汲み出すことにより，増加したNa勾配がナトリウム-カルシウム交換輸送体(NCX)を亢進させることが考えられる．このように，勾配に従って細胞内に入るNaと引き換えに，Caは細胞からポンプで排出される．この点に関しては，Klothoシグナリングは，細胞内Ca濃度を変えることによって，PTH分泌を制御している可能性がある[196]．

遺伝性低リン血症性疾患は，3つのグループに分けられる．グループⅠ：FGF23依存性疾患，グループⅡ：P輸送体の原発性疾患，グループⅢ：PTHに対する過剰反応の疾患である．以下にそれぞれについて解説する．

1) グループⅠ：FGF23依存性遺伝性低リン血症性くる病

■ X連鎖低リン血症性くる病(XLH)

低リン血症性ビタミンD抵抗性くる病〔別名：X連鎖低リン血症性くる病(XLH)〕は，伴性優性疾患であり，P再吸収の尿細管性障害が認められる[189,190]．XLH患者の血清1,25$(OH)_2D_3$レベルは，正常下限，またはわずかに正常範囲以下である．低リン血症は腎臓の1α水酸化酵素活性を刺激すると考えられているので，この1,25$(OH)_2D_3$が比較的低値なことは，尿細管のP吸収の障害に加え，XLH患者では血清P低値に対する1α水酸化酵素の反応も損なわれていることを示唆する．この低リン血症性疾患は，X染色体上のリン酸調節中性エンドペプチダーゼホモログ(phosphate-regulating endopeptidase homolog on the X chromosome：PHEX)の遺伝子変異と関連している．PHEXは，Ⅰ型の細胞表面の亜鉛メタロプロテアーゼであり，FGF23の制御に関与している．PHEXは細胞外基質リン酸化糖蛋白質(MEPE)に由来するASARM(acidic serine- and aspartic acid-rich motif：酸性のセリンとアスパラギン酸の豊富なモチーフ）ペプチドのような小さなペプチドを切断する．しかし，FGF23を制御するPHEXに生理的に関連のあるペプチドはわかっていない．PHEXの変異により，骨細胞におけるFGF23の転写が増強する．PHEXの未確認の基質が蓄積し，FGF23遺伝子プロモータ活性を刺激するものと想定されている．これまでにはPHEXがFGF23の処理や分解をするという説があったが，現在では支持されていない．低リン血症と$1,25(OH)_2D_3$の低値は両方とも，血液中FGF23高値と関連がある．

XLHはしばしば，薬理学的用量のビタミンDだけでなく，経口大量P投与による治療にも反応する．XLHによる骨疾患の治療のためには，経口P製剤と$1,25(OH)_2D_3$の両剤の投与が，どちらかの単剤よりも優れている．本疾患の動物モデルの低リン血症性マウス（HYPマウス）において，Pの投与はくる病を治癒するが，骨軟化症は治癒しない．骨軟化症の改善も計るためには，Pの補充と$1,25(OH)_2D_3$の両剤の投与が必要である[190,199]．ヒトの病気に同様の治療をしたとき反応が得られるかどうかはわかっていない．

腫瘍の存在は，Pの尿中過剰喪失と低リン血症性くる病の原因となる場合がある．もっとも多く確認されている腫瘍は，間葉性巨大細胞であり，これはしばしば骨に存在する．腫瘍を切除すると，多くの患者でPの尿細管漏出が回復し，骨疾患の治癒と関連している[192]．近年では，腫瘍性骨軟化症患者において，octreotide投与が有効であると報告されている．この症候群が，腫瘍による尿中P排泄作用物質の放出に起因するという説がある．実際に腫瘍抽出物を動物に注射すると，cAMP非依存的に尿中P排泄作用効果を呈した[193,194]．同様に*in vitro*で，腫瘍抽出物はフクロネズミ腎臓（OK）細胞において，NaPiと結合したリンの取り込みを抑制した[195]．FGF23はこれらの腫瘍から単離されている．

低リン血症性非くる病性骨疾患の実体は，X連鎖低リン血症に似ているが，骨疾患に関しては臨床的に軽度で，X連鎖遺伝の明確な証拠はない．

■ 常染色体優性低リン血症性くる病（ADHR）

ADHRは，Pを漏出する疾患であり，遺伝子異常が染色体12p13に位置する疾患である．低身長，骨痛，骨折，下肢奇形が特徴である．本疾患は，本来はフリン前駆蛋白質変換酵素によって蛋白分解による不活性化を受けるFGF23が，RXXR（訳注：アルギニン-X-X-アルギニンのアミノ酸配列のこと）フリン様切断ドメインの変異によって不活性化に対し抵抗性となることによって起こる．このように，ADHRミスセンス変異をもつ患者は，野生型のFGF23より，プロテアーゼによる切断に対して抵抗性を示すポリペプチドを産生する．ADHRの変異は，FGF23を分解から保護することにより血中FGF23濃度を上昇させ，P漏出にいたる．

■ 常染色体劣性低リン血症性くる病（ARHR）

ARHRは，低リン血症性くる病の変異型であり，象牙基質蛋白1（dentin matrix protein 1：DMP_1）の不活性化変異によって引き起こされる．DMP_1は，糖化リン酸化蛋白で，小インテグリン結合リガンド*N*結合型糖蛋白ファミリー（small integrin-binding ligand *N*-linked glycoprotein family：SIBLING）に属し，発現部位である骨と歯において細胞外基質のミネラル化作用を引き起こす．DMP_1を喪失すると骨細胞でFGF23の転写が亢進する．DMP_1欠損マウスは，ARHRのモデル動物であり，血中FGF23濃度上昇を示す．

■ 骨空洞性骨異形成症

骨空洞性骨異形成症（osteoglophonic dysplasia：OGD）は常染色体優性の骨異形成疾患であり，線維芽細胞成長因子受容体1（fibroblast growth factor receptor-1：FGR1）遺伝子の活性化変異によって起こる．この変異は骨のFGF23発現を制御し，腎臓で尿中P排泄作用を増加させる可能性がある．

■ 副甲状腺機能亢進症を伴う低リン血症性くる病

この低リン血症性疾患は副甲状腺過形成により，くる病と副甲状腺機能亢進症の両方をきたす．この低リン血症性くる病の主な異常としては，Klotho 遺伝子の転座による Klotho の高値があげられる．FGF23 値はこの疾患で上昇しているが，メカニズムは不明である．このFGF23 の上昇が副甲状腺過形成に影響しているという説がある[197]．

■ 他の FGF23 高値に関連した低リン血症性疾患

FGF23 値の上昇が報告されている他の低リン血症性疾患として，McCune-Albright 症候群（多骨性線維性骨異形成症）があげられ，グアニン核酸結合蛋白 α サブユニット 1（$GNAS_1$）の活性化変異を伴っている．低リン血症が FGF23 によるものなのか（50％の患者で上昇），または，腎臓のアデニル酸シクラーゼ-cAMP 経路の活性化によるものなのかについてはまだ不明である．表皮性母斑症候群（epidermal nevus syndrome）は，病変部の皮膚での FGF23 の活性化変異によって引き起こされる．この症候群の一部の患者では，FGF23 値の高値と低リン血症を伴うことがある．

2) グループⅡ：ナトリウム・リン共輸送体の一次性疾患

■ 高カルシウム尿症を伴う遺伝低リン血症性くる病

高カルシウム尿症を伴う遺伝低リン血症性くる病（hereditary hypophosphatemic rickets with hypercalciuria：HHRH）は常染色体劣性の疾患で，腎臓からの P 漏出による低リン血症，$1,25(OH)_2D_3$ の血清濃度増加，Ca の腸管吸収亢進，高カルシウム尿症，くる病，骨軟化症を特徴としている[200, 201]．ヒトの発現型が NaPi Ⅱa 欠損マウスのそれと類似しているので，当初はこの疾患は NaPi Ⅱa 共輸送体遺伝子の変異に起因すると推定されていた．しかし驚くべきことに，NaPi Ⅱa 遺伝子では変異は認められず，変異は NaPi Ⅱc 共輸送体遺伝子で発見された．このように，HHRH は NaPi Ⅱc 共輸送体遺伝子の，1 塩基欠損で起こる[202]．

3) グループⅢ：副甲状腺ホルモンへの反応過剰に続発する低リン血症性疾患

■ NHERF1 変異と腎臓の副甲状腺ホルモンへの反応

NHERF1 は NaPi 共輸送体と関連した裏打ち蛋白質で，NaPi Ⅱc と NaPi Ⅱa の C 末端と相互作用し，NaPi を腎臓尿細管の管腔側に固定する．PTH による NHERF1 のリン酸化により，NaPi 共輸送体は細胞内に取り込まれ，その後にリソソームによる蛋白分解が起こる．培養細胞では，NHERF1 は PTH 誘導性 cAMP 産生を軽減する．したがって，NHERF1 は尿細管のリン輸送での重要な役割を果たす．NHERF1 の不活性型ミスセンス変異は，高カルシウム血症，腎結石症の患者で同定されており，それらの患者では，正常下限以下の P 再吸収の低下，低リン血症を呈する．*in vitro* の実験では，これらの変異が PTH によって誘導される cAMP 産生を増やし，結果として P 輸送を抑制する．この異常をもつ患者は，骨ミネラル化が減少し，$1,25(OH)_2D_3$ が上昇している．このように，NHERF1 の不活性型変異は低リン血症の新しい種類の病因であるといえる[203]．

■ Dent 病または X 連鎖高カルシウム尿症性腎結石症

Dent 病は低分子量の蛋白尿，高リン尿症，高カルシウム尿症という特徴があり，続いて腎結石，腎石灰化症，腎不全にいたる．この遺伝性近位尿細管障害は，Cl^- チャネル 5（chloride channel 5：CLCN5）の遺伝子変異によるものであり，電位依存性 Cl^- チャネルと Cl^- プロトン交換輸送体をコードする遺伝子である．この変異は近位尿細管のエンドサイトーシスの障害を起こす．これは，PTH のエンドサイトーシスを減少させ，尿細管腔内の PTH 濃度上昇を引き起こし，それにより 1 型 PTH 受容体（PTH1R）受容体に結合する PTH が増える．これにより，PTH の尿細管への作用を強力にし，NaPi Ⅱ 共輸送体のエンドサイトーシスを上昇させ，P 再吸収の減少，高リン尿症，低リン血症を起こす[204]．

Lowe 症候群または眼脳腎症候群〔oculocerebrorenal syndrome：OCRL1．OCRL1 は遺伝子でもあり，疾患名（OCRL = OCRL1）として使われている〕は，ホスファチジルイノシトール 4,5-ビスホスホネート5-ホスファターゼをコードする遺伝子の変異に起因し，これもエンドサイトーシスの障害を起こす．OCRL1患者は，Dent病患者よりも重度の低リン血症，骨疾患，尿細管性蛋白尿を特徴とする．

■ Jansen型骨幹端性軟骨形成不全症

Jansen軟骨形成不全症(Jansen metaphyseal chondrodysplasia)は小人症が特徴であり，短い手足，長管骨彎曲，軽度高カルシウム血症，腎結石症，低リン血症，血清PTH低値を特徴とするが，尿中cAMP排泄は上昇している．この疾患は，PTH/PTHrP受容体の活性型，機能亢進変異によって起こり，常染色体優性遺伝である．この疾患は，軟骨細胞の増殖増加と成熟遅延に関連している．

2. くる病と骨軟化症に伴う他の代謝異常

Ca欠乏自体はヒトの骨軟化症の原因と認められていないが，いくつかの報告によると，乳児と子供に，Ca欠乏によるくる病が起こる場合が示唆されている[205]．このような状況では，Ca欠乏によって引き起こされた二次性副甲状腺機能亢進症がビタミンD欠乏につながることがある．血中副甲状腺ホルモン(PTH)高値の状態では腎臓の1α水酸化酵素が刺激されるため，1,25(OH)$_2$D$_3$高値となる．したがって，この異常の機序としては，1,25(OH)$_2$D$_3$高値による25(OH)D$_3$の分解増加が，ビタミンD欠乏状態を引き起こすという説がある[90]．

Fanconi症候群は，尿細管輸送の複数の異常と関係している．この症候群と関連したリン酸尿症と尿細管性アシドーシスは，低リン血症性くる病発症の主な原因である[206]．尿細管性アシドーシス患者の骨軟化症の正確な原因は必ずしも明確ではない．Fanconi症候群でみられる骨軟化症のもう1つのメカニズムの可能性はビタミンD欠乏であり，近位尿細管で輸送蛋白に結合したビタミンDを吸収できないことによる．アシドーシス自体は，動物では骨軟化症よりもむしろ骨粗鬆症の発症へとつながる．尿細管性アシドーシスに関連した高カルシウム尿症は，血清Caを減少させ，PTHの分泌を促進し，それによって今度は尿中のP喪失，低リン血症，骨軟化症が起こる，という説も提唱されている．リン酸尿症のもう1つの説としては，アシドーシスが直接Pの尿中排泄を増やすということである．尿管S状結腸吻合術の数年後に全身性アシドーシスを呈した患者で，骨軟化症となることが報告されている[207]．この場合には，糞便中の重炭酸(HCO_3^-)の喪失の結果として，アシドーシスが発症する(訳注：S状結腸に尿管を吻合し直腸に尿を蓄尿する手術．消化管分泌物はHCO_3^-に富み，その喪失によりアシドーシスを引き起こしうる．また尿のCl^-と交換に結腸からHCO_3^-が分泌される)．尿細管性アシドーシスを伴う骨軟化症について，アシドーシスを補正すると治癒する患者がいるという事実は，骨軟化症におけるアシドーシスの潜在的な役割を強調するものである[208]．P結合性制酸剤の摂取過剰や下剤の過度の使用により，Pの低下した患者でも，骨軟化症が報告されている．

これまでに述べた骨軟化症を起こすすべての疾患は，1つの共通な特徴がある．骨基質のミネラル化障害を起こしうる血清Ca・P積の減少がそれである．しかし一方で，慢性腎不全における骨軟化症は，血清Ca・P積が高値であるにもかかわらず発症する．慢性腎不全におけるミネラル化作用の障害は，有機基質の内因性の異常，循環性のミネラル化作用阻害物質，特定のビタミンD代謝産物の欠損とそれぞれ関連がある可能性がある．アルミニウム毒性は，一部の血液透析関連の骨軟化症患者のミネラル化障害を引き起こす[209]．低リン血症と関連した骨軟化症において，高濃度のピロリン酸塩は，血清CaとPが正常かまたは高値にもかかわらず，骨ミネラル化作用を妨げる．骨軟化症はビスホスホネート投与に関連しても生じることがあり，ビスホスホネートの化学的性質はピロリン酸塩と類似している．

骨軟化症は，長期の完全静脈栄養(total parenteral nutrition：TPN)を受けている患者で発症することがある．この疾患では，血清CaとPが正常である，またはわずかに上昇していることが報告されている．ある研究によると，ビタミンDを静脈栄養による補充中に，骨軟化症が発症したことが報告されている．これに関連した異常として，高カルシウム尿症，過剰なカルシウム摂取，血清

Caや血清25(OH)D_3の軽度上昇，血清1,25(OH)$_2D_3$濃度と血清PTH濃度の低値があげられている．静脈栄養製剤からビタミンD補充を除去することで，生化学的にホルモン異常を回復させ，骨疾患から回復した[210]．ビタミンD毒性かビタミンDに対する過敏症と，それによる尿中へのミネラル喪失が骨軟化症の原因であることが，この一連の例では考えられる．PTH分泌の抑制について観察したところ，骨回転の抑制，尿中Ca喪失の上昇に働き，さらにこれは(静脈栄養であるため)Caの腸管での補充ができないために代償できない．別の研究では，1,25(OH)$_2D_3$低値やアルミニウム毒性が骨軟化症の原因として関連があることが提唱されている[211,212]．このように諸説あることからも，完全静脈栄養によって誘発される骨軟化症については，まだ十分に理解されていないことがわかる．

3. 骨粗鬆症

正常の骨のリモデリングは骨の吸収と骨の形成が釣り合うことに基づいている．成人では，1年あたり海綿骨の25%が再吸収されて置換されている．一方，皮質骨の回転率はかなり遅い．正常な状態において，骨新生の過程は，吸収のサイクルに続いて形成が起こる．新しい骨形成の間，骨芽細胞は縦の層でⅠ型コラーゲンを敷きつめる．その後，コラーゲン分子は強度を増すために，ピリジノリン架橋によって相互結合される．その後，2つのミネラル化作用の過程が続く．すなわち，第一に，ヒドロキシアパタイトの結晶が，コラーゲンの微小線維の間に沈着する．第二の過程は数か月の間進行し，より多くのミネラルが骨に加えられる．一定の骨代謝は，微小骨折の修復を助け，ストレスに応じて骨を再構成する．骨の吸収と形成の定量的な調節によって，正常の骨量を維持している．骨粗鬆症の特質は，骨吸収と骨形成のアンバランスに起因する骨量の喪失である．生殖腺の機能喪失と老化の2つは，骨粗鬆症にいたるもっとも重要な条件であるといえる．前者は閉経後骨粗鬆症，後者は老人性骨粗鬆症として知られている．

1) ピーク骨量

骨粗鬆症の特徴は骨量低下と骨構造の破壊であり，それは骨強度の減少，骨折の危険性の増加につながる(**表6.6**)．それゆえ，骨量低下を防止することは非常に重要である．この目的を達成する手段のうちの1つは，青年期の間に構築される骨量のピークを上げることである．青年期は骨量形成の重要な時期である．幼児期には骨量は年齢とともに増加し，後期青年期，初期成人期にはピークに達する．思春期の間の骨量増加は，ピーク骨量の増加にとって重要である．ピーク骨量がどれ

表6.6　骨粗鬆症の臨床形態

●全身性，一次性	●全身性，二次性
タイプⅠ：閉経後	副腎皮質ステロイド
タイプⅡ：老人性	Cushing症候群
タイプⅢ：特発性	甲状腺機能亢進症
●若年性	関節リウマチ
●成人性	長期のheparin投与
●妊娠性	アルコール中毒
●局所性	神経性食欲不振症
一過性移動性骨粗鬆症	性腺機能低下
骨折と不動	吸収不良
神経原性不動	アシドーシス
妊娠中の腰部一過性骨粗鬆症	肝硬変
	ビタミンC欠乏
	乳汁分泌関連の骨粗鬆症
	宇宙旅行

くらいあるかということは，晩年になって骨粗鬆症を発症するか否かの重要な決定要因と考えられている[213]．

骨量は，通常の状況下であれば，ピーク骨量の到達後も安定している．例外として，妊娠関連の骨粗鬆症が出現することがあるが，それは4つのタイプに分類できる．(i)妊娠による特発性骨粗鬆症，(ii)妊娠中の腰部一過性骨粗鬆症，(iii)妊娠後脊椎骨粗鬆症，(iv)乳汁分泌関連の骨粗鬆症の4つである．これらが本当に独立した病態なのか，またはそれらがとりわけ特異的に妊娠に関連しているのかはわかっていない．すべてのタイプの妊娠関連骨粗鬆症に共通するもっとも重要な特徴は，後遺症がなく完全回復するということである．妊娠中のヘパリン誘発性骨粗鬆症もまた，ヘパリンの中止後に回復する[214]．

年間0.3～0.5％の骨量喪失は，人生の40～50歳代の間に始まる．閉経後，骨喪失の割合は10倍に増加することもある．閉経後の骨量喪失は，骨回転の増加が特徴であり，そして骨吸収と骨形成の両者の増加を特徴とする．しかし，破骨細胞の骨吸収活性が骨芽細胞の骨形成活性を上回り，結果として骨量の減少へといたる．対照的に，老化に関連した骨粗鬆症がある，老人性骨粗鬆症は，骨回転の低下が特徴である[215]．老化による骨粗鬆症の主な特徴は，骨芽細胞の活性低下と，骨芽細胞の供給減少である．結果として，各リモデリングのサイクルの間につくられる骨量が減っているので，正味の骨量の減少にいたる．閉経後骨粗鬆症と老人性骨粗鬆症のさらなる違いは，前者では主に海綿骨が影響を受けているが，後者では皮質骨と海綿骨が等しく影響を受けていることである．エストロゲン欠乏は，閉経後骨粗鬆症の根本的なメカニズムであり，エストロゲン欠乏は少なくとも2つの既知の異常によって骨代謝のアンバランスを形成する．第一に，エストロゲンが欠損するとPTHの骨吸収作用が増加するが，骨形成作用は変化しない．第二に，エストロゲンは骨芽細胞によるインターロイキン6(IL-6)の生産を抑える．IL-6は，破骨細胞活性化作用をもつサイトカインである[216]．したがって，IL-6の過剰産生は，閉経後骨粗鬆症として過剰な骨喪失につながる[217]．PTHと$1,25(OH)_2D_3$の血清濃度は，閉経後骨粗鬆症患者で低い．老人性骨粗鬆症ではPTH濃度は上昇し，$1,25(OH)_2D_3$濃度は減少している．腸管のCa吸収は，閉経後骨粗鬆症や老人性骨粗鬆症ともに減っている．閉経後骨粗鬆症のエストロゲン補充療法は，血清$1,25(OH)_2D_3$値の上昇，腸管のCa吸収改善につながる[215,216]．

老人性骨粗鬆症に特徴的である骨回転の低下は，他の二次性骨粗鬆症でも存在し，ステロイド誘発性骨粗鬆症，アルコール誘発性骨粗鬆症，吸収不良や慢性肝疾患と関連した骨粗鬆症，神経性食欲不振症と関連した骨粗鬆症，不動によって誘発される骨粗鬆症，特発性若年性骨粗鬆症(高カルシウム尿症を伴うまたは伴わないもの)があげられる．他方，早期閉経，無排卵周期，原発性副甲状腺機能亢進症，続発無月経，男性の性腺機能低下症に関連した骨粗鬆症などは，通常，骨回転上昇と関連している．骨粗鬆症の2つのタイプで，微小構造の異常という点でも異なることは興味深い．高骨回転タイプでは，海綿骨の菲薄化と減少，骨梁の完全な構造破壊を伴った結合性の低下，浸食，穿通，といった変化からなる．低骨回転タイプでの唯一の変化は，水平方向の骨梁の喪失を伴う骨梁の菲薄化だけである．

骨量は，耐圧強度と強く相関している．しかし，骨折のある患者とない患者で，骨密度値にはかなりの重複する部分がある(すなわち，大きく違うわけではない)．したがって，骨折の病因として骨量以外の重要な因子が存在すると考えられる．これらには，骨の微小構造，骨基質の組成，骨塩の組成，外傷などの因子，が含まれる．これに関連して血清ホモシステイン濃度が高値の患者で，骨粗鬆症による骨折の危険性が非常に高いことは興味深い．*in vivo*と*in vitro*の研究では，ホモシステインが骨のコラーゲン架橋結合に干渉し，骨基質の異常にいたることが示唆されている[218]．

大多数の骨粗鬆症による骨折が閉経後骨粗鬆症と高齢者に起こるにしても，比較的若い世代でも骨量の低値と骨折発生との関連がわかっていることは注目に値する．圧迫骨折を起こす運動選手は，条件を合致させた対照群運動選手と比べ，骨塩量が少ないことが示されている．同様に，生理不順・骨密度減少と，圧迫骨折の間にも相関関係がある．若者の間では，Caの摂取量と骨密度の間には正の相関が示されている．

2) 骨密度測定

骨密度測定は，骨粗鬆症管理において大きな進歩をもたらした．骨密度評価の先進技術の導入により，臨床医が骨折リスクのある患者の評価と，治療への反応をモニターすることができるようになった．例えば，これらの技術には，二重エネルギーX線吸収法(dual energy X-ray absorptiometry：DXA)，超音波測定法，コンピュータX線断層撮影法などの方法が含まれる．米国Scientific Advisory Board of the National Osteoporosis Foundationによって推薦される骨密度測定の適応は，次のとおりである．(i)エストロゲン欠乏，(ii)脊椎の変型とX線による骨量減少，(iii)無症候性原発性副甲状腺機能亢進症(骨密度減少は副甲状腺手術の適応である)，(iv)治療のモニタリング．その他の適応としては，小さなリスクファクター(例えば，遺伝素因，アルコール過剰摂取，カフェインの過剰摂取，喫煙，身体活動性の低下)の存在などが含まれる．

双生児を対象にした遺伝学研究で，ビタミンD受容体遺伝子の多型が骨密度に関係していたことがわかったのは，興味深い．閉経後の女性で，ビタミンD受容体をコードしている遺伝子の対立遺伝子の変異が，骨密度の違いの予測に用いられることが示唆されている．ビタミンD受容体の3か所の非翻訳領域の対立遺伝子の違いがmRNAレベルを変えるかもしれないが，骨密度がビタミンD受容体で制御される分子機構はわかっていない．この遺伝子マーカーの使用が，骨粗鬆症リスクが増加した患者において，早期の治療を可能にすると提唱されている[217]．より最近の報告では，ビタミンD受容体遺伝子がピーク骨量決定に重要であり，他の遺伝子も閉経後の骨量喪失制御に関与しているであろうことが，強調されている[219]．

4. 骨粗鬆症の治療

多くの場合に骨粗鬆症は回復が困難で治療にも不応性であるため，骨粗鬆症の予防を狙った治療がもっとも貴重であることは疑う余地がない．適切なピーク骨量の達成は，CaとビタミンDの適度な摂取，適度な身体活動，骨粗鬆症の早期発見，基礎疾患の治療で促進される．また，禁煙やアルコールとカフェインの適度の摂取も推奨される．

骨粗鬆症発症後の治療のゴールは2つの側面がある．1つは骨形成を増やして，骨吸収を減らすことによって，適切な骨量を維持し，骨粗鬆症による骨折を防止することである．もう1つは身体活動と骨密度の間には正の相関があることである．それゆえ，重力に抵抗する運動や筋力強化運動が推奨される．

エストロゲンは閉経後の女性で，骨吸収を妨げて骨量の減少を抑制し，あるいは骨量を増やす可能性すらある．結合型エストロゲンの1日用量は0.625 mgである．プロゲステロンとともに投与すると，より効果的である．エストロゲンの投与は，骨量の減少を防止するだけでなく，椎骨や大腿骨骨折も防止する．少なくとも5年間はエストロゲン治療を継続することが勧められている．一方，エストロゲン治療を受けている女性の乳癌の発病率についての報告は，考慮に入れる必要がある[220]．

ビスホスホネートとカルシトニンは，骨回転を低下させ，かつエストロゲンのようにリモデリング部位を充填することによって，骨量増加にいたる可能性がある．エストロゲンは等しく皮質骨と海綿骨に影響を及ぼすが，カルシトニンとビスホスホネートは主に海綿骨に影響を及ぼす[220～223]．

ビスホスホネートの1つalendronate(Fosamax®)は閉経後骨粗鬆症の治療で有名となった．我々の多数の閉経後女性の臨床経過を観察した経験では，患者の60～65%で良好な治療反応を示した．効果欠如，または主に上部消化管に関連した副作用による不耐容のため，およそ35～40%で薬物が中止された．興味深いことに，甲状腺ホルモン補充療法を受けている甲状腺機能低下患者では，このalendronateの有効性が得られなかったことである．

長期の追跡研究調査では，骨密度と骨折に対するalendronateの治療的効果が10年間にわたって持続することを示している[224]．ビスホスホネートを投与された患者の骨質に対する懸念が，一部の研究者によって表明されている．ビスホスホネートが“骨を構築する”のではなく“骨を固くする”という懸念が表明されている．ビスホスホネートを投与された患者の骨生検では，骨形成を反映するミネラル化局面が著しく減少しており，骨容積は有意には変化していない．骨の内側のミネラルは，より高密度になっており，それゆえDXA上の骨密度は上昇する[225]．alendronateで3年間，治療された患者の骨生検像を調べた最近の研究では，長期のアポトーシスに陥りつつある巨大な多核破骨細胞の増加が認められたという独特な組織像が明らかになった．しかし，この発見の意義は十分にわかっていない[226]．

フッ化物は，海綿骨密度を上昇させる．フッ化物では骨質が異常となる可能性があり，骨量は増えるが強度は減少する[223,227]．経口Ca補助剤は，(経口カルシトリオールを含む)ビタミンDの有無にかかわらず，有益なことが一部の研究において報告された．しかし高齢者によくみられるようなビタミンD欠乏が存在していれば，当然のことであるが，ビタミンD補助剤を用いて治療すべきである．

上述した治療介入は，治療薬の抗骨吸収効果に基づいている．対照的に，間欠的組換え型PTH(hPTH-[1-34])投与は，骨形成を刺激するため，骨代謝同化作用がある．CaとPを交互に注射投与した古い臨床治験では，骨容積増加を達成したが，間欠的PTH投与と同様に血清PTH濃度の周期的な変化を誘導した[228]．

hPTH-(1-34)の1日1回投与は，骨形成マスター転写制御因子Runx2の発現を増やし，これは骨芽細胞数を増やし，骨形成を強化する．間欠的hPTH-(1-34)によって，おとり蛋白のオステオプロテゲリン(osteoprotegerin：OPG)の発現も増え，破骨細胞活性が低下する．他方，原発性副甲状腺機能亢進症の場合のようにPTHの持続点滴は，逆の効果がある．それは核因子κBのリガンド(RANKL)を増加させ，OPGを減少させ，その結果，破骨細胞活性が亢進し，骨吸収増加と血清Ca値上昇へといたる[229]．

閉経後骨粗鬆症の1,637人の女性の無作為化対照臨床試験では，21か月にわたるPTHの1日1回の注射により，骨形成と骨量が増加し，骨折のリスクが減少することが示された[230]．

5. 慢性腎臓病

副甲状腺の過形成は，尿毒症で死亡した患者の剖検所見から20世紀初頭に報告された．1943年に，生理的用量のビタミンDには反応しなかったが，腎不全の子供たちにおいて薬理学的用量に反応したくる病の一型が報告された[230]．これらの予備観察のおかげで，慢性腎臓病に関連した2つの代表的な骨格異常の研究が進展することとなった．すなわち，嚢胞性線維性骨炎と骨軟化症である．

PTHの生化学研究と循環血液中の免疫反応性PTHの測定の結果から，副甲状腺の活性が慢性腎臓病の初期から亢進していることが示唆されている．血清Ca濃度の低下が慢性腎不全における二次性副甲状腺機能亢進症の刺激であると仮定したうえで，複数の因子が低カルシウム血症を引き起こす可能性がある．機能性ネフロンの減少とPの濾過量低下により，Pが蓄積する．その結果，血清P濃度が上昇し，相反的に血清Ca濃度は減少し，PTHの分泌を促進する．副甲状腺活性が亢進すると，尿細管P再吸収が減少，尿中P排泄を増やすことによって，高リン血症を修正し，血清PとCaの両方を正常へと戻すが，それらは血清PTHのさらなる上昇と引き替え(trade-off)に行われる[231]．慢性腎不全における二次性副甲状腺機能亢進症のこの病態仮説は，慢性高尿素窒素血症のイヌの研究で証明されており，P制限によって二次性副甲状腺機能亢進症の進展を予防した．しかし，“trade-off”仮説が根拠としている前提で，すべてを説明できるわけではない．第一に，初期の腎不全患者で血清P増加を示す証拠がない．実際これらの患者のPは正常あるいはむしろ低値を示し，血清Caは正常である．同様に，血清Pの連続サンプリングでは，血清Pが一過性の上昇を示さず，また血清Caの減少も認めなかった．第二に，初期の腎不全患者は，P保持を示さず，むしろ，負荷されたPに対する排泄能の増加が認められる．P制限によってPTH増加から回復しうるという事実ではtrade-off仮説を支持することはできない．血清Caとは独立して，P濃度自体が，PTH分泌を変化させることが示唆されている[70,71]．

慢性腎不全におけるCaとP代謝の根本的な異常のメカニズムとして，後天的なビタミンDに対する抵抗性のために腸管におけるCa吸収が減少するためだとする説がある[232]．25(OH)D_3から1,25(OH)$_2D_3$への変換が腎臓で起こり，そして，1,25(OH)$_2D_3$の血清濃度が慢性腎不全患者で減少していることから，この可能性が支持された．1,25(OH)$_2D_3$の生理的用量の服用が，慢性腎不全患者でのCaの消化管吸収異常を改善すると報告されている．しかしこれらの知見は，すでに進行した腎不全にあてはまるものでしかない．初期の腎不全では，Caの腸管吸収は正常であるが，血清PTHはすでに上昇している．

その後に示された知見から，*in vivo*でのPTHの合成に対し，生理量の1,25(OH)$_2D_3$が直接的に抑制効果を呈することがゲノム転写レベルで示されている．このように，慢性腎不全における1,25(OH)$_2D_3$値の減少が，PTH合成と分泌上昇の原因となりうる[69]．しかし，腎不全の初期段階では，血清1,25(OH)$_2D_3$値はさまざまな値をとり，正常，低値，むしろ高値のことがあるのは注目に値する．初期の腎不全において測定された，そのおそらく"正常の"1,25(OH)$_2D_3$値は，PTH高値と比較して実は異常に低い可能性がある，との主張もある．この点については，腎不全の初期段階でカルシトリオール投与または食事のP制限により，血清PTH濃度が正常化することが示されている．しかしこれらの観察は，二次性副甲状腺機能亢進症の病因はカルシトリオール不足である，ということを必ずしも決定的に証明するわけではない．

二次性副甲状腺機能亢進症の機序に関して追加された説としては以下のようなものがある．すなわち，1,25(OH)$_2D_3$に結合するビタミンD受容体の数の変化または結合親和性の変化の結果，抑制効果をもつ1,25(OH)$_2D_3$に対して副甲状腺の反応が鈍くなりPTH合成が抑制されなくなる，というものである．尿毒症患者から摘出された過形成腺でビタミンD受容体の密度と数の減少が示されているが，これは初期の腎不全患者ではいまだ示されていない[233]．

尿毒症患者の副甲状腺はPTHの分泌を抑制するのに，正常腺よりも高い外界のCa濃度を必要とする．このように，Caのセットポイント，つまりPTHの最大分泌の50%を妨げるのに必要なCaの濃度が右へシフトしている．このCaへの反応の異常は，カルシトリオール治療によって一部は補正される．Ca感知受容体の異常が，初期の腎不全における二次性副甲状腺機能亢進症の機序である可能性も指摘されるが，さらなる評価が必要である．25(OH)D_3低値によって定義されるビタミンD欠乏は，過去に考えられていたよりも頻度が多く，興味深い．ビタミンDの補充を持続して行えば，二次性副甲状腺機能亢進症を改善する可能性がある．ビタミン類似体の投与前に，25(OH)D_3投与を指示すべきだとされている．

慢性腎不全では，PTHに対してCaを上昇させる反応は鈍くなっている．これは，骨におけるPTH受容体のダウンレギュレーションが起こっているためである可能性がある．この異常は，副甲状腺切除術の後に改善することが示されており，PTHレベルが高い状態が，Caを上昇させる反応鈍化の役割を担っていることを示唆する．PTHに対する骨格の反応抵抗性は，腎不全の初期段階，および進行した腎不全の両方で示唆されている[231]．

線維芽細胞成長因子(FGF)23は慢性腎臓病で著明に増加している[234, 235]．FGF23は，慢性腎臓病(chronic kidney disease：CKD)の初期に増加し，おそらくPTH増加の前においても上昇している．初期の腎不全でのFGF23の増加により，一部の初期の慢性腎臓病患者で観察される低リン血症が説明できるかもしれない．FGF23は，慢性腎臓病のすべての時期に観察されるP排泄率上昇に対して重要な役割を果たし，副甲状腺完全切除術の後でも上昇したままである[188]．同様に，進行した慢性腎臓病における1,25(OH)$_2D_3$の減少は，腎臓におけるFGF23の25(OH)D-1α水酸化酵素に対する抑制作用が原因の1つであり，したがって二次性副甲状腺機能亢進症の要因となる．FGF23が血清Pとは独立して，骨ミネラル化作用に直接的な作用を発揮する可能性も報告されている．最近の疫学的研究では，血液透析の導入患者でFGF23の高値が死亡率と関連していることが示された[235]．

腎不全が進行すると，高リン血症が発症し，二次性副甲状腺機能亢進症の悪化の主因子となると考えられている．同様に，血清1,25(OH)$_2D_3$濃度は減少し，Caの腸管吸収は低くなる．多くの末期腎不全患者において，過形成の副甲状腺は，生理的な制御に反応せず，治療にも不応性になる．これが"tertiary(三次的な)"または"自律的な"副甲状腺機能亢進症出現の段階へとつながり，この状況では過剰な副甲状腺組織の外科的除去が必要となる．このような状況下では，フィードバック制御が効かなくなる結果，高カルシウム血症が発症することがある．血清 Ca と P の両方の上昇により，Ca・P 積が増加し，異所性石灰化にいたることがある．

最近，“自律的な”段階の二次性尿毒症性副甲状腺機能亢進症患者からの，過形成副甲状腺の細胞の単一性を調べた研究結果が報告されている．腫瘍性単クローン性は，尿毒症性不応性副甲状腺機能亢進症患者の 64%で認められた．単クローン性があるということは，細胞増殖をコントロールしている特定の遺伝子の体細胞変異が副甲状腺細胞の 1 つに起こり，そして形質転換した細胞が選択的に成長に有利となり，腫瘍性形質転換へいたったということを意味する[236]．

6. 腎性の骨疾患

最近の Kidney Disease：Improving Global Outcomes（KDIGO）の Global Mineral and Bone Initiative の会議では，(i)“腎性骨異栄養症”という用語は，とりわけ慢性腎臓病と関係している骨形態の変化を指して使用すべきであること，(ii)“chronic kidney disease-mineral and bone disorder (CKD-MBD)”という用語は，慢性腎臓病の結果としてのミネラルと骨の全身的異常として出現する，より幅広い臨床症候群を記載するのに用いるべきであること，ということが推奨された．以下に述べる部分では，腎性骨異栄養症の特徴に焦点をあてる．

二次性副甲状腺機能亢進症によって嚢胞性線維性骨炎が発症するが，これは X 線撮影で骨膜下の骨吸収像を呈する．これらの病変がもっともよく認められるのは，手の中節骨，鎖骨の末端部，脛骨の近位端である．嚢胞性病変と褐色腫〔訳注：副甲状腺機能亢進症に起因する巨細胞を含む骨の肉芽腫を“褐色腫（brown tumor）”という〕は，副甲状腺機能亢進症による骨疾患の，X 線所見の特徴ともいえる．

嚢胞性線維性骨炎は，成人や小児の慢性腎不全においてもっとも頻度の高い骨格の異常である．この副甲状腺機能亢進症による骨形成異常は，急速な骨回転が特徴であり，破骨細胞の吸収増加と，骨芽細胞の骨形成増加の両方を特徴とする．急速な骨回転は，二重テトラサイクリン標識の数の増加によって示される．急速な骨回転は，骨髄線維症，線維性骨の増加とも関連している．コラーゲン線維の不規則な配列があるという点で，通常の正常な層板性骨と異なる．線維性骨はミネラル化されうるが，Ca はヒドロキシアパタイトではなく無構造な Ca と P として沈着する．線維性骨の存在は活発な骨に特徴的で，偏光顕微鏡で観察することができる．嚢胞性線維性骨炎の進行型では異常な骨構造を呈するが，そこでは線維組織，多数の嚢胞，機械的に不完全な線維性骨が正常な骨の多くを置換してしまっており，重篤な骨格の変型と骨折の原因となる．

腎性骨異栄養症のもう 1 つの興味深い X 線撮影の特徴として，骨硬化症があげられる．この病気は，X 線検査によって評価され，骨密度の増加と関連しており，脊柱でもっとも多く認められる．

進行した腎不全で認められる二次性副甲状腺機能亢進症は，血清 Ca と P の継続的なコントロール（ビタミン D，P 結合性制酸剤，炭酸カルシウムの使用による）によって多くの場合は改善されうる．血清 Ca と P 濃度の継続的なコントロールで，血中 PTH 濃度が減少し，X 線撮影上で観察される骨病変も回復することがある（**図 6.9**）[237]．異所性石灰化も同様に，この治療で回復する[238]．この治療法は，副甲状腺に非常に高度な過形成のある一部の患者には奏功しない場合があり，このときは，副甲状腺亜全摘術が選択される．

カルシトリオールの薬理学的用量の静脈内投与は，慢性腎不全患者において，間欠的な用量で副甲状腺活性亢進をよりよく抑制する非常に効果的な方法として推奨されている[239]．実際に，多くの研究によって，PTH 濃度を抑えるという点で，カルシトリオールの間欠的静脈内投与が有効であることは確認されている．しかし，この治療法による骨組織形態検査における効果は，必ずしも明らかというわけではない．少数の研究で報告されているところによると，カルシトリオール静注療法は，骨高回転の著明な抑制につながり，結果，骨形成の著明な減少が認められるが，破骨細胞による骨吸収への効果はまちまちである[240]．カルシトリオールの間欠的静脈内投与と，経口投与との有効性を比較した初期の臨床研究は，対照試験ではなかった，という点に注意すべきである．カルシトリオールの長期経口投与と間欠的静脈内投与とを比較した最近の無作為化対照試験の成績は，ど

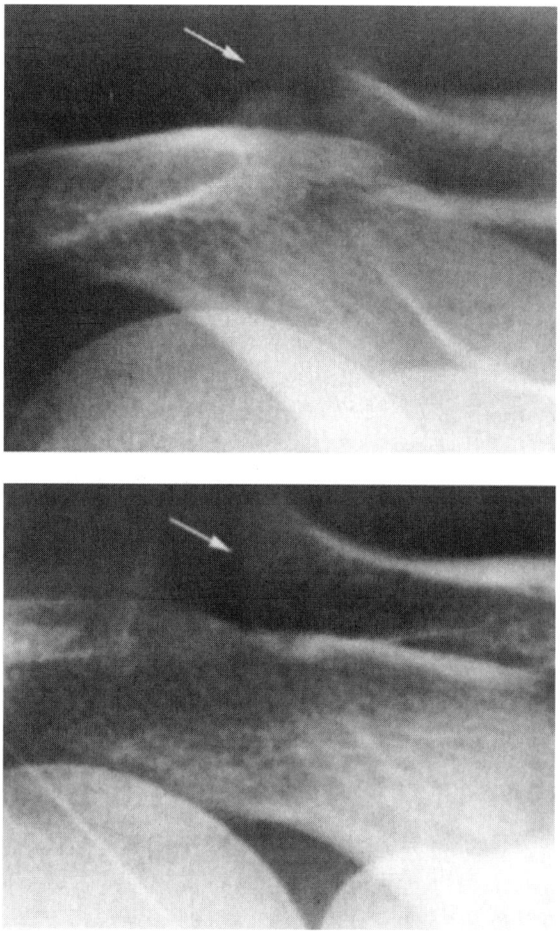

図6.9　**A.** 鎖骨側端の骨膜下吸収(矢印)．不規則な様相で，皮質の境界線が喪失している．**B.** 治癒しつつある骨．炭酸カルシウムと水酸化アルミニウムで治療の後，欠損部が充填され，皮質の外形が再度認められる(矢印は，鎖骨遠位を示す)．

ちらも二次性副甲状腺機能亢進症の治療において同等であることを示した．その研究のさらなる観察では，投与ルートに関係なく，重篤な二次性副甲状腺機能亢進症の治療は困難であるということが示された．さらに，カルシトリオールの投与量は，副作用のために制限された[241]．

paracalcitol(Zemplar®)とdoxecalciferol(Hectorol®)などの新たな経静脈内投与用の活性型ビタミンD誘導体は，二次性副甲状腺機能亢進症の透析患者の治療に広く使われている．これらの誘導体は，主に副甲状腺を標的としており，腸管のP吸収に対する効果が小さいことから，従来の経静脈内投与のビタミンDよりも有利である可能性がある[242]．

カルシウム受容体作動薬のcalcimimeticは，Ca感知受容体のアロステリック活性化薬である．Ca受容体作動薬のCa感知受容体への結合は，シグナリングを刺激し，細胞内Caを動員，増加し，副甲状腺ホルモンの分泌と合成を減少させる．ビタミンD誘導体とは対照的に，カルシウム受容体作動薬はCaとPの腸管の吸収を直接に変えず，血液中のPとCaを増やすことなくPTHを減少させることができる．cinacalcetは，現在のところ唯一市販されているカルシウム受容体作動薬である．透析患者における骨組織形態計測研究では，cinacalcetによる治療が，大部分の二次性副甲状腺機能亢進症患者で，PTHを低下させ，骨組織を改善し，骨回転を減らした[243]．

以前の臨床試験では，慢性血液透析患者の副甲状腺機能亢進症による骨疾患において，$24,25(OH)_2D_3$の経口投与と，$1\alpha(OH)D_3$を同時投与した場合で，有益性を示した[244]．この治療法の潜在的治療効果は不明で，さらなる研究が必要である．

慢性腎臓病患者の2つの異なる骨疾患の形態として，骨軟化症と無形成骨症(adynamic または aplastic bone disease)があげられる．いわゆるビタミンD抵抗性くる病は，進行した腎不全の子供たちにおいて1940年代に報告された．このミネラル化作用欠陥の形態は，おそらくカルシトリオールの不足から生じたものである．骨軟化症は，透析開始前の慢性腎不全患者でも存在する場合がある．これら患者のほとんどは，低カルシウム血症と正常P値を呈する．骨軟化症を呈する腎不全患者の原疾患は通常，間質性疾患または閉塞性疾患である．多くの患者はカルシトリオール投与によく反応する．

アルミニウム(Al)は，尿毒症性骨軟化症の病因に関与する有害因子と認識されてきた．Al関連の病変は，不活性な類骨が過剰に多く，骨回転が非常に低いという特徴がある．骨のAl染色は，通常Al過剰で，強く陽性である．この種の骨疾患は主に慢性透析を受けている患者で報告されているが，それは透析導入前の尿毒症患者にも起こる．Al関連の骨軟化症は，重度の骨格の疼痛と骨折を呈する非常に症状の強い骨疾患である[245]．Alに結合するキレート剤であるdeferoxamine mesylateを使用し，Alを除去することができる．Alを除去すれば回復する．Al系P吸着剤の使用制限と，透析装置での逆浸透洗浄水(reverse osmosis：RO)の使用が一般的となり，Al誘発性骨疾患はまれとなった．

無形成骨は，現在でも腎性骨疾患のなかで謎の1つである．それは，非常に低い骨回転(テトラサイクリンの取り込みが低いか欠損している)を特徴とするが，骨組織形態検査の静的パラメータは明らかな異常を呈さない．骨病理学上のこの形態は，副甲状腺機能抑制によるものとされ，原因としては透析液の高Ca濃度や，ビタミンD代謝産物の薬理学的用量の静脈内投与後血中カルシトリオールレベル高値，などに起因している[246]．骨軟化症と同様に，無形成骨症患者も経口あるいは静脈内Ca負荷によって，しばしば高カルシウム血症を呈することは興味深い．このように，Al関連の骨軟化症と無形成骨は，外からのCaに対しての緩衝能力が低いことが特徴である．最近の研究では，無形成骨病変は，持続携行式腹膜透析(continuous ambulatory peritoneal dialysis：CAPD)患者と糖尿病性末期腎疾患患者では，頻度の高い骨異常であることが示唆されている[247]．副甲状腺ホルモン(PTH)濃度は両グループで比較的低い．同様に，慢性血液透析を受けている患者では，低骨回転病変が一般的な異常である，と最近認められてきている．

腎性骨異栄養症には混合型がある．それは，ここで概説した独立した骨疾患のタイプに加えて，それ以外の明確な病変を特徴とした混合型である．例えば，尿毒症性骨異栄養症の混合型には，典型的な線維性骨炎の特徴がある．しかしさらに，骨軟化症にみられるような，類骨の過量の蓄積を伴った骨の低形成性活性が特徴である．混合性骨疾患のもう1つの異形は，先に述べた病変と同様であるが，骨形成パラメータが正常であるものである．この骨形成パラメータが正常なタイプの混合型骨疾患においては，類骨の蓄積はミネラルの供給不足に起因し，それゆえ，有機骨基質のミネラル化が遅れている．この病変は，ビタミンD治療によく反応する．

7. 腫瘤形成性石灰化症

関節周囲，血管，他の軟部組織のCa沈着を伴った骨格外石灰化は，慢性腎不全患者に認められる．これは通常，高リン血症を特徴とした進行した二次性副甲状腺機能亢進症と関係しており，高いCa・P積を伴う．

正常腎機能の非尿毒症性患者の腫瘤形成性石灰化症(別名：高リン血症性家族性腫瘤形成性石灰化症)は，まれな常染色体劣性疾患で，軟部組織の巨大な異所性石灰化と関係している．生化学的異常としては，尿細管再吸収増加に起因する高リン血症と，不適切に正常値または高値を示す$1,25(OH)_2D_3$である．腎移植後に腫瘤形成性石灰化症が再発することは，潜在的なメカニズムとして尿細管の内因性の異常というよりもむしろ，全身性のP排泄因子の欠損を示唆する[248]．

腫瘤形成性石灰化症患者の遺伝子分析によって，生物学的活性をもった血液中のFGF23値を減少させる，またはFGF23の標的臓器抵抗性を生じさせる3つの変異が同定された．これらの変異は，FGF23，Klotho，またはGalNac転移酵素3(GalNac transferase 3：$GALNT_3$)をコードしている遺伝子のいずれかを含む．$GALNT_3$はゴルジ(Golgi)関連の酵素であり，FGF23に存在するフリン様転換酵素認識配列をo-グリコシル化(o-糖化)する．FGF23遺伝子の変異は，FGF23の欠損を引き起こし，腎臓でのP保持をもたらす．GALNT$_3$は選択的にFGF23のフリン様転換酵素認識配列をo-グリコシル化するため，変異型では蛋白質分解処理からの保護ができなくなる．このことが，血清intact FGF23の低値と，非活性型末端FGF23の高値にいたる．Klotho遺伝子の変異は，Klothoの発現を減少させ，FGF23-Klotho-FGF受容体複合体が減少し，FGF23に対する標的臓器抵抗性にいたる．現在，腫瘤形成性石灰化症にP制限以外の有効な治療はない．

8. 尿毒症性細動脈石灰化症（カルシフィラキシス）

尿毒症性細動脈石灰化症は，血液透析を受けている末期腎疾患患者，または最近腎移植を受けた患者にもっとも多く発症する．同様の異常は，原発性副甲状腺機能亢進症，転移性乳癌，アルコール性肝硬変，Crohn病と関連している．尿毒症性細動脈石灰化症は，灌流血液の減少，血管の血栓を伴った小血管の石灰化が特徴で，その結果，皮下脂肪組織の急性梗塞，皮膚の壊死へといたる．小～中間サイズの皮下動脈の血管病変は，中膜の石灰化を示す．一部の動脈は，内膜過形成とフィブリン血栓によって狭小化または閉塞する．面白いことに，これらの変化は，皮膚の動脈だけに限定される．この解剖的な偏りの原因はわかっていない．

カルシフィラキシスは，皮膚の特徴的な徴候，すなわち痛みを伴う瘙痒性皮膚病変と皮下小結節がある場合に疑われる．この痛みを伴う紫斑状の病変は，壊疽形成を伴い壊死性非治癒性潰瘍に発展する．通常，下肢にも発症する．下肢や体幹の重篤な近位病変は，予後不良の徴候である．死亡率は80%にもなり，主に二次感染による．

1962年にSelye[249]は，高リン高カルシウム食，PTHなどの全身性の石灰化促進因子で感作し，その後動物を外傷，鉄塩，あるいはアルブミンで刺激すると，急性局所石灰沈着症を起こし，その後，炎症，硬化を起こすというカルシフィラキシスの動物モデルを記載した．しかし，尿毒症患者の病変の特質である血管石灰化性病変とは対照的に，実験的なカルシフィラキシスでは血管石灰化が認められなかったため，“尿毒症性細動脈石灰化症（uremic calcific arteriolopathy：UCA）”という用語が使われるようになった．

UCAの病態とリスクファクターについては，ほとんどわかっていない．血管平滑筋細胞が，ある骨芽細胞様の物質を認識して骨基質蛋白質オステオポンチンの産生などを介し，組織の石灰化活性化の役割を担う可能性を指摘した説があり，実際にUCA病変患者の血管はオステオポンチンが陽性であり，骨性蛋白を発現している[250]．しかし，実はオステオポンチンは石灰化の抑制因子であることに注意すべきであり，UCAの血管にオステオポンチンが存在している原因に関しては，さらなる評価を必要とする．血管石灰化が受動的なプロセスなのか，あるいは能動的なプロセスなのかということについては，まだ議論の的である[251]．エレクトロンビーム・コンピュータ断層撮影という新しい非侵襲性の画像技術によって，進行した腎不全患者において，Ca・P積が高値の場合に，冠状動脈や大動脈弁，僧帽弁で進行性のCa沈着が起こることを示したのは，重要な知見である[252]．また，高リン血症はそれ自体が高い罹患率と死亡率の独立したリスクファクターである．

末期腎臓病で，19人のUCA患者と，UCAでない54人の患者と比較して評価した最近の研究は，高リン血症，高アルカリホスファターゼ値，血清アルブミン濃度の低値，女性であることが，UCAの非常に重要なリスクファクターであることを示した[253]．過去に考えられていた他のリスクファクターとしては，高Ca・P積，PTH高値があげられる．この点においては，副甲状腺切除術は有効な可能性のある治療法とみなされていた．この新しいデータを鑑みると，血清P濃度を積極的治療により正常範囲にコントロールすることと，栄養状態を適切に維持することは，治療として重要である．

9. β_2-ミクログロブリン沈着

患者が長年にわたり血液透析を行うようになっている現在，β_2-ミクログロブリン沈着による骨格疾患は非常に頻度が増している．β_2-ミクログロブリンは主要組織適合遺伝子複合体1(major histocompatibility complex-1：MHC-1)の一部で，体内の多数の細胞によって産生される．β_2-ミクログロブリンは凝集してアミロイドを形成し，さまざまな関節で破壊性関節症を引き起こす．β_2-ミクログロブリンは椎間関節腔の周囲にも蓄積することがあり，脊髄圧迫症候群をもたらすことがある．同様に，手根管症候群をきたすこともある．β_2-ミクログロブリンは，局所で骨破壊性骨吸収を誘発する．β_2-ミクログロブリンが，重篤な二次性副甲状腺機能亢進症を有する腎不全患者にみられるようなびまん性骨吸収病変をもたらすかどうかは，いまだに確定されていない[254]．

（訳　西裕志，加藤秀樹）

文　献

1. Moore EW. Ionized calcium in normal serum, ultrafiltrates and whole blood determined by ion-exchange electrode. *J Clin Invest*. 1970;49:318.
2. Chen PS Jr, Neuman WF. Renal excretion of calcium by the dog. *Am J Physiol*. 1955;180:623.
3. Seidler T, Hasenfuss G, Maier LS. Targeting altered calcium physiology in the heart: translational approaches to excitation, contraction, and transcription. *Physiology (Bethesda)*. 2007;22:328–334.
4. deBoer IH, Rue TC, Kestenbaum B. Serum phosphorus concentrations in the third National Health and Nutrition Examination Survey (NHANES III). *Am J Kidney Dis*. 2009;53: 399–407.
5. Dhingra R, Sullivan LM, Fox CS, et al. Relation of serum phosphate and calcium levels to the incidence of cardiovascular diseasein the community. *Arch Intern Med*. 2007;167:879–885.
6. Fordtran JS, Locklear TW. Ionic constituents and osmolality of gastric and small intestinal fluids after eating. *Am J Dig Dis*. 1966;11:503.
7. Popovtzer MM, Massry SG, Coburn WJ, et al. Calcium infusion test in chronic renal failure. *Nephron*. 1970;7:400.
8. Wills MR. Intestinal absorption of calcium. *Lancet*. 1973;1:820.
9. Wills MR, Zisman E, Worstman J, et al. The measurement of intestinal calcium absorption by external radioisotope counting: application to study of nephrolithiasis. *Clin Sci*. 1970;39:95.
10. Borke JL, Caride A, Verma AK, et al. Cellular and segmental distribution of Ca^{++} pump epitopes in rat intestine. *Pflugers Arch*. 1990;417:120.
11. Borke JL, Penniston JT, Kumar R. Recent advances in calcium transport by the kidney. *Semin Nephrol*. 1990;10:15.
12. Gross MD, Kumar R. The physiology and biochemistry of vitamin D-dependent calcium-binding proteins. *Am J Physiol*. 1990;259:F195.
13. Kumar R. Vitamin D metabolism and mechanisms of calcium transport. *J Am Soc Nephrol*. 1990;3:30.
14. Muller D, Hoenderop JGJ, vanOs CH, et al. The epithelial calcium channel, ECaC1: molecular details of a novel player in renal calcium handling. *Nephrol Dial Transplant*. 2001;16:1329–1335.
15. Hilfiker H, Hattenhauer O, Trtaebert M, et al. Characterization of murine type II sodium phosphate cotransporter expressed in mammalian small intestine. *Proc Natl Acad Sci U S A*. 1998;95: 14564–14569.
16. Xu H, Bai L, Collins JF, et al. Age-dependent regulation of rat intestinal type II sodium phosphate cotransporters by 1,25(OH)2D3. *Am J Physiol Cell Physiol*. 2002;282:C487–C493.
17. Capuano P, Rodanovic T, Wagner CA, et al. Intestinal and renal adaptation to phosphate diet of type II NaPi cotransporters in vitamin D receptor- and 1-alpha hydroxylase deficient mice. *Am J Physiol Cell Physiol*. 2005;288: C429–C439.
18. LeGrimellec C, Roinel N, Morel F. Simultaneous Mg, Ca, P, K, Na and Cl analysis in rat tubular fluid: I. During perfusion of either insulin or ferrocyanide. *Pflugers Arch*. 1973;340:181.
19. Simon DB, Lu Y, Choate KA, et al. Paracellin-1, a renal right junction protein required for paracellular MG^{2+} resorption. *Science*. 1999;285(5424): 103–106.
20. Blanchard A, Jeunemaitre X, Coudol P, et al. Paracellin-1 is critical for magnesium and calcium reabsorption in the human thick ascending limbs of Henle. *Kidney Int*. 2001;59: 2206–2215.
21. Loffing J, Loffing-Cuenl D, Valderrabana V, et al. Distribution of transcellular calcium and sodium transport pathways along mouse distal nephron. *Am J Physiol*. 2001;281:F1021–F1027.
22. Sutton RAL, Wong NLM, Quamme GA, et al. Renal tubular calcium transport: effects of changes in filtered calcium load. *Am J Physiol*. 1983;245:515.
23. Brown EM, Pollak M, Hebert CH. Sensing of extracellular Ca^{2+} by parathyroid and kidney cells: cloning and characterization of extracellular Ca^{2+}-sensing receptor. *Am J Kidney Dis*. 1995;25: 506–513.
24. Vezzoli G, Terranegra A, Arcidiacono T, et al. R990G polymorphism of CaSR does produce a gain-of-function and predisposes to hypercalciuria. *Kidney Int*. 2007;71:1155–1162.
25. Neshima Y. Discovery of alpha Klotho and FGF23 unveiled new insights into calcium and phosphate homeostasis. *Clin Calcium*. 2008;18: 923–934.
26. Tiang Y, Ferguson N, Peng J. WNK4 enhances TRPV5-mediated calcium transport: potential role in hypercalcemia of familial hyperkalemic hypertension cause by gene mutations of WNK4. *Am J Physiol Renal Physiol*. 2007;292:F545–F554.
27. Popovtzer MM, Schainuck LI, Massry SG, et al. Divalent ion excretion in chronic kidney disease: relation to degree of renal insufficiency. *Clin Sci*. 1970;38:297.
28. Popovtzer MM, Massry SG, Coburn JW, et al. The interrelationship between sodium, calcium and magnesium excretion in advanced renal failure. *J Lab Clin Med*. 1969;73:763.
29. Villa-Bellosta R, Ravera S, Sorribas V, et al. The Na^{+}−Pi cotransporter PiT-2 (SLC20A2) is

expressed in the apical membrane of rat renal proximal tubules and is regulated by dietary Pi. *Am J Physiol Renal Physiol*. 2009;296(4): F691–F699.
30. Segawa H, Onitsuka A, Kuwahata M, et al. Type IIc sodium-dependent phosphate cotransporter regulates calcium metabolism. *J Am Soc Nephrol*. 2009;20:1004–1113.
31. Lotz M, Zisman E, Bartter FC. Evidence for a phosphorus depletion syndrome in man. *N Engl J Med*. 1968;278:409.
32. Gamba G. Alternative splicing and diversity of renal transporter. *Am J Physiol*. 2001;281: F781–F794.
33. Friedlaender MM, Wald H, Dranitzki-Elhalel M, et al. Recovery of renal tubule phosphate reabsorption despite reduced levels of sodium-phosphate cotransporter. *Eur J Endocrinol*. 2004;151:797–801.
34. Steele TH. Dual effect of potent diuretics on renal handling of phosphate in man. *Metabolism*. 1971;20:749.
35. Lavender AR, Pullman TN. Changes in inorganic phosphate excretion induced by renal arterial infusion of calcium. *Am J Physiol*. 1963;205:1025.
36. Vezzoli G, Soldatil G, Gambaro G. Role of calcium sensing receptor (CaSR) in renal mineral ion transport. *Curr Pharm Biotechnol*. 2009;10: 302–310.
37. Friedlaender MM, Wald H, Dranitzki-Elhalel M, et al Vitamin D reduces NaPi-2 in PTH-infused rats: complexity of vitamin D action on renal phosphate handling. *Am J Physiol Renal Physiol*. 2001;281:F428–F433.
38. Wong NLM, Quamme GA, Dirks JH, et al. Mechanism of the reduced proximal phosphate reabsorption during phosphate infusion. *Clin Res*. 1978;26:872A.
39. Matzner Y, Prococimer M, Polliack A, et al. Hypophosphatemia in a patient with lymphoma in leukemic phase. *Arch Intern Med*. 1981;141: 805–806.
40. Dennis UW, Brazy PC. Sodium phosphate, glucose, bicarbonate and alanine interactions in the isolated proximal convoluted tubule of the rabbit kidney. *J Clin Invest*. 1978;62:387.
41. Berndt T, Kumar R. Novel mechanisms in the regulation of phosphorus homeostasis. *Physiology*. 2009;24:17–28.
42. McCollum EV. The paths to the discovery of vitamins A and D. *J Nutr*. 1967;91(suppl 1):11.
43. Holick MF. Vitamin D deficiency. *N Engl J Med*. 2007;357:266–281.
44. Reinholz GG, DeLuca HF. Inhibition of $25(OH)D_3$ production by 1,25(OH)2D3 in rats. *Arch Biochem Biophys*. 1998;355:77–83.
45. Brodie MJ, Boobis AR, Hillyard CJ, et al. Effect of rifampicin and isoniazid on vitamin D metabolism. *Clin Pharmacol Ther*. 1982;32:525.
46. Brenza HE, Kimmel-Jehans C, Jehans F, et al. PTH activation of 25(OH)D-1-alpha hydroxylase gene promoter. *Proc Natl Acad Sci U S A*. 1998;95: 1387–1391.
47. Brezis M, Wald H, Shilo R, et al. Blockade of renal effects of vitamin D by cyclohexemide in the rat. *Pflugers Arch*. 1983;398:247–252.
48. Nykjaer A, Dragun D, Walther D, et al. An endocytic pathway essential for renal uptake and activation of the steroid 25(OH) vitamin D_3. *Cell*. 1999;96:507–515.
49. Krapf R, Vetsch R, Netsch W. Chronic acidosis increases the serum concentration of $1,25(OH)_2$ vitamin D_3 in humans by stimulating its production. *J Clin Invest*. 1992;90:2456–2463.
50. Kumar R, Schnoes HK, DeLuca HF. Rat intestinal 25-hydroxyvitamin D_3 and 1α,25-dihydroxyvitamin D_3–24-hydroxylase. *J Biol Chem*. 1978;253: 3804.
51. Kumar R. Hepatic and intestinal osteodystrophy and the hepatobiliary metabolism of vitamin D. *Ann Intern Med*. 1983;98:662.
52. Katz BS, Bell NH. The vitamin D endocrine system: current concepts and unanswered questions. *Ital J Miner Electrol Metab*. 1993;7:231–236.
53. Matsumoto T, Igarashi C, Takenchi Y, et al. Stimulation of $1,25(OH)_2$ vitamin D_3 of in vitro mineralization by osteoblast-like (MC3T3-E) cells. *Bone*. 1991;12:27–32.
54. Popovtzer MM, Mathay R, Alfrey AC, et al. Vitamin D deficiency osteomalacia: healing of the bone disease in the absence of vitamin D with intravenous calcium and phosphorus infusion. In: Frame B, Parfitt AM, Duncan H, eds. *Clinical Aspects of Metabolic Bone Disease*. Amsterdam: Excerpta Medica, International Congress Series; 1973:382.
55. Baylink D, Wergedal J, Rich M, et al. Vitamin D-enhanced osteocytic and osteoclastic bone resorption. *Am J Physiol*. 1973;224:1345.
56. Raisz LG. Recent advances in bone cell biology: interactions of vitamin D with other local and systemic factors. *Bone Miner*. 1990;9:191–197.
57. Russell RGG, Kanis JA, Smith R. Physiological and pharmacological aspects of 24,25-dihydroxycholecalciferol in man. In: Massry SG, Ritz E, Rapado A, eds. *Homeostasis of Phosphate and Other Minerals*. New York: Plenum;1978: 487–503.
58. Ornoy A. 24,25-Dihydroxyvitamin D is a metabolite of vitamin D essential for bone formation. *Nature (Lond)*. 1978;276:517.
59. Pavlovitch JH, Gournor-Witmer G, Bourdeau S, et al. Suppressive effects of 24,25-dihydroxycholecalciferol or bone resorption induced by acute bilateral nephrectomy in rats. *J Clin Invest*. 1981;68:803.
60. Yamato H, Matsumoto T, Okazaki R, et al. Effect of $24,25(OH)_2D_3$ on the formation and function of osteoclast. In: *Proceedings of the 9th International Workshop of Calcified Tissues. Trends in Calcified Tissue Research*. Jerusalem;1991:11.
61. Dranitzki-Elhalel M, Wald H, Popovtzer M, et al. $1,25(OH)_2D_3$-induced calcium efflux from calvaria is mediated by protein Kinase C. *J Bone Miner Res*. 1999;14:1822–1827.
62. Dranitzki-Elhalel M, Wald H, Sprague SM, et al. The effect of 24,25 $(OH)_2D_3$ on calcium efflux in cultured bone: the role of protein Kinase C. *Nephrology*. 1998;4:157–162.
63. Wall RK, Baum CC, Sitrin MD, et al. $1,25(OH)_2D_3$ stimulates membrane phosphoinositide turnover, activates PKC and increases cystolic calcium in rat colonic epithelium. *J Clin Invest*. 1990;85: 1296–1303.
64. Popovtzer MM, Robinette JB, DeLuca HF, et al. Acute effects of 25-hydroxy-cholecalciferol on renal handling of phosphorus: evidence for a parathyroid hormone dependent mechanism. *J Clin Invest*. 1974;53:913.
65. Wald H, Dranitzki-Elhalel M, Backenroth T, et al.

Evidence for interference of vitamin D with PTH/PTHrP receptor expression in opossum kidney cells. *Pflugers Arch-Eur J Physiol.* 1998; 436:289–294.
66. Friedlaender MM, Wald H, Dranitzki-Elhalel M, et al. Vitamin D reduces renal NaPi-2 in PTH-infused rats: complexity of vitamin D action on renal handling of phosphate. *Am J Physiol Renal Physiol.* 2001;281:428–433.
67. Brautbar N, Walling MW, Coburn JW. Interactions between vitamin D deficiency and phosphorus depletion in the rat. *J Clin Invest.* 1979;64:335.
68. Puschett JB, Moranz J, Kurnick WS. Evidence for a direct action of cholecalciferol and 25-hydroxycholecalciferol on the renal transport of phosphate, sodium, and calcium. *J Clin Invest.* 1972;51:373.
69. Silver J, Naveh-Many T, Mayer H, et al. Regulation by vitamin D metabolites of parathyroid hormone gene transcription in vivo in the rat. *J Clin Invest.* 1986;78:1296–1301.
70. Lopez-Hilker S, Duso AS, Rapp NS, et al. Phosphorus restriction reverses hyperparathyroidism in uremia independent of changes in calcium and calcitriol. *Am J Physiol.* 1990;28:F432–F437.
71. Aparicio M, Combe C, Lafage MH, et al. In advanced renal failure dietary phosphate restriction reverses hyperparathyroidism independent of changes in the levels of calcitriol. *Nephron.* 1993; 63:122–123.
72. Fischer JA, Blum JW, Biswanger U. Acute parathyroid hormone response to epinephrine in vivo. *J Clin Invest.* 1973;52:2434.
73. Muff R, Fischer JA, Biber J, et al. Parathyroid hormone receptors in control of proximal tubule function. *Annu Rev Physiol.* 1992;54:67–79.
74. Goldring SR, Segre GV. Characterization of structural and functional properties of the cloned calcitonin and parathyroid hormone/parathyroid hormone related peptide receptors. *Ital J Miner Electrol Metab.* 1994;8:1–7.
75. Cole JA, Eber SL, Poelling RE, et al. A dual mechanism for regulation of kidney phosphate transport by parathyroid hormone. *Am J Physiol.* 1987;253:E221–E227.
76. Au WYW, Raisz LG. Restoration of parathyroid responsiveness in vitamin D-deficient rats by parenteral calcium or dietary lactose. *J Clin Invest.* 1967;46:1572.
77. Kruse K. Pathophysiology of calcium metabolism in children with vitamin D deficiency rickets. *J Pediatr.* 1995;126:736–741.
78. Sprague S, Popovtzer MM, Dranitzki-Elhalel M, et al. Parathyroid hormone induced calcium efflux from cultured calvaria is protein kinase C dependent. *Am J Physiol* 1996;271: F1139–F1146.
79. Amiel C, Huntziger H, Richet G. Micropuncture study of handling of phosphate by proximal and distal nephron in normal and parathyroidectomized rats: evidence for distal reabsorption. *Pflugers Arch.* 1970;317:93.
80. Weinman EJ, Biswas RJ, Peng Q, et al. Parathyroid hormone inhibits renal phosphate transport by phosphorylation of serine 77 of sodium hydrogen exchanger regulatory factor-1. *J Clin Invest.* 2007;117:3412–3420.
81. Talmage RV, Kraintz RW, Buchanan GD. Effect of parathyroid extract and phosphate salts on renal calcium and phosphate excretion after parathyroidectomy. *Proc Soc Exp Biol Med.* 1955;88:600.
82. Cha SK, Wu T, Huang CL. Protein Kinase C inhibits caveolae mediated endocytosis of TRPV5. *Am J Physiol Renal Physiol.* 2008;294: F1212–F1221.
83. Berson SA, Yalow RS. Immunochemical heterogeneity of parathyroid hormone in plasma. *J Clin Endocrinol Metab.* 1968;28:1037.
84. Copp DH, Cockeroft DW, Kueh Y. Calcitonin from ultimobranchial glands of dogfish and chickens. *Science.* 1967;158:924.
85. Zhong Y, Armbrecht HJ, Christakos S. Calcitonin a regulator of 25(OH)D-1-alpha hydroxylase gene. *J Biol Chem.* 2009;284:11059–11069.
86. Scriver CR. Rickets and the pathogenesis of impaired tubular transport of phosphate and other solutes. *Am J Med.* 1974;57:43.
87. Guise TA, Mundy GR. Clinical review 69: evaluation of hypocalcemia in children and adults. *J Clin Endocrinol Metab.* 1995;80:1473–1478.
88. Malluche HH, Goldstein DA, Massry SG. Osteomalacia and hyperparathyroid bone disease in patients with nephrotic syndrome. *J Clin Invest.* 1979;63:494.
89. Moncawa T, Yoshida T, Hayashi M, et al. Identification of 25(OH)D_3-1α–hydroxylase gene expression in macrophages. *Kidney Int.* 2000;58: 559–568.
90. Smith R. Asian rickets and osteomalacia (editorial). *Q J Med.* 1990;76:899–901.
91. Shikama N, Nusspaumer G, Hollander GA. Clearing the AIRE: on the pathophysiological basis of autoimmune polyendocrinopathy syndrome type I. *Endocrinol Metab Clin North Am.* 2009;38: 273–288.
92. Arnold A, Horst SA, Gardella TJ, et al. Mutation of the signal peptide-encoding region in preproparathyroid hormone gene in familial isolated hypoparathyroidism. *J Clin Invest.* 1990;86: 1084–1087.
93. Thakker RV, Davies KE, Whyte MP, et al. Mapping the gene causing X-linked recessive hypoparathyroidism to Xq26-Xq27 linkage studies. *J Clin Invest.* 1990;86:40–45.
94. Cuneo BF. 22q11.2 deletion syndrome: DiGeorge, velocardiofacial and conotruncal anomaly face syndromes. *Curr Opin Pediatr.* 2001;13:465–672.
95. Mizobuchi M, Ritter CS, Krits I, et al. Calcium sensing receptor expression regulator by glial cell missing-2 in human parathyroid cells. *J Bone Miner Res.* 2009;24(7):1173–1179 [Epub]
96. Kortazar D, Fanarroga ML, Cararrza G, et al. role of cofactor B (TBCB) and E (TBCE) in tubulin heterodimer dissociation. *Exp Cell Res.* 2007;313: 425–436.
97. Hirai H, Nakajimas S, Miyauchi A. A novel activating mutation in the calcium-sensing receptor in a Japanese family with autosomal dominant hypocalcemia. *J Hum Genet.* 2001;46:41–44.
98. Breslau NA, Moses AM, Pak CYC. Evidence for bone remodeling but lack of calcium mobilization response in parathyroid hormone in pseudohypoparathyroidism. *J Clin Endocrinol Metab.* 1983; 57:638.
99. Schipani E, Weinstein LS, Bergwitz C, et al. Pseudohypoparathyroidism type lb is not caused by mutations in the coding exons of the human parathyroid hormone (PTH)/PTH-related peptide receptor gene. *J Clin Endocrinol Metab.* 1995;80:

1611–1621.
100. Drezner M, Neelon FA, Lebovitz HE. Pseudohypoparathyroidism type II: a possible defect in the reception of cyclic AMP signal. *N Engl J Med.* 1973;289:1056.
101. Nusynowitz ML, Klein MH. Pseudoidiopathic hypoparathyroidism: hypoparathyroidism with ineffective parathyroid hormone. *Am J Med.* 1973; 55:677.
102. Sunthornthepvarakul T, Churisgaeus T, Ngowngarmratana S. A novel mutation of the signal peptide of the preproparathyroid gene associated with autosomal recessive familial isolated hypoparathyroidism. *J Clin Endocrinol Metab.* 1999;84:3792–3796.
103. Raskin P, McClain CJ, Medsger TA. Hypocalcemia associated with metastatic bone disease. *Arch Intern Med.* 1973;132:539.
104. Massry SG, Coburn JW, Lee DBN, et al. Skeletal resistance to parathyroid hormone in renal failure. Ann Intern Med. 1973;78:357.
105. Hauser CJ, Kamrath RO, Sparks J, et al. Calcium homeostasis in patients with acute pancreatitis. *Surgery.* 1983;94:830.
106. Fanconi G, Prader A. Transient congenital idiopathic hypoparathyroidism. *Helv Paediatr Acta.* 1967;22:342.
107. Fairney A, Jackson D, Clayton BE. Measurement of serum parathyroid hormone with particular reference to some infants with hypocalcemia. *Arch Dis Child.* 1973;48:419.
108. Rosen JF, Roginsky M, Nathenson G, et al. 25-Hydroxyvitamin D: plasma levels in mothers and their premature infants with neonatal hypocalcemia. *Am J Dis Child.* 1974;127:220.
109. Johnston CC, Lavy N, Lord T, et al. Osteopetrosis: a clinical, genetic, metabolic and morphologic study of the dominantly inherited, benign form. *Medicine (Balt).* 1968;47:149.
110. Tolar J, Teitelbaum SL, Orchard PJ. Osteopetrosis. *N Engl J Med.* 2004;351:2839–2840.
111. Key L, Carnes S, Cole S, et al. Treatment of congenital osteopetrosis with high-dose calcitriol. *N Engl J Med.* 1984;310:409.
112. Key LL, Rodriguiz RM, Willi SM, et al. Long-term treatment of osteopetrosis with recombinant human interferon gamma. *N Engl J Med.* 1995; 332:1594–1599.
113. Gessner BD, Beller M, Middaugh JL, et al. Acute fluoride poisoning from public water system. *N Engl J Med.* 1994;330:95–99.
114. Jacobson MA, Gambertoglio JG, Aweeka FT, et al. Foscarnet-induced hypocalcemia and effects of foscarnet on calcium metabolism. *J Clin Endocrinol Metab.* 1991;72:1130–1135.
115. McCarron DA. Low serum concentration of ionized calcium in patients with hypertension. *N Engl J Med.* 1982;307:226.
116. Minkin C. Inhibition of parathyroid hormone stimulated bone resorption in vitro by the antibiotic mithramycin. *Calcif Tissue Res.* 1973;13:249.
117. Robins PR, Jowsey J. Effect of mithramycin on normal and abnormal bone turnover. *J Lab Clin Med.* 1973;82:576.
118. Zivin JR, Gooley T, Zager RA, et al. Hypocalcemia: a pervasive metabolic abnormality in the critically ill. *Am J Kidney Dis.* 2001;37:689–698.
119. Gittes RF, Radde IC. Experimental model for hyperparathyroidism: effect of excessive numbers of transplanted isologous parathyroid glands. *J Urol.* 1966;95:595.
120. Lloyd HM. Primary hyperparathyroidism: an analysis of the role of the parathyroid tumor. *Medicine (Balt).* 1968;47:53.
121. Broadus AG, Horst RL, Lang R, et al. The importance of circulating 1,25(OH)$_2$ vitamin D$_3$ in the pathogenesis of hypercalciuric and renal stone formation in primary hyperparathyroidism. *N Engl J Med.* 1980;302:421.
122. Krementz ET, Yeager R, Hawley W, et al. The first 100 cases of parathyroid tumor from Charity Hospital of Louisiana. *Ann Surg.* 1971;173:872.
123. Arnold A, Kim HG, Gaz RD, et al. Molecular cloning and chromosomal mapping of DNA rearranged within the parathyroid hormone gene in parathyroid adenoma. *J Clin Invest.* 1989;83: 2034–2040.
124. Arnold A, Brown MF, Urena P, et al. Monoclonality of parathyroid tumors in chronic renal failure and in primary parathyroid hyperplasia. *J Clin Invest.* 1995;95:2047–2053.
125. Hory B, Drueke TB. Menin and MEN-I gene: a model of tumor suppressor system. *Nephrol Dial Transplant.* 1998;13:2176–2179.
126. Marx SJ. Hyperparathyroid and hypoparathyroid disorders. *N Engl J Med.* 2000;343:1863–1875.
127. Consensus Development Conference Panel. Diagnosis and management of asymptomatic primary hyperparathyroidism. Consensus Development Conference statement. *Ann Intern Med.* 1991;114: 593–597.
128. Silverberg SJ, Shane E, Jacobs TP, et al. A 10-year prospective study of primary hyperparathyroidism with or without surgery. *N Engl J Med.* 1999; 341:1249–1255.
129. Moosgaard B, Christensen SE, Vestergaard P, et al. Vitamin metabolism and skeletal consequences of primary hyperparathyroidism. *Clin Endocrinol (Oxf).* 2008;68:707–715.
130. Marx SJ, Spiegel AM, Levine ML, et al. Familial hypocalciuric hypercalcemia. *N Engl J Med.* 1982; 307:416.
131. Janicic N, Pansova Z, Cole DEC, et al. Insertion of ALU sequence in the Ca^{2+}- sensing receptor gene in familial hypocalciuric hypercalcemia and neonatal severe hyperparathyroidism. *Am J Hum Genet.* 1995;56:880–886.
132. Pallais JC, Kifor O, Chen YB, et al Acquired hypocalciuric hypercalcemia due to antibodies against calcium sensing receptor. *N Engl J Med.* 2004;351:362–369.
133. Broadus AE, Mangin M, Ikeda K, et al. Humoral hypercalcemia of cancer: identification of a novel parathyroid hormone-like peptide. *N Engl J Med.* 1988;319:556.
134. Yoshimoto K, Yamasaki R, Sakai H, et al. Ectopic production of parathyroid hormone by small cell lung cancer in a patient with hypercalcemia. *J Clin Endocrinol Metab.* 1989; 68:976–981.
135. Nusbaum SR, Gaz RD, Arnold A. Hypercalcemia and ectopic secretion of parathyroid hormone by an ovarian carcinoma with rearrangement of the gene for parathyroid hormone. *N Engl J Med.* 1990;323:1324–1329.
136. Vanthoven JN. Hypercalcemia of malignancy due to ectopic transactivation of PTH gene. *J Clin Endocrinol Metab.* 2006;91:580–583.
137. Bleizikian JP. Parathyroid hormone–related

peptide in sickness and health. *N Engl J Med.* 1990;322:1151–1153.
138. Matsushita H, Hara M, Honda K, et al. Inhibition of parathyroid hormone–related protein release by extracellular calcium in dispersed cells from human parathyroid hyperplasia secondary to chronic renal failure and adenoma. *Am J Pathol.* 1995;146:1521–1528.
139. Cox M, Haddad JG. Lymphoma, hypercalcemia and the sunshine vitamin. *Ann Intern Med.* 1994;21:709–712.
140. Mundy GR. Hypercalcemia of malignancy revisited. *J Clin Invest.* 1988;82:1–6.
141. Chatopadhyay N. Effect of calcium sensing receptor on secretion of PTHrP and its impact on HHM. *Am J Physiol Endocrinol Metab.* 2006;290: E761–E770.
142. Walls J, Bundred N, Howell A. Hypercalcemia and bone resorption in malignancy. *Clin Orthop Relat Res.* 1995;312:51–63.
143. Houston SJ, Rubens RD. The systemic treatment of bone metastases. *Clin Orthop Relat Res.* 1995; 312:95–104.
144. Goltzman D. Osteolysis and cancer. *J Clin Invest.* 2001;107:1219–1220.
145. Mundy GR, Toshiyuki Y. Facilitation and suppression of bone metastasis. *Clin Orthop Relat Res.* 1995;312:34–44.
146. Orr FW, Sanchez-Sweatman OH, Kostenuik P, et al. Tumor-bone interactions in skeletal metastasis. *Clin Orthop Relat Res.* 1995;312:19–33.
147. Heath DJ, Chantry AD, Buckle CH. Antibodies inhibiting Dickkopf (DKK1) remove suppression of bone formation and prevent the development of osteolytic bone disease in multiple myeloma. *J Bone Miner Res.* 2009;24:425–436.
148. Beckman MJ, Johnson JA, Goff JL, et al. The role of dietary calcium in the physiology of vitamin D toxicity: excess dietary vitamin D_3 blunts parathyroid hormone induction of kidney 1-hydroxylase. *Arch Biochem Biophys.* 1995;319: 535–539.
149. Russell RM. The vitamin A spectrum from deficiency to toxicity. *Am J Clin Nutr.* 2000;71: 878–884.
150. Fisher G, Skillern PG. Hypercalcemia due to hypervitaminosis A. *JAMA.* 1974;227:1413.
151. Frame B, Jackson CE, Reynolds WA, et al. Hypercalcemia and skeletal effects in chronic hypervitaminosis A. *Ann Intern Med.* 1974;80:44.
152. Valentic JP, Elias AN, Weinstein GD. Hypercalcemia associated with oral isotretinoin in the treatment of severe acne. *JAMA.* 1983;250:1899.
153. Jowsey J, Riggs BL. Bone changes in a patient with hypervitaminosis A. *J Clin Endocrinol Metab.* 1968;28:1833.
154. Renier M, Sjurdsson G, Nunziata V, et al. Abnormal calcium metabolism in normocalcemic sarcoidosis. *Br Med J.* 1976;2:1473.
155. Myock RL, Bertrand P, Morrison CE, et al. Manifestations of sarcoidosis: analysis of 145 patients with review of nine series selected from literature. *Am J Med.* 1963;35:67.
156. Bell NH, Bartter FC. Transient reversal of hyperabsorption of calcium and of abnormal sensitivity to vitamin D in a patient with sarcoidosis during episode of nephritis. *Ann Intern Med.* 1964;61:702.
157. Anderson J, Dent CE, Harper C, et al. Effect of cortisone on calcium metabolism in sarcoidosis with hypercalcemia: possible antagonistic actions of cortisone and vitamin D. *Lancet.* 1954;2:720.
158. Bell NH, Stern PH, Pantzer E, et al. Evidence that increased circulating 1α,25-dihydroxyvitamin D is the probable cause for abnormal calcium metabolism in sarcoidosis. *J Clin Invest.* 1979;64:218.
159. Bleizikian JP. Management of acute hypercalcemia. *N Engl J Med.* 1992;326:1196–1203.
160. Adams JS, Sharma OP, Gacad MA, et al. Metabolism of 25-hydroxyvitamin D_3 by cultured pulmonary alveolar macrophages in sarcoidosis. *J Clin Invest.* 1983;72:1856.
161. Occasional survey: calcium metabolism and bone in hyperthyroidism. *Lancet.* 1970;2:1300.
162. Baxter JD, Bondy PK. Hypercalcemia of thyrotoxicosis. *Ann Intern Med.* 1966;65:429.
163. Adams P, Jowsey J. Bone and mineral metabolism in hyperthyroidism: an experimental study. *Endocrinology.* 1967;81:735.
164. Jorgensen H. Hypercalcemia in adrenocortical insufficiency. *Acta Med Scand.* 1973;193:175.
165. Pedersen KO. Hypercalcaemia in Addison's disease: report on 2 cases and review of literature. *Acta Med Scand.* 1967;181:691.
166. Lightwood R. Idiopathic hypercalcemia with failure to thrive. *Proc R Soc Med.* 1952;45:401.
167. O'Brien D. Idiopathic hypercalcaemia of infancy. *Pediatrics.* 1959;23:640.
168. Garabedian M, Jacoz E, Guillozo H, et al. Elevated plasma $1,25(OH)_2$ vitamin D_3 concentration in infants with hypercalcemia and an elfin facies. *N Engl J Med.* 1985;312:948–952.
169. Dvorak MM, De Joussineau C, Carter DH, et al. Thiazide diuretics directly stimulate osteoblast differentiation and mineralized nodules formation. *J Am Soc Nephrol.* 2007;18: 2509–2516.
170. Kitakawa H, Fujiki R, Yoshimura K, et al. The chromatin remodeling complex WINAC targets a nuclear receptor to promoters and is impaired in Williams syndrome. *Cell.* 2003; 113:905–917.
171. Xiao A, Shechter D, Ahn SH, et al. WSTF regulates the H2A.X DNA damage response via novel tyrosine kinaseactivity. *Nature.* 2009;457:57–62.
172. Winters JL, Kleinschmidt AG, Frensili JJ, et al. Hypercalcemia complicating immobilization in treatment of fractures. *J Bone Joint Surg (Br).* 1966;48A:1182.
173. Russell RGG, Bisaz S, Donath A, et al. Inorganic pyrophosphate in plasma in normal persons and in patients with hypophosphatasia, osteogenesis imperfecta, and other disorders of bone. *J Clin Invest.* 1971;50:961.
174. McMillan DE, Freeman RB. The milk alkali syndrome: a study of the acute disorder with comments on the development of the chronic condition. *Medicine (Balt).* 1965;44:485.
175. Sevitt LH, Wrong OM. Hypercalcemia from calcium resin in patients with chronic renal failure. *Lancet.* 1968;2:950.
176. Chertow BS, Plymate SR, Becker FO. Vitamin D resistant idiopathic hypoparathyroidism: acute hypercalcemia during acute renal failure. *Arch Intern Med.* 1974;133:838.
177. deTorrente A, Berl T, Cohn PD, et al. Hypercalcemia of acute renal failure. *Am J Med.* 1976;61:119.
178. Parfitt AM. The interactions of thiazide diuretics

with parathyroid hormone and vitamin D: studies in patients with hypoparathyroidism. *J Clin Invest.* 1972;51:1879.
179. Popovtzer MM, Subryan VL, Alfrey AC, et al. The acute effect of chlorothiazide on serum ionized calcium: evidence for a parathyroid hormone dependent mechanism. *J Clin Invest.* 1975;55:1295.
180. Anthony LB, May ME, Oates JA. Case report: lanreotide in the management of hypercalcemia of malignancy. *Am J Med Sci.* 1995;309:312–314.
181. Yoshida T, Monkawa T, Tenenhouse, et al. Two novel 1 alpha-hydroxylase mutations In French-Canadians with vitamin D dependency rickets type II. *Kidney Int.* 1998;54:1437–1443.
182. Griffin JE, Zerwekh JE. Impaired stimulation of 25(OH) vitamin D-24-hydroxylase in fibroblasts from a patient with vitamin D-dependent rickets type II: form of receptor positive resistance of 1,25-dihydroxyvitamin D_3. *J Clin Invest.* 1983; 72:1190.
183. Haussler MR, Haussler CA, Jurutka PWL. The vitamin D hormone and its nuclear receptor, molecular action and disease states. *J Endocrinol.* 1997;154(suppl):557–573.
184. Silver J, Popovtzer MM. Hypercalcemia with elevated dihydroxycholecalciferol levels and hypercalciuria. *Arch Intern Med.* 1984;194:162.
185. Malloy PJ, Hochberg Z, Tiosano D, et al. The molecular basis of hereditary 1,25$(OH)_2$ vitamin D3 resistant rickets in seven families. *J Clin Invest.* 1990;86:2071–2079.
186. Coxon FP, Roggers MJ. The role of prenylated small GTPase binding proteins in the regulation of osteoclast function. *Calcif Tissue Int.* 2003;72: 80–84.
187. Chen H, Hewison M, Adams JC. Functional characterization of heterogenous ribonuclear protein C1C2 in vitamin D resistance: a novel response element–binding protein. *J Biol Chem.* 2006;281: 39114–39120.
188. Popovtzer MM, Massry SG, Makoff DL, et al. Renal handling of phosphate in patients with chronic renal failure: the role of variations in serum phosphate and parathyroid activity. *Isr J Med Sci.* 1969;5:1018–1023.
189. Glorieux F, Scriver CR. Loss of parathyroid hormone sensitive component of phosphate transport in X-linked hypophosphatemia. *Science.* 1972;175:997.
190. Short EM, Binder HJ, Rosenberg LE. Familial hypophosphatemic rickets, defective transport of inorganic phosphate by intestinal mucosa. *Science.* 1973;179:700.
191. Marie PJ, Travers R, Glorieux FH. Healing of rickets with phosphate supplementation in the hypophosphatemic male mouse. *J Clin Invest.* 1981; 67:911.
192. Weidner N. Review and update: oncogenic osteomalacia-rickets. *Ultrastruct Pathol.* 1991;15: 317–333.
193. Popovtzer MM. Tumor-induced hypophosphatemic osteomalacia: evidence for a phosphaturic cyclic AMP independent action of tumor extract. *Clin Res.* 1981;29:418A.
194. Wilins GE, Granleese G, Hegele RG, et al. Oncogenic osteomalacia: evidence for a humoral phosphaturic factor. *J Clin Endocrinol Metab.* 1995;80: 1628–1634.
195. Cai Q, Hodgson SF, Kao PC, et al. Brief report: inhibition of renal phosphate transport by a tumor product in a patient with oncogenic osteomalacia. *N Engl J Med.* 1994;330:1645–1649.
196. Quarles LD. Endocrine function of bone in mineral metabolism regulation. *J Clin Invest.* 2008; 118:3820–3828.
197. Brownstein CA, Adler F, Nelson-Williams C, et al. A translocation causing increased alpha-Klotho results in hypophosphatemic rickets and hyperparathyroidism. *Proc Natl Acad Sci U S A.* 2008; 105:3455–3460.
198. Farrow EG, Davis SI, Summers LJ, et al. Initial FGF23-mediated signaling occurs in the distal convoluted tubule. *J Am Soc Nephrol.* 2009;20: 955–960.
199. Holm IA, Nelson AE, Robinson BG, et al. Mutational analysis and genotype-phenotype analysis correlation of the PHEX gene in X-linked hypophosphatemic rickets. *J Clin Endocrinol Metab.* 2001;86:3889–3899.
200. White KE, Carn G, Lorenz-Depiereux, et al. Autosomal-dominant hypophosphatemic rickets (ADHR) mutations stabilize FGF-23. *Kidney Int.* 2001;60:2079–2086.
201. Tzenova JA, Frappier D, Crumley M, et al. Hereditary hypophosphatemic rickets with hypercalciuria is not caused by mutations in the Na/Pi cotransporter gene. *J Am Soc Nephrol.* 2001;12: 507–514.
202. Bergwitz C, Roslin NM, Tieder M, et al. SLC34A3 mutations in patients with hereditary hypophophatemic rickets with hypercalciuria predict a key role for sodium-phosphate cotransporter NaPi–II c in maintaining phosphate homeostasis *Am J Hum Genet.* 2006; 78:179–192.
203. Karim Z, Gerard B, Barkouh N, et al. NHERF1 mutations and responsiveness of renal parathyroid hormone. *N Engl J Med.* 2008;359: 1128–1135.
204. Jentsch TJ. Chloride transport in the kidney: lessons from human disease and knock out mice. *J Am Soc Nephrol.* 2005;16:1549–1561.
205. Marie PJ, Plettiform JM, Ross P, et al. Histological osteomalacia due to dietary calcium deficiency in children. *N Engl J Med.* 1982;307:584.
206. Fanconi G. Tubular insufficiency and renal dwarfism. *Arch Dis Child.* 1954;29:1.
207. Hossain M. The osteomalacia syndrome after colocystoplasty: a cure with sodium bicarbonate alone. *Br J Urol.* 1970;42:243.
208. Richard P, Chamberlain MJ, Wrong OM. Treatment of osteomalacia of renal tubular acidosis by sodium bicarbonate alone. *Lancet.* 1972;2:994.
209. Ott SM, Maloney NA, Coburn JW, et al. The prevalence of bone aluminum deposition in renal osteodystrophy and its relation to the response to calcitriol therapy. *N Engl J Med.* 1982;307:709.
210. Shike M, Sturtridge WC, Taur CS, et al. A possible role of vitamin D in the genesis of parenteral-nutrition-induced metabolic bone disease. *Ann Intern Med.* 1981;95:560.
211. Klein GL, Horst RL, Norman AW, et al. Reduced serum level of 1-alpha, 25-dihydroxyvitamin D during long-term total parenteral nutrition. *Ann Intern Med.* 1981;94:638.
212. Ott SM, Maloney NA, Klein GL, et al. Aluminum is associated with low bone formation in patients receiving parenteral nutrition. *Ann Intern Med.* 1983;98:910.

213. Chestnut CH. Theoretical overview: bone development, peak bone mass, bone loss and fracture risk. *Am J Med.* 1991;91:25–95.
214. Kohlmeier S, Marcus R. Calcium disorders of pregnancy. *Endocrinol Metab Clin North Am.* 1995; 24:15–39.
215. Manolagas SC, Jilka RL. Bone marrow, cytokines, and bone remodeling: emerging insights into the pathophysiology of osteoporosis. *N Engl J Med.* 1995;332:305–311.
216. Girasole G, Jilka RL, Passeri G, et al. 17β-Estradiol interleukin-6 production by bone marrow–derived stromal cells and osteoblasts in vitro: a potential mechanism for the anti-osteoporotic effect of estrogens. *J Clin Invest.* 1992;89:883–891.
217. Nelson NA, Qi JC, Tokita A, et al. Prediction of bone density from vitamin D receptor alleles. *Nature.* 1994;367:284–287.
218. Van Meurs JBJ, Bhonukshe RAM, Pluijm SMF, et al. Homocysteine levels and the risk of osteoporotic fractures. *N Engl J Med.* 2004;350: 2033–2041.
219. Spector TD, Keen RW, Arden NK, et al. Vitamin D receptor gene alleles and bone density in postmenopausal women: a UK twin study. *J Bone Miner Res.* 1994;9:S143.
220. Belchetz PE. Hormonal treatment of postmenopausal women. *N Engl J Med.* 1994;15: 1062–1071.
221. Rodan GA, Seedor JG, Balena R, et al. Preclinical pharmacology of alendronate. *Osteoporos Int.* 1993;3(suppl 3):S7–S12.
222. Carano A, Teitelbaum SL, Knosek JD, et al. Bisphosphonates directly inhibit the bone resorption activity in isolated avian osteoclasts in vitro. *J Clin Invest.* 1990;85:456–461.
223. Kleerekoper M. Osteoporosis and the primary care physician: time to bone up. *Ann Intern Med.* 1995;123:466–467.
224. Bone HG, Hosking D, Devogelaer J-P, et al. Ten years experience with alendronate for osteoporosis in postmenopausal women. *N Engl J Med.* 2004;350:1189–1199.
225. Ott S. New treatment for brittle bones. *Ann Intern Med.* 2004;141:406–407.
226. Weinstein RS, Robertson P, Manolgas SC. Giant osteoclast formation and long term oral bisphosphonate therapy. *N Engl J Med.* 2009; 360:53–62.
227. Pac CYC, Sakhaee K, Adams-Huet B, et al. Treatment of postmenopausal osteoporosis with slow-release sodium fluoride. *Ann Intern Med.* 1995; 123:401–408.
228. Popovtzer MM, Strejholm M, Huffer WE. Effects of alternating phosphorus and calcium infusions on osteoporosis. *Am J Med.* 1977; 81:478–484.
229. Levine MA. Primary hyperparathyroidism 7000 years in progress. *Cleve Clin J Med.* 2005;72: 1084–1098.
230. Liu SH, Chu HI. Studies of calcium and phosphorus metabolism with special reference to pathogenesis and effects of dihydrotachysterol (AT 10) and iron. *Medicine (Balt).* 1943;22:103.
231. Llach F. Secondary hyperparathyroidism in renal failure: the trade-off hypothesis revisited. *Am J Kidney Dis.* 1995;25:663–679.
232. Stanbury SW, Lumb GA. Metabolic studies on renal osteodystrophy. *Medicine (Balt).* 1962;41:1.
233. Korkor AB. Reduced binding of $[^3H]$-1,25$(OH)_2D_3$ in parathyroid glands of patients with renal failure. *N Engl J Med.* 1987;316:1573–1577.
234. Zoccali C. FGF-23 in dialysis patients : ready for prime time? *Nephrol Dial Transplant.* 2009;24: 1078–1081.
235. Gutierrez OM, Mannstadt M, Isakova T, et al. Fibroblast growth factor 23 and mortality among patients undergoing dialysis. *N Engl J Med.* 2008; 359:584–592.
236. Arnold A, Brown MF, Urena P, et al. Monoclonality of parathyroid tumors in chronic renal failure and in primary hyperparathyroid hyperplasia. *J Clin Invest.* 1995;95:2047–2053.
237. Popovtzer MM, Pinggera WF, Robinette JB. Successful conservative management of the clinical consequences of uremic secondary hyperparathyroidism. *JAMA.* 1975;231:960.
238. Popovtzer MM, Pinggera WF, Hutt MP, et al. Serum parathyroid hormone levels and renal handling of phosphorus in patients with chronic renal disease. *J Clin Endocrinol Metab.* 1972; 35:213.
239. Slatopolsky E, Weerts C, Thielan J, et al. Marked suppression of secondary hyperparathyroidism by intravenous administration of 1,25$(OH)_2$ vitamin D_3 in uremic patients. *J Clin Invest.* 1984;74: 2136–2143.
240. Andress DL, Norris KC, Coburn JW, et al. Intravenous calcitriol in the treatment of refractory osteitis fibrosa in chronic renal failure. *N Engl J Med.* 1989;321:274–279.
241. Quarles LD, Yohay DA, Carroll BA, et al. Prospective trial of pulse oral versus intravenous calcitriol treatment of hyperparathyroidism in ESRD. *Kidney Int.* 1994;45:1710–1721.
242. National Kidney Foundation. K-DOQI clinical practice guidelines for bone metabolism and disease in chronic kidney disease. *Am J Kid Dis.* 2003;42(suppl 3):S1–S201.
243. Malluche HH, Mawad H, Moniere-Faugere M-C. Effects of treatment of renal osteodystrophy on bone histology. *Clin J Am Soc Nephrol.* 2008;3: S157–S163.
244. Popovtzer MM, Levi J, Bar-Khayim Y, et al. Assessment of combined 24,25$(OH)_2D_3$ and 1$\alpha(OH)D_3$ therapy for bone disease in dialysis patients. *Bone.* 1992;13:369–377.
245. Andress DL, Maloney NA, Endres DB, et al. Aluminum-associated bone disease in chronic renal failure: high prevalence in a long term dialysis population. *J Bone Miner Res.* 1986;1: 391–398.
246. Hercz G, Pei Y, Greenwood C, et al. Aplastic osteodystrophy without aluminum: the role of "suppressed" parathyroid function. *Kidney Int.* 1993;44:860–866.
247. Goodman WG, Ramirez JA, Beilin TR, et al. Development of adynamic bone in patients with secondary hyperparathyroidism after intermittent calcitriol therapy. *Kidney Int.* 1944; 46:1160–1166.
248. Popovtzer MM, Backenroth-Maayan R, Elhalel-Dranitzki M, et al. Recurrence of tumoral calcinosis after kidney transplantation: evidence against an intrinsic defect of tubular phosphate reabsorption (abstract). *J Am Soc Nephrol.* 1995; 6:954.
249. Selye H. *Calciphylaxis.* Chicago: University of Chicago Press;1962.

250. Ahmed S, O'Neill KD, Hood AF, et al. Calciphylaxis is associated with hyperphosphatemia and increased osteopontin expression by vascular smooth muscle cells. *Am J Kidney Dis.* 2001;37:1267–1276.
251. Schinke T, Karsenty G. Vascular calcification–a passive process in need of inhibitors. *Nephrol Dial Transplant.* 2000;15:1272–1274.
252. Goodman WG, Goldin J, Kuizon BD, et al. Coronary-artery calcification in young adults with end-stage renal disease who are undergoing dialysis. *N Engl J Med.* 2000;342:1478–1483.
253. Mazhar AR, Johnson RJ, Gillen D, et al. Risk factors and mortality associated with calciphylaxis in end-stage renal disease. *Kidney Int.* 2001;60:324–332.
254. Sprague SM, Popovtzer MM. Is β_2-microglobulin a mediator of bone disease? *Kidney Int.* 1995;47:1–6.

第7章 正常および異常なマグネシウム代謝

David M. Spiegel

マグネシウムは生体内では4番目に多い陽イオンであり，多くの代謝性プロセスに重要な役割を果たし，エネルギー産生や消費に関与し，正常の細胞内電解質構成を維持している．マグネシウムは主に細胞内に存在し，その1%が細胞外に存在している[1]．この分布のため，全身のマグネシウムの評価は困難であり，いまのところ，全身のマグネシウム量を正確に測定する簡便な方法はない．

マグネシウムは基本的な蛋白合成に関連している多くの酵素活性に必要である．細胞外マグネシウムは，神経筋伝達や心血管系の調節に広く関与している．そのため，細胞内外のマグネシウム濃度は，消化管，腎臓，骨により厳重に調節されている．一般的に，消化管や腎臓からのマグネシウム喪失が，マグネシウム欠乏や低マグネシウム血症の大きな原因となっている．高マグネシウム血症は，マグネシウムの過剰投与，特に腎機能が低下している場合に生じてくる．

I 正常のマグネシウム代謝

北米の平均的な食事では，1日あたり約20～30 mEq(240～360 mg)のマグネシウムが含まれている[2]．マグネシウムの必要量は成人男性で約18～33 mEq/日，女性で15～28 mEq/日と考えられている．このことは，平均的な北米の食事は健常成人のマグネシウムレベルを維持できる，ぎりぎりのものであることを示している．そのうえ，その必要量は，急速に成長する幼児期や思春期，妊娠，授乳期では高くなる．マグネシウムは通常の食材に広く含まれており，葉緑素(マグネシウムをキレートする)が豊富な緑黄色野菜や，海産物，穀類，豆類，肉に多量に含まれている[2]．正常な状態では，消化管と腎臓がマグネシウムバランスを厳密に保っている(**図7.1**)．生体内においてマグネシウムバランスを正に保つための最低必要量は，約0.3 mEq/kg/日である．

血清マグネシウム濃度はmEq/L，mmol/L，mg/dLで表される．1 mEq/Lは0.5 mmol/Lで，また約1.2 mg/dLである．健常者における血清マグネシウム濃度は，常に正常範囲に保たれている．施設によって異なるが，正常範囲はおよそ1.5～2.3 mEq/L(0.75～1.15 mmol/L)である．通常，血清マグネシウム濃度が1.5 mEq/L未満をマグネシウム欠乏とする．血清マグネシウム濃度が1.5～1.7 mEq/Lの範囲の場合，マグネシウム負荷試験でマグネシウム欠乏を確定できる[1]．カルシウムはその40%が血清蛋白と結合しているのに対し，血清マグネシウムは20%のみ蛋白と結合している．このため，血漿蛋白濃度の変化が血清マグネシウム濃度に及ぼす影響は，カルシウムに対する影響より少ない．

成人では生体内に21～28 g(1,750～2,400 mEq)のマグネシウムが存在し，わずか1～2%が細胞外液(extracellular fluid：ECF)に存在しているにすぎない[3]．生体内において，マグネシウムの主要な貯蔵部位は，骨(67%)および筋肉(20%)である(**図7.1**)．正常な筋肉では76 mEq/kg(脂肪を除く筋肉)のマグネシウムが含まれており，その大半が細胞内の有機リン酸塩や蛋白と結合してい

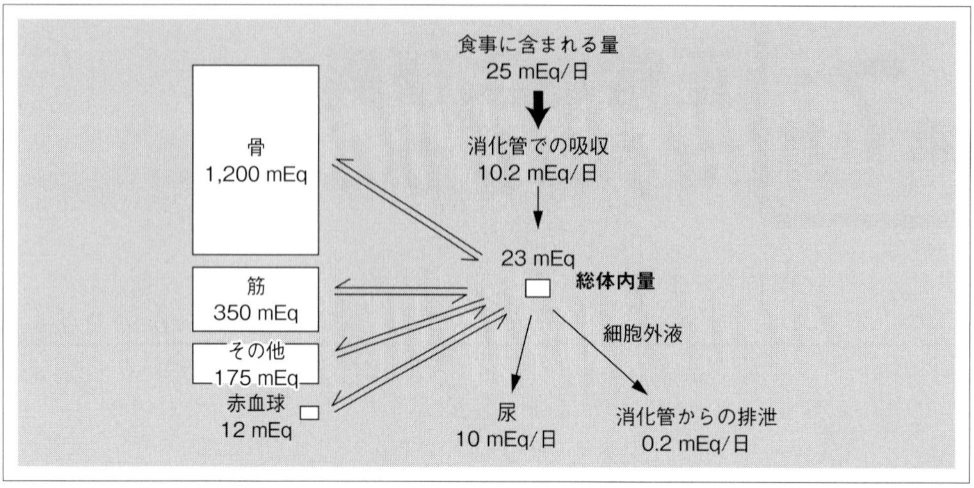

図 7.1 マグネシウムの種々の組織に含まれる大体の量および正常時の体内ホメオスタシスの模式図

る[3]．赤血球内のマグネシウム濃度は，正常では約 4.6 mEq/L であり，その 84%はアデノシン三リン酸(adenosine triphosphate：ATP)と複合体を形成している．成熟赤血球に含まれるマグネシウム量は，細胞の年齢と反比例しており，網状赤血球は古い赤血球の 2 倍のマグネシウムを含んでいる．前述のように，骨はマグネシウムの主要貯蔵臓器である．骨におけるカルシウム/マグネシウム比は 50：1 であり，この比率は一貫して皮質骨より椎体骨で大きい．マグネシウムの大半は，骨基質よりはアパタイト結晶と結合して存在している．骨マグネシウムの約 30%は，骨結晶の表面に限局したイオンとして存在し，ECF と自由に交換可能である[4,5]．しかし，細胞内に貯蔵されているマグネシウムがどの程度交換可能かに関しては，不明瞭な部分も多い[4]．細胞内外のマグネシウム分布は，カリウムの分布とは異なっている．筋肉では，細胞外カリウムのわずかな変化が，細胞内カリウムの変化を速やかに引き起こす．マグネシウムは筋肉では細胞内リガンドと結合しており，容易に交換ができないために，カリウムのような移動はできない．筋肉および赤血球のマグネシウムでは，交換可能なのは 15%に満たないと考えられている[6]．

要約すると，ヒトにおいて，骨や筋細胞は主要な細胞内マグネシウム貯蔵部位であり，ECF と交換可能なマグネシウムは少ない．

Ⅱ マグネシウムの消化管吸収

通常の食事から摂取されたマグネシウムの約 30 ～ 40%が消化管で吸収される．食事のマグネシウムが 2 mEq/日程度まで制限されると，その吸収は 80%まで増加する．一方，45 mEq/日以上のマグネシウムが摂取されると，その吸収は 25%まで減少する．このように，消化管でのマグネシウム吸収は，非線形の関係で摂取量と反比例する．ヒトや動物でのマグネシウム吸収は，小腸より遠位部，すなわち遠位空腸，回腸で行われている[7]．また小腸でのマグネシウム吸収は，細胞間経路(paracellular pathway)を通じた電気化学的な勾配によって行われている．大腸では細胞を介した吸収も存在している．マグネシウムは transient receptor potential melastatin 6(TRPM6)チャネルを介して電気化学的勾配で，腸細胞の刷子縁より吸収される[8]．基底側膜での移動メカニズムはまだ解明されていない．小腸の細胞間経路でのマグネシウム移動は，細胞間チャネルを通じて化学的勾配によって行われる．マグネシウム吸収は，細胞間での水の再吸収にも影響される．腸管での水吸収はマグネシウムの濃度や吸収に影響し，重篤な遷延する下痢症では，腸管でのマグネシウム分泌をもたらす．

腸管でのマグネシウム吸収の調節に関しては，十分には解明されてない．多くの研究では，ビタミンＤはマグネシウム吸収にほとんど影響しない[9]．ビタミンＤ欠乏患者の研究報告によれば，マグネシウム吸収はビタミンＤ補充前にはほとんど減少しておらず，補充によりカルシウム吸収が大きく変化するのに比べて，マグネシウム吸収の増加はごくわずかであった[10]．同様に，Schmulenら[11]は，生理的用量の1,25-ジヒドロキシビタミンD_3(1,25[OH]$_2D_3$)が尿毒症患者で，ある程度欠乏している空腸におけるマグネシウム吸収を正常化することを見出した．これはビタミンＤ作用として，腸管近位部でのマグネシウム吸収に小さな効果のある可能性はあるが，小腸のより遠位部でのマグネシウム吸収には影響が少ないことを意味しているのかもしれない．腎臓とは異なり，腸管では基本的なカルシウムとマグネシウムの吸収システムはお互いに依存しておらず，管腔側濃度が同じ場合，通常，カルシウム移動はマグネシウムの２倍である．吸収されるのはおそらくイオン化マグネシウムのみであり，吸収されうるマグネシウムの量は，マグネシウムが回腸や大腸で不溶性のリン酸塩，炭酸塩，鹸化物として次第に析出し，最終的に便となるという機序により影響を受ける．管腔側のカルシウム，リン濃度の変化も，マグネシウム吸収に対しては間接的に影響を与える．逆に，管腔内のマグネシウム濃度の上昇は，リンを沈殿させ，そして多くのカルシウムの吸収を可能にする．脂肪便は，非吸収性のマグネシウム脂肪塩を形成することにより，マグネシウム吸収不良を生じさせる可能性がある[12]．

便中のマグネシウムは，大半が食事に由来している．唾液，胃液，胆汁，膵臓および腸分泌液のマグネシウム濃度は0.3～0.7 mmolで，１日の便中排泄量のわずか1％程度にしかならない．したがって，腸管におけるマグネシウム吸収の正確なコントロールや調整に関しては，まだ十分にわかってはいない．

Ⅲ　マグネシウムの腎臓排泄

体内のマグネシウムバランス，特に細胞外液(ECF)量のマグネシウム濃度は，主に腎臓での排泄によって調整されている．通常の食事によるマグネシウム摂取では，尿中マグネシウム排泄は平均100～150 mg/日または8～12 mEq/日である．マグネシウム含有の制酸剤を服用している患者では，血清マグネシウム濃度をほとんど変えずに，尿中マグネシウム排泄量を500～600 mg/日またはそれ以上に増加させることができる．同様に，食事のマグネシウム摂取量を制限していると，24時間尿中マグネシウムは４～６日のうちに，10～12 mg(1 mEq)まで減少する[13]．このように，腎臓は必要に応じてマグネシウムを非常によく保持することができる．慢性腎臓病(chronic kidney disease：CKD)患者ではマグネシウムの分画排泄率(fractional excretion)は糸球体濾過量(glomelular filtration rate：GFR)の低下に伴い非常に増加し，著明な高マグネシウム血症になることを防いでいる．マグネシウムの食事による過剰摂取や経静脈的投与による著明な高マグネシウム血症では，尿中マグネシウム排泄は濾過量とほぼ同じになりうる．いろいろな種での研究では，正常なマグネシウム濃度に近いマグネシウム排泄の閾値がある[14]．このため，血清マグネシウム濃度がわずかに低下した場合，尿中マグネシウム排泄は急速に非常に少ない値まで低下する．一方，血清マグネシウム濃度が正常からわずかに増加した場合には，マグネシウム排泄は急速に増加する．

血清マグネシウムの70～80％は自由に糸球体を通過し，そして濾過された20～30％のマグネシウムのみが近位尿細管で再吸収される．管腔側のマグネシウム濃度は，近位曲尿細管を通る間に上昇し，その値は糸球体濾液のマグネシウムの1.5倍になる(**図7.2**)[15]．近位部でのマグネシウム再吸収には，ECFの状態が主に影響する．ECFが減少すると再吸収が増大し，ECFが増加すると再吸収は減少する．

ヒトのまれな遺伝性疾患の研究によって，腎臓でのマグネシウム調節に影響する分子が発見され，我々の腎臓でのマグネシウム輸送に関する知識は劇的に増えている．Morelら[15]による初期の微小穿刺(マイクロパンクチャー；micropuncture)の研究により，ほとんどの陽イオンと異なり，マグネシウムの再吸収は主にHenleループで行われることが示された．遠位尿細管前半部の液(fluid)の

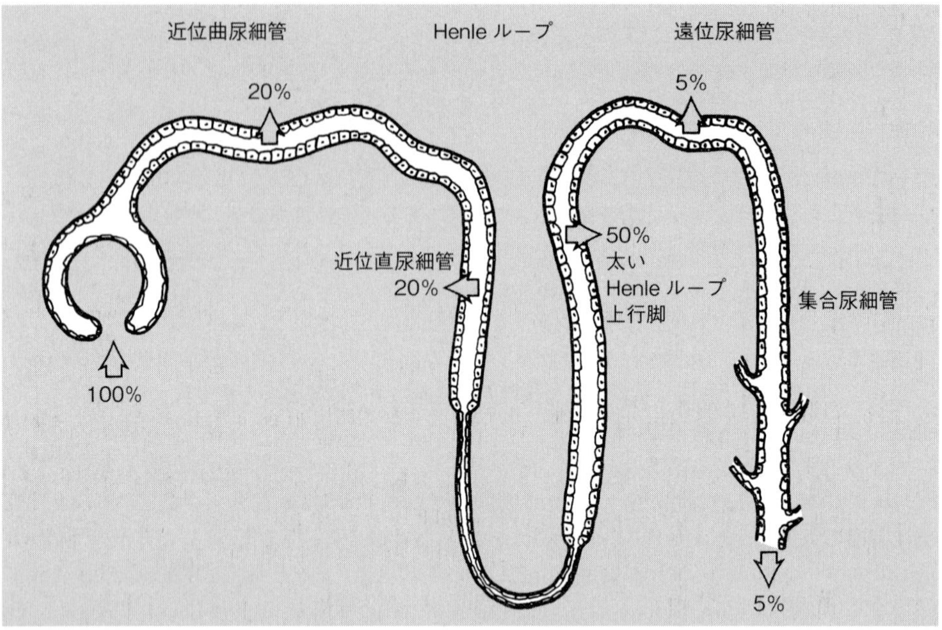

図 7.2　正常時のマグネシウム再吸収の分布（糸球体で濾過されたマグネシウムに対するパーセンテージで表す）

マグネシウム濃度は，限外濾過されたマグネシウム濃度のわずか 60 ～ 70%である．これは濾過されたマグネシウムの 50 ～ 60%程度は Henle ループ，特に太い Henle ループ上行脚で再吸収されるためである（**図 7.2**）．Henle ループにおけるマグネシウム吸収は，細胞間経路を通じて細胞間蛋白のクローディン（claudin）-16 により受動的に行われているが，これはナトリウムの管腔側への逆拡散などによってつくられる経上皮電位勾配により駆動されている[16]（**図 7.3**）．高マグネシウム血症の状態では，Henle ループにおけるマグネシウムの再吸収はほとんどゼロとなる[17]．一方，低マグネシウム血症の状態では，Henle ループで盛んに再吸収が行われ，遠位尿細管へ達する量は最小限となり，濾過量の 3%未満となって尿中に排泄される[18]．

カルシウムとマグネシウムの重要な相互作用は太い Henle ループ上行脚で観察される．高カルシウム血症[17]および高マグネシウム血症は，マグネシウムおよびカルシウム再吸収をともに抑制することが知られている[19, 20]．この作用は，血清二価陽イオン濃度の変化によって吸収を調節する，太い Henle ループ上行脚や遠位曲尿細管の血管側膜にあるカルシウム感知受容体によってもたらされている[21, 22]．

遠位曲尿細管では，マグネシウム再吸収の微妙な調節が行われる．遠位尿細管でのマグネシウム輸送は，能動的な経細胞輸送で，管腔側膜に存在しマグネシウムを透過させる transient receptor potential channel, melastatin subtype 6（TRPM6）を介して再吸収される[16, 23]（**図 7.4**）．細胞質での拡散や基底側膜での輸送に関しては，まだ十分に解明されていない[24]．性ホルモン，酸塩基平衡状態，カルシトニン，グルカゴン，アルギニンバソプレシン，副甲状腺ホルモンのようなペプチドホルモンは，おそらく TRPM6 の調節を介して遠位曲尿細管細胞でのマグネシウム取り込みを促進する[21, 24, 25]．近年，上皮細胞成長因子（epidermal growth factor：EGF）が直接 TRPM6 活性を刺激するマグネシウム調節ホルモンであることが証明された[26]．このことにより，EGF 受容体をターゲットとしたモノクローナル抗体である cetuximab で治療された大腸・直腸癌患者でのマグネシウム喪失の説明がつく[27]．さらに，tacrolimus と cyclosporin A も TRPM6 の発現を減少させ，これら薬物を使用している患者でみられる低マグネシウム血症の発症理由が説明可能である[23]．

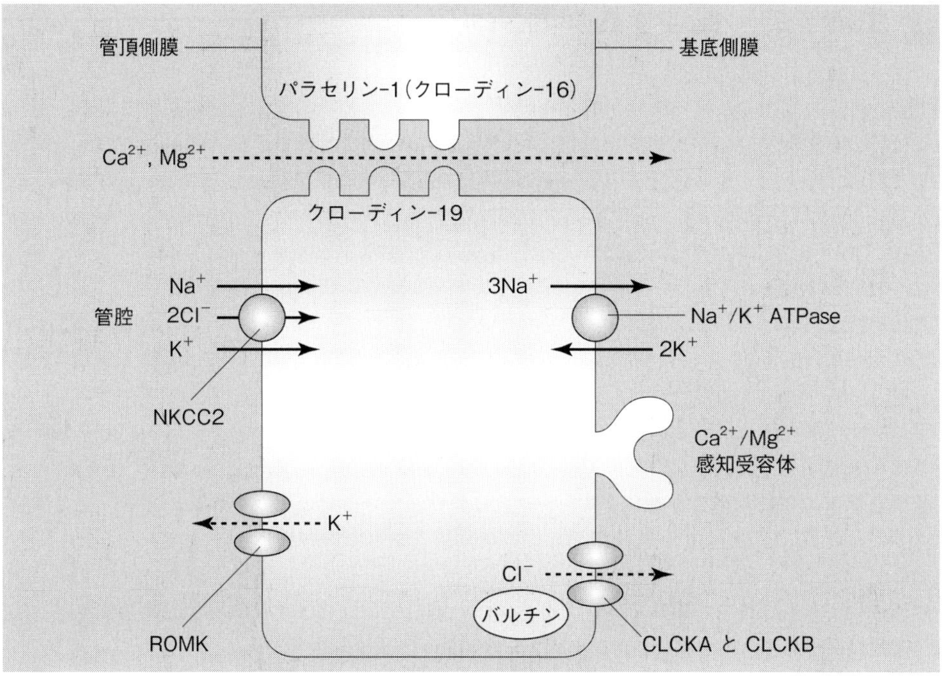

図 7.3 Henle ループ太い部におけるマグネシウム輸送の模式図．マグネシウムの吸収は，クローディン（claudin）-16 により一部つくられる電気化学勾配を通じ，細胞間隙で行われる．Ca^{2+}/Mg^{2+} 感知受容体もまたマグネシウム吸収に何らかの役割をもつ．

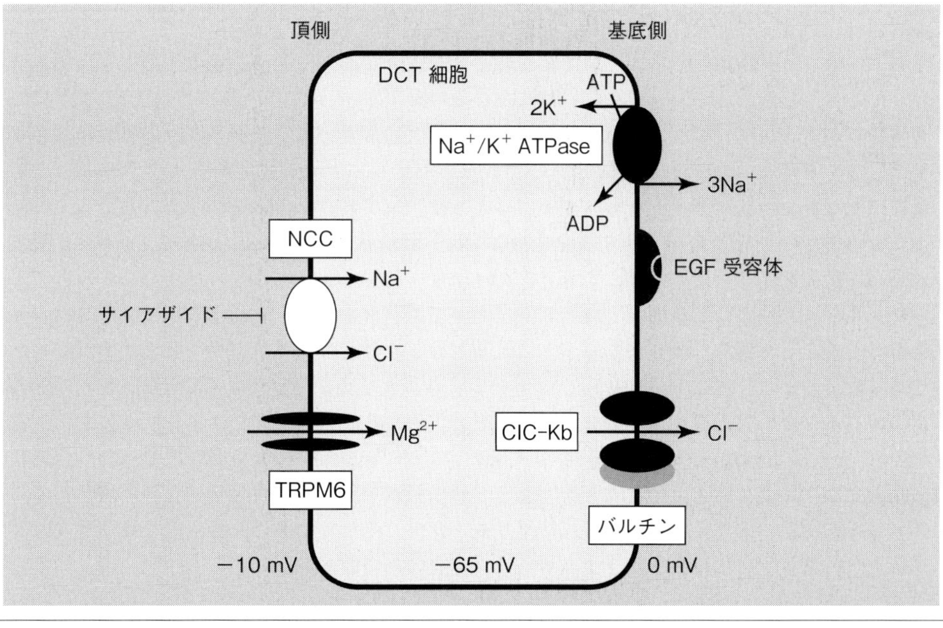

図 7.4 DCT（遠位曲尿細管）におけるマグネシウム輸送の模式図．マグネシウム輸送は最近同定されたマグネシウムチャネルで頂側膜にある TRPM6 を通じ，細胞を介して行われる．Gitelman 症候群における頂側サイアザイド感受性 NCC（Na/Cl 共輸送体）の異常と，感音性難聴を伴う Bartter 症候群にみられる基底側 Cl^- チャネル（ClC-Kb）の間の関連は認められない．頂側 TRPM6 マグネシウムチャネルを調節する基底側 EGF 受容体も記した．

Ⅳ 生理学的，薬理学的な効果

マグネシウムは細胞内代謝において重要不可欠な働きをしている．マグネシウムは，エネルギーの貯留や使用に関連した種々のリン酸化や脱リン酸化[28]など多くの酵素反応に必要である．脱リン酸化は特に重要であり，マグネシウムは，マグネシウム ATP の形で最初に作用し，これら酵素の基質となっている．イオン感受性 ATPase は細胞内成分や細胞膜に存在し，ミトコンドリアや細胞質からのポテンシャルエネルギーの流れを調節している．マグネシウム ATPase は，ouabain 感受性 $Mg^{2+}/Na^{+}/K^{+}$ ATPase，ouabain 非感受性 Mg^{2+}，$HHCO_3$ ATPase，そして Mg^{2+}/Ca^{2+} ATPase が知られており，それぞれナトリウム，プロトン，カルシウムポンプに関係している．これらすべては細胞組成におけるイオン調節として必須である[29]．また，マグネシウムは，核酸重合，リボソームのリボ核酸（ribonucleic acid：RNA）との結合，デオキシリボ核酸（deoxyribonucleic acid：DNA）の合成と分解を介して蛋白合成にも関与している．ブドウ糖のリン酸化に加えて，マグネシウムはミトコンドリアの酸化的代謝を調節している可能性もある[30]．細胞内のセカンドメッセンジャーであるサイクリックアデノシン 3′,5′ 一リン酸（cyclic adenosine 3′,5′ monophosphate：cAMP）の産生に重要なアデニル酸シクラーゼもマグネシウムに依存していることが示されている[31]．また細胞内マグネシウムは，K^{+}チャネルと Ca^{2+}チャネルの両方に重要な調整機能をもっていることも知られている[32]．

細胞内マグネシウムは，遊離イオンのタイプか，蛋白または有機リン酸塩との複合体となっている．遊離マグネシウムの濃度は，高エネルギーのヌクレオチド複合体であるマグネシウム ATP の濃度に影響を与える．細胞内の真のマグネシウムイオン濃度を知ることは重要であるが，その測定は難しい．本当のところ細胞のマグネシウムの約 5 ～ 15％しかイオン化していないと考えられている[33]．

Ⅴ マグネシウム欠乏

マグネシウムは，動物，植物にとってともに必須な成分であり，生活環境のどのような部分にも存在している．したがって，とてもいい加減なひどい食事をとってさえいなければ，食事が原因でマグネシウム欠乏が生じることはまれである．しかし，通常食によるマグネシウム摂取量は必要量ぎりぎりであるとも示唆されている．

最初に記載された低マグネシウム血症による症状は，1960 年に Vallee ら[34]が報告した 5 人の低マグネシウム血症の患者であり，今では古典的な症状，徴候とされている．患者は Chvostek 徴候と Trousseau 徴候を伴う手足の痙縮があり，5 人のうち 3 人は痙攣を生じていた．すべての患者の症状はマグネシウム投与により消失した．ヒトにおいて低マグネシウム食により，マグネシウム欠乏状態をつくることを試みた研究があるが，ほとんどはごく軽度のマグネシウム欠乏状態ができたのみであった．しかし，Shils[35]は，極端な低マグネシウム食を長期間使用することで，7 人の患者で重症のマグネシウム欠乏を引き起こすことができた．7 人のうち 6 人でマグネシウム欠乏による症状が表れ，5 人は Trousseau 徴候が陽性，2 人の患者では Chvostek 徴候も陽性となった．全患者は傾眠傾向となり，全身倦怠感，食欲不振，悪心，感情鈍麻を呈した．生化学的な異常値として，低マグネシウム血症，低カルシウム血症，低カリウム血症，そして全身の交換可能なカリウムの欠乏が生じた．これらすべての異常は，マグネシウム補充のみで改善した．

Ⅵ マグネシウム欠乏に関連した臨床状況

1．胃腸におけるマグネシウム吸収の欠損

胃腸が原因によるマグネシウム欠乏は，摂取量の減少，脂肪便の状態，重度の下痢状態，選択的

マグネシウム吸収不全という４つのカテゴリーに分けられる（**表 7.1**）．Caddell と Goddard[36]は，蛋白エネルギー栄養障害（クワシオルコル）の 28 人の子供のうち 19 人で，マグネシウム値が正常以下であることを見出した．これは，マグネシウム摂取の低下や嘔吐，下痢状態が合併した結果であろうとされた．同様に，マグネシウム欠乏は，非経口的栄養補充のみを長期間にわたり継続された入院患者で報告されている[37, 38]．

1）脂肪便

低マグネシウム血症は，小腸疾患をもつ多くの患者で報告されている．Booth ら[12]は，吸収不良症候群患者 42 人中 15 人で，マグネシウム濃度が正常以下であることを報告した．彼らは，血清マ

表 7.1　低マグネシウム血症の原因

消化管性
- 不適切な摂取
- 脂肪便
- 激しい下痢
- 二次性の低カルシウム血症に伴う低マグネシウム血症（腎臓の障害も存在）

腎性
- 内因性
  - **遺伝性**
    - 腎石灰化を伴う家族性高カルシウム尿症性低マグネシウム血症（familial hypomagnesemia with hypercalciuria and nephrocalcinosis：FHHNC）
    - 低カルシウム尿症を伴う常染色体優性低マグネシウム血症（autosomal-dominant hypomagnesemia with hypocalciuria）
    - 二次性低カルシウム血症を伴う低マグネシウム血症（hypomagnesemia with secondary hypocalcemia：HSH）（主な欠損は消化管）
    - 常染色体優性低カルシウム血症（autosomal-dominant hypocalcemia：ADH）
    - 孤発性劣性低カルシウム血症（isolated recessive hypocalcemia：IRH）
    - Gitelman 症候群
    - Bartter 症候群
  - **後天性**
    - aminoglycosides
    - *cis*-diaminedichloro platinum
    - cyclosporine/tacrolimus
    - pentamidine
    - foscarnet
    - amphotericin B
    - cetuximab
  - **外因性（腎臓の変化ではある）**
    - 体液減少
    - 高カルシウム血症
    - 塩分負荷
    - 糖尿病性ケトアシドーシス
    - 利尿薬
    - 高アルドステロン症
    - 抗利尿ホルモン分泌症候群

その他
- アルコール中毒
- 甲状腺機能亢進症
- 熱傷
- hungry bone 症候群

グネシウム濃度と吸収不良(脂肪便)の程度がおおざっぱに相関することを示すことができた．これはマグネシウムの吸収不良が，(訳注：マグネシウムと遊離脂肪酸が結合して)不溶性のマグネシウムの鹸化を起こした結果である可能性を示唆している．これを支持する所見として，患者食事を低脂肪食に変えるとマグネシウム吸収は改善したという観察がある．もっとも高率に低マグネシウム血症を発症する小腸疾患としては，特発性脂肪便や遠位回腸の疾病があげられる．

2) 下痢状態

脂肪便以外でも，多くの重度下痢症でマグネシウム欠乏が生じうる[39,40]．カリウムと同様に，便中マグネシウム排泄はその総水分含量に相関し，便中マグネシウム濃度は約 6 mEq/L までになる[40]．マグネシウム欠乏は，病的な肥満症の治療としての空腸-回腸バイパス術後の患者でも報告されており，これはおそらく吸収不良，通過時間の短縮，下痢などの複合的な原因で生じてくるようである[41]．

3) 遺伝的なマグネシウム吸収欠損

マグネシウムの消化管での吸収が欠損している患者が何例か報告されている[42～44]．二次性低カルシウム血症に伴う低マグネシウム血症(hypomagnesemia with secondary hypocalcemia：HSH)という病気では，著しい低マグネシウム血症が生後数か月から生じてくる．しかし，この吸収欠損は，経口的なマグネシウム大量投与によって改善できる．この患者のほとんどは，著しい低マグネシウム血症，低カルシウム血症，テタニー，痙攣を生じてくる．この欠損は常染色体劣性遺伝疾患で，能動的経細胞輸送によるマグネシウム吸収が障害されている．これは，小腸および遠位曲尿細管の管腔側膜 TRPM6 チャネルをコードする *TRPM6* 遺伝子の突然変異による[45,46]．

2. 腎臓からのマグネシウム喪失

腎臓からのマグネシウム喪失は，2 つの異なるタイプに分けられる．腎臓そのものの一次性障害による場合と，全身的および局所的な要因に対する腎臓の正常な反応としてマグネシウム喪失が増加する場合である(**表 7.1**)．症状がある低マグネシウム血症は，一次性腎性マグネシウム喪失の場合に多くみられる．これらの状態における特徴は，ともに低マグネシウム血症にもかかわらず，尿中マグネシウム排泄が不釣り合いに増加することである．通常，腎臓以外の原因では血清マグネシウムがごくわずかに低下しても，尿中マグネシウム排泄量は 1 mEq/日 (12 mg/日)未満まで低下する．しかし，腎臓がマグネシウム喪失の原因である場合には，低マグネシウム血症状態に比して尿中マグネシウムは増加している(>4 mEq/日)．したがって，低マグネシウム血症が腎臓由来なのか腎臓以外の原因によるものかを診断するためには，マグネシウムを補充する前に尿中マグネシウムを測定する必要がある．

1) 一次性腎性マグネシウム喪失

一次性腎性マグネシウム喪失は，遺伝性原因でも後天性原因でも生じる．最近，多くの遺伝的な腎性マグネシウム喪失のタイプが報告されている．もっとも重篤な腎性マグネシウム喪失タイプは，太い Henle ループ上行脚でのマグネシウム，カルシウムの再吸収障害により生じる[47,48]．これは常染色体劣性遺伝疾患の腎石灰化を伴う家族性高カルシウム尿症性低マグネシウム血症(familial hypomagnesemia with hypercalciuria and nephrocalcinosis：FHHNC)として知られており[8]，腎接合帯蛋白であるクローディン-16(別名パラセリン-1)をコードしている *CLDN16* 遺伝子の突然変異で生じる(**図 7.3**)．クローディン-16 は，塩化物よりもナトリウムを選択的に管腔側へ逆拡散させて電位勾配を形成し，細胞間経路でのマグネシウム再吸収を促進する[8]．FHHNC の臨床症状および検査所見は，若年発症，腎石灰化，多尿，慢性腎臓病，低マグネシウム血症で，尿中マグネシウム，カルシウム排泄は増加している．この低マグネシウム血症はマグネシウム補充に対して反応がなく，通常末期腎不全にいたる．

常染色体優性遺伝疾患である低カルシウム血症を伴う低マグネシウム血症は，11q23 染色体のFXYD2 遺伝子ヘテロ接合体の変異が原因とされている[49]．この遺伝子は基底側の Na^+/K^+ ATPase の γ-サブユニットをコードしている．この変異は γ-サブユニットの誤った局在を引き起こし，γ-サブユニットが通常は基底側膜に発現している遠位曲尿細管でのマグネシウム再吸収が障害される[50]（**図 7.4**）．

孤発性劣性低マグネシウム血症（isolated recessive hypomagnesemia：IRH）は，上皮細胞成長因子（EGF）前駆蛋白の変異によるまれな疾患である．EGF は，遠位曲尿細管の管腔側マグネシウムチャネルである TRPM6 の活性化を介し，マグネシウム再吸収を調節するホルモンである．この遺伝子の欠損により，TRPM6 を介した遠位曲尿細管での管腔側のマグネシウム再吸収が減少し，マグネシウムが喪失する[16,26]（**図 7.4**）．

副甲状腺主細胞や，太い Henle ループ上行脚や遠位曲尿細管の基底側膜に存在するカルシウム感知受容体の活性型変異により，常染色体優性低カルシウム血症（autosomal dominant hypocalcemia：ADH）を生じる．この欠損により，腎臓でのカルシウム，マグネシウムの再吸収が減少し，しばしば低マグネシウム血症を生じる[51]．

Gitelman 症候群は，サイアザイド感受性 NaCl 共輸送体（NCC）をコードしている solute carrier family 12, member 3 gene（*SLC12A3* 遺伝子）（**図 7.4**）の機能喪失を起こすさまざまな変異が原因である[52]．少数の患者では，クロライドチャネル（CID-Kb）をコードしている *CLCNKB* 遺伝子に変異があるが，この同じ遺伝子の変異は感音性難聴を伴う Bartter 症候群にも認められ，*CLCNKB* 変異をもつ患者の非常に異なった表現型であることが示唆される[52]．Gitelman 症候群は常染色体劣性の遺伝性腎疾患であり，低マグネシウム血症，低カルシウム尿症，低カリウム性代謝性アルカローシスが特徴である．この症候群は，思春期以降にみられ，臨床症状は比較的軽度であるが，筋痙攣，筋力低下，筋硬直，関節痛，夜間尿，多飲，口渇を訴えることがある[51,52]．Gitelman 症候群における中等度のマグネシウム喪失のメカニズムは明確にはなっていないが[53]，遠位曲尿細管に存在する上皮マグネシウムチャネルである TRPM6 の減少と関連しているかもしれない[54]．太い Henle ループ上行脚細胞にあるクロライド（Cl^-）チャネルの欠陥である Bartter 症候群でも，軽度の低マグネシウム血症が生じることがある．Gitelman 症候群とは対照的に，Bartter 症候群はより若年層でみられ，腎臓からのカルシウム喪失に関連して重篤な臨床所見が認められる[53]．

後天性の腎性マグネシウム喪失の多くは，薬物によってもたらされる．腎性マグネシウム喪失はアミノグリコシドを投与された患者でよく知られている[55,56]．また，シスプラチン（*cis*-diaminedichloro platinum：*cis*-DDP）投与患者でも報告[57]があり，ある研究ではシスプラチンで治療された44人中 23 人で低マグネシウム血症が生じている．これら患者のうち 2 人は，重篤な症状を有するマグネシウム欠乏のため，入院治療が必要になっている．シスプラチンを使用した多剤併用療法を何コースか施行された 50 人の患者での別の報告では[58]，76％で低マグネシウム血症を生じた．この腎臓でのマグネシウム調節機構の障害は，シスプラチン中止後も数か月間持続しうる[57,58]．カルシニューリン阻害薬である cyclosporine および tacrolimus は低マグネシウム血症をよく生じる薬物[59]であり，おそらく TRPM6 発現が減少することにより腎性マグネシウム喪失[23]が生じる．他の低マグネシウム血症状態では通常，低カリウム血症が合併するが，cyclosporine や tacrolimus による低マグネシウム血症では血清カリウムは正常で，時に高カリウム血症であることもある[59]．これら薬物を中止することで急速に改善する．腎性マグネシウム喪失は，カリニ肺炎に対して pentamidine で治療を受けている後天性免疫不全症候群（acquired immunodeficiency syndrome：AIDS）患者でも報告されている[60]．この薬物治療を終了して 2 週間後までは，臨床症状を有する低マグネシウム血症を生じうる．また，サイトメガロウイルスに対する抗ウイルス剤である foscarnet[61]，真菌感染治療薬である amphotericin B 使用患者での低マグネシウム血症の報告もある[62]．EGF 受容体をターゲットとする受容体刺激を防ぐモノクローナル抗体である cetuximab で治療されている大腸癌患者で，マグネシウム喪失が生じる[63]．EGF は TRPM6 活性を直接刺激するマグネシウム調整ホルモンであるため，この受容体刺激のブロックによりマグネシウム喪失が生じる[26]．

2) 二次性腎性マグネシウム喪失

尿細管でのマグネシウム再吸収は，他の多くの陽イオンと連動している．ナトリウムとカルシウムの両者とも，静脈内投与は尿中マグネシウムを著明に増加させることがある[64]．通常，投与は中等量で短時間であるため，マグネシウム欠乏は生じない．しかし，高カルシウム血症の治療として行われるように，大量の生理食塩液が利尿薬とともに投与された場合には，低マグネシウム血症を生じる．ビタミンD治療中でみられるような慢性的な高カルシウム尿症の状態も，どのようなものであってもマグネシウム喪失の原因となりうる[65,66]．

acetazolamideを除いた事実上すべての利尿薬はマグネシウム排泄を増加させうるが，その程度はわずかであり，通常，マグネシウム補充は必要ない．

飢餓による二次的低マグネシウム血症は，第二次世界大戦中に初めて認識された[67]．その後，Jonesら[68]は，完全な飢餓に陥った患者における平均的な尿中へのマグネシウム喪失量は10 mEq/日であることを示し，この喪失にはケトアシドーシスが関連していることを示唆した．同様に，未治療の糖尿病性ケトアシドーシスの患者では，アシドーシスの時期と治療初期には，腎臓からのマグネシウム喪失が著明に生じている[69]．insulinと輸液による治療後に，血清マグネシウムが突然低下し，痙攣を生じることがある[69,70]．糖尿病性ケトアシドーシスの患者に，リンの補充治療をすることにより，低マグネシウム血症が誘発されることがある[71]．これらの知見に基づいて，糖尿病性ケトアシドーシスの治療では，他のよく使用される陽イオンの投与に加え，マグネシウム補充をも含める必要があると述べている報告もある[69,70]．しかしAmerican Diabetic Associationでは，低マグネシウム血症がある患者のみにマグネシウム補充が推奨されている[72]．

尿中マグネシウム排泄増加は，原発性および二次性高アルドステロン症[73,74]，また抗利尿ホルモン不適合分泌症候群（syndrome of inappropriate secretion of antidiuretic hormone：SIADH）[75]の患者で報告されている．しかし，このような病態では通常，臨床的に重篤なマグネシウム欠乏は生じない．

3. 低マグネシウム血症を生じる他の原因

低マグネシウム血症は，慢性アルコール中毒患者でよく認められる[76]．エタノールは，急速に尿中マグネシウム排泄を増加させる[77,78]が，これは血中アルコールレベルが上がったときのみに生じる．またDunnとWalser[79]は，低マグネシウム食を継続してとっている患者ではアルコールは尿中マグネシウム排泄を増加させないことを報告した．これは，アルコールによってもたらされる腎性マグネシウム喪失は，たぶんマグネシウム減少が生じる主たる機序ではないことを示唆している．アルコール中毒患者でのマグネシム欠乏のもっとも大きな原因は，この陽イオンの食事からの摂取量が非常に少ないことかもしれない．アルコール中毒患者で低マグネシウム血症とともに低リン血症を多く認めることを考えると，このマグネシウム欠乏は部分的にはリン欠乏の結果である可能性があるようだ．多くの研究者たちは，リンが欠乏しているときには尿中マグネシウム排泄が増加していることをラット[80]，イヌ[81]，ヒト[82]で報告しているが，この現象の機序はわかっていない．

甲状腺機能亢進症の患者でも，低マグネシウム血症が観察される[83,84]．この低マグネシウムの状態は，交換可能な貯蔵マグネシウムの増加に関連しており，これは甲状腺ホルモンが，マグネシウムの細胞内への輸送に対して直接的な刺激作用をもっていることを示している．低マグネシウム血症の程度は，甲状腺機能亢進の重症度と相関しており，無欲性甲状腺中毒症（apathetic thyrotoxicosis．訳注：頻脈・発汗などの典型的な症状に乏しく高齢者でよくみられる甲状腺中毒症）でもっとも低値となる[84]．

重篤な熱傷患者でも低マグネシウム血症の報告がある．これは，たぶん経口摂取不能となることと，剝がれた皮膚からのマグネシウムの喪失が，ともに合わさった結果で生じるものと思われる[85]．

副甲状腺摘出後，特に重篤な骨病変を有する患者では，血清マグネシウムは正常以下まで低下する[86]．血清マグネシウム濃度が減少するもっともはっきりした原因は，新しくできる骨塩に急速にマグネシウムが沈着するためである．

4. 新生児低マグネシウム血症

幼児にも同様に，低マグネシウム血症が生じることがある．通常，母体と胎児の血液の間ではマグネシウム勾配があり，マグネシウムは胎児血のほうがやや高くなっている．しかしこの勾配は，母体のマグネシウムが欠乏しても胎児を低マグネシウムから守るほどに十分なものではない[87]．母親が吸収不良症候群や，慢性的な緩下薬の使用，また副甲状腺機能亢進症を合併している場合に，新生児で低マグネシウム血症が報告されている[88]．マグネシウム欠乏の子供20人の報告では，もっとも一般的な原因は特異的な理由によらず繰り返す水溶性下痢であった[89]．これらの子供は全員飢餓に陥っており，飢餓も寄与要因のようであった．加えて低マグネシウム血症は，交換輸血，新生児肝炎そして乳児期多血症に関連して生じている[90]．糖尿病母体からの子供について低マグネシウム血症の報告もある[91]．

VII マグネシウム欠乏の臨床所見

原子吸光光度計を用いることにより，病院検査室で血清マグネシウム値が正確に測定でき，特に入院患者では低マグネシウム血症は，それほどまれな所見ではないことが明らかになってきた．特別な症状がないのに重篤な低マグネシウム血症を呈している患者もいる．症状がある場合は，主に神経筋系の症状である．これら症状としては脱力，筋線維束性攣縮，振戦そしてChvostek徴候とTrousseau徴候が陽性である．時に全身性の痙攣が生じるかもしれない[34,35]．痙攣を生じる機序は十分にはわかっていないが，低カルシウム血症やアルカローシスがなくても生じることは明らかである．マグネシウムあるいはカルシウム濃度の低下により，神経系の刺激作用閾値が低下し，その結果被刺激性が高まる[92,93]．しかし，この作用は筋肉では互いに逆となっている．マグネシウム濃度の低値は筋収縮を増強するが，一方，カルシウム濃度の低下はこれを阻害する[94]．細胞外液(ECF)のマグネシウムの欠乏は，神経終末でのアセチルコリン作用を増強し，筋膜の閾値を低下させていることを示唆する研究がある[34]．

上記の症状に加えて，マグネシウム欠乏の患者では中枢神経系障害も生じることがあり，不穏，時にせん妄，明らかな精神病症状を含めた著明な人格変化が生じることがある[95]．

低マグネシウム血症が種々の臨床症状と関連することがあることはよく認識されているが，組織に貯蔵されているマグネシウム減少の臨床的な重要性はそれほど明白ではない．細胞内のマグネシウム欠乏は，細胞内のカリウムに影響し，心機能や電気生理学的な反応に対して不都合に働くかもしれない．

VIII マグネシウム欠乏の生化学的結果

マグネシウム欠乏の，もっとも初期の生化学的変化は，血清マグネシウム濃度の低下である．成長期の動物では，マグネシウム欠乏食を与えた場合，初日から血清マグネシウムは低下する[96]．ヒトですら，マグネシウム欠乏食に変えた場合，血清マグネシウム濃度は5～7日のうちに明らかに低下してくる[13]．

ヒトをマグネシウム欠乏にして赤血球のマグネシウム濃度を測定した実験では，赤血球マグネシウム濃度は低下するが，その速度は血清マグネシウム濃度に比して緩徐であった．体内のマグネシウム貯蔵状態のほかに，赤血球年齢などの他の要因も赤血球内マグネシウム濃度に影響するため，赤血球マグネシウム濃度測定は体内のマグネシウム含量の有用な指標としては使用できない[97]．

体内総マグネシウム量と骨マグネシウム濃度はよく相関することがわかっている．マグネシウム欠乏の状態で骨マグネシウム濃度を測定したほとんどすべての報告で，骨マグネシウム濃度の減少がみられている[4,5]．骨の表面に限局した貯蔵マグネシウムは，マグネシウム欠乏に対していつでも利用できる状態にあり，体内の他の部位のマグネシウム欠乏の補充として直ちに使用される．さらに，正常，マグネシウム欠乏，あるいはマグネシウム過剰状態の動物またはヒトにおいて，骨マグネシウム濃度は血清マグネシウム濃度と強い相関があることが示されている(**図 7.3**)[4,5]．

骨とは対照的に，血清マグネシウムレベルは，筋および心筋におけるマグネシウムレベルとの相関に乏しい[4]．しかし，単核球のマグネシウムは，筋および心筋のマグネシウムとよく相関する[98]．体内のマグネシウム状態の評価としてもっとも難解なのは，筋マグネシウム濃度の測定である．マグネシウムが枯渇した動物[99]では，筋マグネシウムの減少を認めるが，骨マグネシウムの減少に比較して軽度である．加えて，種々の状況で，血清または骨マグネシウムレベルが正常あるいは上昇した状態ででも，筋マグネシウムの低下が認められている[4,100,101]．筋カリウムとマグネシウムレベルには密接な関係がある．マグネシウム欠乏に関連して，筋マグネシウムが減少すると，筋カリウム濃度も減少してくる[4,102]．

このマグネシウム欠乏に伴う筋カリウムの変化は，適切なカリウム勾配を維持できないためであり，これはマグネシウム依存性 Na^+/K^+ ATPase 活性の減少やカリウムチャネルに対するマグネシウム作用の減弱のためである[103]．多くの研究者の報告によれば，一次性カリウム欠乏[4,102]や栄養障害[104]では筋マグネシウムおよび筋カリウム濃度に同じように大きく影響があり，これら筋肉内の陽イオン構成の変化が必ずしも一次性マグネシウム欠乏に特徴的なことではないことを示している．カリウム欠乏のときは，筋カリウムが 10 mmol 低下するごとに，筋マグネシウムは 0.5 mmol 低下する[4]．心筋でもこれら 2 つの陽イオンに同様な関係が存在する[105]．筋カリウムは容易に交換可能で体内総カリウムを反映しているため，血清マグネシウム濃度が正常で筋マグネシウムが減少している種々の疾患の患者では，一次性カリウム欠乏状態にあり，そのために二次的に筋マグネシウム欠乏が生じているようである[100,101]．

骨や ECF のマグネシウムは，利用可能な貯蔵マグネシウムとして，マグネシウム欠乏時に軟部組織のマグネシウムの補給に利用される．そのうえ，筋肉ではなく血清マグネシウム濃度が，骨のマグネシウム含量をもっともよく反映するため，全身のマグネシウム貯蔵量の指標として使用可能である．

生体における組織や体液でのマグネシウムの測定に加え，急速に経静脈的にマグネシウムを投与した後の貯留状態をみる方法が，体内のマグネシウム貯蔵状態の推測に用いられている．正常時では，マグネシウムバランスとして全身的に投与されたマグネシウムの大半は 24 ～ 48 時間で排泄される．一方，マグネシウム欠乏状態では，投与されたマグネシウムの大部分は体内に保持される[98,106]．

Ⅸ カルシウム代謝へのマグネシウムの影響

重篤なマグネシウム欠乏は，著明なカルシウム代謝の変化を引き起こすことが，動物やヒトで認められている．ウシ[107]，ヒツジ[108]，ブタ[109]，イヌ[110]，サル[111]，ラット[112]，ヒト[35]の研究では，すべての種において重篤なマグネシウム欠乏が低カルシウム血症に関連することが報告されている．同様に，動物やヒトでのカルシウムバランスに関する研究では，マグネシウム欠乏による低カルシウム血症の発症には，外因性のカルシウムバランスは不変か，または実際は正に傾いていることが示されている．したがって，その低カルシウム血症は，カルシウムの内因性調節機構の変化によりもたらされていると考えられる．マグネシウムと副甲状腺ホルモン(parathyroid hormone：PTH)の関係は，非常に複雑である．マグネシウムは，急性には PTH 分泌に対して直接的な刺激作用をもっている[113]．ヤギやヒツジの副甲状腺の灌流実験では，低マグネシウム濃度は急性には PTH 分泌を刺激することが示されている．*in vitro* の研究[114]では，PTH 分泌と，カルシウムとマグネシウムの混合濃度との間に一次的な関係が示されている．これら二価の陽イオンはホルモン分泌に関しては同等の効果をもっていることが，どちらかの陽イオンが減少していてももう一方の陽イオンが増加していればPTH分泌は変化がないという知見によって示されている．

慢性のマグネシウム欠乏状態では，副甲状腺機能は反対方向の影響を受けるようである．免疫反応性のPTHレベルは，低カルシウムあるいは低マグネシウム血症に対して，本来であれば上昇すべきところが，通常は正常範囲であるか，あるいは実際に低値となっている[115～117]．最近の研究では，慢性的なマグネシウム欠乏におけるPTH分泌異常が支持されている．Anastら[118]は，経静脈的なマグネシウム投与により，5分以内にPTHレベルが上昇してくることを見出した．Mennesら[119]も，低マグネシウム血症の患者でマグネシウムを経静脈的に投与すると，PTHレベルが急速に上昇することを見出した．これらのことは，慢性のマグネシウム欠乏によるPTHへの影響は，このホルモンの直接の合成抑制効果というよりは，PTHの分泌抑制と関連していることを表している．さらに，これを裏づける最近の研究として，偽性副甲状腺機能低下症の患者におけるマグネシウム欠乏によるPTH分泌抑制は，マグネシウム補充により，その後PTHレベルが上昇することが報告されている[120]．興味あることに，慢性的なマグネシウム欠乏はPTH分泌を抑制するが，他の内分泌腺への影響は少ない．Cohanら[121]は，慢性的なマグネシウム欠乏の患者で，副腎皮質，甲状腺，性腺，肝臓がそれぞれのホルモン刺激に対して正常な反応を示すことを報告している．

多くの研究が，低マグネシウム血症による低カルシウム血症は，骨のPTH抵抗性からも起こることを示唆している．*in vitro*の研究では，培地のマグネシウムを低くすると，PTHによるラット胎仔骨からカルシウム流出が減少した[122]．同様に，マグネシウム欠乏動物の骨では，PTHによるカルシウムやcAMPの流出が，比較対照の骨に比べて少ないことが見出されている[123]．

*in vivo*の研究では，*in vitro*と矛盾した結果が得られている．マグネシウム欠乏のイヌ[124]，ラット[125]，サル[111]では，PTHに対して正常なカルシウム反応を示している．一方，高カルシウム反応の評価では，マグネシウム欠乏のヒヨコではPTH抵抗性が認められた[126,127]．

ヒトでの研究でも矛盾した結果が得られている．Estepら[128]の低マグネシウム血症のアルコール中毒患者，Muldowneyら[129]の吸収不良症候群による低マグネシウム血症患者，Woodardら[130]の下痢症患者の初期の研究では，PTHに対するカルシウム応答が障害されていることを示した．しかし，ChaseとSlatopolsky[115]は，低カルシウム血症性低マグネシウム血症の2人の成人で，PTHに対してカルシウム応答が正常であることを見出した．低マグネシウム血症の小児の大半で，PTHに対する正常なカルシウム応答が見出されている[131]．

動物による研究[133]同様，ヒト[132]でも，マグネシウム起因性低カルシウム血症では，$1,25(OH)_2D_3$レベルは低値を示すことが見出されている．しかし，低カルシウム血症はマグネシウム補充に対して反応するが，マグネシウム補充はビタミンDレベルには影響しないことから，低カルシウム血症と$1,25(OH)_2D_3$レベルの低下の関連はないようである．

以上のように，マグネシウム欠乏に伴う低カルシウム血症にはいくつかの要因がある可能性がある．低カルシウム刺激に対するPTH分泌異常はよく確立されている．おそらく骨結晶の表面とアパタイトの水和殻(hydration shell)からのマグネシウムイオン喪失の結果，骨溶解性の変化が出現し，異種イオン交換によってカルシウムイオンが補充されるようである．このことが骨を，骨塩を溶解する他の要因とともに，骨をPTH抵抗性にする可能性があるであろう．マグネシウム欠乏の初期ではPTH分泌が障害される一方で，マグネシウム欠乏の後期ではPTH分泌の抑制と骨のPTH抵抗性の両者が生じてくる可能性がある．したがって，これまでの研究の相違は，マグネシウム欠乏の期間や程度によって，骨のPTH抵抗性が異なっているということで説明できるかもしれない．

X　カリウムおよび他の細胞内構成成分に対するマグネシウム欠乏の影響

Whangら[134]は106人の低カリウム血症患者について研究し，42%に低マグネシウムもあることを見出した．同様に，Boydら[135]は低カリウム血症患者では38%に低マグネシウム血症が共存していることを報告した．しかし，WatsonとOíKell[136]はより低い発症率を見出しており，136人の低カリウム血症患者の中で低マグネシウム血症を合併していたのは7.4%にすぎなかった．この異なった結果は，おそらく対象となる患者集団の違いとして説明できる．Whang ら[134]の研究対象は大学および在郷軍人局病院の患者であり，一方 Watson と OíKell[136]は三次の地域病院に入院している患者についての研究である．これらの研究からすると，アルコール中毒やケトアシドーシスを伴う糖尿病患者のようなある種の患者集団では，低カリウム血症と低マグネシウム血症の組み合わせが非常によく起きるようである．

Whang ら[137]は2つのタイプのカリウム欠乏がマグネシウム欠乏と共存することを示唆している．1つ目は，細胞内および細胞外のカリウム，マグネシウムともに欠乏しているタイプ，そして2つ目は，細胞内のみ両イオンが欠乏しているタイプである．どちらのタイプでも，同時にマグネシウムを補充しなければ，なかなかカリウムを補正することができない．Whang ら[137]と Rodriguez ら[138]は，この状態を"カリウム補充抵抗状態(refractory potassium repletion states)"として記述している．もっとも一般的な原因は，浮腫性疾患の治療のための利尿薬の使用である．Whang らの総説[137]では，カリウム補充のみでは難治性であったカリウム欠乏患者のうち63%(73人中46人)で，利尿薬治療が原因であった．残りの患者は，Bartter 症候群，家族性低カリウム血症性アルカローシス，熱傷，アルコール中毒などのさまざまな疾患によるカリウム補充抵抗状態であった．Whang ら[137]および Dyckner と Webster[139]は，カリウム補充のみでは筋カリウムは増加せず，筋カリウムとマグネシウムを正常化するにはカリウムとマグネシウムの両者を補充することが必要であることを見出した．動物実験では，このことがさらに支持されている．Whang と Welt[140]は，低マグネシウムの恒温槽内に置いておいたラット横隔膜からのカリウム喪失がマグネシウム添加で防げることを見出した．単離したラット心室中隔を用いた研究は，細胞外マグネシウムを増加していくと突然細胞内からの ^{42}K 流出が減少することを示した[141]．マグネシウムはまた，グリコシドにより生じる心臓からのカリウム喪失を，減少または防止することが示されている[142]．さらに，動脈および冠状静脈洞のカリウム濃度を測定する方法を用いて，acetylstorophanthidin を投与した動物で生じる心筋からのカリウム喪失は，マグネシウムの静脈内投与で防止することが示された[143]．このマグネシウムの細胞内カリウムに対する作用は，マグネシウムの Na^+/K^+ ATPase 活性増強の結果であることが示唆されている[144]．しかし，Shine[142]はこれを批判し，筋細胞膜にあるカリウムチャネルに対するマグネシウムの直接作用，また，マグネシウム作用としてカルシウムの細胞内取り込みと競合した結果のどちらかではないかと主張している．マグネシウムによるカリウム欠乏に関与している可能性がある付加的な要因として，アルドステロンがある．実験的なマグネシウム減少によるカリウム利尿(尿中カリウム排泄増加)の間にアルドステロンレベルの増加がみられ，このカリウム利尿は spironolactone で避けられる[145]．しかし Bartter 症候群の患者では，血清レニン，アルドステロンレベルに影響なく，マグネシウム注射により尿中カリウム排泄は減少するという知見は，このこととあまり合致しない[146]．マグネシウム補充によるカリウム利尿の緩和作用は，レニン・アルドステロン系を介さずに，あるいはレニン・アルドステロン系に対する効果に加えて他の要因でも生じているのかもしれない．

ほとんどの研究者は細胞内のカリウムとマグネシウムの変化は，マグネシウム欠乏の結果であると考えているが，一次的なカリウム欠乏の結果の二次的なマグネシウム欠乏である可能性も，ある状況においてはより可能性が高いとはいわないまでも，同程度にある．カリウムは，細胞のマグネシウム濃度に影響を与えることが実験的に示されている．House と Bird[147]がヤギで静脈内に同量のマグネシウム投与を行ったところ，高カリウム食のヤギのほうが通常のカリウム摂取状態よりもよくマグネシウムを保持した．加えて前述のように，一次性にカリウムが減少すると，細胞内マグネシウムもまた減少することがわかっている[4,102]．このマグネシウムとカリウムの相互関係は，臨床的にかなり重要である可能性がある．さまざまな状態で，カリウムあるいはマグネシウムの欠乏のどちらが一次的であっても，両陽イオンともに投与しない限り細胞内マグネシウムおよびカリウム欠乏の補正はできない．加えて，少数例であるが，カリウム補充により痙攣を生じた患者の報告がある[148]．これらの患者全員でマグネシウム濃度が測定されたわけではないが，基礎疾患から考えるとマグネシウム欠乏も生じていたものと思われる．

細胞外マグネシウムの増加はラットの心室中隔からのカリウム流出を突然減少させる[141]という知見も，これらの2つの陽イオンの関連を支持する．マグネシウムは，グリコシドによる心筋からのカリウム喪失も減少させた[143]．マグネシウムが細胞内カリウムを増加させうる1つの機序は，Na^+/K^+ ATPase活性を刺激することにより細胞のカリウム勾配を維持するというものである[144]．

細胞内カリウムへの影響とは別に，マグネシウム欠乏は筋細胞内のリンも減少させる．Croninら[149]は，マグネシウム欠乏イヌでの横紋筋融解症について記述し，これがマグネシウム欠乏による細胞内リンの減少によりもたらされたと提唱した．

XI マグネシウムの心血管機能への影響

心血管機能へのマグネシウムの影響に関しては，ここ10年，注目されてきている．細胞内外を問わずマグネシウム欠乏は，心室性不整脈，digitalis中毒，血管緊張の調節やアテローム硬化発生などさまざまな心血管系障害の発症に関連しているとされている．

不整脈はマグネシウム欠乏の重要な合併症であり，特にdigitalis使用患者で注意が必要である．マグネシウム欠乏はQTc間隔の延長に関連している[150]．さらに，マグネシウム補充は，血清マグネシウム値が正常であってもQTc間隔を短縮する[151, 152]．トルサードドポアンツ(torsades de pointes)は，QT延長の状態で起こる繰り返す多型性の心室性頻脈で，通常QT間隔を延長する薬物で誘発される．そのような関連はほとんど示されていないにもかかわらず，QT間隔延長に対する効果のためにマグネシウム欠乏もトルサードドポアンツの病態に関与していると考えられている[153]．QT間隔短縮効果のためマグネシウム補充はトルサードドポアンツの治療に使用され，ある程度の効果をあげている[154, 155]．

心機能に関しては，マグネシウムとカリウムの間で密接な関係がある．マグネシウムは高カリウム血症の電気生理学的な効果を減弱することが示されている[156]．そのうえ，マグネシウムは細胞内，細胞外のカリウム欠乏と関連しているため，マグネシウム欠乏はdigitalis中毒の原因となりうるとされている[157]．これを支持する所見として，透析で急速に低マグネシウム血症を誘発したイヌで，digitalis中毒や不整脈の発症が促進されている[144]．また，digitalisで誘発されたものを含め，心室性不整脈はマグネシウム治療に感受性がある[158]．しかし，これら心血管系の変化が，どれだけマグネシウム欠乏の直接作用なのか，あるいは関連した細胞内カリウム欠乏の結果なのかは，はっきりしていない．

XII マグネシウム欠乏の治療

低マグネシウム血症では，マグネシウムの補充は症状の有無にかかわらず，すべての患者で適応となる．血清マグネシウム値が0.8 mEq/L未満にならないと，ほとんど症状は出ない．症状のない軽度の低マグネシウム血症の患者での適正なマグネシウム補充方法としては，通常食からのマグネシウムで十分である．重篤な症状のある低マグネシウム血症の患者では，非経口的なマグネシウム補充が必要となる．マグネシウムは，種々の頻脈性不整脈，例えばトルサードドポアンツ(torsades de pointes)，digitalis中毒関連の不整脈などの治療として，少なくとも補助的治療として有用である可能性がある．前述のように，細胞内マグネシウム欠乏が補正されていない状態では，細胞内カリウムも補正されない．現時点で，カリウム欠乏のある患者すべてにカリウムとマグネシウムの両者を投与することは推奨できないが，どんな程度でも低マグネシウム血症を合併しているカリウム欠乏患者ではこれら両者の陽イオンを補充すべきである．さらに，重篤なカリウム欠乏のある患者やカリウム補充に抵抗性の患者では，マグネシウム補充を強く考えるべきである．

腎臓はマグネシウム排泄に関する十分な調節能力があるため，過剰なマグネシウムが投与されても通常は一時的な高マグネシウム血症となるだけである．しかし，腎機能障害のある患者では，マ

表 7.2 補充やリン吸着のために用いられるマグネシウム塩

化合物	分子量	% Mg 体重
$MgCl_2\ 6H_2O$ *1	203.23	11.96
$MgSO_4\ 7H_2O$ *2	246.50	9.86
$Mg(C_2H_3O_2)_2\ 4H_2O$ *3	214.47	11.33
$Mg(OH)_2$ *4	58.3	41.68
MgO *5	40	60.30
$MgCO_3$ *6	84.32	28.82

*1 magnesium chloride
*2 magnesium sulfate
*3 magnesium acetate tetrahydrate
*4 magnesium hydroxide
*5 magnesium oxide
*6 magnesium carbonate

グネシウムは血清マグネシウム値を十分モニターしながら注意深く投与すべきである．マグネシウム補充によく用いられるマグネシウム化合物を，分子量とマグネシウムの重量比を含めて**表 7.2** に示す．

マグネシウム不足量は，その分布が細胞外液（ECF）量より少しだけ多いと仮定して大まかに計算できる．マグネシウム欠乏時には軟部組織のマグネシウム貯蔵の影響はほとんどなく，骨表面に限局したマグネシウム貯蔵のみが補充の際に平衡化すると考えられるため，この仮定は有効なようである．それゆえ，多くの低マグネシウム血症の患者では Flink が推奨している量の 30%のみのマグネシウムを使用すれば，補充治療として適正なようである[159]．しかし，マグネシウム不足量がこれ以上の状態のこともある．糖尿病性ケトアシドーシスの患者では，回復後の 2 ～ 6 日間で 40 ～ 80 mEq（480 ～ 960 mg）のマグネシウムを保持すると推算されている[70, 160]．アルコール中毒患者でも不足量が 1 mEq/kg にまでなることがわかっている[161]．

経静脈的なマグネシウム補充は，小さな小児では低血圧の危険性があるためできれば避けるべきである．4 ～ 7 kg の小児での安全な初期投与量は，50% $MgSO_4$（2 mEq マグネシウム）0.5 mL の筋肉内投与である．体重の多い小児では，この 50% $MgSO_4$ 1.0 mL を筋肉内投与してもよい[162]．

腎機能が正常な成人でのマグネシウム投与量を**表 7.3**[159, 163] に記した．経口マグネシウム製剤での治療に関しては，マグネシウムの投与量に関連した下痢が生じるため，その投与量には限界がある．マグネシウム，アルミニウム塩の両方を含む制酸薬で経口補充をすることもできる．あるいは，酸化マグネシウム製剤で下痢を起こす患者では，マグネシウム，カルシウム塩で補充をすることもできる．5 ～ 7 日以上経静脈的な治療のみを施行されている患者では，マグネシウム欠乏に陥らないようにマグネシウムの補充が必要となるかもしれない．この陽イオンの腎臓や消化管からの過剰な喪失がない場合には，100 mg（8 mEq）/日のマグネシウム投与量で予防が可能である．不整脈の治療では，8 mmol の硫酸マグネシウムを経静脈的に 1 分以上かけて投与するか，1.5 mmol/kg を 10 分以上かけて投与する[155, 164, 165]．

XIII 高マグネシウム血症

高マグネシウム血症のほとんどは慢性腎臓病（CKD）患者で認められるが，マグネシウムの移動あるいは外因性の投与でみられることもある．正常でも，冬眠動物[166]や低体温症[167]で血清マグネシウム濃度は上昇する．一般的にマグネシウムは子癇の治療として非経口的に投与される．マグネシウムの血中レベルは通常 6 ～ 8 mEq/L まで上昇し，時に 14 mEq/L までになる[168]．これにより新生児高マグネシウム血症となることがあるが，母体に比べて乳児では血中レベルは低い傾向にある．

表 7.3　マグネシウムの補充

経静脈的投与(50% $MgSO_4$)
・症状(痙攣など)を伴う緊急状態(50% $MgSO_4$).
・4 mL(16.3 mEq, 8.2 mmol または 195 mg)の Mg を 100 mL にして 10 分かけて静注.
症状はあるが緊急状態ではない
・第 1 日：12 mL(49 mEq の Mg)をブドウ糖液で 1,000 mL として 3 時間かけて静注．その後，1 L の液 2 本に各 10 mL(40 mEq の Mg)を入れ，残り 1 日かけて持続投与.
・第 2 ～ 5 日：12 mL(49 mEq の Mg)を 1 日の輸液に均等に入れる.
経口投与(MgO)
・250 ～ 500 mg(12.5 ～ 25 mEq)の Mg を 3 ～ 4 回.
筋肉内投与(50% $MgSO_4$)(かなり痛い)
・第 1 日：4 mL(16.3 mEq の Mg)を 2 時間おきに 3 回，その後 4 時間おきに 4 回.
・第 2 日：2 mL(8.1 mEq の Mg)を 4 時間おきに 6 回.
・第 3 ～ 5 日：2 mL(8.1 mEq の Mg)6 時間おき.

高マグネシウム血症をある程度の頻度で呈する他の状態は，腎不全[169]や副腎皮質不全[170]である．腎機能障害の進行した患者の大多数では，血清マグネシウム濃度はわずかに上昇している[171]．重篤な高マグネシウム血症がもっとも多くみられるのは，多量の経口マグネシウム塩(通常はマグネシウム含有の制酸薬)を投与されている高度の腎機能障害を有する患者である[172,173]．正常の腎臓はマグネシウムに関しては大きな排泄能力をもつが，正常腎機能でもマグネシウム中毒が生じることがある[174,175]．これは通常，経口的に高浸透圧性マグネシウム塩を大量に使用し続けた場合に生じる．この結果，致死的な高マグネシウム血症が生じる 2 つの現象が起こる．まず大量のマグネシウムが体内に吸収される．次に，おそらくより重大なことに，高浸透圧溶液が，体液を細胞外スペースから腸管に引き込み，その結果体液量の減少と腎機能の低下がもたらされて，吸収されたマグネシウムの排泄が障害される．マグネシウム含有の緩下薬を常用する患者では，その使い過ぎによる高マグネシウム血症が多くみられるようになってきている[176]．また，消化管の疾患があってマグネシウム含有製剤を投与されている高齢者も，高マグネシウム血症のリスクがある[177]．

XIV 急性マグネシウム中毒の症状

血中マグネシウム濃度が急速に上昇すると，中枢神経系や末梢の神経筋接合部が抑制されてくる．薬理学的量のマグネシウムは，神経筋接合部にクラーレ様の作用をする．これはおそらく，神経筋接合部で膜に結合したカルシウムを遊離し，接合部前でのアセチルコリンの遊離を抑制し，脱分極作用を減少させることによる[178]．マグネシウムも神経線維の刺激閾値を増加させ，中枢神経系に対するマグネシウムの直接投与はシナプス伝達をブロックする．電気生理学的検査では混合筋作用の潜在的な振幅(compound muscle action potential amplitude)の減少が認められ，低頻度の反復性刺激に対する反応強度は減弱し，短い運動により著明な反応の増大がみられる[179]．

深部腱反射は，血清マグネシウム濃度が 4 mEq/L 以上になると減弱する．血清マグネシウム濃度が 8 ～ 10 mEq/L 以上になると弛緩性四肢麻痺となることがある．この状態では深部腱反射は消失する．典型例ではこの状態では意識は清明で十分に覚醒している．しかし，著明な筋力低下のため会話や嚥下が困難となり，呼吸麻痺を生じると大変危険な状態となる[95]．そのほか，嗜眠，悪心，瞳孔散大，呼吸低下などの症状が出現する[172,173]．平滑筋も麻痺して排尿や排便が困難となる[173]．低血圧や徐脈がよくみられ，まれに完全心ブロックなどの不整脈や心停止がみられることもある[173]．

XV 急性マグネシウム中毒の治療

高マグネシウム血症の治療は，まず血清マグネシウム濃度を減少させることを目指す．しかし，カルシウムは，マグネシウムに対する直接のアンタゴニスト(拮抗薬)として作用するため，5～10 mEq のカルシウムを経静脈的に投与すると，すぐに致死性の呼吸抑制や不整脈が改善する可能性がある[95]．このように，経静脈的なカルシウム投与は，マグネシウム中毒による致死的な合併症が生じている患者には，初期治療として用いるべきである．

非経口的，または経口的にマグネシウム塩を投与されている患者では，すぐに投与を中止しなければならない．経静脈的に furosemide を投与し，腎機能が問題なければ尿量確保のため 1/2 生理食塩液を投与すべきである．この方法で十分な尿量を確保しながら脱水を予防する．calcium gluconate(カルシウム 15 mg/kg)を 4 時間ごとに投与することにより，尿中カルシウム排泄とともにマグネシウム排泄が増加する．重篤な腎機能障害のある患者では，透析療法が必要となるかもしれない．この場合，マグネシウムの入っていない透析液を使用すべきである．通常 4 ～ 6 時間の透析で，血清マグネシウムレベルを安全域まで低下させることができる[173]．

XVI 慢性のマグネシウム過剰

以前より慢性腎臓病(CKD)は，体内の総マグネシウムが慢性に過剰になる唯一の状態とされてきた[169]．マグネシウム過剰で増加する体内マグネシウム貯蔵は，細胞外液(ECF)マグネシウムと骨マグネシウムである[169]．腎代替療法の初期のころ以来，透析液のマグネシウム濃度は減らされてきたが，透析患者でのマグネシウムバランスについての新たな疑問が生じてきた．Alfrey ら[169]初期の研究以来，マグネシウムバランス評価としての骨の定量的な解析ができていない．マグネシウムは尿毒症患者では軟部組織のカルシウム・リン沈着に不可欠な役目をもつと考えられ[180]，また動物モデルでの血管石灰化にも関連をもっているとされ[181]，これらの合併症の部分的な原因であることが示唆されている．しかし，*in vitro* ではマグネシウムはヒドロキシアパタイト結晶の成長を障害し[182,183]，また少数の観察研究では，血清マグネシウム濃度の高い透析患者では血管，弁膜の石灰化が少ないと報告されている[184,185]．そのうえ，マグネシウムは効果的なリン吸着剤であることが示されており[186,187]，以前はアルミニウム曝露を減少させるため[186]，最近は総カルシウム摂取量減少のために用いられている[188,189]．透析患者でのマグネシウムバランスに関するさらなる研究が必要であり，血清レベルやマグネシウムバランスの調節が，骨病変，血管石灰化，心血管予後に対して悪い影響があるのか，よい影響があるのかを調査する必要がある．

XVII まとめ

マグネシウムの測定は，ほとんどの検査室でルーチンに施行されており，マグネシウム代謝の障害は，他の電解質とほとんど同じくらい頻繁に生じていることが明白となっている．低マグネシウム血症は小腸疾患，慢性アルコール中毒，栄養障害，内分泌障害，ある種の腎疾患などさまざまな状況で一定の頻度で認められる．マグネシウム欠乏がひどいと，時にテタニー，せん妄，精神病，また全身性痙攣などの症状が出現してくる．

急性マグネシウム中毒は繰り返し観察されており，不整脈や呼吸停止のために死に至ることもあるが，慢性マグネシウム過剰の結果についてはいまだ十分には解明されておらず，今後明らかにしていく必要がある．

(訳　望月隆弘)

文 献

1. Arnaud MJ. Update on the assessment of magnesium status. *Br J Nutr.* 2008;99:S24–S36.
2. Seelig MS. The requirement of magnesium by the normal adult: summary and analysis of published data. *Am J Clin Nutr.* 1964;14:212–218.
3. Walser M. Magnesium metabolism. *Ergeb Physiol.* 1967;59:185–296.
4. Alfrey AC, Miller NL, Butkus D. Evaluation of body magnesium stores. *J Lab Clin Med.* 1974;84:153–162.
5. Alfrey AC, Miller NL, Trow R. Effect of age and magnesium depletion on bone magnesium pools in rats. *J Clin Invest.* 1974;54: 1074–1086.
6. Alfrey AC, Miller NL. Bone magnesium pools in uremia. *J Clin Invest.* 1973;52:3019–3027.
7. MacIntyre I, Robinson CG. Magnesium and the gut: experimental and clinical observations. *Ann N Y Acad Sci.* 1970;162:865–873.
8. Alexander RT, Hoenderop JG, Bindels RJ. Molecular determinats of magnesium homeostatis: insights from human disease. *J Am Soc Nephrol.* 2008;19:1451–1458.
9. Miller ER, Ullrey DE, Zutaut CL, et al. Mineral balance studies with the baby pig: effect of dietary vitamin D2 levels upon calcium, phosphorus and magnesium balance. *J Nutr.* 1965;85:255–259.
10. Hodgkinson A, Marshall DH, Nordin BEC. Vitamin D and magnesium absorption in man. *Clin Sci (Lond).* 1979;57:121–123.
11. Schmulen AC, Lerman M, Pak CYC, et al. Effect of 1,25$(OH)_2$D3 on jejunal absorption of magnesium in patients with chronic renal disease. *Am J Physiol.* 1980;238:G349–G352.
12. Booth CC, Babouris N, Hanna S, et al. Incidence of hypomagnesaemia in intestinal malabsorption. *Br Med J.* 1963;2:141–144.
13. Gitelman HJ, Graham JB, Welt LG. A new familial disorder characterized by hypokalemia and hypomagnesemia. *Trans Assoc Am Physicians.* 1966;79:221–235.
14. Wong NLM, Dirks JH, Quamme GA. Tubular reabsorptive capacity for magnesium in the dog kidney. *Am J Physiol.* 1983;244:F78–F83.
15. Morel F, Roninel N, LeGrimellec C. Electron probe analysis of tubular fluid composition. *Nephron.* 1969;6:350–364.
16. Wagner CA. Disorders of renal magnesium handling explain renal magnesium transport. *J Nephrol.* 2007;20:507–510.
17. Quamme GA, Dirks JH. Effect of intraluminal and contraluminal magnesium on magnesium and calcium transfer in the rat nephron. *Am J Physiol.* 1980;238:187–198.
18. Carney SL, Wong NLM, Quamme GA, et al. Effect of magnesium deficiency on renal magnesium and calcium transport in the rat. *J Clin Invest.* 1980;65:180–188.
19. LeGrimellec C, Roinel N, Morel F. Simultaneous Mg, Ca, P, K, Na and Cl analysis in rat tubular fluid: II. During acute Mg plasma loading. *Pflugers Arch.* 1973;340:197–210.
20. LeGrimellec C, Roinel N, Morel F. Simultaneous Mg, Ca, P, K, Na and Cl analysis in rat tubular fluid: III. During acute Ca plasma loading. *Pflugers Arch.* 1974;346:171–189.
21. Quamme GA. Renal magnesium handling: new insights in understanding old problems. *Kidney Int.* 1997;52:1180–1195.
22. Hebert SC, Brown EM, Harris HW. Role of Ca(2+)-sensing receptor in divalent mineral ion homeostasia. *J Exp Biol.* 1997;200: 295–302.
23. Cao G, Hoenderop JGJ, Bindels RJM. Insights into the molecular regulation of the epithelial magnesium channel. *Curr Opin Nephrol Hypertens.* 2008;17:373–378.
24. Knoers NVAM. Inherited forms of renal hypomagnesemia: an update. *Pediatr Nephrol.* 2008: DOI 10.1007/s00467-008-0968.
25. Dai LJ, Ritchie G, Kerstan D, et al. Magnesium transport in the distal convoluted tubule. *Physiol Rev.* 2001;81:51–84.
26. Groenestege WM, Thebault S, van der Wijst J, et al. Impaired basolateral sorting of pro-EGF causes isolated recessive renal hypomagnesemia. *J Clin Invest.* 2007;117:2260–2267.
27. Tejpar S. Piessevaux H, Claes K, et al. Magnesium wasting associated with epidremal-growth-factor receptor-targeting antibodies in colorectal cancer: a prospective study. *Lancet Oncol.* 2007;8: 387–394.
28. Lehninger AL. *Bioenergetics.* New York: Benjamin; 1965.
29. Kinne-Suffren E, Kinne R. Localization of a calcium-stimulated ATPase in the basolateral plasma membrane of the proximal tubule rat kidney cortex. *J Membr Biol.* 1974;17:264–274.
30. Humes HD, Weinberg JM, Knauss TC. Clinical and pathophysiologic aspects of aminoglycoside nephrotoxicity. *Am J Kidney Dis.* 1982;2:5–29.
31. Bellorin-Font E, Martin KJ. Regulation of PTH receptor-cyclase system of canine kidney: effects of calcium, magnesium and guanine nucleotides. *Am J Physiol.* 1981;241:F364–F373.
32. Kurachi Y, Nakajima T, Sugimoto T. Role of intracellular $Mg2^+$ in the activation of muscarinic K^+ channel in cardiac atrial cell membrane. *Pflugers Arch.* 1986;407:572–574.
33. Brinley FJ Jr., Scarpa A, Tiffert T. The concentration of ionized magnesium in barnacle muscle fibers. *J Physiol (Lond).* 1977;266:545–565.
34. Vallee B, Wacker WE, Ulmer DD. The magnesium deficiency tetany syndrome in man. *N Engl J Med.* 1960;262:155–161.
35. Shils ME. Experimental human magnesium depletion: I. Clinical observations and blood chemistry alterations. *Am J Clin Nutr.* 1964;15: 133–143.
36. Caddell JL, Goddard DR. Studies in protein calorie malnutrition: 1. Chemical evidence for magnesium deficiency. *N Engl J Med.* 1967;276: 533–535.
37. Baron DN. Magnesium deficiency after gastrointestinal surgery and loss of excretions. *Br J Surg.* 1960;48:344–346.
38. Flink EB, Stutzman RL, Anderson AR, et al. Magnesium deficiency after prolonged parenteral fluid administration and after chronic alcoholism, complicated by delirium tremens. *J Lab Clin Med.* 1954;43:169–183.
39. Heaton FW, Fourman P. Magnesium deficiency and hypocalcemia in intestinal malabsorption.

Lancet. 1965;2:50–52.

40. Thoren L. Magnesium deficiency in gastrointestinal fluid loss. *Acta Chir Scand (Suppl)*. 1963;306: 1–65.
41. Van Gaal L, Delvigne C, Vandewoude M, et al. Evaluation of magnesium before and after jejunoileal versus gastric bypass surgery for morbid obesity. *J Am Coll Nutr.* 1987;6:397–400.
42. Abdulrazzaq YM, Smigura RC, Wettrell G. Primary infantile hypomagnesemia: report of two cases and review of literature. *Eur J Pediatr.* 1989;148:459–461.
43. Suh SM, Tashjian AH, Matsuo N, et al. Pathogenesis of hypocalcemia in primary hypomagnesemia: normal end organ responsiveness to parathyroid hormone, impaired parathyroid gland function. *J Clin Invest.* 1973;52: 153–160.
44. Milla PJ, Aggett PJ, Wolff OH, et al. Studies in primary hypomagnesaemia: evidence for defective carrier-mediated small intestinal transport of magnesium. *Gut.* 1979;20:1028–1033.
45. Schlingmann KP, Weber S, Peters M, et al. Hypomagnesemia with secondary hypocalcemia is caused by mutations in the TRPM6, a new member of the TRPM gene family. *Nat Genet.* 2002;31: 166–170.
46. Quamme GA. Recent developments in intestinal magnesium absorption. *Curr Opin Gastroenterol.* 2008;24:230–235.
47. Weber S, Schneider L, Misselwitz J, et al. Novel paracellin-1 mutations in 25 families with familial hypomagnesemia with hypercalciuria and nephrocalcinosis. *J Am Soc Nephrol.* 2001;12: 1872–1881.
48. Kuwertz-Broking E, Frund S, Bulla M, et al. Familial hypomagnesemia-hypercalciuria in 2 siblings. *Clin Nephrol.* 2001;56:155–161.
49. Meij IC, Saar K, van den Heuvel LP, et al. Hereditary isolated renal magnesium loss maps to chromosome 11q23. *Am J Hum Genet.* 1999;64: 180–188.
50. Meij IC, Koenderink JB, De Jong JC, et al. Dominant isolated renal magnesium loss is caused by misrouting of the Na^+, K^+-ATPase gamma-subunit. *Ann N Y Acad Sci.* 2003;986:437–443.
51. Naderi ASA, Reilly RF Jr. Hereditary etiologies of hypomagnesemia. *Nat Clin Nephrol.* 2007;4: 80–89.
52. Knoer NV, Levtchenko EN. Gitelman syndrome. Orphanet J Rare Diseases 2008; 3: 22. doi:10.1186/ 1750–1172-3-22.
53. Ellison DH. Divalent cation transport by the distal nephron: insights from Bartterís and Gitelman's syndromes. *Am J Physiol Renal Physiol.* 2000; 279:F616–625.
54. Nijenhuis T, Vallon V, van der Kemp AWCM, et al. Enhanced passive Ca^{2+} reabsorption and reduced Mg^{2+}channel abundance explains thiazide-induced hypocalciuria and hypomagnesemia. *J Clin Invest.* 2005;115:1651–1658.
55. Bar RS, Wilson HE, Mazzaferri EL. Hypo-magnesemia hypocalcemia secondary to renal magnesium wasting. *Ann Intern Med.* 1975;82:646–649.
56. Keating MJ, Sethi MR, Bodey GP, et al. Hypocalcemia with hypoparathyroidism and renal tubular dysfunction associated with aminoglycoside therapy. *Cancer.* 1977;39:1410–1414.
57. Schilsky RL, Anderson T. Hypomagnesemia and renal magnesium wasting in patients receiving cisplatin. *Ann Intern Med.* 1979;90:926–928.
58. Buckley JE, Clark VL, Meyer TJ, et al. Hypomagnesemia after cisplatin combination chemotherapy. *Arch Intern Med.* 1984;144: 2347–2348.
59. Wong NLM, Dirks JH. Cyclosporin-induced hypomagnesaemia and renal magnesium wasting in rats. *Clin Sci (Lond).* 1988;75:505–514.
60. Shah GM, Alvarado P, Kirschenbaum MA. Symptomatic hypocalcemia and hypomagnesemia with renal magnesium wasting associated with pentamidine therapy in a patient with AIDS. *Am J Med.* 1990;89:380–382.
61. Gearhart ML, Sorg TB. Foscarnet-induced severe hypomagnesemia and other electrolyte disorders. *Ann Pharmacother.* 1993;27:285–289.
62. Narita M, Itakura O, Ishiguro N, et al. Hypomagnesemia-associated tetany due to intravenous administration of amphotericin *B. Eur J Pediatr.* 1997;156:421–422.
64. Wesson LG Jr. Magnesium, calcium and phosphate excretion during osmotic diuresis in the dog. *J Lab Clin Med.* 1962;60:422–432.
65. George WK, George WD, Haan CL, et al. Vitamin D and magnesium. *Lancet.* 1962;1:1300–1301.
66. Richardson JA, Welt LG. The hypomagnesemia of vitamin D administration. *Clin Res.* 1963; 11:250.
67. Mellinghoff K. Magnesium Stoffwechselstorungen bei Inanition. *Deutsche Arch Klin Med.* 1949;95: 475–484.
68. Jones JE, Albrink MJ, Davidson PD, et al. Fasting and refeeding of various suboptimal isocaloric diets. *Am J Clin Nutr* 1966;19:320–328.
69. Butler AM, Talbot NB, Burnett CH, et al. Metabolic studies in diabetic coma. *Trans Assoc Am Physicians.* 1947;60:102–109.
70. Butler AM. Diabetic coma. *N Engl J Med.* 1950; 243:648–659.
71. Winter RJ, Harris CJ, Phillips LS, et al. Diabetic ketoacidosis induction of hypocalcemia and hypomagnesemia by phosphate therapy. *Am J Med.* 1979;67:897–904.
72. White JR, Campbell RK. Magnesium and diabetes: a review. *Ann Pharmacother.* 1993;27: 775–780.
73. Horton R, Biglieri EG. Effect of aldosterone on the metabolism of magnesium. *Clin Endocrinol Metab.* 1962;22:1187–1192.
74. Cohen MI, McNamara H, Finberg L. Serum magnesium in children with cirrhosis. *J Pediatr.* 1970; 76:453–455.
75. Hellman ES, Tschudy DP, Bartter FC. Abnormal electrolyte and water metabolism in acute intermittent porphyria: transient inappropriate secretion of antidiuretic hormone. *Am J Med.* 1962;32: 734–746.
76. Heaton FW, Pyrah LN, Beresford LC, et al. Hypomagnesemia in chronic alcoholism. *Lancet.* 1962; 2:802–805.
77. Kalbfleish JM, Lindeman RD, Ginn HE, et al. Effects of ethanol administration on urinary excretion of magnesium and other electrolytes in alcoholic and normal subjects. *J Clin Invest.* 1963; 42:1471–1475.
78. McCollister RJ, Flink EB, Lewis MD. Urinary excretion of magnesium in man following the ingestion of ethanol. *Am J Clin Nutr.* 1963;12: 415–420.
79. Dunn MJ, Walser M. Magnesium depletion in

normal man. *Metabolism*. 1966;15:884–895.
80. Kreusser WJ, Kurokawa K, Aznar E, et al. Effect of phosphate depletion on magnesium homeostasis in rats. *J Clin Invest*. 1978;61: 573–581.
81. Coburn JW, Massry SG. Changes in serum and urinary calcium during phosphate depletion. *J Clin Invest*. 1970;49:1073–1087.
82. Domingues JH, Gray RW, Lemann J Jr. Dietary phosphate deprivation in women and men: effect on mineral and acid balance, parathyroid hormone and metabolism of 25-OH-vitamin D. *J Clin Endocrinol Metab*. 1976;43:1056–1968.
83. Tibbets DM, Aub JC. Magnesium metabolism in health and disease: III. In exophthalmic goiter, basophilic adenoma, Addison's disease and steatorrhea. *J Clin Invest*. 1937;16:511–515.
84. Marks P, Ashraf H. Apathetic hyperthyroidism and hypomagnesaemia and raised alkaline phosphatase concentration. *Br Med J*. 1978;1: 821–822.
85. Broughton A, Anderson IRM, Bowden CH. Magnesium deficiency syndrome in burns. *Lancet*. 1968;2:1156–1158.
86. Heaton FW, Pyrah LN. Magnesium metabolism in patients with parathyroid disorders. *Clin Sci*. 1963; 25:475–485.
87. Dancis J, Springer D, Cohlan SA. Fetal homeostasis in maternal malnutrition: 1. Magnesium deprivation. *Pediatr Res*. 1971;5:131–136.
88. Schindler AM. Isolated neonatal hypomagnesaemia associated with maternal overuse of stool softener. *Lancet*. 1984;2:822.
89. Harris I, Wilkinson AW. Magnesium depletion in children. *Lancet*. 1971;2:735–736.
90. Tsang RC. Neonatal magnesium disturbances. *Am J Dis Child*. 1972;124:282–293.
91. Clark PCN, Carrel IJ. Hypocalcemic, hypomagnesemic convulsions. *J Pediatr*. 1967;70:806–809.
92. Frankenhaeuser B, Meves H. Effect of magnesium and calcium on frog myelinated nerve fiber. *J Physiol*. 1958;142:360–365.
93. Gordon HT, Welsh JH. Role of ions in axon surface reactions to toxic organic compounds. *J Cell Physiol*. 1948;31:395–419.
94. Perry SV. Relation between chemical and contractile function and structure of skeletal muscle cell. *Physiol Rev*. 1956;36:1–76.
95. Welt LG, Gitelman H. Disorders of magnesium metabolism. *DM*. 1965;1:1–32.
96. Chutkow JG. Studies on the metabolism of magnesium in the magnesium deficient rat. *J Lab Clin Med*. 1965;65:912–926.
97. Wallach S, Cahill LN, Rogan FH, et al. Plasma and erythrocyte magnesium in health and disease. *J Lab Clin Med*. 1962;59:195–210.
98. Elin RJ. Assessment of magnesium status. *Clin Chem*. 1987;33:1965–1970.
99. Forbes RM. Effect of magnesium, potassium and sodium nutriture on mineral composition of selected tissues of the albino rat. *J Nutr*. 1966;88: 403–410.
100. Lim P, Jacob E. Magnesium deficiency in liver cirrhosis. *Q J Med*. 1972;41:291–300.
101. Lim P, Jacob E. Tissue magnesium level in chronic diarrhea. *J Lab Clin Med*. 1972;80:313–321.
102. Baldwin D, Robinson PK, Zierler KL, et al. Interrelations of magnesium, potassium, phosphorus and creatinine in skeletal muscle of man. *J Clin Invest*. 1952;31:850–858.
103. Skou JC. The (Na + K)activated enzyme system and its relationship to the transport of sodium and potassium. *Q Rev Biophys*. 1974;7:401–434.
104. Alleyne GA, Millward DJ, Scullard GH. Total body potassium muscle, electrolytes and glycogen in malnourished children. *J Pediatr*. 1970;76: 75–81.
105. Johnson CJ, Peterson DR, Smith EK. Myocardial tissue concentrations of magnesium and potassium in men dying suddenly from ischemic heart disease. *Am J Clin Nutr*. 1979;32:967.
106. Rasmussen HS, McNair P, Goransson L, et al. Magnesium deficiency in patients with ischemic heart disease with and without acute myocardial infarction uncovered by an intravenous loading test. *Arch Intern Med*. 1988;148:329–332.
107. Smith RH. Calcium and magnesium metabolism in calves: 4. Bone composition in magnesium deficiency and the control of plasma magnesium. *Biochem J*. 1959;71:609–615.
108. L'Estrange JL, Axford RFE. A study of magnesium and calcium metabolism in lactating ewes fed a semi-purified diet low in magnesium. *J Agric Sci*. 1964;62:353–368.
109. Miller ER, Ullrey DE, Zutaut CL, et al. Magnesium requirement of the baby pig. *J Nutr*. 1965; 85:13–20.
110. Chiemchaisri H, Phillips PH. Certain factors including fluoride which affect magnesium calcinosis in the dog and rat. *J Nutr*. 1965;86:23–28.
111. Dunn MJ. Magnesium depletion in the rhesus monkey: induction of magnesium-dependent hypocalcemia. *Clin Sci*. 1971;41:333–344.
112. MacManus J, Heaton FW. The effect of magnesium deficiency on calcium homeostasis in the rat. *Clin Sci*. 1969;36:297–306.
113. Buckle RM, Care AD, Cooper CW, et al. The influence of plasma magnesium concentration on parathyroid hormone secretion. *J Endocrinol*. 1968;42:529–534.
114. Targounik JH, Rodman JS, Sherwood LM. Regulation of parathyroid hormone secretion in vitro: quantitative aspects of calcium and magnesium ion control. *Endocrinology*. 1971;88: 1477–1482.
115. Chase LR, Slatopolsky E. Secretion and metabolic efficiency of parathyroid hormone in patients with severe hypo-magnesemia. *J Clin Endocrinol Metab*. 1974;28:363–371.
116. Connor TB, Toskes P, Mahaffey J, et al. Parathyroid function during chronic magnesium deficiency. *Johns Hopkins Med J*. 1972; 131:100–117.
117. Wiegmann T, Kaye M. Hypomagnesemic hypocalcemia: early serum calcium and late parathyroid hormone increase with magnesium therapy. *Arch Intern Med*. 1977;137:953–955.
118. Anast CS, Winnacker LL, Forte LR, et al. Impaired release of parathyroid hormone in magnesium deficiency. *J Clin Endocrinol Metab*. 1976;42:707–713.
119. Mennes P, Rosenbaum R, Martin K, et al. Hypomagnesemia and impaired parathyroid hormone secretion in chronic renal failure. *Ann Intern Med*. 1978;88:206–209.
120. Allen DB, Friedman AL, Greer FR, et al. Hypomagnesemia masking the appearance of elevated parathyroid hormone concentrations in familial pseudohypoparathyroidism. *Am J Med Genet*. 1988;31:153–158.

121. Cohan BW, Singer FR, Rude RK. End-organ response to adrenocorticotropin, thyrotropin, gonadotropin-releasing hormone and glucagon in hypocalcemic magnesium deficient patients. *J Clin Endocrinol Metab.* 1982;54:975–979.
122. Raisz LF, Niemann I. Effect of phosphate, calcium and magnesium on bone resorption and hormonal responses in tissue culture. *Endocrinology.* 1969;85:446–452.
123. Freitag JJ, Martin KJ, Comrades MB, et al. Evidence for Skeletal-resistance to parathyroid hormone in magnesium deficiency: studies in isolated perfused bone. *J Clin Invest.* 1979;64: 1238–1244.
124. Suh SM, Csima A, Fraser D. Pathogenesis of hypocalcemia in magnesium depletion. Normal end-organ responsiveness to parathyroid hormone. *J Clin Invest.* 1971;50:2668–2673.
125. Hahn TJ, Chase LR, Avioli LV. Effect of magnesium depletion on responsiveness to parathyroid hormone in parathyroidectomized rats. *J Clin Invest.* 1972;51:886–891.
126. Breitenbach RP, Gonnerman WA, Erfling WL, et al. Dietary magnesium, calcium homeostasis and parathyroid gland activity of chickens. *Am J Physiol.* 1973;225:12–17.
127. Reddy CR, Coburn JW, Hartenbower DL, et al. Studies on mechanisms of hypocalcemia of magnesium depletion. *J Clin Invest.* 1973;52: 3000–3010.
128. Estep H, Shaw WP, Watlington C, et al. Hypocalcemia due to hypomagnesemia and reversible parathyroid hormone unresponsiveness. *J Clin Endocrinol Metab.* 1969;29:942–948.
129. Muldowney FP, McKenna TJ, Kyle LH, et al. Parathormone-like effect of magnesium replenishment in steatorrhea. *N Engl J Med.* 1970;282: 61–68.
130. Woodard JC, Webster PD, Carr AA. Primary hypomagnesemia with secondary hypocalcemia, diarrhea and insensitivity to parathyroid hormone. *Am J Dig Dis* 1972;17:612–618.
131. Skyberg D, Stromme JH, Nesbakken HK, et al. Neonatal hypomagnesemia with selective malabsorption of magnesium: a clinical entity. *Scand J Clin Lab Invest.* 1968;21:355–363.
132. Fuss M, Cogan E, Gillet G, et al. Magnesium administration reverses the hypocalcaemia secondary to hypomagnesaemia despite low circulating levels of 25-hydroxyvitamin D and 1,25-dihydroxyvitamin D. *Clin Endocrinol (Oxf).* 1985;22:807–815.
133. Carpenter TO, Carnes DL, Anast CS. Effect of magnesium depletion on metabolism of 25-hydroxyvitamin D in rats. *Am J Physiol.* 1987; 252:E106–E113.
134. Whang R, Oei TO, Hamiter T. Frequency of hypomagnesemia associated with hypokalemia in hospitalized patients. *Am J Clin Pathol.* 1979;71:610.
135. Boyd JC, Bruns DE, Wills MR. Occurrence of hypomagnesemia in hypokalemic states. *Clin Chem.* 1983;29:178–179.
136. Watson KR, OíKell RT. Lack of relationship between $Mg2^{+}$ and K^{+}: concentration in serum. *Clin Chem.* 1980;26:520–521.
137. Whang R, Flink EB, Dyckner T, et al. Magnesium depletion as a cause of refractory potassium repletion. *Arch Intern Med.* 1985;145:1686–1689.
138. Rodriguez M, Solanki DL, Whang R. Refractory potassium repletion due to cisplatin-induced magnesium depletion. *Arch Intern Med.* 1989; 149:2592–2594.
139. Dyckner T, Webster PO. Ventricular extrasystoles and intracellular electrolytes before and after potassium and magnesium infusions in patients on diuretic therapy. *Am Heart J.* 1979;97:12–18.
140. Whang R, Welt LG. Observations in experimental magnesium depletion. *J Clin Invest.* 1963;42: 305–313.
141. Shine KL, Douglas AM. Magnesium effects on ionic exchange and mechanical function in rat ventricle. *Am J Physiol.* 1974;227:317–324.
142. Shine KL. Myocardial effects of magnesium. *Am J Physiol.* 1979;227:H413–H423.
143. Neff MS, Mendelsohn S, Kim KE, et al. Magnesium sulfate in digitalis toxicity. *Am J Cardiol.* 1971;79:57–68.
144. Seller RH, Cangiano J, Kim KE, et al. Digitalis toxicity and hypomagnesemia. *Am Heart J.* 1970; 79:57–68.
145. Francisco LL, Sawin L, Dibona GF. Mechanism of negative potassium balance in the magnesium-deficient rat. *Proc Soc Exp Biol Med.* 1981;168: 383–388.
146. Baehler RW, Work J, Kotchen TA, et al. Studies on the pathogenesis of Bartter's syndrome. *Am J Med.* 1980;69:933–939.
147. House WA, Bird RJ. Magnesium tolerance in goats fed two levels of potassium. *J Anim Sci.* 1975;41:1134–1140.
148. Engel FL, Martin SP, Taylor H. On the relation of potassium to the neurological manifestations of hypocalcemic tetany. *Johns Hopkins Med J.* 1949; 84:285–301.
149. Cronin RE, Ferbuson ER, Shannon WA, et al. Skeletal muscle injury after magnesium depletion in the dog. *Am J Physiol.* 1982;243:F113–F120.
150. Sellig MS. Electrocardiographic patterns of magnesium depletion appearing in alcoholic heart disease. *Ann N Y Acad Sci.* 1969;162: 906–917.
151. Krasner BS, Girdwood R, Smith H. The effect of slow releasing oral magnesium chloride on the QTC interval of the electrocardiogram during open heart surgery. *Can Anaesth Soc J.* 1981;28: 329–333.
152. Davis WH, Ziady F. The effect of oral magnesium chloride therapy on the PTC and QUC intervals of the electrocardiogram. *South Afr Med J.* 1978; 53:591–593.
153. Topol EJ, Lerman BB. Hypomagnesemic torsades de pointes. *Am J Cardiol.* 1983;52:1367–1368.
154. Tzivoni E, Keren A, Cohen AM, et al. Magnesium therapy for torsades de pointes. *Am J Cardiol.* 1984;53:528–530.
155. Gupta A, Lawrence AT, Krishnan K, et al. Current concepts in the mechanisms and management of drug-induced QT prolongation and trosade de pointes. *Am Heart J.* 2007;153:891–899.
156. Kraft LE, Katholi RE, Woods WT, et al. Attenuation by magnesium of the electrophysiologic effects of hyperkalemia on human and canine heart cells. *Am J Cardiol.* 1980;45:1189–1195.
157. Seller RH. The role of magnesium in digitalis toxicity. *Am Heart J.* 1971;82:551–556.
158. Roden DA. Magnesium treatment of ventricular arrhythmias. *Am J Cardiol.* 1989;63:43G–46G.
159. Flink EB. Therapy of magnesium deficiency. *Ann N Y Acad Sci.* 1969;162:901–905.

160. Nabarro JDN, Spencer AGD, Stowers JM. Metabolic studies in severe diabetic ketosis. *Q J Med.* 1952;21:225–248.
161. Jones JE, Shane SR, Jacobs WH, et al. Magnesium balance studies in chronic alcoholism. *Ann N Y Acad Sci.* 1969;162:934–946.
162. Caddell JL. Magnesium deficiency in extremis. *Nutr Today.* 1967;2:14–20.
163. Parfitt AM, Kleerekiper M. Clinical disorders of calcium, phosphorus and magnesium metabolism. In: Maxwell MH, Kleeman CR, eds. *Clinical Disorders of Fluid and Electrolyte Metabolism.* New York: McGraw-Hill; 1980:1110.
164. Allen BJ, Brodsky MA, Capparelli EV, et al. Magnesium sulfate therapy for sustained monomorphic ventricular tachycardia. *Am J Cardiol.* 1989; 64:1202–1204.
165. Sager PT, Widerhorn J, Petersen R, et al. Prospective evaluation of parenteral magnesium sulfate in the treatment of patients with reentrant AV supraventricular tachycardia. *Am Heart J.* 1990; 119:308–316.
166. Riesdesel ML, Folk GE Jr. Serum magnesium and hibernation. *Nature.* 1956;177:668.
167. Hannon JP, Larson AM, Young DW. Effect of cold acclimatization on plasma electrolyte levels. *J Appl Physiol.* 1958;13:239–240.
168. Pritchard JA. The use of magnesium ion in the management of eclamptogenic toxemias. *Surg Gynecol Obstet.* 1955;100:131–140.
169. Contiguglia SR, Alfrey AC, Miller N, et al. Total body magnesium excess in chronic renal failure. *Lancet.* 1972;1:1300–1302.
170. Wacker WE, Parisi AE. Magnesium metabolism. *N Engl J Med.* 1968;278:658–663,712–717, 772–776.
171. Spencer H, Lesniak M, Gatzo CA, et al. Magnesium absorption and metabolism in patients with chronic renal failure and in patients with normal renal function. *Gastroenterology.* 1980;79:26–34.
172. Randall RE Jr., Chen MD, Spray CC, et al. Hypermagnesemia in renal failure. *Ann Intern Med.* 1949;61:73–88.
173. Alfrey AC, Terman DS, Brettschneider L, et al. Hypermagnesemia after renal homotransplantation. *Ann Intern Med.* 1970;73:367–371.
174. Ditzler JW. Epsom salts poisoning and a review of magnesium-ion physiology. *Anesthesiology.* 1970; 32:378–380.
175. Stevens AR, Wolff HG. Magnesium intoxication: absorption from the intact gastrointestinal tract. *Arch Neurol.* 1950;63:749–759.
176. Weber CA, Santiago RM. Hypermagnesemia, a potential complication during treatment of theophylline intoxication with oral activated charcoal and magnesium containing cathartics. *Chest.* 1989;95:56–59.
177. Clark BA, Brown RS. Unsuspected morbid hypermagnesemia in elderly patients. *Am J Nephrol.* 1992;12:336–343.
178. Ghoneim MM, Long JP. The interaction between magnesium and other neuromuscular blocking agents. *Anesthesiology.* 1970;32:23–27.
179. Swift TR. Weakness from magnesium containing cathartics. *Chest.* 1989;95:56–59.
180. LeGeros RZ, Contiguglia SR, Alfrey AC. Pathological calcification associated with uremia. *Calcif Tissue Res.* 1973;13:173–185.
181. Verberckmoes SC, Persy V, Behets GJ, et al. Uremia-related vascular calcification: more than apatite deposition. *Kidney Int.* 2007; 71: 298–303.
182. Ennever J, Vogel JJ. Magnesium inhibition of apatite nucleation by proteolipid. *J Dent Res.* 1981; 60:838–841.
183. Tomazic B, Tomson M, Nancollas GH. Growth of calcium phosphates on hydroxyapaptite cystals: the effect of magnesium. *Arch Oral Biol.* 1975;20: 803–808.
184. Meema HE, Oreopoulos DG, Rapoport A. Serum magnesium level and arterial calcification in end-stage renal disease. *Kidney Int.* 1987;32:388–394.
185. Tzanakis I, Pras A, Kounali D, et al. Mitral annular calcifications in haemodialysis patients: a possible protective role of magnesium. *Nephrol Dial Transplant.* 1997;12:2036–2037.
186. O'Donovan R, Baldwin D, Hammer M, et al. Substitution of aluminum salts by magnesium salts in control of dialysis hyperphosphatemia. *Lancet.* 1986;1:880–882.
187. Parsons V, Baldwin D, Moniz C, et al. Successful control of hyperparathyroidism in patients on continuous ambulatory peritoneal dialysis using magnesium carbonate and calcium carbonate as phosphate binders. *Nephron.* 1993;63:379–383.
188. Delmez JA, Kelber J, Norword KY, et al. Magnesium carbonate as a phosphate binder: a prospective, controlled, crossover study. *Kidney Int.* 1996; 49:163–167.
189. Spiegel DM, Farmer B, Smits G, et al. Magnesium carbonate is an effective phosphate binder for chronic hemodialysis patients: a pilot study. *J Ren Nutr.* 2007;17:416–422.

第8章 レニン・アンジオテンシン・アルドステロン系の疾患

Thomas H. Hostetter

レニン・アンジオテンシン・アルドステロン(renin-angiotensin-aldosterone：RAA)系は血圧保持や，腎臓でのナトリウムや水分の排泄において中心的な役割を担っていることが長い間認められてきている．古典的な記述によれば，RAA系は腎臓の傍糸球体(juxtaglomerular：JG)細胞から分泌される蛋白分解酵素であるレニンによって，肝臓で産生された糖蛋白であるアンジオテンシノーゲンが不活性型アンジオテンシンⅠに変換されることで開始される．アンジオテンシンⅠはアンジオテンシン変換酵素(angiotensin-converting enzyme：ACE)により，アンジオテンシンⅡに分解される．アンジオテンシンⅡは，副腎皮質でアルドステロンの分泌を促進するなど，さまざまな生理学的作用を有する．アルドステロンは，遠位ネフロンにおけるナトリウム(Na)の再吸収を促進する．この系は，RAA系の他の構成因子やその他のメディエータにより主要な効果因子の分泌が影響されるという，フィードバックループを形成している．

RAA系の概念はこの20年で，新しいアンジオテンシン受容体，レニン受容体，さらなるアンジオテンシンペプチドの発見により，ますます複雑になってきている(**図8.1**)．多数の異なる生理学的，病態生理学的な機序が，アンジオテンシンやアルドステロンの作用と考えられている．内分泌系としてのRAA系の概念は，組織レベルでのアンジオテンシンⅡの局所的な産生に伴うパラクリンやオートクリンの効果も含むようになっている．本章では，RAA系のそれぞれの因子の総括に始まり，次に病態生理学的に重要な点について説明する．そのうえで，腎疾患患者におけるRAA系阻害とその重要性について述べる．

Ⅰ アンジオテンシノーゲン

アンジオテンシノーゲンは，55～60 kDaの血清糖蛋白であり，すべてのアンジオテンシン蛋白の前駆体として機能している．また，唯一の循環中のレニン基質であり，ロイシンとバリンの結合の分解がアンジオテンシンⅠデカペプチドを産生する．アンジオテンシノーゲン遺伝子のエンコードする蛋白産物は1つであるが，アンジオテンシノーゲンの分子量はさまざまであり，これは糖鎖付加の違いによるものである[1]．通常は低濃度で存在する高分子量の異型も同定されている．妊婦では，妊娠後期に血漿アンジオテンシノーゲン全体に占める高分子型が多くなり，高血圧や子癇前症に関連している[2]．

アンジオテンシノーゲンは肝臓によって主に合成され，分泌される．その合成には多くの因子が関与している可能性がある．アンジオテンシノーゲンは急性期反応物質であり，その合成は感染などのストレスによって促進される．また，グルココルチコイド，エストロゲン，甲状腺ホルモンも肝臓でのアンジオテンシノーゲン産生を増加させる[3]．アンジオテンシンⅡは正のフィードバックの作用で，アンジオテンシノーゲン産生を促進させる．その結果，アンジオテンシンⅡの産生が増加すると，レニン・アンジオテンシン(renin-angiotensim：RA)系の初めの部分の基質がより多くなることになる[4]．

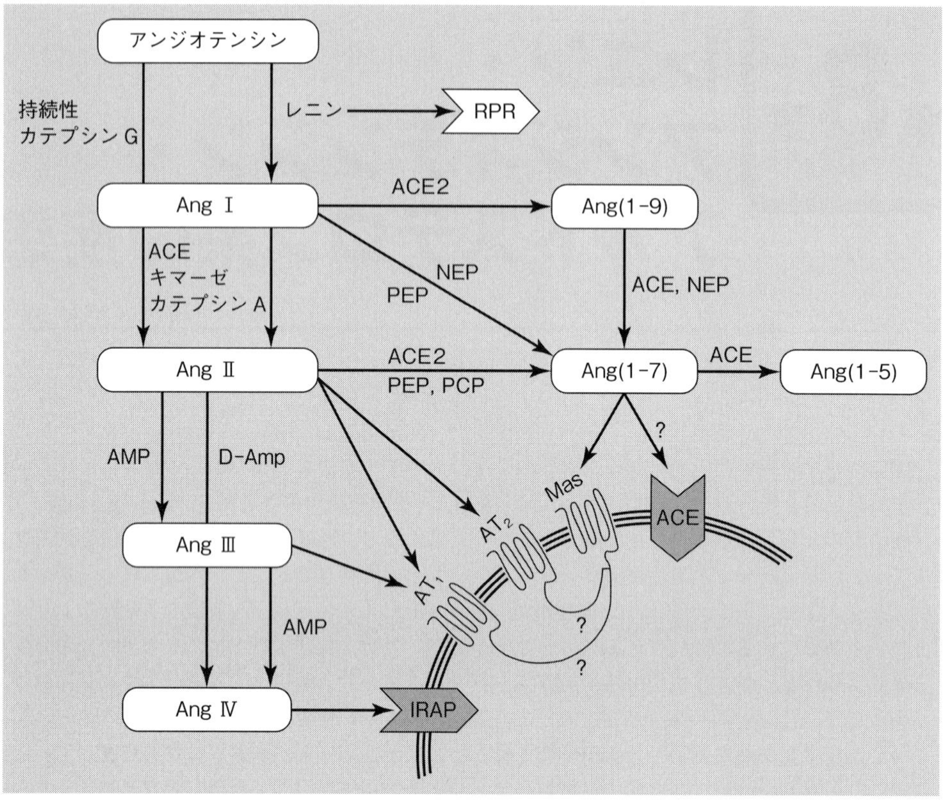

図 8.1　レニン・アンジオテンシン系の現在の概念．ACE：アンジオテンシン変換酵素，AMP：アミノペプチダーゼ，Ang：アンジオテンシン，AT_2：アンジオテンシン２型受容体，D-Amp：ジペプチジルアミノペプチダーゼ，IRAP：インスリンにより制御されるアミノペプチダーゼ，Mas：アンジオテンシン 1-7 受容体，NEP：中性エンドペプチダーゼ，PCP：プロリルカルボキシペプチダーゼ，PEP：プロリルエンドペプチダーゼ，RPR：レニン・プロレニン受容体（Santos RA, Ferreira AJ. Angiotensin-(1-7) and the renin-angiotensin system. *Curr Opin Nephrol Hypertens*. 2007；16：122-128 より許可を得て転載）

多くの臓器で同様の局所的なアンジオテンシノーゲン産生が存在している．アンジオテンシノーゲン mRNA の発現は，腎臓，心臓，血管組織，副腎，中枢神経系，脂肪，白血球で示されている[1,5]．腎臓では，アンジオテンシノーゲン mRNA は皮質，特に近位尿細管にもっとも多く存在するが，糸球体や髄質にも存在する[6]．

Ⅱ　レニン

レニンは 37 ～ 40 kDa のアスパルチルプロテアーゼ（蛋白分解酵素）であり，唯一の基質であるアンジオテンシノーゲンに高い特異性がある．レニン mRNA の翻訳は，不活性型の前駆体であるプレプロレニンを産生する．これは，小胞体に挿入される間に C 末端から 23 アミノ酸蛋白が除かれてプロレニンに転換される[7]．プロレニンは，速やかに直接的に，完全な形かあるいは未熟な顆粒に抱合された形で分泌され，活性型レニンに変化させられる，酵素前駆体である．プロレニンとレニンは，いずれも腎臓の傍糸球体（JG）細胞によって分泌される．しかし，プロレニンが循環血液中の主な形であり，レニンの血中濃度よりも 10 倍以上の高濃度で血漿中に存在する[8]．プロレニンは血液中もしくは局所の組織で，レニンに変化することが推測されており，プロレニン活性化酵素は血管内皮細胞や好中球で発見されている[9]．レニン mRNA は腎臓以外に，脳，肝臓，肺，顎下腺，前立腺，精巣，卵巣，脾臓，下垂体，胸腺など多臓器に存在している[10]．しかし，腎臓以外でのレニン産生は明確には示されておらず，レニン遺伝子を発現している腎臓以外の部位ではプロレニンを分泌しているが，レニンを分泌していない[11]．このため，血液中レニンのすべてではないが，その大半は腎臓から来ているようである．

(プロ)レニン受容体とよばれる機能的なレニン受容体は，レニンとプロレニンに特異的に結合するとされている．(プロ)レニン受容体は糸球体のメサンギウム，腎動脈と冠動脈の平滑筋細胞，胎盤，脳，肝臓に存在する[12]．レニンやプロレニンの結合は，アンジオテンシノーゲン分解の触媒効率を増加させ，また，マイトジェン活性化蛋白(mitogen-activated protein：MAP)キナーゼのERK1とERK2を活性化する経路の細胞内シグナルも誘導する[12]．(プロ)レニン受容体の結合は，トランスフォーミング(形質転換)成長因子β1(transforming growth factor-β1：TGF-β1)やプラスミノーゲン活性化因子阻害物質1(plasminogen activator inhibitor-1：PAI-1)，フィブロネクチン，コラーゲンⅠのような線維化促進分子の発現を増加させるきっかけとなる．これは，MAPキナーゼ経路の活性化によるものである[13〜15]．これらの結果は，受容体結合による蛋白分解によらない活性化経路においてプロレニンが機能的な役割を果たしている証拠となる．これは，レニンがアンジオテンシンⅡ非依存性に受容体を介した効果をもつことを示している．これらの発見は，レニン自体が線維化促進物質であり，腎疾患の進行に寄与していることを示唆している．

Ⅲ レニン分泌の調節

前述のように，レニンはそのほとんどが腎臓の輸入動脈にある傍糸球体(JG)細胞で産生されている．通常の場合，Na濃度はレニン分泌の主な決定因子となる．低ナトリウム血症は，細胞外液量を減少させることで，レニン放出を刺激する．逆に高ナトリウム血症は，細胞外液量の増加によって，レニン分泌を抑制する．体液量の変化は，レニンの産生と分泌を調節するいくつかの機序によって感知されている(**表8.1**)．

1. 腎臓の圧受容体

筋上皮由来のJG細胞は，輸入動脈壁の伸展の変化を介して腎臓の灌流圧の変化を感知する．また腎灌流圧の低下した状態で，血管壁の伸展の減少に反応し，レニン分泌を増加させる．逆に，輸入動脈壁の圧や伸展の増加に反応し，レニン分泌は抑制される．灌流圧とレニンの放出の連動は，JG細胞の伸展に関連して細胞質のカルシウム(Ca)濃度が変化することによると考えられている[16]．

2. 緻密斑

レニン分泌は緻密斑で調節されている．緻密斑はHenleループの太い上行脚にある特異化した尿細管細胞が密集する領域である．緻密斑に輸送される尿細管液の成分は，体液量に依存しないイオン感受性の機序によってレニンの放出を調節している．NaClの注射は血漿レニン活性(plasma renin activity：PRA)を速やかに低下させるが，これは相当量のdextran含有液による体液量増加ではみられない[17]．この効果は当初Na依存性と考えられていたが，さらなる研究によって尿細管液のクロライドの濃度が重要であることが示された．他の陰イオンとともに投与されたNaはレニン分泌を抑制しない．PRAはクロライドを含まないNa溶液の注射により抑制されないが，Naを含まないクロライド溶液によって抑制される[18]．このようにナトリウム投与によるレニン抑制は同時に投与しているクロライドに依存し，緻密斑で吸収されるクロライドの輸送強度に相関すると考えられている．これらの構造物の単離灌流実験は，緻密斑管腔でのNaClが低濃度であるとレニン分泌が刺激されることを示している．これは$Na^+/K^+/2Cl^-$共輸送体を介した緻密斑への塩分の流入に依存している[19]．緻密斑の尿細管細胞はJG細胞の輸入動脈に直接的に接していないので，セカンドメッセンジャーのシグナルとパラクリンの要素を含むさらなる機序が関連していると推定され

表 8.1　レニン分泌の調節因子

主な刺激因子
腎灌流圧の低下
緻密斑への NaCl 輸送の減少
β-アドレナリン刺激
他の刺激因子
プロスタグランジン(prostaglandin E_2：PGE_2，I_2：PGI_2)
ドパミン
グルカゴン
一酸化窒素(NO)
主な抑制因子
腎灌流圧の上昇
緻密斑への NaCl 輸送の増加
アンジオテンシンⅡ
他の抑制因子
アデノシン
心房性ナトリウム利尿ペプチド(atrial natriuretic peptide：ANP)
エンドセリン
バソプレシン
カルシウム
ビタミン D

る．アデノシンはレニン分泌を抑制し，緻密斑でのレニン放出の調節因子であると提案されている[20]．

3. 神経機構

神経は主に，交感神経系を介してレニン放出を調節している．いくつかのエビデンスによれば，これはβ-アドレナリン受容体によるようである．傍系球体装置(JG apparatus：JGA)には交感神経が密に入り込んでおり，β_1-アドレナリン受容体は傍系球体装置および糸球体に存在する[21～23]．β-アドレナリンアゴニストはレニン放出を刺激し，β-アドレナリンアンタゴニストはレニン分泌を減少させる．腎臓の交感神経の活動性の増加は，レニン分泌を刺激する．そして，β-アドレナリンの阻害は，この効果を抑制する[20]．レニン放出の神経調節の機序には，セカンドメッセンジャーとしてのサイクリックアデノシン一リン酸(cyclic adenosine monophosphate：cAMP)を産生するアデニル酸シクラーゼ活性化が関与すると推測される．

4. 内分泌とパラクリン(傍分泌)の機序

多くの要素が，レニン放出の調節に関連していることが示されてきた．もっとも重要なものがアンジオテンシンⅡであり，体液量にも尿細管での輸送過程にも依存しない負のフィードバックループによって，レニン放出を調節している．アンジオテンシンⅡは高濃度であると，輸入動脈でのレニン遺伝子の発現を調整し，レニンの分泌を直接抑制する[24,25]．ACE 阻害は，動物モデルで腎臓のレニン mRNA 発現を増加させ[24,26]，ヒトでは血漿レニン活性(PRA)を増加させる．これは少なくとも部分的にはレニンに対するアンジオテンシンⅡ(訳注：原文ではアンギオテンシンⅠとなっているが，誤りと思われるので訂正した)抑制性フィードバックを阻害することによる[27]．

ほかに多くの液性因子が，内分泌およびパラクリンの作用によって，レニン濃度に影響を与える[11]．アデニル酸シクラーゼの活性化薬は，cAMP レベルを上昇させることにより，レニン分泌を刺激する．このようなものには，プロスタグランジン(prostaglandin：PG)E_2，プロスタサイクリン(PGI_2)，ドパミン，グルカゴンなどがある．一酸化窒素は間接的に cAMP レベルを上昇させ，そうすることによりレニン放出も促進する．心房性ナトリウム利尿ペプチド(atrial natriuretic peptide：ANP)のような Na 利尿作用のあるホルモンは，グアニル酸シクラーゼの活性化を介して，レニン分泌を抑制する．Ca は JG 細胞からのレニン放出を抑制することが知られている．これは，アデニル酸シクラーゼの Ca 依存性の抑制による[28]．このように，エンドセリン，バソプレシン，アデノシンなどの Ca を遊離させるホルモンは，Ca の抑制性効果により，レニン分泌を阻害する．さらに，ビタミン D は，Ca 非依存性の機序によって，レニンの発現を抑制する[29]．

Ⅳ アンジオテンシン変換酵素

アンジオテンシン変換酵素(ACE)は亜鉛含有メタロプロテアーゼで，約 200 kDa の分子量をもつ．ACE はアンジオテンシンⅠ(Ang Ⅰ)の 2 つの C 末端アミノ酸(His-Leu)を開裂し，アンジオテンシンⅡ(Ang Ⅱ)オクタペプチドを形成する．Ang Ⅰから Ang Ⅱへの変換は血管系全体で速やかに行われる．ACE は腎臓を含めた多くの血管床の内皮細胞の表面に存在する．ACE の合成の主な部位は肺の血管であるため，肺を 1 回通るとほぼ完全に Ang Ⅰから Ang Ⅱへの変換が行われる[30]．

レニンの基質特異性とは対照的に，ブラジキニン，エンケファリン，サブスタンス P，黄体ホルモンなどの多くの小ペプチドが ACE によって加水分解されるかもしれない[31～35]．このように，強力な血管収縮物質である Ang Ⅱの産生に加えて，ACE は血管拡張作用のあるブラジキニンを不活性型断片へと分解する．これは，多くの生物学的な経路において，ACE が重要な役割をもちうることを強調するものである．ACE の血漿濃度は甲状腺機能低下症や糖尿病，サルコイドーシス，その他の肉芽腫性疾患など，多くの疾患によって影響されうる[36～38]．健常者ですら ACE 濃度はさまざまであるが，ACE のレベルと高血圧のリスクの相関は明らかになっていない[39,40]．

ヒトの ACE 遺伝子は第 17 番染色体に存在する[39]．アミノ酸シークエンスで 68％が一致する 2 つの触媒ドメインがある．血漿中には可溶型 ACE があるが，その役割はいまだに解明されていない．1 つの触媒ドメインをもつ ACE のより短い型は精巣に存在する．血管内皮の ACE と対照的に，精巣型はアンドロゲンによって調節されるようである．

腎臓では，ACE は近位尿細管刷子縁および血管内皮細胞に存在する[41,42]．近位尿細管刷子縁に存在する ACE については，いくつかの機能が想定されている．濾過されたペプチドを分解して上皮細胞により再吸収させることに関与するのかもしれない[42]．また，あるいは近位尿細管液の再吸収を促すため Ang Ⅱの局所産生を行っているのかもしれない．

ACE の血管系における発現は，内皮に限局していない．ヒトのアテローム性動脈硬化のプラークでは，マクロファージや他の炎症細胞が ACE の重要な供給源である[43]．ACE 遺伝子における 287 塩基対 DNA の挿入/欠失の遺伝子多型は，臨床的な結果と関連することが判明している．欠失多型は高い ACE レベルと関連し[40]，高血圧患者において微量アルブミン尿，網膜症，左室肥大の高いリスクとの関連がある[44]．欠失(D 対立遺伝子)は高血圧や糖尿病患者における腎臓病の存在とも関連する[45,46]．挿入(I 対立遺伝子)と比較すると，ホモ接合体の欠失を有する糖尿病性腎症患者では，ACE 阻害物質の腎保護作用が少ないかもしれない[47]〔訳注：最近の解析では欠失多型の糖尿病性腎症患者のほうが RA 系阻害に対する反応性はよいとされている(Ruggenenti P et al. Angiotensin converting enzyme insertion/deletion polymorphism and renoprotection in diabetic and nondiabetic nephropathies. *Clin J Am Soc Nephrol.* 2008 Sep；3(5)：1511-25)〕．

Ⅴ アンジオテンシン

アンジオテンシンⅡ(Ang Ⅱ)は，血管の伸展や腎臓での Na や水分の排泄の調節をする多彩な機能をもつ強い血管収縮物質である．その効果の詳細については後述する．Ang Ⅱは Ang Ⅰから ACE によって C 末端ジペプチドを分離することで産生される．Ang Ⅱ産生には，その生理学的な重要性はいまだ明らかになってはいないが，ACE が関与していない別の経路もあることが示唆されている．トニン(tonin)，カテプシン(cathepsin)，およびカリクレイン(kallikrein)は，アンジオテンシノーゲンから直接的に Ang Ⅰあるいは Ang Ⅱを合成できる[48]．最近のエビデンスでは，心血管組織での Ang Ⅱ産生には，キマーゼを介する経路も重要であることが示唆されている[49]．

血漿中の Ang Ⅱの半減期は 1～2 分程度と非常に短い．分解は主としてアミノペプチダーゼによって行われる[50]．Ang Ⅱはアミノペプチダーゼ A あるいはグルタミン酸アミノペプチダーゼによって Ang Ⅲに加水分解される．Ang Ⅲは，Ang 2-8 によって形成されるヘプタペプチド(heptapeptide)である．Ang Ⅲは Ang Ⅱに比べるとはるかに血漿中での半減期が短く[53]，末梢血管収縮作用が弱い[51, 52]．また，1970 年代以来，Ang Ⅲが副腎球状帯からのアルドステロン放出を刺激することが示唆されている[54]．Ang Ⅲは中枢神経系においても RA 系の重要なメディエータであるようだ．脳室内への Ang Ⅱおよび Ang Ⅲの注入は，同じように昇圧と飲水反応を引き起こす[52, 55]．また，Ang Ⅲは脳でのバソプレシン放出を促進させる主な因子でもある可能性がある[56]．そして，アミノペプチダーゼによるさらなる分解により，Ang Ⅲは Ang 3-8 で構成されるヘクサペプチド(hexapeptide)である Ang Ⅳに変換される．

最近のデータは Ang Ⅳが細胞増殖の調節や血管の炎症反応に関与していることを示唆している．Ang Ⅳは血管内皮のプラスミノーゲン活性化因子阻害物質 1(PAI-1)の発現を刺激している[57]．血管平滑筋細胞では，核因子(nuclear factor：NF) $\kappa\beta$ 経路を活性化して，単球走化性蛋白 1(monocyte chemoattractant protein-1：MCP-1)，細胞間接着因子 1(intercellular adhesion module-1：ICAM-1)，インターロイキン 6(interleukin：IL-6)，腫瘍壊死因子 α (tumor necrosis factor-α：TNFα)の発現を増加させる[58]．Ang Ⅳはまた記憶や認知においても重要な役割をもつ可能性がある[59]．

アンジオテンシンはエンドペプチダーゼによっても加水分解されるが，もっとも生理学的に重要と思われるのは中性エンドペプチダーゼ(neutral endopeptidase：NEP)である．NEP は直接的に Ang Ⅰを Ang 1-7 に変換する[60]．また，Ang 1-7 は Ang Ⅱからプロリルエンドペプチダーゼやプロリルカルボキシペプチダーゼ[61]を介しても，ACE2(後述する)による分解によってと同様に，形成されうる．以前は活性がないと考えられていたが，Ang 1-7 は輸入動脈の血管を拡張させ[62]，おそらく近位尿細管での Na^+/K^+ ATPase を抑制することで，利尿や Na 利尿を刺激することが示唆されている[63]．血管拡張作用に加えて，Ang 1-7 は心肥大，線維化を減少させ，心臓のリモデリングを予防する[64, 65]．これらの作用は G 蛋白共役 Mas 受容体への結合を介している[65, 67]．ACE2-Ang 1-7-Mas 系路は Ang Ⅱ作用に対して逆に働き，RA 系における拮抗調節機構であると提案されている[67]．

Ⅵ アンジオテンシン受容体

アンジオテンシンⅡ(Ang Ⅱ)は Ang 受容体のサブタイプの 1 つに結合することで作用する．サブタイプのなかでも，もっともよく特徴がわかっているのは 1 型と 2 型受容体であり，AT_1，AT_2 といわれる．いずれの受容体のサブタイプも，G 蛋白と共役した 7 回膜貫通型の受容体である．AT_2 受容体の機能が徐々に明らかになってきているものの，血管収縮，アルドステロン分泌，交感神経系の亢進，細胞の成長や増殖などの Ang Ⅱの既知の効果は，ほとんどすべて AT_1 受容体の作用である．

AT_1 受容体は脳や心臓や副腎，腎臓や血管系など，さまざまな臓器に存在する[68]．心臓では，受容体は広く全体に分布しており，Ang Ⅱの結合によって，陽性変力作用や変時作用が引き起こされる[69]．しかし，もっとも受容体が密に存在するのは伝導系である．Ang Ⅱの AT_1 受容体への結合は，副腎皮質球状帯からアルドステロン分泌と，副腎髄質のクロム親和性細胞からのカテコラミン放出を刺激する．血管系全体にわたる平滑筋細胞での受容体の高レベルの発現は，Ang Ⅱによる血管の緊張性の変化を司っている．腎臓においては，AT_1 受容体は輸入細動脈，糸球体メサンギウム細胞，腎髄質の間質細胞，直血管，尿細管全体に存在する[70, 71]．Ang Ⅱは Na と水の再吸収を刺激し，糸球体濾過量(glomerular filtration rate：GFR)を調節し，これらの受容体を介して緻密斑からのレニン分泌を抑制する．Ang IIによるAT_1受容体の活性化は，JAK(Janus Kinase)およびSTAT(signal transducers and actibators of transcription)経路の因子の活性化などにより細胞の成長と増殖を促進し[72]，TGF-β1および塩基性線維芽細胞成長因子(basic fibroblast growth factor：bFGF)のような成長因子を発現し，血管平滑筋細胞および心筋細胞の肥大を促進する[73～75]．

AT_2受容体は，AT_1受容体の作用と相反するようにみえる．AT_2受容体は，心筋線維芽細胞[76]，副腎髄質[68]，腎糸球体，輸入細動脈，近位尿細管，直血管に存在する[71,77]．AT_2受容体は胎児の発達過程において腎間葉系に大量に発現しており，腎臓が正常に発達するうえで重要な役割を担っていることが示唆される[78]．しかし，AT_2受容体ノックアウトマウスでは，行動やAng II投与に対する昇圧作用を含めた心血管機能への影響はあるものの，正常に腎臓は発達する[79,80]．AT_2受容体は腎臓において，血管拡張因子の産生を司り，ブラジキニンや一酸化窒素(NO)などが関与する経路を介して，Na利尿を促進する[81]．AT_1受容体とは異なり，AT_2受容体は細胞増殖を抑制し，分化を促進する．このように，AT_2受容体は一般的に保護的な役割をもつとされている．例えば，AT_2受容体ノックアウトマウスで部分的に腎摘出した慢性腎臓病(chronic kidney disease：CKD)モデルを誘導すると，野生型のマウスに比べ，より強い腎機能障害を呈する[82]．

AT_1とAT_2受容体と異なるAng受容体も同定されている．Ang IVはAT_4受容体に親和性が高いが，AT_1やAT_2のサブタイプには親和性が低い．AT_4受容体は腎臓や心臓，中枢神経系や副腎など多臓器に存在する[59]．インスリン調整性アミノペプチダーゼ(insulin-regulated aminopeptidase：IRAP)は，Ang IVの機能的な受容体と考えられている[83]が，まだ議論の余地がある[59]．前述のように，G蛋白共役Mas受容体はAng 1-7の機能的な受容体として同定されている．Masノックアウトマウスは心機能障害があり，コラーゲン発現を線維化促進状態へ変化させる[84]．

VII　アンジオテンシンII

アンジオテンシンII(Ang II)は細胞外液(ECF)量や血圧の調節を行うレニン・アンジオテンシン(RA)系の主要なエフェクターであり，心臓，腎臓，血管系，副腎，中枢神経系，腸管など多臓器に作用する．心血管機能に関するAng IIの効果には，直接的に血管の平滑筋細胞を収縮させることにより，血管抵抗を増加させ，心筋の収縮能を高めることで，全身の血圧を維持することなどがある．Ang IIは副腎髄質や交感神経末端からのカテコラミンの放出を刺激し，交感神経系の活動性を増加させ，カテコラミンによる血管収縮反応を強める可能性がある[85,86]．Ang IIは，副腎球状帯からのアルドステロン放出を刺激し，口渇と飲水を促し，腎臓でのNa輸送を増加させることで，塩分や水分の保持を促し，ECF量を保つ．

腎臓では，Ang IIは直接的に腎血行動態，GFR，尿細管輸送を調節している．Ang IIの腎臓での作用はIchikawaとHarrisによるよい総説[87]がある．Ang IIは主にプロテインキナーゼC(protein kinase C：PKC)産生を介し，細動脈を収縮させる[88]．Ang IIは輸出入細動脈の両方と小葉間動脈を収縮させる[89～91]．通常状態で輸出細動脈の径のほうが輸入細動脈よりも細いということも部分的に関与し，Ang IIの作用による血管抵抗の増加は輸出細動脈のほうで大きい[92]．こうして腎血流が低下しても糸球体毛細血管圧が上昇して，これが全身の血圧が低下した状態でGFRを維持する作用をもつ．

Ang IIの血管での作用は，血管内皮細胞や血管平滑筋細胞，糸球体メサンギウム細胞から産生される他の血管作動性物質によって修飾される．血管拡張性を有するプロスタグランジンおよびNOは血管抵抗性の増加を最小限にとどめる一方で，エンドセリン1[93]やリポキシゲネース経路の代謝産物は，Ang IIによる血管収縮を仲立ちしている可能性がある[94]．

自動調節機構は，全身の血圧が大きく変動するにもかかわらず，腎血流量およびGFRを比較的一定に維持するために重要である．2つの重要な経路が，自動調節を維持していることが認識されている．輸入細動脈壁の筋原性圧受容体は伸展の変化として表れる灌流圧の変化に反応する．緻密斑へのクロライド輸送の変化は，GFR と尿細管流を正常に戻す反応を促進する．この後者の効果は尿細管糸球体フィードバック機構(tubuloglomerular feedback mechanism)とよばれる．Ang Ⅱは自動調整の維持に主要な役割を果たすことが期待されるかもしれないが，そうではないようである．むしろ，Ang Ⅱは尿細管糸球体フィードバック機構に消極的な影響を及ぼし，輸入細動脈などを緻密斑細胞からのシグナルに対して敏感にする[95]．他の昇圧物質はこのような反応を起こさない[96]．

Ang Ⅱは近位尿細管に対する直接効果があり，重炭酸イオン(HCO_3^-)と同様に Na および水の再吸収を促進する．Ang Ⅱは近位尿細管上皮細胞での管腔側膜にある Na^+/H^+ 交換輸送体の活動を増加させることで Na^+ の取り込みを促進する[97]．Ang Ⅱは基底膜側の Na^+/K^+ ATPase 活性を刺激し，さらに Na^+ 輸送に寄与する[98,99]．基底膜にある $Na^+(HCO_3^-)$ 共輸送体も Ang Ⅱによって活性化される[100]．全体として Ang Ⅱの効果は，近位尿細管の初めの部分(S_1 分節)での水分や Na の再吸収の 40 ～ 50％を司る可能性がある[101]．Ang Ⅱはまた，Henle ループの太い上行脚や遠位尿細管での Na^+ 再吸収も促進する[102]．

Ang Ⅱは細胞の成長や増殖に効果があり，さまざまな面で組織障害に寄与するかもしれない[49]．Ang Ⅱは TGF-β やエンドセリン 1 のような成長因子の産生を促進する．Ang Ⅱは，アポトーシスの作用を媒介するようである．Ang Ⅱは NF-κB や単球走化性蛋白 1(MCP-1)のようなメディエータを介して炎症反応を誘導する．これらの炎症や線維化は，部分的には Ang Ⅱによる糸球体硬化や尿細管の線維化についても説明する[103]．

Ⅷ アンジオテンシン変換酵素関連カルボキシペプチダーゼ

RA 系の古典的概念は，ACE 関連カルボキシペプチダーゼ，ACE2，そして生物学的活性のある他のアンジオテンシンペプチドの発見により拡大されてきている．ACE2 蛋白は肺や小腸の上皮と同様[105]に，心臓，腎臓，精巣にも発現している[104]．ACE のように，ACE2 は膜型と分泌型の両者がある酵素である．ACE2 は 2 つの経路を介して Ang 1-7 からなるヘプタペプチドを産生する．ACE は Ang Ⅰの C 末端のロイシン残基を開裂し，Ang 1-9 を産生するが，Ang 1-9 の機能はいまだにわかっていない．Ang 1-9 は次に ACE によって Ang 1-7 に変換される．Ang 1-7 は，ACE2 によって Ang Ⅱの 1 残基を開裂することによっても形成される．血管拡張作用のある Ang 1-7 の産生と，Ang Ⅱの分解の両方を行うという特性は，Ang Ⅱの昇圧作用に対して ACE2 は拮抗的な調節作用を有することを示唆している[106]．実際，ACE2 欠損マウスに Ang Ⅱを注入すると，対照のマウスと比較してより強い昇圧作用を示し，腎臓の Ang Ⅱ濃度も高い[107]．ACE2 は心臓の構造や機能においても重要な役割を担っている可能性がある[108]．腎臓においては，ACE2 は血管内皮細胞，糸球体，尿細管上皮に存在することが見出されている[105,109]．ACE2 ノックアウトマウスは遅発性に糸球体硬化症を発症する．これは，Ang Ⅱ 1 型受容体阻害によって予防され，糸球体の障害が Ang Ⅱ依存性であることを示唆している[110]．糖尿病は早期では，糸球体での ACE2 の発現が減少し，ACE2 抑制によりアルブミン尿が多くなることがある[111]．しかし，糖尿病性腎症と ACE2 の関連はいまだ明らかではない[112～114]．ACE2 にはそれ以外に予想もされなかった機能があり，重症急性呼吸促迫症候群(severe acute respiratory syndrome：SARS)のコロナウイルスの機能的受容体である[115]．ACE2 ノックアウトマウスの SARS 感染は，野生型マウスと比較すると軽症であり，ウイルスの複製も減少している[116]．

Ⅸ 局所レニン・アンジオテンシン系

ここ 20 年以上の間に，古典的な循環中のレニン・アンジオテンシン(RA)系が，全体像のごく一部にすぎないことが明らかになってきた．現在では，さまざまな場所で局所的に Ang Ⅱが産生されているという証拠が豊富にあり，いくつかの臓器では完全な RA 系があることが示唆されている．

レニンは腎臓でのみ分泌されることが示されているが，レニン mRNA は多くの組織で発見されている．Ang II は腎臓の多くの部位で産生され，近位尿細管での濃度は血漿の 100 ～ 1,000 倍の高濃度である．傍糸球体(JG)細胞や尿細管間質での Ang II 産生に加えて，Ang II は膜結合型 ACE によって近位尿細管で産生されている可能性がある．そして，管腔内の Ang II は遠位尿細管および集合管における Na の再吸収を刺激するかもしれない[49]．アンジオテンシンを介した効果の全貌は，局所性および全身性での RA 系の作用の総和としてみる必要があるかもしれない．特に局所的な RA 系がパラクリン・オートクリンとして働き，心肥大や線維化，血管の炎症やリモデリング，体温調節や行動制御などさまざまなプロセスに対して細胞レベルで効果を及ぼし調節しているのではないかと提唱されている[117]．

X　アルドステロン

アルドステロンは副腎皮質で産生されるステロイドホルモンの1つで，Na および K バランスの主要なステロイド調節因子であり，ミネラルコルチコイドに分類される．アルドステロンは皮質最外層，球状帯で合成される．特異的な輸送体は同定されていないが，アルドステロンはホルモンの合成が増加し，副腎細胞膜を通過して単純拡散する結果，副腎から分泌されると考えられている．循環中のアルドステロンは約 50%が蛋白質に非特異的に結合しており，大半がアルブミンに結合している．アルドステロンは主に肝臓で代謝されるため，肝障害の際に濃度上昇を認める．また腎臓でも，生理的に不活性なグルクロニド結合を介して不活性化される．これらのものや，その他の不活化代謝産物は，尿中へ排泄される．活性ホルモン血中濃度の測定に加え，尿中排泄代謝物の測定はアルドステロン分泌の一般的な評価方法である[118]．

1．分泌刺激

いくつかの刺激が副腎で合わさって，アルドステロン合成と分泌を増やす(**表 8.2**)．もっとも重要なものがアンジオテンシンであり，前述のように ACE カスケードで産生される活性ペプチドである．Ang II は副腎細胞表面で G 蛋白共役 1 型受容体に働き，アルドステロン合成を開始する[118]．さらに，β-アレスチンを介する経路は，副腎での Ang II の信号伝達に関与するとされている[119]．

血漿カリウム(K)はアルドステロン分泌の次の主要なシグナルである．血漿 K の 0.1 mEq/L というわずかな上昇は，血漿アルドステロンを 25%上昇させうる[118]．K と Ang II は別々にアルドステロン分泌を刺激できるが，効果は相乗的なようである．例えば，Ang II レベルが変換酵素の薬理的阻害で抑制されていると，Ang II が正常レベルのときよりも，K のアルドステロンへの刺激能は低くなる．しかし，Ang II が外因性に投与されると，K の効力は完全に回復する．このように，K が

表 8.2　アルドステロン分泌刺激

主な刺激
アンジオテンシンII(Ang II)
カリウム(K)
その他の刺激
副腎皮質刺激ホルモン(ACTH)
エンドセリン
セロトニン
阻害物質
心房性ナトリウム利尿ペプチド(ANP)
ドパミン
ソマトスタチン

十分に効果を発揮するためには Ang IIの刺激作用が必要なようである[120]. Ang II産生や活性の阻害薬を投与されている患者で，Kのみではアルドステロン分泌維持が比較的できないことは，この相互作用により説明される.

多くの他の物質がアルドステロン分泌に影響しうる．それらには，副腎皮質刺激ホルモン(adrenocorticotropic hormone：ACTH)，心房性ナトリウム利尿ペプチド(ANP)，エンドセリン，ドパミンなどがある[118].

しかし，これらの他の因子は，主な制御因子である Ang IIや K と比較し，比較的影響が小さいようである.

2. 作　用

Na と K のバランスは，アルドステロンにより強く影響される．アルドステロンは上皮 Na チャネル(epithelial sodium channel：ENaC)の調節を介して遠位ネフロンでの Na の再吸収を高める．これとおそらく他の尿細管の影響で，アルドステロンは K 分泌も増加させる．このようにアルドステロンは血漿 K 値と同様に，ECF 量と血圧の決定因子として作用する.

3. ナトリウムとカリウム輸送への影響

アルドステロンは ENaC 発現に直接的および間接的に影響する(**図 8.2**)．ステロイドホルモン作用の古典的モデルでは，アルドステロンは細胞質のミネラルコルチコイド受容体へ結合する．この複合体は核へ移行し，その結果 ENaC サブユニットのような標的遺伝子の転写を増加させる[121]．アルドステロンの別の遺伝子標的は血清グルココルチコイド誘導性キナーゼ 1(serum and glucocorticoid-regulated kinase 1：SGK1)である．この酵素はアルドステロンにより転写制御され[122,123]，ENaC 分解を促進する制御蛋白である Nedd4-2 をリン酸化して抑制する役割を担う[124,125]．こうしてアルドステロンは同様に ENaC 輸送を調整し，Na 再吸収を調節する.

ミネラルコルチコイド受容体はコルチゾールへの親和性と同等のアルドステロンへの親和性をもつ．コルチゾールはアルドステロンよりも高濃度で存在するため，アルドステロンが作用する場所では周囲のコルチゾールの影響なしでアルドステロン単独で作用できるようにするために，11β-ヒドロキシステロイドデヒドロゲナーゼ酵素が必要で，これがコルチゾールを代謝する．この効果の一部はコルチゾールの単純な分解により，また一部は関連して上昇するニコチンアミドアデニンジヌクレオチド(nicotinamide adenine dinucleotide reduce form：NADH)によりコルチゾール-ミネラルコルチコイド受容体複合体の転写活性が低下することで達成されると考えられる.

上記のように，血漿 K^+の上昇がアルドステロン分泌を増加させる[126]．ミネラルコルチコイドは腎髄質外層カリウム(renal outer medullary potassium：ROMK)チャネルの発現を高めることが示されており，ROMK は K^+分泌を刺激する[127]．この効果は Na 再吸収と相乗的で，Na 再吸収は腎尿細管の管腔側の電位を陰性化することで K^+分泌を促進する．アルドステロンもこの効果を増幅させるため SGK1 を介して作用する．SGK1 は ROMK 活性を増強するために Na^+/H^+交換制御因子 2 (Na^+/H^+exchange regulating factor 2：NHERF2)と協調して働くようである[128]．この所見は，SGK1 ノックアウトマウスで腎 K^+クリアランスが障害されていることから支持されている[129].

アルドステロンは，腎上皮に発現する ENaC に加え，腸管，唾液，汗腺上皮組織に発現する ENaC をも制御しており，これらも Na と K の恒常性に関与している[130].

数多くの他の血行動態を介さないアルドステロン作用経路の研究が始まっている．そのなかのいくつかは後述する．しかし，アルドステロンが腎臓や生体を障害するのは，動脈圧やおそらく糸球体内圧を上昇させているのが主な原因であるようである．ほとんどの障害動物モデルでは同時に高塩分を摂取させる必要があり，例えば慢性的な塩分不足のように，高血圧を伴わない二次性アルドステロン症で組織障害がないことは，高血圧が果たす主要な役割を示している[131,132]．アルドステロン値が抑制されている Liddle 症候群患者で腎不全が起こるのは，他のどのようなアルドステロン依

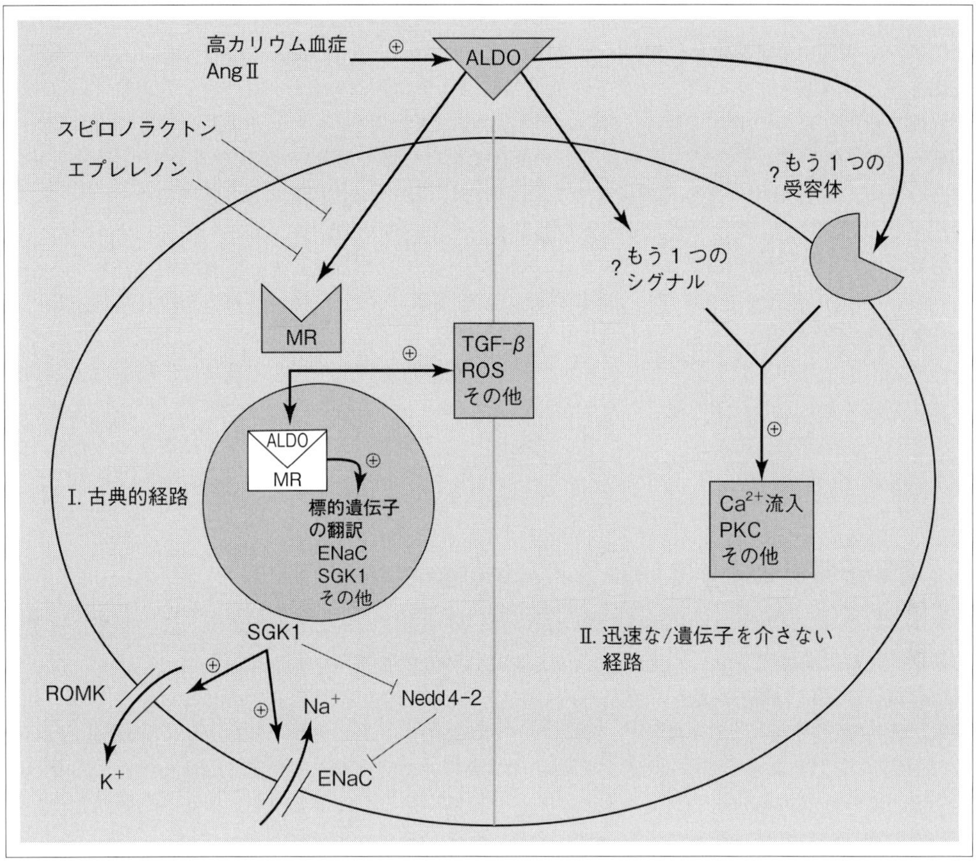

図 8.2　アルドステロン生理学の図．腎不全では，アルドステロン分泌が主にアンジオテンシンII（Ang II）と高カリウム血症で刺激されるようである．副腎皮質刺激ホルモンなどの刺激も関与しうる．アルドステロン（ALDO）は迅速な遺伝子発現を介さない“非ゲノム（non-genomic）”経路と，ミネラルコルチコイド受容体（MR）を介した確立した古典的経路で作用することができる．図に示すように，遺伝子の転写，あるいはより直接的な機構により，アルドステロンは多くの効果を引き起こす．スピロノラクトンとエプレレノンはミネラルコルチコイド受容体へアルドステロンの競合拮抗物質として機能する．“?”はこれらの経路での重要性あるいは存在が不確実であることを示す．ROS：活性酸素，TGF-β：transforming growth factor-β（トランスフォーミング成長因子β），PKC：プロテインキナーゼC，ENAC：上皮 Na チャネル，Nedd4-2：ユビキチン-蛋白リガーゼ，SGK1：serum-glucocorticoid kinase 1（血清グルココルチコイドキナーゼ1），ROMK：腎髄質外層 K チャネル（Ponda MP, Hostetter TH. Aldosterone antagonism in chronic kidney disease. *Clin J Am Soc Nephrol*. 2006；1：668-677 より許可を得て転載）．

存経路が作用しているとしても，古典的な食塩依存性高血圧が非常に重要であることを示唆している[133]．

4. 非輸送系作用

副腎外組織もアルドステロンを合成する可能性がある．血管系，腎臓，心臓は合成部位として報告されている[134～136]．しかし，副腎摘出でアルドステロン濃度が事実上ゼロとなることから，これらの潜在的な供給源はいずれもアルドステロンの血漿濃度に寄与しない．さらに，最近のデータはアルドステロンの心臓での合成に疑問を投げかけている[137,138]．しかし，血管系と心臓を含み，多くの非上皮組織にミネラルコルチコイド受容体が存在することから，非古典的標的組織はアルドステロンを産生しようとしまいと，アルドステロンに対して本当に反応する可能性がある[139]．

アルドステロンの細胞外液量を増加させて，結果的に高血圧を引き起こすというよく知られている効果以外に，アルドステロンには直接の血管に対する作用があることが示唆されている．健常者へのアルドステロン急速投与に対し，全身血管抵抗(systemic vascular resistance：SVR)は軽度に変化するという報告がある[140]．ウサギの糸球体輸出入細動脈は *ex vivo* でアルドステロンに反応して収縮する[141]．このモデルでは，Ca 流量の増加が重要であり，Ca チャネル遮断によりその効果は抑制可能である．アルドステロンの血管への直接効果は複雑であり，一酸化窒素(NO)との相互作用などもある．*in vivo* でのこれらの直接的な血管収縮作用が恒常性維持の役割をもつか，それがどの程度重要なのかについては，まだ研究が行われている最中である．

血管内圧の上昇に加えて，アルドステロンはサイトカインの刺激によっても障害に寄与するかもしれない．TGF-β とプラスミノーゲン活性化因子阻害薬 1(PAI-1)はいずれも線維化を促進し，その分泌はアルドステロンによって引き起こされる[142,143]．これらのサイトカインに加えて，ほかの炎症性サイトカインがアルドステロンに影響されて脂肪細胞で産生される．最後に，細胞にアルドステロンを加えることで，活性酸素の産生が観察されている．これらの知見により，アルドステロンが炎症および酸化効果により，インスリン抵抗性とメタボリックシンドロームに寄与するという概念が生まれた．

5. 遺伝子発現を介しない非ゲノム(nongenomic)作用

アルドステロンは数分以内に細胞シグナルのマーカーを変えることができる．この効果は古典的ゲノム作用では説明できない．実際に，効果は蛋白発現が増加するずっと前に生じており，転写や蛋白合成の阻害に影響されない[144,145]．したがって，これらは“非ゲノム(nongenomic)”作用とよばれる．Na 流入に加えて，Ca 流入[146]，細胞内 pH の変化[147]，プロテインキナーゼ C(protein kinase C：PKC)活性[148]のような他の迅速な，あるいは早期のイベントが，アルドステロンへの反応として起こる．これらが古典的ミネラルコルチコイド受容体を介した効果なのか，独立した経路を介したものなのかについては，相反するデータがある．ある研究は，例えば spironolactone(後述する)のような薬理学的ミネラルコルチコイド拮抗薬(アンタゴニスト)による抑制を示しているのに対し，示していない研究もある[149]．実際，アルドステロンについて前述した作用の多くは，とりわけ報告されている直接的な血管作用は一時的に非ゲノムであるか，少なくとも部分的にはそうである．アルドステロンの多面作用は，他の“迅速な”シグナル経路と並行して“古典的な”ミネラルコルチコイド受容体と遺伝子転写を介して起きているのであろう．しかし，非ゲノム経路の特定の生理学的役割は，いまだにはっきりとしていない．

XI 高血圧におけるレニン・アンジオテンシン・アルドステロン系

RAA 系の主な機能は，血圧と細胞外液量の制御である．これらのパラメータの変化は，系の刺激，抑制のいずれも生じる．しかし，血圧と体液量の RAA 系の活性との適切な連動は，数多くの病的状態で変化しうる．ある条件下で，RAA 系の一次的な障害が，血圧や細胞外液量の異常を引き起こす．これらの疾患は，血漿レニン活性(PRA)とアルドステロン分泌の関係で鑑別することができる(**図 8.3**)．

高血圧患者は，PRA の状態で分類できる可能性がある．高血圧患者の約 1/3 では PRA が健常者より低い(低レニン性高血圧とよばれる)．

そして残りの 2/3 では，PRA を抑制すると予想される血圧高値でも，レニン分泌が正常かあるいは過剰である．本態性高血圧，特に難治性高血圧の治療にあたり，PRA 測定を提唱するものもある[150,151]．これは PRA が主な病態生理学的機序のマーカーであるという仮説に基づいており，つまり低レニン性高血圧は Na 利尿薬がもっとも効果的である体液過剰の状態であるとする．残りは，高血圧がレニン依存性血管収縮によるものであり，RAA 系の阻害薬で治療されるべきであるということになる．しかしこの方法は，多くの臨床医が日常的に使用しているものではなく，その有用性

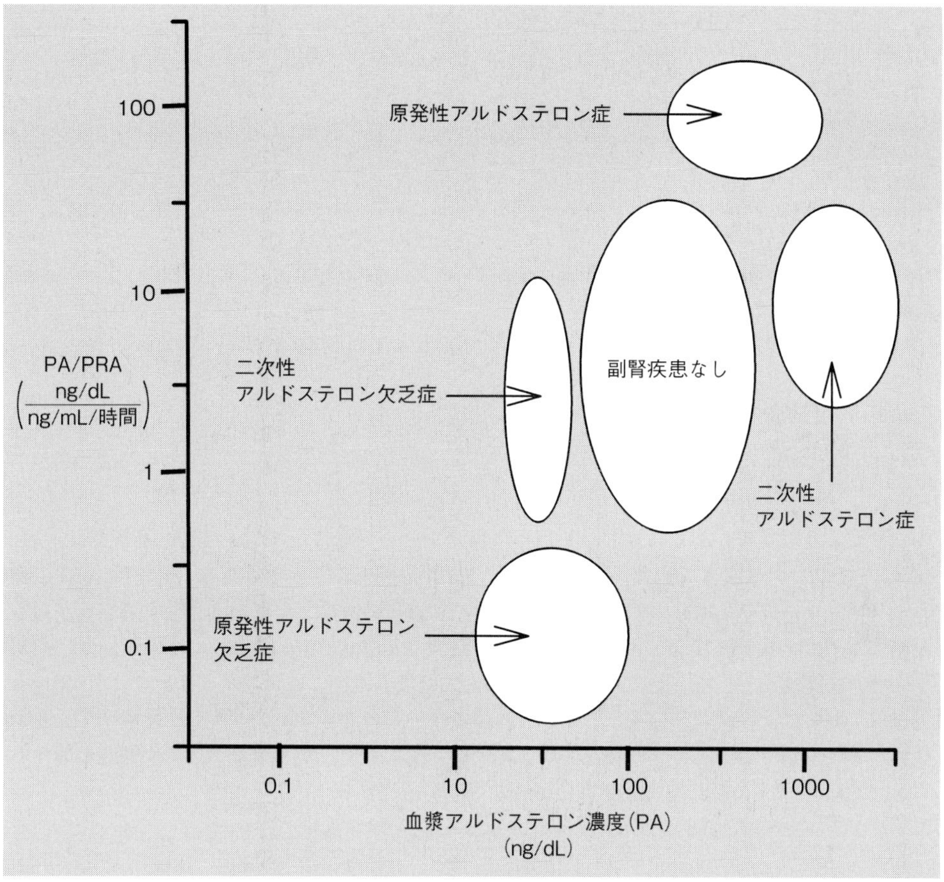

図 8.3 さまざまなアルドステロン過剰あるいは欠乏状態におけるアルドステロンとレニン・アルドステロン比の関係. PA：血漿アルドステロン, PRA：血漿レニン活性(McKenna TJ et al. Diagnosis under random conditions of all disorders. *J Clin Endocrinol Metab*. 73：951, 1991 より改変).

は厳密に検証されていない.

有病率は研究対象となる患者群によって高率に変動するが, RAA 系の一次性疾患は高血圧のおよそ 10%を占めている. ミネラルコルチコイド性高血圧は, 古典的には低カリウム血症と代謝性アルカローシスを伴う. しかし, これは常にみられるわけではなく, 高血圧の原因として二次性のもの(訳注：主にミネラルコルチコイド過剰によるものを指していると考えられる)を疑うのに必ず必要と考えるべきではない. 原発性アルドステロン症は, もっとも多い原因である. レニン分泌の障害と二次性アルドステロン症の原因も, 考慮しなければならない(**表 8.3**). 腎動脈の片側性あるいは両側性の病変は, 腎臓の灌流圧減少によってレニン分泌を刺激する. 原因は動脈硬化性病変による腎血管狭窄がもっとも多く, 特に高齢者で多い. 線維筋性異形成は若年者の原因としてもっとも頻度が高く, 特に女性に多い. レニン産生腫瘍は二次性高血圧の原因としてはまれである. 原発性アルドステロン症は副腎腺腫(Conn 症候群), 両側副腎過形成, あるいは頻度は少ないが副腎癌で生じうる. グルココルチコイド反応性アルドステロン症は, キメラ型アルドステロン合成遺伝子が ACTH 制御下に過剰アルドステロン分泌を起こす常染色体優性遺伝病である.

アルドステロン症とよく似た症状を呈するにもかかわらず, アルドステロン産生が抑制されているという特徴のある症候群もある. 見かけのミネラルコルチコイド過剰症候群(apparent mineralocorticoid excess：AME)は 11β-ヒドロキシステロイドデヒドロゲナーゼ酵素の不活性化による, まれな常染色体劣性遺伝病である. 過剰なコルチゾールはミネラルコルチコイド受容体に結合し, レニンとアルドステロン抑制とともに Na 貯留と体液量増加を生じる. 後天性 AME は甘草摂取によ

表 8.3 ミネラルコルチコイド性高血圧の鑑別診断

レニン
腎血管性高血圧
レニン分泌腫瘍
アルドステロン
副腎腫瘍
両側副腎過形成
副腎癌
グルココルチコイド反応性アルドステロン症
その他
見かけ上のミネラルコルチコイド過剰(apparent mineralocorticoid excess)
Liddle 症候群
異所性副腎皮質刺激ホルモン(ACTH)症候群
先天性副腎過形成

り，グリシルリジン酸とグリシルレチン酸の作用で生じる可能性がある．Liddle 症候群は上皮 Na チャネル(ENaC)の遺伝性機能獲得変異で生じ，Na 貯留を制御できなくなる．異所性 ACTH 産生とコルチゾール合成の欠損も，ミネラルコルチコイド過剰の徴候と症状をもたらす可能性がある．

血漿アルドステロン濃度(ng/dL)と血漿レニン活性(PRA)(ng/mL/時間)の比の測定は，初期のスクリーニング検査として有効である(**図 8.4**)．比が 30 以上で特に血漿アルドステロンが 15 ng/mL 以上なら，直ちに次の検査を行う．興味のある読者は，ミネラルコルチコイド性高血圧[152]，Liddle 症候群などの遺伝性高血圧[153]，原発性アルドステロン症[154]，アルドステロン過剰症候群とアルドステロン欠乏症候群[155]の優れた総説を参照されたい．

XII レニン・アンジオテンシン・アルドステロン系の阻害

1. レニン阻害薬

aliskiren は経口の活性の非ペプチドの低分子量のレニン阻害薬として初めて創薬されたものである．経口の生物学的利用能はかなり低く，2.6%であったが，効力が高く，半減期は 40 時間であった[156]．アンジオテンシン II (Ang II)産生の律側段階を障害し，レニンによるアンジオテンシノーゲンの基質特異性の分解を障害した．aliskiren は肝臓で代謝されず，cytochrome P-450 系で代謝されない．原則尿排泄であり，多くは未変化体として排泄される．

2. アンジオテンシン変換酵素阻害薬

アンジオテンシン変換酵素(ACE)阻害薬は ACE 活性を阻害する．ACE-亜鉛の領域へ結合するリガンドに基づいて，3 つのカテゴリー(スルフヒドリル，カルボキシル，ホスフィニル)の 3 つに分けられる．プロドラッグ，構造，結合親和性の違いにもかかわらず，これらの ACE 阻害薬の臨床的な効果はかなり似ている．captopril と cilazopril を除いて，多くの ACE 阻害薬の反応持続時間はおよそ 24 時間である．薬物代謝は肝臓と腎臓で多様であるが，ほとんどの ACE 阻害薬は，少なくとも一部は腎排泄である．一般的な副作用としては乾性咳嗽があり，20%に及ぶといわれる[157]．これは，ACE で分解されるブラジキニンとサブスタンス P の蓄積と，プロスタグランジン産物によって発生する．咳嗽は治療開始後早期に出現し，その後数か月とは続かない．唯一の治療は薬物の中止である．ACE 阻害薬のもっとも怖い合併症は血管性浮腫であり，致命的になる可能性があ

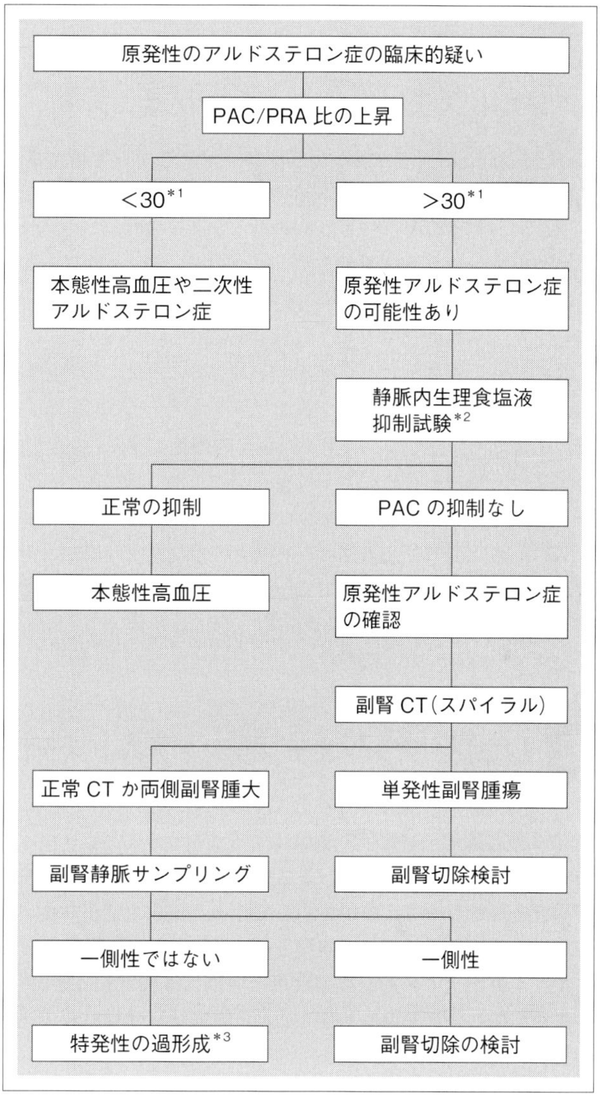

図 8.4 原発性アルドステロン症診断のアルゴリズム．
*1 PAC：血漿アルドステロン濃度．PRA：血漿レニン活性．*2 静脈内生理食塩液抑制試験：等張生理食塩液を 4 時間以上かけて 2 L 投与．PAC は 6 ng/dL 以下へ減少するはずである．*3 高血圧が若年発症で，家族歴が明らかであれば，グルココルチコイド反応性アルドステロン症のスクリーニングを検討する（Lawrence JE, Dluhy RG. Endocrine hypertension. In：Harris, Bouloux, eds. *Endocrinology in clinical practice*, London：Martin Dunitz, 2002：390 より許可を得て転載）．

る．メカニズムはブラジキニン濃度上昇と C1 エラスターゼ活性に関与すると考えられる[158]．

3. アンジオテンシンⅡタイプ 1 受容体アンタゴニスト

AT_1 受容体遮断薬（angiotensin type 1 receptor blocker：ARB）はアンジオテンシンⅡ（Ang Ⅱ）の受容体への結合する所を妨げるため，ACE 阻害薬よりも RA 系遮断をより完全に行う．そのことは，つまり非 ACE 依存の Ang Ⅱ形成の効果（キマーゼ，カテプシンなど前述した）は ACE 阻害薬では拮抗されないが ARB では遮断されるということである．ACE 阻害薬と同様に ARB はブラジキニン濃度も増加させる．この現象は AT_1 受容体に Ang Ⅱが結合できなくなった結果，AT_2 受容体活性が上昇することによる．

ARB は構造，代謝，効力，受容体阻害のメカニズムで多様性がある．この薬物はペプチドと非ペプチドのアナログの両者がある．AT_1 受容体へも競合的阻害薬と，非競合的阻害薬の両方がある．losartan は経口の活性型 ARB としての最初の薬物である．losartan の誘導体はビフェニルテトラゾールといわれる．ほかのものはノンビフェニルテトラゾールと非複素環化合物に分類される．反応の持続は約 24 時間である．ARB の多くは肝臓と腎臓で代謝される．ACE 阻害薬による咳嗽の既往がある患者でも咳嗽は対照と比較して多くはない[159].

4. アルドステロン受容体アンタゴニスト

spironolactoneとeplerenoneはアルドステロンと構造的に似ているステロイド類似体で，機能は競合的なアンタゴニストである．spironolactoneと比較し，eplerenoneは同様の効力はあるが，アンドロゲン・プロゲステロン受容体へ結合を減らす9,11-エポキシ成分の力により，ミネラルコルチコイド受容体により特異的な効果を発揮する[160]．両方とも，肝臓で代謝され，spironolactoneは多種の活性代謝物となるが，eplerenoneには活性代謝物はない[161]．このためeplerenoneは短い半減期となり，活性のピークもより短い時間で達成される．

前述したように，これらの物質はアルドステロンの活性の一部を阻害するが，すべてを阻害するわけではない．このことはアルドステロンがミネラルコルチコイドに特異的な受容体を通じてシグナルを送るか，受容体の局在が何らかの理由でspironolactoneやeplerenoneではなくアルドステロンが結合しやすいようになっているかのいずれかであることを意味する．後者の例として，(訳注：コレステロール)環が開いた形の水溶性アルドステロンアンタゴニスト，RU28318は完全にアルドステロンのNa^+/H^+交換活動への作用を排除する一方，spironolactoneは*ex vivo*[162]でヒトの血管形成へはまったく影響しない．高カリウム血症はもっとも重要な副作用である．女性化乳房も生じ，spironolactoneで多く起こる．

XIII レニン・アンジオテンシン・アルドステロン系阻害薬に関する進展状況

ACE阻害薬とARBは一次性高血圧の標準治療薬であるが，しかし慢性腎臓病(CKD)で進行性の糸球体濾過量(GFR)低下を緩徐にするという点で，とりわけ効果的である[163～167]．糖尿病性腎症についてはもっともよく研究されており，これらの薬物は蛋白尿を減少させるだけではなく，進行性の障害自体を遅れさせることが判明している．蛋白尿減少は濾過障害を遅らせることにつながり，腎硬化症を含めた他の腎障害でも観察される[168]．これらの薬物は常染色体優性嚢胞腎でも同様に蛋白尿を減らすが，腎不全の経過を他の疾患と同様に緩和させるという明らかな証明はない[169]．Alport症候群のようなまれな疾患でさえも，正式な臨床試験は行われていないが，薬物使用は日常的に行われている[170]．

ACE阻害薬とARBが特にCKDの降圧へ有益であるいくつか理由がある(**図8.5**)．これらの薬物はAng IIレベルやAng II作用を下げ，アルドステロン値は低下する．この作用が動脈圧を下げ，腎内の血行力学的効果は有益な効果に寄与する．多くのCKD動物モデルでは，糸球体毛細血管圧は上昇し，ヒトのCKDでも上昇すると考えられる．ACE阻害薬とARBは動脈灌流圧を下げ，Ang IIの作用が有意な，輸出細動脈の弛緩によりこの毛細血管性高血圧を下げる．この過剰な毛細血管圧からの解放は足細胞喪失のみならずメサンギウム細胞増殖と基質産生を防ぐ可能性がある[171]．一緒に起きてくる蛋白尿の減少もこれらの薬物の利点である可能性がある．というのも蛋白の近位尿細管での吸収は有害と考えられているからである[172]．最後に，Ang IIとアルドステロンは近位尿細管のような非免疫性細胞から，さまざまな線維化促進物質や炎症メディエータを放出させる可能性もある[103, 173]．このように，血行力学的/降圧作用と抗線維化，抗炎症性の作用はCKDにおいてACE阻害薬とARBの効能の基礎となっている．

ACE阻害薬とARBはそれぞれ腎障害の進行を抑えるため，併用は追加の利点を生み出すのか疑問が生じる．COOPERATE試験の早期報告では，併用は個別に使用するよりも優れていることを示唆している[174]．しかし，この結果と分析には疑問が残る．心血管病変を有するが，概して腎機能は良好な対象者に対し，心血管エンドポイントを検証した臨床試験である[175]．ONTARGET試験は，併用療法での蛋白尿減少を認めたのみで，GFR減少の予防という点では利点はなかった[176]．CKDで併用療法のヒトへの効果を調べるためにデザインされたいくつかの試験が進行中である[177, 178]．現

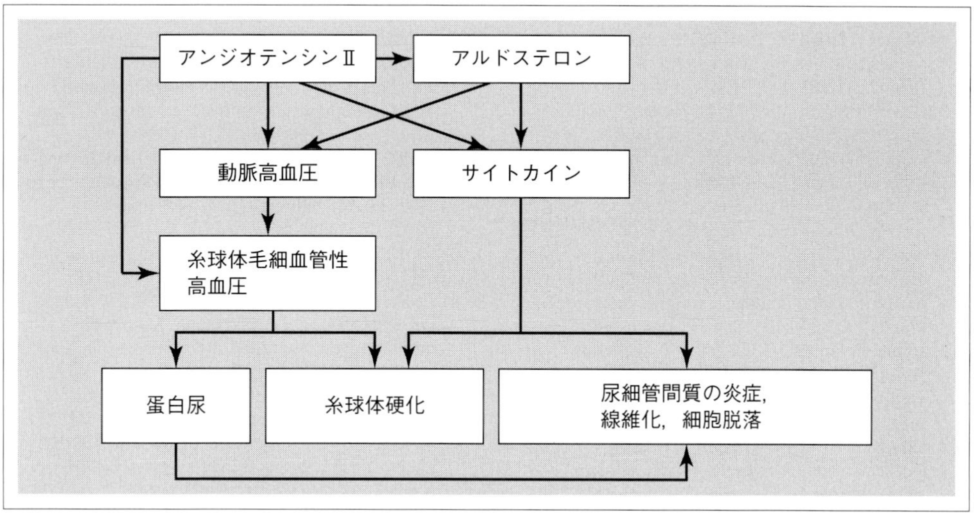

図 8.5　RAA 系と腎障害．RAA 系，レニン・アンジオテンシン・アルドステロン系．

在，併用療法を支持する有力なデータはない．

アルドステロンは Ang Ⅱとともに進行中の CKD での RAA 系のさまざまな作用へ寄与している．アルドステロンの有害な作用を見出すためにミネラルコルチコイド受容体遮断薬を使用してその作用選択的に抑制する試みが行われるようになった[179]．実験動物を用いた多くの研究がこのアプローチを支持している．CKD 患者のいくつかの試験では ACE 阻害薬か ARB にアルドステロン遮断薬を追加すると蛋白尿が減少することが示された[179]．しかし，GFR 減少への効果を評価するに十分な大規模試験はまだ行われていない．また，ミネラルコルチコイド受容体遮断薬の併用により，高カリウム血症の頻度が増加する．このように，CKD での標準治療へアルドステロン遮断薬の追加を推奨するに十分なデータはない[180]．

レニン阻害も現段階で RAA 系を遮断するもう１つの方法といえる．ARB にレニン阻害薬を追加することで糖尿病性腎症における蛋白尿を減少させた[181]．尿蛋白減少は血圧のさらなる低下はほとんどない状態で達成され，新たな副作用もみられなかったが，より大きく長期にわたる臨床試験が進行中で，心血管系と腎臓にかかわるエンドポイントを設定し，ACE 阻害薬か ARB に対するレニン阻害薬の上乗せ効果の意義について検討が進められている[182]．

まとめると，ACE 阻害薬か ARB で RAA 系の遮断を行うと，CKD の進行を遅らせるのに有効であることは証明されてきている．同時に多数の経路を障害して価値があるか否かを評価する検討が進行中であるが，現在のところこのようなアプローチは ACE 阻害薬もしくは ARB 単独の使用よりも有効であるか否かわかっておらず，また安全に関してもまだ適切に評価されていない．

（訳　鈴木美貴，佐藤尚代）

文　献

1. Lynch KR, Peach MJ. Molecular biology of angiotensinogen. *Hypertension.* 1991;17:263–269.
2. Ward K, Hata A, Jeunemaitre X, et al. A molecular variant of angiotensinogen associated with preeclampsia. *Nat Genet.* 1993;4:59–61.
3. Dzau VJ, Herrmann HC. Hormonal control of angiotensinogen production. *Life Sci.* 1982;30:577–584.
4. Schunkert H, Ingelfinger JR, Jacob H, et al. Reciprocal feedback regulation of kidney angiotensinogen and renin mRNA expressions by angiotensin II. *Am J Physiol.* 1992;263:E863–E869.
5. Campbell DJ, Habener JF. Angiotensinogen gene is expressed and differentially regulated in multiple tissues of the rat. *J Clin Invest.* 1986;78:31–39.
6. Terada Y, Tomita K, Nonoguchi H, et al. PCR localization of angiotensin II receptor and angiotensinogen mRNAs in rat kidney. *Kidney Int.* 1993;43:1251–1259.
7. Pratt RE, Carleton JE, Richie JP, et al. Human renin biosynthesis and secretion in normal and ischemic kidneys. *Proc Natl Acad Sci U S A.* 1987;84:7837–7840.
8. Danser AH. Prorenin: back into the arena.

Hypertension. 2006;47:824–826.
9. Dzau VJ, Burt DW, Pratt RE. Molecular biology of the renin-angiotensin system. *Am J Physiol.* 1988;255:F563–F573.
10. Griendling KK, Murphy TJ, Alexander RW. Molecular biology of the renin-angiotensin system. *Circulation.* 1993;87:1816–1828.
11. Krop M, Danser AH. Circulating versus tissue renin-angiotensin system: on the origin of (pro)renin. *Curr Hypertens Rep.* 2008;10:112–118.
12. Nguyen G, Delarue F, Burckle C, et al. Pivotal role of the renin/prorenin receptor in angiotensin II production and cellular responses to renin. *J Clin Invest.* 2002;109:1417–1427.
13. Huang Y, Noble NA, Zhang J, et al. Renin-stimulated TGF-beta1 expression is regulated by a mitogen-activated protein kinase in mesangial cells. *Kidney Int.* 2007;72:45–52.
14. Huang Y, Wongamornthham S, Kasting J, et al. Renin increases mesangial cell transforming growth factor-beta1 and matrix proteins through receptor-mediated, angiotensin II-independent mechanisms. *Kidney Int.* 2006;69:105–113.
15. Nguyen G, Delarue F, Berrou J, et al. Specific receptor binding of renin on human mesangial cells in culture increases plasminogen activator inhibitor-1 antigen. *Kidney Int.* 1996;50:1897–1903.
16. Fray JC, Lush DJ, Park CS. Interrelationship of blood flow, juxtaglomerular cells, and hypertension: role of physical equilibrium and Ca. *Am J Physiol.* 1986;251:R643–R662.
17. Tuck ML, Dluhy RG, Williams GH. A specific role for saline or the sodium ion in the regulation of renin and aldosterone secretion. *J Clin Invest.* 1974;53:988–995.
18. Kirchner KA, Kotchen TA, Galla JH, et al. Importance of chloride for acute inhibition of renin by sodium chloride. *Am J Physiol.* 1978;235:F444–F450.
19. Persson AE, Ollerstam A, Liu R, et al. Mechanisms for macula densa cell release of renin. *Acta Physiol Scand.* 2004;181:471–474.
20. Hackenthal E, Paul M, Ganten D, et al. Morphology, physiology, and molecular biology of renin secretion. *Physiol Rev.* 1990;70:1067–1116.
21. Barajas L. Anatomy of the juxtaglomerular apparatus. *Am J Physiol.* 1979;237:F333–F343.
22. Lew R, Summers RJ. The distribution of beta-adrenoceptors in dog kidney: an autoradiographic analysis. *Eur J Pharmacol.* 1987;140:1–11.
23. McPherson GA, Summers RJ. Evidence from binding studies for beta 1-adrenoceptors associated with glomeruli isolated from rat kidney. *Life Sci.* 1983;33:87–94.
24. Johns DW, Peach MJ, Gomez RA, et al. Angiotensin II regulates renin gene expression. *Am J Physiol.* 1990;259:F882–F887.
25. Lorenz JN, Weihprecht H, He XR, et al. Effects of adenosine and angiotensin on macula densa-stimulated renin secretion. *Am J Physiol.* 1993;265:F187–F194.
26. Sigmund CD, Jones CA, Kane CM, et al. Regulated tissue- and cell-specific expression of the human renin gene in transgenic mice. *Circ Res.* 1992;70:1070–1079.
27. Goldstone R, Horton R, Carlson EJ, et al. Reciprocal changes in active and inactive renin after converting enzyme inhibition in normal man. *J Clin Endocrinol Metab.* 1983;56:264–268.
28. Grunberger C, Obermayer B, Klar J, et al. The calcium paradoxon of renin release: calcium suppresses renin exocytosis by inhibition of calcium-dependent adenylate cyclases AC5 and AC6. *Circ Res.* 2006;99:1197–1206.
29. Li YC, Kong J, Wei M, et al. 1,25-Dihydroxyvitamin D(3) is a negative endocrine regulator of the renin-angiotensin system. J Clin Invest. 2002;110:229–238.
30. Ng KK, Vane JR. Conversion of angiotensin I to angiotensin II. *Nature.* 1967;216:762–766.
31. Erdos EG, Johnson AR, Boyden NT. Hydrolysis of enkephalin by cultured human endothelial cells and by purified peptidyl dipeptidase. *Biochem Pharmacol.* 1978;27:843–848.
32. Rieger KJ, Saez-Servent N, Papet MP, et al. Involvement of human plasma angiotensin I-converting enzyme in the degradation of the haemoregulatory peptide N-acetyl-seryl-aspartyl-lysyl-proline. *Biochem J.* 1993;296(pt 2):373–378.
33. Skidgel RA. Characterization of the metabolism of substance P and neurotensin by human angiotensin I converting enzyme and "enkephalinase." *Prog Clin Biol Res.* 1985;192:371–378.
34. Skidgel RA, Erdos EG. Novel activity of human angiotensin I converting enzyme: release of the NH2- and COOH-terminal tripeptides from the luteinizing hormone-releasing hormone. *Proc Natl Acad Sci U S A.* 1985;82:1025–1029.
35. Yang HY, Erdos EG, Levin Y. A dipeptidyl carboxypeptidase that converts angiotensin I and inactivates bradykinin. *Biochim Biophys Acta.* 1970;214:374–376.
36. DeRemee RA, Rohrbach MS. Serum angiotensin-converting enzyme activity in evaluating the clinical course of sarcoidosis. *Ann Intern Med.* 1980;92:361–365.
37. Lieberman J, Sastre A. Serum angiotensin-converting enzyme: elevations in diabetes mellitus. *Ann Intern Med.* 1980;93:825–826.
38. Yotsumoto H, Imai Y, Kuzuya N, et al. Increased levels of serum angiotensin-converting enzyme activity in hyperthyroidism. *Ann Intern Med.* 1982;96:326–328.
39. Jeunemaitre X, Lifton RP, Hunt SC, et al. Absence of linkage between the angiotensin converting enzyme locus and human essential hypertension. *Nat Genet.* 1992;1:72–75.
40. Rigat B, Hubert C, Alhenc-Gelas F, et al. An insertion/deletion polymorphism in the angiotensin I-converting enzyme gene accounting for half the variance of serum enzyme levels. *J Clin Invest.* 1990;86:1343–1346.
41. Metzger R, Bohle RM, Pauls K, et al. Angiotensin-converting enzyme in non-neoplastic kidney diseases. *Kidney Int.* 1999;56:1442–1454.
42. Schulz WW, Hagler HK, Buja LM, et al. Ultrastructural localization of angiotensin I-converting enzyme (EC 3.4.15.1) and neutral metalloendopeptidase (EC 3.4.24.11) in the proximal tubule of the human kidney. *Lab Invest.* 1988;59:789–797.
43. Diet F, Pratt RE, Berry GJ, et al. Increased accumulation of tissue ACE in human atherosclerotic coronary artery disease. *Circulation.* 1996;94:2756–2767.
44. Pontremoli R, Sofia A, Tirotta A, et al. The deletion polymorphism of the angiotensin I-converting enzyme gene is associated with tar-

get organ damage in essential hypertension. *J Am Soc Nephrol*. 1996;7:2550–2558.
45. Fabris B, Bortoletto M, Candido R, et al. Genetic polymorphisms of the renin-angiotensin-aldosterone system and renal insufficiency in essential hypertension. *J Hypertens*. 2005;23:309–316.
46. Marre M, Jeunemaitre X, Gallois Y, et al. Contribution of genetic polymorphism in the renin-angiotensin system to the development of renal complications in insulin-dependent diabetes: Genetique de la Nephropathie Diabetique (GENEDIAB) study group. *J Clin Invest*. 1997;99:1585–1595.
47. Parving HH, Jacobsen P, Tarnow L, et al. Effect of deletion polymorphism of angiotensin converting enzyme gene on progression of diabetic nephropathy during inhibition of angiotensin converting enzyme: observational follow up study. *BMJ*. 1996;313:591–594.
48. Belova LA. Angiotensin II-generating enzymes. *Biochemistry (Mosc)*. 2000;65:1337–1345.
49. Kobori H, Nangaku M, Navar LG, et al. The intrarenal renin-angiotensin system: from physiology to the pathobiology of hypertension and kidney disease. *Pharmacol Rev*. 2007;59:251–287.
50. Ahmad S, Ward PE. Role of aminopeptidase activity in the regulation of the pressor activity of circulating angiotensins. *J Pharmacol Exp Ther*. 1990;252:643–650.
51. Fink GD, Bruner CA. Hypertension during chronic peripheral and central infusion of angiotensin III. *Am J Physiol*. 1985;249:E201–E208.
52. Wright JW, Morseth SL, Abhold RH, et al. Pressor action and dipsogenicity induced by angiotensin II and III in rats. *Am J Physiol*. 1985;249:R514–R521.
53. Gammelgaard I, Wamberg S, Bie P. Systemic effects of angiotensin III in conscious dogs during acute double blockade of the renin-angiotensin-aldosterone-system. *Acta Physiol (Oxf)*. 2006;188:129–138.
54. Goodfriend TL, Peach MJ. Angiotensin III: (DES-aspartic acid-1)-angiotensin II. Evidence and speculation for its role as an important agonist in the renin-angiotensin system. *Circ Res*. 1975;36:38–48.
55. Wright JW, Jensen LL, Roberts KA, et al. Structure-function analyses of brain angiotensin control of pressor action in rats. *Am J Physiol*. 1989;257:R1551–R1557.
56. Zini S, Fournie-Zaluski MC, Chauvel E, et al. Identification of metabolic pathways of brain angiotensin II and III using specific aminopeptidase inhibitors: predominant role of angiotensin III in the control of vasopressin release. *Proc Natl Acad Sci U S A*. 1996;93:11968–11973.
57. Kerins DM, Hao Q, Vaughan DE. Angiotensin induction of PAI-1 expression in endothelial cells is mediated by the hexapeptide angiotensin IV. *J Clin Invest*. 1995;96:2515–2520.
58. Ruiz-Ortega M, Esteban V, Egido J. The regulation of the inflammatory response through nuclear factor-kappab pathway by angiotensin IV extends the role of the renin angiotensin system in cardiovascular diseases. *Trends Cardiovasc Med*. 2007;17:19–25.
59. Wright JW, Yamamoto BJ, Harding JW. Angiotensin receptor subtype mediated physiologies and behaviors: new discoveries and clinical targets. *Prog Neurobiol*. 2008;84:157–181.
60. Yamamoto K, Chappell MC, Brosnihan KB, et al. In vivo metabolism of angiotensin I by neutral endopeptidase (EC 3.4.24.11) in spontaneously hypertensive rats. *Hypertension*. 1992;19:692–696.
61. Welches WR, Santos RA, Chappell MC, et al. Evidence that prolyl endopeptidase participates in the processing of brain angiotensin. *J Hypertens*. 1991;9:631–638.
62. Ren Y, Garvin JL, Carretero OA. Vasodilator action of angiotensin-(1-7) on isolated rabbit afferent arterioles. *Hypertension*. 2002;39:799–802.
63. Handa RK, Ferrario CM, Strandhoy JW. Renal actions of angiotensin-(1-7): in vivo and in vitro studies. *Am J Physiol*. 1996;270:F141–F147.
64. Grobe JL, Mecca AP, Mao H, et al. Chronic angiotensin-(1-7) prevents cardiac fibrosis in DOCA-salt model of hypertension. *Am J Physiol Heart Circ Physiol*. 2006;290:H2417–H2423.
65. Tallant EA, Ferrario CM, Gallagher PE. Angiotensin-(1-7) inhibits growth of cardiac myocytes through activation of the mas receptor. *Am J Physiol Heart Circ Physiol*. 2005;289:H1560–H1566.
66. Santos RA, Simoes e Silva AC, Maric C, et al. Angiotensin-(1-7) is an endogenous ligand for the G protein-coupled receptor Mas. *Proc Natl Acad Sci U S A*. 2003;100:8258–8263.
67. Santos RA, Ferreira AJ. Angiotensin-(1-7) and the renin-angiotensin system. *Curr Opin Nephrol Hypertens*. 2007;16:122–128.
68. Allen AM, Zhuo J, Mendelsohn FA. Localization of angiotensin AT1 and AT2 receptors. *J Am Soc Nephrol*. 1999;10(suppl 11):S23–S29.
69. Allen AM, Yamada H, Mendelsohn FA. In vitro autoradiographic localization of binding to angiotensin receptors in the rat heart. *Int J Cardiol*. 1990;28:25–33.
70. Zhuo J, Alcorn D, Allen AM, et al. High resolution localization of angiotensin II receptors in rat renal medulla. *Kidney Int*. 1992;42:1372–1380.
71. Miyata N, Park F, Li XF, et al. Distribution of angiotensin AT1 and AT2 receptor subtypes in the rat kidney. *Am J Physiol*. 1999;277:F437–F446.
72. Marrero MB, Schieffer B, Paxton WG, et al. Direct stimulation of Jak/STAT pathway by the angiotensin II AT1 receptor. *Nature*. 1995;375:247–250.
73. Dzau VJ. Cell biology and genetics of angiotensin in cardiovascular disease. *J Hypertens Suppl*. 1994;12:S3–S10.
74. Paradis P, Dali-Youcef N, Paradis FW, et al. Overexpression of angiotensin II type I receptor in cardiomyocytes induces cardiac hypertrophy and remodeling. *Proc Natl Acad Sci U S A*. 2000;97:931–936.
75. Rosendorff C. The renin-angiotensin system and vascular hypertrophy. *J Am Coll Cardiol*. 1996;28:803–812.
76. Tsutsumi Y, Matsubara H, Ohkubo N, et al. Angiotensin II type 2 receptor is upregulated in human heart with interstitial fibrosis, and cardiac fibroblasts are the major cell type for its expression. *Circ Res*. 1998;83:1035–1046.
77. Cao Z, Kelly DJ, Cox A, et al. Angiotensin type 2 receptor is expressed in the adult rat kidney and promotes cellular proliferation and apoptosis. *Kidney Int*. 2000;58:2437–2451.
78. Norwood VF, Craig MR, Harris JM, et al. Differential expression of angiotensin II receptors

during early renal morphogenesis. *Am J Physiol.* 1997;272:R662–R668.
79. Hein L, Barsh GS, Pratt RE, et al. Behavioural and cardiovascular effects of disrupting the angiotensin II type-2 receptor in mice. *Nature.* 1995;377:744–747.
80. Ichiki T, Labosky PA, Shiota C, et al. Effects on blood pressure and exploratory behaviour of mice lacking angiotensin II type-2 receptor. *Nature.* 1995;377:748–750.
81. Carey RM, Wang ZQ, Siragy HM. Role of the angiotensin type 2 receptor in the regulation of blood pressure and renal function. *Hypertension.* 2000;35:155–163.
82. Benndorf RA, Krebs C, Hirsch-Hoffmann B, et al. Angiotensin II type 2 receptor deficiency aggravates renal injury and reduces survival in chronic kidney disease in mice. *Kidney Int.* 2009;75:1039–1049.
83. Albiston AL, McDowall SG, Matsacos D, et al. Evidence that the angiotensin IV (AT[4]) receptor is the enzyme insulin-regulated aminopeptidase. *J Biol Chem.* 2001;276:48623–48626.
84. Santos RA, Castro CH, Gava E, et al. Impairment of in vitro and in vivo heart function in angiotensin-(1-7) receptor MAS knockout mice. *Hypertension.* 2006;47:996–1002.
85. Purdy RE, Weber MA. Angiotensin II amplification of alpha-adrenergic vasoconstriction: role of receptor reserve. *Circ Res.* 1988;63:748–757.
86. Zimmerman JB, Robertson D, Jackson EK. Angiotensin II-noradrenergic interactions in renovascular hypertensive rats. *J Clin Invest.* 1987;80:443–457.
87. Ichikawa I, Harris RC. Angiotensin actions in the kidney: renewed insight into the old hormone. *Kidney Int.* 1991;40:583–596.
88. Scholz H, Kurtz A. Role of protein kinase C in renal vasoconstriction caused by angiotensin II. *Am J Physiol.* 1990;259:C421–C426.
89. Heyeraas KJ, Aukland K. Interlobular arterial resistance: influence of renal arterial pressure and angiotensin II. *Kidney Int.* 1987;31:1291–1298.
90. Myers BD, Deen WM, Brenner BM. Effects of norepinephrine and angiotensin II on the determinants of glomerular ultrafiltration and proximal tubule fluid reabsorption in the rat. *Circ Res.* 1975;37:101–110.
91. Yuan BH, Robinette JB, Conger JD. Effect of angiotensin II and norepinephrine on isolated rat afferent and efferent arterioles. *Am J Physiol.* 1990;258:F741–F750.
92. Denton KM, Fennessy PA, Alcorn D, et al. Morphometric analysis of the actions of angiotensin II on renal arterioles and glomeruli. *Am J Physiol.* 1992;262:F367–F372.
93. Herizi A, Jover B, Bouriquet N, et al. Prevention of the cardiovascular and renal effects of angiotensin II by endothelin blockade. *Hypertension.* 1998;31:10–14.
94. Stern N, Golub M, Nozawa K, et al. Selective inhibition of angiotensin II-mediated vasoconstriction by lipoxygenase blockade. *Am J Physiol.* 1989;257:H434–H443.
95. Schnermann J, Briggs JP. Restoration of tubuloglomerular feedback in volume-expanded rats by angiotensin II. *Am J Physiol.* 1990;259:F565–F572.
96. Schnermann J, Briggs JP. Effect of angiotensin and other pressor agents on tubuloglomerular feedback responses. *Kidney Int Suppl.* 1990;30:S77–S80.
97. Wang T, Chan YL. Mechanism of angiotensin II action on proximal tubular transport. *J Pharmacol Exp Ther.* 1990;252:689–695.
98. Garvin JL. Angiotensin stimulates bicarbonate transport and Na+/K+ ATPase in rat proximal straight tubules. *J Am Soc Nephrol.* 1991;1:1146–1152.
99. Yingst DR, Massey KJ, Rossi NF, et al. Angiotensin II directly stimulates activity and alters the phosphorylation of Na-K-ATPase in rat proximal tubule with a rapid time course. *Am J Physiol Renal Physiol.* 2004;287:F713–F721.
100. Ruiz OS, Qiu YY, Wang LJ, et al. Regulation of the renal Na-HCO3 cotransporter: IV. Mechanisms of the stimulatory effect of angiotensin II. *J Am Soc Nephrol.* 1995;6:1202–1208.
101. Cogan MG, Xie MH, Liu FY, et al. Effects of DuP 753 on proximal nephron and renal transport. *Am J Hypertens.* 1991;4:315S–320S.
102. Kwon TH, Nielsen J, Kim YH, et al. Regulation of sodium transporters in the thick ascending limb of rat kidney: response to angiotensin II. *Am J Physiol Renal Physiol.* 2003;285:F152–F165.
103. Ruster C, Wolf G. Renin-angiotensin-aldosterone system and progression of renal disease. *J Am Soc Nephrol.* 2006;17:2985–2991.
104. Donoghue M, Hsieh F, Baronas E, et al. A novel angiotensin-converting enzyme-related carboxypeptidase (ACE2) converts angiotensin I to angiotensin 1-9. *Circ Res.* 2000;87:E1–E9.
105. Hamming I, Timens W, Bulthuis ML, et al. Tissue distribution of ACE2 protein, the functional receptor for SARS coronavirus. A first step in understanding SARS pathogenesis. *J Pathol.* 2004;203:631–637.
106. Burns KD. The emerging role of angiotensin-converting enzyme-2 in the kidney. *Curr Opin Nephrol Hypertens.* 2007;16:116–121.
107. Gurley SB, Allred A, Le TH, et al. Altered blood pressure responses and normal cardiac phenotype in ACE2-null mice. *J Clin Invest.* 2006;116:2218–2225.
108. Crackower MA, Sarao R, Oudit GY, et al. Angiotensin-converting enzyme 2 is an essential regulator of heart function. *Nature.* 2002;417:822–828.
109. Li N, Zimpelmann J, Cheng K, et al. The role of angiotensin converting enzyme 2 in the generation of angiotensin 1-7 by rat proximal tubules. *Am J Physiol Renal Physiol.* 2005;288:F353–F362.
110. Oudit GY, Herzenberg AM, Kassiri Z, et al. Loss of angiotensin-converting enzyme-2 leads to the late development of angiotensin II-dependent glomerulosclerosis. *Am J Pathol.* 2006;168:1808–1820.
111. Ye M, Wysocki J, William J, et al. Glomerular localization and expression of angiotensin-converting enzyme 2 and angiotensin-converting enzyme: implications for albuminuria in diabetes. *J Am Soc Nephrol.* 2006;17:3067–3075.
112. Tikellis C, Johnston CI, Forbes JM, et al. Characterization of renal angiotensin-converting enzyme 2 in diabetic nephropathy. *Hypertension.* 2003;41:392–397.
113. Wysocki J, Ye M, Soler MJ, et al. ACE and ACE2 activity in diabetic mice. *Diabetes.* 2006;55:2132–2139.

114. Ye M, Wysocki J, Naaz P, et al. Increased ACE 2 and decreased ACE protein in renal tubules from diabetic mice: a renoprotective combination? *Hypertension.* 2004;43:1120–1125.
115. Li W, Moore MJ, Vasilieva N, et al. Angiotensin-converting enzyme 2 is a functional receptor for the SARS coronavirus. *Nature.* 2003;426:450–454.
116. Kuba K, Imai Y, Rao S, et al. A crucial role of angiotensin converting enzyme 2 (ACE2) in SARS coronavirus-induced lung injury. *Nat Med.* 2005;11:875–879.
117. Paul M, Poyan Mehr A, Kreutz R. Physiology of local renin-angiotensin systems. *Physiol Rev.* 2006;86:747–803.
118. Williams GH. Aldosterone biosynthesis, regulation, and classical mechanism of action. *Heart Fail Rev.* 2005;10:7–13.
119. Lymperopoulos A, Rengo G, Zincarelli C, et al. An adrenal beta-arrestin 1-mediated signaling pathway underlies angiotensin II-induced aldosterone production in vitro and in vivo. *Proc Natl Acad Sci U S A.* 2009;106:5825–5830.
120. Pratt JH. Role of angiotensin II in potassium-mediated stimulation of aldosterone secretion in the dog. *J Clin Invest.* 1982;70:667–672.
121. Asher C, Wald H, Rossier BC, et al. Aldosterone-induced increase in the abundance of Na+ channel subunits. *Am J Physiol Cell Physiol.* 1996;271:C605–C611.
122. Pearce D. SGK1 regulation of epithelial sodium transport. *Cell Physiol Biochem.* 2003;13:13–20.
123. Naray-Fejes-Toth A, Canessa C, Cleaveland ES, et al. sgk is an aldosterone-induced kinase in the renal collecting duct. Effects on epithelial na+ channels. *J Biol Chem.* 1999;274:16973–16978.
124. Debonneville C, Flores SY, Kamynina E, et al. Phosphorylation of Nedd4-2 by Sgk1 regulates epithelial Na(+) channel cell surface expression. *Embo J.* 2001;20:7052–7059.
125. Flores SY, Loffing-Cueni D, Kamynina E, et al. Aldosterone-induced serum and glucocorticoid-induced kinase 1 expression is accompanied by Nedd4-2 phosphorylation and increased Na+ transport in cortical collecting duct cells. *J Am Soc Nephrol.* 2005;16:2279–2287.
126. Himathongkam T, Dluhy RG, Williams GH. Potassim-aldosterone-renin interrelationships. *J Clin Endocrinol Metab.* 1975;41:153–159.
127. Beesley AH, Hornby D, White SJ. Regulation of distal nephron K+ channels (ROMK) mRNA expression by aldosterone in rat kidney. *J Physiol.* 1998;509(pt 3):629–634.
128. Yun CC, Palmada M, Embark HM, et al. The serum and glucocorticoid-inducible kinase SGK1 and the Na+/H+ exchange regulating factor NHERF2 synergize to stimulate the renal outer medullary K+ channel ROMK1. *J Am Soc Nephrol.* 2002;13:2823–2830.
129. Huang DY, Wulff P, Volkl H, et al. Impaired regulation of renal K+ elimination in the sgk1-knockout mouse. *J Am Soc Nephrol.* 2004;15:885–891.
130. Snyder PM. The epithelial Na+ channel: cell surface insertion and retrieval in Na+ homeostasis and hypertension. *Endocr Rev.* 2002;23:258–275.
131. Funder JW. Aldosterone, salt and cardiac fibrosis. *Clin Exp Hypertens.* 1997;19:885–899.
132. Wang Q, Clement S, Gabbiani G, et al. Chronic hyperaldosteronism in a transgenic mouse model fails to induce cardiac remodeling and fibrosis under a normal-salt diet. *Am J Physiol Renal Physiol.* 2004;286:F1178–F1184.
133. Botero-Velez M, Curtis JJ, Warnock DG. Brief report: Liddle's syndrome revisited—a disorder of sodium reabsorption in the distal tubule. *N Engl J Med.* 1994;330:178–181.
134. Takeda Y. Vascular synthesis of aldosterone: role in hypertension. *Mol Cell Endocrinol.* 2004;217:75–79.
135. Silvestre JS, Robert V, Heymes C, et al. Myocardial production of aldosterone and corticosterone in the rat. Physiological regulation. *J Biol Chem.* 1998;273:4883–4891.
136. Xue C, Siragy HM. Local renal aldosterone system and its regulation by salt, diabetes, and angiotensin II type 1 receptor. *Hypertension.* 2005;46:584–590.
137. Gomez-Sanchez EP, Ahmad N, Romero DG, et al. Origin of aldosterone in the rat heart. *Endocrinology.* 2004;145:4796–4802.
138. Funder JW. Cardiac synthesis of aldosterone: going, going, gone...? *Endocrinology.* 2004;145:4793–4795.
139. Funder JW, Pearce PT, Smith R, et al. Vascular type I aldosterone binding sites are physiological mineralocorticoid receptors. *Endocrinology.* 1989;125:2224–2226.
140. Wehling M, Spes CH, Win N, et al. Rapid cardiovascular action of aldosterone in man. *J Clin Endocrinol Metab.* 1998;83:3517–3522.
141. Arima S, Kohagura K, Xu HL, et al. Nongenomic vascular action of aldosterone in the glomerular microcirculation. *J Am Soc Nephrol.* 2003;14:2255–2263.
142. Brown NJ, Agirbasli MA, Williams GH, et al. Effect of activation and inhibition of the renin-angiotensin system on plasma PAI-1. *Hypertension.* 1998;32:965–971.
143. Brown NJ, Vaughan DE, Fogo AB. The renin-angiotensin-aldosterone system and fibrinolysis in progressive renal disease. *Semin Nephrol.* 2002;22:399–406.
144. Moura AM, Worcel M. Direct action of aldosterone on transmembrane 22Na efflux from arterial smooth muscle. Rapid and delayed effects. *Hypertension.* 1984;6:425–430.
145. Alzamora R, Marusic ET, Gonzalez M, et al. Nongenomic effect of aldosterone on Na+, K+ -adenosine triphosphatase in arterial vessels. *Endocrinology.* 2003;144:1266–1272.
146. Wehling M, Ulsenheimer A, Schneider M, et al. Rapid effects of aldosterone on free intracellular calcium in vascular smooth muscle and endothelial cells: subcellular localization of calcium elevations by single cell imaging. *Biochem Biophys Res Commun.* 1994;204:475–481.
147. Wehling M, Bauer MM, Ulsenheimer A, et al. Nongenomic effects of aldosterone on intracellular pH in vascular smooth muscle cells. *Biochem Biophys Res Commun.* 1996;223:181–186.
148. Christ M, Meyer C, Sippel K, et al. Rapid aldosterone signaling in vascular smooth muscle cells: involvement of phospholipase C, diacylglycerol and protein kinase C alpha. *Biochem Biophys Res Commun.* 1995;213:123–129.
149. Funder JW. The nongenomic actions of aldosterone. *Endocr Rev.* 2005;26:313–321.
150. Blumenfeld JD, Laragh JH. Renin system analysis: a rational method for the diagnosis and treatment

of the individual patient with hypertension. *Am J Hypertens.* 1998;11:894–896.
151. Spence JD. Physiologic tailoring of therapy for resistant hypertension: 20 years' experience with stimulated renin profiling. *Am J Hypertens.* 1999;12:1077–1083.
152. Khosla N, Hogan D. Mineralocorticoid hypertension and hypokalemia. *Semin Nephrol.* 2006;26:434–440.
153. Warnock DG. Genetic forms of human hypertension. *Curr Opin Nephrol Hypertens.* 2001;10:493–499.
154. Ganguly A. Primary aldosteronism. *N Engl J Med.* 1998;339:1828–1834.
155. White PC. Disorders of aldosterone biosynthesis and action. *N Engl J Med.* 1994;331:250–258.
156. Nussberger J, Wuerzner G, Jensen C, et al. Angiotensin II suppression in humans by the orally active renin inhibitor Aliskiren (SPP100): comparison with enalapril. *Hypertension.* 2002;39:E1–E8.
157. Dicpinigaitis PV. Angiotensin-converting enzyme inhibitor-induced cough: ACCP evidence-based clinical practice guidelines. *Chest.* 2006;129:169S–173S.
158. Adam A, Cugno M, Molinaro G, et al. Aminopeptidase P in individuals with a history of angiooedema on ACE inhibitors. *Lancet.* 2002;359:2088–2089.
159. Chan P, Tomlinson B, Huang TY, et al. Double-blind comparison of losartan, lisinopril, and metolazone in elderly hypertensive patients with previous angiotensin-converting enzyme inhibitor-induced cough. *J Clin Pharmacol.* 1997;37:253–257.
160. de Gasparo M, Joss U, Ramjoue H, et al. Three new epoxy-spirolactone derivatives: characterization in vivo and in vitro. *J Pharmacol Exp Ther.* 1987;240:650–656.
161. Sica DA. Pharmacokinetics and pharmacodynamics of mineralocorticoid blocking agents and their effects on potassium homeostasis. *Heart Fail Rev.* 2005;10:23–29.
162. Alzamora R, Michea L, Marusic ET. Role of 11beta-hydroxysteroid dehydrogenase in nongenomic aldosterone effects in human arteries. *Hypertension.* 2000;35:1099–1104.
163. Jafar TH, Schmid CH, Landa M, et al. Angiotensin-converting enzyme inhibitors and progression of nondiabetic renal disease. A meta-analysis of patient-level data. *Ann Intern Med.* 2001;135:73–87.
164. Lewis EJ, Hunsicker LG, Bain RP, et al. The effect of angiotensin-converting-enzyme inhibition on diabetic nephropathy. The Collaborative Study Group. *N Engl J Med.* 1993;329:1456–1462.
165. Lewis EJ, Hunsicker LG, Clarke WR, et al. Renoprotective effect of the angiotensin-receptor antagonist irbesartan in patients with nephropathy due to type 2 diabetes. *N Engl J Med.* 2001;345:851–860.
166. Randomised placebo-controlled trial of effect of ramipril on decline in glomerular filtration rate and risk of terminal renal failure in proteinuric, non-diabetic nephropathy. The GISEN Group (Gruppo Italiano di Studi Epidemiologici in Nefrologia). *Lancet.* 1997;349:1857–1863.
167. Brenner BM, Cooper ME, de Zeeuw D, et al. Effects of losartan on renal and cardiovascular outcomes in patients with type 2 diabetes and nephropathy. *N Engl J Med.* 2001;345:861–869.
168. Agodoa LY, Appel L, Bakris GL, et al. Effect of ramipril vs amlodipine on renal outcomes in hypertensive nephrosclerosis: a randomized controlled trial. *JAMA.* 2001;285:2719–2728.
169. Jafar TH, Stark PC, Schmid CH, et al. The effect of angiotensin-converting-enzyme inhibitors on progression of advanced polycystic kidney disease. *Kidney Int.* 2005;67:265–271.
170. Proesmans W, Van Dyck M. Enalapril in children with Alport syndrome. *Pediatr Nephrol.* 2004;19:271–275.
171. Hostetter TH. Hyperfiltration and glomerulosclerosis. *Semin Nephrol.* 2003;23:194–199.
172. Abbate M, Zoja C, Remuzzi G. How does proteinuria cause progressive renal damage? *J Am Soc Nephrol.* 2006;17:2974–2984.
173. Sowers JR, Whaley-Connell A, Epstein M. Narrative review: the emerging clinical implications of the role of aldosterone in the metabolic syndrome and resistant hypertension. *Ann Intern Med.* 2009;150:776–783.
174. Nakao N, Yoshimura A, Morita H, et al. Combination treatment of angiotensin-II receptor blocker and angiotensin-converting-enzyme inhibitor in non-diabetic renal disease (COOPERATE): a randomised controlled trial. *Lancet.* 2003;361:117–124.
175. Kunz R, Wolbers M, Glass T, et al. The COOPERATE trial: a letter of concern. *Lancet.* 2008;371:1575–1576.
176. Mann JF, Schmieder RE, McQueen M, et al. Renal outcomes with telmisartan, ramipril, or both, in people at high vascular risk (the ONTARGET study): a multicentre, randomised, double-blind, controlled trial. *Lancet.* 2008;372:547–553.
177. Chapman AB. Approaches to testing new treatments in autosomal dominant polycystic kidney disease: insights from the CRISP and HALT-PKD studies. *Clin J Am Soc Nephrol.* 2008;3:1197–1204.
178. Fried LF, Duckworth W, Zhang JH, et al. Design of combination angiotensin receptor blocker and angiotensin-converting enzyme inhibitor for treatment of diabetic nephropathy (VA NEPHRON-D). *Clin J Am Soc Nephrol.* 2009;4:361–368.
179. Ponda MP, Hostetter TH. Aldosterone antagonism in chronic kidney disease. *Clin J Am Soc Nephrol.* 2006;1:668–677.
180. Navaneethan SD, Nigwekar SU, Sehgal AR, et al. Aldosterone antagonists for preventing the progression of chronic kidney disease: a systematic review and meta-analysis. *Clin J Am Soc Nephrol.* 2009;4:542–551.
181. Parving HH, Persson F, Lewis JB, et al. Aliskiren combined with losartan in type 2 diabetes and nephropathy. *N Engl J Med.* 2008;358:2433–2446.
182. Parving HH, Brenner BM, McMurray JJ, et al. Aliskiren Trial in Type 2 Diabetes Using Cardio-Renal Endpoints (ALTITUDE): rationale and study design. *Nephrol Dial Transplant.* 2009;24:1663–1671.

第9章 高血圧と腎臓

Charles R. Nolan, Robert W. Schrier

I 世界中で健康を脅かす高血圧

先進国でもっとも頻度の高い死因は心血管疾患であり，発展途上国でも罹患率が急速に上昇しており，主要な死因になってきている[1]．それは世界保健機関（WHO）が，早晩，世界全体の障害調整生存年数（disability-adjusted of years life：DAYL．訳注：疾病で失われた生命や生活の質を包括的に測定するための指標として開発された“障害を考慮した生存年数”）減少の第一の原因が虚血性心疾患，第四の原因が脳卒中になると予想していることからもうかがえる．また，高血圧のコントロールがよくないと，慢性腎臓病の進行する原因にもなる．心血管疾患には介入可能なリスクファクターが存在することが確立されており，そのなかでも高血圧がもっとも重要なものの1つであることは明らかである．現在推奨されている高血圧の診断基準（収縮期血圧≧140 mmHg もしくは拡張期血圧≧90 mmHg，または降圧薬の使用）に従うと，1999～2000年の米国の成人における高血圧の罹患率は，男性で27%，女性で30%であった[2]．収縮期血圧は加齢とともに上昇し，若年成人と高齢者では20～30 mmHgの差がある．同様に，拡張期血圧も50歳までは上昇傾向であるが，その後は低下していく．このようなパターンを認めるので，高血圧の罹患率は加齢とともに上昇し，高齢者では主に収縮期血圧が高い高血圧，つまり収縮期高血圧が認められるようになる．成人の大半は60歳までに高血圧となり，60～70歳までには70%以上の人が高血圧となる．60歳代で正常血圧の人でも，生涯のうちに高血圧となる確率は90%弱もある．アフリカ系アメリカ人の高血圧の発症率・罹患率は，白人系アメリカ人やメキシコ系アメリカ人より50%高い．小児期や青年期でも，平均血圧，高血圧の罹患率が1988～2000年までの間に漸増している．他の多くの国でも，高血圧の罹患率は，米国と同等もしくはそれ以上である．推計では，約10億人（先進国で3億3,300万人，発展途上国で6億3,900万人）の成人が高血圧であり，もっとも罹患率の高い地域は，東欧・ラテンアメリカ・カリブ海諸国である[3]．中国でも，高血圧の年齢調整罹患率は年々上昇している．発展途上国における高血圧の罹患率も上昇しているようである．世界の人口の80%は発展途上国が占めているので，今後も，高血圧の関与する疾患がもたらす負担は，世界中で増え続けるに違いない．血圧は，その全範囲で心血管疾患のリスクと用量依存性の相関（直線的な相関関係）を示す．その相関は，他の心血管疾患のリスクファクターとは独立したもので，リスクに対する血圧の閾値が存在するというエビデンスはない．血圧は，脳卒中や心疾患による突然死・冠動脈性心疾患・心不全・大動脈瘤・末梢動脈疾患などすべての主要な心血管疾患のリスクファクターであり，かつ，慢性腎臓病や末期腎不全のリスクファクターでもある．収縮期血圧・拡張期血圧いずれの高値も独立した心血管疾患のリスクファクターだが，収縮期血圧が高値であることがもっとも強力なリスクファクターである[4,5]．人口寄与リスクを用いた推計では，集団の収縮期血圧の平均を115未満にできれば，虚血性心疾患の発症が50%，脳卒中の発症が60%減少し，それにより世界規模でおよそ700万人の死亡を回避できると予測された[1]．

II 歴史的背景：高血圧と腎機能障害の関係

腎疾患があると高血圧を発症し，かつ高血圧が腎不全の進行に大きな影響を与えるという現象は，昔から臨床医の興味の的であった．高血圧が何らかの形で腎機能障害に関連するという概念は，Brightが1863年に初めて提唱した[6]．彼は，心肥大と腎萎縮の関連に気づき，その原因は腎不全で蓄積した有害な液性物質によって血管系が収縮し，それに抗して血液を送り出すのに必要な心臓の負荷が増加することにあるという仮説を提唱した．そして，1871年にTraubeは，初めて腎性高血圧の発症における体液貯留の果たす役割について言及し，腎実質が萎縮することで，尿排泄により動脈系から除去される水分が減少し，高血圧をきたすと提唱した[7]．

Mahomedは1879年[8]に，腎疾患の合併を認めない原因不明の高血圧(現在，本態性高血圧とよばれているもの)が存在することを，初めて明瞭に記述した．彼は，このタイプの高血圧患者でもっとも頻度の高い合併症は心血管疾患であり，そのほとんどは明らかな腎機能障害がなくても起こることを強調した．しかし，1914年，VolhardとFahr[9]は，本態性高血圧であっても，結局は重度の腎障害を呈する場合もあることを明らかにした．彼らは，高血圧による腎硬化症を良性と悪性の2つのタイプに分類した．良性腎硬化症は硝子化を伴う細動脈硬化が特徴で，緩徐に進行し，臨床的に明らかな腎機能障害を呈することなく，最終的に心不全や脳卒中などの合併症を起こす．一方，悪性腎硬化症は細動脈の壊死と動脈内膜炎を特徴とし，腎不全が急速に進行して死にいたる．さらに，Volhardは，腎疾患が高血圧の原因となり，高血圧がさらに腎臓の傷害を悪化させる悪循環に陥るという概念を新たに提唱した[10]．

近年，腎臓は高血圧の“加害者かつ被害者”であることが，改めて強調されるようになっている[11]．腎臓は，たとえ組織学的には正常であっても，本態性高血圧の病態形成において中心的な役割を果たすと考えられている．洗練された分子遺伝学的研究により，Mendel遺伝性を示す高血圧を生じる8つの原因遺伝子の変異がこれまでに同定されている[12]．血圧に多大な影響を及ぼすこれらの遺伝子の異常は，いずれも腎尿細管のナトリウム(Na)再吸収の亢進(Na利尿の障害)をもたらし，食塩感受性高血圧となる．また，原発性の腎実質疾患や腎血管系の異常は，二次性高血圧の原因となりうる．反対に，腎臓もまた高血圧の矛先に曝される．本態性高血圧が悪性の段階まで達すると，急速に腎臓を破壊する．さらに，最近の知見によれば，高血圧は，原疾患が糖尿病性腎症であるか否かにかかわらず，慢性腎臓病を進行させる主要な因子であることがわかっている．

これから，腎臓と高血圧の相互作用に関する3つの主要な疑問について触れていこう．腎臓は，本態性高血圧やさまざまな二次性高血圧の発症にあたって，どのような役割を果たすのか．なぜ，原発性の腎疾患で高血圧を発症するのか．高血圧の治療はどのような機序で慢性腎疾患の進行を遅らせるのか．

III 循環血行動態：単純な関係のなかに存在する複雑な現象

血圧制御の生理学は，額面どおりに受け取ると勘違いしてしまうほど単純で，平均動脈血圧は心拍出量と全身血管抵抗の積であるというOhmの法則に従う．したがって，高血圧はこれら2つの変数のいずれかが増加することによってのみ生じることとなる．そして，腎臓が細胞外液(extracellular fluid：ECF)量を制御する中心的な役割を果たすことを考えると，腎臓は血圧に大きな影響を及ぼすことが予想されるのである(第1，2章参照)．腎臓によるNaと水の貯留が原因でECF量が増えると，血液量，静脈還流，左室充満圧が増加し，そしてFrank-Starlingの法則により1回拍出量と心拍出量が増すので，高血圧を呈することとなる．過剰な塩分摂取や，腎臓がNaを排泄する機構に潜在的な異常があると体液量の増加が起こり，それが，本態性高血圧や慢性腎臓病の動物モデルやヒトにおける高血圧発症の重要な機序であると考えられている．

ヒトの本態性高血圧でも動物モデルのそれにおいても，少なくとも慢性期には，ECF量や心拍出量の有意な増加はほとんど認められないというパラドックスについて，これから説明していくことにする．実際，慢性の本態性高血圧は，主に毛細血管の直前の細動脈レベルで全身の血管抵抗が上昇することによりもたらされるものがほとんどである[13]．この考え方が根拠となり，全身の血管抵抗の増加が高血圧の根元的な原因であるという概念が広く受け入れられ，さまざまな血管収縮機構[14]や，血管拡張物質の欠如[15]について数多くの学説が存在する．

しかし，血圧と心拍出量・全身血管抵抗の関係を示す一見単純な等式には，複雑な現象が隠れている．循環系は動的であり，ECF 量の増加など，心拍出量の増加により当初は高血圧をもたらすような変化が起こっても，代償的な血行動態の反応が起き，最終的には Na バランスが回復することで ECF 量と心拍出量が正常化する．この Na バランスの回復は，"圧ナトリウム利尿"という現象によるものである．この"圧ナトリウム利尿"は，慢性的に全身の血管抵抗が増加し，全身の血圧が上昇することが原因となって生じる[16～20]．初期には体液量依存性である高血圧が，全身血管抵抗の上昇による高血圧に進展するこの現象を説明するためにさまざまな理論が提唱されているが，それについては後のセクション（Ⅶ Na/K ATPase 阻害物質仮説）で詳しく述べることとする．

Ⅳ 食塩と高血圧

旧石器時代人の考古学的研究によれば，この時代の狩猟採集生活者の食事は Na が少なく，比較的カリウム（K）が多く含まれていたとされる．Na 摂取量は平均 1 日 30 mmol であり，食事中の K：Na 比は 16：1 であった[21]．体内の総 Na 量は ECF 量を規定する主要な因子であるため，このような Na 不足に直面するなかで，腎臓が非常に効率よく Na を保持する仕組みができあがった．一方，現代の都会の食生活は Na を 120 ～ 300 mmol/日含み[19]，K はわずか 65 mmol である[22]（訳注：日本では Na の含有量ではなく塩分摂取量として記載されることが多いが，塩化ナトリウムの分子量は 58.5 なので，例えば 200 mmol の Na は 200×58.5/1,000＝11.7 g の塩分摂取に相当する）．したがって今日の人類は，およそ 200 万年前に適応した量よりもはるかに多い Na の負荷に曝されているのである[21]．実質，経口摂取した Na はすべて吸収されるので，不感蒸泄による喪失を超えた分の Na は腎臓から排泄されなければならない．通常，著しく過剰に Na を摂取しても，ホルモンなどの作用で尿中 Na 排泄が増加し，ECF 量はほとんど増加しない[23]．しかし，この Na 利尿の機構が正常に働かない人たちでは，過剰な食塩摂取が高血圧発症の原因となる[16～20, 24]．

1．疫学的研究

Na 摂取量の平均と高血圧の有病率に相関関係が存在することが世界中の研究からわかっている．日本では平均 Na 摂取量が 400 mmol/日を超える地域があり，そこでは高血圧の有病率が 50％近くにのぼる[25]．一方，ある内陸の地域では Na 摂取量が非常に少なく（0.2 ～ 51 mmol/日），高血圧は実質的に存在せず，加齢による血圧上昇も認められない[26]．INTERSALT 研究では，32 か国の 10,000 人を被験者とし，Na 摂取量（24 時間尿中 Na 排泄量によって測定）と血圧の関係を調べた[27]．年齢，性別，体重，アルコール消費量で補正しても，Na 摂取と血圧との間に有意な正の相関が認められた．同研究のデータによれば，都会の母集団ではほとんどの場合，Na 摂取が習慣的に多い（150 mmol/日を超える）ことが，高血圧の有病率を高める決定的な環境要因であった[25]．また，生涯にわたって Na 摂取が著しく少ない（50 mmol/日未満）と，高血圧発症が減少した[26]．健康な正常血圧の人でも，極めて大量の Na（800 mmol/日を超える）を摂取させると，血圧が上昇することが示されている[28]．逆に，Na 摂取を 10 mmol/日未満にすると，ほとんどの高血圧患者で血圧が下がることも示されている[29]．加えて，成人で長期間にわたり Na 摂取を制限すると高血圧の有病率が減少し，脳血管疾患による死亡が減少するという知見も，食事中の Na 量が高血圧発症にとって重要であることの根拠となる[30]．

食事の内容が血圧に与える影響は，公衆衛生上，重要なテーマである．Dietary Approaches to Stop Hypertension（DASH）食の研究により，果物，野菜，低脂肪乳製品を中心に，全粒粉，鳥肉，魚，ナッツを取り入れ，赤肉，甘いもの，砂糖含有飲料をごくわずかとし，中性脂肪（総量，飽和脂肪酸量のいずれも），コレステロールを減らした食生活は，米国の典型的な食生活と比較し，大幅に血圧を低下させることが示された[31]．続いて，DASH 食をベースとしたうえで，Na の摂取量の多寡が正常血圧や高血圧の被験者に与える影響について検討した[32]．全員で 412 人の被験者が，対照としての米国の典型的な食生活，もしくは DASH 食に無作為に割りつけられた．そして各群のなかで被験者は，高 Na（150 mmol/日，米国の典型的消費量），中 Na（100 mmol/日，食塩を加えない食事と同等の量），低 Na（50 mmol/日）の食事をそれぞれ 30 日間連続で，無作為の順番で摂取した．DASH 食はいずれの Na 量でも，収縮期血圧を有意に低下させた．さらに，対照食，DASH 食の双方で，Na 摂取が少ないほど，収縮期・拡張期血圧は有意に低下した．また，対照群の Na 摂取減少による血圧への影響は，DASH 食群の約 2 倍であった．例えば，Na 摂取を高レベルから中レベルにすると，収縮期血圧が，対照群では 2.1 mmHg（$p<0.001$），DASH 食群では 1.3 mmHg（$p=0.03$）低下した．Na 摂取を中レベルから低レベルにすると，対照食群では 4.6 mmHg（$p<0.001$），DASH 食群では 1.7 mmHg（$p<0.01$），さらに低下した．高血圧の有無についていえば，正常血圧被験者よりも高血圧被験者のほうが，Na 制限による血圧低下効果は大きかった．高 Na の対照食と比べると，低 Na の DASH 食では，平均収縮期血圧が高血圧のない被験者で 7.1 mmHg，高血圧の被験者で 11.5 mmHg 低下した．Na 摂取による血圧への影響は，高血圧の有無にかかわらず，またアフリカ系アメリカ人でも，ほかの人種でも，男性でも女性でも認められた．この研究で実際に達成された Na 摂取量を元にすると，米国の典型的な食生活あるいは DASH 食のいずれでも，Na 摂取量を 140 mmol/日（アメリカ人の平均 Na 摂取量）から中レベルの 100 mmol/日（現在推奨されている食塩を加えない食事）に減らすことで，そしてさらに低レベルの 65 mmol/日（Na 1.5 g または塩化ナトリウム 3.8 g に相当）に減らすことで，血圧を低下させることができるようである．これらの知見を活かして公衆衛生レベルでの大幅な向上を達成するためには，適した食生活を長期間持続できること，そして市場で低 Na 食品が入手しやすくなることが必要である．

Genetic Epidemiology Network of Salt-Sensitivity（GenSalt）研究によって，メタボリックシンドロームを有し，背景にインスリン抵抗性はあるものの糖尿病でない人では，食事による Na 摂取量の変化に対する血圧の感受性が高いことが，最近明らかにされている[33]．GenSalt 研究では，糖尿病のない 16 歳以上の中国人の被験者 1,906 人に低 Na 食（51.3 mmol/日）を 7 日間摂取させた後，次の 7 日間，高 Na 食（308.8 mmol/日）を摂取させた．ベースラインと，各介入期間での 2，5，6，7 日目の血圧を測定している．メタボリックシンドロームは，以下の項目のうち 3 項目以上を満たすものと定義している．腹部肥満，血圧上昇，中性脂肪高値，高比重リポ蛋白（high-density lipoprotein：HDL）コレステロール低値，高血糖．そして高食塩感受性は，低 Na 食による 5 mmHg を超える血圧低下，または高 Na 食による 5 mmHg を超える血圧上昇と定義している．全体で 283 人（28%）の被験者がメタボリックシンドロームの診断基準を満たした．多変数で補正した Na 摂取量の変化に対する血圧変化の平均値については，メタボリックシンドロームを有する被験者とそうでない被験者の間で有意な差が認められた．またメタボリックシンドロームのリスクファクターの数が増えるほど，年齢・性別で補正した血圧が高食塩感受性を示した人の割合は有意に増加した．メタボリックシンドロームのリスクファクターのない人と比較すると，4 つか 5 つのリスクファクターのある人では低 Na 食の期間でオッズ比 3.54 倍，高 Na 食の期間で 3.13 倍と，食塩感受性の人の割合が高かった．さらに，メタボリックシンドロームでない人（リスクファクター 3 つ未満の人）に比べ，メタボリックシンドロームの人（リスクファクター 3 つ以上の人）では，低 Na 食後・高 Na 食後に高食塩感受性を示す人の割合がオッズ比で 92，70%とそれぞれ増加した．メタボリックシンドロームと血圧の食塩感受性の間の相関は，年齢，性別，体格指数（body mass index：BMI），身体活動性，喫煙，アルコール摂取，ベースラインの Na と K の摂取量とは独立したものであった．さらに，このメタボリックシンドロームと食塩感受性の有意な相関は，ベースラインで高血圧であった人を除外しても認められた．詳細は後述するが，インスリン抵抗性とそれに伴う代償性の高インスリン血症は，腎臓による Na 貯留（Na 利尿障害）をもたらすので，それが，メタボリックシンドロームの人で Na 摂取量の変化に対して血圧が変動する原因だと考えられる．GenSalt 研究のデータは，メタボリックシンドロームのリスクファクターを多く有する人にとって，Na 摂取の制限は，血圧を低下させるための特に重要な方法であることを示唆するものである．

結局のところ，生涯にわたってNa 摂取量を著しく減らすことで高血圧を予防できる[26]のであるから，Na 摂取は高血圧発症に大きな役割を果たすに違いないことは明らかである．一方で，過剰なNa 摂取だけでは高血圧を発症させるにいたらない．というのは，そのような食事をしている人でも，その多くは高血圧にならないからである．これらのことから，Na を1日 60 ～ 70 mmol 以上摂取し，高血圧を発症する人には，別の素因があることが示唆される．

2. 食塩と遺伝的に高血圧を呈する動物モデル

ラットをさまざまな Na 摂取量に割りつけると，各群の平均血圧は Na 摂取量と直接の相関関係を示した．Dahl は Na 摂取の各レベルにおいて，一部のラットだけが高血圧になることに気づいた．それらを選んで交配させることで，彼は，高血圧を発症する性向は遺伝的に決定されていることを示すことができた．そして，高 Na 食で高血圧を発症する食塩感受性の系統と血圧が変化しない食塩抵抗性の系統を確立した[34]．

V 本態性高血圧における腎臓の役割

腎臓を互いに移植する実験を，4系統の遺伝的に高血圧を発症するラット〔Dahl 食塩感受性高血圧ラット，Milan 高血圧ラット，自然発症高血圧ラット(spontaneously hypertensive rat：SHR)，脳卒中易発症自然発症高血圧ラット(stroke-prone spontaneously hypertensive rat：SHRSP)〕とそれぞれの対照として正常血圧ラットとの間で行った結果から，血圧を規定する因子が腎臓内に存在することがわかった[35]．つまり，高血圧となる系統のラットの腎臓を，両腎を摘出した正常血圧系統ラットに移植すると，移植されたラットが高血圧になるのである．反対に，正常血圧系統ラットの腎臓を，腎摘した高血圧系統ラットに移植すると，高血圧の発症を抑えられるのである．したがって，レシピエントであるラットの血圧は，移植された腎臓の由来によって決まるということになる．一方，高血圧系統ラットの腎臓を移植されたラットの移植後の高血圧は，移植された腎臓に元々存在した一次性の異常が原因ではなく，移植された腎臓はすでに高血圧によって変化してしまっており，このような二次的な構造的異常によって高血圧がもたらされている，という反論も考えられる．この疑問を解決するために，早期から降圧薬を継続的に投与し，後に腎移植のドナーとする SHRSP の高血圧発症を予防しておいた[35]．ドナーのラットは確かに正常血圧を保っていたが，それでもそのレシピエントは移植後に高血圧を発症した．これは，SHRSP の腎臓が高血圧を発症させうるような一次性の異常を有することを示している．これらの実験結果が示唆していることは，遺伝的高血圧の素因は腎臓にあって，高血圧系統ラットについて報告されてきた全身性のホルモン異常や血管反応性の変化が直接規定しているのではないということである．後者の血管反応性の変化は，一次性の腎臓の異常に付随する現象か，続発性の血管反応性変化に違いない．

これらの動物モデルは，ヒトの本態性高血圧と明らかに似ている．実際，腎移植患者の研究でも，高血圧発症の一次性の原因が腎臓にあることを示唆する結果が得られている．本態性高血圧で悪性腎硬化症による腎不全になった患者が両腎摘出のうえ，正常血圧で腎機能障害のないドナーから献腎移植を受けると，本態性高血圧が治癒している[36]．そのような患者6人を対象とした研究では，4種類以上の降圧薬が投与されていたにもかかわらず，腎移植の前の平均動脈血圧は 168 ± 9 mmHg であった．ところが，両腎摘出と腎移植が成功すると，平均 4.5 年の追跡期間で，平均動脈血圧は降圧薬なしで 92 ± 1.9 mmHg となった．他の研究では，献腎移植を受けたレシピエントの高血圧発症率は，ドナーの血縁者の本態性高血圧の発症率と相関しており，これもまた高血圧の病態形成に腎臓が何らかの役割を果たしていることを示唆している[37]．これらの興味深い報告は，ヒトの本態性高血圧の原因となる異常が，腎臓に存在するという考え方を支持している．

Ⅵ ナトリウム利尿障害による病態形成のメカニズム

Na 摂取と高血圧の関係が"原因と結果"であるならば，限られた一部の人だけでなぜ，Na 摂取量が増えると高血圧の原因となるのか，その理由を解明することは重要である．この点についてのこれまでの仮説は，ヒトの本態性高血圧や食塩感受性の動物モデルにおいて，遺伝的に決定づけられた腎臓の Na 排泄障害が存在するというものである[16～20]．この腎臓の異常は，"Na 排泄拒絶（unwillingness to excrete sodium）"または"Na 利尿力障害"とよばれてきた．高血圧を発症する前の 8 週齢の Dahl 食塩感受性ラットから単離，灌流した腎臓を用いた研究では，灌流圧をどのように変えても，この食塩感受性ラットの Na 排泄は食塩抵抗性ラット由来の腎臓よりも低下していた[38]．ヒトの本態性高血圧では，遺伝性が認められることが疫学的調査の結果によって確立している．高血圧の有病率は，両親とも高血圧であると 46%，一方の親だけが高血圧であると 28%，両親がいずれも高血圧でないとわずか 3%にすぎないと報告されている[39]．高血圧が親族内で集簇するのは，単に環境因子が共通しているだけではない．というのは，養子を対象とした研究によると，同じ家庭環境で生活する非血縁の兄弟よりも，血縁のある兄弟のほうが血圧の一致率が高かったからである[40]．加えて，双生児を対象とした研究では，二卵性双生児よりも一卵性双生児のほうが血圧の一致率が高い[41]．生理食塩液を緩徐に点滴したときの Na 利尿をみた実験では，正常血圧でも一親等に本態性高血圧の人がいる被験者では，家族歴で高血圧の人がいない対照群の被験者と比べ，Na 排泄が低下していた[42]．黒人，40 歳を超える人（いずれも高血圧の発症率が高い群である）での研究[43]でも，正常血圧であっても対照群に比べて生理食塩液負荷に対する Na 利尿が遅延するという結果が出ており，高血圧の発症率が高いこれらの群においても，Na 利尿力の低下が背景にあり，本態性高血圧の素因となっていることを示唆している．

1. 腎臓における正常なナトリウムの処理

1 日単位で考えると，腎臓は 23 mol の Na を含む 170 L 以上の血漿を濾過する．したがって，100 mmol すなわち 2 g の Na を含む食事をする人では，Na の恒常性を維持するために，腎臓は濾過した Na 量の 99.5%を再吸収する必要がある．このように腎臓が効率的に Na を再吸収できるのは，Na 交換体，Na 輸送体，Na^+チャネルが複雑に組み合わさって配置されているからである．ネフロンの全長にわたり，Na 再吸収の駆動力は，尿細管細胞の基底側膜にある Na^+/K^+ ATPase であり，それによって細胞内の Na が尿細管の血管側に引き出され，細胞内の Na 濃度は低く保たれる．ネフロンの種々の区域が異なる機能をもつのは，管腔側膜の Na 輸送体が違うからである（**図 9.1**）．濾過された Na の 60%は近位尿細管で再吸収されるが，そのほとんどは Na^+/H^+交換輸送体（NHE-3）によるもので，ごく一部は Na/P 共輸送体（NaPi-2）による．濾過された Na の 30%は，Henle の太い上行脚で，Na/K/2Cl 共輸送体により再吸収される．7%は遠位尿細管でサイアザイド感受性 Na/Cl 共輸送体（NCC）により再吸収される．残りの 2 ～ 3%は皮質集合管で上皮型 Na チャネル（epithelial sodium channel：ENaC）により再吸収される．ENaC は腎臓の Na 再吸収全体からみると，ごくわずかな部分を占めるにすぎないが，このチャネルの活性はレニン・アンジオテンシン・アルドステロン系（renin-angiotensin-aldosterone system：RAAS）により厳密に制御されるため，Na バランス全体の制御に関して主要な位置を占める．輸入細動脈の灌流圧や Henle の太い上行脚に届く Na 量が減少すると，レニンが分泌される．レニンはアスパラチルプロテアーゼであり，肝臓で産生されるアンジオテンシノーゲンを基質としてアンジオテンシンⅠ（angiotensin Ⅰ：AⅠ）を産生する．肺などのアンジオテンシン変換酵素（angiotensin-converting enzyme：ACE）の作用により，AⅠはアンジオテンシンⅡ（angiotensin Ⅱ：AⅡ）に変換される．AⅡは，副腎の球状帯で特異的な G 蛋白共役型受容体に結合し，主要なミネラルコルチコイドであるアルドステロンの分泌を増加させる．アルドステロンの作用は主に細胞内の核に存在するミネラルコルチコイド受容体（mineralocorticoid receptor：MR）への結合によるものである．同受容体は活性化された状態では転写因子として機能する[44]．アルドステロンは腎臓による Na 貯留を促進させる．その一部は，集合管の主細胞で管腔側からのNa取り込みを担うENaCを制御する作用によるものである[45]．また，アルドステロンはサイアザイド感受性Na/Cl共輸送体の量を増加させることで，遠位曲尿細管でのNa再吸収も増加させる[46]．すなわち，ENaCとNa/Cl共輸送体の双方がアルドステロンによるNa排泄制御の主な標的といえる．

2. ヒトの血圧に変化を及ぼす分子生物学機序

Liftonらによる画期的な分子遺伝学的研究により，さまざまなMendel遺伝性の高血圧や低血圧の原因遺伝子が近年次々と明らかにされている[12]．それらの疾患をきたす変異はまれではあるが，その異常によって血圧は大きな影響を受ける．高血圧や低血圧の原因遺伝子の探索により，高血圧をもたらしうる病態生理学的機序について多くの見識が得られた．血圧に影響を及ぼしうる生理学的機構が多岐にわたることを考えると，これからのセクションで詳細を述べていくMendel遺伝性の高血圧や低血圧のすべてにおいて，その異常の根本が腎臓でのNa処理の変化に関与する(**図9.1**)ことは驚きである．これらの知見から，Na恒常性の変化が高血圧の病態生理において中心的な役割を果たすことは疑いないものとなり，長期間の血圧の制御にも腎臓が重要な役割を果たすことが明らかとなった．一方，明らかな遺伝性疾患のない人を母集団とした遺伝学的研究では，血圧に影響を及ぼす遺伝子多型は残念ながら，これまでに同定されていない．しかし，既知の先天的・後天的高血圧のすべてがNa利尿障害という共通した最終経路に収斂することからも，本態性高血圧をもたらす病態生理学的な機序も，直接的にせよ間接的にせよ，腎臓のNa処理の異常であることが最終的には判明することであろう．

3. 循環血中ミネラルコルチコイドホルモン量の変化を生じる変異が高血圧や低血圧の原因となる

上皮型Naチャネル(ENaC)活性の主要な制御因子は，ミネラルコルチコイド受容体(MR)とそのリガンドであるステロイドホルモンのアルドステロンである．アルドステロン分泌やミネラルコルチコイド受容体を活性化させる他のステロイドホルモンの産生の異常により，高血圧や低血圧となる遺伝性疾患が数多く存在する．**グルココルチコイド反応性アルドステロン症**は常染色体優性遺伝で，高血圧が早期に発症し，血漿レニン活性は抑制されているにもかかわらず，血漿アルドステロンは正常もしくは増加している(**図9.1**)[47]．患者の一部は，低カリウム血症や代謝性アルカローシスを併発する．この疾患の特徴は，グルココルチコイドの投与によってアルドステロンの過剰産生が完全に抑制され，血圧が正常化することである．グルココルチコイド反応性アルドステロン症はステロイド11β-水酸化酵素〔コルチゾールの生成に関与する酵素で，副腎皮質刺激ホルモン(adrenocorticotropic hormone：ACTH)応答性領域を有する〕の遺伝子とアルドステロン合成酵素(副腎球状層でアルドステロン合成の律速となる酵素)の遺伝子との間で不均等交差が起こるのが原因である．その結果生じたキメラ遺伝子はACTHによって発現を制御され，かつアルドステロン合成の酵素活性をもつ蛋白をコードする．こうして，アルドステロン合成酵素が，正規の制御因子であるホルモンのアンジオテンシンⅡではなく，ACTHの制御下で，副腎の束状層という本来とは異なる部位で発現することとなる．次に，アルドステロン分泌はコルチゾール分泌と結びつき，コルチゾールを正常範囲に維持するためにアルドステロンが恒常的に過剰産生されてENaC活性が上昇し，遠位ネフロンでのNa再吸収が増加し，体液量も増加して高血圧にいたる．血漿量の増加により血漿レニン活性は抑制されるが，アルドステロン産生は抑制されない．体外からのグルココルチコイド投与により，ACTH産生を正常に抑え，アルドステロンの異所性産生が遮断され，血圧が正常化される．

アルドステロン以外のステロイドホルモンがミネラルコルチコイド受容体を活性化し，Na利尿障害から食塩感受性高血圧をもたらす遺伝性疾患がいくつかある．**偽性ミネラルコルチコイド過剰症候群**(syndrome of apparent mineralocorticoid excess：AME)は，低カリウム血症性代謝性アルカ

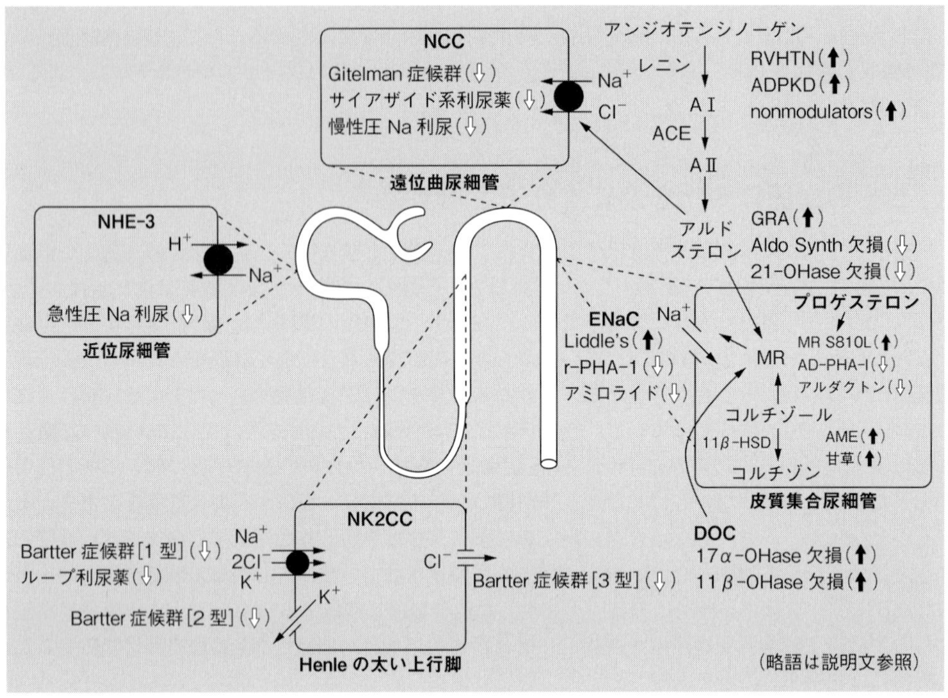

図 9.1 全身血圧に影響を与える腎臓のナトリウム処理の変化．このネフロンの図は，それぞれの細胞において Na 再吸収を担う分子生物学的経路を示す．近位尿細管〔Na^+/H^+ 交換輸送体(NHE-3)〕，Henle のループの太い上行脚〔Na/K/2Cl 共輸送体(NK2CC)〕，遠位曲尿細管〔サイアザイド感受性 Na/Cl 共輸送体(NCC)〕，皮質集合管〔アミロライド感受性上皮型 Na チャネル(ENaC)，その活性はミネラルコルチコイド受容体(MR)によって制御される〕．腎臓における塩分の再吸収，Na バランス，血圧の主要な制御因子であるレニン・アンジオテンシン・アルドステロン系(RAAS)の経路も図示する．腎臓の Na 処理に作用し，血圧に影響を及ぼす種々の遺伝性疾患，治療によって起こる異常，薬物などについては，それぞれが関与する分子の隣に記載する．腎臓の Na 再吸収を促進して高血圧をきたすものは(⬆)，Na 再吸収を抑制して血圧を低下させるものは(⇩)とした．近位尿細管では，NHE-3 の発現低下によって急性の圧 Na 利尿が起こる．Henle の太い上行脚は，3 種類の亜型が存在する Bartter 症候群に関与する．これらは，常染色体劣性遺伝で，Na 再吸収を阻害するようなさまざまな機能喪失変異によって血圧が低下する．1 型は，NK2CC の変異が原因であり，この輸送体はループ利尿薬が阻害する標的でもある．2 型は，ROMK チャネルの変異が原因であり，このチャネルには，K を細胞内から管腔に戻すことでリサイクルさせ，NK2CC の効率を維持する重要な働きがある．3 型は基底膜のクロライド(Cl^-)チャネルの変異が原因で，このチャネルは，再吸収した Cl^- を細胞から排出する働きを担う．遠位曲尿細管は，Gitelman 症候群に関与する．これは，常染色体劣性遺伝で，NCC の機能喪失変異によって起こる．NCC はサイアザイド系利尿薬が作用する標的分子でもある．また，NCC の量が減少することで慢性の圧 Na 利尿が起こる．皮質集合管は，Liddle 症候群(Liddle's)に関与する．これは，ENaC の機能獲得変異により Na 再吸収が亢進し，高血圧となる．ENaC は K 保持性利尿薬である amiloride によって阻害される．ENaC の機能喪失変異によって，常染色体劣性偽性低アルドステロン症 1 型(recessive pseudohypoaldosteronism type 1：r-PHA-1)となる．ミネラルコルチコイド受容体(mineralocorticoid receptor：MR)の MR S810L 変異は，常染色体優性遺伝の高血圧となる．この変異受容体はプロゲステロンでも活性化されるので，この高血圧は妊娠中に著しい増悪をきたす．MR は，K 保持性利尿薬である spironolactone によって阻害される．MR の機能喪失変異では，常染色体優性(autosomal dominant：AD)の PHA1 となる．偽性ミネラルコルチコイド過剰(apparent mineralocorticoid excess：AME)症候群では，11β-ヒドロキシステロイド脱水素酵素(11β-hydroxysteroid dehydrogenase：11β-HSD)の機能喪失変異がコルチゾールからコルチゾンへの代謝を妨げ，コルチゾールが MR に結合して活性化し，Na 再吸収が亢進して高血圧となる．天然の甘草は，11β-HSD を阻害することで，高血圧をきたす．Cushing 症候群や，ある種の腫瘍による異所性の ACTH 分泌は，11β-HSD が処理可能な量を超えてコルチゾールを増加させるため，コルチゾールが MR に結合できるようになり，Na 再吸収が増加して高血圧となる．グルココルチコイド反応性アルドステロン症(glucocorticoid remediable aldosteronism：GRA)は，ACTH の影響下で常にアルドステロンを過剰産生するキメラ遺伝子が原因で高血圧となる．アルドステロン合成酵素(aldosterone synthetase：Aldo Synth)欠損と 21-水酸化酵素(21-hydroxylase：21-OHase)欠損では，アルドステロンや 21-水酸化ミネラルコルチコイドを産生できないため，低血圧となる．副腎性器症候群は

ローシスを伴う高血圧を若年から発症する常染色体劣性遺伝の疾患である[48]．血漿レニン活性は抑制され，循環血中にアルドステロンは存在しない．通常，循環血中のコルチゾールレベルはアルドステロンの1,000倍以上である．*in vitro*では，コルチゾールはミネラルコルチコイド受容体に結合して活性化させる作用があることが知られている．しかし，生体内におけるミネラルコルチコイド受容体の活性化は，ほぼすべてアルドステロンによって行われる．この矛盾の理由は腎臓に隠されている．ミネラルコルチコイド受容体のアルドステロンに対する特異性は11β-ヒドロキシステロイド脱水素酵素(11β-hydroxysteroid dehydrogenase：11β-HSD)によって間接的にもたらされる．ENaCを有する集合管の主細胞では，11β-HSDの発現によりコルチゾールをコルチゾンに代謝し，そのコルチゾンはミネラルコルチコイド受容体を活性化することができない．したがって，通常，コルチゾールはミネラルコルチコイド作用をもたないのである．しかし，偽性ミネラルコルチコイド過剰症候群の患者では11β-HSDを欠くため，コルチゾールがミネラルコルチコイド受容体に結合，活性化し，ENaCによる尿細管のNa再吸収が増加し，食塩感受性高血圧をもたらすのである．**天然の甘草**を大量に長期間摂取したときに発症する高血圧も，同様の病態形成によるものである．甘草の代謝産物であるグリチルリチン酸は11β-HSDの強力な阻害薬であり，偽性ミネラルコルチコイド過剰症候群と同じ病態を呈する．同様に，副腎腺腫，ACTH産生下垂体腺腫，異所性ACTH産生などが原因でコルチゾール過剰産生が起こると，通常の11β-HSDが処理可能な能力を超えてしまい，コルチゾールがミネラルコルチコイド受容体に結合，活性化できるようになり，低カリウム血症性代謝性アルカローシスを伴う食塩感受性高血圧をきたすのである．

過剰なミネラルコルチコイド活性により慢性の高血圧をきたす遺伝性疾患はほかにも存在する．副腎性器症候群は常染色体劣性遺伝性疾患で，**11β-ヒドロキシラーゼ欠損**[49]や**17α-ヒドロキシラーゼ欠損**[50]により，コルチゾール合成が障害されてACTHの代償的な過剰分泌が起こり，欠損した酵素の手前でステロイドホルモン合成経路が止まり，かつそれが蓄積する．結果として，デオキシコルチコステロン(deoxycorticosterone：DOC)やコルチコステロンなど，ミネラルコルチコイド受容体の強力な活性化作用をもつ21-ヒドロキシステロイドの過剰産生が起き，ENaCの過剰発現，遠位曲尿細管のNa再吸収増加を介して重篤な食塩感受性高血圧に陥る(**図9.1**)．これらの疾患では，コルチゾール補充によりACTHとミネラルコルチコイドの過剰産生が抑えられるため，高血圧がコルチゾールに反応して改善する．

過剰なミネラルコルチコイドによって食塩感受性高血圧を呈する疾患とは反対に，アルドステロン合成が障害される遺伝性疾患はMendel遺伝性の低血圧となる．**アルドステロン合成酵素欠損**[12]のホモ接合体の患者は，グルココルチコイド反応性アルドステロン症と全く逆の形質を呈し，腎臓からのNa喪失と，遠位ネフロンでのK^+とH^+の分泌障害を認める(**図9.1**)．これらの患者では循環血液量の減少による重篤な低血圧と高カリウム血症性代謝性アシドーシスを呈する．同様に，**21-ヒドロキシラーゼ欠損**[51]のホモ接合体では，循環血中のアルドステロンが認められず，体液量の減少と低血圧を呈する(**図9.1**)．

4. ミネラルコルチコイド受容体の変異による高血圧と低血圧

ミネラルコルチコイド受容体のリガンド結合ドメインの変異は，常染色体優性遺伝形式の高血圧の原因となり，この場合20歳以前に発症して妊娠中に著明な増悪をきたす[52]．この**ミネラルコルチ**

17α-ヒドロキシラーゼ(17α-hydroxylase：17α-OHase)または11β-ヒドロキシラーゼ(11β-hydroxylase：11β-OHase)の欠損が原因で，ミネラルコルチコイドホルモンであるデオキシコルチコステロン(deoxycorticosterone：DOC)の過剰産生が起き，腎臓でのNa再吸収が亢進し，高血圧となる．レニン・アンジオテンシン・アルドステロン系(RAAS)の亢進によって食塩感受性高血圧をきたすのは，腎血管性高血圧(renovascular hypertension：RVHTN)，常染色体優性多発性嚢胞腎(autosomal dominant polycystic kidney disease：ADPKD)，本態性高血圧で，塩分負荷に対してRAASを抑制できない一群(nonmodulator)である(Lifton RP, Gharavi AG, Geller DS., Molecular mechanisms of human hypertension. *Cell.* 2001；104：545, 2001よりCell Pressの許可を得て転載)．

コイド受容体ミスセンス変異(**MR S810L**)のある人は若年期に高血圧を発症する．プロゲステロンなど21位のヒドロキシル基を欠くステロイドは通常，ミネラルコルチコイド受容体に結合はするが活性化はしない．しかし，MR S810Lのミネラルコルチコイド受容体ミスセンス変異をもつ人では，プロゲステロンがミネラルコルチコイド受容体に結合し，強力な活性化因子として作用する．プロゲステロンは妊娠中に100倍に増加するので，この変異を有する女性が妊娠すると，レニン・アンジオテンシン・アルドステロン系が完全に抑制されるほどの重篤な妊娠高血圧を合併するのも当然である．

ミネラルコルチコイド受容体の機能獲得変異は高血圧の原因となるのに対して，ミネラルコルチコイド受容体の機能喪失変異は腎臓からのNa喪失と低血圧をきたす．後者には，常染色体優性遺伝性疾患と常染色体劣性遺伝性疾患の双方が存在する．**常染色体優性偽性低アルドステロン症Ⅰ型**は，新生児期より塩分喪失と低血圧を認めるが，アルドステロンレベルは著明に上昇しており，高カリウム血症性代謝性アシドーシスを合併する(**図9.1**)．発症する患者は，中途の翻訳停止やフレームシフト変異など，さまざまなミネラルコルチコイド受容体の機能喪失変異のヘテロ接合体である[53]．それによりミネラルコルチコイド受容体の機能が部分的に失われ，Na再吸収の最大値が低下し，塩分喪失と低血圧をきたす．ENaC活性が不十分であるため，H^+とK^+を分泌する駆動力となる電位が減少し，低カリウム血症と代謝性アシドーシスを呈する．ミネラルコルチコイド受容体の変異があっても新生児期を脱すれば，通常の塩分に富んだ食事をとると正常血圧となり，生化学的異常も軽快するので，新生児期には正常なNa恒常性を維持するために，2コピーの正常なミネラルコルチコイド受容体遺伝子を必要とするということらしい．

5. 腎臓のナトリウムチャネル，輸送体の異常が原因で起こる高血圧と低血圧

上皮型Naチャネル(ENaC)の機能獲得変異も，食塩感受性高血圧の原因となる．**Liddle症候群**は，常染色体優性遺伝の若年発症高血圧を特徴とし，低カリウム血症性代謝性アルカローシス，血漿レニン活性の低下，血漿アルドステロンレベルの低下を伴う．この疾患の原因は，ENaCのβ-またはγ-サブユニットの変異で，それによって細胞質側のC末端が欠失してしまう[54]．これらの変異により，皮質集合管の主細胞の管腔側膜に組み込まれるENaCが増加し，その活性が上昇する．チャネルの数が増加するのは，ENaCの細胞膜からのクリアランスが減少して，その半減期が大幅に延長するからである．ENaC活性の上昇によりNa再吸収が増え，腎臓における全体のNaバランスが増加し，食塩感受性高血圧にいたる．Liddle症候群の患者に正常血圧のドナーから腎移植をすると，重篤な高血圧が軽快したという症例報告[55]からも，本疾患での高血圧の病態形成において，Na利尿障害が重要な役割を果たしていることがわかる．もっとも頻度の高いENaCの変異は**T594M**であり，これはβ-サブユニットの機能獲得変異で，本態性高血圧患者でも認めることがある．ロンドン在住の黒人で，高血圧の206人，正常血圧の142人の被験者を対象にT594M変異をスクリーニングする症例対照研究が行われた．T594M変異を有するのは，正常血圧の被験者では3人(2.1%)であったのに対し，高血圧の被験者では17人(8.3%)であることがわかった[56]．今日までに同定されているもののなかでは，黒人の本態性高血圧の二次的な原因として，T594M変異がもっとも頻度の高いものであろう．Mendel遺伝性の高血圧症候群の原因となる他の遺伝子が，一般人口における本態性高血圧の病因となりうるか否かについての体系的な研究はいまだなされていない．

ENaCの機能獲得変異が高血圧の原因となるのに対し，機能喪失変異では低血圧をきたす．ENaCの3つのサブユニットいずれの機能喪失変異でも，**常染色体劣性偽性低アルドステロン症Ⅰ型**の原因となる(**図9.1**)．この疾患は生命にかかわるほど重篤な腎臓からの塩分喪失と低血圧を呈し，アルドステロンレベルは上昇しているのに高カリウム血症性代謝性アシドーシスを認める[57]．常染色体優性偽性低アルドステロン症Ⅰ型のように，この疾患は新生児期に発症する．しかし，塩分を多く含む食事を摂取しても軽快しない．罹患患者は生涯にわたり，大量の食塩補充と高カリウム血症の治療が必要となる．

近位尿細管，Henleの太い上行脚，遠位曲尿細管のNa輸送体の機能獲得変異を原因とする高血

圧はこれまでに報告されていない．しかし，Henleの太い上行脚のNa/K/2Cl共輸送体と遠位曲尿細管のサイアザイド感受性のNa/Cl共輸送体の機能喪失変異についてはよく知られている[12]．これらは常染色体劣性遺伝で，血圧は正常〜低下，低カリウム血症性代謝性アルカローシスを認める．全例が腎臓からの塩分喪失をきたす変異が原因である．新生児期に発症し，腎臓からの塩分喪失により，生命を脅かすほどの低血圧をきたすこともあれば，偶然，この疾患の存在が見出されることもある．**Gitelman症候群**は，サイアザイド感受性Na/Cl共輸送体の機能喪失変異がホモ接合体となると発症する[58]（**図9.1**）．腎臓からの塩分喪失によって血圧が低下する．またこの症候群は青年期に低カリウム血症による神経筋系統の症状で発見される．サイアザイド系利尿薬を投与されている患者と同様に，低マグネシウム血症と低カルシウム尿症も認められる．遠位曲尿細管レベルでの塩分喪失により，レニン・アンジオテンシン・アルドステロン系が代償的に活性化される．ミネラルコルチコイド受容体の活性化によってENaC活性が上昇し，Na再吸収が増加する代わりにH^+とK^+の分泌が増加し，低カリウム血症性代謝性アルカローシスを合併する．Gitelman症候群の大家系の解析から，Na/Cl共輸送体の機能喪失変異により血圧低下がもたらされるのは確かなことがわかった．このことは，腎臓のNa利尿がわずかに増加するだけであっても血圧低下の原因になることを示す明確な根拠となる[59]．**Bartter症候群**は，Henleの太い上行脚のNa/K/2Cl共輸送体が正常に機能するために必要な3つの遺伝子のいずれかの機能喪失変異をホモ接合体でもつと発症する[12,60]（**図9.1**）．輸送体の機能障害によって腎臓からの著明な塩分喪失が起き，それに反応してレニン・アンジオテンシン・アルドステロン系が活性化し，低カリウム血症性代謝性アルカローシスとなる[12]（**図9.1**）．Bartter症候群Ⅰ型は，Na/K/2Cl共輸送体の変異によるものである．Bartter症候群Ⅱ型は，ATP感受性K^+チャネルである腎髄質外層カリウム（renal outer medullary potassium：ROMK）の変異が原因である．ROMKは，Henleの太い上行脚におけるKのリサイクリングとNa^+とK^+の効率的な再吸収のために必要なチャネルである．Bartter症候群Ⅲ型は，クロライド（Cl^-）チャネル（chloride channel Kb：CLCNKB）の変異のホモ接合体で起こる．CLCNKBはCl^-が細胞の基底側膜から細胞外へ出ていくのに必要なチャネルである[12]．Bartter症候群の患者は早産で生まれ，新生児期から塩分喪失によって生命が脅かされるほど重篤な低血圧を呈することが多い．Gitelman症候群とは異なり，Bartter症候群では高カルシウム尿症を認め，マグネシウムレベルは正常もしくは軽度低下する（ループ利尿薬を投与されている患者と同様である）．

近位尿細管のNa^+/H^+交換輸送体（NHE-3）の機能獲得変異は，本態性高血圧の原因である可能性があるものとして研究されてきたが，連鎖解析の結果，関連性は示されなかった[61]．

6. 高インスリン血症によるナトリウム利尿障害

耐糖能異常，脂質異常症，高血圧は合併しやすいことがわかっている．実際，高血糖となり，明らかな糖尿病を発症する何年も前から本態性高血圧を認めることはよくある．現在ではメタボリックシンドロームとして知られている，この通称“シンドロームX”の病態形成の中心にインスリン抵抗性があることがこれまで提唱されてきた[62]．インスリン抵抗性は遺伝性であることも，後天性（肥満，食事の影響，運動の少ないライフスタイルによる）であることもあり，代償性の**高インスリン血症**を呈する．最終的には，β-細胞からのインスリン量ではインスリン抵抗性を代償するのに不十分となり，耐糖能異常や，明らかな2型糖尿病となる．高インスリン血症は脂質代謝異常を起こし，低比重リポ蛋白（low-density lipoprotein：LDL）の増加と高比重リポ蛋白（high-density lipoprotein：HDL）の低下をきたす．高インスリン血症はさらに，高血圧発症の原因ともなる．インスリンは，腎臓でのNa処理で重要な役割を果たすことが示されている．ヒトでの研究で，インスリンクランプ法を用いて正常血糖，高インスリン血症の状態をつくり出したところ，60分以内に尿中Na排泄が有意に減少した[63]．このインスリンの抗Na利尿作用は，糸球体濾過量（glomerular filtration rate：GFR），腎血漿流量，濾過されたブドウ糖の量，血漿アルドステロン濃度のいずれを変化させることなく認められた．インスリンのNa再吸収に対する作用は，主にネフロンの遠位側（Henleの太い上行脚や遠位曲尿細管）におけるものである．このようにインスリン抵抗性とそれに伴う高インスリン血症は，最終的な効果として腎臓本来の Na 利尿力に障害をきたし，食塩感受性高血圧が発症する．

7. 食塩依存性高血圧の病態形成における後天性尿細管間質疾患

本態性高血圧は，腎臓が正常血圧時に Na 恒常性を維持できなくなることで生じるということは，それを示唆する根拠が十二分にあり，かつ確実である．しかし，Na 利尿障害の原因となる異常が遺伝的であるのに，通常，成人になるまで高血圧を発症しないのはなぜだろうか？ 肥満，加齢，黒人であることなどと関係する食塩感受性高血圧は後天性の疾患のようにみえる．ではなぜ，食塩感受性は時間経過とともに頻度と程度が増すのだろうか？ これについて提唱されてきたのは，後天的な腎臓の尿細管間質疾患によって食塩感受性高血圧が起こるという仮説である[64]．その仮説では，高血圧には 2 つの相があるとされる．第一の相では，遺伝または環境因子によって交感神経系の活動性が亢進し（血漿ノルエピネフリンの増加と圧受容体の感受性の上昇），一時的に血圧が上昇する．こうした一時的な血圧の上昇には，頻度は少ないが，レニン・アンジオテンシン・アルドステロン系の活性化が関与することもある．この第一の相では，血圧上昇は一過性であり，腎臓の Na 処理は正常である．第二の相への移行は，カテコラミンまたはアンジオテンシンⅡによる一過性の血圧上昇が，腎臓の特に傍髄質と髄質の領域に傷害を及ぼし，そのためにそれらの領域が皮質領域と同様に腎灌流圧の突然の変化に対する自己調節能を失ってしまうために起こるという説が提唱されている．昇圧に対する反応により，傍尿細管毛細血管圧の増加とその血流量の減少が起こり，傍尿細管毛細血管の傷害を生じて尿細管間質が虚血に陥る，と考えられる．こうして生じた尿細管間質傷害が，局所の血管収縮機構（アンジオテンシンⅡ，アデノシン，腎臓の交感神経）を刺激し，また血管拡張機構〔一酸化窒素（nitric oxide：NO），プロスタグランジン，ドパミン〕を阻害することで，虚血がさらに悪化し，尿細管糸球体フィードバックの異常と尿細管の Na 再吸収の増加をもたらす．傍尿細管毛細血管の傷害と脱落によって腎血管抵抗が上昇し，圧 Na 利尿機構がさらに阻害される．尿細管糸球体フィードバックの亢進と圧 Na 利尿の障害によって，腎臓の Na 排泄機能が後天的に障害されると予想される．このように圧 Na 利尿曲線が圧の高いほうにリセットされることが，後天的な食塩感受性高血圧の発症機構となると提唱されている．

動物モデルの実験で，カテコラミンやアンジオテンシンⅡを短期間投与すると腎臓が傷害を受け，投与中止後も食塩感受性高血圧が持続することが確認されている[65,66]．ラットに 8 週間，ミニポンプで phenylephrine を投与すると，腎臓に構造的および機能的変化が起こる[65]．糸球体は傷害を受けないが，巣状の尿細管間質線維化が認められている．傍尿細管毛細血管の変形や脱落だけではなく，トランスフォーミング成長因子 β（transforming growth factor-β：TGF-β）の発現が増加し，傷害を受けた尿細管では，マクロファージの接着蛋白であるオステオポンチンが新たに発現し，間質のマクロファージと α-平滑筋アクチン陽性の筋線維芽細胞が増加した．カテコラミン投与終了後，ラットに低食塩食を与えると，血圧は正常に戻った．しかし，高食塩食を与えたラットは著しい高血圧となった．アンジオテンシンⅡの短期間（2 週間）投与でも，尿細管間質傷害と線維化を伴う食塩感受性高血圧が遷延した[66]．

上記の仮説により，高リスクの人たちが食塩感受性高血圧を発症する機序の一部を説明できるかもしれない．例えば，黒人は運動やノルエピネフリンによる血圧上昇が大きく[67]，食塩負荷に対する腎臓の自己調節反応も相対的に障害されている[68]．これらのことが，高血圧の頻度が高く，標的臓器傷害のリスクが高く，食塩感受性であることの理由かもしれない．一般人口においても食塩感受性高血圧の有病率は加齢とともに増加する．加齢に伴い腎機能は徐々に低下し，糸球体硬化・間質の線維化が起こる．ラットを用いたモデルにおいて加齢は，尿細管傷害，筋線維芽細胞の増殖，オステオポンチンの発現，マクロファージの浸潤，コラーゲンⅣの沈着などによって特徴づけられる尿細管間質の線維化をもたらした[69]．これらの構造的変化が，Na 利尿障害から食塩感受性高血圧をもたらすと考えられる．肥満の人でも高血圧の有病率は高い．肥満の人では，交感神経系の活動性が上昇しており，ノルエピネフリンと血漿レニン活性の基礎値が高く，糸球体の過剰濾過を認め，間質線維化と糸球体硬化の率が高く，ECF が増加しており，食塩依存性高血圧を認めることが示されている[64]．移植患者では，拒絶反応を回避するために投与される cyclosporine A により，間質線維化，オステオポンチンと TGF-β の発現をきたし，ヒトでの食塩感受性高血圧の発症につながる[64]．cyclosporine は NO 産生を直接阻害して血管を収縮させる．cyclosporine A をラットに投与すると，ヒトで観察されるのと同様な間質線維化が起こり，特に傍糸球体領域で強い尿細管間質傷害を認める．間質線維化は TGF-β とオステオポンチンの発現と内皮型 NO 産生酵素の減少に伴って生じる．尿細管間質傷害が起こった後で cyclosporine の投与を中止しても，その動物に高食塩食を与えると，GFR は正常であるにもかかわらず，急速に高血圧に陥る[64]．

8. ネフロン減少によるナトリウム利尿障害

本態性(遺伝性)高血圧で Na 利尿力に傷害があるのは，機能するネフロンが先天的に少ないという潜在的な理由があるという仮説がある[24]．自然発症高血圧ラット(spontaneously hypertensive rat：SHR)では，正常血圧の対照ラットよりも，糸球体毛細血管の内皮細胞の開窓部が小さい．Milan 高血圧ラットでは糸球体の限外濾過係数が低く，近位尿細管の Na 再吸収が増加している．ラットの食塩感受性高血圧ではネフロン数が 15％減少している．ヒトでは，寡巨大糸球体症(oligomeganephronia)や先天性片側腎無形成など，先天的にネフロン数の減少している主要な疾患で高血圧を発症する．Brenner の仮説によれば，一部の人だけ過剰に食塩を摂取すると本態性高血圧を発症するのは，ネフロンや糸球体の濾過面積が生来少なく，Na が負荷されたとき十分に排泄できず，食塩感受性高血圧になるからだとされている[24]．当然のことであるが，慢性腎臓病ではその原疾患によらず Na 利尿力が障害され，食塩感受性高血圧となる．

9. レニン・アンジオテンシン系の制御異常によるナトリウム利尿障害

循環血中のアンジオテンシンⅡレベルが上昇するとアルドステロン産生が増加し，ミネラルコルチコイド受容体が活性化することで，遠位ネフロンでの Na 再吸収が亢進することについては前述した．アンジオテンシンⅡは，アルドステロン産生増加以外の機序でも腎臓による Na と水の貯留を促すことが示されている[70]．アンジオテンシンⅡによって腎臓の血行動態が変化し，尿細管の Na 再吸収が間接的に増加するからである．アンジオテンシンⅡを投与すると腎血流は低下するが，輸出細動脈の抵抗が上昇して濾過率が増すことで，GFR はほぼ正常に保たれる．アンジオテンシンⅡによって輸出細動脈の抵抗が上昇すると，近位尿細管，遠位尿細管，集合管の傍尿細管毛細血管の静水圧の低下と浸透圧の上昇をもたらし，尿細管の Na 再吸収が増加する[70]．加えて，アンジオテンシンⅡは直接，近位尿細管の Na 再吸収を刺激することが示されている[71]．

最近の知見からは，レニン・アンジオテンシン・アルドステロン系の制御を乱す腎臓の異常が，本態性高血圧の病態形成において重要な役割を果たす可能性が示唆されている[72]．この根元的な異常は，本態性高血圧患者の 45％に存在し，腎臓での Na 処理の障害を生じ，食塩感受性高血圧となる．これらの患者は，血漿レニン活性が正常から高値で，Na 摂取量の変動に対してレニン・アンジオテンシン・アルドステロン系の活性を適切に調節することができないため，"non-modulator"とよばれている．血圧が正常の人や，本態性高血圧があっても"modulator"である患者では，Na 摂取量に従って腎血流量も変化する．Na 摂取量が増えると腎血流量が増加し，Na 摂取量が減ると腎血流量も減少するのである．対照的に non-modulator では，Na 摂取量が変化しても腎血流量が変動しない．Na 摂取量の変化に対する腎血管の反応に異常があるために，腎臓が Na 負荷を処理しきれないのかもしれない．non-modulator は正常血圧の人や modulator である本態性高血圧患者と比較し，Na 負荷やアンジオテンシンⅡ投与に対するレニン抑制が減弱している．このような non-modulator にアンジオテンシン変換酵素(ACE)阻害薬を投与すると，Na 負荷に対して正常な Na 利尿を示し，Na 負荷やアンジオテンシンⅡ投与に対するレニンの抑制も正常化する．さらに，ACE 阻害薬の投与によって腎血管抵抗が減少し，腎血流と Na 利尿が増加する[72]．これらの知見からわかることは，non-modulator は，全身性のレニンやアンジオテンシンⅡレベルの上昇は認められないものの，腎血管のアンジオテンシンⅡに対する反応性が亢進しており，それはおそらく腎局所のACE によるアンジオテンシンⅡ産生によるものであるということである．そのような機序による傍尿細管毛細血管の Starling 力の低下と尿細管の Na 再吸収の亢進が，一部の本態性高血圧患者における Na 利尿障害の背景にある可能性がある．加えて低レニン性本態性高血圧の患者でも ACE 阻害薬投与で血圧が低下する機序として，腎臓が Na 負荷を処理する能力が回復することが考えられる．

10. 交感神経系を介するナトリウム利尿障害

血圧の変化や血管内容量を感知して活性化される神経系の機構が，腎臓に作用して Na 排泄を調節する．α-アドレナリン作動性受容体を介する交感神経系の活性化により，近位尿細管の Na 再吸収が亢進する[73]．α-アドレナリン作動性刺激に対する輸出細動脈の血管収縮反応が亢進しているために，本態性高血圧患者に典型的な腎臓内の血行動態の異常，すなわち腎血流の低下，腎血管抵抗の上昇，濾過率の亢進が生じると考えられる[74]．アンジオテンシンⅡの作用と同様に，この輸出細動脈抵抗の上昇が原因となって，傍尿細管毛細血管の Starling 力が変化し，本態性高血圧における Na 利尿障害が生じるのであろう．加えて留意すべきは，α-アドレナリン作動性活性の上昇は直接的に近位尿細管の Na 再吸収を刺激することが示されていることである[75]．カルシウム拮抗薬は腎輸出細動脈の収縮を減弱させ，腎血流を改善させる[74]．カルシウム拮抗薬に Na 利尿作用がある理由としては，この血行動態の変化の他に，尿細管の Na 輸送に対する直接的な作用があげられる[76]．

腎臓の神経は実験モデルでの高血圧発症に寄与しており，ヒトの高血圧の病態形成でも役割を果たしているようである[77]．自然発症高血圧ラット(SHR)とデオキシコルチコステロン(DOC)食塩ラットいずれの高血圧モデルでも，尿細管の Na 再吸収を刺激する腎臓の求心性神経の活性を欠くと，高血圧の程度が弱まる．腎臓を脱神経するとこれらのモデルの高血圧が改善する[77]．

11. 腎臓の一酸化窒素の異常によるナトリウム利尿障害

腎臓内では持続的に内皮由来の一酸化窒素(NO)が産生されており，NO が腎臓の血行動態や Na 排泄の制御において決定的な役割を果たすことを示す知見が積み重ねられている[78]．これらの作用の一部は，NO とレニン・アンジオテンシン・アルドステロン系の相互作用によるものである．NO は腎血流と腎臓の微小循環を調整するメディエータのなかでも重要な位置を占める．ブラジキニンとアセチルコリンは NO 産生を増加させ，腎血管を拡張し，水利尿と Na 利尿をもたらす．L-アルギニン-NO 経路の特異的阻害薬(L-NAME または L-NMMA)を用いて元々の NO 産生を遮断すると，腎血管抵抗の上昇，腎血流の低下，尿量と Na 排泄の減少をきたすことが示されている．腎臓内の NO 産生を阻害すると，腎臓の自己調節機構には影響を及ぼすことなく，腎灌流圧の変化に対する Na 利尿反応が減弱することから，NO は圧 Na 利尿の仕組みを制御する尿細管の反応を許容，もしくは媒介する役割をもつと考えられる[79,80]．緻密斑から放出される NO は，輸入細動脈の収縮に影響を及ぼすことで尿細管糸球体フィードバックを調整するようである．集合管では，NO によって溶質輸送が抑制されることが示唆されている．ほとんどの実験で，NO 産生を遮断すると Na 排泄が減少することが示されているが，その正確な機序は不明である．濾過される Na 量の減少，尿細管の Na 再吸収の亢進，髄質の血流の変化，腎間質の静水圧の低下が，NO 遮断による Na 貯留の機序として考えられる．まとめると，これらの観察からわかることは，NO 依存性の機序が，腎臓による体液量調節に大きな影響を与えるということである．腎臓の NO を介する Na 排泄に異常が生じることで，Na 利尿障害の状態となり，食塩感受性高血圧に陥るという仮説がなされてきた[78～80]．この点からみると，インスリン抵抗性に伴う NO 合成酵素活性の低下が，メタボリックシンドローム患者の食塩感受性高血圧の病態形成に寄与している可能性がある[81]．

12. 近位尿細管のナトリウム再吸収亢進によるナトリウム利尿障害

遺伝的な異常で本態性高血圧をきたす症例のなかで，近位尿細管のNa再吸収の亢進が主な原因となってNa利尿力が低下するものがある[82]．リチウムは，再吸収がNa再吸収と並行して起こり，かつ近位尿細管に限定されているため，リチウムクリアランスが，近位尿細管のNa再吸収の代替マーカーとしてよく用いられる．したがって，リチウム分画クリアランス(クレアチニンクリアランスに対するリチウムクリアランスの比)の低下は，近位尿細管でのNa再吸収の増加を意味する．本態性高血圧患者での研究で，リチウム分画クリアランスが低下していることが示されている[82]．さらに，正常血圧であるが一親等の血縁者に高血圧の人がいる被験者は，血縁者に高血圧の人がいない被験者と比較し，リチウム分画クリアランスが低値であった[82]．

13. ナトリウム利尿障害：高血圧の必要条件

腎臓を単離・灌流させた実験から，尿中Na排泄量は，灌流圧による関数として表されることがわかり，両者の間に直接的な関係のあることが示されている[83]．灌流圧レベルが傍尿細管毛細血管の静水圧を変化させることでNa排泄に変化を及ぼすようである．つまり，灌流圧の上昇は，傍尿細管毛細血管の静水圧を上昇させ，結果としてNa再吸収を減少させるということである．ラットを用いたマイクロパンクチャー(微小穿刺)の実験から，腎灌流圧と近位尿細管におけるNa再吸収は負の相関を示すことがわかっている[84]．

この圧Na利尿機構が正常に働いているなら，高血圧では大幅な体液量減少が起こるはずだという議論がある．そのようなことは起こらないという事実から，高血圧を呈するあらゆる状況下で，あるレベルのNa利尿を達成するのに必要な灌流圧が高くなるような向きに，圧Na利尿曲線がシフトしている必要がある．この圧Na利尿曲線のシフトこそが，本態性高血圧や慢性腎臓病(chronic kidney disease：CKD)による高血圧において根元的な腎臓の異常を反映するものであるという仮説が提唱されている[17,19,20]．もし高血圧においてNa利尿が本当に主な異常であるのならば，Naバランスが常に正になり，その結果状況に関係なく体液貯留を生じるという危機的状況を打破するために，Naバランスを負にするべく，ホルモンが代償的に作用するような仕組みが働かなくてはならない．これから取り上げる高血圧の病態形成についてのさまざまな説は，こうした代償的なプロセスがNaバランスを回復するものの，全身の血管抵抗を上昇させ，全身性高血圧をきたしてしまうその機序を説明するものである．

Ⅶ Na/K ATPase阻害物質仮説

本態性高血圧，腎疾患による二次性高血圧のいずれにおいても，その背景には腎臓がNaを排泄する能力の異常が必ず存在するはずである．このようなNa利尿力の障害がある人は，摂取Naが60 mmol/日を超えると，Naと水が貯留傾向となり，細胞外液(ECF)量が増加する．このECFの増加に反応して血漿中の濃度が増加する物質が複数あるということが提唱され，それらをまとめて“Na利尿ホルモン”と呼んでいる[16,17,85,86]．このNa利尿ホルモンによる反応として起きてくるのは，血漿のNa利尿を刺激する力の増大，Na/K ATPaseを阻害する能力の増強，ノルエピネフリン，アンジオテンシンⅡ，バソプレシンなどの血管収縮物質に対する血管の反応性の亢進，などである．心房性ナトリウム利尿ペプチド(atrial natriuretic peptide：ANP)は体液量の急激な増加に反応して心房から放出され，腎臓からのNaと水の排泄を急速かつ短時間のみ増加させる．しかし，心房性ナトリウム利尿ペプチドはNa/K ATPaseを阻害せず，血管の反応性を亢進させることもない．それどころか，心房性ナトリウム利尿ペプチドは全身の血管抵抗を低下させる．腎臓のNa排泄力障害に対する別の反応として，おそらく視床下部由来のNa/K ATPaseを阻害する物質の血漿中濃度が上昇するという説が提唱されている[87,88]．Na/K ATPase阻害により，腎尿細管のNa再吸収が減少して尿中 Na 排泄が増加することで，Na バランスが正常に回復する向きに動くのである．しかし，この循環血中の阻害物質は赤血球と白血球，さらに重要なことには血管平滑筋細胞といった他の細胞の Na ポンプも阻害してしまう．細胞内 Na の増加は，Na/Ca 交換を増加させ，細胞内 Ca 濃度を上昇させる．すると理論的には，細動脈レベルにおいて Na/K ATPase の阻害が細胞内 Ca 濃度の上昇による血管収縮の原因となり，その結果として全身血管抵抗が上昇し，血圧が上昇することとなる[85]．これらの Na 利尿物質が代償的に放出される結果，Na バランスと ECF 量が正常に回復するが，それは，全身血管抵抗の上昇による全身の高血圧が起こることと引き換えなのである（**図 9.2**）．したがって，この種の食塩感受性（体液量依存性）高血圧の背景にある原因は腎臓の Na 利尿力の問題なのであるが，定常状態では ECF 量や心拍出量の増加は検出できないということになってしまう．その代わりに，体液量を回復させるために全身血管抵抗の上昇が起きてしまって高血圧が維持されるということになるのである[16, 17, 85, 86]．

Ⅷ Guyton 仮説

Guyton 仮説とは，「長期の血圧制御を決定するもっとも重要で根本的な仕組みは**腎臓の体液量フィードバック機構**である」という説である．簡単にいうと，これは，腎臓が Na と水の排泄量を変化させることで循環血液量と心拍出量を調節し，動脈圧を制御するという基本的な機構である．次に血圧の変化が直接腎臓の Na と水の排泄に影響を及ぼし，そうすることで細胞外液（ECF）量，心

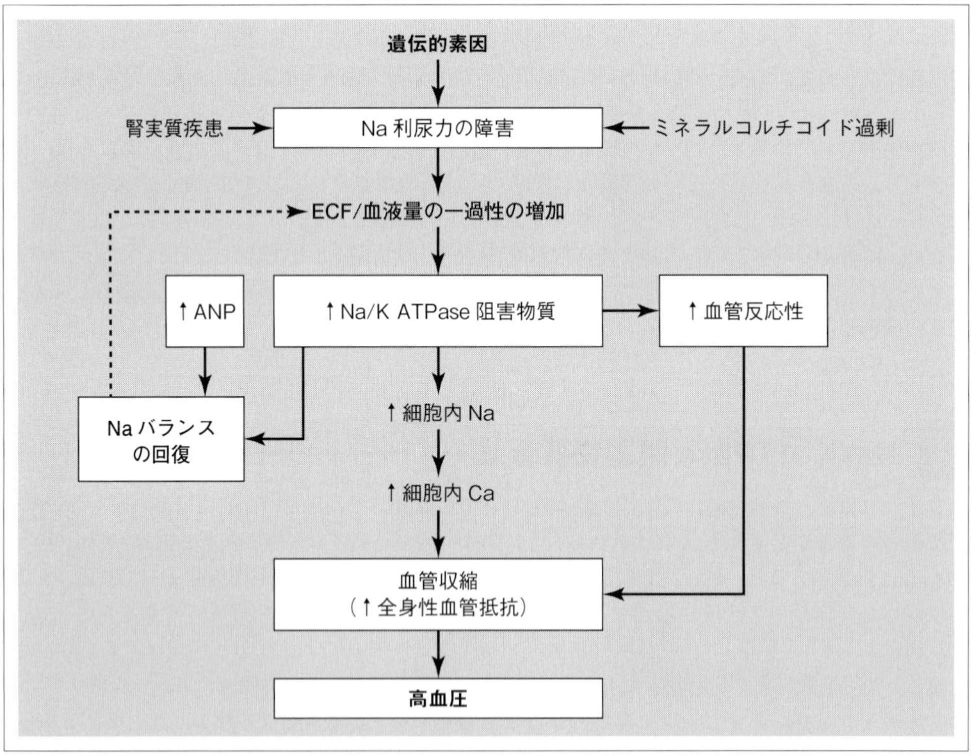

図 9.2 Na/K ATPase 阻害物質仮説．遺伝的な腎臓の Na 利尿力の障害が，高血圧発症を引き起こす根本的な異常であると考えられている．Na 利尿力の障害によって ECF は増加傾向となり，2 種類以上の Na 利尿ホルモンが生成される．心房性ナトリウム利尿ペプチド（ANP）と循環血中の Na/K ATPase 阻害物質により腎尿細管の Na 再吸収が減少することで，元々の Na 利尿障害が代償され，Na バランスと ECF 量が正常に戻る．しかし，血管平滑筋細胞では Na/K ATPase 阻害によって細胞内 Ca 濃度が上昇するため，血管収縮が起こり，全身性高血圧となる．ANP には血管拡張作用があるため，その血圧上昇を和らげる．

拍出量，血圧を制御する負のフィードバック機構となる．Guyton 仮説は，この腎臓の体液量-血圧制御の異常が，ほぼすべての高血圧の根元的な原因であるとする[17〜20, 89〜91]．

1. 腎機能曲線

腎灌流圧-Na 排泄機構と神経ホルモン因子の調節の相互作用が正常に働くことにより，正常な動脈圧下で Na バランスが精緻に維持される[89]．動脈圧を制御する腎臓-体液量フィードバック機構の生理学的基盤は，動脈圧が腎臓からの Na と水の排出に及ぼす直接作用にある．単離・灌流した腎臓を用いた実験により，いわゆる圧 Na 利尿，水利尿，すわなち灌流圧の上昇が直接，腎臓からの Na と水の排泄を増加させる現象が示されている[90, 91]．**図 9.3** には，単離・灌流腎において，灌流圧が腎臓からの Na 排泄に与える効果を示す**腎機能曲線**が記されている．動脈圧がおよそ 50 mmHg まで低下すると尿中 Na 排泄は 0 となる．逆に，動脈圧が正常値の 100 mmHg から 200 mmHg まで上昇すると Na 排泄は 6 〜 8 倍に増加する[89]．この動脈圧が Na 排泄に及ぼす作用は，単離・灌流腎だけでなく，実験動物の生体内でも認められる．しかし，後述する理由から，そのように腎臓が生理学的な状況におかれている生体内の腎機能曲線の傾きはより急峻である．**図 9.3** の横線は，Na の摂取量と排泄量が等しく平衡状態になっているときの Na 摂取レベルを示す．正味の Na の摂取量と排泄量が等しい場合，横線と曲線の交点が動脈圧であり，それは**平衡圧点**という名称で知られている．正常な動物の仮説上の腎機能曲線をコンピュータモデルで解析すると，腎機能曲線と Na 摂取量が不変であれば，平衡圧点が Na バランスを維持できる唯一の灌流圧となる[92]．もし圧がそのレベルを超えると，Na の排泄量は摂取量より大きくなるので Na バランスはマイナスとなり，その結果として ECF 量と心拍出量は血圧が平衡点に戻るレベルまで減少する．逆に，血圧が平衡点を下回ると，Na 摂取量が排泄量より多くなるため，Na バランスがプラスとなり，ECF 量，血液量，心拍出量が血圧を平衡点に回復させるところまで増加する．Na バランスが維持できるのは，平衡圧点が 100 mmHg のときだけである．

このモデルが正しいとすれば，心拍出量と全身血管抵抗のいずれかが最初に増加しても，フィー

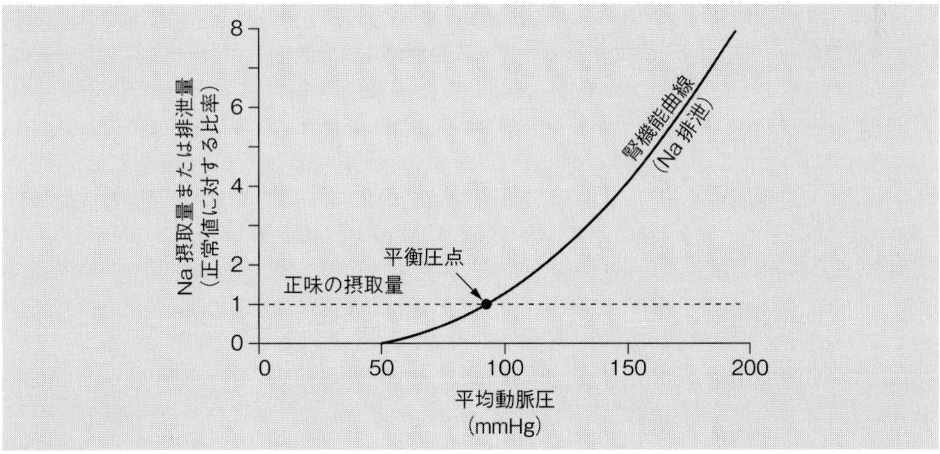

図 9.3　腎機能曲線．単離・灌流腎において腎灌流圧が尿中 Na 排泄に及ぼす効果．コンピュータモデルを用いることで，圧 Na 利尿曲線に該当する Na 摂取量を重ね合わせることができる．Na 摂取量と圧利尿曲線との交点が平衡圧点であり，動脈圧は唯一その値に制御されることとなる．このことから明らかなことは，全身血管抵抗が上昇するだけでは，血圧の上昇は持続しないということである．というのは，圧 Na 利尿機構により Na 排泄が起きて細胞外液（ECF）量，心拍出量が減少し，血圧が平衡点まで戻るからである．同様に，最初に全身血管抵抗が低下しても，Na 利尿が減少，Na が貯留し，ECF 量と心拍出量が増加することで血圧は平衡点に戻るため，低血圧が持続することはない（Guyton AC. Renal function curve：a key to understanding the pathogenesis of hypertension. *Hypertension*. 1987；10：1 より American Heart Association の許可を得て転載）．

ドバック機構が正常に作用すれば，Na 利尿と水利尿が起きて血圧が正常に戻るため，血圧の上昇が持続することがないのは明らかである．したがって，全身血管抵抗が最初に上昇すると，それに応じて逆に心拍出量は減少し，血圧は正常に回復する．このように血圧が平衡点へ戻ろうとするので，腎体液量フィードバック機構は無限に続くことになる．このシステムでは，動脈圧の変化が Na 利尿反応を調節することで，フィードバックにおけるもっとも重要な刺激となる．このため理論上は，最初の血圧低下が，例えばうっ血性心不全においてみられるように，心拍出量の減少によるものであった場合，代償的に塩分(Na)と水が貯留することで ECF 量が増加するが，心拍出量と腎灌流圧を正常化するほどではない．そうなると，腎臓による Na と水の貯留がとめどもなく続き，膨大な体液過剰状態に陥ってしまう．この機構は，最近提唱されている有効動脈血流量が低下している疾患における体液制御に共通する機序を説明する仮説と合致する[23, 93]．腎体液量フィードバック機構が意味するところは，高血圧が持続するということは，腎機能曲線を右方へシフトさせる，つまりある Na 摂取量において Na バランスを維持するためには高い血圧が必要となるという異常が背景に必ず存在することを反映している，ということである[94～96]．

2. 血圧制御におけるレニン・アンジオテンシン系の役割

単離・灌流した腎臓やコンピュータモデルとは異なり，*in vivo* の場合，腎機能曲線の位置は，さまざまな神経・内分泌的要素によってシフトする．例えば，レニン・アンジオテンシン・アルドステロン系の活性が変化すると，曲線がシフトし，Na 排泄，水排泄と血圧の基本的な関係が増強または減弱する[92, 94]．アンジオテンシン変換酵素(ACE)阻害薬やアンジオテンシンⅡの投与によりアンジオテンシンⅡをさまざまなレベルに維持した状態で，動物に与える Na 量を段階的に増やすと，さまざまな腎機能曲線が得られる[95](**図 9.4**)．アンジオテンシンⅡを正常よりも高いレベルに維持すると，圧による Na 利尿反応が低下するのに呼応して，腎機能曲線は右にシフトする．反対に ACE 阻害薬でアンジオテンシンⅡを完全に抑制すると，圧 Na 利尿が増強するのに呼応して，曲線は左にシフトする．**図 9.4** の縦線は**塩分負荷腎機能曲線**とよばれる別の腎機能曲線を表す．この曲線は，レニン・アンジオテンシン・アルドステロン系が正常に機能(アンジオテンシンⅡレベルは Na 摂取量に反応して変化する)する動物に与える Na 量を段階的に変化させることで得られる．その状況では，内在する腎体液量フィードバック機構はレニン・アンジオテンシン・アルドステロン系によって調節される．そうすると，このような正常な動物の腎機能曲線は，単離・灌流した腎臓のそれよりも急峻なものとなる．その塩分負荷曲線では，Na 負荷の各レベルにおいて平衡となる血圧は，Na 負荷が変動してもごくわずかしか変化しない．アンジオテンシンⅡをさまざまなレベルにして得られた腎機能曲線を重ね合わせて解析したところ，正常な動物の曲線が急峻になる理由は，レニン・アンジオテンシン・アルドステロン系の活性の変化にありそうである．Na 摂取量が多いと，レニン・アンジオテンシン・アルドステロン系は抑制され腎機能曲線は左にシフトし，Na 摂取量が少ないと，レニン・アンジオテンシン・アルドステロン系は活性化され曲線は右にシフトする．このレニン・アンジオテンシン・アルドステロン系による腎機能曲線の変化は，アンジオテンシンⅡによる腎臓の Na と水の再吸収に対する作用によってもたらされると考えられている．アンジオテンシンⅡは直接，近位尿細管の Na 再吸収を亢進させる[71]．加えて，アンジオテンシンⅡは腎臓の血行動態に重要な影響を及ぼし，アルドステロンとは独立して尿細管の Na 再吸収を亢進させる[70]．アンジオテンシンⅡによって主に輸出細動脈が収縮することで，傍尿細管毛細血管の静水圧が低下し，尿細管における Na と水の再吸収が亢進する[70, 96]．健常者が Na を著しく多く含む食事をとっても全身の動脈圧がほとんど変化しないのは，このレニン・アンジオテンシン・アルドステロン系と腎体液量フィードバック機構の動的な相互作用があるからである．

3. 自己調節能が全身血管抵抗の上昇をもたらす

食事による Na 摂取量が広い範囲で変動しても血圧を正常に維持することができるのは，レニン・

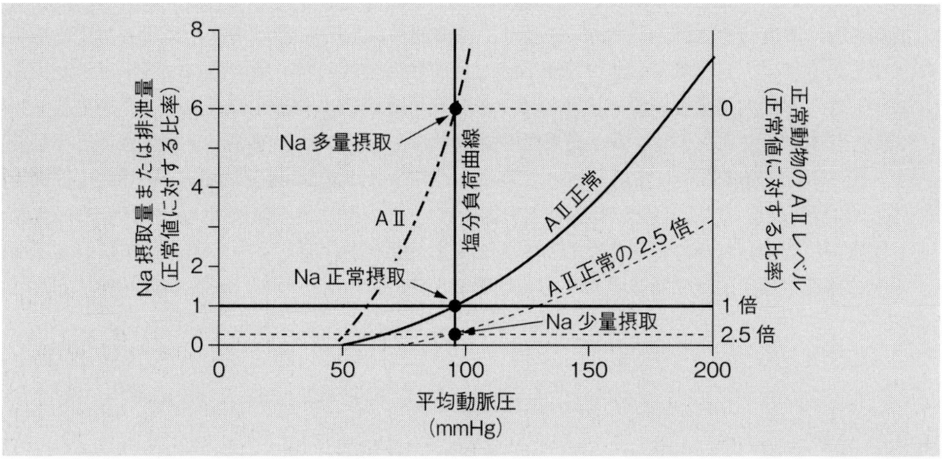

図 9.4　レニン・アンジオテンシン系による腎機能曲線の調節．塩分負荷腎機能曲線は，レニン・アンジオテンシン系が正常に機能する動物に与える Na 量を段階的に増加させることで得られる．摂取 Na 量の広い範囲にわたり曲線は非常に急峻で，血圧はほとんど変化しない．アンジオテンシンⅡ（AⅡ）のレベルを正常，正常の 2.5 倍，0 のいずれかで一定に保ち，動物に与える Na 量を段階的に変化させることで，３つの異なる腎機能曲線を作成した．アンジオテンシン変換酵素（ACE）阻害薬によって AⅡ産生を抑制すると，曲線は左にシフトするが，これは，いずれのレベルの灌流圧でも Na 利尿反応が亢進するのに呼応している．逆に AⅡレベルを正常の 2.5 倍にすると，腎臓の本来の Na 利尿反応が低下するのを反映し，曲線は右にシフトする．これらの各腎機能曲線を重ね合わせることで明らかになることは，正常な動物の塩分負荷腎機能曲線の傾きが急峻であるのは，Na 摂取量の関数としてレニン・アンジオテンシン系の活性が変化することによって，圧に対する Na 利尿反応が変化するからだということである．Na 摂取量が多いと AⅡは抑制され，腎機能曲線は左にシフトし，血圧は正常のままで Na 負荷を排泄することができる．逆に，Na 摂取量を制限すると AⅡ産生が亢進し，曲線は右にシフトして腎臓が Na を保持するようになり，この場合でも正常血圧が維持されるのである（Guyton AC. Renal function curve：a key to understanding the pathogenesis of hypertension. *Hypertension*. 1987；10：1 より American Heart Association の許可を得て転載）．

アンジオテンシン・アルドステロン系と腎機能が正常に働くときだけである．レニン・アンジオテンシン・アルドステロン系もしくは腎体液量調節機構の一方でも問題があると，Na 摂取が増加したときに有意な血圧の上昇が起こる．Guyton 仮説によれば，圧平衡点が上昇して高血圧をきたすような機序は基本的に２つある．１つは腎臓の機能そのものの異常かレニン・アンジオテンシン・アルドステロン系の活性の過剰な亢進のいずれかにより，腎機能曲線が血圧軸に沿って右にシフトすることで，血圧上昇をきたすことである．もう１つはナトリウム摂取の増加にもかかわらず腎機能曲線が代償的に左方にシフトしない場合でも，高血圧が生じることである．

Na 利尿力の低下が背景にあると，腎体液量フィードバック機構により，細胞外液（ECF）量，血液量，心拍出量が増加し，血圧が上昇して圧平衡点に到達するまで，Na と水の貯留が進行することになる．Na と水のバランスは平衡点で回復するが，それは全身の高血圧と引き換えに得られたものである（**図 9.5**）．このように Guyton 仮説は，Na 利尿力の低下が免れない状況における動脈圧の上昇は，Na バランスを回復してそれ以上の悪化を避けるために欠かせない防御機構であることを示している[17〜20, 91]．

理論上は，腎機能曲線の右方移動による高血圧は，Na と水の貯留に反応した心拍出量の増加によってもたらされるはずである．しかし，本態性高血圧の動物モデルとヒトでは，高血圧を起こす最初の機序が，ECF 量と心拍出量の増加を伴う Na 貯留であるとしても，最終的には末梢血管抵抗の上昇によって高血圧が維持されており，その一方で心拍出量と ECF 量は正常に戻っている．Guyton 仮説によれば，この高心拍出量型の高血圧から高全身血管抵抗型の高血圧への移行は，全身循環の血流の自己調節能によって説明される[18〜20]．**自己調節**とは，局所の血流量に著しい多寡が生じたとき，その組織自身の作用で局所の血流量が調節される現象のことである．急性期には，血管筋の緊張が局所的に変化することで自己調節がもたらされると考えられている．しかし，慢性期では，抵抗血管に構造的変化が生じるのである[13]．理論的には，ECF 量が増えた結果として心拍出量が増加するときには，自己調節により全血管床で血管収縮が起こり，最終的には心拍出量が正常に帰する．しかし，心拍出量の減少と同時に，それに抗する同等の全身血管抵抗の上昇が生じているので，高血圧は持続することとなる．高血圧が持続するということは，Na バランスは依然として腎体液量・圧 Na 利尿機構によって維持されているということである．最初に Na 利尿障害（腎機能曲線の右方シフト）をきたすようなさまざまな病態において，ECF 量，血液量，心拍出量のいずれの増加も臨床的に認められないにもかかわらず，全身血管抵抗の上昇により，最終的には高血圧が持続するその病態生理学的機序をまとめたものが**図 9.5** である．

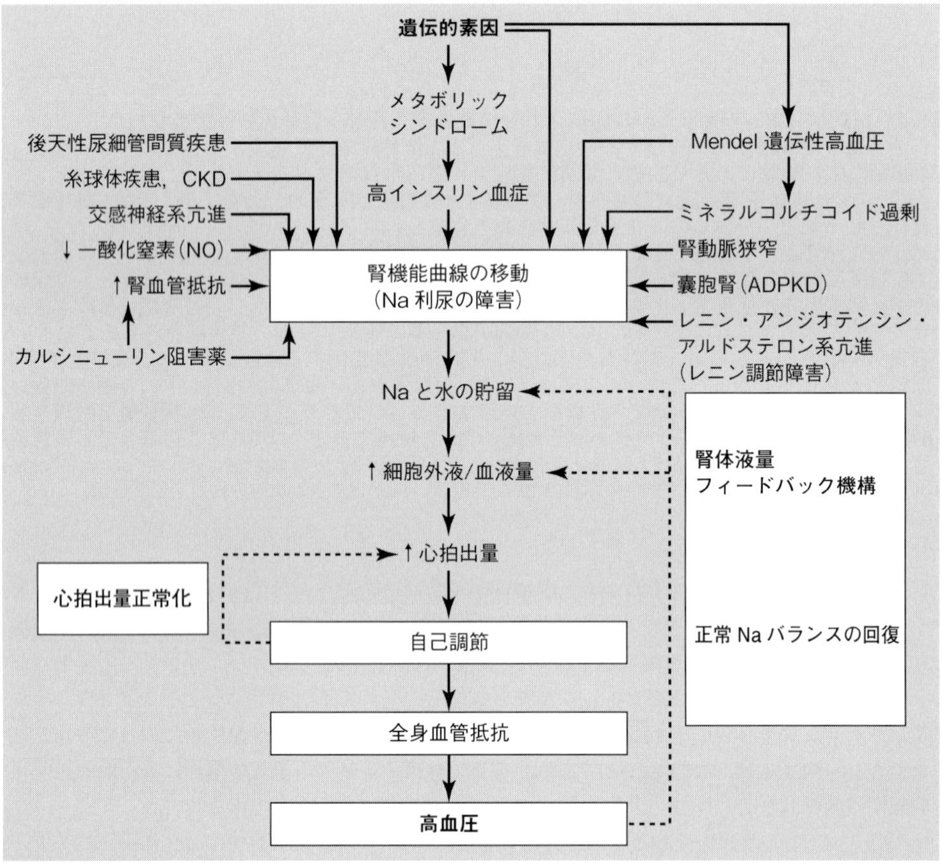

図 9.5 Guyton 仮説．腎臓の Na 利尿力そのものの障害が，あらゆるタイプの高血圧を発症させる根本的な異常であると考えられている．さまざまな病態により腎機能曲線がシフトし，Na 利尿力を低下させる．Na 利尿障害の原因としては，本態性高血圧となる遺伝的素因，糖尿病性腎症，他の原発性糸球体疾患を原疾患とし，ネフロン喪失を伴う原発性の腎実質疾患，後天性の尿細管間質疾患，先天性または後天性の高インスリン血症を伴う耐糖能異常，ミネラルコルチコイド過剰状態，尿細管の Na 再吸収が亢進するような Mendel 遺伝性の高血圧，体液量増加に対してレニン・アンジオテンシン系が減弱できない状態（レニン調節障害），腎動脈狭窄，交感神経系（カテコラミンまたは腎神経）の亢進，腎臓内の一酸化窒素（NO）の減少などがあげられる．Na 利尿障害を伴う腎機能曲線の右方シフトが，すべての高血圧の背景にある根本的な異常だと考えられている．それが長期にわたると循環の自己調節により心拍出量は正常に戻る．しかし，自己調節は全身血管抵抗の上昇と高血圧も持続させてしまう．圧 Na 利尿，すなわち腎体液量フィードバック機構により，Na バランスと細胞外液（ECF）量は正常化するが，それは持続する高血圧と引き換えである．Guyton 仮説は，腎臓の Na 再吸収が亢進することが主たる異常である病態が，ECF 量の増加が認められない状態で全身血管抵抗が上昇し，最終的に高血圧にいたるというパラドックスがなぜ起こるかを説明するものである．ADPKD：常染色体優性多発性囊胞腎．

4. 食塩感受性・食塩抵抗性本態性高血圧の腎機能曲線

Mendel 遺伝性の高血圧，腎動脈狭窄，原発性の腎実質疾患，ミネラルコルチコイドによる高血圧などにおいては，腎臓の内在性の Na 利尿力の障害を想定することは容易である．しかし，ヒトの本態性高血圧の初期では，特異的な腎臓の組織学的異常を同定することは全くできない．額面どおりに受け取れば，この観察結果が示唆することは，高血圧による二次性の傷害（腎硬化症）が続発するまで，腎機能は完全に正常であるということである．しかし，もし Guyton 仮説か Na/K ATPase 阻害物質仮説のいずれかが正しいのであれば，高血圧が持続する状況では，その原因にかかわりなく，Na バランスが高血圧レベルで維持されるような腎機能曲線の右方シフトが存在しなければならないのは明らかである．

健常者では，Na バランスは正常血圧で維持される．加えて，腎機能曲線の傾きは大変急峻であり，食事中の食塩負荷が変化しても血圧はほぼ正常に維持される（**図 9.6**）．食事からの Na 摂取量の増加に対する血圧の反応の仕方から，本態性高血圧には食塩感受性と食塩抵抗性の 2 つのタイプがあることがわかっている[97, 98]．本態性高血圧患者の約 60％は高 Na 食（200 mmol/日以上）を摂取すると血圧が 10％以上上昇し，それは食塩感受性と定義され，残りの 40％の人は食塩抵抗性とされる．血漿レニン活性は食塩感受性の患者では低く，食塩抵抗性の患者では通常，正常もしくは高い．このような高血圧のタイプは，おそらく Na 負荷に対する適応が異なることを示している．**食塩抵抗性高血圧**患者の塩分負荷腎機能曲線は右にシフトするが，正常血圧の人の曲線を平行移動しただけのものである（**図 9.6**）．したがって，通常量の Na を摂取したときに血圧は上昇するが，その血圧で塩分バランスは保たれる．しかし，腎機能曲線の傾きが大きいため，食事中の食塩負荷があってもそれ以上に血圧は上昇しない．一方，**食塩感受性高血圧**では曲線が右方向にシフトするとともに，その傾きが緩やかとなる．したがって，通常の Na 量の食事で血圧が高くなるだけでなく，食事の食塩負荷によって血圧が上昇するのである（**図 9.6**）．厳格な Na 制限食に対する反応も，この 2 つの

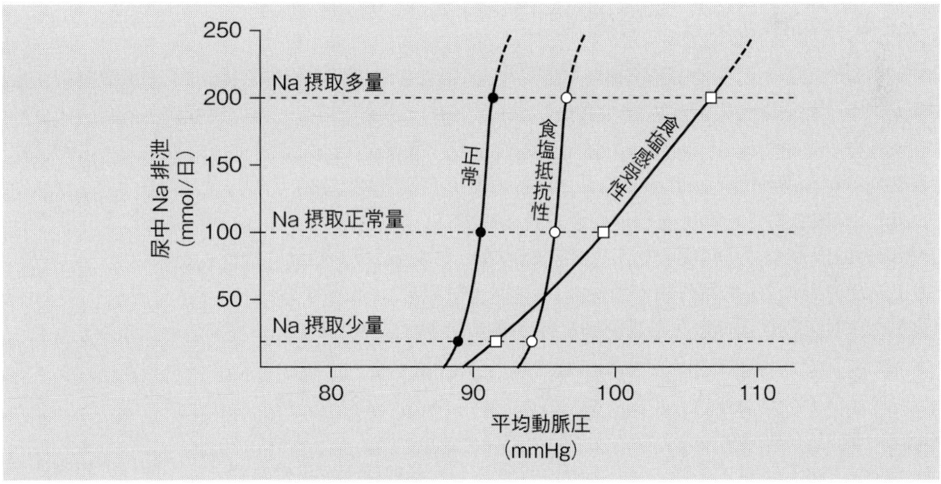

図 9.6　ヒトの本態性高血圧の腎機能曲線の概要．健常者は正常血圧で塩分バランスが維持される．しかも，そのような正常な腎機能曲線の傾きはとても急峻であり，食事中の Na 負荷があったときでも血圧はほぼ正常のままである．食塩抵抗性高血圧の人の塩分負荷腎機能曲線は右にシフトしているが，正常血圧の人の曲線を平行移動しただけのものである．したがって，Na 摂取量が正常のときは，健常者よりも血圧が高くなることで塩分バランスが維持される．しかし，腎機能曲線の傾きが大きいため，食事中の食塩負荷があっても血圧はそれ以上は上昇しない．逆に，食塩感受性高血圧の人では，曲線が右にシフトするとともに，その傾きが小さくなる．したがって，食事中の Na が通常量のときに血圧が上昇するだけでなく，食塩負荷によってさらに血圧が上昇する．Na 制限食に対する反応も，この本態性高血圧の 2 つのタイプ間では異なる．食塩感受性高血圧では Na 摂取量を減らすとそれに反応して血圧が低下するが，食塩抵抗性高血圧では変化しない．

タイプでは異なる．食塩感受性高血圧では摂取 Na の減量に反応して血圧が低下するが，食塩抵抗性高血圧では反応しない．

実験から得られた知見としては，片腎 Goldblatt 高血圧ラットなどのように腎血管抵抗が上昇する病態では，食塩抵抗性高血圧となる傾向がある．一方，腎機能曲線が右方にシフトし，傾きが緩やかになる食塩感受性高血圧は，腎尿細管の Na 再吸収が増加するような状況で起こる．この現象がみられるのは，DOC 食塩高血圧ラット，原発性アルドステロン症患者，Mendel 遺伝性高血圧で尿細管の Na 再吸収が亢進するようなさまざまな疾患，腎臓容積の減少や慢性腎臓病(CKD)，レニン・アンジオテンシン・アルドステロン系の正常な負のフィードバック機構が破綻するような状況などである．これらの状況では，Na 摂取が増加すると，過剰な Na 再吸収を凌駕し，Na バランスを正常に維持するために，血圧を漸増させる必要が生じてしまうのである[97]．

ヒトの本態性高血圧で圧 Na 利尿機構が変化する原因となる異常が正確に何であるかはわかっていない．理論的には，腎血管抵抗の上昇，腎容積の減少，糸球体基底側膜濾過係数の減少，尿細管 Na 再吸収の増加(アンジオテンシン，α-アドレナリン作動性刺激，腎内 NO の欠除，アルドステロンや他のミネラルコルチコイド，尿細管周囲の Starling 力の変化)などいずれの異常でも腎臓の Na 利尿力を障害し，高血圧をもたらす[18]．腎血管抵抗の変化は，ヒトの本態性高血圧，特に進行した腎硬化症で明らかとなっている．一方，食塩感受性患者で尿細管 Na 再吸収が増加している機序には，交感神経系の異常が関与している可能性がある[97]．食塩感受性患者では，Na 摂取量と血漿ノルエピネフリンレベルの間の関係に異常を認める．高血圧でない人や食塩抵抗性患者では，食塩負荷により血漿ノルエピネフリンレベルは抑制されるが，食塩感受性患者ではそれが上昇する傾向にある．食塩感受性患者における交感神経活性の上昇と腎 Na 排泄の減少は，細胞レベルでの Na とカップルした Ca 輸送の異常と関係があるという仮説がある．これに関連することとしては，Ca 拮抗薬は Na 利尿作用があり，黒人の食塩感受性本態性高血圧における腎利尿曲線の異常を正常化させることが示されている[76, 97]．

5. ミネラルコルチコイドからのエスケープ現象において主要な役割を果たす腎灌流圧

ミネラルコルチコイドによる高血圧において，圧による Na 利尿が直接 Na バランスを制御する役割を果たすことを実証するために，Hall らはイヌのモデルを用い，一方は腎灌流圧が自由に上昇できるようにそのままとし，もう一方は自動制御を行う機械を用いて全身血圧が変動しても腎灌流圧を正常レベルに維持できるようにして，両者にアルドステロンを投与し，全身血圧と Na 利尿作用を比較した(**図 9.7**)[98]．機械を用いなかった動物では，アルドステロンの持続注入により一過性の Na と水の貯留が生じ，軽度の血圧上昇を認めた．しかし，Na 貯留は数日しか続かず，その後は，アルドステロンの Na 貯留作用が消失し(エスケープ現象)，正常な Na バランスを回復した．一方，アルドステロン投与下でも，自動制御を行う機械を用いて腎灌流圧を正常レベルに維持すると，アルドステロンからのエスケープ現象は認められず，Na と水の貯留がとめどなく続き，重篤な高血圧，浮腫，腹水，うっ血性心不全に陥った．機械が取り除かれて腎灌流圧が全身血圧まで上昇できるようになると，速やかに Na 利尿と水利尿が起きて Na バランスが回復し，血圧が低下した．アンジオテンシンII[99]やバソプレシン[100]の投与で作成した高血圧モデルの研究でも，同様の観察結果が得られている．これらの所見は，腎臓における Na と水の排泄の制御において，血圧が極めて重要な役割を果たすことを明らかにしている．Na/K ATPase 阻害物質仮説で提唱されている Na 利尿因子は，腎灌流圧の上昇を伴わない状況では，ミネラルコルチコイドの抗 Na 利尿作用を相殺するには不十分なようである．

6. 圧ナトリウム利尿の分子機構

圧 Na 利尿という現象は多数の因子により成立すると考えられており，動脈圧の上昇が急性(分単

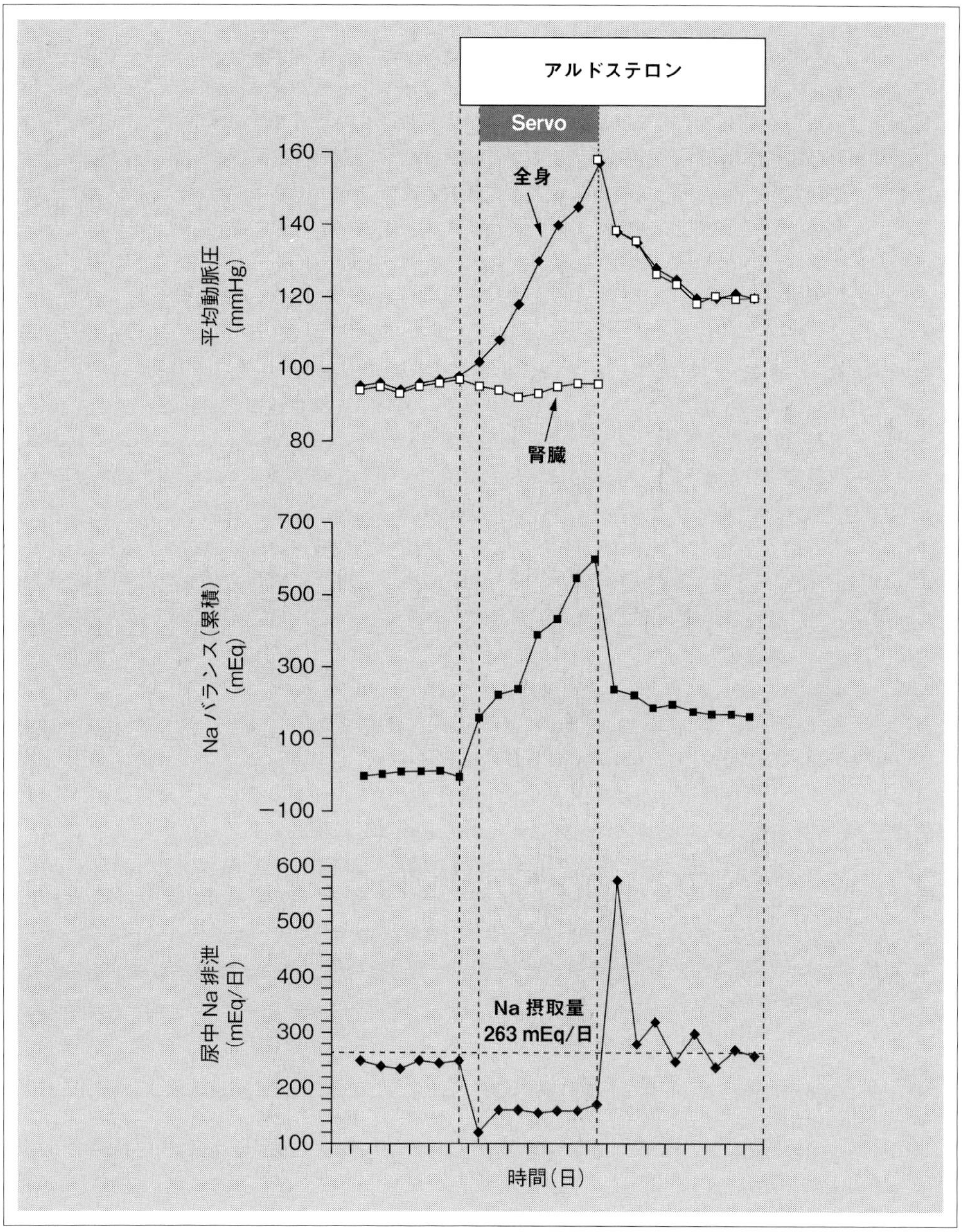

図 9.7　ミネラルコルチコイドからのエスケープ現象において主要な役割を果たす腎灌流圧．手を加えていない動物では，アルドステロンと高食塩食を投与すると，数日間のみ Na 貯留と体液量増加が起こるが，その後，Na 利尿と水利尿が同時に起こり，細胞外液(ECF)量は正常に戻る．これがいわゆるミネラルコルチコイドからの“エスケープ現象”である．この図は，腎臓がアルドステロンの Na 貯留効果から逃れるときに，腎灌流圧が重要な役割を果たすことを示すものである．イヌを用いて 14 日間，アルドステロンを投与するとともに，高食塩食(263 mEq/日)を与えた．しかし最初の 7 日間は，腎動脈分岐部より上で大動脈をクランプすることで，機械的に腎灌流圧を正常レベルに保った．全身性高血圧が生じたが，腎灌流圧が正常のときには，尿中 Na 排泄量が摂取量より少ないままで，アルドステロンからのエスケープ現象は起こらなかった．しかし，7 日後にクランプを外して腎灌流圧が上昇した全身血圧を反映するようにしたところ，すぐさま Na 利尿と水利尿が起き(エスケープ現象)，アルドステロン投与が継続されていても Na バランスは正常に戻った．全身血圧は改善したものの，ベースラインよりは十分に高かった．Servo：腎動脈上での大動脈カフにより，腎灌流圧を自動的に正常値に維持した期間(Hall JE, Granger JP, Smith MJ, et al. Role of renal hemodynamics and arterial pressure in aldosterone “escape”. *Hypertension*. 1984；6(Suppl I)：I183 より American Heart Association の許可を得て転載)．

位)か慢性(時間～日の単位)かによってその機序が異なるようである．大動脈を腎動脈分岐部の下でクランプし，動脈圧を急性に上昇させた状態では，近位尿細管細胞において管腔側膜の Na^+/H^+ 交換輸送体と基底側膜の Na^+/K^+ ATPase がエンドサイトーシスを受け，近位尿細管での塩化ナトリウム(NaCl)の吸収が抑制される結果，圧 Na 利尿がもたらされるようである[101]．急性の高血圧におけるこのような知見に対し，長期間の圧 Na 利尿はネフロンのより遠位の部位での Na 輸送が阻害されることによってもたらされる．前述のように，原発性アルドステロン症の動物モデルでは，数日のうちに，血圧上昇による Na 利尿により Na バランスと細胞外液(ECF)量が正常化するため，腎臓はアルドステロンの Na 貯留作用から逃れる(エスケープ現象)．Knepper らは，標的化プロテオミクスによるアプローチを行い，ラットの原発性アルドステロン症モデルにおける圧 Na 利尿の分子機構を研究した[102]．彼らは，ネフロンの各部位に発現する主要な Na 輸送体のそれぞれに特異的なウサギ由来ポリクローナル抗体を用いて，ラット腎の蛋白ホモジネートをスクリーニングにかけ，アルドステロンによる Na 貯留からのエスケープ現象に関係して減少する輸送体があるかを決定しようとした．その解析によると，サイアザイド感受性 Na/Cl 共輸送体の量が，アルドステロンからのエスケープ現象で，大幅にかつ選択的に減少していた．その減少は，エスケープ現象で腎臓の NaCl 排泄が増加しはじめるのと並行して起こり，同輸送体の量はベースラインの 17 ～ 25%まで低下する．一方，溶質とカップルした管腔側の他の Na 輸送体(NHE-3，NaPi-2，Na/K/2Cl 共輸送体)のいずれも減少せず，3 つの上皮型 Na チャネル(ENaC)のサブユニットの総量にも有意な変化を認めなかった．免疫組織染色によって，アルドステロンからエスケープしたラットの遠位曲尿細管では，Na/Cl 共輸送体が減少していることが確認できた．Na/Cl 共輸送体の蛋白量の減少がみられても，リボヌクレアーゼプロテクションアッセイで，その mRNA 量に有意な変化が認められないことが示されており，このことは，アルドステロンからのエスケープ現象における Na/Cl 共輸送体発現の低下は，転写後の機構が原因であることを意味する．これらのことから，遠位曲尿細管におけるサイアザイド感受性 Na/Cl 共輸送体の発現低下が，ミネラルコルチコイドからのエスケープ現象で圧 Na 利尿をもたらす制御プロセスのもっとも重要な分子標的であると思われる．これまでに述べてきたことから，腎臓の Na と水の排泄の制御において血圧が中心的な役割を果たすことは明らかである．加えて，腎臓の Na 処理の異常があらゆる高血圧の病態形成に中心的な役割を果たすという事実が，ほとんどの高血圧患者でサイアザイド系利尿薬が第一選択となるという Seventh Joint National Committee(JNC 7)の推奨の，確固とした病態生理学的な論拠となるのである[2]．

IX 本態性高血圧と良性腎硬化症

本態性高血圧の初期には，腎臓は通常，組織学的に正常である．しかし，高血圧が持続するに伴い徐々にネフロン数が減少し，萎縮した凸凹の腎が認められるようになる．この進行性の腎萎縮は，高血圧の期間に比例して増悪する硝子様動脈硬化症による腎皮質のびまん性萎縮と線維化によって生じる[103]．良性の腎硬化症では，輸入細動脈に均質な好酸性物質の内膜下沈着を伴う硝子様動脈硬化症を認める(**図 9.8 A**)．葉間動脈は線維性肥厚(fibroelastic hyperplasia)，すなわち内弾性板の同心円状の重層化を呈する(**図 9.8 B**)．糸球体は虚血性萎縮をきたす領域が部分的に認められ，ある糸球体は正常であるが，ある糸球体は球状硬化を呈する．糸球体虚血を認める領域には好酸性物質で満たされた萎縮尿細管が認められる(**図 9.8 A**)．

1. 末期腎不全の原因としての良性腎硬化症

このような腎組織の異常があるとはいえ，良性腎硬化症が長期間ある患者でも，ほとんどの本態性高血圧の患者は臨床的に有意な腎不全を発症しない．良性の本態性高血圧は，心臓や脳といった他の標的臓器ほどには腎臓に障害を及ぼさないようである．文献的にはいずれもこれまでに記載されている症候群であるが，良性本態性高血圧と末期腎不全の間の関係は間接的証拠しかない．良性

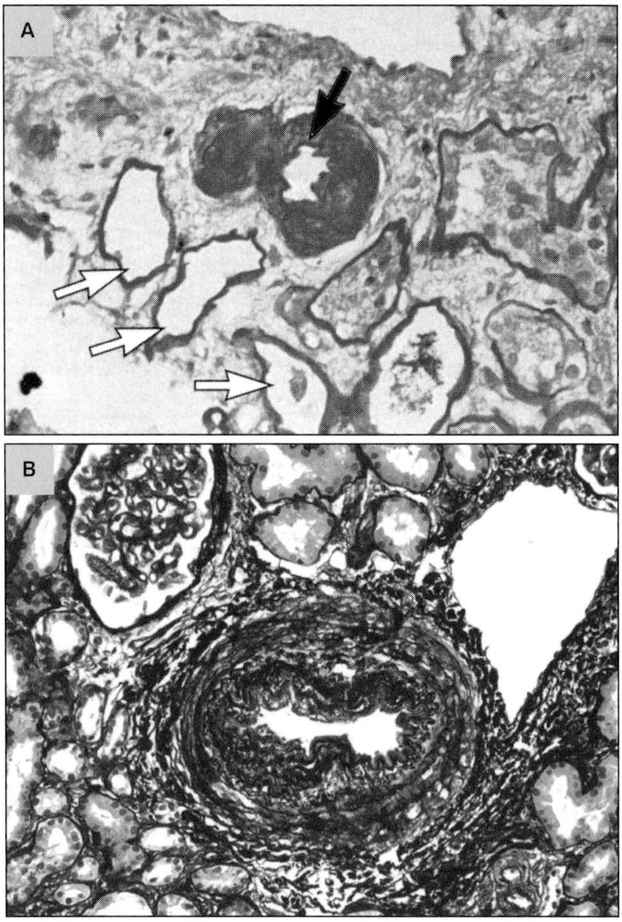

図 9.8　A．良性高血圧における硝子様細動脈性腎硬化症．良性高血圧による良性細動脈性腎硬化症の特徴的病変は硝子様細動脈硬化であり，periodic acid-Schiff(PAS)染色で淡いピンク色に染まる好酸性の無構造な硝子様物質(←)による輸入細動脈の内膜肥厚がみられる．糸球体には部分的に虚血性萎縮が認められる(ここでは掲載せず)．正常な糸球体もあるが，一部の糸球体は完全に硝子様化(ヒアリン化)が認められる．しばしば無構造物質に満たされた萎縮した尿細管(⇨)が硬化糸球体の周囲にみられる．尿細管萎縮，間質線維化，糸球体硬化の程度は硝子様細動脈硬化による血管病変の程度に比例して認められる．B．良性腎硬化症における葉間動脈の線維性肥厚(fibroelastic hyperplasia)．良性高血圧では，葉間動脈(放射皮質動脈)が内弾性板の高度な重層化によって肥厚している．弾性板の重層化帯はelastin染色やmethenamine silver染色によって可視化できる(Sherry Werner-Abboud, MD；University of Texas Health Science Center at San Antonioより許可を得て転載)．良性高血圧におけるこのような動脈変化は，悪性腎硬化症に特徴的な筋内膜線維芽細胞の増殖と明らかな対照をなしている(図 9.9 参照)．

腎硬化症を伴う良性高血圧が末期腎不全の主要な原因の１つであるという広く知られた見解は，エビデンスに乏しい．最近の総説によると，良性腎硬化症によって末期腎不全になったと考えられる患者数はかなり過大評価されている[104～106]．米国医療保健財政管理局(Health Care Financing Administration：HCFA)の書式 2728 の記録によると，腎臓内科臨床医は Medicare(メディケア)にサポートされた腎代替療法を始める患者の 37％が，本態性高血圧により末期腎不全になったとしている[107]．残念ながら，末期腎不全の原因は病理学的診断ではなく臨床的指標に基づいて推定されることが多い．高血圧性腎硬化症と診断される臨床症状や所見について，２つの異なる臨床ガイドラインが提案されている．そのうち１つのガイドラインは，高血圧性腎硬化症の臨床診断は，高血圧の家族歴，左室肥大の存在，蛋白尿の 0.5 g/日未満，そして腎機能障害の発症に先行する高血圧によって行われている[106]．もう１つのガイドラインの African American Study of Kidney Disease (AASK)試験の研究者らは，尿の蛋白/クレアチニン比が 2.0 未満および基礎疾患として腎臓病がないことの2つを高血圧性腎硬化症の診断要件としている[108]．HCFAの書式2728上で高血圧性腎硬化症と報告されている患者から100人を無作為に抽出して調べたところ，わずか4%の患者しかいずれかの診断基準に合致しないことが明らかになった[107]．黒人患者のデータの解析では，91人中わずか28人しか高血圧性腎硬化症のAASK診断基準に合致しなかった[107]．これらのデータは，末期腎不全の原因として良性高血圧性腎硬化症は通常考えられていたよりもはるかに少なく，また高血圧性腎硬化症と推定されている患者の多くが実は他の慢性腎臓病(chronic kidney disease：CKD)の原因を有していることを示唆している．つまり，合併症のない本態性高血圧が重篤な腎障害に進展することは極めてまれであるといえる．白人患者の推計では，本態性高血圧において腎不全を発症する相対リスクは6,000人に1人のオーダーであることが示唆された[108,109]．さらに，軽症から中等症の高血圧を長期間患っている患者でも血清クレアチニン値はほとんど上昇しない．本態性高血圧患者に対する最近の3つの大規模臨床試験のデータ解析では，4～6年の追跡期間で進行性腎不全を発症したのは10,000人の患者のうち1%未満であった[110,111]．Hypertension Detection and Follow-Up Program(HDFP)[112]においても，臨床的に有意な腎機能悪化は極めてまれであることが明らかになった．

降圧薬が登場する以前の時代の剖検研究では，良性腎硬化症は末期腎不全の原因としてまれであることが記録されている．末期腎不全にいたった150例の高血圧患者のうち，単独の基礎疾患として良性腎硬化症が認められたのはわずか1例であった[113]．さらに，透析療法を始める前に両側腎摘出を行った146例の腎解剖・病理研究では，およそ半数に慢性糸球体腎炎を認め，およそ20%に逆流性腎症を認めた[114]．そしてわずか3例の腎不全で，その主要原因が高血圧と考えられたが，2例は悪性高血圧であり，残り1例も虚血性腎症を伴う腎動脈狭窄症であった．Kincaid-Smithは，腎動脈狭窄症(虚血性腎症)と悪性高血圧を除外した腎障害を有する高血圧患者のほとんどが，良性腎硬化症以外に原発性の腎実質性基礎疾患を有する，と主張している[115]．

高血圧を合併した末期腎不全患者は通常，病態の末期であるがために，その腎疾患の原因を識別することは困難である．良性腎硬化症による末期腎不全と誤って分類された患者の多くが，実際は一次性の腎実質性疾患(IgA腎症など)や虚血性腎症を伴う腎動脈狭窄症，悪性高血圧のエピソード，腎コレステロール塞栓症，一次性の腎微小血管疾患などが隠れて存在している，とされている[105,106,109]．

本態性高血圧における血行力学的研究では，腎血流量が有意に低下しても濾過率が増加するため，糸球体濾過量(GFR)はほぼ正常に保たれることが示された．本態性高血圧の遺伝的モデルラットにおいて，このような腎臓の血行力学的変化は輸入細動脈および輸出細動脈の抵抗増加によって生じ，それにより糸球体毛細血管静水圧は正常に保たれていた[116]．良性本態性高血圧の患者でも，輸入および輸出細動脈抵抗が同じ程度に増加し，それにより全身性高血圧から腎臓を保護してGFRをほぼ正常に保っている．(悪性ではない)本態性高血圧患者において重篤な腎障害がまれであるという事実は，このような血行動態の観察結果と矛盾しない．対照的に，糖尿病性腎症モデル[117]や腎摘出モデル[118]の動物では，輸入細動脈が拡張するため動脈圧の上昇が糸球体に伝達されてしまう．これまでにみてきたように，輸入細動脈の拡張の結果として起こる糸球体毛細血管高血圧は，糖尿病性腎症や他の一次性腎実質性疾患患者の慢性腎臓病(CKD)の進行における決定的な因子であろう．

2. アフリカ系アメリカ人における高血圧と末期腎不全

まだ解決されていない重大な問題は，なぜ米国における黒人は末期腎不全患者としてより大きなウェイトを占めているか，ということである．白人に比べて黒人は末期腎不全に陥る割合は約4倍である[119]．白人に比べて黒人で末期腎不全の割合が高いのは，アフリカ系アメリカ人で進行性の高血圧性腎硬化症を発症するリスクが高い結果であるともいわれてきた．疫学研究によると，本態性高血圧は黒人でより多く，いかなる血圧値においても，より重篤な心血管系臓器障害と関連している[120]．軽症から中等症の本態性高血圧患者と正常な腎機能との血管造影研究によると，白人に比べて黒人でより重篤な腎硬化症の血管造影上の所見が認められた[121].

なぜ黒人に末期腎不全の原因としての高血圧性腎硬化症の頻度が高いとされているのか，いくつかのもっともらしい理由を考えることができる．ほとんどのデータが腎病理ではなく臨床診断に基づいていたので，黒人の高血圧有病率が高いことを考慮すると，臨床医は末期腎不全の原因として高血圧を考える傾向にあった可能性がある[104]．この観点から，高血圧性腎硬化症の診断では人種的バイアスがかかっていた，といえるであろう．最近の研究であるが，人種だけが黒人か白人かに無作為に割りつけされ，それ以外は同様の末期腎不全患者の病歴を腎臓内科医がレビューしたという研究がある．白人に比べて黒人の患者は，高血圧性腎硬化症による末期腎不全であるとみなされる割合が２倍多かった[122]．したがって，腎生検が行われていない場合，高血圧によって生じたとされている末期腎不全の多くの患者が，実際は診断されていない他の原発性腎実質性疾患によるものである可能性がある．

ほかの可能性としては，黒人に悪性高血圧が確認されていないか，あるいは不適切な治療で繰り返し高血圧が起きているため，高血圧患者の末期腎不全の増加がみられるとも考えられている．白人よりも黒人に悪性高血圧の頻度は高い．そのうえ，疫学的研究によると，高血圧性腎硬化症という用語が，“良性”腎硬化症あるいは“悪性”腎硬化症のどちらを指しているのか不明瞭なことである．数少ない研究であるが，高血圧による末期腎不全の黒人患者の病理学的所見で特徴的な所見は，良性腎硬化症の所見ではなく悪性腎硬化症の所見，すなわち葉間動脈の筋ムコイド内膜過形成(musculomucoid intimal hyperplasia)および進行性の糸球体脱落変性であった[106, 114, 123]．ある研究では，中心市街地の病院に高血圧性緊急症の診断で入院した100人の患者のうち，2/3が眼底所見に基づいて悪性高血圧であると診断された[124]．これらの患者のほとんどが若年の男性で，社会経済的に低層の黒人かヒスパニック系患者であった．このうち93％以上の患者が以前に高血圧と診断され，ほとんどの患者が何らかの降圧治療を受けていた．しかし60％以上のケースで定期的な医療ケアの提供がなされていなかった．50％以上の患者が入院の30日以上前に降圧薬を中止しており，入院の日に降圧薬を服用していたのはわずか24％であった．もし若年の黒人患者における末期腎不全の高い頻度の理由の一部が，少なくとも未診断あるいは不適切な治療による悪性高血圧にあるとすれば，この事実は，悪性高血圧が明らかに予防可能であり，早期の積極的な降圧治療によって重篤な腎機能障害も回復可能であることから，公衆衛生上大きな意味がある．

最後に，本態性高血圧の黒人患者が白人の良性腎硬化症と異なり，より重篤な良性腎硬化症を発症し，進行性腎不全から末期腎不全になりやすいという可能性は十分にある．African American Study of Kidney Disease(AASK)試験の予備段階の結果によると，顕著な蛋白尿がない軽症から中等症の腎不全をもつ黒人の非糖尿病性高血圧患者では，腎生検所見のほとんどは高血圧性腎硬化症という診断であった[108]．黒人で高血圧性腎硬化症が有意に多い理由として，黒人の高血圧がより重篤であること，あるいは黒人の腎血管が高血圧性障害により脆弱であることなどが考えられる[125]．Tobianは米国の黒人が摂食する典型的な低K食(一般人口の65 mmol/日に比べて30 mmol/日)が，高血圧によって引き起こされる腎血管の内膜肥厚を悪化させ，良性高血圧における進行性腎疾患のリスクを悪化させていると推測した．彼は，これが高血圧の黒人において進行性腎不全のリスクが増加している理由であると考えた[126]．Dustanは黒人の本態性高血圧患者で腎障害のリスクが増加する理由として，成長因子の発現増加が腎細動脈の平滑筋肥厚を引き起こしている可能性のあることを示唆している[127]．

3. 本態性高血圧の黒人患者における食塩感受性と進行性腎疾患の関係

本態性高血圧が黒人と白人で基本的に異なるというエビデンスもある．白人に比べて黒人ではより血管内容量が多く，血漿レニン活性(plasma renin activity：PRA)が低く，食塩負荷に対するNa利尿反応が弱く，降圧薬はアンジオテンシン変換酵素(ACE)阻害薬やβ-遮断薬よりも利尿薬やカルシウム拮抗薬に反応性がよい．本態性高血圧において，白人と黒人の間で腎臓の血行力学的な違いがはっきりと存在することが示されている[72, 97]．例えば，黒人の高血圧患者では白人に比べて腎血流量がより低く，腎血管抵抗がより高い[97]．さらに黒人の高血圧患者は白人に比べて食塩感受性が高いため，塩分摂取の増加が血圧上昇につながりやすい[72]．17 人の黒人の本態性高血圧患者と 9 人の白人患者の研究では，11 人の黒人患者が食塩感受性であったが，白人はすべて食塩抵抗性であった[72]．腎臓の血行動態が，低 Na 食(20 mmol/日を 9 日間)と高 Na 食(200 mmol/日を 14 日間)の期間で測定された．低 Na 食の期間は，食塩感受性患者も食塩抵抗性患者も同様の平均動脈圧，GFR，有効腎血漿流量(effective renal plasma flow：ERPF)，濾過率(filtration fraction：FF)を示した．高 Na 食の期間は，いずれの群でも GFR は変化なく，ERPF は食塩抵抗性患者で上昇して食塩感受性患者で低下，濾過率は食塩抵抗性患者で低下して食塩感受性患者で上昇，糸球体内圧は食塩抵抗性患者で低下して食塩感受性患者で上昇した．食塩感受性患者において GFR が保たれ ERPF が低下しているにもかかわらず糸球体毛細血管内圧が上昇するという事実は，輸出細動脈の血管抵抗が上昇して濾過率が上昇していることを示唆している．黒人において食塩感受性高血圧の頻度が高いことを考えると，高 Na 食の期間の濾過率および糸球体内圧の上昇という腎臓の血行力学的変化によって，黒人が高血圧による腎不全に罹患しやすい傾向がある理由が，部分的に説明できるかもしれない[72]．したがって，黒人患者では，悪性高血圧や原発性腎疾患が基礎疾患として存在しなくとも，本態性高血圧によって進行性腎障害にいたる可能性がある．

高血圧の遺伝的モデル動物の研究によってもこの可能性が示されている．遺伝的高血圧がある場合，ある系統のラットでは他の系統のラットよりも腎機能が早く悪化する．自然発症高血圧ラット(SHR)では，高血圧とともに輸入細動脈の血管抵抗が上昇し，高血圧の有害作用から糸球体を保護するため，進行性腎不全は生じない．一方，すべての食塩感受性高血圧ラットモデルには，血圧上昇に対する輸入細動脈血管抵抗の低下という特殊な反応があり，糸球体毛細血管内圧が上昇して進行性腎障害にいたる[72]．

X 悪性高血圧

悪性高血圧とは，著明な血圧上昇(拡張期血圧はしばしば，120 ～ 130 mmHg 以上)と広範な急性細動脈障害を示す特徴のある臨床的および病理学的疾患である[128]．悪性高血圧に必須な臨床所見には眼底所見としての**高血圧性視神経網膜症**，すなわち線状出血(火焰状出血)，綿花状白斑(軟性白斑)，乳頭浮腫などである．高血圧性視神経網膜症の発症は，中枢神経系，腎臓，他の重要臓器に壊死性細動脈炎などの高血圧性血管症が起こることの前触れである．高血圧が治療されないと，1 年以内の急速な腎不全の進行を避けることができず，しばしば高血圧性脳症，脳内出血，うっ血性心不全などが合併する．血圧上昇の程度にかかわらず，悪性高血圧の診断には高血圧性視神経網膜症の存在が必須である[128]．最近，血圧の著明な上昇があるだけで“悪性高血圧”と診断する傾向があるのは残念なことである．しかし，真の悪性高血圧の予後および治療上の意味合いを考えると，良性高血圧と悪性高血圧の間に一線を画すのは極めて重要である．これは良性高血圧が高血圧性クリーゼを生じないという意味ではない．良性高血圧でも急性肺水腫や解離性大動脈瘤，脳内出血などの急性臓器不全を伴った場合は高血圧性クリーゼを呈しており，重篤な転帰を防ぐため血圧を直ちに下げる必要がある[128]．一方，著明な血圧の上昇はしばしば高血圧性視神経網膜症や急性臓器不全の徴候がなくても起こりうる．この**重症無症候性高血圧**(severe asymptomatic hypertension)という疾患は真の高血圧性クリーゼとは異なり，緊急の降圧治療も必要としない[128]．

頭痛と霧視が悪性高血圧でもっとも多く認められる症状ではある．見事なまでの“無症状の”状態もまれではなく，特に若年の黒人男性では悪性高血圧の最終段階として心・脳・腎臓の明らかな臓器不全にいたる直前まで何も症状がないという場合もある．ほとんどの患者は初診時の拡張期血圧が 120 ～ 130 mmHg 以上である．しかし悪性高血圧が発症する血圧の絶対値というのはなく，良性高血圧と悪性高血圧の患者の血圧値はオーバーラップしている[128]．

悪性高血圧(で高血圧性視神経網膜症)の患者は初診時に，臨床的に明らかな臓器障害を伴うこともあれば，伴わないこともある．しかし適切な治療を行わなければ，進行する高血圧性血管症によって最終的にさまざまな臓器系が障害されてしまう．神経系には，高血圧性脳症や脳内出血を発症する．心血管系合併症としてもっとも多いのは，うっ血性心不全と繰り返し起こる急性肺水腫の発作である．消化管系には，急性膵炎や壊死性腸間膜血管炎による急性腹症が起こる．悪性高血圧による腎障害としては，正常な腎機能に伴う微量アルブミン尿から末期腎不全にいたるまでさまざまな病変を呈する．無治療あるいは不適切な治療の場合は，当初腎機能が正常であったとしても，通常は数週間から数か月かけて腎機能が悪化し，末期腎不全にいたる[128]．

1．悪性腎硬化症の腎病理

悪性高血圧で末期腎不全が発症したとしても，腎臓の大きさは正常である．腎皮質の表面は小さな点状出血が，ノミに刺されたような独特な外観を呈する．従来，輸入細動脈のフィブリノイド壊死が悪性腎硬化症の特徴といわれてきた．血管中膜にヘマトキシリン・エオジン染色でピンクに染まり，トリクローム染色で深紅色に染まる顆粒状物質が沈着する[103]．葉間動脈の特徴的所見は内膜肥厚による高度な血管内狭窄である[103]．この病変は増殖性動脈内膜炎(proliferative endarteritis, endarteritis fibrosa)あるいは玉ネギ状病変(onionskin lesion)とよばれている．細動脈内腔は血管壁の肥厚，あるいはその上に沈着したフィブリン血栓のために高度に狭窄する．降圧治療が可能となる以前の時代の大規模な剖検研究では，巣状分節状フィブリノイド壊死が主要な糸球体病変であった．しかし最近の腎生検結果では，虚血による進行した糸球体脱落変性がもっとも多い所見である．黒人の悪性高血圧患者では輸入細動脈のフィブリノイド壊死はまれな所見である．その代わり，輸入細動脈は高度な硝子様変性を呈する．もっとも顕著で特徴的な所見は，葉間動脈やより大きな細動脈の筋ムコイド内膜過形成である(**図9.9**)[123]．葉間動脈の内膜は増殖した平滑筋細胞とさまざまな程度の線維化によって肥厚している．糸球体は進行した脱落変性の所見を示し，電子顕微鏡上では基底膜の虚血によるひだ形成(wrinkling)を認める[128]．

2．悪性高血圧の病態生理学

良性高血圧が悪性高血圧に変化する機序はわかっていない．いくつかの病態生理学的機序が提唱されている[128]．**圧仮説**(pressure hypothesis)は，高血圧による血管壁への機械的ストレスの直接的

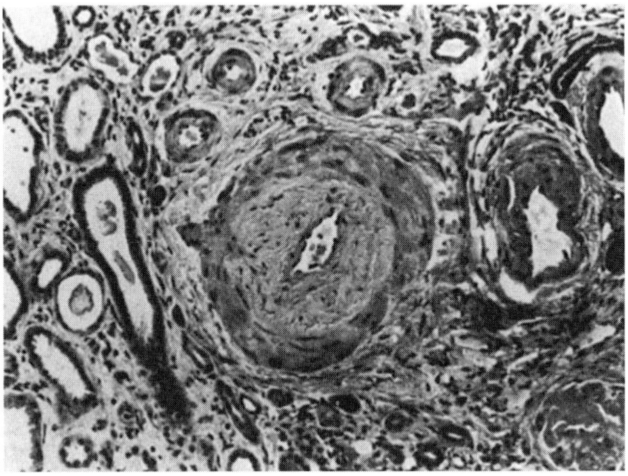

図9.9　悪性高血圧における葉間動脈の筋ムコイド内膜過形成(musculomucoid intimal hyperplasia)．動脈壁は筋線維芽細胞(変異した平滑筋細胞)の新生内膜増殖により肥厚しており，動脈内腔の著明な狭窄をきたしている．平滑筋細胞の間には少量の粘液様物質が認められる(HE 染色)(Pitcock JA, Johnson JG, Hatch FE, et al. Malignant hypertension in blacks：malignant arterial disease as observed by light and electron microscopy. *Hum Pathol.* 1976；7：333 より許可を得て掲載)．

結果として微小血管障害が起こるというものである．一方，**血管毒性理論**（vasculotoxic theory）は，アンジオテンシンⅡや，バソプレシン，カテコラミンが，血圧を上昇させるのみならず直接的な血管障害をもたらすという仮説である．高血圧による Na 利尿による体液量減少とレニン・アンジオテンシン系の反応性亢進が，高血圧と虚血性腎障害との悪循環を継続させる．さらに局所的血管内凝固やグルココルチコイド，プロスタグランジン，キニノーゲンの代謝異常などが血管障害を促進すると考えられている．

悪性高血圧における悪循環を**図 9.10** に示した．重篤な本態性高血圧や二次性高血圧の場合，血圧上昇は危機的レベル，つまり正常な自己調節機序を破綻させるレベルになり，細動脈は局所的に過剰伸展される．それによる内皮細胞障害はフィブリノーゲンや他の血漿蛋白を血管外へ漏出させる．フィブリンの沈着によりフィブリノイド壊死が起こる．筋内膜増殖（myointimal proliferation）が起こり，増殖性動脈内膜炎を呈する．腎臓では虚血による進行性糸球体障害が起こる．レニン・アンジオテンシン・アルドステロン系の活性化がさらに血圧を上昇させ，高血圧と腎虚血の悪循環を増幅させる．最終的に腎不全にいたる．この広範な高血圧性血管障害は，他の血管床にも虚血性の損傷を与える．網膜では，神経線維束の虚血が綿花状白斑と乳頭浮腫を引き起こす．高血圧性視神経網膜症はこの疾患の早期に生じるため，臨床的に悪性高血圧の特徴的な所見とされている．

3. 悪性高血圧の治療反応性

適切な治療がなされなければ，悪性高血圧の予後は悲惨である．降圧治療が可能となる以前の時代では，1 年死亡率はおよそ 90％であり，尿毒症がもっとも多い死因であった．しかし今日では，本態性高血圧の適切な治療が悪性高血圧を予防することがわかっている．さらに，悪性高血圧を発症しても，初期に積極的に降圧治療を行うことで進行性腎障害も予防できる．受診時の腎機能不全が重篤であるほど，末期腎不全への進展リスクが増加する．しかし何か月も透析治療を必要とする腎不全を呈した悪性高血圧の患者でも，劇的な腎機能の回復を示した報告が数多くなされている[128)]．この腎機能回復は，強力な末梢血管拡張薬である minoxidil やループ利尿薬，β-遮断薬を用いて厳格に血圧コントロールを行った結果である，とされている．おそらく根本的刺激（重篤な高血圧）が除かれたことで，腎血管障害が治癒し，糸球体虚血も回復したものと考えられる．

Ⅺ 腎血管性高血圧

Goldblatt らが示した高血圧の歴史的実験モデルは，イヌにおいて両側の腎動脈を狭窄させるか片腎摘出を行い，残りの腎動脈を狭窄させれば持続性の高血圧を引き起こすことができるというものであった[129)]．Goldblatt 高血圧モデルの変法として，片側の腎動脈をクリップして他方はそのままにするという方法もある．2 腎/1 クリップ（two kidney/one-clip：2K/1C）高血圧モデルはヒトの片側腎動脈狭窄に類似した病態である．このモデルでは，片側腎動脈の狭窄により，虚血に陥った腎臓からのレニン産生が増加し，直ちに血圧が上昇する．レニン・アンジオテンシン系の活性化によってアンジオテンシンⅡを介した血管収縮が起こり，虚血腎と対側腎に Na 利尿の障害が起こって高血圧をきたす．興味深いことに，数日たっても血圧は上昇し続けているにもかかわらず，血漿レニン活性（PRA）は正常に戻る．2K/1C 高血圧モデルの早期に，クリップした腎臓を取り除くと血圧は正常化する．対照的に，PRA が上昇していない後期段階に，アンジオテンシン拮抗薬（アンタゴニスト）の投与やクリップした腎臓の摘出，クリップの解除などを行っても血圧は正常化しない．しかし驚くべきことに，対側の“正常腎”を摘出したり，クリップの解除を行うと血圧は正常化する．これらの所見が意味することは，正常な腎臓が慢性的に高血圧に曝されたときに起きる血管の変化が，腎血管性高血圧を生じる元々の原因が除去された後でも，高血圧の持続に寄与しているということである．Guyton の仮説によると，対側の腎臓は当初から血圧上昇に対する Na 利尿反応が鈍っており，異常な腎機能曲線を示す．初期段階では腎機能曲線のシフトは，腎臓の局所で産生されるアン

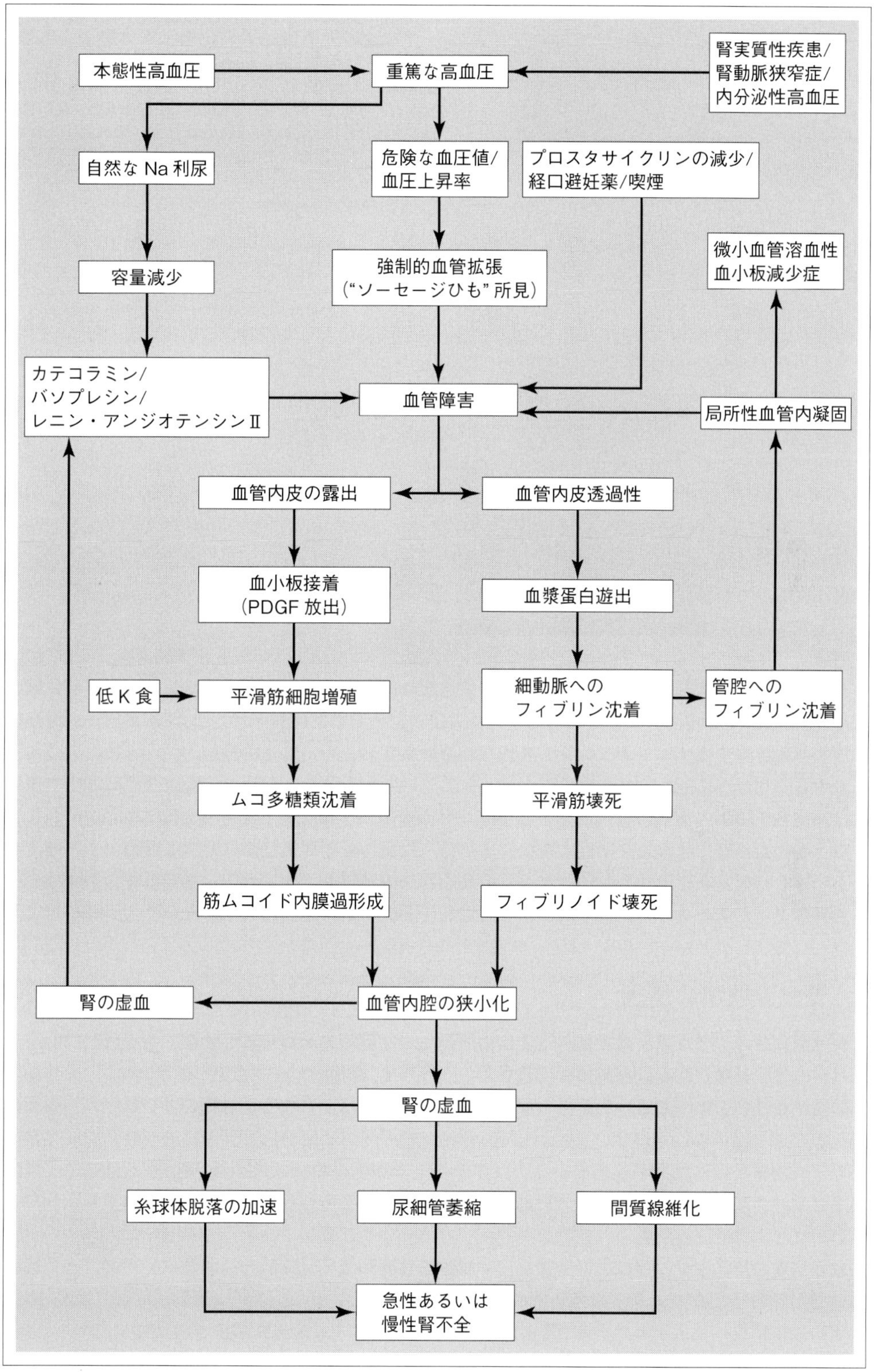

図 9.10　悪性高血圧の病態生理．AⅡ：アンジオテンシンⅡ，CHF：うっ血性心不全（Nolan CR, Linas SL. Malignant hypertension and other hypertensive crises. In：RW Schrier, ed. *Diseases of the Kidney and Urinary Tract.* 8th ed. Philadelphia, PA：Lippincott Williams & Wilkins, 2007；1370-1463）．

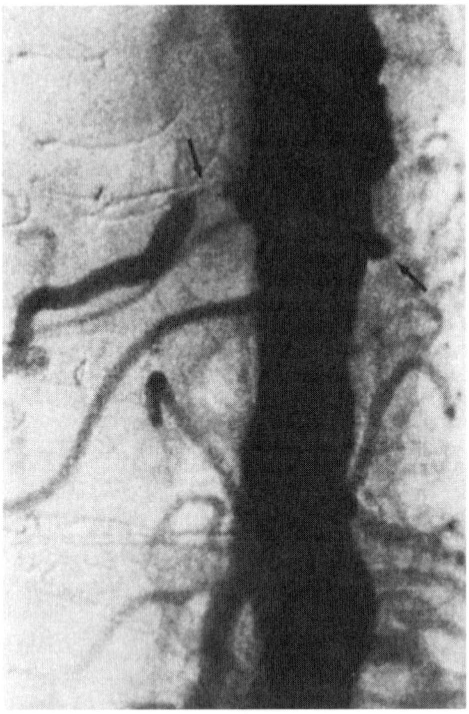

図 9.11 両側アテローム性腎動脈狭窄症においてびまん性のアテローム硬化を示す大動脈造影像．左腎動脈は起始部において完全閉塞している．右腎動脈は起始部近くで高度狭窄病変(ostial lesion)を示している(Steven D. Brantley MD, Department of Radiology, Wilford Hall Medical Center, Lackland Air Force Base, Texasより許可を得て転載)．

ジオテンシンⅡによって起こる機能的変化によるものと考えられる．アンジオテンシンⅡが腎臓のNa排泄に及ぼす直接的および間接的影響は先に詳述した．2K/1Cモデルにおける高血圧の発症および維持に寄与するアンジオテンシンⅡ依存性の機序はおそらく，対側腎(非クリップ腎)の高血圧に対する適切なNa利尿反応を減弱させるように働いていると考えられる．腎血管性高血圧の後期には，高血圧による血管の構造的障害により，いかなる血圧値に対してもNa利尿反応が減弱している．この対側腎に起きる二次性の変化によって，片側性腎動脈狭窄症に対する腎摘出や再灌流療法がしばしば血圧を正常化しない，という有名な臨床的事実を説明できる．また多くの例では元々本態性高血圧があることが，再灌流によっても血圧が戻らない理由かもしれない．

1. 腎動脈狭窄の原因

腎動脈狭窄の主要な原因は片側あるいは両側の主腎動脈の**アテローム性狭窄**である(**図 9.11**)．アテローム性腎動脈狭窄症は高齢患者に起きることが多く，発症のピークは50歳代である．男性の発症頻度は女性の2倍である．大動脈，冠動脈，脳動脈，末梢血管など全身性のアテローム性動脈硬化症が合併していることが多い．しかし15～20％の症例では他部位にアテローム性動脈硬化症はなく，腎動脈だけに狭窄が起きている[130]．アテローム性閉塞病変は通常，腎動脈の近位2 cm以内に生じる．実際には腎動脈起始部の大動脈に発症する病変をもつ，いわゆる入口部病変もまれではない．

動脈病変の第二のタイプは主腎動脈を侵す**線維筋性異形成**(過形成)といわれるもので，その原因はいまだ不明である[130]．病変は多巣性に"数珠様変化(string-of-beads)"が腎動脈中部に認められ，しばしば末梢枝へと広がっている(**図 9.12**)．このタイプは主に若年から中年の女性に認められる．完全な動脈閉塞へと進展するリスクは低い．

2. 腎血管性高血圧のスクリーニング

腎動脈狭窄による腎血管性高血圧は，二次性高血圧のなかでも治療可能な原因の1つであるが，

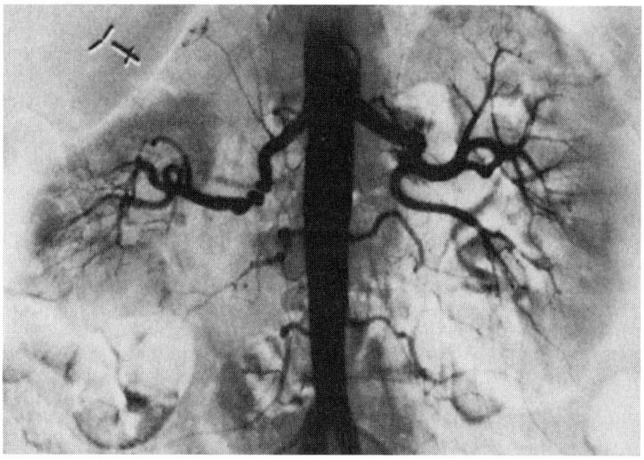

図9.12　線維筋性過形成のもっとも多い亜型である中膜過形成による右腎動脈狭窄を示す腎動脈造影像．萎縮した右腎と，腎動脈中部に特徴的な数珠様変化(string-of-beads)を認める．これは内弾性板の菲薄化によるもので，そのため線維血管性隆起による狭窄が起きている(Steven D. Brantley, MD, Department of Radiology, Wilford Hall Medical Center, Lackland Air Force Base, Texasより許可を得て転載)．

現在の推計では一般の高血圧患者のうち腎血管性高血圧の頻度は0.5%未満である[131]．したがって，この疾患に対する積極的スクリーニングは勧められていない．いくつかのエビデンスが示すところでは，治療可能な高血圧が少ないため腎血管性高血圧を除外するための積極的検査は費用対効果が低く，ほとんどの患者は薬物治療でよいコントロールが得られる[131～133]．臨床医にとってのジレンマは，もし高感度・高特異度の理想的なスクリーニング検査があったとしても，腎血管性高血圧の頻度が低い一般高血圧患者にあまねく適用してしまうと，的中率が低くなってしまうことである．このため，積極的なスクリーニングを行っても，真陽性(不顕性腎血管性高血圧)よりも偽陽性(本態性高血圧)のほうがより多く見つかってしまうであろう．この統計学的な現象が，これまで大いにもてはやされた多くのスクリーニング検査が消えてしまった理由を説明すると思われる．急速連続(rapid sequence)静脈性腎盂造影法(intravenous pyelogram：IVP)あるいは高血圧性静脈性腎盂造影(hypertensive IVP)は，感度が低いだけでなく本態性高血圧患者において12%もの偽陽性率があるため，もはやルーチンのスクリーニング検査としては使用されていない[131]．アイソトープレノグラム(腎シンチグラフィ)は高血圧性腎盂造影よりさらに精度が低く，本態性高血圧患者における偽陽性率が高すぎる[131]．随時のPRA測定はほとんど価値がない[131]．一時強く推奨されていた"captopril試験"はcaptopril負荷に対する静脈性PRA値の上昇を測定するものであるが，特異度が低いことがわかっている[131]．

したがって，腎血管性高血圧の積極的検査を行う患者を選択するときには，十分な臨床的判断といったものが求められる．腎血管性高血圧が隠れていることを示すいくつかの臨床的徴候がある[105]．30歳以前の高血圧発症は二次性高血圧を示唆する．年齢にかかわらず，高血圧の突然の発症は腎血管性高血圧を示唆する．しかし急性発症であっても，最近発症した二次性高血圧ではなく，新しく診断されただけの本態性高血圧であることも多い．良好にコントロールされていた高血圧患者が急に悪化しはじめたときは，腎血管性高血圧を示唆する．身体所見での手がかりは眼底所見での線状出血，綿花状白斑，視神経乳頭浮腫(悪性高血圧の所見)[128]，あるいは収縮期および拡張期の上腹部の連続性血管雑音である．

全身性のアテローム性動脈硬化症があったとしても，腎血管性高血圧として積極的に精査を行うのは，利尿薬を含む合理的な3剤療法に対して血圧が真に抵抗性である場合(>150/100 mmHg)に限られる[131]．適切に血圧がコントロールされているにもかかわらず原因不明の腎機能悪化が続く場合は，両側の腎動脈狭窄を伴う虚血性腎症を疑って精査を進める[134]．ACE阻害薬やアンジオテンシン受容体拮抗薬の追加により腎機能悪化を認めた場合は，両側腎の腎動脈狭窄か片腎の腎動脈狭窄を疑う．これらの現象は，虚血腎においてアンジオテンシンⅡを介した輸出細動脈の血管収縮が濾過率を上げ，GFRを維持させていることを示唆している．

腎血管性高血圧の可能性が高い患者では，陰性の的中率が低いため従来のスクリーニング検査の有用性は低い[132]．CTアンギオグラフィおよびガドリニウム造影3D-MRアンギオグラフィ(訳注：

eGFRが30 mL/分/1.73 m^2未満では，腎性全身性硬化症のリスクがあるため，ガドリニウムの使用は禁忌である．なお，eGFRが30～60 mL/分/1.73 m^2では，ガドリニウムは慎重投与となり，利益が上回る場合のみ使用する）が，解剖学的腎動脈狭窄検出のための最善の非侵襲的検査と考えられる[135]．それでもなお，腎動脈狭窄症の確定診断のためには腎動脈の血管造影検査がゴールドスタンダードである[131]．残念ながら選択的腎動脈造影には，造影剤腎症や腎アテローム性塞栓症などのリスクが確実に伴う[136]．この問題のさらに難しいところは，解剖学的腎動脈狭窄が必ずしも機能的な腎血管性高血圧を伴わないことである．本態性高血圧においても偶発的な腎動脈狭窄は起こりうる．選択的腎静脈レニン測定は，解剖学的狭窄の機能的意義を推測するために従来行われてきた．腎静脈レニン比が2：1以上（狭窄側：非狭窄側）であれば，インターベンションによる反応性が高いと予測される．しかしレニン比にあまり差がない腎動脈狭窄症の患者でも，ある程度の割合の患者でインターベンションによって改善している[137]．ある研究の結果によると，captopril負荷後のTc99m-DTPAあるいはTc99m-MAG_3レノグラムの変化が，手術あるいは血管形成術によるインターベンション前に腎動脈狭窄の機能的意義を決めるのに役立つとされている[138]．

3. 腎動脈狭窄の治療：薬物治療と血管形成術

他部位にアテローム性動脈硬化症を有する患者で腎動脈狭窄を認めることは珍しくない．実際，冠動脈形成術を受ける患者の偶発的腎動脈造影にて腎動脈狭窄が6～18％の患者にみつかっている[139, 140]．同様に大動脈瘤や末梢血管疾患に対して大動脈造影を行う患者の16～40％に腎動脈狭窄がみつかる[141, 142]．しかし，血管形成術およびステント留置術による再灌流療法やバイパス手術の臨床的有効性は，まだ議論のあるところである．これまで3つの無作為化比較試験により，腎動脈血管形成術と薬物療法が比較されたが，血圧管理に関して血管形成術の優位性を示す結果はまだ出ていない[143～145]．MEDLINEで，初年度から2005年9月までのデータを基に，最近，システマティックなレビューが行われた．このレビューは，成人のアテローム性腎動脈狭窄症患者について，死亡率，腎機能，血圧，心血管イベント，有害事象を報告している研究をまとめたものである[146]．研究者らはアテローム性腎動脈狭窄症患者に対しては，積極的薬物治療よりも腎動脈再灌流療法が有効であるという確たるエビデンスはないと結論づけた．

積極的薬物治療に対して腎動脈血管形成術の優位性を示す臨床試験のエビデンスがないにもかかわらず，近年，血管形成術が施行されており，その件数は爆発的に増加している．近年，Murphyらは Medicareに1996，1998，2000年に提出された情報を分析し，腎血管形成術，ステント留置術，腎動脈バイパス術のデータを抽出した[147]．1996～2000年にかけて，腎再灌流療法（手術的および経皮的インターベンション）の総数は13,380件から21,660件に62％の増加をみせていた．腎動脈手術の年間件数は1996～2000年にかけて45％減少していた．一方，腎動脈形成術およびステント留置術の年間件数は同期間で2.4倍の増加であった．経皮的腎動脈インターベンションの増加の主な理由は，心臓専門医が新たな手技を提供していることにあり，その年間件数は3.9倍に増えている．さらに地域による大きなばらつきもみられる．例えば，米国南東部では心臓専門医による腎動脈インターベンションが15倍に増加していた．

腎動脈狭窄症の最適な治療法がいまだ明らかになっていないことが，臨床的意思決定の制限に関与しているのは明らかである．ほとんどの研究が手技的成功（狭窄度の軽減）か血圧の短期的変化に焦点をあてている．しかし，（生存率や心血管イベントなどの）ハードアウトカムのデータ不足が腎動脈狭窄症の治療に対する診療ガイドラインの開発を阻んでいる．この重要な問題に取り組むべく，米国の国立衛生研究所（National Institutes of Health：NIH）は腎動脈狭窄症患者を対象としたCardiovascular Outcomes in Renal Atherosclerosis Lesions（CORAL）試験を助成し，収縮期高血圧を示す腎動脈狭窄症患者に血管形成術，あるいはステント留置術を行うと心血管イベントが減少するか否かという仮説を検証している．この多施設試験では100施設の1,080人が対象となり，薬物治療単独群と，強化薬物治療を併用した非薬物溶出性ステント留置による血管形成術群とに無作為に割りつけされた．追跡期間は3.5年間である．アウトカム測定項目は，心筋梗塞，心不全，脳卒中，腎不全であった．CORAL 試験の結果は 2010 年に公表される予定である．妥当な結果が出るまでは，腎動脈狭窄症患者の治療は個別に検討すべきである．全身性のアテローム性動脈硬化症の患者で腎動脈狭窄が疑われる，あるいは検出された場合でも，血圧が良好にコントロールされて腎機能が安定している限り，薬物治療の選択は賢明で，全く適切な方法である．現在，アテローム性腎動脈狭窄への血管形成術およびステント術による積極的治療を支持しないとする立場は説得力をもっている[148]．Dworkin と Jamerson が，無作為化臨床試験の内容を分析したところ，アテローム性腎動脈狭窄患者に対する血管形成術，およびステント術が血圧や腎機能を有意に改善したり，うっ血性心不全の発症を有意に減らしたりするエビデンスはほとんどなかったと結論している．再灌流療法が突然死や心筋梗塞，脳卒中などの心血管イベントの頻度を減少させるかどうかも，いまだ不明である．対照的に薬物治療の進歩により，高血圧や血管疾患患者の予後は改善が続いている．今や糖尿病や慢性腎臓病(CKD)に対する積極的薬物治療，抗血小板療法，効果的な禁煙介入，血圧や LDL コレステロールに対するさらに低い治療目標などがあるために，再灌流療法は，いかにそれが技術的に成功しようとも，ほとんどの患者に対し，さらなる臨床的利益を付加するとは考えにくい．血管形成術およびステント術を患者に勧める際には，保守的であるべきだ，と彼らは助言している．CORAL 試験，Stenting in Renal Dysfunction Caused by Atherosclerotic Renal Artery Stenosis (STAR)試験，Angioplasty and Stent for Renal Artery Lesions(ASTRAL)試験などを含む進行中の研究が，虚血性腎症による慢性腎臓病の進行に対する再灌流療法の臨床的有用性に対して新たな見解を与えると予想されている(訳注：ASTRAL は *N Engl J Med.* 2009 Nov 12；361(20)：1953-1962 に結果が発表され，薬物療法群のみとインターベンションを加えた群では差はなかった)．

XII 原発性アルドステロン症による高血圧

副腎皮質腺腫(アルドステロノーマ)による原発性アルドステロン症は，Conn によって初めて記載された疾患で，二次性高血圧のなかで治療可能な数少ない疾患の１つである[149]．**アルドステロノーマ**は通常小さな(径 2 cm 未満)良性の副腎結節で，原発性アルドステロン症の原因の 70 ～ 80% を占める．**特発性アルドステロン症**は，両側副腎の小結節性/大結節性過形成と関連しており，原発性アルドステロン症のうち 20 ～ 30%を占める．一般高血圧患者における原発性アルドステロン症の頻度はかなり少なく，およそ 1 ～ 2%である[149]．原発性アルドステロン症の臨床的特徴は腎臓の Na 処理に対するアルドステロンの効果を反映している．アルドステロンは遠位尿細管主細胞の細胞内ミネラルコルチコイド受容体に結合して活性化し，管腔側膜上の上皮 Na チャネル(ENaC)を開口させることで Na 再吸収を促進する．これにより腎臓の Na 利尿能力の低下が起こり，食塩感受性高血圧が発症する．遠位尿細管における Na 処理が異常であるにもかかわらず，原発性アルドステロン症の患者は浮腫もなく，細胞外液(ECF)量も増加していない．この逆説的現象は，ミネラルコルチコイドの Na 貯留作用に対して起こる圧 Na 利尿および圧利尿反応によって ECF 量が正常に戻ることによる(エスケープ現象)．この場合，慢性高血圧の機序は，おそらく Guyton の機構を介した全身性血管抵抗の上昇によって維持されている．遠位尿細管の管腔内が負電荷に傾くことで K^+ と H^+ の排泄が起こり，低カリウム血症と代謝性アルカローシスが引き起こされる患者も，全員ではないが存在する．ほとんどの原発性アルドステロン症患者には，相対的容量負荷を反映して血漿レニン活性(PRA)は抑制されている．しかし，低レニン性本態性高血圧患者でも PRA は抑制されているため，PRA のみの測定はスクリーニング法として信頼性に乏しい．

一般高血圧患者における原発性アルドステロン症患者の頻度の低さを考えると，この疾患をルーチンでスクリーニングすることは推奨されない．スクリーニングを行うのは一般的に，(利尿薬や他の二次性アルドステロン症によらない)自然発症低カリウム血症や利尿薬によって重篤な低カリウム血症を呈した高血圧患者，あるいは重症高血圧や治療抵抗性高血圧患者に限られるべきである[149]．最近のデータによると，未治療の高血圧患者において血漿アルドステロン濃度(plasma aldosterone concentration：PAC；ng/dL)と血漿レニン活性(plasma renin activity：PRA；ng/dL/時間)の比を測定することが，本態性高血圧と原発性アルドステロン症の鑑別のための最適なスクリーニング法であるとされている[149, 150]．検査のタイミング(朝に)，採血時の患者の姿勢(坐位で)，測定単位については標準化すべきである．この測定比のカットオフ値を高くとると(例えば>30～50)，原発性アルドステロン症患者の多くを検出するための感度を保ちながら特異度も維持できる．健常者や本態性高血圧患者におけるPAC/PRA比の平均は4：10である．PAC/PRA比の上昇だけでは原発性アルドステロン症の診断はできない．生化学的な確定診断のためにはさらなる検査として，Na負荷に対してアルドステロン分泌が抑制されないことと，Na欠乏に対してレニンの反応性が低下していることを確認する必要がある．アルドステロン抑制試験は，経口的に塩化ナトリウム(NaCl)を投与し24時間蓄尿中のアルドステロン分泌を測定するか，経静脈的に生理食塩液を負荷しPACを測定する．低カリウム血症はアルドステロン分泌を抑制するため，検査前に低カリウム血症は補正しておく必要がある．降圧薬の中止が不可能な場合は，診断精度に影響しないCaチャネル拮抗薬やβ-遮断薬，α-遮断薬で降圧治療を行うべきである〔訳注：β-遮断薬はレニンおよびアルドステロンの分泌を低下させる(*J Clin Endocrinol Metab.* 2010 Jul；95(7)：3201-3206)が，臨床的に問題になるような大きな影響を及ぼすことは少ない〕．ACE阻害薬やアンジオテンシン受容体拮抗薬，spironolactoneは検査に干渉するために中止する．経口的Na負荷(2～3 g NaCl/日)として3日間，高塩分食とさらに必要ならNaClサプリメントを内服させる．Na負荷はK利尿を促進するため，塩化カリウム(KCl)補充も積極的に行う．高塩分食の3日目に，血清電解質を測定して24時間蓄尿中のアルドステロン，Na，Kを測定する．24時間蓄尿中のNaが200 mEqを超えていれば適切なNa負荷がなされている．尿中アルドステロン分泌が14 μg/日以上であれば，高アルドステロン症に矛盾しない．アルドステロン抑制試験の別の方法として，仰臥位のまま経静脈的に4時間かけて2 Lの生理食塩液を投与する．本態性高血圧ではPACが6 ng/dL未満に低下するのに比べ，原発性アルドステロン症では10 ng/dL以上となる．刺激に対するレニン不応性は，低Na食(40 mg/日)か利尿薬投与(furosemide，最高120 mg/日の分割投与)にて確認する．原発性アルドステロン症では血漿レニン活性(PRA)が1 ng/dL/時間未満に留まる．

原発性アルドステロン症の生化学的診断がついたならば，その治療は疾患の原因がアルドステロノーマか特発性アルドステロン症かによって異なってくる．1 cm以上の大きさのアルドステロノーマならばCTでほとんど検出できる．しかし，残念ながらCT検査は時に紛らわしい結果を生む．1 cm未満の大きさの結節は検出できないため，こうした場合には特発性アルドステロン症と誤って診断されることがある．一方，特発性アルドステロン症患者では通常，副腎の大きさは正常か両側性に腫大している．しかし，偶発的に非機能性副腎結節が存在すると，誤ってアルドステロノーマと診断されることもある．コルチコトロピン刺激下で選択的副腎静脈サンプリングを行いPACとコルチゾールを測定するのは侵襲的であるが，アルドステロノーマと特発性アルドステロン症の鑑別には，より信頼性の高い検査である[149, 150]．副腎静脈と下大静脈におけるコルチゾールとアルドステロンを同時に測定することが，副腎静脈サンプリングの精度とサンプリングが成功したか否かを評価するために不可欠である．片側性のアルドステロン過剰分泌があればアルドステロノーマの存在を示唆する．

アルドステロノーマの最善の治療は副腎の摘出であり，これによりほとんどの患者の高血圧は改善するか治癒する．特発性アルドステロン症についてはあてはまらないが，spironolactoneに対する血圧の反応性はアルドステロノーマの手術に対する反応性を予測する[149]．手術前に3～4週間spironolactoneを投与することで体内K総量が補充され，手術後の低アルドステロン症の予防につながる．アルドステロノーマや他の副腎腫瘍の切除には，腹腔鏡手術が広く普及している．対照的に，特発性アルドステロン症患者は薬物治療を行うべきである．これは，片側性あるいは両側性副腎切除を行っても血圧が正常化できず，さらに降圧薬治療に加えて，生涯にわたるグルココルチコイド，ミネラルコルチコイド補充が必要となるからである．高用量spironolactone(アルドステロン拮抗薬)の投与が治療の中核であり，Caチャネル拮抗薬など他の降圧薬と組み合わせることもできる．

グルココルチコイド反応性アルドステロン症(glucocorticoid-remediable aldosteronism：GRA.

デキサメタゾン抑制性アルドステロン症，あるいは家族性アルドステロン症Ⅰ型）はまれな遺伝性アルドステロン症であり，常染色体優性遺伝の変異キメラ遺伝子が原因となり，副腎皮質刺激ホルモン（ACTH）依存性で，血管内容量やアンジオテンシンⅡには非依存性にアルドステロン合成が持続する[151]．外因性のグルココルチコイド投与により，ACTH 分泌が抑制されることで，アルドステロン分泌が抑制され，ミネラルコルチコイド過剰の状態が回復し，高血圧が改善する．通常 30～50 歳代で診断される他の原発性アルドステロン症と異なり，GRA は生下時から発症する．GRA に関連した高血圧はしばしば通常の降圧薬では治療困難である．GRA の診断は早朝，特に小児期発症の高血圧や早期発症の高血圧の家族歴が一親等でみられる場合に考慮する．若年での出血性脳卒中の家族歴が明らかな場合も診断の手がかりとなる．脳出血の頻度は高く，平均 32 歳で発症して 60％の死亡率を伴う．GRA 患者には典型的なミネラルコルチコイド過剰状態を認め，高血圧，低レニン血症，自然発症低カリウム血症を示す．しかし GRA を認める大家系の分析によると，ほとんどの患者は K 排泄性利尿薬を内服していない限り血中 K 値は正常であったという．したがって，自然発症低カリウム血症は，GRA スクリーニングとしては十分な感度をもたない．GRA 患者では，PAC/PRA 比が 30 以上となる．GRA の診断は dexamethasone 抑制試験により支持される．少量 dexamethasone 抑制試験（0.5 mg dexamethasone を 6 時間ごとに 2～4 日間投与）による 4 ng/dL 以下への PAC の低下は，GRA 診断のための良好な感度と特異度を有する．GRA の副腎皮質は大量の 18-酸化コルチゾール化合物，すなわち 18-酸化コルチゾール（18-oxo-F）と 18-水酸化コルチゾール（18-OH-F）を分泌し，これらは球状帯ステロイドおよび束状帯ステロイドの両者の酵素特性を有するためハイブリッドステロイドとよばれている．したがって，24 時間蓄尿中のこのハイブリッドステロイドの有意な上昇は，GRA 診断のための高い感度と特異度を有する検査となる．GRA のキメラ遺伝子を遺伝子検査すれば，100％の感度・特異度で診断できる[151]．GRA は長期間のグルココルチコイド投与で治療するが，特に小児では長期グルココルチコイド投与による深刻な合併症が問題となる．このため，spironolactone（ミネラルコルチコイド受容体の競合的拮抗薬）や amiloride〔アルドステロン依存性上皮型 Na チャネル（ENaC）の阻害薬〕による単独治療が GRA の治療として好まれている．GRA 患者の脳出血は脳動脈瘤破裂によるものであり，思春期から 5 年ごとの MRI によるルーチンの脳動脈瘤スクリーニングが推奨されている[151]．

XIII Cushing 症候群におけるグルココルチコイド過剰による高血圧

グルココルチコイドの過剰により遠位尿細管細胞における 11β-HSD（11β-ヒドロキシステロイドデヒドロゲナーゼ）によるコルチゾールからコルチゾンへの変換が追いつかず，コルチゾールがミネラルコルチコイド受容体に結合することが可能となる．その結果，腎臓の Na 再吸収が亢進し，食塩感受性高血圧を発症する．Cushing 症候群の多くは下垂体腺腫あるいは非下垂体腫瘍による異所性ホルモン分泌による副腎皮質刺激ホルモン（ACTH）過剰産生が原因となる．ミネラルコルチコイド受容体の活性化により低カリウム血症性代謝性アルカローシスが引き起こされる．少量 dexamethasone 抑制試験の目的は，Cushing 症候群と視床下部-下垂体軸の正常反応を鑑別することにある．前日深夜の 1 mg の dexamethasone 投与によって早朝の血清コルチゾールが 140 nmol/L 未満へ低下しなければ Cushing 症候群の存在を示唆する．その後，大量 dexamethasone 抑制試験により Cushing 病（下垂体性 ACTH 過剰分泌）と ACTH 異所性分泌を鑑別する．

XIV 慢性腎臓病における高血圧

事実上すべての原発性腎実質性疾患は，特に腎不全になると二次性高血圧を発症する[109, 115]．糸球体腎炎と血管炎は，慢性間質性腎炎よりも高血圧を引き起こしやすい．急性溶連菌感染後糸球体腎炎では 75％以上の患者が高血圧を伴う．生検で証明された糸球体腎炎患者の研究で，高血圧の全有病率は60%であった．高血圧の合併はIgA腎症，膜性増殖性糸球体腎炎，巣状分節性糸球体硬化症で多く認めたが，膜性腎症や微小変化群では少なかった．ループス腎炎の場合，約50%に高血圧を認めた．特発性急速進行性(半月体形成性)糸球体腎炎では，明らかな体液過剰がない限り高血圧はまれであった．糖尿病性糸球体硬化症では非常に多くの患者に高血圧を認めた．実際，2型糖尿病の多くの患者にメタボリックシンドローム(インスリン抵抗性症候群)の一部として，長年続く高血圧を認める．常染色体優性多発性嚢胞腎の患者の50%以上に，腎不全発症前から高血圧を認める．最近の研究によると，常染色体優性多発性嚢胞腎の高血圧発症率は嚢胞増大の程度に関係しているようである[152)]．

主腎動脈の狭窄以外にもさまざまな腎血管系の疾患が高血圧をもたらす．古典的結節性多発性動脈炎による全身性血管炎はしばしば高血圧を伴い，悪性高血圧をきたすこともある．進行性全身性硬化症(全身性強皮症)の患者では，強皮症腎クリーゼによって起こる急激な腎機能低下に高血圧が中心的役割を果たす[153)]．溶血性尿毒症症候群/血栓性血小板減少性紫斑病によって起こる血栓性微小血管症も，重篤な高血圧を引き起こす．重症の大動脈アテローム硬化症患者に対する血管造影に伴う操作によって起こる腎コレステロール塞栓症も，急性発症の重篤な高血圧を引き起こし，悪性高血圧に進行することがある[154)]．

原因にかかわらず慢性腎不全の進行に伴って高血圧の合併率は高くなるため，末期になるとほとんどすべての患者が高血圧をきたす．末期腎不全では容量負荷のため患者の約70%に高血圧を合併するが，(容量負荷を解消するために)血液透析だけで血圧を改善させることができる．患者の約30%は透析抵抗性高血圧を示し，これはレニン・アンジオテンシン・アルドステロン系あるいは交感神経系の過活動状態によるものと思われ，長期の降圧治療を必要とする[155)]．高血圧は腎移植レシピエントでも非常に多く，原因として急性あるいは慢性拒絶反応，移植腎動脈の狭窄，カルシニューリン阻害薬(cyclosporineやtacrolimus)，高用量グルココルチコイド，自己腎のレニン産生増加などさまざまな要因によると考えられる[156)]．

1. 糖尿病性腎症の病因における高血圧の役割

糖尿病患者では，高血圧は大血管のアテローム硬化症の主要なリスクファクターであり，冠動脈，脳動脈，末梢血管床などに影響を及ぼす．1型および2型糖尿病のいずれにおいても大血管症の頻度は非常に高く，合併症および早期死亡の主な原因である．糖尿病があると冠動脈疾患のリスクは2倍となり，アテローム血栓性脳卒中は2～6倍となり，末梢血管疾患も有意な増加を示す[157)]．高血圧は糖尿病性腎症や網膜症などの糖尿病性細小血管症の進行も加速させる[157)]．2型糖尿病患者では，健常者に比べて高血圧の頻度が2倍である．この高血圧はインスリン抵抗性と，それによる腎Na排泄能の障害と関連する可能性がある．臨床試験の結果から，特にアンジオテンシン変換酵素(ACE)阻害薬やアンジオテンシンⅡ受容体拮抗薬を用いた血圧コントロールによって，糖尿病性腎症の進行が抑制されることがわかっている[158～160)]．

1型糖尿病における高血圧の進行については詳述されている[161)]．1型糖尿病のごく初期では，高血圧は健常者と頻度は変わらない．早期腎症(微量アルブミン尿)において，血圧はわずかながら一律に上昇を示す．顕性腎症(顕性蛋白尿)の時期には高血圧は必発であり，腎機能と逆比例して上昇する．血清クレアチニン値が上昇しはじめると，高血圧の頻度は90%以上となる．対照的に，2型糖尿病の高齢患者における高血圧の自然史は1型に比較すると個人差が大きい．本態性高血圧が，腎症発症以前にかなりの割合の患者に合併する．詳しく議論されているところであるが，明らかな高血糖が出現するその前から存在する高インスリン血症によって，Na利尿の障害，ひいては食塩感受性高血圧が引き起こされるようである．

多くの実験的および臨床的観察によって，糖尿病性腎症における高血圧の重要性が示唆されている．高血圧が腎血行動態の異常をさらに悪化させ，糸球体内血流や内圧を上昇させることで，糖尿病性腎障害を加速させていると考えられる．高血糖によって輸入細動脈の拡張が起こり，全身性の血圧上昇が糸球体へ伝達されてしまう．糖尿病性腎症を発症する糖尿病患者は，発症しない糖尿病患者に比べて高血圧の頻度が高く，平均血圧も高い．さらに親に高血圧の家族歴がある１型糖尿病患者は腎症を発症するリスクが３倍であり，これは本態性高血圧の遺伝的素因が腎症のリスクを増大しているためと思われる[162]．顕性糖尿病性腎症の患者における多変量解析では，糸球体濾過量(GFR)の低下速度ともっとも強く相関していたのは拡張期血圧の高値であった[163]．一方，ヘモグロビンA1cで評価した血糖コントロールは，顕性腎症の患者においてはGFRの変化と相関していなかった．

ストレプトゾトシン誘発糖尿病ラットにおけるGoldblattの２腎/1クリップ(2K/1C)高血圧モデルの研究では，重篤な糖尿病性腎症を認めたのは全身性高血圧に曝露された非クリップ腎であり，クリップ腎では高血圧から保護されたため腎症が進行しなかった[164]．これら実験的研究で示された糖尿病性腎症の病態における高血圧の中心的役割は，糖尿病に片側性腎動脈狭窄を合併した患者の剖検報告によっても支持されている．糸球体基底側膜肥厚とKimmelstiel-Wilson結節が認められたのは，全身性高血圧に曝露された腎動脈に狭窄のない腎臓のほうだけであった[165]．

ラットモデルに，ストレプトゾトシンの注射を行い，低用量insulinを投与して軽度高血糖を保つことで糖尿病性腎症をつくり出せる．初期には若年性糖尿病患者でみられるような過剰濾過(hyperfiltration)と同様の全腎GFRの大幅な増加を認める．また輸入細動脈および輸出細動脈の拡張によって糸球体毛細血管圧と流量の増加をきたし，単一ネフロンGFRも増加する．しかし数週間後には進行性の蛋白尿，高血圧，糸球体硬化が出現する[117]．5/6腎摘モデルと同様に，この糸球体静水圧の上昇は誤った適応であり，最終的に進行性腎障害とネフロン減少へつながるといわれている．このモデルで，糸球体毛細血管圧をACE阻害薬の長期投与で正常化すると，蛋白尿と糸球体硬化を予防できることから，糸球体毛細血管高血圧の病態生理学的重要性が理解できる．これらの糖尿病性腎症モデルでは，ACE阻害薬の効果は，従来のサイアザイド系利尿薬，reserpine，hydralazineによる３剤治療よりも優れていた．この理由としてACE阻害薬による輸出細動脈の選択的拡張が，全身性高血圧の降圧とは独立して，糸球体毛細血管圧を直接的に減少させることによると考えられている[117]．

2. 糖尿病患者における降圧治療

現在，臨床試験の結果から，ACE阻害薬の糖尿病性腎症に対する有効性の確かなエビデンスが存在しており，その効果は全身血圧への効果とは独立した機序によると考えられている．Collaborative Study Groupの研究では，１型糖尿病で18～49歳の顕性糖尿病性腎症(≧蛋白尿500 mg/日)のある患者に対するACE阻害薬の効果を調べた[158]．すべての患者は血清クレアチニン値が2.5 mg/dL以下であった．研究に組み入れた時点で，高血圧患者の75％に対しては必要に応じてACE阻害薬，あるいはCaチャネル拮抗薬以外の降圧薬を用いて治療を開始した．被験者(各群200人ずつ)はcaptopril(25 mg)あるいはプラセボを１日３回内服する群に無作為に割りつけ，中央値３年間追跡した．追跡期間中の血圧目標は140/90 mmHg未満であった．研究期間を通して，平均動脈圧はACE阻害薬治療群のほうがわずかに低く推移した(<4 mmHg)．主要エンドポイントは血清クレアチニンの基礎値の倍化であったが，captopril群では25人であったのに対し，プラセボ群では43人であった($p=0.007$)．captoprilの治療によって血清クレアチニン値２倍化の相対危険度は48％減少した．またcaptoprilの投与によって末期腎不全や死亡の相対危険度は50％減少していた．全体として，captopril群では１年間の血清クレアチニン値上昇の平均値は0.2±0.8 mg/dLであったのに対し，プラセボ群では0.5±0.8 mg/dLであった．統計学的分析の際，時間依存性共変量として平均動脈圧を組み入れてもリスク減少率が変化しなかったので，全身血圧の低下とは独立してACE阻害薬の特異的効果があると結論づけられた．最近の研究でも，早期糖尿病性腎症(微量アルブミン尿)を伴う正常血圧の１型糖尿病患者においてACE阻害薬は効果があり，微量アルブミン尿の増加を遅らせ，臨床的(顕性)蛋白尿への進行の可能性を低減させている[166]．

近年のIrbesartan in Diabetic Nephropathy Trial(IDNT)研究においても，２型糖尿病による糖尿病性腎症患者に対するアンジオテンシンⅡ受容体拮抗薬の腎保護効果が確認されている[159]．この研究では2型糖尿病による腎症を有する高血圧患者1,715人をirbesartan群(300 mg/日), Caチャネル拮抗薬のamlodipine群(10 mg/日), プラセボ群にランダムに割りつけた. 血圧目標値は135/85 mmHgに設定され, 必要があれば血圧はアンジオテンシンII受容体拮抗薬あるいはACE阻害薬, Caチャネル拮抗薬以外の降圧薬の追加によってコントロールされた. irbesartan群では, 血清クレアチニン値の2倍化, 末期腎不全への進展, 総死亡からなる複合エンドポイントの発症リスクが, プラセボ群と比較して20%, amlodipine群に比較して23%低下していた. irbesartan群では, 血清クレアチニン値の2倍化のリスクがプラセボ群に比較して33%低下し, amlodipine群に比較して37%低下していた. 末期腎不全の相対危険度はirbesartan群において, amlodipine群とプラセボ群のいずれよりも23%低下していた. これらの効果の違いは群間の, 達成された血圧コントロール値の違いでは説明できなかった. ジヒドロピリジン系Caチャネル拮抗薬(例えば, amlodipineやnifedipine)は, 輸入細動脈を拡張させることで大動脈血圧を糸球体へ, より伝達させてしまう可能性がある. したがってCaチャネル拮抗薬による全身性血圧の低下は, 糸球体内圧の低下を伴わない可能性がある. このことが, 蛋白尿や糖尿病性腎症の進行に対するジヒドロピリジン系Caチャネル拮抗薬による効果が一定しない病態生理学的機序を説明するかもしれない.

Reduction of End points in NIDDM with the Angiotensin II Antagonist Losartan(RENAAL)試験では, 1,513人の高血圧と蛋白尿を伴う2型糖尿病患者をlosartan 50 mg/日から100 mg/日の群に無作為に割りつけて, 3年以上追跡した[160]. 研究者らは, 血清クレアチニン値の2倍化だけではなく, 末期腎不全の発症も有意に低下したことを報告している.

レニン・アンジオテンシン系の腎臓への多彩な効果を考えると, ACE阻害薬やアンジオテンシンII受容体拮抗薬は糸球体内圧動態への効果以外にも糖尿病性腎症に対する保護効果を示すと考えられる. 推定されている保護効果には, 糸球体の選択透過性の改善のほか, 蛋白尿の減少, メサンギウム領域拡大の低下, 糸球体肥大の阻害, インスリン抵抗性の改善, 血清脂質プロフィールの改善, アンジオテンシンIIを介した腎Na排泄能の変化, 腎プロコラーゲン形成の阻害, アテローム形成の阻害などが含まれる[117]. さらに糖尿病性腎症のような一次性糸球体疾患においても, GFRの低下は間質性病変(尿細管萎縮や間質線維化)とよく相関するという事実がますます認識されるようになった. 糸球体病変と間質性病変との関連は, 蛋白尿が尿細管上皮細胞における蛋白異化の亢進を引き起こし, トランスフォーミング成長因子β(TGF-β)の発現を増加させることから説明できるかもしれない. したがって向線維化サイトカインの発現が, 蛋白尿と間質線維化の関連性の基礎にある可能性がある. この点から, 蛋白尿を減少させるような降圧治療やACE阻害薬を用いると, TGF-βを介した間質障害を緩和することで腎疾患の進行を抑制すると考えられる.

臨床的には, 利尿薬やβ-遮断薬による効果的な降圧治療により, 顕性糖尿病性腎症患者で蛋白尿が減少し, 腎障害の進行を抑制することがわかっている[167]. 少なくとも後ろ向き解析の研究では, 拡張期血圧と糖尿病性腎症の進行速度の関連性が90 mmHg以下でも確認されている[163]. この知見から, 拡張期血圧の通常の治療目標値が高すぎること, 正常範囲の低めの血圧低下でさらなる恩恵があることなどが示唆される. この点に関して, 正常血圧の2型糖尿病患者に対する積極的降圧治療に利益があることが示されている[168]. この研究では, 正常血圧の2型糖尿病患者は強化療法群(元々の拡張期血圧よりも10 mmHg低下)か, より穏やかな降圧治療群(拡張期血圧80～89 mmHg)に無作為に割りつけられた. 穏やかな降圧治療群ではプラセボが投与され, 強化療法群ではさらにACE阻害薬(enalapril)あるいはCaチャネル拮抗薬(nisoldipine)による治療群に無作為に割りつけられた. 5年以上の追跡期間中, 穏やかな降圧治療群に比較して強化療法群(平均血圧128/75 mmHg)は, いずれの薬物治療でも早期腎症(微量アルブミン尿)および顕性腎症(マクロアルブミン尿)への進展を抑制した. また, 強化療法は糖尿病性腎症の進行を抑制し, 脳卒中の発症も低減させた.

3. 慢性腎臓病における高血圧の機序

溶連菌感染後糸球体腎炎における急性腎炎症候群では, 高血圧はNaおよび水貯留によって引き起こされ，細胞外液(ECF)量，血漿量，心拍出量の増加(全身血管抵抗は正常な場合も，上昇している場合もある)を伴う[109, 115]．対照的に，原発性腎疾患による慢性腎不全における高血圧の原因はもっと複雑である．従来はレニン分泌の不適切な増加による容量負荷によって高血圧が引き起こされる，と考えられていた．しかし，原発性腎疾患による高血圧のヒトと動物のいずれの研究においても，ECF 量，血漿量，心拍出量のいずれも通常は正常であり，高血圧は増加した全身血管抵抗により維持されているということが明らかとなった．それでもなお，高血圧の発症に Na の摂取は重要な役割を担っている．というのは，慢性腎不全患者の血圧は健常者よりもはるかに Na 感受性が高いからである[169]．

原発性腎疾患における高血圧の発症は, Na/K ATPase 阻害物質や Guyton 仮説といった枠組みで概念化できる．ネフロン数が減少するに伴い Na 排泄能が低下する．それを代償するため Na/K ATPase 阻害物質が増加し，全身血管抵抗を上昇させるために高血圧が引き起こされる(**図 9.2** 参照)．一方 Guyton は，そのような Na 排泄能の低下に対して腎臓における体液-容量を介したフィードバックが働き，外部との Na バランスが回復すると提唱した．しかしそれは，自己調節反応によって末梢血管抵抗が上昇し，全身性高血圧が維持されるという代償を払うことによって起こるとした[18 ~ 20, 89](**図 9.5** 参照)．

腎疾患による高血圧は，常染色体優性多発性嚢胞腎におけるレニン・アンジオテンシン・アルドステロン系[152]のような腎昇圧機序の活性化や，血管拡張物質〔ブラジキニン，プロスタグランジン，一酸化窒素(NO)など〕の産生低下[115]に関係している可能性がある．尿毒症患者の血中 NO 合成阻害物質が 9 倍に増加している事実などから，血管拡張物質の不足が，高血圧を伴った腎不全患者における全身血管抵抗上昇の重要な要因の 1 つであることが示唆される[170]．

4. 慢性腎臓病の進行における高血圧の役割

原発性腎実質性疾患においては，高血圧は明らかに腎臓に由来している．今日では，この二次性高血圧がさらに腎臓に障害を与え，慢性腎不全を進行させる大きな要因であることの臨床的および実験的なエビデンスが豊富にみられる[171]．高血圧と原発性腎疾患の共存が悪循環を形成し，腎不全の進行を早めてしまう．従来は，全身性高血圧が腎微小血管系に構造的障害(硝子様動脈硬化)を与え，糸球体の低灌流と虚血をきたすことで原発性腎疾患を悪化させると考えられてきた(**図 9.13**)．しかし最近ではその逆のことが，真実であると考えられている．すなわち，全身性高血圧が伝達されることで糸球体毛細血管内圧が上昇し，その静水圧のストレスによってすでに病変のある腎臓に進行性障害を引き起こす(過剰濾過説)[118, 172](**図 9.13**)．本態性高血圧における腎障害の病態生理学的機序(低灌流/虚血)と，原発性腎疾患による二次性高血圧における機序(高灌流/糸球体高血圧)の違いは，輸入細動脈の血管抵抗の違いによると考えられる．輸入細動脈の血管抵抗は，全身性血圧がどの程度糸球体毛細血管に伝達されるかを決定する．良性本態性高血圧では，輸入細動脈の構造的変化が血管抵抗を高め，おそらく全身性高血圧の影響から糸球体を保護するように働く．一方，原発性腎疾患における糸球体の血行動態変化は全く異なっている．正常に機能するネフロン数が減少している二次性高血圧モデルで，もっとも多く用いられているのは **5/6 腎摘**モデルであり，ラットの腎臓の一部を手術的に切除し，腎容積を減少させることで作成される．腎容積を一定量以下にまで減少させると，残された腎臓の糸球体硬化が進み，蛋白尿，全身性高血圧，進行性腎不全などが引き起こされる[172]．機能しているネフロン数が減少することで，残されたネフロンの単一ネフロン GFR は代償性に増加する．輸入細動脈および輸出細動脈の血管拡張が起こり，腎血管抵抗が減少することで糸球体内血流は増加する．輸出細動脈の血管抵抗減少は輸入細動脈のそれよりも弱いため，糸球体毛細血管内圧は上昇する．糸球体毛細血管内の圧力と血流の増加により，代償的な単一ネフロン過剰濾過が起こる．同様の糸球体血行動態の変化は，DOCA 食塩高血圧モデルや，食塩感受性の腎毒性血清腎炎(nephrotoxic serum nephritis)モデルなどで観察されている[173]．さらに，免疫複合体腎炎あるいは腎毒性血清腎炎モデルに対して DOCA 食塩負荷あるいは腎動脈クリップによる二次性高血圧が負荷されると，腎機能が劇的に悪化する[173]．Brenner らは，これら糸球体毛細血管

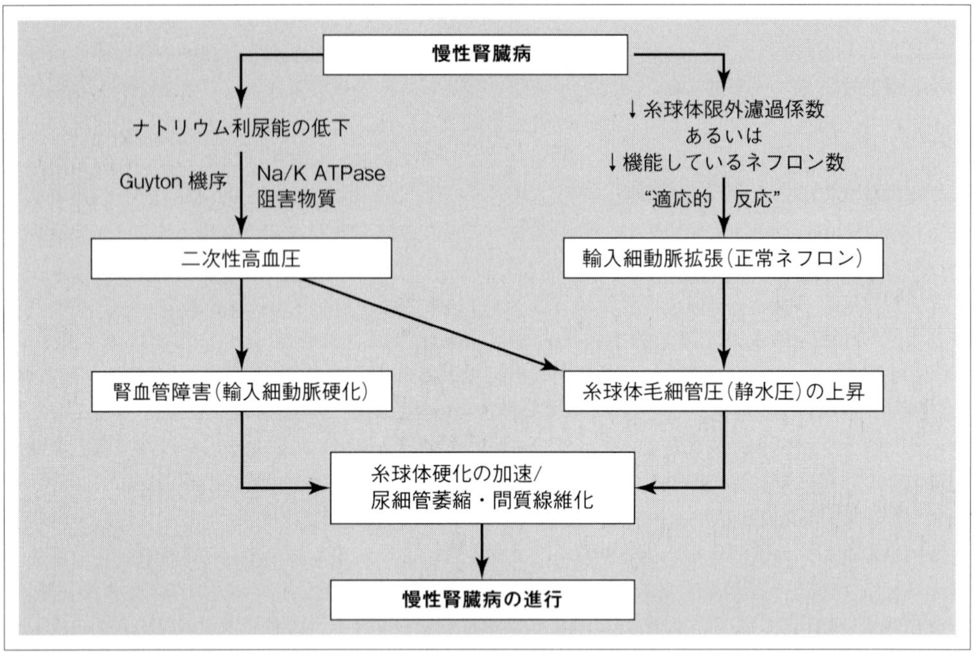

図 9.13 慢性腎臓病の進行における高血圧の役割．二次性高血圧が 2 つの機序のいずれかによって原疾患の容赦ない進行に寄与しているようである．腎微小血管系への高血圧による障害が輸入細動脈の硝子様細動脈硬化症を起こし，さらに虚血性機序によって腎障害を悪化させる．一方，原疾患によるネフロン喪失によって，残存したネフロンは代償的に輸入細動脈の拡張を引き起こす．この血行力学的反応によって全腎糸球体濾過量(GFR)は保たれるが，長期的には有害となる．輸入細動脈の血管抵抗減少により全身性高血圧が糸球体へと伝達される．糸球体毛細血管血流・内圧の上昇による血行力学的ストレスによって糸球体硬化が加速し，慢性腎不全が進行すると考えられる．

血流や圧の代償的増加は短期的には全腎 GFR を維持するが，長期的には誤った適応であり，それによる静水圧ストレスが，残されたネフロンにおける糸球体硬化を最終的に引き起こすのだろうと推測した[118, 172]．微小穿刺法(マイクロパンクチャー)による研究では，疾患腎では自己調節能が破綻し，輸入細動脈が拡張しているため全身性血圧の上昇が糸球体に伝達され，糸球体高血圧を引き起こし，進行性腎障害につながると考えられている(**図 9.13**)．

先ほどのモデルでは，降圧治療により腎障害の進行が抑制されていた[174]．しかし腎切除モデルでは，ACE 阻害薬(enalapril)も 3 剤治療(reserpine，hydralazine，hydrochlorothiazide)も等しく血圧を下げたにもかかわらず，ACE 阻害薬による治療だけが蛋白尿と腎線維化を抑制した[175]．これらのモデルにおける ACE 阻害薬治療の優位性は，それが腎臓内のアンジオテンシンⅡを介する輸出細動脈の血管抵抗を低下させ，全身性血圧を下げるのみでなく直接的に糸球体毛細血管内圧を下げるためであると考えられている．糖尿病性腎症において ACE 阻害薬とアンジオテンシンⅡ受容体拮抗薬が腎疾患の進行を抑制する臨床的効果については前述した．

しかし，全身性高血圧と糸球体高血圧は常に共存するわけではない．糸球体毛細血管血流と圧の誤った適応による上昇は，主に腎切除や原発性腎疾患によって，機能する腎実質が減少しているという場合に起こる現象の可能性がある．自然発症高血圧ラット(SHR)では，糸球体高血圧の進展なしに全身性高血圧が起こっている[176]．糸球体は輸入細動脈の血管収縮により，全身性高血圧から保護されており，そのためこのモデルでは進行性腎機能不全が起きないと考えられる．高血圧性糸球体障害を防ぐ輸入細動脈血管抵抗の重要性は，SHR モデルにおいて片腎摘出を行ってネフロン数を半減させると残存腎の輸入細動脈血管抵抗が減少する，という事実からもわかる．これにより全身性血圧が糸球体に伝達されるため，このモデルでも糸球体硬化を伴う進行性糸球体障害が起こる[177]．このことは，ヒトの本態性高血圧において進行性腎障害の進展リスクが低いこととも一致する．良性高血圧においても相対的腎血管収縮が認められる．少なくとも，食塩抵抗性本態性高血圧患者では，全身性高血圧の有害な影響から糸球体を保護する輸入細動脈の血管抵抗上昇があると考えられ，そのため白人の本態性高血圧患者ではほとんど進行性腎不全を認めないと十分に推測される．

5. 非糖尿病性慢性腎臓病における進行抑制のための降圧治療

非糖尿病性慢性腎臓病の進行を抑制するためにも厳格な降圧治療が有益であるというエビデンスが集積してきている．さらに，動物およびヒトの研究において慢性腎臓病の進行が糸球体高血圧のような二次的血行動態要因によって増悪しうることが示されている．したがって慢性腎臓病，特に蛋白尿を伴う慢性腎臓病患者の降圧治療における必須な要素が，多剤治療の１つとしてのACE阻害薬であり，適切な血圧コントロールのみならず進行性腎障害の進展抑制という目的をもっている．benazepril試験では，すでに良好な血圧コントロールの患者をbenazepril群かプラセボ群に無作為に割りつけた．benazepril群では血圧低下がより大きく，蛋白排泄が25%減少した[178]．また主要エンドポイント（血清クレアチニン値の２倍化あるいは透析治療導入）にいたるリスクはbenazepril治療群で53%減少していた．ACE阻害薬治療の有益性は主に慢性糸球体疾患あるいは糖尿病性腎症の患者で認められ，一方，多発性囊胞腎や蛋白尿排泄が1 g/日未満の他の慢性腎臓病においては有益ではなかった（後者２つの疾患においては，疾患進行において血行動態を介した要因があまり重要でないと考えられる）．Ramipril Efficacy in Nephropathy（REIN）試験では，非糖尿病性腎疾患患者がramipril群かプラセボ群に無作為に割りつけられ，拡張期血圧90 mmHg未満を達成するため適宜降圧薬が追加された[179]．3 g/日以上の蛋白尿を認める患者のACE阻害薬治療による有意な腎機能低下抑制効果が明らかとなったため，この試験は試験終了前に中止された．African American Study of Kidney Disease（AASK）試験は，黒人の良性高血圧性腎硬化症の腎不全進展抑制における，異なるクラスの降圧薬（β-遮断薬，ACE阻害薬，ジヒドロピリジン系Caチャネル拮抗薬）の効果の違いを調べるためにデザインされた[180]．各治療群において目標血圧を達成するために利尿薬の追加が適宜行われた．独立したデータ安全監視委員会による中間解析が高血圧性腎硬化症における蛋白尿が300 mg/日以上の患者では明らかにCaチャネル拮抗薬（amlodipine）群よりACE阻害薬（ramipril）群で成績がよいことを示したとき，米国国立衛生研究所（NIH）は試験終了前にCaチャネル拮抗薬治療群の中止を命じた[181]．AASK試験の結果から，黒人の良性高血圧性腎硬化症の進展抑制においてACE阻害薬（ramipril）がamlodipineやmetoprorolよりも有効なことが示唆された[180]．AASK試験の最終結果では各治療群の間でGFR低下速度に差を認めなかったが，ramipril群で複合エンドポイント（50%以上のGFR低下，末期腎不全，死亡）のリスクが22%減少していた．REIN-2試験では，非糖尿病性腎疾患患者においてジヒドロピリジン系Caチャネル拮抗薬治療群で，ACE阻害薬の用量固定治療群よりも血圧がより低くなっていたにもかかわらず腎保護効果を認めなかった[182]．非ジヒドロピリジン系Caチャネル拮抗薬（diltiazem, verapamil）は蛋白尿減少効果を有するが，ジヒドロピリジン系Caチャネル拮抗薬（amlodipine, nifedipine）はいくつかの研究で蛋白尿を増加させていた．このパラドックスは腎自己調節能に対して異なるクラスのCaチャネル拮抗薬が異なる効果を有することに由来する可能性がある．この点については，ジヒドロピリジン系薬物は輸入細動脈の拡張をきたして全身性血圧を糸球体に伝達させるために糸球体内圧を上げてしまい，限られた蛋白尿減少効果しかなくなる．

慢性腎臓病における高血圧および降圧薬に関するKidney Disease Outcomes Quality Initiative（K/DOQI）ワークグループは，蛋白尿を伴う非糖尿病性の慢性腎臓病患者に対する第一選択薬としてACE阻害薬かアンジオテンシン受容体拮抗薬を使うべきであると述べている[183]．現在のエビデンスではACE阻害薬がもっとも評価が高いものの，ACE阻害薬による治療中に咳を発症した患者についてはアンジオテンシン受容体拮抗薬で代替することができる．非糖尿病性腎疾患ではまだ十分に研究されていないものの，２型糖尿病による腎症患者でアンジオテンシン受容体拮抗薬はACE阻害薬と同等の抗蛋白尿効果をもち，有意に疾患の進行を抑制すると考えられている．ACE阻害薬とアンジオテンシン受容体拮抗薬の併用療法もその相加的な抗蛋白尿効果を考えると有益であると思われる．可能であれば蛋白尿を 500 ～ 1,000 mg/日未満に抑制するのが最適な目標値である．降圧目標値の 130/80 mmHg 未満を達成するためには，通常降圧薬の多剤併用療法が必要となる．ACE 阻害薬やアンジオテンシン受容体拮抗薬による初期治療によって降圧目標値が達成されない場合は，利尿薬を追加する．利尿薬の追加は，慢性腎臓病での高血圧発症機序における Na 利尿障害の中心的役割を考えると合理的である．慢性腎臓病の初期においてはサイアザイド系利尿薬が有効であるが，より進行した腎症の時期やネフローゼ症候群のような利尿薬抵抗性のある患者にはループ系利尿薬が必要となる．ACE 阻害薬と利尿薬の併用療法で降圧目標値が達成されない場合は，β-遮断薬や非ジヒドロピリジン系 Ca チャネル拮抗薬（diltiazem や verapamil）を含む他の降圧薬を追加する（訳注：『日本腎臓学会の慢性腎臓病患者高血圧治療ガイドライン』では，レニン・アンジオテンシン系阻害薬を用いて効果不十分の場合，体液量過剰であれば利尿薬を，心血管系の高リスク患者であれば輸出細動脈拡張型の Ca 拮抗薬を第二選択薬として用いることを推奨している）．抵抗性の高血圧患者では，hydralazine や minoxidil を，心拍コントロールとしての β-遮断薬や容量負荷予防の利尿薬とともに用いることができる．

XV 透析患者における高血圧の治療

1960 年代初頭の血液維持透析の黎明期に，Scribner らは長時間透析と食事中の厳格な Na 制限の組み合わせによって，90％以上の血液透析患者で血圧が正常化することを実証した[184～186]．残念ながら，ますます短くなる近年の透析時間，透析中の血圧低下を避けるための高 Na 透析液の使用，厳格な塩分制限の軽視などのすべてが，透析患者の血圧コントロールをますます困難にしている（**図 9.14**）[184]．結果的に現在，透析患者の大部分が適切な血圧コントロールのために多剤併用療法を必

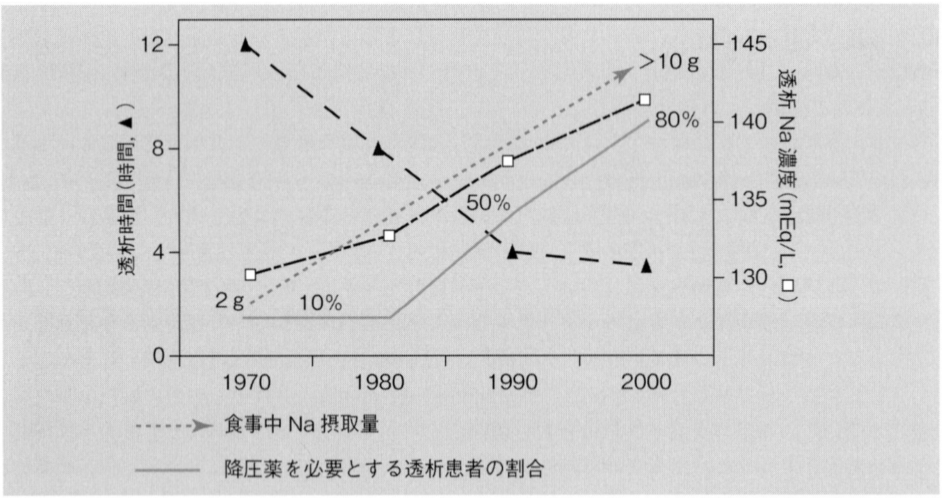

図 9.14 血液透析時間，透析液 Na 濃度，Na 摂取量，透析患者における高血圧有病率の経時的傾向．1960 年代の維持透析治療の黎明期には，長時間透析による治療，比較的低い透析液 Na 濃度，Na 制限食への細心の注意などにより，降圧薬を使用せずに 90％の透析患者において血圧は正常であった．その後，尿素動態（urea kinetics）で定義された透析適正化により透析治療は変化し，透析時間は徐々に短くなり，透析中低血圧を避けるため高濃度 Na 透析液の使用や Na 濃度調整を行うようになった．また腎臓医らは，大幅な透析間体重増加の予防として第一に Na 制限が重要であることを“忘れ”，患者教育の重点を不適切にも“水分制限”へと移してしまった．その結果，大部分（80％以上）の透析患者が真のドライウェイトを達成できず，“（urea-kinetics 上は）適正な”透析を行っているにもかかわらず高血圧を有している．現在の透析治療では，80％以上の患者が適切な血圧を維持するために降圧治療（しばしば多剤併用）を必要としている（▲：透析時間，□：透析液 Na 濃度（mEq/L），点線：食事中 Na 摂取量（g/日），実線：降圧薬を必要とする透析患者の割合）（Charra B. Fluid balance, dry weight, and blood pressure in dialysis. *Hemodialysis Int.* 2007；11：21-31 より許可を得て転載）．

要としている．透析患者が降圧薬を必要とすることなしに血圧を正常化するための鍵は，真のドライウェイトの達成に細心の注意を払うことである．Charra はドライウェイトを「降圧薬の投与なしに次の透析まで軽度の体液貯留にもかかわらず正常血圧を保てるような透析後の体重のこと」と定義している[184, 187]．残腎機能がない場合，透析患者が細胞外液（ECF）量をコントロールするには基本的に３つの方法しかない．(i) 食事中の塩分制限，(ii) 拡散（diffusion）による透析液への Na 除去（低 Na 透析液の使用），(iii) 限外濾過（convection）による Na の除去である．信じられないことに，ほとんどの透析医療従事者は患者に対して透析間の過度の体液増加を防ぐため“水分制限”を強調するが，塩分制限の価値は忘れられており，患者教育においてもしばしば軽視されている．実際には透析間の大幅な体液増加の大きな原因となっているのは過度の塩分摂取である．この点より，もし水分摂取それ自体が中心的役割を担うならば，透析間に大きな体重増加をみせる患者は高度の低ナトリウム血症を呈するはずである．実際は，10 kg もの体重増加をみせる患者であっても血清 Na 濃度は正常低値を呈するにすぎない．等張性に細胞外液が増加しているというこの観察から，これらの患者は塩分も水分も等張性を維持する割合で摂取しているのである．このことから，血清 Na 135 mEq/L の透析患者が 10 kg の体重増加をしたとすると，実際には 10 L の水分と 31 g の Na を摂取したことになる（訳注：31 g の Na は，食塩に換算すると 79 g になる）．Na 摂取が過度の口渇感の原因となることから，“水分摂取”のみの患者教育は決して有効でない．対照的に，適度な Na 制限（Na 2 g/日あるいは食塩 5 ～ 6 g/日）によって，水分制限それ自体を強調することなく透析間の体重増加を大きく減少させることができる[184]．合理的な透析液 Na 濃度（135 ～ 138 mEq/L）の使用によっても，透析中の拡散による Na 除去が期待できる．透析の真のドライウェイト達成のための第三の方法が“限外濾過による Na の除去”である．この観点からは，家庭での連日の夜間透析といった長時間緩徐透析が，真のドライウェイトと降圧薬なしによる血圧正常化の達成のために特に有効である[188]．

XVI 本態性高血圧の治療

1．本態性高血圧の治療におけるサイアザイド系利尿薬

本態性高血圧と二次性高血圧のいずれの発症機序においても腎 Na 排泄能の障害が中心的役割を果たすので，高血圧の治療において利尿薬の使用はすでに治療の基本として確立している．1957 年の chlorothiazide の発見以来，利尿薬は高血圧の治療に用いられてきた．過去 40 年以上にわたり，サイアザイド関連の利尿薬が有する本態性高血圧の合併症予防における有効性は，長期間の比較対照試験において実証されて結論づけられている[189 ～ 192]．軽度から中等度の高血圧は低用量のサイアザイド利尿薬の単独治療によく反応する[2]．重度の高血圧や腎不全が併存する場合，利尿薬は段階的治療や多剤併用療法における重要な要素である[2]．さらに，利尿薬の追加を忘れることが，ACE 阻害薬，Ca チャネル拮抗薬，α-遮断薬，β-遮断薬，血管拡張薬の単独あるいは併用療法に反応しない“治療抵抗性”高血圧でよくみられる原因である[193]．

サイアザイド系利尿薬は，遠位尿細管のサイアザイド感受性 NCC（Na^+/Cl^- 共輸送体）に結合して阻害する[194]．圧 Na 利尿の生理的メカニズムに NCC の抑制性制御が含まれることは非常に興味深い[102]．利尿薬投与の急性効果は，心拍出量の低下を伴う細胞外液（ECF）量と血漿量の減少である．しかし，数日から数週にわたるサイアザイド系利尿薬の慢性投与により負の Na バランスは緩和され，血漿量と心拍出量は正常化する．それにもかかわらず降圧効果は持続することから，全身性血管抵抗の低下が起こっていると考えられる．この二次性の**全身性血管抵抗減少**が，サイアザイドや関連する利尿薬による長期的な降圧効果の機序と思われる[195 ～ 197]．この全身性血管抵抗低下の正確な機序はわかっていない．しかし Na/K ATPase 阻害物質あるいは Guyton 仮説といった枠組みで考えると，全身性血管抵抗および血圧低下を，利尿薬の Na 利尿作用の間接的効果として考えやす

い．前述したように，原疾患に関係なく高血圧の基礎としてNa排泄能の欠陥が存在するはずである．利尿薬治療は少なくとも部分的にこのNa利尿障害を緩和しつつ，高血圧において血管反応性と全身性血管抵抗を上昇させる原因といわれている血中のNa/K ATPase阻害物質を減少させることができると思われる(**図9.2**参照)．Guyton仮説によると，利尿薬によるNa利尿能の回復によって，腎臓の体液-容量フィードバック機構がNaバランスを保つために全身性高血圧(全身性血管抵抗の上昇)をもはや必要としなくなるのである(**図9.5**参照)．

2. 高血圧治療におけるサイアザイド系利尿薬の安全性

過去20年間に，降圧治療における第一選択薬は利尿薬から，ACE阻害薬やCaチャネル拮抗薬，選択的α-遮断薬などの他の新しい薬物へと徐々に移ってきた．主に懸念されていたことは，利尿薬の有する潜在的な有害な代謝効果(低カリウム血症，低マグネシウム血症，高尿酸血症，耐糖能異常，コレステロール上昇など)である．幸いにも，低用量サイアザイド系利尿薬の使用(hydrochlorothiazide 12.5～25 mg/日，あるいはそれに相当する他の利尿薬)は高用量の利尿薬治療と同等の降圧効果をもつのに，代謝性異常の出現頻度はかなり少ない．さらに，サイアザイド系利尿薬は不整脈を悪化させ，心筋梗塞や突然死を含む冠動脈疾患の合併症を増加させるのではないかと懸念されていた．しかしHypertension Detection and Follow-Up Program(HDFP)試験で明らかになったこととしては，通常治療の対象群と比較して強化療法(高用量利尿薬)を行った段階的治療群では8年の追跡期間で全原因死亡率が有意に減少していた[190]．致死的な虚血性心疾患に関しては16%のリスク減少率が観察された．特に致死的心筋梗塞の分類では差が認められ，23%のリスク減少率であった．European Working Party on High Blood Pressure in the Elderly試験では，60歳以上の高齢患者に対して低用量のhydrochlorothiazideとtriamtereneを用いた二重盲検プラセボ対照試験を行い，全心血管死亡率が38%減少し，心筋梗塞による死亡は60%減少していた[191]．Systolic Hypertension in the Elderly Program(SHEP)試験は60歳以上の収縮期高血圧患者に対する低用量chlorthalidoneの二重盲検プラセボ対照試験であるが，脳卒中，左室不全，非致死的心筋梗塞，致死的冠動脈疾患，冠動脈バイパス術の必要性などすべての相対危険度が実薬群で有意に減少していた[192]．

3. 高血圧治療における薬物選択

低用量サイアザイド系利尿薬の副作用に関する懸念は従来，誇張されすぎてきたようである[198～200]．サイアザイド系利尿薬やβ-遮断薬よりも代謝性副作用をもたない降圧薬のほうが，罹病率や死亡率に関して冠動脈疾患によい影響をもたらすという，主に製薬企業によって助長された推測が広まっている[200]．「高血圧の発見・診断・治療に関する米国合同委員会(Joint National Committee：JNC)[2]は，合併症のない本態性高血圧の治療は低用量のサイアザイド関連利尿薬で開始すべきである，と最新のガイドラインで推奨しており，実際の臨床場面でもそれに従うのが望ましいと思われる．さまざまな降圧薬の卸売費用の分析によると，サイアザイド系利尿薬が明らかにもっとも安価であり，hydrochlorothiazideのジェネリック薬の価格が100錠で1～5ドルであった．したがって，本態性高血圧の大部分の患者がケアの質を下げることなく低コストで治療できるのである．薬物費用は患者内服コンプライアンスの主な障害であるといわれており，利尿薬を第一選択薬として用いるもう1つの合理的な理由となる[200]．利尿薬による低カリウム血症と突然死に関する懸念が存在するため，高用量の利尿薬が必要な患者や虚血性心疾患を有する患者にはカリウム保持性利尿薬を追加してもよい[198]．治療前と治療開始後に定期的に血清K値の測定が必要である．

治療は個別化されるべきであり，サイアザイド系利尿薬は大多数の高血圧患者に対して安全で効果的で安価な治療を提供する．しかしある種の患者では，利尿薬以外の降圧薬が第一選択薬として検討されている[2]．例えば，ACE阻害薬とアンジオテンシン受容体拮抗薬は糖尿病性腎症の進行を抑制するという有益性があるので，高血圧を有する糖尿病患者に対する降圧薬としては第一選択薬とすべきであろう．それでもなお，ACE阻害薬やアンジオテンシン受容体拮抗薬の単独治療では血圧が適正にコントロールされず，他のクラスの降圧薬の追加が必要になることもある．抵抗性高血圧の糖尿病患者やネフローゼ症候群を合併した顕性腎症の糖尿病患者では，サイアザイド系あるいはループ系利尿薬の使用は避けられない．ACE阻害薬が非糖尿病性慢性腎臓病でも進行を抑制することが証明されているので，ACE阻害薬は慢性腎臓病で1 g/日を超える蛋白尿を有する患者に対して降圧治療薬として含めるべきである．良性本態性高血圧における腎疾患の進行リスクは低いため，慢性腎不全の徴候がない本態性高血圧患者にルーチンでACE阻害薬を使用するのは根拠に乏しい．ACE阻害薬は収縮力障害によるうっ血性心不全を有する高血圧患者にも第一選択薬として検討すべきである．心筋梗塞の既往がある高血圧患者には，β-遮断薬が再梗塞と突然死のリスクを低下させるため，第一選択薬として検討すべきである[2]．腎不全が併存する高血圧患者では，難治性高血圧を治療するために利尿薬の追加がしばしば必要となる．サイアザイド系利尿薬に反応しない患者の場合，より強力なループ系利尿薬への変更が必要となる(例えば，GFR<25 mL/分)．重篤な良性高血圧あるいは悪性高血圧の患者では，利尿薬とβ-遮断薬と強力な末梢血管拡張薬(hydralazineやminoxidilなど)の3剤併用療法が適正な血圧コントロールを達成するために必要となる[2]．

さまざまな研究に基づく結論としては，薬物クラスの選択よりむしろ，達成される血圧値そのものが，全体的な有益性のためには重要であるということである．この観点から，多くの臨床試験が示唆しているのは，血圧コントロールが同じであれば，ほとんどの降圧薬は同等の心保護作用を示すということである．例えばCaptopril Prevention Project(CAPPP)試験[201]，Swedish Trial in Old Patients with Hypertension-2(STOP-Hypertension-2)試験[202]，Nordic Diltiazem(NORDIL)試験[203]，Intervention as a Goal in Hypertension Treatment(INSIGHT)試験[204]，Antihypertensive and Lipid-Lowering to Prevent Heart Attack Trial(ALLHAT)[205]などのいずれにおいても，古いクラスの薬物(サイアザイド系利尿薬やβ-遮断薬)と新しい降圧薬(ACE阻害薬やCaチャネル拮抗薬)との間で全死亡率に有意な差を認めなかった．この一般化における大きな例外は選択的α-遮断薬であり，高リスクの高血圧患者に心不全のリスクが高まることがわかっている[206]．この理由から，選択的α-遮断薬(prazosinとdoxazosin)は第一選択薬としては勧められない．ALLHATの主要な所見は，chlorthalidone(サイアザイド系利尿薬)，amlodipine(Caチャネル拮抗薬)，lisinopril(ACE阻害薬)のいずれも，冠動脈疾患死と非致死性心筋梗塞からの保護に同等の効果を示したということである[205]．実際，サイアザイド系利尿薬は，いくつかの有害な心血管イベントの予防においてCaチャネル拮抗薬やACE阻害薬よりも有益であった．例えば，心不全の発症はlisinoprilやamlodipineよりもchlorthalidoneのほうが有意に少なかった．さらに黒人の患者では，chlorthalidone投与群よりもlisinopril投与群のほうが，脳卒中と心血管疾患の複合アウトカムのリスクが有意に上昇していた．全く予想外の結果としては，lisinoprilがchlorthalidoneと比べていかなるアウトカムに関しても利点がなかったことである．むしろ，lisinopril投与群では心血管疾患の複合アウトカムである，脳卒中，心不全がchlorthalidone投与群よりも多かった．注目すべきことはchlorthalidoneが糖尿病患者において，心不全や心血管疾患の複合アウトカムの新規発症の予防に対して，lisinoprilよりも優れていたことである．したがってALLHATの結果から強調できるのは，ほとんどの高血圧患者に対する初期治療としてサイアザイド系利尿薬は適切な選択であるということである．JNC 7(米国合同委員会)の報告も，ALLHATの確かな結果と，サイアザイド系利尿薬のジェネリック医薬品の安価さに基づき，他の薬物を第一選択として用いる強い理由がない限り，降圧治療をサイアザイド系利尿薬で開始することを勧めている[2]．実際にALLHATの結果から，左室肥大，2型糖尿病，心筋梗塞や脳卒中の既往，現在の喫煙，脂質異常症，既知の動脈硬化性心血管疾患を含む冠動脈疾患リスクファクターが2つ以上ある患者に対し，年齢によらず，低用量サイアザイド系利尿薬はACE阻害薬やCaチャネル拮抗薬よりも優れた心保護作用を示したのである[205]．JNC 7は12.5 mgや25 mgのhydrochlorothiazideあるいはchlorthalidoneなどの少量のサイアザイド系利尿薬による初期治療を推奨している．この程度の低用量治療であれば耐糖能異常，脂質異常症，低カリウム血症，高尿酸血症などの代謝性合併症のリスクは低い[207]．低用量サイアザイド系利尿薬による単独治療が目標血圧値を達成できなければ，次にACE阻害薬，アンジオテンシン受容体拮抗薬，β-遮断薬，Caチャネル拮抗薬などを第二，第三選択薬として追加することができる[2]．

最近公表されたAvoiding Cardiovascular Events through Combination Therapy in Patients Living with Systolic Hypertension（ACCOMPLISH）試験は，ACE阻害薬にサイアザイド系利尿薬を加えた治療よりもACE阻害薬にamlodipineを加えた治療のほうが，心血管疾患アウトカムが良好だろうという仮説を検証するためにデザインされた[208]．この無作為化二重盲検試験では，心血管疾患のリスクの高い高血圧患者11,056人がbenazepril＋amlodipine併用群とbenazepril＋hydrochlorthiazide併用群に割りつけられた．主要エンドポイントは心血管疾患死，非致死性心筋梗塞，非致死性脳卒中，狭心症，突然の心停止後の蘇生，冠血行再建術による入院の複合エンドポイントであった．両群間で平均血圧に差はなかった．平均追跡期間36か月において，benazepril＋amlodipine群では552の主要アウトカムイベントの発症を認め（9.6%），benazepril＋hydrochlorthiazide群では679のイベントであった（11.8%）．すなわち，benazepril＋amlodipine治療による絶対危険度減少率が2.2%であり，相対危険度減少率が19.6%であった（ハザード比は0.80，95%信頼区間は0.72～0.90，$p<0.002$）．二次エンドポイントである心血管疾患死，非致死性心筋梗塞，非致死性脳卒中については，ハザード比は0.79（95%信頼区間は0.67～0.92，$p=0.002$）であった．研究者らは，これらのイベントに対する高リスクの患者の心血管イベントを減少させるためにはbenazepril＋amlodipineの併用がbenazepril＋hydrochlorthiazideの併用より優れていると結論づけている．

XVII おわりに

腎臓は，高血圧において加害者でもあり被害者でもあることは明らかである．腎臓は，本態性高血圧においても原発性腎実質性疾患，腎動脈狭窄症，ミネラルコルチコイド過剰症などの二次性高血圧においても，病因のうえで中心的役割を担っている．まれな遺伝性疾患による高血圧の分析では，腎臓のNa排泄異常が高血圧の発症において中心的な役割を果たしている証拠が明らかとなっている．現在進行している遺伝子連鎖解析によって本態性高血圧の病因にさらなる知見が得られる可能性があり，本態性高血圧でも二次性高血圧でも認められる腎臓のNa排泄能の障害を緩和する新しい治療の開発へとつながることが期待される[12]．現在，本態性高血圧が末期腎不全の主要な原因である，という広く信じられている考えを支持する強いエビデンスはほとんどない．それでは，末期腎不全患者において黒人患者がはるかに多数を占めるという事実を説明するものは何であろうか？　黒人においては本態性高血圧がもつ影響がより大きく，良性腎硬化症が他の人種に比較してよりネフロン減少を加速したりするからであろうか？　腎障害になりやすい遺伝的素因があるからか？　あるいは黒人の高血圧患者の治療が不十分なため悪性高血圧のエピソードを繰り返し起こし，末期腎不全にいたらせるからであろうか？　高血圧が慢性腎臓病の進行を加速させるうえで重要な役割を担っていることには間違いない．ACE阻害薬やアンジオテンシンII受容体拮抗薬を含む厳格な降圧治療が，糖尿病性および非糖尿病性腎疾患の進行を抑制することもわかっている．心肥大（高血圧）と腎萎縮（腎不全）の関係を最初に述べたBrightの記述から150年あまり経つ現在でもなお，多くの疑問が解決されないままである．大規模試験によって，心血管死亡率の減少における降圧薬のさまざまなクラスの有用性については，対立する結果が示されてしまっている[205, 208]．

（訳　川上貴久，孫大輔）

文　献

1. Whelton PK. Epidemiology and prevention of hypertension. *J Clin Hypertens.* 2004; 6: 636–642.
2. Chobanian AV, Bakris GL, Black HR, et al. The seventh report of the Joint National Committee on prevention, detection, evaluation and treatment of high blood pressure. The JNC 7 Report. *JAMA.* 2003; 289: 2560–2572.
3. Kearney PM, Whelton M, Reynolds K, et al. Global burden of hypertension. *Lancet.* 2005; 365: 217–223.
4. Kannel WB. Elevated systolic blood pressure as a cardiovascular risk factor. *Am J Cardiol.* 2000; 85: 251–255.
5. Stamler J, Stamler R, Neaton JD. Blood pressure, systolic and diastolic, and cardiovascular risks: US population data. *Arch Intern Med.* 1993; 153: 598–615.
6. Bright R. Tabular view of the morbid appearances in 100 cases connected with albuminous urine:

with observations. *Guy's Hosp Rep.* 1836; 1: 380–402.
7. Traube L. *Ueber den Zusammenhang von Herz-und Nieren Krankheiten. Gesammelte Beitrage zur Pathologie und Physiologie.* Berlin: Hischwald; 1871: 290–350.
8. Mahomed FA. Some of the clinical aspects of chronic Bright's disease. *Guy's Hosp Rep.* 1879; 24(series III): 363–436.
9. Volhard F, Fahr T. *Die Brightische Neirenkrankhert, Klinik Pathologie und Atlas.* Berlin: Julius Springer; 1914.
10. Volhard F. Der arterielle Hochdruck. *Verh Dt Ges Inn Med.* 1923; 35: 134–175.
11. Klahr S. The kidney in hypertension—villain and victim. *N Engl J Med.* 1989; 320: 731–733.
12. Lifton RP, Gharavi AG, Geller DS. Molecular mechanisms of human hypertension. *Cell.* 2001; 104: 545–556.
13. Folkow B. Cardiovascular structural adaptation; its role in the initiation and maintenance of primary hypertension. *Clin Sci Mol Med.* 1978; 55: 3S–22S.
14. Folkow B. Sympathetic nervous control of blood pressure. Role in primary hypertension. *Am J Hypertens.* 1989; 2: 103S–111S.
15. Panza JA, Quyyumi AA, Brush JE Jr., et al. Abnormal endothelium-dependent vascular relaxation in patients with essential hypertension. *N Engl J Med.* 1990; 323: 22–27.
16. de Wardener HE, MacGregor GA. Dahl's hypothesis that a saluretic substance may be responsible for a sustained rise in arterial pressure: its possible role in essential hypertension. *Kidney Int.* 1980; 18: 1–9.
17. de Wardener HE, MacGregor GA. The relation of a circulating sodium transport inhibitor (the natriuretic hormone?) to hypertension. *Medicine.* 1983; 62: 310–326.
18. Guyton AC. Renal function curve—a key to understanding the pathogenesis of hypertension. *Hypertension.* 1987; 10: 1–6.
19. Guyton AC, Cowley AW, Coleman TG, et al. Hypertension: a disease of abnormal circulatory control. *Chest.* 1974; 65: 328–338.
20. Guyton AC, Manning RD, Norman RA, et al. Current concepts and perspectives of renal volume regulation in relationship to hypertension. *J Hypertens.* 1986; 4(Suppl 4): S49–S56.
21. Eaton SB, Konner M. Paleolithic nutrition. A consideration of its nature and current implications. *N Engl J Med.* 1985; 312: 283–289.
22. Tobian L. Potassium and sodium in hypertension. *J Hypertens.* 1988; 6(Suppl 4): S12–S24.
23. Schrier RW. Body fluid volume regulation in health and disease: a unifying hypothesis. *Ann Intern Med.* 1990; 113: 155–159.
24. Brenner BM, Garcia DL, Anderson S. Glomeruli and blood pressure. Less of one, more of the other? *Am J Hypertens.* 1988; 1: 335–347.
25. Sasaki N. The relationship of salt intake to hypertension in the Japanese. *Geriatrics.* 1964; 19: 735–744.
26. Carvalho JJM, Baruzzi RG, Howard PF, et al. Blood pressure in four remote populations in the INTERSALT study. *Hypertension.* 1989; 14: 238–246.
27. Intersalt Cooperative Research Group. Intersalt: an international study of electrolyte excretion and blood pressure. Results for 24 hour urinary sodium and potassium excretion. *Br Med J.* 1988; 297: 319–330.
28. Murray RH, Luft FC, Bloch R, et al. Blood pressure responses to extremes of sodium intake in normal man. *Proc Soc Exp Biol Med.* 1978; 159: 432–436.
29. Watkin DM, Froeb HF, Hatch FT, et al. Effects of diet in essential hypertension II. Results with unmodified Kempner rice diet in fifty hospitalized patients. *Am J Med.* 1950; 9: 441–493.
30. Joossens JV, Geboers J. Salt and hypertension. *Prev Med.* 1983; 12: 53–59.
31. Appel LJ, Moore TJ, Obarzanek E, et al. A clinical trial of the effects of dietary patterns on blood pressure. *N Engl J Med.* 1997; 336: 1117–1124.
32. Sacks FM, Svetkey LP, Vollmer WM, et al. Effects on blood pressure of reduced dietary sodium and the dietary approaches to stop hypertension (DASH) diet. *N Engl J Med.* 2001; 344: 3–10.
33. Chen J, Gu D, Huang J, et al. for the GenSalt Research Group. Metabolic syndrome and salt sensitivity of blood pressure in non-diabetic people in China: a dietary intervention study. *Lancet.* 2009; 373: 829–835.
34. Dahl LK, Schackow E. Effects of chronic excess salt ingestion: experimental hypertension in the rat. *Can Med Assoc J.* 1964; 90: 155–160.
35. Rettig R. Does the kidney play a role in the aetiology of primary hypertension? Evidence from renal transplantation studies in rats and humans (Review). *J Human Hypertens.* 1993; 7: 177–180.
36. Curtis JJ, Luke RG, Dustan HP, et al. Remission of essential hypertension after renal transplantation. *N Engl J Med.* 1983; 309: 1009–1015.
37. Guidi E, Bianchi G, Rivolta E, et al. Hypertension in man with kidney transplant: role of familial versus other factors. *Nephron.* 1985; 41: 14–21.
38. Tobian L, Lange J, Azar S, et al. Reduction of natriuretic capacity and renin release in isolated, blood perfused kidneys of Dahl hypertension-prone rats. *Circ Res* 1978; 43(Suppl I): I92–I98.
39. Ayman D. Heredity in arteriolar (essential) hypertension. A clinical study of the blood pressure of 1,524 members of 277 families. *Arch Intern Med.* 1934; 53: 792–802.
40. Rice T, Vogler GP, Perusse L, et al. Cardiovascular risk factors in a French Canadian population: resolution of genetic and familial environmental effects on blood pressure using twins, adoptees, and extensive information on environmental correlates. *Genet Epidemiol* 1989; 6: 571–588.
41. Feinlab M, Garrison RJ, Fabsitz R, et al. The NHLBI twin study of cardiovascular disease risk factors: methodology and summary of results. *Am J Epidemiol.* 1977; 106: 284–285.
42. Grim CE, Luft FC, Miller JZ, et al. Effects of sodium loading and depletion in normotensive first-degree relatives of essential hypertensives. *J Lab Clin Med.* 1979; 94: 764–771.
43. Luft FC, Grim CE, Fineberg N, et al. Effects of volume expansion and contraction in normotensive whites, blacks, and subjects of different ages. *Circulation.* 1979; 59: 643–650.
44. Bonvalet JP. Regulation of sodium transport by steroid hormones. *Kidney Int.* 1998; 65: S49–S56.
45. Garty H, Palmer LG. Epithelial sodium channels: function, structure, and regulation. *Physiol Rev.* 1997; 77: 359–396.
46. Velasquez H, Bartiss A, Berstein P, et al. Adrenal

steroids stimulate thiazide-sensitive NaCl transport by rat renal distal tubules. *Am J Physiol.* 1996; 270: F211–F219.

47. Dluhy RG, Lifton RP. Glucocorticoid-remediable aldosteronism. *J Clin Endocrinol Metab.* 1999; 84: 4341–4344.
48. Mune T, Rogerson FM, Nikkila H, et al. Human hypertension caused by mutations in the kidney isozyme of 11-beta-hydroxysteroid dehydrogenase. *Nat Genet.* 1995; 10: 394–399.
49. White PC. Steroid 11 beta-hydroxylase deficiency and related disorders. *Endocrinol Metab Clin North Am.* 2001; 30: 61–79.
50. Biglieri EG. 17 alpha hydroxylase deficiency. *J Endocrinol Invest.* 1995; 18: 540–544.
51. Amor M, Parker KL, Globerman H, et al. Mutation in the CYP21b gene (ile 172-to-asn) causes steroid 21-hydroxylase deficiency. *Proc Natl Acad Sci U S A* 1988; 85: 1600–1604.
52. Geller DR, Farhi A, Pinkerton N, et al. Activating mineralocorticoid receptor mutation in hypertension exacerbated by pregnancy. *Science.* 2000; 289: 119–123.
53. Geller DS, Rodriguez-Soriano J, Vallo Boado A, et al. Mutations in the mineralocorticoid receptor gene cause autosomal dominant pseudohypoaldosteronism type I. *Nat Genet* 1998; 19: 279–281.
54. Hansson JH, Schild L, Lu Y, et al. A *de novo* missense mutation of the beta subunit of the epithelial sodium channel causes hypertension and Liddle syndrome, identifying a proline-rich segment critical for regulation of channel activity. *Proc Natl Acad Sci U S A* 1995; 92: 11495–11499.
55. Botero-Velez M, Curtis JJ, Warnock DG. Brief report: Liddle's syndrome revisited—a disorder of sodium reabsorption in the distal tubule. *N Engl J Med.* 1994; 330: 178–181.
56. Baker EH, Dong YB, Sagnella GA, et al. Association of hypertension with T594M mutation in beta subunit of epithelial sodium channels in black people resident in London. *Lancet.* 1998; 351: 1388–1392.
57. Chang SS, Grunder S, Hanukoglu A, et al. Mutations in the subunits of the epithelial sodium channel cause salt wasting with hyperkalemic acidosis, pseudohypoaldosteronism type 1. *Nat Genet.* 1996; 12: 248–253.
58. Simon DB, Nelson-Williams C, Bio MJ, et al. Gitelman's variant of Bartter's syndrome, inherited hypokalemic alkalosis, is caused by mutations in the thiazide-sensitive Na-Cl cotransporter. *Nat Genet.* 1996; 12: 24–30.
59. Cruz DN, Simpn DB, Nelson-Williams C, et al. Mutations in the Na-Cl cotransporter reduce blood pressure in humans. *Hypertension.* 2001; 37: 1458–1464.
60. Simon DB, Karet FE, Hamdan JM, et al. Bartter's syndrome hypokalemic alkalosis with hypercalciuria, is caused by mutations in the Na-K-2Cl cotransporter NKCC2. *Nat Genet.* 1996; 13: 183–188.
61. Lifton RP, Hunt SC, Williams RR, et al. Exclusion of the Na(+)-H(+) antiporter as a candidate gene in human essential hypertension. *Hypertension.* 1991; 17: 8–14.
62. Reaven GM. Role of insulin resistance in human disease: Banting Lecture. *Diabetes.* 1987; 37: 1595–1607.
63. DeFronzo RA. The effect of insulin on renal sodium metabolism. A review of clinical implications. *Diabetologica.* 1981; 21: 165–171.
64. Johnson RJ, Schriener GF. Hypothesis: the role of acquired tubulointerstitial disease in the pathogenesis of salt-dependent hypertension. *Kidney Int.* 1997; 52: 1169–1179.
65. Johnson RJ, Gordon KL, Shinichi S, et al. Renal injury and salt-sensitive hypertension after exposure to catecholamines. *Hypertension.* 1999; 34: 151–159.
66. Lombardi D, Gordon KL, Polinsky P, et al. Salt-sensitive hypertension develops after short-term exposure to angiotensin II. *Hypertension.* 1999; 33: 1013–1019.
67. Dimsdale JE, Graham RM, Ziegler MG, et al. Age, race, diagnosis, and sodium effects on the pressor response to infused norepinephrine. *Hypertension.* 1987; 10: 564–569.
68. Palmer RJ, Stone RA, Cervenka JH. Renal hemodynamics in essential hypertension. Racial differences in response to changes in dietary sodium. *Hypertension.* 1994; 24: 752–757.
69. Thomas SE, Anderson S, Gordon KL, et al. Tubulointerstitial disease in aging: evidence for underlying peritubular capillary damage, a potential role for renal ischemia. *J Am Soc Nephrol.* 1998; 9: 231–242.
70. Hall JE. Intrarenal actions of converting enzyme inhibitors. *Am J Hypertens.* 1989; 2: 875–884.
71. Cogan MG. Angiotensin II: a powerful controller of sodium transport in the early proximal tubule. *Hypertension.* 1990; 15: 451–458.
72. Hollenberg NK, Williams GH. Sodium-sensitive hypertension. Implications of pathogenesis for therapy. *Am J Hypertens.* 1989; 2: 809–815.
73. DiBona GF. Neural control of renal tubular solute and water transport. *Miner Electrolyte Metab.* 1989; 15: 66–73.
74. Frolich ED. Efferent glomerular arteriolar constriction: a possible intrarenal hemodynamic effect in hypertension. *Am J Med Sci.* 1988; 295: 409–413.
75. Bello-Reuss E, Trevino DL, Gottschalk CW. Effect of renal sympathetic nerve stimulation on proximal water and sodium reabsorption. *J Clin Invest.* 1976; 57: 1104–1107.
76. Campese VM, Parise M, Karubian F, et al. Abnormal renal hemodynamics in black salt-sensitive patients with hypertension. *Hypertension.* 1991; 18: 805–812.
77. Wyss JM, Oparil S, Sripairojthikoon W. Neuronal control of the kidney: contribution to hypertension. *Can J Physiol Pharmacol.* 1992; 70: 759–770.
78. Bachmann S, Mundel P. Nitric oxide in the kidney: synthesis, localization, and function. *Am J Kidney Dis.* 1994; 24: 112–129.
79. Majid DSA, Williams A, Navar LG. Inhibition of nitric oxide synthesis attenuated pressure-induced natriuretic responses in anaesthetized dogs. *Am J Physiol.* 1993; 33: F79–F87.
80. Ikenaga H, Suzuki H, Ishii N, et al. Role of NO on pressure natriuresis in Wistar-Kyoto and spontaneously hypertensive rats. *Kidney Int.* 1993; 43: 205–211.
81. Tolin JP, Shultz RJ. Enodgenous nitiric oxide synthesis determines sensitivity to pressor effects of salt. *Kidney Int.* 1994; 46: 230–236.
82. Weder AB. Red-cell lithium-sodium countertransport and renal lithium clearance in hypertension. *N Engl J Med.* 1986; 314: 198–201.
83. De Wardener HE. The control of sodium excre-

tion. *Am J Physiol* 1978; 235: F163–F173.
84. Stumpe KO, Lowitz HD, Ochwadt B. Fluid reabsorption in Henle's loop and urinary excretion of sodium and water in normal rats and rats with chronic hypertension. *J Clin Invest.* 1970; 49: 1200–1212.
85. Blaustein MP. Sodium transport and hypertension. *Hypertension.* 1984; 6: 445–453.
86. Haddy FJ, Overbeck HW. The role of humoral agents in volume expanded hypertension. *Life Sci.* 1976; 19: 935–948.
87. Hamlyn JM, Harris DW, Clark MA, et al. Isolation and characterization of sodium pump inhibitor form human plasma. *Hypertension.* 1989; 13: 681–689.
88. MacGregor GA, Fenton S, Alaghband-Zadeh J, et al. Evidence for a raised concentration of a circulating sodium transport inhibitor in essential hypertension. *BMJ.* 1981; 283: 1355–1357.
89. Guyton AC, Coleman TG, Cowley AW Jr., et al. Arterial pressure regulation. Overriding dominance of the kidneys in long-term regulation and in hypertension. *Am J Med.* 1972; 52: 584–594.
90. Norman RA, Enobakhare JA, DeClue JW, et al. Arterial pressure—urinary output relationship in hypertensive rats. *Am J Physiol.* 1978; 234: R98–R103.
91. Selkurt EE. Effect of pulse pressure and mean arterial pressure modification on renal hemodynamics and electrolyte and water excretion. *Circulation.* 1951; 4: 541–551.
92. Guyton AC, Montani JP, Hall JE, et al. Computer models for designing hypertension experiments and studying concepts. *Am J Med Sci.* 1988; 295: 320–326.
93. Schrier RW. Pathogenesis of sodium and water retention in high-output and low-output cardiac failure, nephrotic syndrome, cirrhosis, and pregnancy (in two parts). *N Engl J Med.* 1988; 319: 1065–1072; 1127–1134.
94. Hall JE, Granger JP, Hester RL, et al. Mechanisms of sodium balance in hypertension: role of pressure natriuresis. *J Hypertens.* 1986; 4(Suppl 4): S57–S65.
95. Hall JE, Guyton AC, Smith MJ, et al. Blood pressure and renal function during chronic changes in sodium intake: role of angiotensin. *Am J Physiol.* 1980; 239: F271–F280.
96. Ichikawa I, Brenner BM. Importance of efferent arteriolar vascular tone in regulation of proximal tubular fluid reabsorption and glomerulotubular balance in the rat. *J Clin Invest.* 1980; 65: 1192–1201.
97. Campese VM. Effects of calcium antagonists on deranged modulation of the renal function curve in salt-sensitive patients with essential hypertension. *Am J Cardiol.* 1988; 62: 85G–91G.
98. Hall JE, Granger JP, Smith MJ, et al. Role of renal hemodynamics and arterial pressure in aldosterone "escape." *Hypertension.* 1984; 6(Suppl I): I183–I192.
99. Hall JE, Granger JP, Hester RL, et al. Mechanisms of escape from sodium retention during angiotensin II hypertension. *Am J Physiol.* 1984; 246: F627–F634.
100. Hall JE, Montani JP, Woods LL, et al. Renal escape from vasopressin. Role of pressure diuresis. *Am J Physiol.* 1986; 250: F907–F916.
101. Zhang Y, Mircheff AH, Hensley CB, et al. Rapid redistribution and inhibition of renal sodium transporters during acute pressure natriuresis. *Am J Physiol.* 1996; 270: F1004–F1014.
102. Wang X-Y, Masilamani S, Nielsen J, et al. The renal thiazide-sensitive Na-Cl cotransporter as mediator of the aldosterone-escape mechanism. *J Clin Invest.* 2001; 108: 215–222.
103. Jennette JC, Olson JL, Schwartz MM. *Heptinstall's Pathology of the Kidney.* 6th ed. Philadelphia, PA: Lippincott Williams & Wilkins; 2006.
104. Whelton PK, Klag MG. Hypertension as a risk factor for renal disease. Review of clinical and epidemiological evidence. *Hypertension.* 1989; 13(Suppl I): I-19–I-27.
105. Freedman BI, Iskandar SS, Appel RG. The link between hypertension and nephrosclerosis. *Am J Kidney Dis.* 1995; 25: 207–221.
106. Schlessinger SD, Tankersley MR, Curtis JJ. Clinical documentation of end-stage renal disease due to hypertension. *Am J Kidney Dis.* 1994; 23: 655–660.
107. Zarif L, Covic A, Iyengar S, et al. Inaccuracy of clinical phenotyping for hypertensive nephrosclerosis. *Nephrol Dial Transplant.* 2000; 15: 1801–1807.
108. Fogo A, Breyer JA, Smith MC, et al. Accuracy of the diagnosis of hypertensive nephrosclerosis in African Americans: a report from the African American Study of Kidney Disease (AASK) Trial. AASK Pilot Study Investigators. *Kidney Int.* 1997; 51: 244–252.
109. Brown MA, Whitworth JA. Hypertension in human renal disease. *J Hypertens.* 1992; 10: 701–712.
110. Bulpitt CJ. Prognosis of treated hypertension 1951–1981. *Br J Clin Pharmacol.* 1982; 13: 73–79.
111. Labeeuw M, Zech P, Pozet N, et al. Renal failure in essential hypertension. *Contrib Nephrol.* 1989; 71: 90–94.
112. Shulman NB, Ford CE, Hall WD, et al. Prognostic value of serum creatinine and effect of treatment of hypertension on renal function. Results from the Hypertension Detection and Follow-up Program. *Hypertension.* 1989; 13(Suppl I): I80.
113. Goldring W, Chasis H. *Hypertension and Hypertensive Disease.* New York: Commonwealth Fund; 1944: 53–95.
114. Kincaid-Smith P. *The Kidney. A Clinicopathological Study.* Oxford: Blackwell; 1975: 212.
115. Kincaid-Smith P, Whitworth, JA. Pathogenesis of hypertension in chronic renal failure. *Semin Nephrol.* 1988; 8: 155–162.
116. Azar S, Johnson MA, Scheinman J, et al. Regulation of glomerular capillary pressure and filtration in young Kyoto hypertensive rats. *Clin Sci (Lond).* 1979; 56: 203–209.
117. Anderson S. Antihypertensive therapy in experimental diabetes. *J Am Soc Nephrol.* 1992; 3: S86–S90.
118. Brenner BM, Meyer TW, Hostetter TH. Dietary protein intake and the progression of kidney disease. The role of hemodynamically mediated glomerular injury in the pathogenesis of progressive glomerulosclerosis in aging, renal ablation, and intrinsic renal disease. *N Engl J Med.* 1982; 307: 652–659.
119. Rostrand SG, Kirk KA, Rutsky EA, et al. Racial differences in the incidence of treatment for end-stage renal disease. *N Engl J Med.* 1982; 306: 1276–1279.

120. Entwisle G, Apostolides AY, Hebel JR, et al. Target organ damage in black hypertensives. *Circulation*. 1977; 55: 792–796.
121. Levy SB, Talner LB, Coel MN, et al. Renal vasculature in essential hypertension: racial differences. *Ann Intern Med*. 1978; 88: 12–16.
122. Perneger TV, Whelton PK, Klag MJ, et al. Diagnosis of hypertensive end-stage renal disease: effect of patient's race. *Am J Epidemiol*. 1995; 141(1): 10–15.
123. Pitcock JA, Johnson JG, Hatch FE, et al. Malignant hypertension in blacks. Malignant intrarenal arterial disease as observed by light and electron microscopy. *Hum Pathol*. 1976; 7: 333–346.
124. Bennett NM, Shea S. Hypertensive emergency: case criteria, sociodemographic profile, and previous care of 100 cases. *Am J Public Health*. 1988; 78: 636–640.
125. Frolich ED, Messerli FH, Dunn FG, et al. Greater renal vascular involvement in the black patient with essential hypertension. A comparison of systemic and renal hemodynamics in black and white patients. *Miner Electrolyte Metab*. 1984; 10: 173–177.
126. Tobian L. Potassium and sodium in hypertension. *J Hypertens*. 1988; 6(Suppl 4): S12–S24.
127. Dustan HP. Growth factors and racial differences in severity of hypertension and renal diseases. *Lancet* 1992; 339: 1339–1340.
128. Nolan CR, Linas SL. In: Schrier RW, ed. *Diseases of the Kidney and Urinary Tract*. 8th ed. Philadelphia, PA: Lippincott Williams & Wilkins; 2007: 1370–1436.
129. Barger AC. The Goldblatt memorial lecture. Part I: experimental renovascular hypertension. *Hypertension*. 1979; 1: 447–455.
130. Treadway KK, Slater EE. Renovascular hypertension. *Ann Rev Med*. 1984; 35: 665–692.
131. Working Group on Renovascular Hypertension. Detection, evaluation and treatment of renovascular hypertension. Final report. *Arch Intern Med*. 1987; 147: 820–829.
132. Safian RD, Textor SC. Renal artery stenosis. *N Engl J Med*. 2001; 344: 431–442.
133. McNeil BJ, Varady PD, Burrows BA, et al. Measures of clinical efficacy. Cost effectiveness calculations in the diagnosis and treatment of hypertensive renovascular disease. *N Engl J Med*. 1975; 293: 216–221.
134. Mailloux LU, Napolitano B, Bellucci AG, et al. Renal vascular disease causing end-stage renal disease, incidence, clinical correlates, and outcomes: a 20-year experience. *Am J Kidney Dis*. 1994; 24: 622–629.
135. Boudewijn G, Vasbinder C, Nelemans PJ, et al. Diagnostic tests for renal artery stenosis in patients suspected of having renovascular hypertension: a meta-analysis. *Ann Intern Med*. 2001; 135: 401–411.
136. Rudnick MR, Berns JS, Cohen RM, et al. Nephrotoxic risks of renal angiography: contrast media-associated nephrotoxicity and atheroembolism—a critical review. *Am J Kidney Dis*. 1994; 24: 713–727.
137. Marks LS, Maxwell MH. Renal vein renin. Value and limitations in the prediction of operative results. *Urol Clin North Am*. 1975; 2: 311–325.
138. Bourgonie JJ, Rubbert K, Sfakianakis BN. Angiotensin-converting enzyme-inhibited renography for the diagnosis of ischemic kidneys. *Am J Kidney Dis*. 1994; 24: 665–673.
139. Crowley JJ, Santos RM, Peter RH, et al. Progression of renal artery stenosis in patients undergoing cardiac catheterization. *Am Heart J*. 1998; 136: 913–918.
140. Harding MR, Smith LR, Himmelstein SI, et al. Renal artery stenosis: prevalence and associated risk factors in patients undergoing routine cardiac catheterization. *J Am Soc Nephrol*. 1992; 2: 1608–1616.
141. Wachtell K, Ibsen H, Olsen NH, et al. Prevalence of renal artery stenosis in patients with peripheral vascular disease and hypertension. *J Hum Hypertens*. 1996; 10: 83–85.
142. Olin JW, Melia M, Young JR, et al. Prevalence of atherosclerotic renal artery stenosis in patients with atherosclerosis elsewhere. *Am J Med*. 1990; 88: 46N–51N.
143. Webster J, Marshall F, Abdalla M, et al. Randomised comparison of percutaneous angioplasty vs continued medical therapy for hypertensive patients with atheromatous renal artery stenosis: Scottish and Newcastle Renal Artery Stenosis Collaborative Group. *J Hum Hypertens*. 1998; 12: 329–335.
144. Poulin PH, Chatellier G, Darne, B, et al. Blood pressure outcome of angioplasty in atherosclerotic renal artery stenosis: a randomized trial. Essai Multicentrique Medicaments vs Angioplastie (EMMA) Study Group. *Hypertension*. 1998; 31: 823–829.
145. van Jaarsveld BC, Krijnen P, Pieterman H, et al. The effect of balloon angioplasty on hypertension in atherosclerotic renal artery stenosis: Dutch Renal Artery Stenosis Intervention Cooperative Study Group. *N Engl J Med*. 2000; 342: 1007–1014.
146. Balk E, Raman G, Chung M, et al. Effectiveness of management strategies for renal artery stenosis: a systematic review. *Ann Intern Med*. 2006; 145: 901–912.
147. Murphy TP, Soares G, Kim M. Increase in utilization of percutaneous renal artery interventions by Medicare beneficiaries, 1996–2000. *AJR Am J Roentgen* 2004; 183: 561–568.
148. Dworkin LD, Jamerson KA. Case against angioplasty and stenting of atherosclerotic renal artery stenosis. *Circulation*. 2007; 115: 271–276.
149. Ganguly A. Primary aldosteronism. *N Engl J Med*. 1998; 339: 1828–1834.
150. Weinberger MH, Fineberg NS. The diagnosis of primary aldosteronism and separation of two major subtypes. *Arch Intern Med*. 1993; 153: 2125–2129.
151. Dluhy RG, Lifton RP. Glucocorticoids-remdeiable aldosteronism. *J Clin Endocrinol Metab*. 1999; 84: 4341–4344.
152. Chapman AB, Johnson A, Gabow PA, et al. The renin-angiotensin-aldosterone system and autosomal dominant polycystic kidney disease. *N Engl J Med*. 1990; 323: 1091–1096.
153. Cannon PJ, Hassar M, Case DB, et al. The relationship of hypertension and renal failure in scleroderma (progressive systemic sclerosis) to structural and functional abnormalities of the renal cortical circulation. *Medicine (Baltimore)*. 1974; 53: 1–46.
154. Smith MC, Ghose MK, Henry AR. The clinical spectrum of renal cholesterol embolization. *Am J*

Med. 1981; 71: 174–180.
155. Zuchhelli P, Santoro A, Zuccala A. Genesis and control of hypertension in hemodialysis patients. *Semin Nephrol.* 1988; 8: 163–168.
156. Curtis JJ. Hypertension after renal transplantation: cyclosporine increases the diagnostic and therapeutic considerations. *Am J Kidney Dis.* 1989; 13(Suppl 1): 28–32.
157. Barnett AH. Diabetes and hypertension. *Br Med Bull.* 1994; 50(No. 2): 397–407.
158. Lewis EJ, Hunsicher LG, Bain RP, et al. The effect of angiotensin-converting-enzyme inhibition on diabetic nephropathy. *N Engl J Med.* 1993; 329: 1456–1462.
159. Lewis EJ, Hunsiker LG, Clark WR, et al. Renoprotective effect of the angiotensin-receptor blocker irbesartan in patients with nephropathy due to type 2 diabetes. *N Engl J Med.* 2001; 345: 910–912.
160. Brenner BM, Cooper ME, de Zeeuw D, et al. The losartan renal protection study–rationale, study design and baseline characteristics of RENALL (Reduction of End points in NIDDM with the Angiotensin II Antagonist Losartan). *J Renin Angiotensin Aldo System.* 2000; 1: 329–335.
161. Mogensen CE, Christensen CK. Blood pressure changes and renal function in incipient and overt diabetic nephropathy. *Hypertension.* 1985; 7(Suppl II): II64–II73.
162. Viberti GC, Earle K. Predisposition to essential hypertension and the development of diabetic nephropathy. *J Am Soc Nephrol.* 1992; 3: S27–S33.
163. Dillon JJ. The quantitative relationship between treated blood pressure and progression of diabetic renal disease. *Am J Kidney Dis.* 1993; 22: 798–802.
164. Mauer SM, Steffes MW, Azar S, et al. The effects of Goldblatt hypertension on the development of the glomerular lesion of diabetes mellitus in the rat. *Diabetes.* 1978; 27: 738–744.
165. Bároniade VC, Lefebvre R, Falardeau P. Unilateral nodular diabetic glomerulosclerosis. Recurrence of an experiment of nature. *Am J Nephrol.* 1987; 7: 55–59.
166. Viberti G, Mogensen CE, Groop LC, et al. Effect of captopril on progression to clinical proteinuria in patients with insulin-dependent diabetes mellitus and microalbuminuria. *JAMA.* 1994; 271: 275–279.
167. Parving H-H, Andersen AR, Smidt UM, et al. Effects of antihypertensive treatment on kidney function in diabetic nephropathy. *BMJ.* 1987; 294: 1443–1447.
168. Schrier RW, Estacio RO, Esler A, et al. Effects of aggressive blood pressure control in normotensive type 2 diabetic patients on albuminuria, retinopathy and strokes, *Kidney Int.* 2002; 61: 1086–1097.
169. Koomans HA, Ross JC, Dorhout Mees EJ, et al. Sodium balance in renal failure. A comparison of patients with normal subjects under extremes of sodium intake. *Hypertension.* 1985; 7: 714–721.
170. Vallance P, Leone A, Calver A, et al. Accumulation of an endogenous inhibitor of nitric oxide synthetase in chronic renal failure. *Lancet.* 1992; 339: 572–575.
171. Dworkin LD, Benstein JA. Impact of antihypertensive therapy on progressive kidney damage. *Am J Hypertens.* 1989; 2: 162S–172S.
172. Hostetter TM, Oslon JL, Rennke HG, et al. Hyperfiltration in remnant nephrons: a potentially adverse response to renal ablation. *Am J Physiol* 1981; 241: F85–F93.
173. Neugarten J, Kaminetsky B, Feiner H, et al. Nephrotoxic serum nephritis with hypertension: amelioration by antihypertensive therapy. *Kidney Int.* 1985; 28: 135–139.
174. Baldwin DS, Neugarten J. Treatment of hypertension in renal disease. *Am J Kidney Dis.* 1985; 5: A57–A70.
175. Anderson S, Meyer TW, Rennke HG, et al. Control of glomerular hypertension limits glomerular injury in rats with reduced nephron mass. *J Clin Invest.* 1985; 76: 612.
176. Arendshorst WJ, Beierwaltes WH. Renal and nephron hemodynamics in spontaneously hypertensive rats. *Am J Physiol.* 1979; 236: F246–F251.
177. Dworkin LD, Feiner HD. Glomerular injury in uninephrectomized spontaneously hypertensive rats. A consequence of glomerular capillary hypertension. *J Clin Invest.* 1986; 77: 797–809.
178. Maschia G, Alberti D, Janin G, et al. Effect of the angiotensin-converting-enzyme inhibitor benazepril on the progression of chronic renal insufficiency. *N Engl J Med.* 1996; 334: 939.
179. The GISEN Group (Gruppo Italiano di Studi Epidemiologici in Nefrologia). Randomised placebo-controlled trial of effect of ramipril on decline in glomerular filtration rate and risk of terminal renal failure in proteinuric, non-diabetic nephropathy. *Lancet.* 1997; 349: 1857.
180. Agadoa LY, Appel L, Bakris GL, et al. Effect of ramipril vs amlodipine on renal outcomes in hypertensive nephrosclerosis: a randomized controlled trial. *JAMA.* 2001; 285: 2719–2728.
181. Sica DA, Douglas JD. The African American Study of Kidney Disease and Hypertension (AASK): new findings. *J Clin Hypertens (Greenwich).* 2001; 3: 244–251.
182. Ruggenenti P, Perna A, Loriga G, et al. Blood pressure control for renoprotection in patients with non-diabetic renal disease (REIN-2): multicentre, randomized controlled trial. *Lancet.* 2005; 365: 939–946.
183. K/DOQI Clinical Practice Guidelines on hypertension and antihypertensive agents in chronic kidney disease. *Am J Kidney Dis.* 2004; 43: (5 Suppl 1): S1–S290.
184. Charra B. Fluid balance, dry weight, and blood pressure in dialysis. *Hemodialysis Int.* 2007; 11: 21–31.
185. Comty C, Rottka H, Shaldon S. Blood pressure control in patients with end-stage renal failure treated by intermittent hemodialysis. *Proc Eur Dial Transplant Assoc.* 1964; 1: 209–214.
186. Blumberg A, Nelp WD, Hegstrom RM, et al. Extracellular volume in patients with chronic renal disease treated for hypertension by sodium restriction. *Lancet.* 1967; 2: 69–73.
187. Charra B. Control of blood pressure in long slow haemodialysis. *Blood Purif.* 1994; 12: 252–258.
188. Pierratos A. New approaches to haemodialysis. *Annu Rev Med.* 2004; 55: 179–189.
189. Freis ED. The efficacy and safety of diuretics in treating hypertension. *Ann Intern Med.* 1995; 122: 223–226.
190. Hypertension Detection and Follow-up Program

Cooperative Group: persistence of reduction in blood pressure and mortality of participants in the hypertension detection and follow-up program. *JAMA.* 1988; 259: 2113–2122.
191. Amery A, Birkenhäger W, Brixko P, et al. Mortality and morbidity from the European Working Party on High Blood Pressure in the Elderly Trial. *Lancet.* 1985; 1: 1349–1354.
192. SHEP Cooperative Research Group. Prevention of stroke by antihypertensive treatment in older persons with isolated systolic hypertension. Final results of the Systolic Hypertension in the Elderly Program (SHEP). *JAMA.* 1991; 265: 3255–3264.
193. Gifford RW Jr. An algorithm for the management of resistant hypertension. *Hypertension.* 1988; 11(Suppl II): II101–II105.
194. Ellison DH, Velazques H, Wright FS. Thiazide-sensitive sodium chloride cotransport in the early distal tubule. *Am J Physiol.* 1996; 253: F546–F554.
195. Bock HA, Stein JH. Diuretics and the control of extracellular fluid volume. Role of counterregulation. *Semin Nephrol.* 1988; 8: 264–272.
196. Guédon J, Chaignon M, Lucsko M. Diuretics as antihypertensive drugs. *Kidney Int.* 1988; 34(Suppl 25): S177–S180.
197. Shah S, Khatri I, Fries ED. Mechanism of antihypertensive effect of thiazide diuretics. *Am Heart J.* 1978; 95: 611–618.
198. Fries ED. The efficacy and safety of diuretics in treating hypertension. *Ann Intern Med.* 1995; 122: 223–226.
199. Gifford RW Jr., Borazanian RA. Traditional first-line therapy: overview of medical benefits and side effects. *Hypertension.* 1989; 13(Suppl I): I119–I124.
200. Moser M. In defense of traditional antihypertensive therapy. *Hypertension.* 1988; 12: 324–326.
201. Hansson L, Lindholm LH, Miskanen L, et al. Effect of angiotensin-converting enzyme inhibition compared with conventional therapy on cardiovascular morbidity and mortality in hypertension: the Captopril Prevention Project (CAPPP) randomized trial. *Lancet.* 1999; 353: 611–616.
202. Hansson L, Lindholm LH, Ekborn T, et al. Randomized trial of old and new antihypertensive drugs in elderly patients: cardiovascular mortality and morbidity in the Swedish Trial in Old Patients with Hypertension-2 study. *Lancet.* 1999; 354: 1751–1756.
203. Hansson L, Hedner T, Lung-Johansen P, et al. Randomized trial of effects of calcium antagonists compared with diuretics and beta-blockers on cardiovascular morbidity and mortality in hypertension: The Nordic Diltiazem (NORDIL) study. *Lancet.* 2000; 356: 359–365.
204. Brown MJ, Palmer CR, Castaigne A, et al. Morbidity and mortality in patients randomized to double-blind treatment with long-acting calcium-channel blockers or diuretic in the International Nifedipine GITS study: Intervention as a Goal in Hypertension Treatment (INSIGHT). *Lancet.* 2000; 356: 366–372.
205. ALLHAT Collaborative Research Group. Major outcomes in high-risk hypertensive patients randomized to angiotensin-converting enzyme inhibitor or calcium channel blocker vs diuretic: The Antihypertensive and Lipid-Lowering to Prevent Heart Attack Trial (ALLHAT). *JAMA.* 2002; 288: 2981–2997.
206. Anonymous. Major cardiovascular events in hypertensive patients randomized to doxazosin vs chlorthalidone: the Antihypertensive and Lipid-Lowering Treatment to Prevent Heart Attack Trial (ALLHAT). ALLHAT Collaborative Research Group. *JAMA.* 2000; 238: 1967–1975.
207. Carlsen JE, Kober L, Torp-Pedersen C, et al. Relation between dose of bendrofluazide, antihypertensive effect, and adverse biochemical effects. *BMJ.* 1990; 300: 975–978.
208. Jamerson K, Weber MA, Bakris GL, et al. Benazepril plus amlodipine or hydrochlorothiazide for hypertension in high-risk patients. *N Engl J Med.* 2008; 359: 2417–2428.

第10章 急性腎障害：その発症機序，診断と治療

Robert W. Schrier, Charles L. Edelstein

血清クレアチニン値 0.5 mg/dL 以上の上昇を急性腎障害(acute kidney injury：AKI)と定義した場合，入院患者の 1%に AKI を認め，入院患者の 7%が新たに AKI になる[1]．また，乏尿あるいは血清クレアチニン値 3.5 mg/dL 以上を AKI と定義した場合は，集中治療室(intensive care unit：ICU)入院患者の 25%に生じる[1]．さらに，ICU 患者の 5%に腎代替療法(renal replacement therapy：RRT)が必要となるとされている[1,2]．透析療法は，米国食品医薬品局(Food and Drug Administration：FDA)に唯一認可された AKI の治療法である[3]．間欠的血液透析療法(intermittent hemodialysis：IHD)と持続的腎代替療法(continuous RRT：CRRT)が治療に広く使用されているが，AKI の死亡率は 30 ～ 80%に及ぶとされている[4,5]．しかし，AKI 患者の合併症が重度になっているにもかかわらず，この死亡率は 1988 ～ 2002 年にかけて低下している[6]．

AKI は，数時間から数日間かけて，糸球体濾過量(glomerular filtration rate：GFR)が急激に低下する状態と定義される．AKI は，Acute Dialysis Quality Initiative(ADQI)が作成した RIFLE〔(i)リスク(risk)，(ii)障害(injury)，(iii)機能不全(failure)，(iv)腎機能喪失(loss of function)，(v)末期腎不全(end-stage kidney disease)〕の 5 つに RIFLE 分類として示された(**図 10.1**)[7～9]．"acute renal failure"(ARF；急性腎不全)という単語は AKI に置き換わり，ARF は腎代替療法を必要とする患者のみに使用されることとなった．多くの臨床研究において，RIFLE 分類は進行するに伴い死亡率が上昇することが示され，有効な分類法であることが示された[7～9]．

AKI が血管，糸球体，間質の一次性の障害によらない場合は，急性尿細管壊死(acute tubular necrosis：ATN)とよばれる．事実，臨床の現場では，ARF と ATN は同義語となりつつある[10]．しかし，ATN は病理所見であり，重篤な腎機能障害に陥っているとしても，AKI 患者に一貫して認められるわけではない[11～14]．したがって，厳密な意味では，AKI と ATN は同じ意味で使用されるべきではない[15]．ATN は，最近では生理学的所見と病理学的所見に解離を認める症候群として定義されている[15]．

I 急性腎障害の原因

1. 腎実質性すなわち内因性急性腎障害

腎前性と腎後性の高窒素血症を除外した後，腎性すなわち内因性急性腎障害(AKI)と診断することが可能となる．腎実質性 AKI の原因は腎血管性(大血管あるいは小血管)，尿細管性，間質性，糸球体性などが考えられる(**表 10.1**)．Madrid AKI Study Group によると，AKI のもっとも多い原因は ATN であり，入院患者における AKI の 38%，ICU 入院患者における AKI の 76%を占めると報

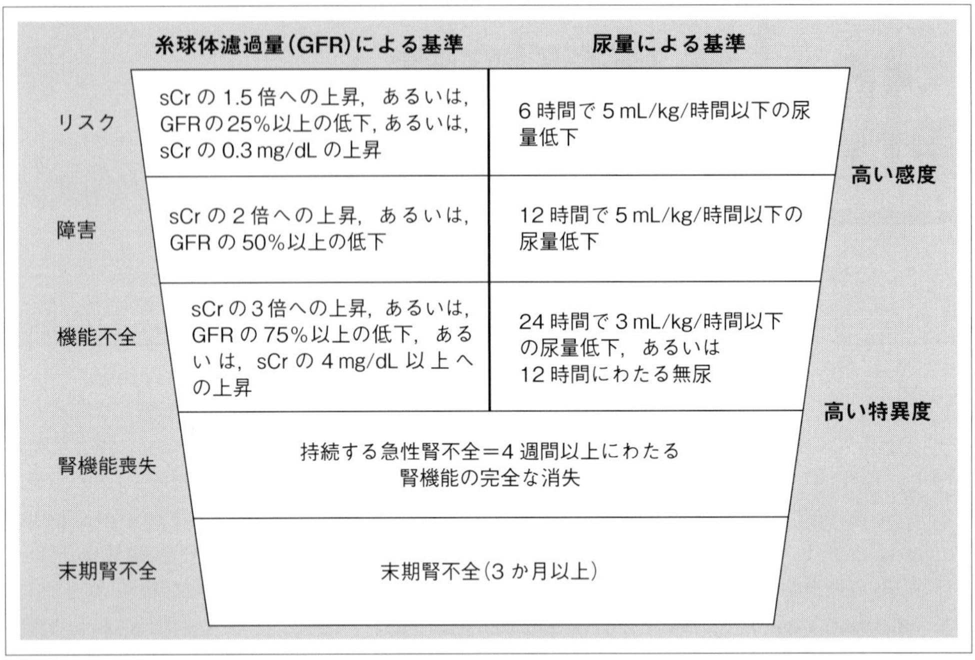

糸球体濾過量(GFR)による基準
尿量による基準
リスク
sCr の 1.5 倍への上昇，あるいは，GFR の 25%以上の低下，あるいは，sCr の 0.3 mg/dL の上昇
6 時間で 5 mL/kg/時間以下の尿量低下
障害
sCr の 2 倍への上昇，あるいは，GFR の 50%以上の低下
12 時間で 5 mL/kg/時間以下の尿量低下
機能不全
sCr の 3 倍への上昇，あるいは，GFR の 75%以上の低下，あるいは，sCr の 4 mg/dL 以上への上昇
24 時間で 3 mL/kg/時間以下の尿量低下，あるいは 12 時間にわたる無尿
腎機能喪失
持続する急性腎不全＝4 週間以上にわたる腎機能の完全な消失
末期腎不全
末期腎不全(3 か月以上)
高い感度
高い特異度

図 10.1　急性腎障害分類のための RIFLE 基準．RIFLE 基準には，3 段階の急性腎障害の重症度(**r**isk, **i**njury と **f**ailure)と 2 つのアウトカム(**l**oss of function と **e**nd-stage kidney disease)が含まれる．RIFLE 分類は，腎障害が腎不全に先行するという概念を伝えようとしている．多くの臨床研究が，RIFLE 基準が高くなると死亡率が増加することを示している．sCr：serum creatinine(血清クレアチニン)．

表 10.1　“内因性”すなわち腎実質性急性腎障害(AKI)の原因病態

血管性障害 ── 大血管
両側性腎動脈狭窄症
両側性腎静脈血栓症
手術時の動脈遮断
血管性障害 ── 小血管
血管炎
アテローム塞栓性疾患
血栓性微小血管症
溶血性尿毒症症候群
血栓性血小板減少性紫斑病
強皮症性腎クリーゼ
悪性高血圧
妊娠時の溶血・肝酵素上昇・血小板減少(hemolysis, elevated liver enzyme, and low platelet：HELLP)症候群
糸球体性障害
糸球体腎炎が考慮される状況においては，急速進行性糸球体腎炎(rapidly progressive glomerulonephritis：RPGN)を除外する必要がある．糸球体における管外増殖性病変によって半月体が形成され，急速に糸球体が破壊される可能性がある．
免疫複合体が線状に沈着する疾患
Goodpasture 症候群
免疫複合体が顆粒状に沈着する疾患
感染後急性糸球体腎炎
ループス腎炎
感染性心内膜炎
immunoglobulin A(IgA)腎症
Henoch-Schönlein 紫斑病
膜性増殖性糸球体腎炎
クリオグロブリン血症

免疫複合体の沈着をほとんど認めない疾患（"pauci-immune"）

- Wegener 肉芽腫症
- 結節性多発動脈炎
- 特発性半月体形成性糸球体腎炎
- Churg-Strauss 症候群

間　質

- 急性アレルギー性間質性腎炎
- 抗生物質
  - β-ラクタム系（ペニシリン系，methicillin，セファロスポリン系，rifampicin）
  - スルホンアミド系
  - erythromycin
  - ciprofloxacin
- 利尿薬（fulosemide，サイアザイド系，chlorthalidone）
- 非ステロイド性抗炎症薬（nonsteroidal anti-inflammatory drug：NSAID）
- 抗痙攣薬（phenytoin，carbamazepine）
- allopurinol
- 感染，肉芽腫，結晶に関連した間質性腎炎
- 溶連菌感染症
- ブドウ球菌感染症
- ジフテリア
- レプトスピラ症
- ブルセラ症
- レジオネラ症
- トキソプラズマ症
- 伝染性単核球症
- チフス菌
- 結核
- サルコイドーシス
- 急性尿酸腎症（例えば，腫瘍崩壊症候群）
- 高カルシウム血症
- メラミン中毒

急性尿細管壊死

- 腎虚血（急性尿細管壊死症例の50％を占める）
  - ショック
  - 外科手術の合併症
  - 大量出血
  - 外傷
  - グラム陰性菌血症
  - 急性膵炎
  - 妊娠（分娩後異常出血，胎盤早期剥離，感染流産）
- 腎毒性を有する薬物（急性尿細管壊死症例の35％を占める）
  - 抗生物質（アミノグリコシド系，amphotericin，pentamidine，foscarnet，acyclovir）
  - 抗癌剤（cisplatin，methotrexate）
  - ヨード造影剤
  - 有機溶媒（四塩化炭素）
  - エチレングリコール（不凍液）
  - 麻酔薬（enflurane）
  - 急性リン酸腎症
- 内因性毒素
  - 横紋筋融解症によるミオグロビン
  - ヘモグロビン（不適合輸血，急性熱帯熱マラリア）
  - 尿酸（急性尿酸腎症）
- 急性腎障害

告されている[4]．2番目，3番目のAKIの原因は，それぞれ腎前性高窒素血症，尿路閉塞であった．敗血症はICUにおけるAKIの原因の第一位であり，虚血性の原因よりも高頻度に認められる[4, 16～18]．原因疾患は，(i)腎原発の場合，(ii)全身疾患の一環としての腎障害の場合の2つの可能性がある．血管および糸球体由来の疾患については第15章で述べる．本章では，虚血性と腎毒性物質を原因とするAKIと急性間質性腎炎(acute interstitial nephritis：AIN)を中心に述べていくことにする．

II 急性腎障害の病態生理

1. 近位尿細管障害の特徴

虚血を原因とする急性腎障害(AKI)における近位尿細管障害の特徴[19,20]には，(i)可逆的で死にいたらない程度の障害(上皮の極性喪失や腫脹，管腔側刷子縁の喪失)，(ii)致死的障害(壊死やアポトーシス)の2つがある[12,19]．虚血性AKIのラットモデルやヒトの移植後AKIの患者で，再灌流に伴って6時間の間は可逆的で死にいたらない程度の障害をきたしているが，その後24時間経過した時点で壊死に陥ることが認められている[21~23]．げっ歯類での*in vivo*における虚血性AKIや*in vitro*での低酸素によって引き起こされる近位尿細管細胞死の大部分は壊死し，そのため"急性尿細管壊死(ATN)"とよばれる[24]．また，*in vivo*の虚血性腎障害では，アポトーシスを認めることが証明されている[25,26]．虚血性AKIの初期段階では，アポトーシスは時に遠位尿細管で認められる[27~29]が，その意義は不明である．近位尿細管でのアポトーシスは尿細管の再生という役割を担っている可能性があり，虚血性障害の3日後の時点で再生中の近位尿細管に起こることが示唆されている[30]．

スペクトリンと他の基底側膜に存在する細胞骨格蛋白との解離は，腎虚血によって生じる致死に近い程度の細胞障害や極性の喪失において重要な役割を果たし，やがては近位尿細管の障害につながる，とされている[21,31,32]．スペクトリンは細胞膜に関連した細胞骨格の主要な構成蛋白であり，細胞膜の構造を維持する際に重要な働きを担っている．近位尿細管の細胞骨格におけるNa^+/K^+ ATPaseは，スペクトリンを含む多様な細胞骨格蛋白により，細胞骨格/細胞膜複合体に結びついている[31,33]．腎虚血に陥りATP(adenosine triphosphate；アデノシン三リン酸)が枯渇すると，基底側膜の細胞骨格の解離が起こることが，ラット[32,34]とヒトの移植腎[21]において報告されている．Na^+/K^+ ATPaseとスペクトリンは，虚血性AKIにおいて細胞骨格から解離することも認められている[21]．

ナトリウム(Na)の再吸収が低下する際に，必ずしもNa^+/K^+ ATPaseが細胞基底側から管腔側へと再分布し，極性を完全に喪失しているわけではない．(i)Na^+/K^+ ATPaseが細胞質に移動し，その結果近位尿細管に限局した極性の喪失が生じ，(ii)濾過されたNaのうち，尿細管糸球体フィードバックが行われる部位(緻密斑)に輸送されるNaの排泄分画〔マーカーとしてリチウム(Li)排泄分画を測定〕が著明に増加し，(iii)これらの異常が虚血に伴うAKIの維持期に持続することが，証明されている[21,22]．これらの結果より，近位尿細管でのNa再吸収が低下し，その結果緻密斑に到達するNa量が増大することで尿細管糸球体フィードバック("尿細管と糸球体との間の情報伝達")が起こり，虚血性AKIに伴う濾過障害が生じることが示唆されている．

極性の喪失はインテグリンの再分布とも関連する．尿細管細胞は細胞外基質から剝がれ，その結果円柱の形成が亢進し，実験では糸球体濾液が逆行性に漏出する機序が想起される．極性の喪失の結果，すなわち尿細管糸球体フィードバック，円柱の形成による尿細管の閉塞，そして糸球体濾液の逆行性漏出などが，虚血性AKIの実験モデルでの発症に重要な働きを果たしている[25]．

想定されているAKIのメディエータ/機序により，尿細管障害や炎症，血管障害が引き起こされている可能性がある(**表10.2**)．これら尿細管障害や炎症，血管障害をきたすメディエータについてはこれから詳細に述べていく．

III 尿細管障害

1. カルシウムイオンの蓄積と細胞障害

カルシウムイオン(Ca^{2+})の過負荷は，致死的に障害された細胞からなる組織の特徴である．これ

表 10.2　虚血性急性腎障害(AKI)のメディエータとメカニズム

尿細管の障害
Ca^{2+}の流入(近位尿細管と輸入細動脈)
アクチン細胞骨格の分断
極性の喪失
Ca^{2+}依存性ホスホリパーゼ A_2(PLA_2)
Ca^{2+}非依存性ホスホリパーゼ A_2(PLA_2)
カルパイン
カスパーゼ 1
カスパーゼ 3
インターロイキン 18
一酸化窒素〔誘導型一酸化窒素合成酵素(iNOS)により産生〕
メタロプロテアーゼ
熱ショック応答の欠如
アポトーシス
遺伝子発現の変化
低酸素誘導因子(hypoxia-inducible factor：HIF)1α
尿細管の閉塞
尿細管内圧の上昇
Tamm-Horsfall 蛋白
RGD(アルギニン・グリシン・アスパラギン酸)ペプチド
血管の障害
プロスタグランジン
Na 利尿ペプチド
フラクタルカイン
血管の機能異常
血管収縮薬に対する感度の上昇
腎臓への神経刺激に対する感度の上昇
自己調節能の障害
炎　症
好中球
CD4 陽性 T 細胞
マクロファージ
ナチュラルキラー(natural killer：NK)細胞
尿酸
酸素ラジカル
エンドトキシン
サイトカイン
ケモカイン
接着分子

は細胞膜破綻により細胞質への Ca^{2+} 流入が増加することによるものであり，細胞質内の Ca^{2+} は一部ミトコンドリア内に隔離される．細胞内外の Ca^{2+} の調節を司る恒常性維持機構が急性腎障害(AKI)で障害されるという仮説に基づいて，例えば造影剤による AKI[35,36]や献腎移植後の機能異常[37,38]の程度が，化学構造上異なる Ca^{2+} チャネル遮断薬により，軽減されうることが示されている．これら 2 種類の AKI では腎血管が極めて強く収縮し，尿細管への酸素と栄養の供給に影響を及ぼすことが示されている臨床病態であるが，Ca^{2+} チャネル遮断薬により，この血管収縮と栄養供給の低下は改善される．虚血に伴って尿細管への栄養供給が低下し，結果的に尿細管における Ca^{2+} の過負荷につながるが，これも Ca^{2+} チャネル遮断薬により緩和される可能性がある．このように上述の 2 つの臨床状況では，Ca^{2+} チャネル遮断薬の有効性が示されているが，灌流が低下した状況でどのように細胞質や組織の Ca^{2+} が増大して臓器に障害を与えているかについては，現在研究途中の課題である．したがって，AKI の発症機序をよりよく理解するには，実験モデルから得られた新知見について議論する前に，正常細胞における Ca^{2+} の制御について理解を深めることが必要である．

1) 正常細胞におけるカルシウムイオンの制御

細胞内の Ca^{2+} プールには次の3つの主なものが存在している[39]．(i)細胞膜に結合したもの，(ii)細胞内小器官に結合ないしはその内側に隔離されたもの，(iii)細胞質内に遊離もしくは結合した状態で存在するものの3つである．

腎上皮細胞では，Ca^{2+} の60～70%はミトコンドリアに存在するが，細胞内で起こる現象を制御する際には細胞質内の遊離イオン化 Ca^{2+} が重要な働きを担っている．細胞質内の遊離 Ca^{2+} 濃度は通常，約100 nMに保たれており，これは細胞外 Ca^{2+} 濃度の1/10,000である[40]．Ca^{2+} の細胞外への流出は基底側膜において，ATP(アデノシン三リン酸)依存性の Ca^{2+} ATPaseとATP非依存性の Na^+/Ca^{2+} 交換輸送体により調節されている[41]．通常，Ca^{2+} は細胞膜を透過できず，そのため細胞内外に急峻な Ca^{2+} 勾配が形成，維持される．しかし，細胞膜の透過性亢進や細胞外への Ca^{2+} 流出低下により細胞質内の Ca^{2+} が増えると，ミトコンドリアや小胞体がより多くの Ca^{2+} を取り込むようになる．このようなミトコンドリアでの Ca^{2+} の取り込みと保持は，細胞障害に続いて生じるような Ca^{2+} 細胞質内濃度が400～500 nMを超える場合においてのみ認められる[40]．ミトコンドリアでの取り込みは，内膜の Ca^{2+} 単輸送体によって制御されている．細胞が障害されている際には，この能動的なミトコンドリア内への隔離が，細胞質内 Ca^{2+} を緩衝するために定量的にもっとも重要な働きを果たしているようである．

2) 蓄積したカルシウムイオンの尿細管への効果

損傷のない腎臓を使用した *in vivo* 実験において，保護効果が血管で起こっているのか，尿細管で起こっているのか，あるいはそれらの組み合わせなのかを識別することは，困難である．近位尿細管は *in vivo* の虚血-再灌流モデルやAKIを生じたヒトの同種移植片において主に障害を受ける部位であり[42]，近位尿細管障害の病態生理についての理解が得られるようになったのは，浮遊培養や初代培養の状態で単離した尿細管を酸素欠乏下に置くことによる．数々の近位および遠位尿細管の培養細胞や，ウサギやラットから単離したばかりの近位尿細管を用いた多くの研究において，化学物質によって誘導した無酸素，低酸素状態や Ca^{2+} イオノフォア処理した状態では，腎上皮細胞における細胞質内 Ca^{2+} が増加することが証明されている[43～51]．*in vitro* での実験は，近位および遠位尿細管は無酸素状態に曝された後，再度酸素が与えられると，即時に細胞死をきたす[52]．しかし，再酸素化の最初の2時間のあいだ培地から Ca^{2+} を取り除いておき，その後，再び Ca^{2+} を加えると細胞の生存率は著明に上昇する[52]．Ca^{2+} チャネル遮断薬を使用することでも，初代培養したウサギの近位尿細管や皮質集合管で無酸素による細胞死の発生を緩徐にできることが示されており，このことから Ca^{2+} を介した低酸素化による細胞死は近位尿細管に限ったことではないことが示唆される[53]．

Ca^{2+} チャネル遮断薬は，正常な酸素濃度においては近位尿細管への Ca^{2+} 流入に対しては何の影響力も持たない．しかし，*in vitro* で無酸素や低酸素状態にすると，尿細管への Ca^{2+} 流入速度は正常よりも上昇し，Ca^{2+} チャネル遮断薬はこの速度を正常化もしくは低下させている[54]．細胞質からの Ca^{2+} 流出速度が低下している状態下では，流入速度が上昇していなくても，ATP依存性 Ca^{2+} ATPaseや Na^+/Ca^{2+} 交換輸送体の活性低下により，細胞質内遊離 Ca^{2+} が増加しうるという点で，このことは重要な観察である．Ca^{2+} チャネル遮断薬は，低酸素状態において Ca^{2+} 流入速度の上昇を抑えるが，酸素が正常な状態では抑えないことは，低酸素によって誘導された Ca^{2+} に対する透過性の変化は Ca^{2+} チャネル遮断薬反応性であることを示唆している．この透過性の変化は，部分的には低酸素下で生じるATPの低下を感知していると思われる．例えば，リン(P)が含まれていない培地で培養することによりラット近位尿細管でATPを欠乏させると，結果的に Ca^{2+} 流入速度は上昇する[55]．このATP依存性 Ca^{2+} 透過性の変化については，いまだ詳細に研究されていない．しかしアシドーシスでは，ATPが低値の場合でも尿細管における Ca^{2+} 流入速度の上昇は抑制され，細胞から逸脱する乳酸デヒドロゲナーゼ(lactate dehydrogenase：LDH)値で評価した細胞障害の発現は遅延する[56]．このような細胞保護作用は，単離した腎臓に酸性液を灌流させた場合にも観察される[57]．細胞内のアシドーシスは低酸素状態よりも全くの無酸素状態の場合に，より進行しやすい．

このことから，無酸素状態ではごく短時間だけしか Ca^{2+} 流入速度が上昇しない[54]ことと，組織における Ca^{2+} の過剰負荷は原子吸光分光法で評価したとしても認めない[58]，ということを説明できる可能性がある．

これらの所見をもとに，低酸素下での近位尿細管障害における Ca^{2+} 流入速度の役割についてさらなる研究が行われた．尿細管細胞の培地として，エチレングリコール四酢酸(ethylene glycol tetraacetic acid：EGTA)とさまざまな濃度の Ca^{2+} を混合したもの(Ca^{2+}-modified Krebs buffer)を使用すると，細胞外 Ca^{2+} 濃度が 10^{-5} M 以下では低酸素下において細胞障害発現の遅延が観察されている[48]．

したがって，酸素欠乏状態では Ca^{2+} が通常よりも速く近位尿細管細胞に流入する．細胞外液中の Ca^{2+} を取り除くことや Ca^{2+} チャネル遮断薬を加えることにより，Ca^{2+} 流入速度の上昇に伴う細胞障害は軽減される．アシドーシスによっても Ca^{2+} 流入速度は低下し[56]，細胞保護作用が発揮される[55～58]．最終的に，Ca^{2+} が低酸素あるいは無酸素下の細胞に流入しても，その有害作用はカルモジュリン阻害薬によって緩和される可能性がある[53]．これらのデータをまとめると，細胞障害を開始するのは細胞質内あるいは細胞内の Ca^{2+} 増加であることが示唆される．

近位尿細管における ATP 欠乏状態で，細胞質内 Ca^{2+} がどの程度増加するかについても研究されてきている．これまでは，Ca^{2+} 高親和性蛍光色素分子である Fura-2 を使用しても，細胞質内 Ca^{2+} の最高濃度を決定することは困難であった．Ca^{2+} 低親和性蛍光色素分子である Mag-Fura-2 を使用し，ATP が欠乏した近位尿細管では細胞質内の遊離 Ca^{2+} が 100 μM 以上に増加することが示唆された[59]．この実験は，*in vivo* の生理的濃度とほぼ同等な 2 mM のグリシン存在下において行われた．個々の実験では，尿細管のうち 91％において細胞質内の遊離 Ca^{2+} は 10 μM を超えており，35％の尿細管では細胞膜の障害を伴わない状態で 500 μM 以上に達していた．この研究では，ATP 欠乏状態において上昇した Ca^{2+} による有害作用に対し，近位尿細管がグリシン存在下では著しい抵抗性を有することが示された．単離したラットの腎臓の灌流実験で，細胞内 Ca^{2+} が上昇することも，19^{F} NMR や 5^{F} BAPTA を用いて測定されている．これらの研究では，一部可逆的に Ca^{2+} が 256 nM から 660 nM へと上昇することが認められている[60, 61]．

細胞質内の Ca^{2+} が上昇するためにどの程度の酸素欠乏状態を必要とするかについても，研究されている．低酸素ではなく無酸素状態の尿細管において，細胞質内 Ca^{2+} の上昇が証明されている[62]．低酸素灌流状態での酸素分圧は，高感度電極による測定では 5 ～ 6 mmHg であった．完全な無酸素状態は，灌流を停止した系でオキシラーゼ(訳注：嫌気培養用添加剤の一種)を使用することで得られた．Ca^{2+} は低酸素状態では上昇しなかったが，無酸素状態では上昇を認めた．この上昇に伴ってミトコンドリアの膜電位が破綻するのを，ローダミン蛍光色素を使用して測定している．細胞膜の障害は無酸素と低酸素のいずれの状態でも生じるため，細胞内の Ca^{2+} 上昇が細胞の障害に必ずしも必須のことではないことが結論づけられた．

しかし，これらの研究成果にもかかわらず，Ca^{2+} が細胞障害にとって主たる要因であるかどうかについては，依然として重大な疑問が残されている．果たして，細胞質内の Ca^{2+} 上昇は細胞障害に先行するのか，それとも致死的障害後に認めるのであろうか？　この疑問に答えるため，単離したばかりの近位尿細管において，細胞膜の障害と細胞質内の Ca^{2+} 上昇を同時に測定できるビデオ画像システムが設計された[63]．細胞質内の遊離 Ca^{2+} $(Ca^{2+})i$ は Fura-2 を用いて測定すると，低酸素状態になって2分後には有意に上昇しはじめ，その後低酸素の持続に伴って上昇を続けた[51]．この $(Ca^{2+})i$ の上昇は，膜不透過性色素であるヨウ化プロピジウム(propidium iodide：PI)の核による取り込みに先行して生じる[51]．低酸素下でラットの近位尿細管細胞を，Ca^{2+} 非含有の培地か細胞内 Ca^{2+} のキレート剤である BAPTA とともに培養すると，PI による染色性は低下する[51]．この研究により，$(Ca^{2+})i$ の上昇と低酸素に伴う膜障害の間には，因果関係が存在するという仮説が裏づけられる．そのうえ，十分に酸素化された培地に戻すと 1 分間で $(Ca^{2+})i$ はベースラインに回帰するため，低酸素になって5～10分の早期に生じる $(Ca^{2+})i$ の上昇は可逆的であることがわかる．$(Ca^{2+})i$ の上昇が細胞膜障害の原因であれば，再度の酸素化により，基礎値に戻ることはないはずである．

細胞障害における Ca^{2+} の役割の裏づけとして，ATP 欠乏に引き続いて生じる細胞内やミトコンドリア内へのCa^{2+}の蓄積に電位依存性Ca^{2+}チャネルが関与していることや，ミトコンドリア膜透過性の変化，チトクロム c の放出，カスパーゼの活性化，そしてアポトーシスの制御に電位依存性Ca^{2+}チャネルが重要な役割を果たすことが証明されている[64]．この研究では，アンチマイシンA(訳注：ATP産生阻害物質の一種)で処理されたラットの近位尿細管細胞株の$(Ca^{2+})i$が，ATP欠乏により誘導されたアポトーシスに先んじて上昇したり，ミトコンドリア内Ca^{2+}の上昇がミトコンドリアでのシグナル伝達の活性化以前に生じている．L型Ca^{2+}チャネル遮断薬であるazelnidipine投与により，細胞内やミトコンドリア内のCa^{2+}の蓄積，ミトコンドリア膜透過性の変化，チトクロム c の放出，カスパーゼ9の活性化が低下し，結果的にアポトーシスも減少する．

2. カルシウムに誘導される近位尿細管障害の機序

低酸素によって細胞質の遊離Ca^{2+}が上昇し，その結果，膜障害を司るCa^{2+}依存性の細胞内イベントが活性化するという有力な証拠が認められている．これらのCa^{2+}依存性の機序として，近位尿細管の微絨毛のアクチン細胞骨格の変化，ホスホリパーゼA_2(phospholipase A_2：PLA_2)の活性化，そしてCa依存性システインプロテアーゼであるカルパインの活性化が候補としてあげられている．

1) アクチン細胞骨格のCa^{2+}依存性変化

ATPが欠乏した状態では，Ca^{2+}による機序とともにCa^{2+}非依存性の機序が，近位尿細管の急性低酸素性障害におけるアクチン細胞骨格の分断を司ることができる[65,66]．近位尿細管の微絨毛のアクチン細胞骨格の病態生理学的変化にCa^{2+}が果たす役割をより明確にするため，単離したばかりの尿細管を使用して研究が行われた．細胞内の遊離Ca^{2+}は，致死的な膜障害を防ぐためにグリシン存在下で，代謝阻害物質であるアンチマイシンとイオノフォアであるイオノマイシンを使用して，十分に緩衝されて正確に規定された培地のCa^{2+}レベルと平衡化された[67]．Ca^{2+}濃度が10 μM以上に上昇すると，アクチンは脱重合し，Fアクチンは断片化して回収に高速遠心分離を要する形状となり，ビリン(villin．訳注：アクチン結合蛋白の一種)が沈降分画に再分布し，アクチンの核(actin core．訳注：アクチンは三量体からなる核を形成し，そこから重合する)の高度の腫脹と断片化からなる微絨毛の構造的障害を認めるようになった．これらの観察から，低酸素による尿細管細胞の微絨毛の障害では，Ca^{2+}依存性でビリン介在性の機序によりアクチン細胞骨格が分断されることが示唆されている．

2) ホスホリパーゼA_2のCa^{2+}依存性活性化

ホスホリパーゼA_2(PLA_2)は，リン脂質のsn-2位のアシル結合を加水分解し，遊離脂肪酸やリゾリン脂質を産生する．遊離脂肪酸の放出はラットの近位尿細管においてよく提示されている[68]．この放出は，大部分が低酸素下での細胞内PLA_2の活性化によると考えられている[69]．また，低酸素下のウサギの尿細管では，PLA_2のメッセンジャーリボ核酸(messenger ribonucleic acid：mRNA)の増加と，PLA_2の酵素活性の上昇がともに起こることが示されている[70]．

PLA_2による細胞膜障害の機序については意見が分かれている．近位尿細管では，低酸素により遊離脂肪酸が増加することが示され，これが当初細胞障害に寄与すると考えられていた[68]．しかし，最近の研究では不飽和脂肪酸が低酸素状態において細胞保護作用を有しており，この作用は負のフィードバックによるPLA_2活性の阻害による可能性があることが示唆されている[71]．

PLA_2には多数のアイソフォームが存在するが，大部分は触媒活性を発揮するためにCa^{2+}を要する[72]．細胞質型であるPLA_2(cytosolic PLA_2：$cPLA_2$)は選択的にリン脂質からアラキドン酸を放出し，細胞内Ca^{2+}濃度の変化によって制御されている[72]．

PLA_2の酵素活性が，ラットの近位尿細管から得られた細胞を含まない抽出液において測定された[69]．可溶性と膜結合性の両方のPLA_2活性が検出され，正常酸素状態において検出されるすべての活性はCa^{2+}依存性であった．ゲル濾過法による細胞質抽出物の分画化により，PLA_2活性には3つのピークが存することが示された．尿細管が低酸素に曝されると，可溶性PLA_2活性の安定した活性化がみられ，その活性はもっとも分子量の大きい型(>100 kDa)の消失と低分子量型(約15 kDa)の出現とに相関していた．低酸素はまた，低分子量型 PLA_2 を細胞外培地へ放出させた．この研究により，低酸素下では Ca^{2+} 依存性に PLA_2 が活性化していることが直接示された．しかし，Ca^{2+} 非依存性の PLA_2 活性化が低酸素による近位尿細管障害に関与していることもわかっている[73]．

$cPLA_2$ 欠損マウスも作成されている．$cPLA_2$ ノックアウトマウスでは，中大脳動脈を一過性に虚血にしても，出現する脳梗塞や脳浮腫の規模が小さく，神経学的欠損も軽度であることがわかっている[74,75]．

緻密斑への灌流低下に伴って，緻密斑の細胞の Ca 濃度が上昇することが示されている[76]．緻密斑細胞での Ca 上昇によりプロスタグランジン(prostaglandin：PG)E_2 などのプロスタグランジン産生の律速酵素である PLA_2 が活性化され，アラキドン酸の放出が亢進する．アデノシンもまた傍糸球体装置において重要な働きを果たしている．この物質は輸入細動脈の平滑筋細胞からの Ca 放出を刺激し，尿細管糸球体フィードバック機序の一環として輸入細動脈の収縮につながる．

3. システインプロテアーゼ

システインプロテアーゼは，その活性部位にシステイン残基を有する細胞内プロテアーゼ群を指す．システインプロテアーゼはカテプシン，カルパイン，カスパーゼの主要な3群からなる．カテプシンは Ca^{2+} 非依存性のリソソームプロテアーゼであり，致死的細胞障害の開始には関与していないようである[77〜79]．カルパインは細胞質内に存在し，Ca^{2+} により活性化される中性プロテアーゼである．カスパーゼ群は細胞内システインプロテアーゼファミリーを形成している．“caspase”という単語の“c”は“cysteine”に，“aspase”は基質をアスパラギン酸残基の後ろで切断するという，その特徴に由来している．カスパーゼは，炎症やアポトーシス細胞死において重要な役割を果たしている．

1) カルパイン

カルパインは細胞質内に存在する中性のシステインプロテアーゼであり，その活性化のためには Ca^{2+} を絶対に必要とする[80]．カルパインには普遍的に存在する2つの主要な，あるいは古典的なアイソフォームがあり，その1つは Ca^{2+} 低感受性 μ-カルパインであり，もう1つは Ca^{2+} 高感受性 m-カルパインである[81,82]．これらのアイソザイムは同じ基質特性を有しているが，Ca^{2+} に対する感受性が異なる．プロカルパインは不活性の酵素前駆体として細胞質に存在し，自己分解により初めて活性化し，細胞膜において蛋白質分解活性を有するようになる[83,84]．自己分解されたカルパインは，細胞質内に移動して基質蛋白質を加水分解するか，細胞膜付近にとどまり細胞骨格と細胞膜の相互作用に関与する細胞骨格の蛋白質を分解する．自己分解されたカルパイン活性は，カルパスタチンとよばれる内因性阻害物質により最終的に制御される[83,84]．カルパインは血小板の活性化や凝集[85]，細胞骨格や細胞膜の構築[86,87]，細胞の増殖・分化・発生[88〜90]のほか，Alzheimer 病，加齢，白内障，筋ジストロフィ，敗血症，Wiskott-Aldrich 症候群，Chediak-Higashi 症候群，炎症，関節炎，マラリアなどの病的状態[91]において役割を担っている．カルパイン10は，最近発見されたミトコンドリアに存在するカルパインで，Ca により誘導されてミトコンドリア機能障害に関与している[92]．

Ca^{2+} 依存性カルパインは，低酸素/虚血による脳，肝臓，心臓の各臓器障害のメディエータであることが示されている[93〜96]．カルパインはまた低酸素によるラットの近位尿細管障害にも関与しており[97〜99]，これはその後の研究においても確かめられている[100,101]．また，カルパイン阻害薬である PD150606 や E-64 を使用すると，ラットの虚血性急性腎障害(AKI)モデルにおいて機能障害や組織傷害のパラメータは改善する[102]．カルパイン阻害作用を有するカルパスタチンを注入すると，マウス AKI モデルの腎機能障害や組織傷害を防ぐ[103]．最近の研究では，カルパインによって上皮細胞の遊走能が向上し，尿細管の修復に重要な働きを担っていることも示されている．*in vitro* の実験では，ヒトの尿細管上皮細胞(HK-2 細胞)が m-カルパインに曝されると，細胞外基質への接着力が低下して遊走能が向上した．ネズミの虚血性AKIモデルにカルパイン活性を特異的に阻害するカルパスタチンを注入すると，尿細管の修復は遅延し，再灌流開始後24時間と48時間の時点での腎機能障害と組織傷害はさらに増悪した．

2) カスパーゼ

カスパーゼはCa^{2+}非依存性のシステインプロテアーゼであり，カスパーゼ1～14の14種類が現在発見されている．カスパーゼ14は最近，胎児組織には認めるものの成人組織には存在しないという特徴が明らかになった[104]．カスパーゼ群は，等電点(isoelectric point：pI)においてアスパラギン酸残基の後で基質を切断する性質を有している[105, 106]．カスパーゼファミリーは，基質特異性と機能により3つのサブファミリーに細分化される[107]．各グループ内でのペプチド選択性や機能は非常に類似している[107]．グループ1に属するカスパーゼ(このうちカスパーゼ1がもっとも重要である)はWEHDやYVADといった4アミノ酸配列を切断部位として選択する傾向がある．こうしたアミノ酸配列はカスパーゼ1の自身の活性化にかかわる部位の配列にも認められ，カスパーゼ1が自己分解の機序によって活性化している可能性が考えられる．カスパーゼ1〔以前はインターロイキン(interleukin：IL)1転換酵素(interleukin-1 converting enzyme：ICE)として知られていた〕は，炎症性サイトカインの活性化において主要な役割を果たしている．カスパーゼ1はIL-1やIL-18(インターフェロンγ誘導因子)に対して高い特異性を有しており，その前駆体を1か所で切断して活性化させることによって，細胞質からの放出を可能としている[108, 109]．グループ3に属する“開始役”であるカスパーゼ8，9は，配列(L/V)EXDに特異性を有している．この認識モチーフは“執行役”のカスパーゼ前駆体内の活性化部位に類似しており，このグループのカスパーゼが細胞死シグナルの伝達を増幅させる蛋白質分解カスケードの上流に存在する可能性が示唆される．これらの“開始役”カスパーゼは細胞死を宣告する役割を担っており，細胞がストレスや障害を受けたり，細胞外からアポトーシスシグナルを受け取った際に活性化する．そして他のファミリーに属する“執行役”カスパーゼを切断し，活性化させる．グループ2に属する“執行役カスパーゼ”(カスパーゼ3がもっとも重要である)にとって最適なペプチド配列モチーフはDEXDである[107, 110, 111]．この最適な認識モチーフは，細胞死の際に切断される蛋白質の配列と一致する．

カスパーゼが介在するアポトーシスには2つの主要な経路がある[112]．1つはミトコンドリア経路，あるいは“内因性”経路であり，ストレスにより誘導されたシグナルにより，向アポトーシス性および抗アポトーシス性のBcl-2ファミリー蛋白の間のバランスが影響を受け，ミトコンドリアからチトクロムcが放出される．カスパーゼ2は最近発見されたカスパーゼであり，ミトコンドリア経路の開始において重要な働きを果たしている[113]．カスパーゼ2の活性化・活性の増加が，ミトコンドリアの透過性亢進やチトクロム*c*の放出に必要とされ[113]，放出されたチトクロム*c*は細胞質内蛋白質であるアポトーシスプロテアーゼ活性化因子1(apoptosis protease-activating factor-1：APAF-1)に結合し，この因子によりカスパーゼ9が動員されて活性化する．活性化カスパーゼ9により，今度は“執行役”であるプロカスパーゼ3，7が動員されて活性化される．もう1つは，“外因性”経路であり，細胞死受容体にリガンドが結合することによりアダプター蛋白質が動員され，さらにこの蛋白質によりプロカスパーゼ8が動員されて活性化する．例えば，Fasリガンドがその細胞死受容体であるFasに結合すると，Fas関連死ドメイン(Fas-associated death domain：FADD)が動員され，FADDによって今度はプロカスパーゼ8が動員されて活性化する．

細胞死に関して重要な働きを担っているカスパーゼ経路には，“開始役”であるカスパーゼ8，9と“執行役”であるカスパーゼ3が関与している[114]．これらのカスパーゼが細胞死において重要な役割を果たしていることは，カスパーゼ8，9，3のノックアウトマウスにおいて細胞死や発達の障害があり，その多くは胎児期/周産期に命を落とすことから支持される．“開始役”カスパーゼの重要な役割は，カスパーゼ9ノックアウトマウスにおいてその下流のカスパーゼ3の活性化を認めなくなることから示唆されている[115]．低酸素下の腎上皮細胞や脳虚血においてカスパーゼ1，8，9，3の活性化を認めることは，多くの研究で示されている[27, 116, 117]．カスパーゼ1は，炎症性サイトカインであるIL-1やIL-18を活性化することで細胞障害を引き起こす可能性がある[109]．この確立したカスケードにおいて，特定のカスパーゼが病因としての役割を直接担っていることを明らかとするために，ノックアウトマウスを用いた研究が行われている．カスパーゼ1ノックアウトマウスは，脳虚血に対して保護される[118]．カスパーゼ3ノックアウトマウス[119]は，Fasが介在した劇症肝炎に対して保護される．

カスパーゼ1活性化の機序は，長い間わかっていなかった．最近になって，プロカスパーゼ1がインフラマソーム(inflammasome)とよばれる複合体において活性化することが発見された[120,121]．インフラマソームは，ピリンドメイン含有蛋白質(pyrin domain-containing protein：NALP)，アダプター蛋白であるカスパーゼ動員ドメイン(caspase-recruiting domain：CARD)を含有するアポトーシス関連スペック様蛋白(apoptosis-associated speck-like protein：ASC)，プロカスパーゼ1，カスパーゼ5を含む蛋白質の骨組みである．プロカスパーゼ1内のCARDとインフラマソームとの相互作用は，ASCのCARDとNALP-1のC末端に存在するCARDを介して行われる．インフラマソーム内の活性化カスパーゼ1は，IL-33，IL-1α，線維芽細胞成長因子22(fibroblast growth factor-22：FGF22)のような，“従来型”でない蛋白質(“リーダー不在蛋白”)(訳注：シグナルペプチドをもたず，通常の小胞体-ゴルジ体分泌経路に従わない)の分泌を制御している[122]．IL-33はIL-1様のサイトカインで，IL-1受容体関連蛋白質であるST2を介してシグナルを伝達する．また，IL-33は，IL-4，Il-5，IL-13といった2型ヘルパーT細胞に関連したサイトカインを誘導し，粘膜器官に病的変化をもたらす[123]．エンドトキシンやシスプラチンによって誘発された急性腎障害(AKI)マウスにおいてIL-1αが増加している[124,125]．

カスパーゼは2つの異なるシグナル経路に加わっている．1つは炎症性サイトカインの活性化経路であり，もう1つはアポトーシス細胞死の促進経路である[105,111,126,127]．カスパーゼがアポトーシスの機序に重要な働きを担っていることが広く研究されている一方で，細胞壊死の機序にもカスパーゼ経路が関与している可能性を示唆する多くの研究がなされている[128]．カスパーゼとカルパインは，シスプラチンによって誘発される内皮細胞壊死の独立したメディエータである[129]．カスパーゼを阻害することにより，虚血や興奮毒性による神経障害が軽減されることが証明されている[118,130,131]．さらに，カスパーゼ1が欠如したマウスでは，中大脳動脈を閉塞することによる虚血性脳障害が軽度であった[117,118,132]．カスパーゼを阻害することにより，PC12細胞，Hep G2細胞，培養尿細管細胞では，ミトコンドリア阻害薬であるantimycin Aにより誘発された細胞壊死の程度は軽度である[133,134]．カスパーゼはまた，低酸素および再灌流に伴う培養内皮細胞の障害に関与している[135]．虚血状態に曝されたラット腎臓では，カスパーゼ1，3のmRNAと蛋白質の発現量が増加している[24]．

単離したばかりのラット近位尿細管において，蛍光物質であるAc-Tyr-Val-Ala-Asp-7-アミド-4-メチルクマリン(Ac-Tyr-Val-Ala-Asp-7-amido-4-methyl coumarin：Ac-YVAD-AMC)を用いたカスパーゼのアッセイ方法が開発された[136]．単離したばかりの近位尿細管を低酸素に曝す前に，まずカスパーゼ阻害薬であるz-Asp-2,6-ジクロロベンゾイルオキシメチルケトン(z-Asp-2,6-dichlorobenzoyloxymethylketone：Z-D-DCB)とともに10分間培養する．低酸素状態下に15分間おくと，尿細管のカスパーゼ活性は上昇し，LDHの逸脱によって評価される細胞膜障害の進行を合併した．Z-D-DCBによって15分間の低酸素によるカスパーゼ活性の上昇は減弱し，用量依存的に乳酸デヒドロゲナーゼ(LDH)の逸脱を著明に減少させた．蛍光物質であるAc-DEVD-AMCはカスパーゼ3により切断されるが，この物質も実験に使用された．正常酸素圧状態および低酸素状態の尿細管におけるカスパーゼ活性をカルパーゼ1とカスパーゼ3との基質存在について測定した．蛍光活性はAc-DEVD-AMC(カスパーゼ3の基質)と比較して，Ac-YVAD-AMC(カスパーゼ1の基質)において有意に強く認められた．このことは，低酸素による障害ではカスパーゼ1が優位に関与していることを示唆するものである．別の研究では，炎症細胞や血管の影響が存在しない状態でも，カスパーゼ1が近位尿細管に悪影響を及ぼすことが*in vitro*で示された[137]．

3) カスパーゼ1を介したインターロイキン18の産生

細胞障害の発生におけるカスパーゼ1の役割を明らかにするため，カスパーゼ1ノックアウトマウスが研究に使用されてきた．このカスパーゼ1ノックアウトマウスは活性型のIL-1βとIL-18の産生能が欠如しており，エンドトキシン血症による致死的影響から保護される[132,138]．IL-1βノックアウトマウスはエンドトキシン血症により致死的影響を受ける[139]ことより，敗血症における致死的結果にはIL-18が関与している可能性が示唆される．さらに，IL-1受容体ノックアウトマウスやIL-1受容体アンタゴニストにより処理されたマウスでは，虚血性AKIに対する保護作用は認められていない[140]．これらを総合すると，IL-18が虚血性AKIにおいてメディエータの役割を果たしている可能性が示唆される．

カスパーゼ1はIL-18を活性化させるため，カスパーゼ1ノックアウトマウスでは活性型のIL-18が欠如することでAKIを発症しない可能性が考えられる．したがって，IL-1βやIL-18の前駆体を切断し炎症を引き起こすカスパーゼ1が欠如したマウスが，虚血性AKIに対して保護されているかどうかを明らかにする研究が行われた[141]．腎機能や組織から判断すると，カスパーゼ1ノックアウトマウスでは虚血性AKIは軽症であった．これらのマウスでは，野生型マウスにおける虚血性AKIと比較し，血中尿素窒素(blood urea nitrogen：BUN)，血清クレアチニンや形態学的な尿細管壊死スコアは低値であった．野生型マウスの虚血性AKIでは，腎臓におけるIL-18値が2倍以上に達し，IL-18前駆体から活性型への変換が認められた．このような活性型への変換は，カスパーゼ1が欠如したAKIマウスや偽(sham)手術された対照群のマウスでは観察されなかった．野生型マウスに虚血性傷害を与える前にIL-18中和抗血清を注入すると，カスパーゼ1ノックアウトマウスと同程度の保護作用が認められる．加えて，対照群のAKIマウスでは，白血球浸潤の指標であるミエロペルオキシダーゼ活性の5倍の上昇を認めるが，カスパーゼ1ノックアウトマウスやIL-18抗血清にて処理したマウスでは認められなかった．カスパーゼ1ノックアウトマウスでは好中球浸潤は軽度であり，このことから虚血性AKIでは，好中球浸潤の増加に伴ってIL-18が有害作用を及ぼしている可能性が示唆される．

IL-18の機能は，IL-18結合蛋白質トランスジェニック(IL-18-binding protein transgenic：IL-18BP Tg)マウスにおいて無効化される．IL-18BP Tgマウスが虚血性AKIから保護されるかどうかを明らかにするための研究が行われた[142]．BUN値，血清クレアチニン値や急性尿細管壊死(ATN)スコアで評価すると，IL-18BP Tgマウスは機能的および組織学的に虚血性AKIから保護されていた．野生型マウスと比較して，IL-18BP Tgマウスの腎臓に浸潤したマクロファージは少なかった．多くのケモカイン/サイトカインについてもフローサイトメトリー法を用いて測定しているが，CXCモチーフリガンド1(CXC motif ligand 1：CXCL1)〔ケラチノサイト誘導ケモカイン(keratinocyto-derived chemokine：KC)やIL-8としても知られている〕のみが偽(sham)手術されたマウスに比べてAKIマウスでは有意な上昇を認め，また，野生型のAKIマウスに比較してIL-18BP Tgマウスでは(訳注：IL-8が)有意に減少していた．この研究から，IL-18BP TgマウスがAKIに対して保護されていることが，腎臓でのマクロファージの浸潤が軽度であることと，産生されるCXCL1が少量であることに関連していることが示された．

虚血性AKIにてマクロファージが障害作用を有するIL-18を産生しているか否かについて，マウスでは確かめられている[143]．髄質外部の外放線の免疫蛍光染色において，AKIマウスではIL-18の染まるマクロファージが著明に増加するが，尾静脈よりリポソーム被包性クロドロネート(liposomal-encapsulated clodronate：LEC)を投与し，マクロファージが欠乏した状態にすると著明な減少がみられる．IL-18のmRNAを常に発現しているマウスのマクロファージ株のRAW 264.7や，IL-18が欠如した腹膜由来のマクロファージを，LEC処理マウスに外から導入すると，AKIに対する機能的保護作用は元に戻った．要約すると，IL-18を発現しているRAW細胞を外から導入すると，マクロファージが欠乏した野生型AKIマウスにおいて機能的保護作用が消失した．さらに，IL-18の機能が阻害された腹膜由来のマクロファージを外から導入してもまた，マクロファージが欠乏したマウスでは機能的保護作用の消失がみられ，このことから，外から導入したマクロファージで産生されるIL-18だけでは虚血性AKIを引き起こすのに十分というわけではないことが示唆される．AKIにおいて有害作用を発揮するIL-18の産生元として，近位尿細管やリンパ球などの可能性があげられる．この点については，マウスから新たに単離した近位尿細管が低酸素状態に曝されると

IL-18が培地に放出され，カスパーゼ1ノックアウトマウスから単離した近位尿細管は低酸素による障害を受けにくいことがわかっている[137].

カスパーゼ1ノックアウトマウスでは，敗血症による低血圧や死亡は少ない．カスパーゼ1および関連するサイトカインの役割についての研究が，エンドトキシン血症により誘発された血圧低下を伴わないAKIモデルで行われた．エンドトキシン血症によって誘導したAKIのカスパーゼ1ノックアウトマウスでは，発症後16時間と36時間の時点で野生型と比較した場合GFRは有意に高かった．IL-1βやIL-18は，エンドトキシン血症によって誘発されたAKIマウスの腎臓において有意に上昇していた．しかし，IL-1受容体拮抗薬(IL-receptor 1 antagonist：IL-1Ra)やIL-18中和抗血清により，それぞれIL-1βやIL-18を阻害した場合でも，2つの薬物をともに投与した場合でも，エンドトキシン血症により誘発されたAKIマウスにおいてGFRは改善しなかった．このことから，IL-1βとIL-18はいずれもエンドトキシン血症により誘発されたAKIのメディエータではないことが示唆された[124].

4) 低酸素/虚血による近位尿細管障害におけるカルパインとカスパーゼの相互作用

低酸素による近位尿細管の細胞膜障害において，カルパインやカスパーゼの両方が役割を果たしていることが示唆されている[24, 97, 99, 133, 136]．細胞質内Ca^{2+}が致死的レベル近くまで上昇することが，低酸素による近位尿細管障害モデルでみられる主な特徴である[51]．低酸素下ではCa^{2+}非依存性のカスパーゼはどのように活性化するのであろうか？　2つの可能性が考えられる．1つはCa^{2+}を介したカルパインの活性化過程の下流でカスパーゼが活性化されている可能性であり，もう1つはカスパーゼがCa^{2+}に依存しない別の経路で活性化される可能性である．カスパーゼとカルパインの相互作用が細胞障害に関与している可能性が示唆されており[132]，低酸素により上昇した近位尿細管のカスパーゼ活性に対して，特異的なカルパイン阻害薬である(2)-3-(4-ヨードフェニル)-2-メルカプト-2-プロペン酸(PD150606)がどのような効果を与えるか研究されている[136]．PD150606は低酸素下のラット近位尿細管において，カルパイン活性を低下させ，低酸素障害からの保護作用を有している[98]．PD150606はまた，低酸素によって誘発されたカスパーゼ活性の上昇を減弱させる．しかし，*in vitro*ではPD150606は精製されたカスパーゼ1の活性を抑制せず，このことから低酸素に伴う近位尿細管障害においてはカルパインがカスパーゼのより上流に位置する可能性が示唆された．次に，カスパーゼ活性を抑制した際に生じるカルパイン活性への影響が明らかになっている[136]．カスパーゼの特異的な阻害薬であるZ-Asp-2,6-ジクロロベンゾイルオキシメチルケトン(Z-D-DCB)により，低酸素によって上昇した近位尿細管のカルパイン活性は減弱した．しかし，*in vitro*ではZ-D-DCBは精製されたカルパイン活性を抑制しなかった．

これらの結果を総括すると，低酸素による近位尿細管障害ではカスパーゼを介してカルパインが活性化し，さらにカルパインを介してカスパーゼが活性化している可能性が示唆される．これらの結果は，細胞死の過程ではカルパインとカスパーゼが同時に活性化していることを証明する他の研究結果と矛盾しない[144]．したがって，低酸素による近位尿細管障害においては，種々のカスパーゼとカルパインを含んださまざまな蛋白質分解酵素による過程が関与している可能性がある．

*in vivo*での虚血性AKIに認められるカルパインとカスパーゼの相互作用についても研究がなされている[145]．(i)カルパインを介したスペクトリン分解産物の出現と，(ii)プロカルパインから活性型カルパインへの変換を認めることより，カルパインの活性が上昇していることが証明された．細胞内のカルパイン活性は内因性阻害物質であるカルパスタチンによって制御されているため，虚血のカルパスタチンに与える影響が明らかにされた．腎皮質の免疫ブロット法によれば，虚血性AKIでは，偽(sham)手術された対照群と比較して低分子型カルパスタチンが減少していた．偽手術群と比べると，カルパスタチンの活性も著明に低下しており，蛋白質発現量の低下が機能的な活性低下を引き起こしていることが示された．カスパーゼ阻害薬であるZ-D-DCBを用いて処理したラットでは，カルパスタチンの活性と蛋白質発現量の減少はともに正常化しており，このことからカスパーゼがカルパスタチンを分解している可能性が示唆される．虚血-再灌流の後では，カスパーゼ3の活性は偽手術群と比べて著明に上昇したが，カスパーゼ阻害薬で処理されたラットの腎臓ではそ

の減弱が認められた．以上をまとめると，虚血性 AKI では，(i)カルパスタチン蛋白のダウンレギュレーションとカルパスタチン活性の低下に関連したカルパインの活性化と，(ii)カスパーゼ 3 の活性化が認められる．加えて，*in vivo* ではカスパーゼを抑制することにより，カルパスタチン活性の低下は回復する．低酸素/虚血障害におけるカルパインとカスパーゼの関係は，**図 10.2** のようにまとめることができる[136, 141, 146]．

4. 低酸素/虚血によって誘発された近位尿細管障害における一酸化窒素の役割

一酸化窒素(nitric oxide：NO)は，血管拡張，神経伝達，抗菌作用，抗腫瘍効果などのさまざまな機能を仲介する伝達分子である[147]．種々の細胞が一酸化窒素合成酵素(nitric oxide synthase：NOS)によって L-アルギニンの酸化を経て，NO を産生する[148]．これまで，4 つの異なった NOS アイソフォーム〔ニューロン，内皮，マクロファージ，血管平滑筋細胞(vascular smooth muscle cell：VSMC)/肝細胞〕が単離・精製され，クローニングされている[149, 150]．4 つのアイソフォームは細胞内での存在部位，アミノ酸配列，遺伝子発現調節，そしてその結果として機能的な役割が異なるので，NOS の特異的アイソフォームの同定は重要である．ニューロンおよび血管の内皮 NOS(endotherial NOS：eNOS)は，恒常的に発現していて構成的 NOS(constitutive NOS：cNOS)と称される[150]．Ca^{2+}/カルモジュリン相互作用によって酵素内のフラビン群を経てニコチンアミドアデニンジヌクレオチドリン酸還元型(reduced nicotinamide adenine dinucleotide phosphate：NADPH)からヘム含有活性部位への電子伝達が生じるときに，NO が cNOS によって産生される[151]．この活性化の継続時間は非常に短い．対照的に血管平滑筋細胞/肝細胞とマクロファージ型アイソフォームは，細胞が特定のサイトカイン，微生物，微生物の生成物によって誘導されたときのみ発現する．このため，誘導可能な NOS(inducible NOS：iNOS)と称される[152]．iNOS 発現は，NO を持続的に産生する．cNOS と異なり，iNOS 活性は，カルモジュリンが iNOS にしっかりと結合するので，細胞内 Ca^{2+}

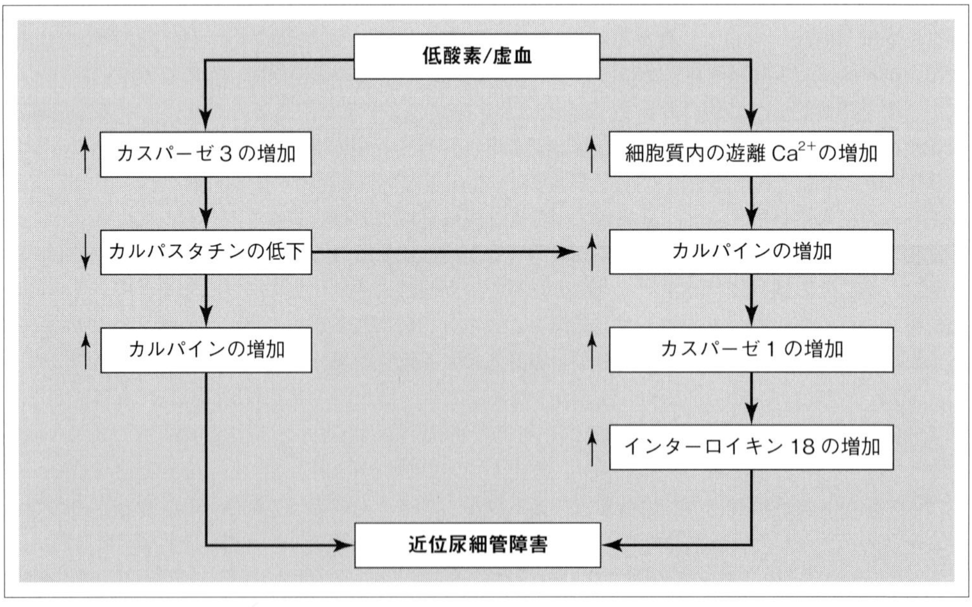

図 10.2 低酸素あるいは虚血による近位尿細管壊死により，カルパインやカスパーゼ 1，3 が関与するシステインプロテアーゼ経路が活性化する[146]．低酸素による近位尿細管障害では，カルパイン[97～99]とカスパーゼ 1[136]の活性上昇を認める．虚血性 AKI では，カルパスタチンの発現低下やカルパスタチン活性の低下，カスパーゼ 3 の活性化に関連して，カルパインが早期に活性化する[145]．また，インターロイキン 18 の活性化が障害されることにより，カスパーゼ 1 欠損マウスが虚血性 AKI にいたらないことがわかっている[141]．

の変化に無反応であると考えられている．一旦合成されると，iNOS は持続的に活性化されたままとなり，酵素が分解されない限り持続的に NO を産生する[153]．

cNOS と iNOS のアイソフォームは，腎臓における発現が認められており，特に緻密斑細胞では cNOS，内側髄質集合尿細管では cNOS と iNOS，そして近位尿細管では cNOS と iNOS がそれぞれ同定されている[150, 154]．腎臓において，生理的な量の NO は，血行動態調節と Na・水分排泄において重要な役割を果たす[155]．

NOS 活性は単離されたばかりのラットの近位尿細管で，低酸素によって増加することが証明されている．この研究において，非選択的な NOS 阻害薬〔L-ニトロアルギニンメチルエステル（L-nitro-arginine methyl ester：L-NAME）〕，NO スカベンジャーであるヘモグロビンはいずれも，培地中に放出された乳酸デヒドロゲナーゼ（LDH）により評価した膜の障害を抑制した[156]．別の研究では，NO 電極による測定で，低酸素が近位尿細管懸濁液における速やかでかつ持続性の NO 放出を刺激した[157]．NO 濃度は，正常酸素濃度では測定不能なままであった．L-NAME は低酸素によって誘発される NO 放出を完全に抑制し，同時に著明な細胞保護作用を示した．ノックアウトマウスから単離されたばかりの近位尿細管についてのさらなる研究により，低酸素/虚血に伴う尿細管損傷における NO の役割が明らかになってきている．培地に放出された LDH を用いて，低酸素に誘発された近位尿細管障害を評価したところ，eNOS と nNOS の両方が“ノックアウトされた”マウスと，野生型マウスの間において違いはみられなかった．しかし，iNOS ノックアウトマウスからの近位尿細管は，同程度の低酸素に対して抵抗性を示した[158]．

in vivo でのオリゴデオキシヌクレオチドによる iNOS のターゲッティングは，ラット腎臓の虚血性急性腎障害（AKI）に対して保護効果をもつ[159]．本研究は，虚血性 AKI の経過中に iNOS を経て生じる NO の細胞毒性効果の直接的な証拠を示した．オステオポンチン欠損マウスでは，野生型マウスに比べて腎臓において iNOS の発現が増強し，ニトロチロシン残基が増加していることが示されている[160]．オステオポンチンノックアウト動物では，虚血による腎機能障害と組織学的障害は認められたが，その程度はストレスに対して正常に反応するオステオポンチンマウスの 2 倍であった．これもまた虚血性 AKI における iNOS の役割を示唆している．iNOS 欠損マウスも野生型マウスと比べ，腎動脈のクランプによる腎不全の程度は軽く，良好な生存率を有する[161]．熱ショック蛋白質（heat shock protein：HSP）の誘導が，iNOS ノックアウトマウスでも観察されたが，これは虚血性 AKI に対する保護効果に寄与している可能性がある．

マウスにおける腎動脈クランプモデルでは，アルファメラノサイト刺激ホルモン（alpha melanocyte-stimulating：αMSH）が iNOS の誘導を阻害し，好中球浸潤の減少と機能的および組織学的な保護作用を認めた[162]．その後の研究では，αMSH の細胞間接着分子（intercellular adhesion molecule 1：ICAM-1）ノックアウトマウスと好中球のない状況の単離灌流腎に対する影響を調べることによって，αMSH の好中球の関与する経路に対する相対的役割が検討された[163, 164]．これらの研究において，好中球の影響がほとんどないときも αMSH が腎障害を減少させることが見出された．このことは，好中球の関与しない経路を αMSH が妨げていることを示した．

しかし興味深いことに，ラット腎臓クランプモデルへの L-NAME の投与は，虚血性およびエンドトキシンによる AKI を悪化させている[159]．この結果は，L-NAME の非特異性な効果による eNOS 活性の阻害効果が打ち勝ったためと解釈された[25]．このことが，腎血管収縮とその結果として生じる腎障害を悪化させ，近位尿細管レベルでのさまざまな有益な効果を打ち消したのであろう[165]．このように腎臓の内皮および尿細管における NO 産生の相反する異常が，腎障害に影響を与えている可能性がある[25]（**図 10.3**）．eNOS 由来の NO 産生低下は，血管収縮を引き起こしたり，虚血を悪化させたりする．一方，尿細管細胞における iNOS 由来の NO 産生増加は，これらの細胞に対する虚血の影響を増強する．虚血性 AKI において NO 産生を変化させる治療的な介入は，腎臓の尿細管および血管における異なった NOS アイソフォームを選択的に調節することが必要となる可能性がある[166]．

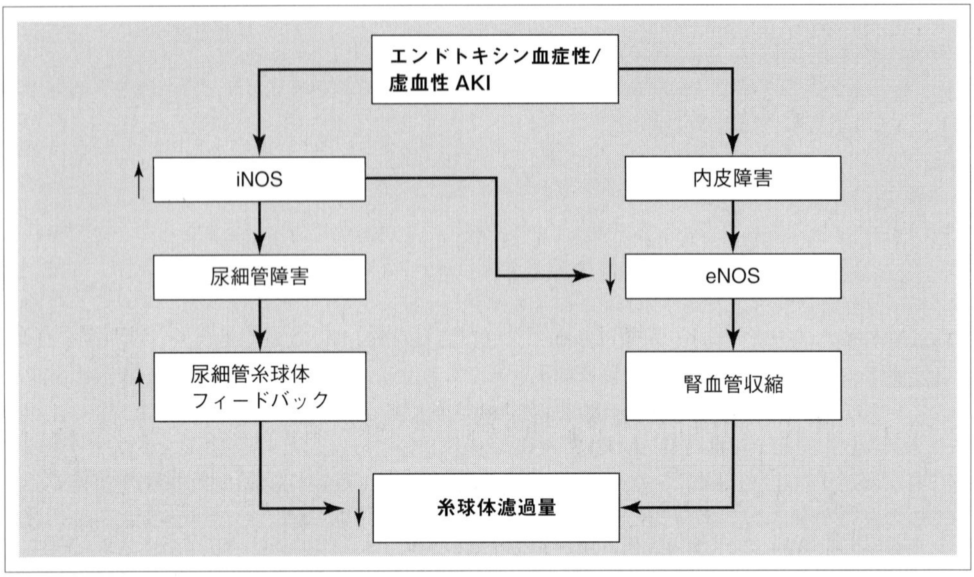

図 10.3 虚血性/敗血症性急性腎障害(AKI)における一酸化窒素(NO)産生バランス異常についての仮説．虚血性 AKI では，誘導可能な NOS(iNOS)に由来する NO の増加が，近位尿細管を傷害する[158, 159, 161]．虚血性 AKI では，腎臓内皮の障害が内皮 NOS(eNOS)に由来する NO 産生減少を引き起こす[25]．エンドトキシン血症性 AKI では亢進している iNOS 活性が，おそらくは NO の自己抑制(autoinhibition)によって eNOS 活性を低下させる[346]．非選択性 NOS 阻害薬の L-NAME は，eNOS への阻害作用によって虚血によるものでもエンドトキシン血症によるものでも AKI を増悪させる．

5. マトリックスメタロプロテイナーゼ

マトリックスメタロプロテイナーゼ(matrix metalloproteinase：MMP)は，正常な成長と発達の重要な生理的特徴である細胞外基質のリモデリングにおいて重要な役割を果たす．腎臓における間質の線維化と糸球体硬化は，細胞外基質の合成と分解のバランスの崩れとして関連づけられてきた[167]．腎虚血-再灌流障害後には，尿細管基底膜の基質蛋白質であるラミニンとフィブロネクチンの変化が起こる[168]．

メプリン A(meprin A)は，亜鉛依存性のメタロエンドペプチダーゼであり，腎臓の近位尿細管上皮細胞の刷子縁膜に存在する．急性腎障害(AKI)におけるメタロエンドペプチダーゼの基底側膜領域への再分布は，細胞外基質の分解と近隣の尿細管周囲構造の障害に結びつく．ラット腎臓の主要な細胞外基質分解メタロプロテイナーゼであるメプリン A の，ラミニン-ナイドジェン(nidogen)複合体に対する効果が検討された．虚血性障害後，メプリン A は，尿細管基底側膜へ再分布，付着した．ナイドジェン 1(エンタクチン)は，細胞外基質分子であるラミニン 1 とⅣ型コラーゲンの分解産物の間を橋渡しするように作用するが，この物質は尿細管における虚血-再灌流障害の後のメプリン A による尿細管基底側膜の部分的な分解の結果として生成される[169]．

正常マウスおよび低いメプリン A 活性をもつマウスの近交系についての研究[170]では，正常なメプリン A をもつマウス系は，メプリン A が低下している 2 つの系と比較したところ，腎虚血または高張性のグリセロールの注射の後でより重篤な腎機能障害および組織障害を呈した．これらの所見は，メプリン A が虚血性および腎毒性 AKI に引き続いて起こる病態生理に一定の役割を果たしていることを示唆している[170]．

AKI におけるカドヘリン/カテニン複合体の分離は，糸球体濾過液の尿細管を介した逆行性漏出と関係するかもしれない．虚血性腎から分離される内皮細胞で，proMMP-2，proMMP-9，MMP-9 の蛋白質分解活性は増加した．オクルジンは *in vivo* での MMP-9 基質であるが，虚血の間，内皮分画において部分的に分解され，MMP-9 の発現促進が活性の増加も伴ったものであったことを示唆している．これらのデータは AKI が血管基底側膜の分解と，MMP-9 の増加に関連した透過性の増加を起こすことを示唆している[171]．正常なラット腎臓細胞における *in vitro* でのカドヘリンの分解には，MMP-14 とよばれる膜型（membrane type：MT）1-MMP（MT1-MMP）の活性化が必要である[172]．他の MMP の組織障害的な役割と対照的に，MMP-9 は，MMP-9 基質である可溶性幹細胞因子（soluble stem cell factor：sSCF）を放出することによって，AKI において近位尿細管の S3 セグメントや集合尿細管の間在細胞をアポトーシスから守る[173]．

6. 熱ショック蛋白質

熱ショック蛋白（HSP）は，部分的に変性した蛋白や分離した蛋白複合体に結合し，正しい蛋白の折り畳み構造を調節したり，新たに合成されたポリペプチドの目標となる細胞内小器官への運搬を助けたりすることで，環境のストレスによる障害から細胞を守っている[174]．熱ショック反応の引き金を引くストレスには高温，低温，酸素ラジカルの生成，低酸素/虚血，細胞毒などが含まれる[175]．

HSP は，その分子量によって分類される．もっとも重要なファミリーには，90，70，60，27 kDa の分子量の蛋白が含まれる[175]．HSP 70 ファミリーは，恒常的に発現しているものと，ストレスによって誘導されるものの両方を含む．それらは，ストレスによってもっとも強く発現が誘導され，折り畳まれてないか，誤って折り畳まれた蛋白質と結合する“シャペロン”として機能する．

腎虚血は，細胞アデノシン三リン酸（ATP）の著明な減少と HSP 70 の速やかな誘導をもたらす[176,177]．腎虚血においてストレス反応が検出可能となるためには，腎皮質のなかの細胞 ATP が 50％減少しなければならないことが示された．正常と比較して，25％以下のレベルまで ATP が減少すると，より高度な反応がもたらされる．熱ショック反応の開始のためには，虚血のみで十分であり，再灌流は必要ない[178]．

in vitro の研究で，HSP の誘導が培養腎上皮細胞を障害から保護することが証明された．培養オポッサム腎臓（opossum kidney：OK）細胞に熱ストレスをあらかじめ加えておくことで，ATP 減少による障害から保護されることが明らかになった[179]．また，HSP 70 過剰発現はブタ腎臓近位尿細管由来の上皮細胞株（LLC-PK1）近位尿細管細胞を高温から保護するのに十分であるが，低酸素からの保護には十分でない[180]．

高温によって誘導された HSP の，虚血性 AKI に対する効果が研究されている．ある研究では，先行する熱ショックが腎臓を温阻血から保護することがわかった[181]．別の報告では，高温によって前もって HSP が誘導されていても，正常ラットの虚血再灌流あるいは髄質低酸素障害ラットの虚血性 AKI の機能的，形態的な障害から保護されなかった[182]．これらの多様な結果は，培養細胞と比べて正常動物は複雑であることから説明できる可能性がある．つまり，高温刺激の程度，期間，タイミング，腎臓の成熟度によって反応が異なる可能性がある[183,184]．

虚血性 AKI に対して HSP が保護作用をもつ機序は，徐々に明らかになってきている．HSP が近位尿細管の細胞骨格の虚血後再構成に関与することが証明されている[185]．HSP 72 複合体は ATP 依存性に凝集細胞蛋白質と複合体を形成するが，これは虚血性腎障害後に HSP 72 作用の増強が Na^+/K^+ ATPase または凝集した細胞骨格の構成成分の再折り畳みと安定化を助け，より組織化された状態で再構成が行われることを示している[186]．別の研究では，虚血後早期に細胞骨格が再編成される際，HSP 25 とアクチンの間に特異的相互作用があることを示唆した[187]．

近位尿細管障害に対して HSP が保護的な作用をもつ別の機序として，アポトーシスの抑制作用がある．オポッサム腎臓（OK）の近位尿細管細胞は，ATP 欠乏によりアポトーシスを生じるが，先行する熱ストレスによってアポトーシスに陥る細胞数が減少し，比較対照群と比べて細胞生存が改善されている[188]．

7. アポトーシス

アポトーシスは，プログラムされたパターンで生じ，外因的な刺激によって引き起こされうる生理的細胞死の形態である[189]．アポトーシスの引き金には以下のようなものが含まれる．(i) 細胞障害

(例えば，虚血，低酸素，酸化的損傷，NO，cisplatin など)，(ii)生存因子の損失(例えば，腎成長因子の不足，細胞同士あるいは細胞と基質との間の接着の障害)，(iii)受容体によって媒介されるアポトーシス〔例えば，Fas(CD95)と TGF-β〕[190]．

低酸素や化学的 ATP 欠乏に置かれた培養近位尿細管および遠位尿細管で，アポトーシスがみられることが報告されている[188, 191 ~ 193, 116]．これらの *in vitro* の研究からは，重篤で長期間にわたる ATP 欠乏は壊死につながるのに対して，より軽度で短時間の ATP 減少はアポトーシスにつながることが明らかになった[116]．一方，*in vivo* においても，アポトーシスは，ラットとマウスにおける虚血性 AKI の初期および回復期に，遠位および近位尿細管において認められている[27 ~ 29, 194 ~ 204]．腎機能障害や虚血性 AKI の回復において，近位および遠位尿細管細胞のアポトーシスが果たす役割は，虚血性 AKI のアポトーシスと壊死の関係と同様に，まだ十分に解明されていない[190, 205, 206]．

cisplatin は一般的に用いられる化学療法薬であるが，*in vitro* で尿細管上皮細胞のアポトーシスや壊死を引き起こす．マウスへの cisplatin 注射の後，腎臓におけるアポトーシスは 2 日目に頂点に達し，それは血清クレアチニン，急性尿細管壊死(ATN)スコア，そして，好中球数が頂点となる 3 日目よりも先に認められる．cisplatin を投与した際の，腎機能障害，アポトーシス，ATN スコア，好中球浸潤は，カスパーゼ 1 ノックアウトマウスでは軽減した．カスパーゼ 3 活性もカスパーゼ 1 ノックアウトマウスで低下した[207]．このことは，cisplatin によって誘発された AKI でのカスパーゼとアポトーシスの有害な役割を改めて示した．

エリスロポエチン(erythropoietin：EPO)は，低酸素によって発現が亢進する．EPO 受容体は，腎尿細管を含む多くの組織で発現している．複数の実験動物を用いた検討によると，EPO が AKI に対して保護的に作用することを示しており，その保護効果は，カスパーゼとアポトーシス(**表 10.3**)の抑制に関連がある可能性を示唆している．cisplatin で誘発されたラット AKI モデルでは，腎機能の回復は，比較対照群と比べて EPO を投与された動物で有意に改善した．そして，回復が改善した理由は，放射性チミジンの取り込み増加によって示されるように，尿細管の再生が増加したためであった[208]．別の研究で，虚血性 AKI を誘導する前に EPO によって前処理されたラットでは，比較対照群と比べて血清クレアチニンはより低く，そしてアポトーシスは減少した[209]．*in vivo*, *in vitro* の尿細管障害モデルの双方で，EPO はアポトーシスを阻害し，尿細管細胞再生を促進することで虚血再灌流障害に対する保護作用を示した[210]．EPO は，cyclosporine 腎毒性ラットモデルにおける間質の線維化と炎症に対して保護作用を示すことが示された[211]．EPO は，造影剤腎症のラッ

表 10.3　エリスロポエチンは急性腎障害(AKI)に保護的に作用する

モデル	機　構	文　献
ラットでの cisplatin 誘発 AKI	尿細管再生の亢進	208
ラットでの虚血性 AKI	機能的保護，アポトーシス減少	209
ラットでの虚血性 AKI	アポトーシス減少，尿細管細胞再生亢進	210
ラットの AKI	機能的保護，カスパーゼ 3, 8, 9 の減少，アポトーシス減少	215
酸化ストレスに曝露された近位尿細管	カスパーゼ 3 の減少と細胞死の減少	215
iohexol に曝露された尿細管細胞	カスパーゼ 3, 8 活性化の減少，アポトーシス減少	213
ラットでの出血性ショック	AKI が少ない，肝機能障害が少ない，カスパーゼ 3, 8, 9 の減少	216
ラットでの虚血性 AKI	腎臓での Na 輸送体とアクアポリンのダウンレギュレーションの予防	214
ラットの cyclosporine 腎症	炎症が軽減される，間質性線維化が少ない	211
ラットの造影剤腎症	AKI が少ない	212
マウスのエンドトキシン血症性 AKI	スーパーオキシドジスムターゼの低下，腎機能障害は少ない	217

トモデルで糸球体濾過量(GFR)の減少を防止した[212]．Kolyadaらは，EPOがiohexolによって誘導されるカスパーゼ3，8の活性化と，それに引き続いて起こる尿細管上皮細胞のアポトーシスを減少させることを示した[213]．EPOやα-MSHによる治療は，ラットの虚血性AKIで尿濃縮力障害や，腎臓のAQPとNa輸送体の発現低下を有意に防いだ[214]．EPO(300 U/kg)は，カスパーゼ3，8，9の活性化を防ぐことによって尿細管障害を減少させ，マウス生体内でのアポトーシスによる細胞死を減少させた[215]．ヒト近位尿細管上皮細胞の*in vitro*の研究で，EPOは，カスパーゼ3活性化を阻害することでDNA断片化を減らし，酸化ストレスに対する細胞死を減少させた[215]．出血性ショックのラットモデルで，蘇生術前のEPOの投与は，カスパーゼ3，8，9の活性増加を抑制し，腎機能障害と肝損傷を防いだ[216]．マウスのエンドトキシン血症によって誘発されたAKIモデルでは，EPOは有意に腎臓のスーパーオキシドジスムターゼ(訳注：抗酸化酵素の一種)を減少させ，イヌリン-GFRによって評価した腎機能障害を軽減させた[217]．

8. 遺伝子発現の変化

即時型初期遺伝子(immediate early gene)と癌原遺伝子(protooncogne)は，腎虚血の後，再灌流期間の初期に誘導される[218]．DNA合成の増加と同様にc-fosとc-junの活性化がみられる[219]．腎動脈の閉塞再灌流後のマウス腎臓において，初期成長反応因子1(early growth response factor-1：Egr-1)とc-fos mRNAの発現亢進がある[220, 221]．c-fosとEgr-1遺伝子の一過性の発現は，DNA結合転写制御因子をコードし，細胞分裂のために必要な他の遺伝子の転写を開始する可能性がある[222]．炎症に関与するサイトカインのような特徴をもつEgr遺伝子のJEとケラチノサイト誘導ケモカイン(KC)も同様に腎虚血の早期に発現する[223]．これらの遺伝子は，障害領域に単球と好中球を遊走させるような走化性効果をもつ蛋白質をコードしている可能性がある[221]．いくつかの研究によると，c-fosとc-junが腎虚血の後，典型的な即時型遺伝子として発現することが示されているが，それらは細胞周期に入らない細胞で発現している[224, 225]．細胞が細胞周期に入れないのは，他の遺伝子の同時発現に依存している可能性がある．

早期の遺伝子反応を導く経路は興味深い．少なくとも2つの全く異なる経路がc-junの活性化を誘導する[226～228]．成長因子はマイトジェン活性化蛋白キナーゼ(mitogen-activated protein kinase：MAPK)を経てc-junを活性化するが，このキナーゼには細胞外調節キナーゼ(extracelluar regulated kinase：ERK)1と2が含まれる．この経路は増殖性である．対照的に，ストレス活性化蛋白キナーゼ(stress-activated protein kinase：SAPK)経路は，MAPK経路とは区別される．これらのキナーゼには，c-jun N末端キナーゼ(c-jun N-terminal kinase：JNK)1，2が含まれる．SAPK経路の活性化と細胞の運命にかかわる効果は，MAPK経路と非常に異なる．SAPK経路は基本的に抗増殖性で，細胞生存あるいは細胞死のいずれにもつながりうる．腎虚血の間，SAPKは活性化され，虚血後のSAPKの抑制は腎不全に対して保護的である[229, 230]．このことから，この経路を操作することがAKIの治療法につながるかもしれない．また，DNAマイクロアレイと他のゲノムスケールの技術を用いた腎虚血における初期遺伝子反応(early gene response)の研究は，遺伝子機能と分子生物学に関する我々の知識を広げるはずである[231]．

腎臓のマイクロアレイ分析は，AKIの病態生理に手がかりを与えた[231, 232]．AKIマウスの腎臓に細胞骨格，細胞外基質，細胞内Ca結合，細胞分裂/分化などに関係する遺伝子発現の増加があった[233]．AKIマウスの別の研究では，転写因子，成長因子，シグナル伝達分子，アポトーシス因子が，虚血再灌流後の最初の24時間の間，一貫して正常と異なる遺伝子発現パターンを示した[234]．AKIラットのマイクロアレイ分析では，9つの遺伝子が初期(ADAM2，HO-1，UCP-2，チモシンβ4)と確立期(クラスタリン，バニン1，フィブロネクチン，熱反応蛋白12，FK506結合蛋白(訳注：原文ではFK506となっているが引用論文ではFK506 binding proteinとなっており，誤りと思われるので訂正した)に発現が亢進することが示された[235]．その一方で，9つの遺伝子は，初期(グルタミン合成酵素，チトクロムP-450 IId6，CYP2d9)と確立期(CYP4A14，X染色体不活化遺伝子，PPARγ，α-アルブミン，ウロモジュリン，ADH B2)の発現が低下した．免疫蛍光法で同定した細胞のレーザー捕捉顕微解剖(laser capture microdissection of immunofluorescently defined cell：IF-LCM)(訳注：レーザー光を用いて顕微鏡観察下で組織切片の特定部位を採取する方法)を用いることで，マイクロアレイ分析のために腎臓から目標とする細胞の純粋な集団を単離することができる[236]．この方法は，mRNA 分析のために腎臓の太い上行脚細胞にラベルをつけて，単離するのに用いられてきた[236]．

9. 低酸素誘導因子 1α

低酸素誘導因子 1α (hypoxia-inducible factor-1α：HIF-1α)は，細胞が低酸素へ適応するために重要な分子である．全身性の低酸素，貧血，腎虚血，塩化コバルトは腎尿細管での HIF-1α の増加を引き起こす[237]．一酸化炭素による HIF-1α 活性化は，虚血性[238]および cisplatin 誘導 AKI[239]に対して保護効果をもつ．HIF-1α ヘテロ接合欠損のあるマウスは比較対照群と比べて AKI の重症度が高かった[240]．HIF 水酸化酵素を阻害することで HIF-1α を活性化する薬物 1-ミモシンとジメチルオキサリルグリシン(dimethyloxalylglycine：DMOG)を用いてマウスを処理すると，マウスは虚血性 AKI から保護される[240]．HIF-1α を誘導する薬物は，将来 AKI の治療薬となる可能性がある．

10. 腎細胞障害における尿細管閉塞

尿細管上皮円柱の排出が増加するのは，AKI から回復している特徴である[183]．尿中の円柱と同様に腎生検で尿細管円柱が存在することは，管腔内円柱形成による尿細管閉塞が虚血性 AKI の発生機序として重要な役割を担うことを，形態学的に支持している[241]．Finn と Gottschalk は微小穿刺法(micropuncture technique)を使用し，生理食塩液負荷の間，正常な腎臓と比較して虚血後の腎臓で尿細管圧が増加している明瞭なエビデンスを示している[242]．腎血流を回復する腎血管拡張も同様に，ラットの虚血性 AKI で尿細管圧の増加を示した．Tanner ら[243]は，腎虚血後の動物において近位尿細管に人工的な尿細管液を，正常動物では尿細管内圧を上昇させない圧で灌流した際，尿細管内圧の上昇がみられることを示した．そのうえ，尿細管の閉塞を解除することで，ネフロン濾過率は改善した．Burke らもまた，イヌの虚血性 AKI を mannitol で予防することで，尿細管内圧が低下することを証明したが，これは溶質利尿を誘導することで円柱による尿細管閉塞が解除されたことを示唆している[244]．

虚血に伴う急性腎障害の遠位側尿細管内液に，刷子縁膜，壊死細胞，生きている細胞，そしておそらくアポトーシスした尿細管上皮細胞などが入ることは明らかであるが，円柱形成の実際の経過や主な部位はあまり明らかになっていない．AKI では，遠位尿細管は尿細管の破片，細胞，Tamm-Horsfall(TH)蛋白によって形成される円柱によって閉塞する[241]．ヒト TH 蛋白にはアルギニン-グリシン-アスパラギン酸(arginine-glycine-aspartic acid：RGD)に接着する配列があるので，尿細管細胞がインテグリンを介して TH 蛋白に直接結合する可能性がある．それとは別に，TH 蛋白が重合することで，細胞がそのゲルのなかに捕捉されるかもしれない．TH 蛋白でコーティングされた培養ウェルに対する LLC-PK1 細胞の接着を直接測定するため TH 蛋白濃縮物は AKI 由来の尿や集合管を模した高い電解質濃度の溶液に溶かした[245]．このとき LLC-PK1 細胞は TH 蛋白に直接接着しなかったが，これは *in vivo* での尿細管の細胞/TH 蛋白円柱形成機序としてのインテグリン媒介結合に反する知見である．AKI 溶液の高い電解質濃度は，TH 蛋白ゲル形成と関係していた．したがって，腎虚血と近位尿細管細胞脱落によって，AKI と集合管液の組成は TH 蛋白ゲル形成を増強し，尿細管円柱形成と閉塞を促進する．

インテグリンもまた円柱形成に関与する．インテグリンは RGD を認識するが，これはもっとも頻度が高く種々の基質蛋白質に存在するトリペプチド配列である[246]．これらのインテグリンは，RGD による阻害が可能な機序で細胞間接着を成立させることができる[247]．実験の結果は，円柱形成における細胞間接着因子の役割を裏づけるものであった．尿細管上皮細胞の管腔側膜へのインテグリンの移動が，虚血によって起こる場合のあることを示唆している[247～249]．インテグリンの極性のある分布が失われる機序として，細胞骨格破壊，リン酸化の状態，プロテアーゼの活性化，そしてNO の産生などの可能性があげられる[250, 251]．これらのインテグリンが，RGD トリペプチド配列を認識することはわかっている[252, 253]．このようにして，尿細管管腔内に存在する生きた細胞は，他の管腔細胞やその周囲の細胞に付着できるようになる．この細胞同士の接着過程が虚血性 AKI の尿細管閉塞の原因となることは，実験的に証明されている．尿細管閉塞の構成要素となる細胞間接着を妨げるために，環状 RGD 合成ペプチドを腎虚血の前に注入した[254 ~ 258]．微小穿刺法を用いて測定すると，環状 RGD トリペプチドは，虚血後の尿細管圧の増加を予防した[252]．ラットの虚血性 AKI において，RGD ペプチド(環状 RGDDFLG と RGDDFV)を投与した *in vivo* の検討では，腎障害の軽減と腎機能回復の促進が示された[254]．2 つの異なる環状 RGD ペプチドの蛍光誘導体である環状 Bt-RGD ペプチドおよび線形 RhoG-RGD ペプチドを，腎動脈クランプを解除した後に全身投与すると，ラットの虚血性 AKI が改善した[254, 257]．これらのペプチドの染色は，環状 RGD ペプチドが主に基質に対する細胞接着よりもむしろ細胞間の接着を防ぐことによって尿細管閉塞を妨げたことを示している[253]．

11. 急性腎障害における血管機能異常の果たす役割

臓器虚血における循環の回復は臓器損傷の問題を増やす可能性がある．再灌流に起因する臓器障害は，心臓，肺，脳，腸，肝臓，その他の臓器で示されている．これらの所見が重要なのは，心筋梗塞，急性腎障害(AKI)，脳卒中の臨床像に寄与する可能性があることである．再灌流障害の影響は，外科的バイパスによる血流変更の状態や，移植した心臓，肺，腎臓，その他の臓器の機能において重要である．

虚血・再灌流によって引き起こされる障害は，1 つには実質細胞の直接的な障害による臓器機能不全である．血管障害は，虚血・再灌流障害で早期にみられる顕著な側面であり，その結果として，血流の障害とその調節不全を伴う．例えば，虚血・再灌流の後に局所の臓器血流量が進行性に失われることがある．また，神経液性作動薬に対する血管収縮反応の亢進，あるいは生理的および薬理的な血管拡張薬への反応の消失，そして一過性の臓器の虚血・再灌流期間に引き続く動脈圧や血流量の変化に対する逆説的な血管収縮反応も起こることがある．血流の正常化は，実質細胞の回復のスピードに影響するので，虚血・再灌流障害の後の血管機能障害それ自身が，臓器の回復に重大な影響を及ぼす可能性があることが示唆されている．

1) 正常の血管の伸展圧と反応性

通常状態での血管の伸展圧は，複雑で独特な血管床の灌流にとって不可欠で，主に個々の臓器の代謝的必要量によって決められている．血管壁越しの圧力差と，流れによるずり応力の両方が基礎的な動脈の伸展圧に関与することは明らかである．血管壁圧の主要な効果は血管伸展圧を増加させることで，血流の主要な効果は伸展圧を低下させることである．これらの物理的な力に対し伸展圧が反応する機序は，一部しか明らかになっていない．少なくとも部分的には固有の伸展により開口するチャネル(stretch-opened channel)を介した Ca の流入が，圧力によって誘発される血管収縮において重要である．血管平滑筋細胞膜内外 Na^+ 濃度差は，血流による血管拡張に関連する要素である．加えて，内皮因子〔一酸化窒素(NO)，プロスタグランジン〕は，血流関連の血管拡張に関係している．ずり応力によって誘発される血管拡張での役割以外にも，内皮が産生した NO が独立して正常な血管伸展圧に関与していることが示唆されている．代謝的需要によって決められる動脈伸展圧の変化に関与する他の神経液性因子としては，アデノシン，酸素，二酸化炭素がある[259]．血管伸展圧を調整する因子を，**表 10.4** にあげた．

2) 虚血・再灌流による血管機能障害

虚血・再灌流障害により例示される腎臓モデルは，虚血によって誘発された AKI である．腎動脈を 40 ～ 70 分間クランプした直後に再灌流するような重症型や[260, 261]，高用量 norepinephrine(NE)

表 10.4　血管緊張を修飾する因子

内分泌あるいは神経因子
腎臓への神経
カテコラミン
アンジオテンシンII
Na 利尿ペプチド
パラクリン
内皮細胞由来物質〔例えば，一酸化窒素(NO)，エンドセリン〕
アンジオテンシンII
アラキドン酸とその代謝産物
例えば，トロンボキサン A_2，プロスタグランジン，ロイコトリエン
プリン受容体，血管作動性プリン作動薬
例えば，P1 受容体とアデノシン
ドパミン，セロトニン

を 90 分間腎動脈に注入し，自然に血流を改善させるようなやや重症度の低い型[260, 262]が，ラットで詳しく研究されてきた．クランプモデルでは，閉塞解除後に短時間の高血流量状態が起き，続いて腎血流がやや減少し，内皮依存性血管拡張物質に対する反応の減少がみられる[262]．norepinephrine モデルでは，再灌流後の最初の数時間の血流増加は起きず，腎血流は虚血前のレベルと比較して中等度の減少が認められる．内皮依存性血管拡張物質に対する反応は減少しており，一酸化窒素合成酵素(NOS)阻害薬 L-ニトロアルギニンメチルエステル(L-NAME)に対する血管収縮反応の低下が，わずかであるが有意に認められる[259]．6 時間の時点で，細胞内微細構造の変化を伴わない部分的な内皮細胞の剝離が，腎動脈クランプと norepinephrine の両方の AKI モデルで認められる．腎動脈クランプモデルでは再灌流後，48 時間後まで基礎腎血流量は 20%減少したままである．そして，腎灌流圧の変化に対する反応，血管収縮薬に対する反応，さらには内皮依存性および内皮非依存性の血管拡張物質に対する血管反応がそれぞれ低下する[259]．この時点での主要な組織学的所見は，小さい抵抗動脈および細動脈における血管平滑筋細胞の壊死であり，55 ～ 60％の血管で認められる[263, 264]．血管作動性刺激に対する反応の欠如は，虚血の相対的重症度と再灌流の速度のそれぞれと関連するびまん性の血管平滑筋細胞障害に起因すると想定されている．norepinephrine AKI モデルでは，48 時間目における腎臓の基礎的な血流もまた，正常より約 20%少ない[259, 260]．しかし血管反応性は，腎動脈クランプ AKI モデルとは著しく異なる．この差は，より軽度の虚血と，より緩徐な再灌流に起因すると思われる．*in vivo* あるいはこれらの腎臓から単離された細動脈の両方で，アンジオテンシンIIとエンドセリン 1(ET-1)に対する腎臓血管収縮反応が増加している[259, 265]．内皮依存性血管拡張物質に対する反応は低下しているが，L-NAME に対する収縮反応は増加している[259]．抵抗動脈血管で構成的 NOS(cNOS)の発現量をモノクローナル抗体によって測定したところ，cNOS は，少なくとも正常と同等か，あるいは正常よりも多く認められた[266]．虚血後 48 時間たった腎血管系では，cAMP 依存的なプロスタグランジン I_2(PGI_2)に反応する血管拡張反応があるが，NO 供与体である sodium nitroprusside に対する腎血流の増加は認めない．まとめると，これらのデータは，ラット腎の norepinephrine AKI モデルにおいて虚血後 48 時間で，血管 cNOS 活性は減少せず，むしろ最大限に発現していて，その結果，内皮依存性血管拡張刺激によってはさらに活性化されえないということが示唆される．基礎的状況下で利用できる NO は，血管平滑筋細胞(VSMC)の可溶型グアノシン一リン酸(cGMP)を完全に活性化し，それ以上，外因性 NO 供与体に対する付加的な反応がみられなくなる．

norepinephrine AKI モデルの虚血後 48 時間の血管系で，血管収縮刺激に対する過敏性の機序を調べるために，生理的圧力下で灌流されている腎臓から単離された細動脈で，血管平滑筋細胞の細胞質 Ca^{2+}が測定された[265]．偽(sham)手術を行った腎臓の同等の血管と比較して，血管平滑筋細胞 Ca^{2+}濃度の基礎値は高く，また正常の血管におけるアンジオテンシンIIの EC_{50}(最大収縮濃度の半分の値)に対する反応は，より迅速で大きな増加を示した．これは，虚血後のAKIでは血管径が最初から細いが，(アンジオテンシンⅡに反応して)さらに細くなる事実と関連する．

*in vitro*の虚血後48時間たった腎細動脈血管平滑筋細胞Ca^{2+}に関する別の新しい知見は，内腔圧の変化に血管平滑筋細胞Ca^{2+}が逆説的に反応するということである．正常な輸入細動脈と輸出細動脈では，自動調節の範囲のなかで内腔圧を増加(伸展)させると，血管平滑筋細胞Ca^{2+}が増加する．反対に，内腔圧が低下すると，血管平滑筋細胞Ca^{2+}が減少する．norepinephrine AKIモデルの血管では逆の関係が観察される．これに対応して内腔直径の逆説的な変化も認められるが，これは少なくとも筋原性反応の消失を示しており，場合によっては"逆"筋原性反応を示している．圧力に対するこの異常な血管平滑筋細胞Ca^{2+}と筋原性反応は，生体内でAKI後48時間～1週間の間に起こる著しく異常な自動調節反応の基礎となっていることが示唆される．この異常な反応性は，虚血-再灌流障害による腎臓における血管の反応性の異常として，もっとも重要で臨床的に意味のあるものである．

Ca^{2+}チャネル拮抗薬の腎保護効果は当初，腎血流の増大を促進することによって全面的に血管レベルでもたらされていると考えられていた．Ca^{2+}チャネル拮抗薬の腎血管作用には疑問の余地がなく，腎血流は虚血後，Ca^{2+}チャネル拮抗薬を投与するとより急速に改善される[267]．イヌに造影剤を投与しても，同時にCa^{2+}チャネル拮抗薬を投与しておくと，腎血流と糸球体濾過量はさほど大きくは減少しない[268]．虚血性AKIは，自動調節能の消失，腎神経刺激に対する腎血流の感受性の亢進，腎血管の内皮障害が特徴である[267]．verapamilとdiltiazemが腎臓の神経刺激に対する過敏性や自動調節能の喪失を一部予防するので，こうした障害の多くは，血管平滑筋細胞や内皮細胞におけるCa^{2+}過負荷に関連があるかもしれない[267]．

移植手術における温阻血や冷阻血も血管障害の一因となる可能性があり，Ca^{2+}チャネル拮抗薬は，これらの臨床的状況の実験モデルにおいて保護的作用をもつ[269, 270]．しかし，プロスタサイクリン(PGI_2)のような他の腎血管拡張薬は自動調節能を回復せず，腎臓の神経刺激に対する反応性の亢進も改善しない[267]．このように，Ca^{2+}チャネル拮抗薬の固有の作用は血管レベルで作用しているようにみえる．

虚血性傷害の1週後に内皮は正常のようにみえ，平滑筋壊死もはっきりしないが，血管周囲の線維化は小～中型動脈で明らかである[260]．機能上からみると，内皮依存性血管拡張物質反応は低下し，L-NAMEによる収縮反応は増強し，免疫学的に一酸化窒素合成酵素(NOS)は検出可能である[266]．sodium nitroprussideに対する血管拡張反応は低下するが，わずかに低下するもののPGI$_2$に対する血管拡張反応も測定可能である[266]．これらの所見は，48時間の時点と同様に内皮cNOS活性が最大となっていることを示唆している．48時間後の血管と異なるのは，1週後の時点ではアンジオテンシンⅡに対する血管収縮反応は，*in vivo*と*in vitro*の両方で著しく減少していることであった[259, 271]．一方，すでに少し述べたことであるが，自動調節の範囲内での灌流圧の減少に対する逆説的な血管収縮が*in vivo*で示されている．1週間後におけるこの一連の機能的な異常を説明する1つの機序を示唆することは難しい．複数の病態生理学的プロセスがこれらの複雑な反応を生じさせるために作動している可能性が高い．

2光子励起生体顕微鏡は，*in vivo*で機能している腎臓の微小血管イベントの研究に用いられてきた[272～275]．研究者は2光子励起生体顕微鏡を用いて，短い時間内に同じ視野のなかではあるが，細胞内構造を観察できる解像度で，機能や構造の変化を追うことができる．微小循環系内の内皮細胞障害は，さまざまな大きさや色のdextranまたは蛋白質を注入することで観察され，定量化される．これらの分子が微小循環系から外に漏れ出て，間質へ蓄積することが，AKIの間で容易に観察される．内皮が蛍光性のFVB-TIE2/GFPマウスの腎臓において，虚血・再灌流障害の腎臓の微小血管内皮細胞の形態学的変化を検討するのに用いられた[276]．腎臓の微小血管内皮細胞の細胞骨格の変化は，蛍光dextranと2光子生体内画像を使用して確認される腎臓の微小循環系の透過性亢進と相関した．本研究は，腎臓の血管内皮傷害が虚血性AKIの病態生理に重要な役割を果たす可能性があることを示唆している．

AKI患者で，内皮細胞障害や緻密斑におけるニューロンのNOS喪失によるNO生成の減少は，腎臓の血管系拡張能を弱め，糸球体濾過量(GFR)減少に関与する可能性が示された[277]．献腎移植を受けた50例の患者の尿亜硝酸塩と硝酸塩レベルが測定され，手術時の同種移植片生検が行われた．持続性AKIを有する患者では，尿亜硝酸塩と硝酸塩排出はAKIのない患者よりも少なかった．腎生検において持続性AKI群の7人のうち6人に尿細管周囲毛細血管の内皮NOS(eNOS)の発現の減少があったが，回復群の被験者では16人のうちのわずか6人で減少があっただけである．

要約すると，虚血・再灌流障害は，障害された臓器の基本状態の血管機能と，刺激に対する血管機能の劇的な変化を伴う．内皮傷害もマウスの虚血性AKIで起こる．臓器血管機能の変化は，特に24～48時間の再灌流初期に類似性が認められるが，これには透過性の変化，基本状態での臓器血流量の減少，血管収縮刺激に対する過敏性，そして，血管拡張薬に対する反応の減弱などがある．内皮細胞依存性血管拡張物質に対する反応の低下は，内皮NOS活性の実際の低下や，内皮細胞依存性薬物によってさらに活性化できない最大限にまでNOS/NOが活性化された状態に起因する可能性がある．

12. 血管拡張物質の役割

内因性血管拡張物質は，急性腎障害(AKI)を発症させ，維持する血行力学上の変化に関与している．本項では，虚血性，敗血症性，腎毒性物質によるAKIの病態生理における内因性血管拡張物質の役割を考える．また，動物モデルや臨床的なAKIにおける血管弛緩物質の治療的な効果についても考える．

1) プロスタグランジン

腎灌流圧が低下すると，糸球体の手前の輸入細動脈抵抗が減少し，輸出細動脈抵抗が増加することで，糸球体内の静水圧(glomerular capillary hydraulic pressure：PGC)と単一ネフロンGFRを比較的一定に保つ．輸出細動脈の収縮は通常，局所のレニン・アンジオテンシン(RA)系を介する[278]．RA系の活性化は，血管拡張性プロスタグランジン(PG)であるPGI_2やPGE_2など，シクロオキシゲナーゼ産物の生成を刺激する[279]．PGI_2とPGE_2はアンジオテンシンⅡの血管収縮性の働きと拮抗し，腎灌流圧低下で起こる腎血流減少を軽減する．腎灌流低下におけるプロスタグランジンの血管拡張効果は，輸出細動脈よりも輸入細動脈で顕著である．腎灌流が低下した状態でPGI_2とPGE_2を外因性に投与したところ，濾過量が上昇し，腎血流よりもGFRが保たれた[280, 281]．これは，このような状況下でプロスタグランジンの血管拡張作用が糸球体の手前での血管拡張を，より選択的に引き起こしていることを示唆する．

プロスタグランジン合成は動物実験では虚血性AKI[280, 282]，アミノグリコシドによる腎毒性[283]，敗血症，エンドトキシンショック[284, 285]などの状況下で増加していることが発見されている．プロスタグランジン活性の増加が，糸球体内血行動態を維持することで腎臓を保護するように働くということは，シクロオキシゲナーゼ阻害薬がこの病態では腎血流やGFRの低下を増悪させるということでも示唆された[286, 287]．

その他，AKIにおける保護作用を示すものとしては，虚血性[280, 281]，塩化第二水銀[288]，グリセロール誘発性AKI[289]などで，プロスタグランジンやその類似体を注入することで，AKIに対する保護効果があるという知見などがある．PGE_1類似体のmisoprostolは腎動脈閉塞を起こしたラットで，虚血による腎機能障害に対して保護的に働くことが明らかにされた[290]．misoprostolを投与されたラットは比較対照群と比較してGFRがおよそ3倍にもなったが，腎血流や腎血管抵抗にあまり変化はなかった．misoprostolはまた，塩化第二水銀による腎障害モデルで保護的に働いている．*in vitro*のモデルでも，低酸素と再酸素化に曝された近位尿細管細胞の初代培養でmisoprostol，PGE_2，プロスタサイクリンは細胞死を抑制した．この研究が示したのは，プロスタグランジンは腎尿細管細胞を低酸素性細胞障害から細胞レベルで守り，これは血行動態の要素とは独立したイベントだということである．他の研究ではシクロオキシゲナーゼ阻害薬とリポキシゲナーゼ阻害薬が，尿細管における低酸素・再酸素化によって誘導される細胞障害に対して直接保護的に働き，これは血管性あるいは炎症性の要素とは独立したものであった[291]．

PGE_1 研究会は，腎機能障害患者で放射線造影剤投与前に PGE_1 を投与するという予備研究を行った[292]．この予備研究の結果から，PGE_1 の静脈内投与はもともと腎機能障害のある患者での放射線造影剤による腎障害を，効果的かつ安全に予防できるかもしれない，という結果が得られた．

2) ナトリウム利尿ペプチド

1981年に哺乳類の心房筋の抽出物にNa利尿作用があることが報告された[293]．その後，この物質はポリペプチドであることがわかった．心房性ナトリウム利尿ペプチド（atrial natriuretic peptide：ANP）産生，放出に対する主たる刺激は心房壁の伸展である．この心房壁にはこのペプチドの貯留顆粒が存在することが同定されている．健常者ボランティアに生理食塩液を注射すると血漿ANP濃度が上昇する[294]．またうっ血性心不全などのような血管内容量増大と心房拡大を伴うような浮腫性の病態でも上昇する．

天然ANPや合成ANPはいずれも用量依存性の全身動脈圧の低下を引き起こす．これには末梢の血管拡張と心拍出量の低下が関与している[295, 296]．動脈圧低下の程度は基本状態での血管緊張の状態に依存する．ANPはレニン・アンジオテンシン・アルドステロン[297]，交感神経系[298]に加えてバゾプレシン[299]やエンドセリン1[300]などの活性や放出を抑制することが示されている．

ANPは腎臓に対して重要な影響を与える．合成ANPや天然ANPはいずれも *in vivo* に点滴すればGFRが著明に増加するが，腎血流にはそれに見合うだけの影響はない[301]．研究によれば，ANPによる腎血管拡張は，糸球体の手前の輸入細動脈に特異的であることが示唆されている[302, 303]．他の研究によれば *in vitro* でラットの微小血管を調べたところ，ANPは直接輸入細動脈を拡張させるだけでなく，輸出細動脈を収縮させていることも示された[304, 305]．尿細管のNa利尿作用に対するANPの影響はHenleのループ，結合尿細管，集合管などでの水とNa輸送の抑制作用である．ほかに可能性のある機序としては，ANPはバゾプレシンの効果を阻害し，アデニル酸シクラーゼ活性を変化させることなどが示されている．

その他のNa利尿ペプチドも発見されている．これらのNa利尿ペプチドのなかには脳性ナトリウム利尿ペプチド（brain natriuretic peptide：BNP）とよばれるものがある．これは脳と心臓の両方から単離されている[306, 307]．BNPは32のアミノ酸からなり，ANPのようなNa利尿作用がある．しかし，血圧を下げる作用はANPほどは強くない．現在，BNPはうっ血性心不全の治療に米国食品医薬品局（FDA）が認可している[308]．

さまざまな動物実験において，虚血性や腎毒性のAKIに対してANPに保護作用のあることが示されている[304, 309～312]．ANPはすでに障害が起こった後に投与されてもAKIモデルに有効である．

動物実験の結果で有効性が認められたことと，特異的な薬理学的特徴の組み合わせを根拠にして，臨床試験が行われた．ANPの多施設無作為化二重盲検プラセボ臨床試験が504人のAKIの重症患者で施行された．患者はANPかプラセボを24時間投与された．一次エンドポイントは治療後21日間で，透析を必要としない生存であった．急性尿細管壊死を伴う重症患者では，透析を必要としない生存率はANPを投与しても改善しなかった．しかし，乏尿を伴う患者では，ANPは透析の必要性を低下させた[313]．引き続いて行われた研究では222人の乏尿性AKI患者が多施設無作為化二重盲検プラセボ試験に登録された．これら乏尿性AKIでは，透析を必要としない生存日数についても透析の必要性についても，ANPを投与することによる統計学的に有意な効果は認められなかった[314]．60日目までの死亡率は，ANP群で60%，プラセボ群で56%であった．さらに，ANP群の95%の患者が点滴中に収縮期血圧90 mmHg以下となっていたが，プラセボ群では55%にすぎなかった（$p<0.001$）．ANPの低血圧をきたす作用は，他のどのような良好な効果が腎臓内であろうとも，それを打ち消してしまうものであることは疑問の余地がない．

3) カルシウムチャネル拮抗薬

Ca^{2+} チャネル拮抗薬（calcium channel blocker：CCB）は電位依存性の Ca^{2+} の流入を阻害するが，さまざまな動物モデルで，虚血性および腎毒性薬物（cisplatin，gentamicinなど）によるAKIを予防することが示されてきた[315〜321]．保護作用は腎血管収縮を抑制し，腎血流を改善することでもたらされる．尿細管レベルではAKIを減少させ，ミトコンドリア機能を改善させる．さらに最近，CCBであるbenidipineがラットの虚血性AKIを軽減し，この保護作用は尿細管上皮細胞のアポトーシスの減少と関係のあることが示された[322]．diltiazemもまたラットのエンドトキシンによるAKIモデルで腎機能を改善する[323]．

CCBも臨床試験で検討されている．gallopamilは5人のマラリアやレプトスピラ症に関連したAKI患者の腎機能を速やかに改善させた[324]．その他のヒトにおけるCCBの経験は，主に腎移植の際に得られている．verapamilは腎臓の摘出前のドナーに投与すると早期のグラフト機能が改善した[38]．diltiazemをグラフト移植直後に投与するとグラフト機能は改善し，移植後のAKIの発生率が低下した[325]．さらに最近，isradipineが腎移植後の腎機能を改善させることが示された[326]．しかし，この保護作用は後期のグラフト機能や急性拒絶とは関係がなかった．

4) フラクタルカイン

炎症誘発性サイトカインは，障害された内皮細胞上でCX_3Cケモカインであるフラクタルカインの発現を増加させる．フラクタルカイン受容体(CX_3CR1)はナチュラルキラー(natural killer：NK)細胞，単球と一部のCD8陽性T細胞上に発現する[327]．フラクタルカインはムチン様の茎(mucinlike stalk)をもっており，内皮細胞表面から離れたところまでケモカイン部を伸ばすことで，CX_3C-ケモカインドメインを白血球に提示することを可能にする．フラクタルカインの発現は接着の最初の2段階(つまりローリングとトリガー)を省略することを可能にし，循環している白血球と内皮細胞の間の接着と，これらの細胞の血管外遊出を仲介する．こうしてフラクタルカインは接着分子と走化性因子の両方の機能を果たしている[327]．フラクタルカインはNK細胞や単球の主な走化性因子であるが，好中球に対する作用はない[328]．フラクタルカインの発現は尿細管間質に炎症のある患者では増加しており，マクロファージによる炎症に近い血管部位にもっとも強く発現している[329]．フラクタルカインは，血管障害により誘発される単核球細胞による細胞浸潤を引き起こす有力な候補である[329]．虚血性AKIにおいてはフラクタルカインの発現は大血管の内皮，毛細血管，糸球体で増加する[330]．フラクタルカイン受容体阻害は，虚血性AKIに対して保護的に働く[330]．フラクタルカインの発現は，シスプラチンに曝露されたマウスの腎臓でも増加している[331]．しかし，マウスのcisplatin誘発性AKIでフラクタルカインを阻害しても，腎機能上も組織学的にも保護効果は認められなかった[331]．

5) 虚血・再灌流血管障害の臨床的意義

ヒトにおける虚血・再灌流性AKIの経過はさまざまである．AKIのさまざまな持続時間について，特に遷延したAKIに関して重要な，そして臨床的に意義のある観察がSolezらによってなされている[13]．3週間以上経過したAKI患者でもっとも目立つ腎臓の組織所見(生検でも剖検でも)は，最初に起こった虚血性障害とは関連のない，発症したばかりの尿細管性腎虚血であった．このように発症したばかりの虚血性病変が認められることに対する説明として，腎血管の反応性の変化があげられる．動物モデルの完成した虚血性AKIにおける異常な血管反応性には，腎血流量の自動調節機構の消失などがあげられる．多くの研究者[263, 271, 332]が，ラットの腎動脈クランプモデルにおけるAKI誘導の2～7日後に，自動調節反応が低下していることを見出している．

これらの虚血後の血管異常の背景には，腎灌流圧の低下がGFR，腎血流に対する自動調節能と関連しないという観察がある[259, 266, 267, 271, 333, 334]．実は，虚血後の腎臓では，腎血管拡張よりもむしろ腎灌流圧の低下を伴う血管収縮が起きている．そのため，正常腎臓では問題にならない程度の低血圧も，AKIから回復しつつある腎臓には障害を与える可能性がある．虚血後の腎臓における血管感受性の亢進と同様の所見が，アミノグリコシドなどの腎毒性物質によっても起こることが示されている．

これらのデータは重要な臨床的意義をもっている．というのも，血液透析などで頻繁に起こるように，動脈圧が中等度に低下しただけでも虚血性障害が繰り返し起こり，AKIが遷延する可能性があるからである[335]．

13. 敗血症に対する血管作動性反応

敗血症はICUにおける急性腎障害(AKI)のもっとも多い原因である[4,16]．AKIは中等度の敗血症の19%，重症敗血症の23%，敗血症性ショックの51%に発症する[18]．敗血症とAKIとが合併すると死亡率が80%以上になる[4]．

敗血症性AKIでは複雑な血管作動性反応が起こる．過去30年間に敗血症はラット，イヌ，ブタ，霊長類，ヒトなど，いろいろな種で研究されてきた．最近，マウスの敗血症性AKIモデルが開発された．敗血症関連のAKIの病態生理を研究するためにこのモデルを用い，新しい分子生物学的技術であるノックアウトやトランスジェニックマウスなどを用いることが可能となった．

AKIを発症する際に，最初に敗血症の与える影響は腎血管の収縮である[336]．この腎血管収縮は敗血症による低血圧がなくても起こりうるし[336]，もっと後で起こるアポトーシスや白血球浸潤，あるいは糸球体内へのフィブリン析出といった凝固に伴う形態学的異常などがない場合にも認められている[337〜340]．

さまざまな実験モデルにおける敗血症では，いくつかの血管収縮性および血管拡張性経路が活性化されるというエビデンスがある．敗血症ではサイトカインを介した一酸化窒素(NO)産生によって，高心拍出量状態が起こる．これは，全身の血管拡張と二次性の心拍出量増加によるものである[18]．しかし，腫瘍壊死因子α(tumor necrosis factor-α：TNF-α)などの心筋抑制作用をもつサイトカインの影響で，後負荷減少の程度に見合うほどには，心拍出量は十分に増加していない可能性がある．全身性の動脈拡張と関連して動脈内血液量の相対的減少が起き，これがレニン・アンジオテンシン(RA)系と交感神経系を活性化することがわかっている[341〜344]．これらの出来事によって全身の低血圧は軽減，あるいは完全に改善するかもしれないが，それは腎血管収縮も起こす．しかし，敗血症における血管作動性の出来事は，このような動脈内の相対的血液量の減少によって開始されるものよりもずっと複雑である．エンドトキシンを介したTNF-αの増加は誘導可能なNOS(iNOS)の増加をもたらす[337,345]．エンドトキシン血症をきたしたラットにおいて，iNOSの発現上昇によって生じたNOの増加は，腎臓での内皮NOS(eNOS)に負のフィードバックをもたらすことが示されている(**図10.3**参照)[346]．さらにNOのセカンドメッセンジャーであるサイクリックグアノシン一リン酸(cGMP)は敗血症の最初の16時間までは腎臓の皮質で増加することが示されているが，24時間の時点では，たとえ血漿NOが高値であり続けても減少することも示されている[347]．これらの出来事，すなわちNOを介したeNOS減少とcGMPの減少は，通常であればRA系や交感神経系の活性化に伴う腎血管収縮に拮抗するはずの血管拡張経路を障害する．エンドセリン1(ET-1)はいくつかの種におけるエンドトキシン血症で増加することが示されている[348〜352]．ラットにエンドセリン受容体阻害薬を投与すると，血圧は低下したものの，エンドトキシン血症における間質の浮腫と，血漿容量の低下につながる毛細血管透過性の亢進を改善させた[348]．

14. 炎　症

炎症反応は，虚血性急性腎不全の病因において主要な役割を果たしている可能性がある[353,354]．急性腎障害(AKI)における好中球，リンパ球，マクロファージ，ナチュラルキラー(NK)細胞の役割が研究されてきたが，これについては以下で述べる．

1) 好中球

AKIにおける好中球の役割については，多くの研究で取り上げられてきたが，議論の余地が残されている[355]．虚血性AKIにおいて好中球の集積がみられることを示した研究や，AKIの治療として抗細胞間接着分子1(intercellular adhesion module-1：ICAM-1)抗体が有効であることを示した研究によって，白血球，特に好中球が，AKIにおける尿細管障害に関与するというエビデンスが得られている[356]．しかし，ラットの末梢好中球を抗好中球血清によって枯渇させても，虚血性AKIを予防することはできなかったとの報告がある[357]．一方，マウスを使った別の研究では，抗好中球血清で末梢好中球を枯渇させると，虚血性AKIを防げることが示されている[356]．

好中球の血管内皮への接着は，好中球が虚血組織へ血管外遊走するために不可欠なステップである[358]．接着と遊走を経て浸潤した白血球は，細胞障害性の活性酸素や酵素を放出する[358]．活性化された好中球は，腎虚血におけるGFRの低下を促進することが知られているが，この一因として，好中球による活性酸素の放出が関与することが示されている[359～362]．また，慢性肉芽腫症の患者から得られた活性酸素欠損好中球を投与しても，虚血性AKIの経過は増悪しなかったとの報告がある[361]．血管内皮に接着した白血球が虚血性障害を引き起こすメカニズムについては，はっきりしていないが，プロスタグランジン，ロイコトリエン，トロンボキサンのような強力な血管収縮因子の放出[363]，エンドセリンの放出や一酸化窒素(NO)の減少を介した直接的な内皮細胞障害[25,364]が関与している可能性がある．

腎虚血・再灌流後に全身性に上昇する腫瘍壊死因子α(TNF-α)とインターロイキン1(IL-1)のようなサイトカインは，ICAM-1の発現増加をもたらす可能性があることが示されている[356]．またラットに抗ICAM-1モノクローナル抗体を投与すると，虚血性AKIを防ぐことができたとの報告がある[361,365]．さらに，ICAM-1欠損マウスでも虚血性腎障害が抑えられた[356]．このように，ICAM-1は，虚血性AKIのメディエータであり，おそらく好中球と内皮の相互作用を増強している．また，白血球接着分子の発現増加が，虚血性腎障害後の髄質血流障害の一因になっている可能性があるというエビデンスもある[366～368]．

P-セレクチンは，循環白血球の炎症組織への接着に関与する重要な分子の1つである．腎虚血障害は，内皮でのP-セレクチン発現増加とそれに伴う好中球の接着亢進に関連することも示されている[369]．可溶性P-セレクチン糖蛋白リガンドは，白血球の浸潤を阻止し，虚血性AKIにおける腎機能障害を防ぐことが知られている[251]．

AKIにおける好中球の役割については，数多くの研究があるが，いまだ意見の一致をみていない[355,370]．好中球がAKIにおける尿細管障害を引き起こすというエビデンスは存在するが，虚血性AKIにおいて好中球が浸潤していたという研究や，AKIの治療に抗ICAM-1抗体が有用であるという研究[356]などのエビデンスによっている．別の検討では，抗好中球血清によりマウスの好中球を枯渇させておくと，虚血性AKIにおいて，保護効果がみられたという[356]．しかし，同じ検討をラットで行った報告では，AKIに対する保護効果はみられなかった[357]．

マウスの虚血性AKIをカスパーゼ阻害薬Quninoline-val-asp(Ome)-CH_2-OPH(OPH-001)で治療した報告がある[371]．OPH-001投与群では，対照群に比べ，BUNと血清クレアチニンの著明な低下(100%)や急性尿細管壊死(ATN)スコアの有意な低下がみられた．また，OPH-001は，虚血性AKIにおけるカスパーゼ1活性やIL-18の上昇を抑え，腎臓への好中球浸潤も阻止した．さらに，好中球浸潤の阻止が，虚血性AKIの予防につながるかどうかを調べるため，好中球を枯渇させた動物モデルが開発された．具体的には，腎血管部をクランプする24時間前に，マウスの腹腔内にRB6-8C5モノクローナル抗体(ラットIgG2b)0.1 mgが投与された[372]．これによって，虚血性AKIの経過中に，末梢血および腎臓における好中球が枯渇した状態となった．このような好中球枯渇マウスでは，虚血性AKIの経過中，わずかに血清クレアチニンが低下(18%)したが，腎臓での好中球浸潤がないにもかかわらず，ATNスコアは低下しなかった．注目すべきことは，AKIを呈する好中球枯渇マウスの腎臓におけるカスパーゼ1活性やIL-18が，有意に上昇したままであったことである．このことから，好中球が欠損した状態でのIL-18の役割を調べるため，虚血性AKIを呈する好中球枯渇マウスにIL-18中和血清を投与する実験が行われた．その結果，IL-18中和血清を投与された虚血性AKIの好中球枯渇マウスでは，vehicleを投与されたマウスと比べ，血清クレアチニンの有意な低下(75%)とATNスコアの有意な低下がみられた．これらの結果は，虚血性AKIに，好中球非依存性のIL-18を介した新たなメカニズムが存在することを示唆している[371]．

2) リンパ球

最近，AKIにおける他の白血球，例えばリンパ球の役割についての報告がみられる．遺伝子組換えにより，CD4陽性T細胞とCD8陽性T細胞が欠損しているマウスに，虚血性AKIを惹起した場合，対照マウスに比べ腎機能の著明な改善や虚血腎での好中球浸潤の減少が認められた．また，CD8 陽性 T 細胞ではなく，CD4 陽性 T 細胞のみ欠損したマウスにおいても，虚血性 AKI は有意に抑えられた[373]．さらに，CD4 陽性 T 細胞欠損マウスに野生型マウス CD4 陽性 T 細胞を投与すると，虚血後腎障害が再び起こるようになることから，CD4 陽性 T 細胞の病態生理学的役割についての直接的なエビデンスが得られている．

しかし，CD4 陽性 T 細胞を枯渇させただけでは，虚血性 AKI を防ぐには十分ではないという報告もある[374]．この実験では，マウスに GK1.5 モノクローナル抗体（ラット IgG）10 mg/kg または vehicle が腹腔内投与（i.p.）され，GK1.5 によって完全に CD4 陽性 T 細胞が枯渇したかどうかの確認は，AKI 惹起前と虚血・再灌流後 24 時間目のリンパ節を用いたフローサイトメトリーによって行われた．その結果，虚血性 AKI を惹起した CD4 陽性 T 細胞枯渇マウスと vehicle 投与マウスにおいて，血清クレアチニンや ATN スコアに有意差は認められなかった．これによって，虚血性 AKI の進展には，CD4 陽性 T 細胞は必要でないことが示唆された．次に，虚血性 AKI を防ぐには 2 つ以上のリンパ球サブセットを枯渇させる必要があるかもしれない，という仮説が検証された．しかし，通常の $\alpha\beta$ T 細胞，CD4 陽性 T 細胞，CD8 陽性 T 細胞が，いずれも欠損している T 細胞受容体 α 鎖ノックアウトマウスでも，虚血性 AKI を防ぐことはできなかった．

3) マクロファージ

単球/マクロファージと NK 細胞は，傷害性サイトカインやケモカインを産生したり，それらの標的となることがよく知られている[375〜378]．liposomal clodronate でマクロファージを枯渇させた動物モデルでは，マクロファージが腎移植片の急性拒絶反応[379]や虚血性 AKI[380, 381, 330]における組織障害の一因となることが示されている．アミノ末端が切断された単球走化性蛋白 1（monocyte chemoattractant protein-1：MCP-1）を発現させる遺伝子治療によって，ラットの虚血・再灌流腎障害におけるマクロファージの浸潤と急性尿細管壊死（ATN）が減少したという報告もある[382]．

マウスの虚血性 AKI において，マクロファージが IL-18 を産生しているかどうかを検討した実験がある．それによれば，AKI の腎髄質外層外帯における免疫蛍光染色で，CD11b と IL-18 に対する二重染色陽性のマクロファージ数が有意に増加していたが，liposomal clodronate によってマクロファージを枯渇させると，これらの数は有意に減少した．また，マクロファージが枯渇した野生型マウスやカスパーゼ 1 欠損マウスに，IL-18 mRNA を恒常的に発現する RAW264.7 細胞（マウスのマクロファージ細胞株）を養子移入（adoptive transfer：免疫細胞の移植）すると，これらのマウスで AKI 予防効果がなくなることが示されている．さらに，マクロファージ由来の IL-18 が，AKI の発症に必要かどうかを調べるため，IL-18 が阻害されたマクロファージの養子移入実験が行われた．この実験では，野生型マウス，IL-18 結合蛋白トランスジェニックマウス，IL-18 欠損マウスからそれぞれ分離された腹膜マクロファージが使用された．なお，IL-18 結合蛋白トランスジェニックマウスとは，IL-18 結合蛋白を過剰発現することにより，IL-18 の生物活性の低下がみられるマウスである．liposomal clodronate が投与されたマウスに，野生型マウスの腹膜マクロファージを養子移入すると，IL-18 結合蛋白トランスジェニックマウスや IL-18 欠損マウスの腹膜マクロファージを移入する場合と同様に，liposomal clodronate 投与マウスにおける AKI 予防効果が失われた．すなわち，マクロファージ枯渇マウスにおける機能的な AKI 予防効果は，IL-18 機能が阻害された腹膜マクロファージの養子移入によって消失することが示された．しかしこの結果が示唆しているのは，養子移入されたマクロファージ由来の IL-18 は，虚血性 AKI を引き起こすには十分ではないことである．

4) ナチュラルキラー（NK）細胞

NK 細胞はサイトカインの放出を介し，病原体や腫瘍に対する自然免疫を担うリンパ球の一種である[383]．NK 細胞は，活性型マクロファージによって産生されるサイトカイン，例えば IL-18 に対する受容体を常時発現しているという点で独特である[384]．また，NK 細胞は，IL-12 とは独立して IL-18 によって活性化される[385]．マウスの NK 細胞は，ヒトとほぼ同じ受容体を発現しており，それには NK1.1〔マウスの NK 細胞のマーカー(抗原受容体分子 NK1.1 抗原)〕が含まれる．最近，障害組織において，NK 細胞の活性化がみられる動物モデルが提唱されている[386]．このモデルでは，NK 細胞は血流から障害部位へ動員され，一旦組織に入ると活性化され，IL-18 のようなサイトカインを放出すると仮定されている[386]．この仮説は，多くの疾患過程において NK 細胞が重要な役割を担っているという報告によって支持されている[387]．

NK 細胞を枯渇させた野生型 C57BL/6 マウスでは，虚血性 AKI に対する保護効果がみられる[388]．また，NK 細胞，T 細胞，B 細胞を欠損した Rag-2 ノックアウト/γc ノックアウトマウスに NK 細胞を養子移入すると，虚血性 AKI の増悪がみられた．さらに，*in vitro* の実験で，パーフォリン(perforin)欠損 NK 細胞は，野生型マウスの NK 細胞に比べて尿細管上皮細胞に対してわずかな殺傷能しか有していなかったことから，NK 細胞を介する腎障害は，パーフォリン依存性であると考えられた．

5) 尿　酸

尿酸は，尿細管閉塞を引き起こさないレベルであっても，AKI の一因になるかもしれない，という仮説が示されている[389]．それには多くのメカニズムが関与している．尿酸は炎症を誘導する．また，尿酸が，血管平滑筋細胞における走化性因子 MCP-1 の産生やヒトの血管内皮細胞，血管平滑筋細胞における C 反応性蛋白(CRP)産生を亢進させることがわかっている[390]．高尿酸血症を呈するラットの腎臓では，結晶の沈着とは独立して，マクロファージの浸潤が有意に増加していたとの報告がある[391]．さらに，実験的に高尿酸血症を引き起こされたラットでは，腎血管の収縮もみられる．この腎血管の収縮によって，輸入細動脈の血管抵抗が上昇し(輸出細動脈血管抵抗もわずかに上昇)，単一ネフロンあたりの GFR が低下するが，これらの変化は allopurinol で尿酸値を下げることで予防できる[392]．また，このような血管収縮は，L-アルギニン投与によって回復することから，内皮細胞における一酸化窒素(NO)の減少が，血管収縮の原因である可能性が示唆されている[393]．以上を要約すると，尿酸は，血管収縮や炎症を誘発したり，酸化ストレスを促進させる特徴をもつ可能性があり(訳注：尿酸には抗酸化作用があるとする説もある)，これにより AKI の発症を促進させると考えられている．

6) アデノシン

細胞外アデノシンは，主にエクト-5′-ヌクレオチダーゼ(CD73)によるアデノシン一リン酸(AMP)のリン酸加水分解に由来しており，特に酸素の利用が限られた状況下では，抗炎症作用を発揮する．腎臓では，アデノシン受容体(adenosine receptor：AR)の 4 つのサブタイプ(A1，A2a，A2b，A3)が発現していることが知られている[394]．CD73 依存性に産生されるアデノシンは，尿細管糸球体フィードバックの調節において重要な役割を果たす[395]．アデノシン A2a 受容体作動薬や内因性アデノシンによって，マウスの虚血性 AKI が防がれるが，これには骨髄由来細胞に発現している受容体の活性化が必要であることが示されている[396]．さらに，アデノシン A2a 受容体作動薬は，CD4 陽性 T 細胞に作用することによって，虚血性 AKI に対する防御作用を発揮することも知られている[397]．アデノシン A1 受容体の活性化は，虚血性 AKI に対して防御的な役割を果たす．アデノシン A1 受容体ノックアウトマウスでは，虚血性 AKI の増悪がみられ[394]，アデノシン A1 受容体の活性化は，マウスの虚血性 AKI の炎症，壊死，アポトーシスを抑制することが知られている[398]．アデノシン A2b 受容体拮抗薬の PSB1115 は，虚血プレコンディショニングによる腎保護作用を阻止する．一方，選択的アデノシン A2b 受容体作動薬の BAY60-6583 は，虚血障害における腎機能や組織所見を劇的に改善している[399]．アデノシン A2b 受容体は，腎血管系にのみ発現しているが，アデノシン A2b 受容体骨髄キメラマウスを用いた実験によって，腎臓に発現するアデノシン A2b 受容体が腎保護に重要な役割を果たすことが示された[399]．これらの結果から，アデノシン A2b 受容体は，腎虚血障害を強力に防ぐための新たな治療のターゲットであることが証明された．CD73 を薬理学的または遺伝子組換えによって阻害することで，虚血プレコンディショニングによる腎保護作用は無効となるが，可溶性 5′-ヌクレオチダーゼをマウスに投与すると，虚血プレコンディショニグによる腎保護作用は回復するという報告がある[400]．要約すると，アデノシン受容体は虚血性 AKI における新しい治療のターゲットであるといえる．

15. 成長因子の治療的役割

インスリン様成長因子 I (insulin-like growth factor-I：IGF-I)，上皮成長因子(epidermal growth factor：EGF)，肝細胞成長因子(hepatocyte growth factor：HGF)のような成長因子は，近位尿細管に発現している特定の受容体に結合し，近位尿細管細胞の代謝，輸送，増殖反応を調節していることが知られている[401]．これらに関する研究は，大きく次の2つに分けられる．すなわち，(i)急性腎障害(AKI)後に生じる成長反応に関連する成長因子をコードする遺伝子の腎臓での発現やその転写因子を調べる研究，(ii)AKI の動物実験モデルに成長因子を外因性に投与することで腎機能回復が促進されるかどうかを検討する研究である[402]．EGF，HGF，IGF-I は，いずれも虚血性 AKI モデルラットの腎機能回復や障害された近位尿細管上皮の再生を促進し，死亡率を改善する[403～405]．また，IGF-I は，イヌの自家腎移植モデルにおける腎移植後腎機能障害を軽減する[406]．最近，ラットの虚血性 AKI モデルにおいて，抗アポトーシス Bcl-2 遺伝子の発現と成長因子との関係についての報告がなされた[204]．それによれば，虚血性 AKI における抗アポトーシス Bcl-2 遺伝子は，EGF，IGF-I とともに，残存した遠位尿細管で発現が亢進し，さらに残存した近位尿細管でも発現が認められた(通常の近位尿細管では EGF と IGF-I は産生されない)[204, 407]．

これに関する臨床研究も行われてきている．具体的には，教育病院 20 施設の ICU 患者を対象に無作為化二重盲検プラセボ対照試験が行われた[408]．これによれば，AKI を呈する 72 例が，遺伝子組換え型 IGF-I(rhIGF-I)投与群(35 症例)またはプラセボ投与群(37 症例)に割りつけられた．その結果，rhIGF-I は，重症 AKI 患者の腎機能回復を促進しなかった．

16. 間葉系幹細胞の治療的役割

間葉系幹細胞(mesenchymal stem cell：MSC)は，再生と免疫調節というよく知られた役割を担っている．“clinicaltrials.gov”を検索したところ，Crohn 病，多発性硬化症，移植片対宿主病，虚血性脳卒中，臓器拒絶反応，軟骨修復，ループス腎炎，心疾患の患者を対象とした MSC による治療の臨床試験が，40 試験存在していた．ラットに MSC を投与すると，虚血性 AKI が防がれるという報告がある[409]．この実験では，MSC の静脈内投与によって，IL-1β，TNF-α，IFN-γ，誘導可能な一酸化窒素合成酵素(iNOS)の発現が有意に低下することが示された．さらに，MSC は，標的細胞に分化することによってではなく，傍分泌(パラクリン；paracrine)作用を介してその効果を発揮することも明らかにされた．また，ヒト MSC はシスプラチンによる AKI マウスの腎機能と生存率を改善するという報告がある[410]．AKI マウスに対する自家 MSC や同種 MSC による治療は安全な方法であり，AKI を切り抜けて生き残ったマウスの腎線維化を減少させることも示されている[411]．現在，心臓手術後に AKI のリスクがある患者を対象に，MSC 治療の第 I 相試験が進行中である．

IV 急性腎障害(AKI)の診断

1. 腎前性高窒素血症

腎前性高窒素血症の原因を**表 10.5** に示す．腎前性高窒素血症の診断のためには，4 つの臨床的診断基準，すなわち(i)血液尿素窒素(BUN)と血清クレアチニンの両方，またはいずれか一方の急速な上昇，(ii)腎灌流の低下，(iii)尿沈渣で赤血球などの細胞や細胞性円柱がみられないこと，(iv)腎灌

表 10.5 腎前性高窒素血症の原因

脱水
出血
消化管からの喪失(嘔吐，下痢など)
サードスペース(third space)への移行
熱傷
腹膜炎
筋挫傷
腎からの水分喪失
過剰の利尿薬
心機能障害
うっ血性心不全
心原性ショック
急性心筋梗塞
心タンポナーデ
広範性肺塞栓症
全身性血管拡張
グラム陰性菌血症
降圧薬
アナフィラキシー
肝硬変
腎血管抵抗上昇
麻酔
外科手術
肝腎症候群
プロスタグランジン阻害薬
非ステロイド性抗炎症薬(NSAID)
腎血管収縮薬
cyclosporin

流低下状態の補正後，24 ～ 48 時間以内に腎機能が正常化すること，を満たすことが必要である．

高窒素状態は，腎虚血を引き起こす腎灌流の低下が回復すれば正常化する可能性がある．具体的には，細胞外液(ECF)量を増加させること，心拍出量を増加させること，全身動脈血管拡張の原因(菌血症や降圧薬の過剰投与)を補正することによって，腎機能が改善するかもしれない．さらに，麻酔，外科的侵襲，肝臓病，または両側腎血管閉塞のような障害を補正，あるいは改善することによっても，腎前性高窒素血症を正常化できる可能性がある．したがって，潜在的に急性腎障害(AKI)と診断されうる患者の評価をする際にまず最初にすべきことの 1 つは，病歴聴取や身体診察によって腎前性高窒素血症の原因を注意深く調べることである．

2. 腎後性高窒素血症

腎後性高窒素血症は，両側尿管や膀胱または尿道において尿の流れが途絶することで生じる可能性がある．腎後性高窒素血症の一般的な原因を**表 10.6** に示す．腎後性急性高窒素血症に共通する特徴は，尿路閉塞である．このうち，急性腎後性高窒素血症を呈するリスクがもっとも高い患者は，前立腺肥大あるいは前立腺癌によって完全または部分的に尿路が閉塞しそうな高齢男性である．また，解剖学的な原因だけでなく，機能的に膀胱収縮が障害された状態も，腎後性高窒素血症の原因として考慮すべきである．例えば，自律神経障害，脊髄病変，抗コリン薬は，機能的に膀胱頸部閉塞を引き起こし，腎後性高窒素血症を引き起こす可能性がある．さらに，先天性尿道弁を有する男児も，急性尿路閉塞をきたす可能性がある．女性では，骨盤手術や骨盤内悪性腫瘍，骨盤への放射

表 10.6　腎後性高窒素血症の原因

尿道閉塞
尿道弁
尿道狭窄
膀胱頸部閉塞
前立腺肥大症
膀胱癌
膀胱感染症
機能性
自律神経障害
α-受容体遮断薬
両側尿管閉塞，片側尿管閉塞（単腎）
尿管内
スルホンアミド結晶，尿酸結晶，acyclovir 結晶，抗レトロウイルス薬結晶
凝血塊
結石
壊死性腎乳頭炎
尿管外
子宮頸部腫瘍，前立腺腫瘍，膀胱腫瘍
子宮内膜症
尿管周囲線維症
尿管誤結紮
骨盤内膿瘍，骨盤内血腫

線照射などの既往がない場合には，完全尿路閉塞をきたすことは比較的まれである．一方，子宮頸癌，子宮体癌，子宮内膜症の患者では，両側尿管閉塞を介した高窒素血症をきたす可能性がある．このため，腎後性高窒素血症を評価するためには，骨盤内の検査は必須である．また，鎮痛薬性腎症，鎌状赤血球貧血，糖尿病，急性腎盂腎炎などの既往がある場合には，腎乳頭壊死を介した尿路閉塞をきたす可能性のあることにも注意が必要である．

片腎やこれまでに腎機能障害がみられる場合を除けば，腎後性高窒素血症は両側尿路閉塞の場合にのみ生じる．腎超音波検査は，尿路閉塞の患者の 90％以上において，尿路閉塞による腎盂拡張，腎杯拡張を検出する．しかし，サンゴ状結石や萎縮腎では，検査の感度が低下し，また腎外腎盂では偽陽性となる可能性がある．なお，後腹膜線維症の患者では，腎盂拡張，腎杯拡張をきたさない場合もある．造影剤による AKI が知られるようになり，そのエビデンスが蓄積されるに伴い，超音波検査は尿路閉塞を除外するためのもっとも適切な手段となっている．しかし，明確に尿路閉塞を除外するためには，逆行性腎盂造影が必要となる場合もある．腎機能の回復速度は，尿路の閉塞期間や閉塞の程度次第である．

3. 腎性急性腎障害（AKI）

腎前性および腎後性高窒素血症が除外された後に，腎性 AKI の診断を考慮することができる（**表 10.1** 参照）．臨床的には，以下のいずれかによって腎性 AKI と診断することが可能である．

1. **血液尿素窒素（BUN）単独の上昇（腎前性 AKI の除外）**.
2. **BUN と血清クレアチニンの上昇**．BUN の正常値は 8 ～ 18 mg/dL で，血清クレアチニンの正常値は 0.6 ～ 1.2 mg/dL である．なお，血清クレアチニンは患者の筋肉量と関連づけて解釈すべきである．
3. **乏尿**．乏尿とは，1 日尿量が 400 mL 未満となった状態と定義される．この 400 mL という尿量は，健常な代謝状態の体内において，1 日に産生される溶質を体外に排泄するのに必要な最低の尿量である．しかし，AKIの半数のケースでは，1日尿量がこの最低量を上回り，実際には，1日尿量が1.5～2Lに及ぶこともある[412]．このようなタイプのAKIは非乏尿性AKIとよばれており，腎毒性物質によって引き起こされる疾患に関連していることが多く，乏尿性AKIと比べて重症度や死亡率が低い傾向にある．また非乏尿性AKIでは乏尿性AKIと比べ，診断時の尿中Na濃度，Na分画排泄率，尿/血漿クレアチニン比は低い[413]．非乏尿性AKIにおいて，尿量が多くなる正確な機序については不明である．しかし，非乏尿患者のクレアチニンクリアランスが乏尿患者よりも高いという所見は，糸球体濾過量(GFR)がより保たれている可能性を示唆している．にもかかわらず，次に示すような理由で，非乏尿性AKIにおいても，その豊富な尿量にもかかわらず進行性の高窒素血症が生じる可能性がある．AKIの特徴の1つは尿濃縮能の廃絶であり，このため，等張尿1Lあたりに排泄されうる溶質は約300 mOsmとなる．また，AKI患者における異化率は亢進していることが多いため，1日の溶質負荷は内因性と外因性を合わせ900 mOsmになる可能性がある．したがって，1日に2Lの等張尿が出たとしても，900 mOsmの溶質負荷のうち600 mOsmしか排泄できないことになる．すなわち，1日尿量が2Lであるにもかかわらず，溶質負荷が1日に300 mOsmの正のバランスとなるため，進行性の高窒素血症が生じることになる．非乏尿性腎不全における一連のイベントは，このように生じている．

4．**無尿**．従来から無尿は，1日尿量が75 mL未満となった状態と定義され，AKIよりも尿路閉塞または腎血管閉塞でみられやすい，とされてきた．しかし，このような無尿の定義は，おそらく適切ではない．乏尿性AKIの最初の2～3日間は，膀胱カテーテルを使用して尿量測定を行うと，1日尿量が75 mL未満となることがしばしば起こりうる．また，このような重篤な乏尿が，腎血管閉塞あるいは尿路閉塞がない状態でも，AKIでみられることがあるとの報告もある[414]．したがって，無尿とは，膀胱カテーテルを使用しても尿の排泄が全くない状態，と定義するのがもっとも適している．このように定義された無尿は，両側腎動脈閉塞の存在を示唆し，特に動脈塞栓を伴う心房細動，腹部外傷や大動脈解離のような臨床の場においては，緊急腎動脈造影検査の必要性を示唆することがある．一方，尿路閉塞では不可逆的な腎機能障害の進行は比較的ゆっくりであるため，患者の臨床的状態にもよるが，診断のわずかの遅れ(2～3日)は許容できる可能性がある．

5．**AKIのバイオマーカー**．血清クレアチニンは腎機能評価のためにもっとも広く用いられるパラメータである．しかし，腎機能とは無関係に，血清クレアチニンに影響を及ぼす腎性あるいは腎外性因子が存在している．例えば，クレアチニンの産生は，筋肉量に比例しており，また年齢，性別，体重，食事によっても影響を受ける[415]．さらに，血清クレアチニンの変化は，AKIにおける実際のGFRの変化よりも数日間遅れる可能性がある[416, 417]．このため，AKI後すぐに血中あるいは尿中に放出されるバイオマーカーは，血清クレアチニンよりも早期のAKIのマーカーとなるかもしれない．そして，AKIを早期に診断できれば，抗生物質のより適切な投与量の設定，腎毒性物質の回避，より早い段階での腎臓専門医のコンサルテーションが可能となるであろう．また，AKIの早期診断が，特異的治療〔例えば，エリスロポエチン(**表10.3**)〕の開始につながるのが理想である．AKIのバイオマーカーの研究は広く進められてきたが，そのなかには，IL-18，好中球ゼラチナーゼ関連リポカリン(neutrophil gelatinase-associated lipocalin：NGAL)，腎臓損傷分子-1(kidney injury molecule-1：KIM-1)，尿細管の酵素やシスタチンCが含まれる．IL-18は，AKIのメディエータの1つであるだけでなく，AKIのバイオマーカーでもある．マウスAKIでは，尿中IL-18が上昇しているという報告がある[141, 371]．また，AKI患者の尿中IL-18は，他の腎疾患に比べ上昇しており，移植後腎機能障害患者でも尿中IL-18の上昇がみられる[418, 419]．さらに，急性呼吸促迫症候群(acute respiratory distress syndrome：ARDS)をきたした重症疾患の成人[420]，ICUでAKIを呈する小児[421]，人工心肺(cardiopulmonary bypass：CPB)後にAKIを生じた小児[422]，造影剤腎症の成人[423]において尿中IL-18は，血清クレアチニンが50%上昇する48時間前に上昇することが知られている．

NGAL は，リポカリンスーパーファミリーに属する小蛋白であり，腎尿細管細胞に発現している[424]．ラットとマウスの虚血性 AKI の早期[425]およびマウスの cisplatin 誘発腎症の早期[426]には，腎臓と尿中で NGAL 蛋白の上昇がみられる．一方，ヒトでは人工心肺後に AKI をきたす小児と成人[427, 428]，ICU で AKI を呈する小児[429, 430]，造影剤腎症の成人と小児[431, 432]において尿中 NGAL は，血清クレアチニンよりも早期に上昇することが報告されている．また，NGAL は AKI のバイオマーカーであるだけでなく，AKI の病態生理学的な役割を果たしている．例えば NGAL をマウスに投与したところ，虚血性 AKI を防げることが示されている[424, 433]．

KIM-1 は，正常な腎臓に低いレベルで発現している上皮細胞接着分子である．ラットとマウスの虚血性 AKI の腎臓で，KIM-1 の発現が亢進していることが示されている[434, 435]．尿中 KIM-1 は，急性尿細管壊死患者では上昇しており[436]，また腎移植患者における移植腎の機能喪失の予見因子でもある[437]．

尿細管の酵素は，障害を受けた近位尿細管と遠位尿細管の両方またはいずれか一方から放出される．尿中の尿細管由来の酵素は，さまざまな原因による尿細管障害に対して非常に感度が高い可能性がある．例えば，腎移植患者では急性拒絶反応と急性尿細管壊死の両方でアルカリホスファターゼ(alkaline phosphatase：AP)，γ-グルタミルトランスフェラーゼ(γ-glutamyl transferase：GGT)，ロイシンアミノペプチダーゼ(leucine aminopeptidase：LAP)，ジペプチジルペプチダーゼⅣ(dipeptidyl peptidase Ⅳ：DPP Ⅳ)の上昇がみられている[438]．

シスタチン C は，クレアチニンが主に筋肉で産生されるのとは対照的に，全身の有核細胞で産生される蛋白であり，糸球体で自由に濾過される[439]．血清シスタチン C は，AKI 患者や人工心肺後の成人において，血清クレアチニンよりも早期の AKI のマーカーになるという報告がある[440, 441]．さらに，血清シスタチン C は，造影剤腎症[442]，肝硬変[443, 444]，成人および小児の重症疾患[445, 446]において，血清クレアチニンよりも正確な糸球体濾過量(GFR)のマーカーであることが知られている．

急性疾患でない患者にみられる BUN と血清クレアチニンの上昇は，急性腎不全や慢性腎不全によっても引き起こされる可能性がある．慢性腎不全を示唆する特徴は，以下に示すとおりである．

1．3 か月以上持続する症状，例えば，倦怠感や夜間多尿．
2．数か月前に指摘された BUN または血清クレアチニンの上昇．
3．正球性正色素性貧血．ただし，AKI や微小血管症性溶血性貧血(例えば，溶血性尿毒症症候群)の患者でも，正球性色素貧血を呈する場合がある．
4．腎超音波検査で萎縮腎(＜10 cm)を認める．ただし，慢性腎不全の患者でも，例えば糖尿病性腎症，アミロイドーシス，常染色体優性多発性嚢胞腎，急速進行性糸球体腎炎，悪性高血圧などの場合には，腎臓のサイズは正常か腫大していることもある．

4. 急性腎障害(AKI)患者の評価

包括的な病歴，身体診察，尿検査(沈渣や尿生化学検査)は，大多数の患者にとって診断の手がかりとなる．

1) 病歴と身体診察

データを注意深く“表”の形に整理して記録することは，診断や治療の最初のステップである．バイタルサイン，毎日の体重測定，摂取量と排泄量の記録，過去と最近の検査値，水分量と投薬リストは，フローチャートに記録し，患者チャートに含めるべきである．患者が AKI を発症する前に，複雑な経過で数週間あるいは数か月間入院していた場合，注意深く作成されたフローチャートが，AKI の原因〔例えば，非ステロイド性抗炎症薬(NSAID)投与や予防的抗生物質投与〕をみつける唯一の方法になりうることが多い．

AKI が病院外，病院内，ICU のうちどこで発症したかを見定めることは有用である．これらの環境下では，AKI の原因と管理方法が異なる可能性があるからである．病院外で発症する AKI の一般的な原因は，急性の全身性疾患（例えば，インフルエンザ），胃腸炎（脱水などの多様なメカニズムで AKI をきたす可能性がある），ミオグロビン尿をきたす横紋筋融解症である．急性高窒素血症の原因が外傷の場合，通常，入院時に明らかとなる．しかし，意識不明または昏睡状態の患者の場合，初期の診察で発見されない内部損傷や広範な筋損傷，または急性の尿閉が隠れている可能性がある．また，急性高窒素血症を呈する男性患者では，前立腺症の症状を注意深くスクリーニングすべきである．病院外で処方されることが多い aspirin，NSAID，抗生物質，利尿薬は，急性間質性腎炎の主な原因になる．特に精神状態に異常を呈する患者では，重金属化合物，溶剤，エチレングリコール，サリチル酸塩，鎮静薬の中毒（偶発的または故意）などがみられた場合，それらによって予想外の AKI の発症を説明できることがある．

ICU 以外で，入院中に高窒素血症が発症する場合，考えられる原因は限られている．患者の大多数は急性尿細管壊死（38%）または腎前性高窒素血症（28%）を呈する．このような病院内でみられる AKI の発症因子には，水分や電解質の喪失が含まれる．例えば，あまりに重症なために溶質や水分摂取を自分でコントロールできない患者に対する過剰な利尿薬投与，経鼻胃管吸引，外科的ドレーン，下痢などである．外科手術と麻酔は，腎動脈の血管収縮と抗利尿ホルモンの放出を引き起こすが，これらの反応は術後 12 〜 24 時間持続することがある．腎毒性のある薬物や造影剤のような診断に使用する薬物は，急性高窒素血症の主要かつ重要な原因の代表格である（**表 10.1** 参照）．

ICU で AKI を発症する大部分の患者は，急性尿細管壊死（76%）を呈しており，その残りのほとんどの患者で腎前性高窒素血症（18%）がみられる．ICU の AKI 患者の死亡率は 70%以上であるが，これは，ICU 以外の病院内で発症した AKI と比べてかなり高い死亡率である．さらに，人工呼吸器管理が必要な急性呼吸促迫症候群（ARDS）による呼吸不全患者が，ICU で透析を必要とする AKI を発症した場合，その死亡率は 90%以上と非常に高くなる[447]．また ICU では，AKI は多臓器不全症候群（multiorgan dysfunction：MODS）の一部としてみられることが多い．

2) 尿検査

AKI の診断では尿沈渣の評価も重要である．腎尿細管上皮細胞，細胞性壊死組織片，“泥状の”褐色顆粒状円柱がみられる活動性の尿沈渣は，急性尿細管壊死の診断の裏づけとなる．また，多量の尿蛋白（>3.0 g/日）や多数の赤血球円柱の存在は，急性糸球体腎炎や血管炎に続発する AKI を示唆している．一方，尿中に細胞成分や蛋白がみられない場合は，腎前性高窒素血症と腎後性高窒素血症がもっとも疑われる．さらに尿中の大量の結晶，例えば尿酸結晶，エチレングリコール中毒または methoxyflurane 麻酔に続発するシュウ酸塩結晶，acyclovir や indinavir で治療中の後天性免疫不全症候群患者の結晶尿もまた，AKI の特異的な原因の手がかりとなることもある．

尿の組成を評価することによって，かなりの情報が得られることがある[413, 448]．Miller らの研究[413]では，腎前性高窒素血症と乏尿性，非乏尿性 AKI との尿組成の違いについて調べている．これらの違いは，**表 10.7** にまとめられている．腎前性高窒素血症では，尿細管機能は保たれており，尿細管は Na を再吸収できるため，腎臓の虚血に反応して尿中 Na 濃度は低下する．また，腎前性高窒素血症では，腎濃縮能も活性化され，尿浸透圧は血漿浸透圧よりも高くなる．さらに，腎前性高窒素

表 10.7 腎前性高窒素血症と腎性急性腎障害（AKI）の尿所見

臨床検査	腎前性高窒素血症	腎性急性腎障害
尿中 Na 濃度（U_{Na}）（mEq/L）	<20	>40
尿浸透圧（mOsm/kgH_2O）	>500	<400
尿/血漿尿素窒素比	>8	<3
尿/血漿クレアチニン比	>40	<20
尿中 Na 分画排泄率（%）	<1	>1
尿沈渣	赤血球などの細胞や細胞性円柱がみられない	“泥状”の褐色顆粒状円柱，細胞性壊死組織片，腎尿細管上皮細胞

血症では，尿細管機能や水再吸収能は正常であるため，尿/血漿クレアチニン比が40以上となる．これに対し，腎性AKIでは，尿/血漿クレアチニン比は20未満となるのが一般的である．ただし，腎前性高窒素血症でmannitolや利尿薬が投与されると，尿中Na濃度が上昇し，また腎濃縮能も障害される可能性があるため，尿検体採取前2～3時間以内にこれらいずれかの薬物が投与された場合には，尿組成の解釈は困難となる．このように，腎前性高窒素血症で利尿薬を投与された患者の尿組成は，腎性AKI患者の尿組成と類似していることがある．さらに，腎前性高窒素血症と腎性AKIを鑑別するために尿組成を解釈するうえで，ほかにも多少の制限が存在する．例えば，高齢患者と慢性腎臓病患者では，腎前性高窒素血症の場合でも尿が濃縮されないことがある．また，尿中分画Na排泄率(fractional excretion of sodium：FE_{Na})は，急性尿細管壊死では上昇しているが，非乏尿性急性尿細管壊死，造影剤，肝腎症候群(hepatorenal syndrome：HRS)，横紋筋融解症，急性糸球体腎炎，血管炎や早期の閉塞性腎症により引き起こされるAKIでは低下していることがある[449]．

最近の研究では，救急外来を受診する患者からAKIを発見するためには，尿中の好中球ゼラチナーゼ関連リポカリン(NGAL)がもっとも有用であった[450]．この研究によれば，腎前性高窒素血症または慢性腎臓病の患者では，尿中NGALの上昇はみられなかった．また，腎前性高窒素血症と慢性腎臓病は，FE_{Na}(尿中NGAL濃度ではない)によって鑑別された．

尿素クリアランスは尿の流量に依存するため，尿細管機能が保たれている腎前性高窒素血症または急性尿路閉塞で尿流量が減少すると，尿素クリアランスは低下する．これに対し，クレアチニンクリアランスは尿流量の影響を受けないことから，BUNは血清クレアチニン濃度よりも急速に上昇する可能性がある．このような観点から，BUN/血清クレアチニン濃度比が10～15:1をかなり上回る場合は，腎前性高窒素血症または急性腎後性腎不全が示唆される．一方，合併症のない腎性AKIの場合には，BUN/血清クレアチニン濃度比は10～15:1を超えないのが普通である．しかし，過剰な蛋白摂取，消化管出血，体内の異化率亢進(例えば，発熱，ステロイド，外傷)によっても，BUN/血清クレアチニン濃度比は上昇することがある．また，低蛋白食摂取や肝臓病では，腎前性や腎後性高窒素血症であっても，BUN/血清クレアチニン濃度比が低下することがあり，逆に蛋白異化率が亢進すれば，腎性AKIの場合でも，BUN/血清クレアチニン濃度比が10～15:1を上回ることがある．このように，BUN/血清クレアチニン濃度比の解釈も，尿組成の評価と同様に慎重に行うべきである．

5. 一般的な原因による急性腎障害(AKI)の病態生理と臨床的特徴

腎毒性物質は，AKIの重要な原因である．重要な腎毒性物質としてはアミノグリコシド系抗生物質，X線造影剤，非ステロイド性抗炎症薬(NSAID)，cisplatin，amphotericin Bがあげられる．

1) アミノグリコシドの腎毒性

アミノグリコシドは，重篤なグラム陰性菌感染症の治療における主要な抗生物質である．アミノグリコシドの多用とその潜在的な腎毒性のリスクによって，アミノグリコシドはAKIの原因としてよくみられるようになってきている．アミノグリコシドの投与量を注意深く調節し，その血漿濃度を治療域に保ったとしても，アミノグリコシドを投与された患者の10～25%にAKIが発症する．アミノグリコシドの腎毒性は，アミノグリコシドが腎皮質へ結合することに関連している可能性がある[451,452]．特に，アミノグリコシドの近位尿細管細胞管腔側への結合には，メガリンを介することが知られている．アミノグリコシドが一旦エンドサイトーシスによって細胞内に取り込まれると，エンドソームの癒合が阻害される．また，アミノグリコシドは，Golgi装置へ直接輸送されることもある[453]．組織中のアミノグリコシドの半減期は，血清中に比べかなり長くなっている．具体的には，ラットにおける血清中のgentamicinの半減期が30分であるのに対し，腎組織中では109時間であったことが示されている[454]．なぜアミノグリコシドによる腎不全が投薬を中止した後でさえも生じうるかについては，このような組織中の長い半減期によって説明できる．還元された酸素代謝物が，gentamicin腎毒性の重要なメディエータであるという多くのエビデンス(*in vitro*と*in vivo*)

がある[455]．gentamicin は，腎皮質のミトコンドリアによるスーパーオキシドアニオンと過酸化水素の産生を促進することが示されている．スーパーオキシドアニオンと過酸化水素は，金属触媒存在下で反応し，ヒドロキシルラジカルの産生につながる可能性がある．また，gentamicin は，腎皮質のミトコンドリアから鉄(Fe^{2+})を放出させ，ヒドロキシルラジカルの産生を促進することも知られている．このような *in vitro* の所見は，活性酸素代謝物のスカベンジャーや鉄のキレート剤が，gentamicin による AKI に対して防御的に働くことを示した *in vivo* の実験によっても裏づけられている．

アミノグリコシドが腎毒性をきたしやすくなるいくつか要因がある．その要因には，高齢，既存の腎疾患，脱水，高血圧，アミノグリコシドや他の腎毒性をもつ薬物に最近曝露されたことが含まれる．アミノグリコシドによる腎毒性は，緩徐に発症するのが普通で，その臨床経過は薬物投与量と投薬期間に関連している．また，糸球体濾過量(GFR)が低下する前に，軽度の蛋白尿，リゾチーム尿，尿濃縮力障害，多尿がみられることが多い．初期の所見としては，腎性尿崩症に続発する等張尿(isosthenuria)や Mg と K の喪失がみられる．一方，末期の症状としては高窒素血症がみられる．アミノグリコシドの腎毒性による AKI は，非乏尿性で可逆性であり，死亡率も低いのが特徴である．アミノグリコシドによる高窒素血症は，薬物投与中止後はじめて発症することもある．逆に，アミノグリコシドを中止後も腎機能障害の回復が遅れることも多く，完治するまでに数週から数か月を要することもある．アミノグリコシドの腎毒性と造影剤腎症(contrast-induced nephropathy：CIN)の臨床上の違いを**表 10.8** に示した．

2) 造影剤腎症

造影剤によって生じる AKI は，アミノグリコシドによる腎毒性とは臨床的に異なった特徴をもつ．造影剤腎症とアミノグリコシドの腎毒性との基本的な相違点については，**表 10.8** に示した．

造影剤腎症は，腎不全の原因の 1 つとして，この 2 ～ 3 年でますます認識されるようになってきている．造影剤使用後に，血清クレアチニンが 25%以上に上昇または 0.5 mg/dL 以上に上昇した場合を造影剤腎症と定義すると，造影剤使用後の造影剤腎症の発症頻度は約 11.3%である[456]．造影剤は腎血管収縮を引き起こすことによって，AKI を発症させる．造影剤腎症の病態生理においては，低酸素による尿細管障害が重要である．造影剤は腎髄質外層の生理的な低酸素状態を著明に助長する[457]．また，エンドセリンが造影剤腎症の病態生理に関与するという報告がある[458]．しかし，冠動脈造影を施行された慢性腎不全患者 158 人を対象とした最近の臨床研究では，輸液による水負荷とともにエンドセリン A 受容体拮抗薬とエンドセリン B 受容体拮抗薬を両方投与すると，水負荷単独の場合と比べ，造影剤腎症が増悪することが示されている[459]．

造影剤腎症をきたしやすい因子としては，年齢(＞55 歳)，既存の腎機能障害，神経血管合併症のある糖尿病，蛋白尿，脱水，急性肝不全，腎毒性のある薬物の最近の使用歴があげられる[460]．最近，経静脈的尿路造影，造影 CT，胆管造影，経口胆嚢造影だけでなく，多様な動脈造影後に発症する腎不全が報告されている[460]．腎不全は通常，造影剤投与後 24 時間以内に突然発症し，乏尿を呈するのが特徴であるが，非乏尿性腎不全となることもある[461]．一般的には，腎機能は回復するが，腎不全が進行した患者，特に糖尿病性腎症の患者では，造影剤による AKI からの回復は見込めない可能性があり，慢性血液透析(chronic hemodialysis：CHD)が必要となることもある．なお，造影剤腎症の高リスク患者においては，比較的新しい非イオン性造影剤のほうが腎毒性が少ない可能性が

表 10.8　造影剤腎症とアミノグリコシド腎毒性の臨床的相違点

アミノグリコシドによる腎毒性	造影剤腎症
非乏尿性	非乏尿性より乏尿性が多い
緩徐な発症(数日から数週)	急速な発症(24 時間)
回復は遅い	回復は比較的早い
尿中 Na 分画排泄率(FE_{Na})は正常または上昇	FE_{Na} は低下

ある[462]．

造影剤腎症の発症は，造影剤投与前後で生理食塩液の輸液を行うことによって最小限に抑えられる[463]．利尿薬の使用は可能なら避けるべきである．造影剤による AKI は Ca^{2+}チャネル拮抗薬によって軽減されることから，造影剤は Ca^{2+}を介して血行動態へ影響を及ぼしている可能性がある．造影剤による AKI は 2～3 日以内に回復に向かう傾向がある．慢性腎不全患者に，輸液と併用して抗酸化作用を有する acetylcysteine を予防的に経口投与すると，造影剤による腎機能低下を軽減できるという報告がある[464]．しかしこの研究では，腎機能低下の定義を"病的状態や死亡につながらない血清クレアチン 0.5 mg/dL 以上のわずかな上昇"としており，そのうえ，acetylcysteine 投与群の血清クレアチニンは，実際にはベースラインよりも低値を示していた．

造影剤腎症の予防目的に塩化ナトリウム輸液と重炭酸ナトリウム輸液の比較臨床試験では，結果に一致をみていない[465]．最近の 2 つのメタアナリシスでは，造影剤腎症予防に塩化ナトリウム輸液が重炭酸ナトリウム輸液よりも有効かどうかについて検討された[456, 466]．造影剤腎症を"血清クレアチニンが 25%以上に上昇，または 0.5 mg/dL 以上に上昇した場合"と定義すると，どちらのメタアナリシスでも，造影剤腎症の予防には，重炭酸ナトリウム輸液のほうが塩化ナトリウム輸液よりも有効であるという結果が示された．一方，腎代替療法の必要性または死亡を予防するという点では，塩化ナトリウム輸液と重炭酸ナトリウム輸液に有意差を認めなかった[456, 466]．今日まで行われた造影剤腎症予防のための塩化ナトリウム輸液と重炭酸ナトリウム輸液を比較する臨床試験には，大きな限界が存在している[465]．造影剤腎症を予防または治療するためには，よくデザインされ十分に信頼できる臨床試験が早急に行われる必要がある．

3) 非ステロイド性抗炎症薬

非ステロイド性抗炎症薬（NSAID）は，疼痛管理やリウマチ性疾患の管理に使用されるが，AKI の病因としてもますます認識されてきている．これらの薬物には，aspirin やその誘導体だけでなく，より新しい NSAID であるシクロオキシゲナーゼ 2（cyclooxygenase-2：COX-2）阻害薬も含まれるが，いずれもプロスタグランジンの合成を阻害する[464]．そして，虚血性 AKI[467]，急性間質性腎炎[468]，低レニン性低アルドステロン症[469]，腎乳頭壊死[470]，ネフローゼ症候群[471]のような腎障害の原因となる．

NSAID による AKI は，プロスタグランジンによる腎血管拡張作用の減弱によって引き起こされることが知られている．1 日 50 mEq の Na を含む食事を摂取する人に indomethacin 150 mg を投与すると，GFR が 10%未満に低下するが，腎血流は低下しないという報告がある[472]．しかし，同様の Na 制限食を摂取する慢性腎不全患者に indomethacin 150 mg を投与すると，GFR と腎血量のいずれもが著明に低下する．また，indomethacin や他の非ステロイド性抗炎症薬の使用による同様な腎機能低下や腎血流低下が，ループス腎炎[473]，ネフローゼ症候群[474]，腹水を伴う肝硬変[475]，重篤なうっ血性心不全[476]の患者で認められたという報告がある．このような浮腫性疾患のすべてに共通しているのは，有効循環血漿量の低下（心拍出量の低下または動脈血管拡張）と交感神経刺激やレニン・アンジオテンシン系亢進による腎血管収縮である．通常，このような腎血管収縮は，プロスタグランジンによる血管拡張作用によって軽減される．したがって，NSAID によるプロスタグランジンの合成阻害は，このバランスを乱し，重篤な腎血流低下と GFR の低下を引き起こすことになる．NSAID による虚血性腎機能障害をきたしやすい他の要因としては，利尿薬の使用，高齢，動脈硬化性心血管病，腎血管疾患，糖尿病，急性痛風性関節炎があげられる[476]．また，慢性腎機能障害の患者にも，NSAID による急性の血管運動性腎機能低下のリスクがある．典型的な臨床上の特徴としては，リスクファクターがあること，わずかな塩分と水分の貯留があること，尿の排泄低下がみられること，尿沈渣が良性であること，FE_{Na} の低下（$<1\%$）がみられること，NSAID を中止することで速やかに腎機能が改善すること，などがあげられる[467, 469]．NSAID のなかには，腎不全，多量の尿蛋白，腎生検で足突起癒合（微小変化）を伴う間質性腎炎所見を特徴とする急性アレルギー性間質性腎炎に関与するものがある．このような NSAID による腎不全も，一般的には可逆性であるが，その回復経過は比較的緩徐である．

シクロオキシゲナーゼ(COX)は，アラキドン酸をプロスタグランジン H_2 へと代謝する．COX には，2つのアイソフォームがあり，それぞれ COX-1 および COX-2 とよばれる．腎臓では，COX-1 は主に血管平滑筋と集合管に発現しているのに対し，COX-2 は主に緻密斑を含む皮質部 Henle ループの太い上行脚の細胞に発現している．また COX-2 は，髄質の間質細胞にも多く発現している[477]．COX-1 は常時発現しているが，COX-2 の発現は一般的には少ないといわれている[478]．COX-2 の発現は，塩分摂取，水分摂取，髄質浸透圧，成長因子，サイトカイン，副腎ステロイドなどによって調節されることも知られている．最近，COX-2 選択的 NSAID が広く使用されるようになってきている．非選択的 NSAID による腎臓に対する副作用の多くは，COX-1 よりもむしろ COX-2 阻害を介しているように思われる．このため，COX-2 選択的 NSAID は，胃腸障害を減少させるが，腎臓に対しては非選択的 NSAID と同じ副作用をもたらすと思われる．実際，臨床研究や実験的研究によって，COX-2 選択的 NSAID による腎臓に対する副作用は，非選択的 NSAID によるものと同様であることが示されている[479]．これらの副作用には，軽度から中等度の血圧上昇や浮腫の悪化のみならず，Na，K，水分貯留や腎機能の低下が含まれる．そして，このような副作用は脱水患者で増強される．なお，実験的研究によれば，進行中の腎不全のみならず，5/6 腎摘，腎血管性高血圧，糖尿病のような腎障害モデルにおいても，腎臓での COX-2 の発現が亢進していることが示されている[478]．このことは，COX-2 阻害薬がさまざまな腎疾患に腎保護作用を与える可能性もあるということを示唆している．

4) cisplatin

cisplatin は，多くの腫瘍に対して大変有効な化学療法薬である．cisplatin を投与する際にルーチンに水負荷や mannitol の投与が行われているにもかかわらず，腎不全の発症は依然として多くみられる．cisplatin の腎毒性は累積的効果であり，用量依存的である[480]．cisplatin 40 ～ 100 mg/m^2 を 1 回投与後，大部分の患者で，一過性の血液尿素窒素(BUN)と血清クレアチニンの有意な上昇がみられる．高用量(100 mg/m^2)の cisplatin が 1 週間以上投与された場合には，2 年間遷延することもある腎不全をきたすことがある[481]．cisplatin は，主に近位尿細管の S3 セグメントの尿細管壊死を引き起こす[482]．また，cisplatin による腎血漿流量低下は，GFR 低下よりも早期にみられる．このことは，cisplatin による尿細管壊死の主な原因が，直細動脈の循環障害によって S3 セグメントが障害されることである可能性を示唆している[483]．この点で，カスパーゼやカルパインは cisplatin による内皮細胞壊死の独立したメディエータである[129]．また，cisplatin による AKI マウスの血中では，全身の内皮細胞障害の指標である von Willebrand 因子(vWF)の上昇がみられる[331]．しかし，腎血管構造とは独立した *in vitro* の系である培養尿細管においても，cisplatin がアポトーシスによる尿細管細胞死を引き起こすことが示されている[484, 485]．このことは，cisplatin が直接的に尿細管障害を引き起こすこともできることを示唆している．また，cisplatin の腎毒性は，低マグネシウム血症と低カリウム血症のみならず，Mg^{2+}，Na^{+}，K^{+}，Ca^{2+} の尿中喪失にも関与している．

cisplatin による AKI の病因については，げっ歯類で広く研究されている．抗酸化剤である *N*-acetylcystein[486] と還元剤である glutathione[487] は，ラットにおいて cisplatin による AKI を防ぐ．また，カスパーゼ 1 欠損マウスでは，cisplatin による急性尿細管壊死と尿細管細胞のアポトーシスが防がれた[207]．cisplatin による急性腎不全の腎臓では，IL-1β，IL-18，IL-6 のようなサイトカインの上昇と好中球の浸潤がみられる[125] が，このような IL-1β，IL-18，IL-6 を阻害したり，好中球浸潤を抑制しても，cisplatin による急性腎不全を十分に防ぐことはできない．cisplatin によるマウスの AKI モデルでは，腎臓における CD11b 陽性マクロファージの増加とフラクタルカイン(CX_3CL1)(活性化内皮細胞で発現される強力なマクロファージ化学誘因物質)の発現増加がみられる[331]．しかし，マクロファージを欠損させたり，フラクタルカイン受容体(CX_3CR1)を阻害しても，cisplatin による AKI の組織学的および機能的変化を十分に防ぐことはできない．cisplatin によって誘導される AKI において，その他の炎症性サイトカインや炎症細胞(例えば，T 細胞)の役割を調べることは，今後の研究に値する．

5) アンジオテンシン変換酵素阻害薬

アンジオテンシン変換酵素(angiotensin-converting enzyme：ACE)阻害薬は，高血圧，うっ血性心不全，糖尿病性腎症などの治療に広く使用されている．ACE 阻害薬による AKI は，脱水，両側腎動脈狭窄，常染色体優性多発性囊胞，心不全，肝硬変，糖尿病性腎症のように，アンジオテンシンが糸球体濾過量(GFR)の維持のために重要な役割を果たしている状況下で生じる可能性がある．また，利尿薬による Na の欠乏や既存の慢性腎機能障害も，主なリスクファクターである．通常，ACE 阻害薬による腎機能障害は無症候，非乏尿性で，高カリウム血症を伴っている．ACE 阻害薬を中止すれば，AKI は可逆性であることが多い．

6) 肝腎症候群

全身の動脈血管系拡張仮説によれば，肝硬変における動脈樹のなかの相対的な循環血液量の低下は，循環動態を回復させるような神経内分泌的な反応(レニン・アンジオテンシン・アルドステロン系，交感神経系，非浸透圧刺激によるバソプレシンの放出)を活性化し，腎臓での Na と水の貯留を促進させると考えられている．最近では，肝硬変における動脈血管拡張の主な原因は，血管での一酸化窒素(NO)産生増加であるというエビデンスが蓄積されてきている[342, 488]．

腹水を伴う非代償性肝硬変の患者で AKI がみられる場合には，肝腎症候群(HRS)を考慮すべきである．このような状態は，典型的な腎前性高窒素血症であり，尿沈渣では赤血球などの細胞や細胞性円柱がみられず，肝臓が正常な人に肝腎症候群患者の腎臓を移植すると，移植腎は正常に機能する．肝腎症候群の診断は，除外診断であり，急性尿細管壊死，脱水，急性間質性腎炎，急性糸球体腎炎，尿路閉塞のような AKI の他の原因を除外する必要がある．死亡率は 95%であるが，肝移植によって回復する可能性もある．最近の研究では，albumin とともに V1 バソプレシンのアナログである terlipressin を 7 ～ 10 日間投与すると，Ⅰ型肝腎症候群(数週間以内での死亡率が高い高リスク群)の約 50%の患者を回復させる可能性があるということが示されている．

最近，肝腎症候群の新しい診断基準が提唱されている[489]．肝腎症候群の診断には，腎不全の他の原因を除外することが基本となる．改訂された肝腎症候群の診断基準は，(i)敗血症性ショックにいたっていない進行中の敗血症にみられる腎不全は肝腎症候群と考える，(ii)血漿量を増加させるには生理食塩液よりも albumin を使用するべきである，(iii)尿量は 500 mL/日未満，尿中 Na は 10 mEq/L 未満，尿浸透圧は血漿浸透圧より高く，血清ナトリウム濃度は 130 mEq/L 未満のような小診断基準は削除されているという 3 つの点で，以前の診断基準とは異なっている．肝腎症候群の診断に不可欠な大診断基準は，(i)腹水を伴う肝硬変，(ii)血清クレアチニンが 1.5 mg/dL 以上，(iii)ショック状態でないことと，腎毒性をもつ薬物の最近の曝露歴がないこと，(iv)少なくとも 2 日間の利尿薬中止や albumin 投与(1 g/kg/日，最大 100 g/日まで)による血漿量増加後，持続的に血清クレアチニンが 1.5 mg/dL 未満に改善しないこと，(v)蛋白尿(>500 mg/日)や血尿(赤血球数>50 個/強拡大)を呈する腎疾患および腎超音波検査で異常が認められる腎疾患が存在しないこと，などである．

7) アテローム塞栓症

アテローム塞栓症は，別名がコレステロール塞栓症ともよばれ，高齢者の腎機能障害の原因として増加しているが，依然，生前に診断がつかない場合も多い[490, 491]．心臓血管手術後，血管造影検査による動脈内膜の損傷後，心筋梗塞に対するストレプトキナーゼ静脈内投与後にそれぞれ AKI がみられた場合，その原因としてアテローム塞栓症を疑うべきである．また，アテローム塞栓症は，自然に発症することや coumadin 内服中の患者に発症することもある．コレステロールの結晶や微小塞栓は潰瘍化したプラーク表面から飛散し，末梢に運ばれて細動脈を閉塞する．消化管や膵臓への小塞栓は腹痛を引き起こす可能性がある．臨床所見としては，"blue" toe や網状皮斑のような末梢血管機能不全がみられることがある．また血液検査では，赤血球沈降速度亢進，好酸球増加，低補体血症がみられることがある．ただし，アテローム塞栓の症状や臨床所見は，結節性多発動脈炎，アレルギー性血管炎，亜急性細菌性心内膜炎，左心房粘液腫によるものと区別がつかない可能性もある．アテローム塞栓症の確定診断は，腎臓，皮膚，消化管を含む標的臓器の生検によって可能となる．腎臓の予後は改善するもの，悪化するもの，慢性腎機能障害が持続するもの，透析を離脱できないものなどさまざまである．アテローム塞栓症の予防のためには，不必要な侵襲的処置(例えば，腎動脈造影検査や臨床的に広範な動脈硬化があると考えられる患者を手術する際の大動脈の操作)を避けることも必要である．また，積極的な治療のアプローチ(例えば，腎臓よりも下部の病変に対して個々の患者にオーダーメイドで行うバイパス手術)によって，臨床的予後が良好となる可能性がある[492]．

8) 血栓性微小血管症

血栓性微小血管症は，微小血管症性溶血性貧血，血小板減少，多彩な腎症状や神経症状を特徴とする疾患である．したがって，AKI，血小板減少，錯乱や痙攣のような神経徴候がみられる患者では，血栓性微小血管症を疑うべきである．血栓性微小血管症とAKIの原因は**表10.1**に示した．末梢血液塗抹標本では破砕赤血球の増加が常にみられるが，凝固系検査，例えば国際標準化比(international nomalized ratio：INR)や部分トロンボプラスチン時間(partial thromboplastin time：PTT)は通常は正常である．

血栓性微小血管症は，おそらく腎細動脈の内皮障害を発端として，血小板血栓が形成されることで生じると思われる．血栓性血小板減少性紫斑病(thrombotic thrombocystopenic purpura：TTP)や溶血性尿毒症症候群(hemolytic uremic syndrome：HUS)の病態生理における最近の進歩としては，近年発見されたvWFの多量体切断酵素，TTPや非定型的なHUS患者の血清によって惹起される内皮細胞アポトーシス，補体系の活性化があげられる[493]．腎皮質壊死は動脈病変によって生じる可能性がある．血栓性微小血管症による急性の高窒素血症は，原疾患の重篤な合併症の1つにすぎないことも多い．また，腎臓における中心病変は，糸球体または糸球体流入血管で，近位尿細管や間質の障害は相対的に少ない．小児のHUSでは腎機能の回復が期待できる．TTPでは血漿交換療法が選択すべき治療である．

9) 急性尿酸腎症

急性尿酸腎症は，尿細管管腔内の尿酸結晶沈着によってAKIを引き起こす．また，著明な高尿酸血症を伴う．典型的な急性尿酸腎症は，白血病やリンパ球増殖性悪性腫瘍のような細胞代謝回転が亢進した悪性腫瘍に対する寛解導入化学療法の際に生じる．さらに，急性尿酸腎症とAKIは，腫瘍崩壊症候群でもみられる．急性尿酸腎症の臨床的特徴は，高尿酸血症，高カリウム血症，高リン酸血症，尿中尿酸/クレアチニン比が2以上を呈することである．急性尿酸腎症の予防には，十分な水分補給と尿のアルカリ化が必要である．また，化学療法の数日前からallopurinolを投与すべきである．

10) 急性リン酸腎症

大腸内視鏡の前処置としてリン酸ナトリウム溶液を経口投与した後に，AKIが発症したという報告がある[494]．一般的な腸管洗浄のための経口リン酸ナトリウム溶液の投与量は45 mLで，これには一塩基性リン酸ナトリウム21.6 gと二塩基性リン酸ナトリウム8.1 g(P元素として合わせて5.8 gに相当)が含まれている．急性リン酸腎症の診断には，次の5つの診断基準が提唱されている[494]〔(i) AKI，(ii)最近の経口リン酸使用歴，(iii)腎生検で多量のリン酸Ca沈着を伴う急性および慢性の尿細管障害(通常，1検体中の障害尿細管は40個以上)の所見を認める，(iv)高カルシウム血症がない，(v)腎生検で他の腎疾患の所見を認めない〕．急性リン酸腎症のリスクファクターとしては，既存の慢性腎臓病，脱水傾向，高齢，ACE阻害薬やアンジオテンシン受容体拮抗薬またはループ利尿薬で治療中の高血圧症，女性，非ステロイド性抗炎症薬(NSAID)があげられる．なお，経口リン酸溶液は，慢性腎臓病，うっ血性心不全，胃腸管閉塞，高カルシウム血症のような既存の電解質異常を呈する患者には禁忌である．動物実験レベルでは，低血圧やNSAIDのような原因による腎障害がない状況下で，リン酸のみを急速に投与することによってAKIを惹起できるかどうかについては，議論の余地がある．雌ラットに，0.4%か0.6%(重量%)のPを含有する精製食を28日間与えた実験では，腎石灰化と腎障害の発症がみられた[495]．一方，ラットにPを経口摂取させても，腎不全や腎石灰化はみられなかったという報告もある[496]．

11) メラミンの毒性

メラミンは，プラスチックをはじめ，さまざまな製品を商業的に生産する際に使用される有機窒素化合物である．最近，中国で牛乳の見かけ上の蛋白質含有量を増やす目的でメラミンが牛乳に添加されていた[497]．これにより，主に小児にメラミン/シアヌル酸結晶による腎結石，腎臓の慢性炎症やAKIのようなメラミンによる毒性がみられた．また，イヌやネコのAKIの大流行にも，ペットフードに含まれたメラミンが関与していた[498]．

12) 急性間質性腎炎

急性間質性腎炎(AIN)は通常，感染や薬物への曝露による急性腎機能障害を特徴とする疾患である．腎臓での病理変化としては，間質の急性炎症性滲出液と浮腫がみられる．そして原因のいかんにかかわらず，腎生検でみられる病理所見は類似している．具体的には，さまざまな程度の多形核白血球，好酸球，単核球，形質細胞浸潤を伴う間質浮腫がみられ，糸球体は正常であるが，尿細管には壊死，変性，萎縮のような異常がみられる．また，尿細管の変化は腎組織内で斑状に分布している．

もっとも初期に見出された急性間質性腎炎の症例は，ジフテリア，梅毒，連鎖球菌，その他の細菌感染に関連していた[499]．ごく最近では，レプトスピラ[500]，レジオネラ感染症，伝染性単核球症，熱帯熱マラリア[501]において，急性間質性腎炎と診断される症例が報告されている．また，他の原虫，真菌，リケッチアも急性間質性腎炎の原因となることが知られてきている．通常，感染症が関連した急性間質性腎炎は，既存疾患を悪化させる腎不全として発症する．

ヒトにおける薬剤性急性間質性腎炎は，免疫反応を介していると考えられている[502]．薬物性急性間質性腎炎は，薬物を内服した人のごく一部に発症するにすぎず，その投与量には依存しない．また，時に腎臓以外のアレルギー症状を伴うこともあり，同一薬または類似薬に再曝露して再発する．

腎臓内の抗原が急性間質性腎炎を引き起こす可能性もある．例えば，ラットにおいて，抗Tamm-Horsfall蛋白血清は，Henleループの上行脚に顆粒状の免疫複合体の沈着をもたらす[503]．また，Brown-Norwayラットに同種の尿細管基底膜を注射すると，抗尿細管基底膜抗体の出現と尿細管間質性腎炎の発症が認められる[504]．さらに，ラットに同種または異種性の腎臓試料を注射すると，腎臓内で単核球浸潤がみられる．この所見は，自己抗原に対し，細胞を介した炎症反応が生じたことを示唆している[505]．また，ラットを用いた他の研究では，炎症細胞浸潤がみられる腎臓において，活性化サプレッサーT細胞が同定された．この結果からも，間質性腎炎が細胞性免疫反応を介することが示唆されている[506]．これらの動物実験と同様な所見が，ヒトの場合でも示されてきている．尿細管への免疫複合体の沈着は，ループス腎炎患者の50%に認められる[507]．間質の炎症細胞浸潤は，尿細管の免疫複合体沈着に関連してみられることが多い．抗尿細管基底膜抗体については，Goodpasture症候群のような抗糸球体基底膜抗体を介する疾患の患者で認められる[507]．また，抗尿細管基底膜抗体は，移植腎や溶連菌感染後急性糸球体腎炎でもみられる[507]．抗糸球体基底膜抗体を介する疾患においては，腎内抗原に対し細胞性免疫が賦活化されるというエビデンスが存在する[507]．また，このような疾患では，間質のリンパ球浸潤がみられることが多い．

実験的な急性間質性腎炎は，腎臓で捕捉される腎臓外の蛋白(いわば"植え込まれる"抗原)に対する免疫反応を促進することによっても引き起こすことが可能である[502]．また，ウサギにウシの血清アルブミンを注射するか，前感作した動物の腎臓にウシの凝集γ-グロブリンを注射することによっても，急性間質性腎炎を発症させることができる[508]．

急性間質性腎炎の動物モデルにおいては，細胞性免疫または液性免疫のいずれかが関与している[509]．しかし，ヒトの急性間質性腎炎では，腎生検標本において免疫沈着物がみられないことが多いため，おそらく細胞性免疫が関与していると考えられる．また，間質に浸潤する細胞もT細胞で構成されている．

in vitro の実験的研究では，マクロファージ，リンパ球，活性化尿細管細胞が，線維芽細胞の増殖や細胞外基質の増加をもたらすようなサイトカインを産生しうることが示されている[510]．これらの炎症細胞によって産生される物質には，TGF-β，IL-1，IL-4，IGF-1，ET-1，過酸化脂質代謝産物が含まれる．細胞外基質の蓄積は，永続的な腎機能障害をもたらすことがある．また，抗炎症性 TGF-β は，間質の線維化を引き起こす可能性がある．

薬物による急性間質性腎炎についての報告は，penicillin（特に，methicillin のような合成 penicillin）の使用に関連するものがほとんどである．抗生物質による急性アレルギー性間質性腎炎は，発熱，発疹，関節痛，好酸球増加のような臨床的アレルギー反応所見を伴うことがある．尿沈渣は診断に役立たないが，軽度の蛋白尿（<1.5 g/日），膿尿，血尿，顆粒状円柱がみられる．尿培養は通常，陰性である．他の尿所見としては，尿濃縮力障害，尿酸性化障害，尿中 K 排泄の低下がみられる．腎不全の程度はさまざまである．また，薬物が関与する急性間質性腎炎では，臨床所見が乏しい場合もある．さらに，薬物による間質性腎炎患者では，血清 IgE の上昇がみられることがある．

最近，急性アレルギー性間質性腎炎における非ステロイド性抗炎症薬の役割についての関心が高まってきている．非ステロイド性抗炎症薬が関与する間質性腎炎は，虚血障害とは別に発症しうるもので，ネフローゼ領域の蛋白尿を呈するが，アレルギー反応の臨床所見は伴わない．また，急激な腎機能の悪化が唯一の所見である場合もある．急性アレルギー性間質性腎炎の主な2つの病型の特徴を**表 10.9** に示した．

一般的に，急性間質性腎炎は，基礎疾患の治療または原因となる薬物の中止によって回復するが，永続的な腎機能障害をきたす例や死亡例も報告されている[501]．また，ネフローゼ領域の大量の尿蛋白や腎生検組織の肉芽腫が予後不良の指標となる場合もある．ステロイドによる治療については，その有効性を示した大規模前向き無作為化比較試験がないという点で，意見が分かれている[502]．しかし，副腎皮質ステロイドを短期間使用することで，腎機能の回復が早まる可能性もある[502]．科学的エビデンスはないが，腎生検で急性間質性腎炎と確定診断され，原因薬物を中止後1週間以内に腎機能の改善がみられない患者には，プレドニゾン類を短期間投与することが推奨される[502]．

表 10.9　急性アレルギー性間質性腎炎の主な2つの病型の特徴

項　目	β-ラクタム系抗生物質	非ステロイド性抗炎症薬（NSAID）
年齢	全年齢	60 歳以上
治療期間	数日	数か月
発熱，発疹，好酸球増加，好酸球尿	80%	20%
蛋白尿	<1 g/日	ネフローゼ領域
透析の必要性	20%	40%
もっとも一般的な原因薬物	methicillin	fenoprofen
その他の一般的原因薬物	β-ラクタム系抗生物質	aspirin
	ciprofloxacin	ibuprofen
	sulphonamides	indomethacin
	erythromycin	naproxen
	rifampicin	phenylbutazone
	phenytoin	piroxicam
	furosemide	tolemetin
	allopurinol	zomepirac
	cimetidine	非ステロイド性抗炎症薬全般
	omeprazole	

13）後天性免疫不全症候群の患者における急性腎障害（AKI）

後天性免疫不全症候群（AIDS）患者における AKI の原因へのアプローチは，他の AKI 患者の場合と同様に，腎前性，腎性，腎後性かを見極めることである．HIV 感染に関連する AKI の原因については**表 10.10** に示した．入院中の AIDS 患者の 6 ～ 20％が AKI を発症する可能性があり，その大部分には複数の原因が関与している[511]．ニューヨークの病院に入院中の AIDS 患者 449 例を対象とした研究によれば，AKI の原因は，脱水（38％），薬物毒性（37％），ショックまたは敗血症による急性尿細管壊死（8％），造影剤腎症（4％）であった[512]．最近，tenofovir の腎毒性による AKI が報告されている[513]．また，AIDS 患者におけるびまん性浸潤性リンパ球増加症候群（diffuse infiltrative lymphocytosis syndrome：DILS）による急性間質性腎炎の報告もみられる[513]（**表 10.10**）．

AIDS 治療のための新しい抗ウイルス薬は，生存率の向上や生活の質（quality of life：QOL）の改善をもたらしてきた．プロテアーゼ阻害薬は，AIDS 患者にとって重要な薬物である．indinavir 療法による AKI は，まれではあるものの重要な合併症である[514]．したがって，この薬物を投与中の患者の腎機能は，厳密にモニターすべきである．また，indinavir 投与中の AIDS 患者では 4 ～ 13％に良性で無症候性の結晶尿がみられる．さらに，間質性腎炎も報告されている．合併症予防のためには，indinavir 投与開始 3 時間後から，その投与量に合わせ 1 ～ 2 L の水分負荷を開始すべきである．AKI が持続する場合には indinavir の一時的な中止や他のプロテアーゼ阻害薬への変更も考慮すべきである．

造影剤使用前および抗生物質や抗レトロウイルス薬（結晶尿を誘発する）投与中に，十分な水分負荷を行うなどの予防策がとられた場合には，AIDS 患者の急性尿細管壊死は回避できる可能性もあるということを理解することは重要である[515]．

V　急性腎障害の管理

1．水電解質

乏尿性急性腎障害（AKI）に対し透析療法を行うと，患者の体液量にもよるが，1 日 1.5 ～ 2 L の水

表 10.10　後天性免疫不全症候群（AIDS）患者の急性腎障害（AKI）

腎前性
脱水（下痢）
低血圧（敗血症，出血）
血管収縮（造影剤）
腎　性
急性尿細管壊死（ATN）（ショック，菌血症，アミノグリコシド，amphotericin，tenofovir）
横紋筋融解症（pentamidine，zidovudine，didanosine）
急性アレルギー性間質性腎炎（penicillin，スルホンアミド）
感染後糸球体腎炎
溶血性尿毒症症候群，血栓性血小板減少性紫斑病
びまん性浸潤性リンパ球増加症候群（DILS）
腎後性
結晶尿による尿細管閉塞（acyclovir 注射薬，sulphadiazine，indinavir，saquinavir，ritonavir）
外的尿管圧迫（リンパ節，腫瘍）
内的尿管閉塞（真菌球）
膀胱閉塞（腫瘍，真菌球）

分摂取が可能となることがある．すぐに透析を利用できない場合には，不感蒸泄量(400～600 mL/日)と測定可能な体液喪失量(例えば，尿，胃管ドレナージ，下痢)を，それぞれ10％ブドウ糖液と0.45％生理食塩液で補うことによって，通常は体液バランスを維持することができる．輸液療法が適切に行われているかどうかをモニターする最善の方法は，臨床的に細胞外液(ECF)量，尿量，毎日の体重を評価することである．血清Na濃度測定は，水分摂取量が溶質摂取量に比べ適切かどうかを決めるうえで有用である．すなわち，一般的には低ナトリウム血症は水分摂取過剰を，高ナトリウム血症は水分摂取不足を示している．低カリウム血症は乏尿性AKIの患者ではまれであり，高カリウム血症の危険性もあるため，塩化カリウムは輸液には加えない．

一般的に，非乏尿性AKIの体液管理は乏尿性に比べ容易な傾向にある．通常，非乏尿性AKI患者は，1日につき尿量と不感蒸泄とを合わせた水分量を摂取する必要がある．食事中の塩分量は，尿中に排泄された量と測定可能な他の体液中に失われた量を合わせた量にほぼ等しくするべきである．

2. 利尿薬

AKIの治療における利尿薬の使用には，理論的にいくつかの利点がある．円柱による尿細管閉塞は，AKIの病態生理に寄与すると考えられるため，円柱の形成を予防することは，AKIの発症に防御的に働く可能性がある．浸透圧性利尿薬は，平均動脈血圧を上げることに加え，尿細管尿流量を増やし，閉塞した尿細管を洗い流す作用がある．ループ利尿薬も尿流量を増やすが，それに加えてHenleループの太い上行脚のNa/K/2Cl輸送体を阻害することによって，髄質の酸素需要を減少させる作用がある[516]．非乏尿性AKI患者は，乏尿性AKI患者に比べて予後がよいことが知られている[412]．利尿薬を用いて乏尿性を非乏尿性に変えることによって，死亡率が減少することは示されていないが，AKI患者の水電解質管理が容易になる可能性はある．

ミオグロビンに関連したAKIの予防には，mannitolが広く使用されているが，前向き無作為化比較試験のデータがあるわけではない．横紋筋融解症患者をmannitolで治療した報告によれば[517, 518]，筋障害後早期に積極的な水負荷を開始すれば，AKIが防げることを示唆している[519]．一般的には横紋筋融解症では，重曹(sodium bicarbonate)とともにmannitolで利尿を図ることが行われている[520]．

ループ利尿薬は，AKIにおける体液管理を容易にするために使用されてきたが，それによって疾患の経過を軽減したり，死亡率を改善させるわけではない[474, 521～523]．また，高用量のループ利尿薬の副作用として難聴が報告されている．ICUに入院中のAKI患者552例を対象とした調査では，利尿薬投与群で死亡率の上昇や腎機能廃絶率の上昇が認められた[524]．このため，利尿薬はICUのAKI患者に有益である可能性は低いと結論されている．

3. 栄養サポート

多臓器不全におけるAKIは，代謝的負荷がかかった状態である[525]．糖新生をサポートするために，貯蔵蛋白の異化が亢進すると，筋肉や内臓の蛋白が著明に消耗され，重症度や死亡率の上昇につながる可能性がある．

AKIの重症患者における栄養サポートの有益性については証明されていないが，経静脈栄養に比べ経腸栄養のほうが有益である可能性がある．開腹手術を受けた腹部外傷患者75例についての調査によると，経静脈栄養に比べ，経腸栄養は栄養指標の改善や感染の合併や敗血症の減少に関連していた[526]．

一方，AKIに経静脈栄養が有益であることは，証明されていない．多臓器不全を伴った尿毒症では，アシドーシス，逆調節ホルモン作用の変化，血漿プロテアーゼ活性の上昇，インスリン抵抗性のようなさまざまな因子によって，異化が亢進していることが知られている．AKI患者30例を，カロリーの等しい3つの非経腸栄養グループ(ブドウ糖単独投与群，ブドウ糖と必須アミノ酸投与群，ブドウ糖と必須および非必須アミノ酸投与群)に無作為に割りつけた前向き二重盲検無作為化試験が行われた[527]．それによれば，すべての患者が全調査を通じて負の窒素バランスを呈し，それぞれの栄養グループ間で腎機能の回復や生存率に差を認めなかった．また，持続腎代替療法中の急性腎不全患者が，2.5 g/kg/日の蛋白を摂取しても，窒素バランスは負のままであったという報告もある[528]．

栄養サポートについての最近の総説では，次のように推奨されている[529, 530]．(i)蛋白と非蛋白カロリーは，エネルギー消費量に見合うように摂取すべきで，蛋白摂取量は 1.5 g/kg/日を超えるべきではない，(ii)栄養推奨量は AKI の合併の有無にかかわらず，重症患者全体として同じにするべきである，(iii)完全静脈栄養法は，高度の栄養失調患者または 14 日以上経口摂取ができないと予想される患者に対してのみ行われるべきである，(iv)経腸栄養法は，栄養サポートの手段として望ましい方法である．

Ⅵ 急性腎障害(AKI)に対する特異的治療

1988 ～ 2002 年にかけて，AKI 患者の死亡率は減少してきているが，ICU に入院中の AKI の死亡率は依然として高いままである[1)]．AKI に関する大多数の臨床試験，例えば furosemide[523]，dopamine と furosemide[531]，anaratide[313, 314]，IGF-1[408]，fenoldopam[532] などの介入試験は，ヒトにおいては不成功に終わっている．このように，AKI に関する介入試験が成功しない理由は，血清クレアチニン濃度によって AKI を診断しているからかもしれない．というのは，血清クレアチニン濃度の変化は，実際の GFR の変化より 24 ～ 48 時間遅れる可能性があるからである[416, 417]．将来的には，尿または血漿中のバイオマーカーを利用し，AKI を早期に診断することによって，AKI の治療や病状の悪化を予防するための特異的な治療(例えば，エリスロポエチン製剤)を早期に開始できることが理想である．

1. 透　析

AKI における多様な合併症を**表 10.11** に示した．重篤な低ナトリウム血症が出現すると，尿毒症に類似した症状がみられたり，尿毒症症状が顕著になることがある．また，高カリウム血症は重篤な心臓障害をもたらす可能性がある．症候性の高マグネシウム血症は，AKI の患者に，マグネシウムを含有する制酸剤が投与された場合にのみ認められることがある．中等度の高尿酸血症(10 ～ 14 mg/dL)は AKI でみられることが多いが，痛風性関節炎の発症は極めてまれである．横紋筋融解症のような筋肉崩壊が関連した高度の異化亢進状態では，高尿酸血症の程度はさらに高度になる可能性がある．一般的に，AKI における高血圧や心不全発症の主な原因は体液過剰状態であるため，透析による体液の除去は，もっとも適切な治療である．また，AKI による尿毒症患者において，消化器症状，神経症状，出血症状が認められる場合は，直ちに透析を行うべきである．AKI でみられる貧血は，骨髄の赤血球産生低下から予想されるよりも早期に出現することがあり，慢性腎障害の場合とは異なり溶血が主な原因である可能性もある．しかし，一般的には，失血が合併していなければ，貧血に対する輸血は必要ない．透析が盛んに行われている現在も，AKI の主な死因は感染症であることに変わりはない．したがって，AKI 患者を管理する際は，静脈内カテーテルや創部を無菌的に注意深くケアすることや尿道留置カテーテルの使用を避けることが重要である．低酸素症を引き起こすような水分の過剰負荷や人工呼吸は，死亡率を上昇させるため，可能ならば避けるべきである．

AKI 患者に透析を開始する際に，主に検討すべきことは，(i)透析の開始時期，(ii)透析量，(iii)透析の方法，(iv)透析膜の種類である．

1) 透析の開始時期

AKI で透析を開始する指標としては，明確なものはなく，個々の患者によって異なることがある．

表 10.11　急性腎障害(AKI)の合併症

代謝系	傾眠
低ナトリウム血症	痙攣
高カリウム血症	昏睡
低カルシウム血症，高リン血症	**血液系**
高マグネシウム血症	貧血
高尿酸血症	出血
心血管系	**消化器系**
肺水腫	悪心
不整脈	嘔吐
高血圧症	出血
心膜炎	**感染**
神経系	肺炎
羽ばたき振戦	菌血症(例えば，透析用カテーテル感染による菌血症)
神経筋易刺激性	創傷感染
ミオクローヌス	

表 10.12　急性腎障害(AKI)における透析開始ガイドライン[533)]

1. 乏尿(<400 mL/日)
2. 無尿
3. 血清クレアチニン>6～7 mg/dL
4. BUN>80～100 mg/dL
5. 保存的治療抵抗性の肺水腫
6. 高カリウム血症(血清 K>6.5 mEq/L)
7. 症候性尿毒症(例えば，脳症，心膜炎)
8. 代謝性アシドーシス

注：基準を 1 つ満たす場合＝透析開始の根拠となる．
　　基準を 2 つ以上満たす場合＝透析開始は必須である．

AKI の透析開始ガイドラインを**表 10.12** に示す[533)]．外傷後急性腎不全に対し，持続的腎代替療法を行った成人外傷患者 100 例の病歴を後ろ向きに再調査した報告がある[534)]．その調査では患者を，BUN が 60 mg/dL 未満で持続的腎代替療法を開始した群(早期開始群)と，BUN が 60 mg/dL 以上で開始した群(後期開始群)に分けた．その結果，早期開始群の生存率は 39%であったのに対し，後期開始群の生存率は 20%であった(p＝0.041)．一方，乏尿性急性腎不全の重症患者 106 例の研究では，持続的静静脈血液濾過(continuous venovenous hemofiltration：CVVH)を早期(クレアチンクリアランスが 20 mL/分未満となった 12 時間以内)に開始しても，28 日間の生存率と腎機能の回復に改善はみられなかった．また，Program to Improve Care in Acute Renal Disease(PICARD)研究では，患者 243 例を対象に透析開始時期の違い(BUN>76 mg/dL または<76 mg/dL)による死亡リスクが検討された．その結果，患者を年齢，肝不全，敗血症，血小板減少，血清クレアチニン値で補整し，場所や透析方法で層別化したところ，BUN が 76 mg/dL 以上群における死亡の相対危険度は，1.85(95%信頼区間 1.16～2.96)であった[535)]．この結果は，AKI に対する腎代替療法の早期開始に関する前向き試験を行う理論的根拠である．

2) 透析量

AKI における透析量を評価する研究が行われている．外傷による急性尿細管壊死がみられたベトナム兵に関する小規模の前向き研究において，患者は透析前血清クレアチニンが 5 mg/dL 未満かつ BUN が 70 mg/dL 未満となるように集中的透析を受ける群か，透析前血清クレアチニンが 10 mg/dL

未満かつBUNが150 mg/dL未満となるような従来の透析を受ける群に割りつけられた[536]．その結果，従来透析群〔10人中8人(80%)死亡〕に比べ，集中透析群〔8人中3人(36%)死亡〕の死亡率の低下がみられた．また，民間人のAKI患者34人を対象とした前向きペア研究において，患者は集中透析群(透析前BUN＜60 mg/dLかつ血清クレアチニン＜5 mg/dL)，または従来透析群(透析前BUN＜100 mg/dLかつ血清クレアチニン＜9 mg/dL)に割りつけられた．集中透析群では，出血性イベントが減少したが，集中透析群(死亡率58.8%)と従来透析群(死亡率47.1%)の死亡率に統計学的有意差は認められなかった[537]．しかし最近の研究では，透析量と患者生存率との間に逆相関がみられることが示されている[538]．

尿素クリアランス率(K)，透析時間(T)，尿素分布量(V)を考慮に入れた無次元指数のKT/Vは，個々の透析療法に対して計算される[539]．最近，AKI患者28人に連続して施行された46回の透析療法に対し，慢性腎不全のために考案されたKT/Vを使って，透析量の測定を行ったという報告がある[540]．それによれば，AKI患者に対する間欠的血液透析の透析量を評価するため血液を用いて尿素動態の解析を行い，データ内では一定の結果が出ている．しかし，透析液を用いた尿素動態と比較した場合，血液側での尿素動態は，総溶質(尿素)除去量を大きく過剰評価していた．また別の研究では，AKIに行われた透析治療の約70%で，KT/Vが1.2〔Dialysis Outcomes Quality Initiative (DOQI)ガイドラインで定義された慢性透析患者の必要最少透析量〕未満となっていた[541]．

最近の臨床試験では，生体適合性膜を用いた持続的腎代替療法において，高透析量が有益であることが示唆されている．また，新規重症度スコアを用い，異なるスコアに分類されるAKI患者の死亡率について，透析量の影響が検討された[542]．その結果，重症度スコアで，もっとも低い点数の患者層ともっとも高い点数の患者層では，透析量は死亡率に影響しなかったが，死亡リスクが中間の患者層では，高透析量(例えば，尿素除去率＞58%)が生存率の改善に関与していた．これらの研究では，KT/Vが用いられてはいるが，無作為割りつけが行われていないため，これらの結果が有意なものかは疑問である．例えば，KT/Vが高い患者は他の患者と比べ，透析に耐えうる状態であった可能性があり，そのことが解析にバイアスをもたらすことがある．このように，AKIにおける至適KT/Vはわかっていない[543]．

最近，以下に述べる3つの単一の施設研究によって，高透析量が死亡率低下に関連していることが示された．最初に，集中治療中のAKI患者425例(平均年齢61歳)を対象として，持続的腎代替療法における限外濾過量が生存率に与える影響についての前向き無作為化試験が行われた[544]．患者は無作為に限外濾過量20 mL/時間/kg(グループ1, $n=146$), 35 mL/時間/kg(グループ2, $n=139$), 45 mL/時間/kg(グループ3，$n=140$)のいずれかのグループに割りつけられ，主要エンドポイントは血液濾過中止後15日目の生存とされた．その結果，全グループの生存者における持続的血液濾過開始前のBUNは，非生存者より低値であった．また，合併症の頻度は，すべてのグループで同様に低かった．さらに，重症患者の死亡率は高かったが，高限外濾過量の血液濾過を受けた患者(グループ2，3)では，有意な生存率の改善がみられた．別の研究では，急性腎不全患者160例が，連日血液透析または隔日間欠的血液透析を受ける群に割りつけられた．その結果，治療企図解析によって，連日透析群の死亡率は28%，隔日透析群の死亡率は46% ($p=0.01$)であることが示された[545]．さらに，持続的静静脈血液濾過透析(continuous venovenous hemodiafiltration：CVVHDF)によって透析量を増加させると，持続的静静脈血液濾過(CVVH)と比べ，生存率が改善するという仮説が，急性腎不全患者206例に対して検証された[546]．その結果，28日間と3か月間の生存率は，CVVHDFによって透析量を増加させたグループで有意に高いことが示された．これらの有望な単一の施設研究の結果を元に，急性尿細管壊死(ATN)研究という大規模多施設研究が，VA/NIH Acute Renal Failure Trial Networkによって行われた[547]．AKIを呈する重症患者1,124例の検討の結果，高効率の腎代替療法を行っても，低効率の治療に比べ，死亡率の低下，腎機能回復の促進，腎以外の臓器不全の発症率の低下は認められなかった．現在，1,500例以上の急性腎不全患者を対象として，AKI患者の介入試験としてはもっとも大規模な，Randomized Evaluation of Normal vs. Augmented Level of Replacement Therapy (RENAL)研究が計画されているが，これによって，高透析量が死亡率を改善するかどうかが明らかになるであろう(訳注：2009年にこの結果が報告され，やはり高効

表 10.13 急性腎障害(AKI)における透析量

研 究	結 果	文 献
患者 425 例，単一施設，持続的静静脈血液濾過の限外濾過量の比較	35 mL/時間/kg または 45 mL/時間/kg の限外濾過量は 20 mL/時間/kg に比べて患者の生存率を改善	544
患者 160 例，単一施設，連日血液透析と隔日血液透析の比較	連日血液透析は隔日血液透析に比べて患者の生存率を改善	545
患者 206 例，単一施設，持続的静静脈血液濾過と持続的静静脈血液濾過＋持続的静静脈血液濾過透析の比較	持続的静静脈血液濾過＋持続的静静脈血液濾過透析は持続的静静脈血液濾過単独と比べて患者の生存率を改善	546
急性尿細管壊死研究，患者 1,124 例，多施設，高効率の透析量と通常透析量の比較	高効率の透析と通常透析で患者の生存率に有意差なし	547
RENAL study，患者 1,500 例，透析量の増加が生存率へ及ぼす効果	現在進行中	548

RENAL：Randomized Evaluation of Normal vs. Augmented Level of Replacement Therapy

率の持続的腎代替療法は予後を改善しないことが報告[*NEJM*. 361：1627, 2009]され，持続的腎代替療法の透析量の問題には一定の結論が出つつある．ただし，日本の持続的腎代替療法の透析量は，これらの持続的腎代替療法の低用量群よりも少ないことが多いときには注意すべきである)．AKI における透析量の研究を**表 10.13** にまとめた．

3) 透析の種類

ICU で加療中の AKI の重症患者には，持続的または間欠的な透析方法が選択される．間欠的な血液透析の場合，患者は 1 ～ 2 日に 1 回，2 ～ 5 時間の透析を受けることになる．溶質と水分の除去は急速であるため，BUN や血清クレアチニン値にピークとトラフがみられ，血行動態も不安定となる．間欠的透析を連日 4 時間，血液尿素クリアランス 200 mL/分で行う場合，1 週間の尿素クリアランスは 350 L に達する[549]．一方，持続的腎代替療法では，患者は毎日 24 時間，持続的に透析を受けることになる．溶質と水分の除去は持続的で，間欠的透析と比べるとゆるやかである．このため，大量の水分除去が可能になったり，いくつかの炎症誘発サイトカインが除去されることもある．また，急速な溶質と水分除去に伴う不均衡症状や不安定な循環動態を回避することができる．さらに，腎代替療法中の血圧低下を最小限に抑えることで，腎障害が恒久化することを防ぐ効果もある．しかし，持続的腎代替療法には，患者の拘束と抗凝固療法が必要となる．持続的腎代替療法のうち，もっともよく行われているのは，持続的静静脈血液濾過(CVVH)と持続的静静脈血液透析(continuous venovenous hemodialysis：CVVHD)である．CVVHD では，限外濾過率や透析液流量を最高 2 L/時間まで調節することによって，1 週間の尿素クリアランスを 340 L に到達させることが可能である[549]．

数々の後ろ向き研究や前向き研究によって，持続的腎代替療法と間欠的血液透析の予後の比較が試みられている．急性腎不全患者 349 例を対象とした後ろ向き研究では，持続的腎代替療法群の死亡率は，間欠的療法群に比べて上昇していた(68% vs. 41%，$p<0.001$)[550]．しかし，患者が持続的腎代替療法に割りつけられた理由(例えば，収縮期血圧が 90 mmHg 以下や肝不全など)を調整するために，多変量 Cox 解析を行ったところ，持続的腎代替療法群の死亡リスクの上昇はみられなかった．別の前向き研究では，ICU で加療中の AKI 患者が 3 つのグループ(グループ 1：対照グループで透析を受けなかった患者 156 例，グループ 2：間欠的血液透析または腹膜透析を受けた患者 21 例，グループ 3：持続的血液濾過透析を受けた患者 43 例)に割りつけられた．その結果，透析を受けた AKI 患者の死亡率は，対照群に比べて高かったが，間欠的血液透析を受けた患者と持続的腎代替療法を受けた患者の死亡率に差は認めなかった[551]．

ICU における間欠的血液透析と持続的血液濾過透析を比較した多施設無作為化対照試験の報告がある[552]．この試験では，患者 166 例が無作為化され，主要アウトカム評価項目は，ICU 死亡率あるいは病院内死亡率，入院期間，腎機能の回復とされた．患者は無作為化されたにもかかわらず，性差，肝不全，APACHE Ⅱスコアと Ⅲスコア，機能不全臓器数のような，独立して死亡率に関連するいくつかの共変量において，両群間に有意差が認められ，いずれの場合も間欠的血液透析群に有利に働く傾向にあった．このような両群間の割りつけのアンバランスを調整するため，ロジスティック回帰分析が行われた結果，持続的血液濾過透析群における死亡のオッズ比は 1.3 であった(95%信頼区間は 0.6 ～ 2.7，p = NS vs. 間欠的血液透析群)．さらに，AKI の重症患者 316 例を対象とした間欠的透析と持続的透析を比較した最新の研究では，腎代替療法の種類は予後に影響しないことが示された[553]．また，9 つの無作為化対照試験の対象となった患者 1,635 例に対するメタアナリシスでは，持続的腎代替療法は生存率の改善という点で，間欠的血液透析より有効であるわけではないと結論された[554]．

最近の単一の施設研究では，間欠的血液透析に使用する標準的な装置を用いて，透析液流量と血液流量を減らして行う持続低効率血液透析(sustained low-efficiency dialysis：SLED)とよばれる新しい透析方法が報告されている[555]．これによれば，SLED は夜間に 12 時間行われたため，日中は処置や検査を自由に行うことが可能であった．また，この研究では，間欠的血液透析が不成功または保留となった AKI の重症患者 37 例に対して，SLED が 145 回施行された．その結果，SLED は古典的な持続的腎代替療法と比較し，低血圧のために間欠的血液透析が不可能な重症 AKI 患者に対し，実施がより容易な代替の治療法となることが示された[555]．

最近の総説では，持続的腎代替療法と間欠的透析療法を比較する臨床試験を計画する難しさが論じられている[417]．例えば，血行動態が不安定な患者や間欠的血液透析に耐えられない患者には通常，持続的腎代替療法で治療が開始されるため，前向き無作為化試験を行うことは困難である．また，肝不全と腎不全を呈する患者には，持続的腎代替療法が選択される[556]．さらに，CVVHD を受けさせるために，動ける患者をベッドに拘束することは，倫理的に問題となることがある．このような理由で，無作為化してもバイアスが生じる可能性がある．したがって，持続的腎代替療法は重症患者に選択する方法であり，間欠的血液透析は比較的軽症患者に行う方法として考えてもよいかもしれない．現在，間欠的血液透析と持続的腎代替療法は，AKI に対する治療法として，同等であると考えられている[417]．間欠的血液透析または持続的腎代替療法の選択については，腎臓内科医にコンサルトしたうえで，患者個人に合わせるべきである．また，その選択には，経験，看護体制，技術的熟練度のような施設の特異的な問題が絡む可能性もある．透析方法の選択を決断する際には，個々の患者の状態を考慮しなければならない．例えば，外傷，発熱，横紋筋融解症の患者や術後患者など重篤な異化亢進状態である場合，最初のうちは，BUN は高値を示すであろう．したがって，このような患者に対しては，積極的な連日血液透析を行うように指示すべきである．

2. 透析膜の種類

血液と人工透析膜の相互作用によって，副作用が生じることがある．生体非適合性膜(例えば，セルロース，キュプロファン，ヘモファン，セルロースアセテート)の副作用としては，補体の活性化と低血圧がみられる．生体適合性膜(例えば，ポリアミド，ポリカーボネート，ポリスルホン)は，合成高分子で製造される．このような合成膜はセルロース系膜と比べ，免疫反応を引き起こすことが少ないという点で，“生体適合性”が高いと考えられる．

最初に生体非適合性膜と生体適合性膜を比較した 3 つの無作為化前向き研究において，生体適合性膜で透析された患者の死亡率が，有意に低下することが示された[557～559]．しかし，次に行われた複数の研究では，これらの結果を確かめることはできなかった．AKI 患者 57 例をキュプロファン(生体非適合性膜)使用群またはポリアミド(生体適合性膜)使用群に割りつけた前向き試験では，両群間で生存率の差を認めなかった(キュプロファン群 72%，ポリアミド群 64%)[560]．また，別の研究では，人工呼吸器管理下の急性腎不全患者 133 例が，high flux 型ポリアクリルニトリル膜使用群またはポリスルホン膜(蛋白吸着やキニン産生が少ない膜)使用群に無作為に割りつけられ，持続的腎代替療法が行われた．その結果，両群における死亡率はいずれも 70%で，腎機能回復に関しても

表 10.14 急性腎障害(AKI)の病態生理に関連した新しい治療

上皮細胞障害
システインプロテアーゼ阻害薬
選択的一酸化窒素合成酵素(NOS)阻害
活性酸素スカベンジャー
好中球ゼラチナーゼ結合性リポカリン(NGAL)
エリスロポエチン(EPO)
エリスロポエチン(EPO)受容体作動薬
尿細管閉塞
合成アルギニン・グリシン・アスパラギン酸(RGD)ペプチド
mannitol
上皮修復
成長因子
間葉系幹細胞(MSC)
白血球–内皮相互作用
抗 ICAM-1 抗体，抗 E-セレクチン抗体
インターロイキン 18(IL-18)結合蛋白
α-MSH
持続的腎代替療法(CRRT．高限外濾過)
生体適合性透析膜
リンパ球またはマクロファージの枯渇化
フラクタルカイン受容体(CX_3CR1)阻害
アデノシン A1a，A2a，A2b 受容体作動薬
腎血管拡張
心房性ナトリウム利尿ペプチド
Ca^{2+}チャネル拮抗薬
エンドセリン拮抗薬
一酸化窒素(NO)
間葉系幹細胞(MSC)

差を認めなかった[561]．さらに，透析膜の種類に関する最大規模の研究では，急性腎不全患者 180 例が，生体非適合性膜キュプロファン使用群と生体適合性膜ポリメタクリレート使用群に無作為に割りつけられた結果，両群で高頻度に血圧低下がみられ，両群間の生存率に差は認められなかった(キュプロファン群 42%，ポリメタクリレート群 40%)[562]．最近，AKI 患者 159 例を 3 種類の透析膜(low-flux 型ポリスルホン膜，high-flux 型ポリスルホン膜，生体適合性の低い溶融紡糸セルロースジアセテート膜)に無作為に割りつけた前向き単一の施設研究が報告されている[563]．それによれば，異なる透析膜を使用した 3 群間で，生存率，腎機能回復に要する時間，透析の必要回数のそれぞれに有意差は認められなかった．

VII 結　論

本章では，急性腎障害(AKI)の原因，病態生理，診断，管理について概説した．近年，動物実験によって，AKI における血管細胞障害や尿細管細胞障害の潜在的メディエータについての知識が深まりつつある．また，ヒトにおいても数々の新しい臨床研究が施行されている．**表 10.14**[564]に示したように，AKI の病態生理に関連した新しい治療法も登場している．

VIII 謝 辞

本稿はCharles L. EdelsteinへのNIH助成金(RO1 DK56851)によってサポートされた．

（訳　柳秀高，山田耕永）

文 献

1. Lameire N, Van Biesen W, Vanholder R. The changing epidemiology of acute renal failure. *Nat Clin Pract Nephrol*. 2006; 2: 364–377.
2. Waikar SS, Liu KD, Chertow GM. The incidence and prognostic significance of acute kidney injury. *Curr Opin Nephrol Hypertens*. 2007; 16: 227–236.
3. Esson ML, Schrier RW. Update on diagnosis and treatment of acute tubular necrosis. *Ann Intern Med*. 2002; 137(9): 744–752.
4. Liano F, Junco E, Pascual J, et al. The spectrum of acute renal failure in the intensive care unit compared with that seen in other settings. The Madrid Acute Renal Failure Study Group. *Kidney Int Suppl*. 1998; 66: S16–S24.
5. Liano F, Pascual J. Epidemiology of acute renal failure: a prospective, multicenter, community-based study. The Madrid Acute Renal Failure Study Group. *Kidney Int*. 1996; 50: 811–818.
6. Waikar SS, Curhan GC, Wald R, et al. Declining mortality in patients with acute renal failure, 1988 to 2002. *J Am Soc Nephrol*. 2006; 17(4): 1143–1150.
7. Lassnigg A, Schmidlin D, Mouhieddine M, et al. Minimal changes of serum creatinine predict prognosis in patients after cardiothoracic surgery: a prospective cohort study. *J Am Soc Nephrol*. 2004; 15: 1597–1605.
8. Van Biesen W, Vanholder R, Lameire N. Defining acute renal failure: RIFLE and beyond. *Clin J Am Soc Nephrol: CJASN*. 2006; 1(6): 1314–1319.
9. Bellomo R, Kellum JA, Ronco C. Defining and classifying acute renal failure: from advocacy to consensus and validation of the RIFLE criteria. *Intensive Care Med*. 2007; 33(3): 409–413.
10. Edelstein CL, Schrier RW. Pathophysiology of ischemic acute renal injury. In: Schrier RW, ed. *Diseases of the Kidney and Urinary Tract*. Vol 2. 8th ed. Philadelphia: Lippincott, Williams and Wilkins; 2007: 930–961.
11. Olsen TS, Olsen HS, Hansen HE. Tubular ultrastructure in acute renal failure in man: epithelial necrosis and regeneration. *Virchows Arch A Pathol Anat Histpathol*. 1985; 406: 75–89.
12. Racusen LC. Renal histopathology and urine cytology and cytopathology in acute renal failure. In: Goligorsky MS, Stein JH, eds. *Acute Renal Failure. New Concepts and Therapeutic Strategies*. New York: Churchill Livingstone; 1995: 194.
13. Solez K, Marel-Maroger L, Sraer J. The morphology of acute tubular necrosis in man. Analysis of 57 renal biopsies and comparison with glycerol model. *Medicine (Baltimore)*. 1979; 58: 362–376.
14. Solez K, Racusen LC, Olsen S. New approaches to renal biopsy assessment in acute renal failure: extrapolation from renal transplantation. *Kidney Int Suppl*. 1994; 44: S65–S69.
15. Rosen S, Stillman IE. Acute tubular necrosis is a syndrome of physiologic and pathologic dissociation. *J Am Soc Nephrol*. 2008; 19: 871–875.
16. Brivet FG, Kleinknecht DJ, Loirat P, et al. Acute renal failure in intensive care units—causes, outcome, and prognostic factors of hospital mortality; a prospective, multicenter study. French Study Group on Acute Renal Failure. *Crit Care Med*. 1996; 24: 192–198.
17. Schrier RW, Wang W, Poole B, et al. Acute renal failure: definitions, diagnosis, pathogenesis, and therapy [erratum appears in *J Clin Invest*. 2004; 114(4): 598] [review] [94 refs]. *J Clin Invest*. 2004; 114: 5–14.
18. Schrier RW, Wang W. Acute renal failure and sepsis. *N Engl J Med*. 2004; 351: 159–169.
19. Edelstein CL, Ling H, Schrier RW. The nature of renal cell injury. *Kidney Int*. 1997; 51: 1341–1351.
20. Kribben A, Edelstein CL, Schrier RW. Pathophysiology of acute renal failure. *J Nephrol*. 1999; 12(suppl 2): S142–S151.
21. Alejandro VSJ, Nelson WJ, Huie P, et al. Postischemic injury, delayed function and NaK-ATPase distribution in the transplanted kidney. *Kidney Int*. 1995; 48: 1308–1315.
22. Kwon O, Corrigan G, Myers BD, et al. Sodium reabsoption and distribution of NaK-ATPase during postischemic injury to the renal allograft. *Kidney Int*. 1999; 55: 963–975.
23. Van Why SK, Mann AS, Ardito T, et al. Expression and molecular regulation of NaK-ATPase after renal ischemia. *Am J Physiol*. 1994; 267: F75–F85.
24. Kaushal GP, Singh AB, Shah SV. Identification of gene family of caspases in rat kidney and altered expression in ischemia reperfusion injury. *Am J Physiol*. 1998; 274: F587–F595.
25. Lieberthal W. Biology of acute renal failure: therapeutic implications. *Kidney Int*. 1997; 52: 1102–1115.
26. Iwata M, Myerson D, Torok-Storb B, et al. An evaluation of renal tubular DNA laddering in response to oxygen deprivation and oxidant injury. *J Am Soc Nephrol*. 1994; 5: 1307–1313.
27. Daemen MARC, Van t'Veer C, Denecker G, et al. Inhibition of apoptosis induced by ischemia-reperfusion prevents inflammation. *J Clin Invest*. 1999; 104: 541–549.
28. Nogae S, Miyazaki M, Kobayashi N, et al. Induction of apoptosis in ischemia-reperfusion model of mouse kidney: possible involvement of Fas. *J Am Soc Nephrol*. 1998; 9: 620–631.
29. Schumer M, Colombel MC, Sawczuk IS, et al. Morphologic, biochemical and molecular evidence of apoptosis during the reperfusion phase after brief periods of renal ischemia. *Am J Pathol*. 1992; 140: 831–838.
30. Basile DP, Liapis H, Hammerman MR. Expression of bcl-2 and bax in regenerating rat tubules following ischemic injury. *Am J Physiol*. 1997; 272: 640–647.
31. Molitoris BA. Ischemia-induced loss of epithelial polarity: potential role of the cytoskeleton. *Am J*

Physiol. 1991; 260: F769–F778.
32. Molitoris BA, Dahl R, Geerdes AE. Cytoskeleton disruption and apical redistribution of proximal tubule Na^+K^+ATPase during ischemia. *Am J Physiol.* 1992; 263: F488–F495.
33. Molitoris BA. New insights into the cell biology of ischemic acute renal failure. *J Am Soc Nephrol.* 1991; 1: 1263–1270.
34. Molitoris BA, Geerdes A, McIntosh JR. Dissociation and redistribution of Na^+, K^+ -ATPase from its surface membrane cytoskeletal complex during cellular ATP depletion. *J Clin Invest.* 1991; 88: 462–469.
35. Neumayer HH, Kunzendorf U, Schreiber M. Protective effect of calcium antagonists in human renal transplantation. *Kidney Int.* 1992; 41: 87–93.
36. Russo D, Testa A, Della VL, et al. Randomised prospective study on renal effects of two different contrast media in humans: protective role of a calcium channel blocker. *Nephron.* 1990; 55: 254–257.
37. Neumayer HH, Wagner K. Prevention of delayed graft function in cadaver kidney transplants by diltiazem: outcome of two prospective, randomized clinical trials. *J Cardiovasc Pharmacol.* 1987; 10: S170–S177.
38. Duggan KA, MacDonald GJ, Charlesworth JA. Verapamil prevents post-transplant oliguric renal failure. *Clin Nephrol.* 1985; 24: 289–291.
39. Humes HD. Role of calcium in pathogenesis of acute renal failure. *Am J Physiol.* 1986; 250: F579–F589.
40. Weinberg JM. The cell biology of ischemic renal injury. *Kidney Int.* 1991; 39: 476–500.
41. Schrier RW, Arnold PE, Van Putten VJ, et al. Cellular calcium in ischemic acute renal failure: role of calcium entry blockers. *Kidney Int.* 1987; 32: 313–321.
42. Lieberthal W, Nigam SK. Acute renal failure. Relative importance of proximal vs. distal tubular injury. *Am J Physiol.* 1998; 275: F623–F632.
43. Mandel LJ, Murphy E. Regulation of cytosolic free calcium in rabbit proximal tubules. *J Biol Chem.* 1984; 259: 11188–11196.
44. Tamura S, Lynch KR, Larner J, et al. Molecular cloning of rat type 2C (IA) protein phosphatase mRNA. *Proc Natl Acad Sci U S A.* 1989; 86: 1796–1800.
45. McCoy CE, Selvaggio AM, Alexander EA, et al. Adenosine triphosphate depletion induces a rise in cytosolic free calcium in canine renal epithelial cells. *J Clin Invest.* 1988; 82: 1326–1332.
46. Phelps PC, Smith MW, Trump BF. Cytosolic ionized calcium and bleb formation after acute cell injury of cultured rabbit renal tubule cells. *Lab Invest.* 1989; 60: 630–642.
47. Jacobs WR, Sgambati M, Gomez G, et al. Role of cytosolic Ca in renal tubule damage induced by hypoxia. *Am J Physiol.* 1991; 260: C545–C554.
48. Wetzels JFM, Yu L, Wang X, et al. Calcium modulation and cell injury in isolated rat proximal tubules. *J Pharmacol Exp Ther.* 1993; 267: 176–180.
49. Li H, Long D, Quamme GA. Effect of chemical hypoxia on intracellular ATP and cytosolic Mg levels. *J Lab Clin Med.* 1993; 122: 260–272.
50. Greene EL, Paller MS. Calcium and free radicals in hypoxia/reoxygenation injury of renal epithelial cells. *Am J Physiol.* 1994; 266: F13–F20.
51. Kribben A, Wieder ED, Wetzels JFM, et al. Evidence for role of cytosolic free calcium in hypoxia-induced proximal tubule injury. *J Clin Invest.* 1994; 93: 1922–1929.
52. Wilson PD, Schrier RW. Nephron segment and calcium as determinants of anoxic cell death in primary renal cell cultures. *Kidney Int.* 1986; 29: 1172–1179.
53. Schwertschlag U, Schrier RW, Wilson P. Beneficial effects of calcium channel blockers and calmodulin binding drugs on in vitro renal cell anoxia. *J Pharmacol Exp Ther.* 1986; 238: 119–124.
54. Almeida AR, Bunnachak D, Burnier M, et al. Time-dependent protective effects of calcium channel blockers on anoxia and hypoxia-induced proximal tubule injury. *J Pharmacol Exp Ther.* 1992; 260: 526–532.
55. Almeida AR, Wetzels JFM, Bunnachak D, et al. Acute phosphate depletion and in vitro rat proximal tubule injury: protection by glycine and acidosis. *Kidney Int.* 1992; 41: 1494–1500.
56. Burnier M, Van Putten VJ, Schieppati A, et al. Effect of extracellular acidosis on 45Ca uptake in isolated hypoxic proximal tubules. *Am J Physiol.* 1988; 254: C839–C846.
57. Shanley PF, Johnson GC. Calcium and acidosis in renal hypoxia. *Lab Invest.* 1991; 65: 298–305.
58. Weinberg JM. Oxygen deprivation-induced injury to isolated rabbit kidney tubules. *J Clin Invest.* 1985; 76: 1193–1208.
59. Weinberg JM, Davis JA, Venkatachalam MA. Cytosolic-free calcium increases to greater than 100 micromolar in ATP-depleted proximal tubules. *J Clin Invest.* 1997; 100: 713–722.
60. Dowd TL, Gupta RK. Multinuclear NMR studies of intracellular cations in perfused hypertensive rat kidney. *J Biol Chem.* 1992; 267: 3637–3643.
61. Gupta RK, Dowd TL, Spitzer A, et al. 23Na, 19F, 35Cl and 31P multinuclear nuclear magnetic resonance studies of perfused rat kidney. *Ren Physiol Biochem.* 1989; 12: 144–160.
62. Peters SMA, Tijsen MJ, Bindels RJ, et al. Rise in cytosolic calcium and collapse of mitochondrial potential in anoxic, but not hypoxic, rat proximal tubules. *J Am Soc Nephrol.* 1998; 7: 2348–2356.
63. Kribben A, Wetzels JFM, Wieder ED, et al. New technique to assess hypoxia-induced cell injury in individual isolated renal tubules. *Kidney Int.* 1993; 43: 464–469.
64. Tanaka T, Nangaku M, Miyata T, et al. Blockade of calcium influx through L-type calcium channels attenuates mitochondrial injury and apoptosis in hypoxic renal tubular cells. *J Am Soc Nephrol.* 2004; 15: 2320–2333.
65. Nurko S, Sogabe K, Bloomfield A, et al. Relationships of glycine and reduced pH cytoprotection to Ca—induced alterations of the proximal tubule actin cytoskeleton (abstract). *J Am Soc Nephrol.* 1993; 4: 742.
66. Nurko S, Sogabe K, Davis JA, et al. Contribution of actin cytoskeletal alterations to ATP depletion and calcium-induced proximal tubule cell injury. *Am J Physiol.* 1996; 270: F39–F52.
67. Sogabe K, Roeser NF, Davis JA, et al. Calcium dependence of integrity of actin cytoskeleton of proximal tubule microvilli. *Am J Physiol.* 1996;

271: F292–F303.

68. Wetzels JFM, Wang X, Gengaro PE, et al. Glycine protection against hypoxic but not phospholipase A_2- induced injury in rat proximal tubules. *Am J Physiol*. 1993; 264: F94–F99.
69. Choi KH, Edelstein CL, Gengaro PE, et al. Hypoxia induces changes in phospholipase A_2 in rat proximal tubules: evidence for multiple forms. *Am J Physiol*. 1995; 269: F846–F853.
70. Portilla D, Mandel LJ, Bar-Sagi D, et al. Anoxia induces phospholipase A2 activation in rabbit renal proximal tubules. *Am J Physiol*. 1992; 262: F354–F360.
71. Alkhunaizi AM, Yaqoob MM, Edelstein CL, et al. Arachidonic acid protects against hypoxic injury in rat proximal tubules. *Kidney Int*. 1996; 49: 620–625.
72. Bonventre JV. Calcium in renal cells. Modulation of calcium-dependent activation of phospholipase A2. *Environ Health Perspect*. 1990; 84: 155–162.
73. Portilla D, Shah SV, Lehman PA, et al. Role of cytosolic calcium-independent plasmalogen-selective phospholipase A2 in hypoxic injury to rabbit proximal tubules. *J Clin Invest*. 1994; 93: 1609–1615.
74. Bonventre JV, Huang Z, Taheri MR, et al. Reduced fertility and postischaemic brain injury in mice deficient in cytosolic phospholipase A2. *Nature*. 1997; 390: 622–625.
75. Bonventre JV. The 85-kD cytosolic phospholipase A2 knockout mouse: a new tool for physiology and cell biology. *J Am Soc Nephrol*. 1999; 10: 404–412.
76. Persson AE, Ollerstam A, Liu R, et al. Mechanisms for macula densa cell release of renin. *Acta Physiol Scand*. 2004; 181(4): 471–474.
77. Bronk SF, Gores GJ. pH dependent non-lysosomal proteolysis contributes to lethal anoxic injury of rat hepatocytes. *Am J Physiol*. 1993; 264: G744–G751.
78. Plomp PJAM, Gordon PD, Meijen AJ, et al. Energy dependence of different steps in the autophagic-lysosomal pathway. *J Biol Chem*. 1989; 264: 6699–6704.
79. Hawkins HK, Ericsson JLE, Biberfield P, et al. Lysosomal and phagosome stability in lethal cell injury. *Am J Pathol*. 1972; 68: 255–288.
80. Suzuki K. Calcium activated neutral protease: domain structure and activity regulation. *Trends Biochem Sci*. 1987; 12: 103–105.
81. Barrett MJ, Goll DE, Thompson VF. Effect of substrate on Ca2(+)-concentration required for activity of the Ca2(+)-dependent proteinases, mu- and m-calpain. *Life Sci*. 1991; 48: 1659–1669.
82. Yoshimura N, Hatanaka M, Kitahara A, et al. Intracellular localization of two distinct Ca^{2+} proteases (calpain I and II) as demonstrated using discriminative antibodies. *J Biol Chem*. 1984; 259: 9847–9852.
83. Suzuki K, Saido TC, Hirai S. Modulation of cellular signals by calpain. *Ann N Y Acad Sci*. 1992; 674: 218–227.
84. Mellgren RL. Calcium dependent proteases: an enzyme system active at cellular membranes? *FASEB J*. 1987; 1: 110–115.
85. Saido TC, Suzuki H, Yamazaki H, et al. In situ capture of calpain activation in platelets. *J Biol Chem*. 1993; 268: 7422–7426.
86. Kumamoto T, Ueyama H, Watanabe S, et al. Immunohistochemical study of calpain and its endogenous inhibitor in the skeletal muscle of muscular dystrophy. *Acta Neuropathol*. 1995; 89: 399–403.
87. Komatsu K, Inazuki K, Hosoya J, et al. Beneficial effect of new thiol protease inhibitors, epoxide derivatives, on dystrophic mice. *Exp Neurol*. 1986; 91: 23–29.
88. Nakamura M, Mori M, Nakazawa S, et al. Replacement of m-calpain byu-calpain during maturation of megakaryocytes and possible involvement in platelet formation. *Thromb Res*. 1992; 66: 757–764.
89. Giancotti FG, Stepp MA, Suzuki S, et al. Proteolytic processing of endogenous and recombinant B4 integrin. *J Cell Biol*. 1992; 118: 951–959.
90. Covault J, Liu QY, Eil Deeb S. Calcium activated proteolysis of intracellular domains of cell adhesion molecules NCAM and N-adherin. *Brain Res Mol Brain Res*. 1991; 11: 11–16.
91. Saido TC, Sorimachi H, Suzuki K. Calpain: new perspectives in molecular diversity and physiological-pathological involvement. *FASEB J*. 1994; 8: 814–822.
92. Arrington DD, Van Vleet TR, Schnellmann RG. Calpain 10: a mitochondrial calpain and its role in calcium-induced mitochondrial dysfunction. *Am J Physiol Cell Physiol*. 2006; 291(6): C1159–C1171.
93. Seubert P, Lee KS, Lynch G. Ischemia triggers NMDA receptor linked cytoskeletal proteolysis in hippocampus. *Brain Res*. 1989; 492: 366–370.
94. Lee KS, Frank S, Vanderklish P, et al. Inhibition of proteolysis protects hippocampal neurons from ischemia. *Proc Natl Acad Sci U S A*. 1991; 88: 7233–7237.
95. Lizuka K, Kawaguchi H, Yasuda H. Calpain is activated during hypoxic myocardial cell injury. *Biochem Med Metab Biol*. 1991; 46: 427–431.
96. Tolnadi S, Korecky B. Calcium dependent proteolysis and its inhibition in ischemic rat myocardium. *Can J Cardiol*. 1986; 2: 442–447.
97. Edelstein CL, Wieder ED, Yaqoob MM, et al. The role of cysteine proteases in hypoxia-induced renal proximal tubular injury. *Proc Natl Acad Sci U S A*. 1995; 92: 7662–7666.
98. Edelstein CL, Yaqoob MM, Alkhunaizi A, et al. Modulation of hypoxia-induced calpain activity in rat renal proximal tubules. *Kidney Int*. 1996; 50: 1150–1157.
99. Edelstein CL, Ling H, Gengaro PE, et al. Effect of glycine on prelethal and postlethal increases in calpain activity in rat renal proximal tubules. *Kidney Int*. 1997; 52: 1271–1278.
100. Yang X, Schnellmann RG. Proteinases in renal cell death. *J Toxicol Environ Health*. 1996; 48: 319–332.
101. Tijsen MJH, Peters SMA, Bindels RJM, et al. Glycine protection against hypoxic injury in isolated rat proximal tubules: the role of proteases. *Nephrol Dial Transplant*. 1997; 12: 2549–2556.
102. Chatterjee PK, Todorovic Z, Sivarajah A, et al. Inhibitors of calpain activation (PD150606 and E-64) and renal ischemia-reperfusion injury. *Biochem Pharmacol*. 2005; 69(7): 1121–1131.
103. Frangie C, Zhang W, Perez J, et al. Extracellular calpains increase tubular epithelial cell mobility. Implications for kidney repair after ischemia.

J Biol Chem. 2006; 281(36): 26624–26632.
104. Hu S, Snipas SJ, Vincenz C, et al. Caspase-14 is a novel developmentally regulated protease. *J Biol Chem*. 1998; 273: 29648–29653.
105. Fraser A, Evan G. A license to kill. *Cell*. 1996; 85: 781–784.
106. Barinaga M. Death by dozens of cuts. *Science*. 1998; 280: 32–34.
107. Thornberry NA, Rano TA, Peterson EP, et al. A combinatorial approach defines specificities of members of the caspase family and granzyme B. Functional relationships established for key mediators of apoptosis. *J Biol Chem*. 1997; 272: 17907–17911.
108. Dinarello CA. Biologic basis for interleukin-1 in disease. *Blood*. 1996; 87: 2095–2147.
109. Fantuzzi G, Puren AJ, Harding MW, et al. Interleukin-18 regulation of interferon gamma production and cell proliferation as shown in interleukin-1 beta-converting enzyme (caspase-1)-deficient mice. *Blood*. 1998; 91: 2118–2125.
110. Talanian RV, Quinlan C, Trautz S, et al. Substrate specifities of caspase family proteases. *J Biol Chem*. 1998; 272: 9677–9682.
111. Salvesen GS, Dixit VM. Caspases: intracellular signaling by proteolysis. *Cell*. 1997; 91: 443–446.
112. Green DR. Apoptotic pathways: paper wraps stone blunts scissors. *Cell*. 2000; 102: 1–4.
113. Lassus P, Opitz-Araya X, Lazebnik Y. Requirement for caspase-2 in stress-induced apoptosis before mitochondrial permeabilization. *Science*. 2002; 297: 1352–1354.
114. Green DR. Apoptotic pathways: the roads to ruin. *Cell*. 1998; 94: 695–698.
115. Kuida K, Haydar TF, Kuan CY, et al. Reduced apoptosis and cytochrome c — mediated caspase activation in mice lacking caspase 9. *Cell*. 1998; 94: 325–337.
116. Feldenberg LR, Thevananther S, del Rio M, et al. Partial ATP depletion induces Fas- and caspase-mediated apoptosis in MDCK cells. *Am J Physiol*. 1999; 276: F837–F846.
117. Krajewski S, Krajewska M, Ellerby LM, et al. Release of caspase-9 from mitochondria during neuronal apoptosis and cerebral ischemia. *Proc Natl Acad Sci U S A*. 1999; 96: 5752–5757.
118. Schielke GP, Yang GY, Shivers BD, et al. Reduced ischemic brain injury in interleukin-1 beta converting enzyme-deficient mice. *J Cereb Blood Flow Metab*. 1998; 18: 180–185.
119. Woo M, Hakem A, Elia AJ, et al. In vivo evidence that caspase-3 is required for Fas-mediated apoptosis of hepatocytes. *J Immunol*. 1999; 163: 4909–4916.
120. Srinivasula SM, Poyet JL, Razmara M, et al. The PYRIN-CARD protein ASC is an activating adaptor for caspase-1. *J Biol Chem*. 2002; 277(24): 21119–21122.
121. Martinon F, Burns K, Tschopp J. The inflammasome: a molecular platform triggering activation of inflammatory caspases and processing of proIL-beta. *Mol Cell*. 2002; 10(2): 417–426.
122. Keller M, Ruegg A, Werner S, et al. Active caspase-1 is a regulator of unconventional protein secretion. *Cell*. 2008; 132(5): 818–831.
123. Schmitz J, Owyang A, Oldham E, et al. IL-33, an interleukin-1-like cytokine that signals via the IL-1 receptor-related protein ST2 and induces T helper type 2-associated cytokines. *Immunity*. 2005; 23(5): 479–490.
124. Wang W, Faubel SG, Ljubanovic D, et al. Endotoxemic acute renal failure is attenuated in caspase-1 deficient mice. *Am J Physiol Renal Physiol*. 2005; 288: F997–F1004.
125. Faubel S, Lewis EC, Reznikov L, et al. Cisplatin-induced ARF is associated with an increase in the cytokines IL-1β, IL-18, IL-6 and neutrophil infiltration in the kidney. *J Pharmacol Exp Ther*. 2007; 322: 8–15.
126. Barinaga M. Cell suicide: by ICE, not fire. *Science*. 1994; 263: 754–756.
127. Nicholson DW, Ali A, Thornberry NA, et al. Identification and inhibition of the ICE/CED-3 protease neccessary for mammalian apoptosis. *Nature*. 1995; 376: 37–43.
128. Suzuki A. Amyloid B-protein induces necrotic cell death mediated by ICE cascade in PC12 cells. *Exp Cell Res*. 1997; 234: 507–511.
129. Dursun B, He Z, Somerset H, et al. Caspases and calpain are independent mediators of cisplatin-induced endothelial cell necrosis. *Am J Physiol Renal Physiol*. 2006; 291: F578–F587.
130. Hara H, Friedlander RM, Gagliardini V, et al. Inhibition of interleukin 1beta converting enzyme family proteases reduces ischemic and excitotoxic neuronal damage. *Proc Natl Acad Sci. U S A*. 1997; 94: 2007–2012.
131. Loddick SA, MacKenzie A, Rothwell NJ. An ICE inhibitor, z-VAD-DCB attenuates ischaemic brain damage in the rat. *Neuroreport*. 1996; 7: 1465–1468.
132. Kuida K, Lippke JA, Ku G, et al. Altered cytokine export and apoptosis in mice deficient in interleukin-1B converting enzyme. *Science*. 1995; 267: 2000–2002.
133. Kaushal GP, Ueda N, Shah SV. Role of caspases (ICE/CED 3 proteases) in DNA damage and cell death in response to a mitochondrial inhibitor, antimycin A. *Kidney Int*. 1997; 52: 438–445.
134. Shimizu S, Eguchi Y, Kamiike W, et al. Retardation of chemical hypoxia-induced necrotic cell death by Bcl-2 and ICE inhibitors: possible involvement of common mediators in apoptotic and necrotic signal transductions. *Oncogene*. 1996; 12: 2045–2050.
135. Harrison-Shostak DC, Lemasters JJ, Edgell CJ, et al. Role of ICE-like proteases in endothelial cell hypoxic and reperfusion injury. *Biochem Biophys Res Commun*. 1997; 231(3): 844–847.
136. Edelstein CL, Shi Y, Schrier RW. Role of caspases in hypoxia-induced necrosis of rat renal proximal tubules. *J Am Soc Nephrol*. 1999; 10: 1940–1949.
137. Edelstein CL, Hoke TS, Somerset H, et al. Proximal tubules from caspase-1 deficient mice are protected against hypoxia-induced membrane injury. *Nephrol Dial Transplant*. 2007; 22: 1052–1061.
138. Li P, Allen H, Banerjee S, et al. Mice deficient in IL-1 beta-converting enzyme are defective in production of mature IL-1 beta and resistant to endotoxic shock. *Cell*. 1995; 80: 401–411.
139. Fantuzzi G, Zheng H, Faggioni R, et al. Effect of endotoxin in IL-1 beta-deficient mice. *J Immunol*. 1996; 157: 291–296.
140. Haq M, Norman J, Saba SR, et al. Role of IL-1 in renal ischemic reperfusion injury. *J Am Soc Nephrol*. 1998; 9: 614–619.
141. Melnikov VY, Ecder T, Fantuzzi G, et al. Impaired IL-18 processing protects caspase-1-deficient mice from ischemic acute renal failure. *J Clin*

Invest. 2001; 107: 1145–1152.
142. He Z, Altmann C, Hoke TS, et al. Interleukin-18 (IL-18) binding protein transgenic mice are protected against ischemic AKI. *Am J Physiol Renal Physiol*. 2008; 295: F1414–F1421.
143. He Z, Dursun B, Oh DJ, et al. Macrophages are not the source of injurious interleukin-18 in ischemic acute kidney injury in mice. *Am J Physiol Renal Physiol*. 2009; 296(3): F535–F542.
144. Wang KKW, Posmantur R, Nadimpalli R, et al. Caspase mediated fragmentation of calpain inhibitor protein calpastatin during apoptosis. *Arch Biochem Biophys*. 1998; 356: 187–196.
145. Shi Y, Melnikov VY, Schrier RW, et al. Downregulation of the calpain inhibitor protein calpastatin by caspases during renal ischemia-reperfusion. *Am J Physiol Renal Physiol*. 2000; 279: F509–F517.
146. Edelstein CL. Editorial comment: calcium-mediated proximal tubular injury-what is the role of cysteine proteases? *Nephrol Dial Transplant*. 2000; 15: 141–144.
147. Moncada S, Palmer RMJ, Higgs EA. Nitric oxide: physiology, pathophysiology, and pharmacology. *Pharmacol Rev*. 1991; 43: 109–142.
148. Ignarro LJ. Biosynthesis and metabolism of endothelium derived relaxing factor. *Annu Rev Pharmacol Toxicol*. 1990; 30: 535–560.
149. Knowles RG, Moncada S. Nitric oxide synthases in mammals. *Biochem J*. 1994; 298: 249–258.
150. Mohaupt MG, Elzie JL, Ahn KY, et al. Differential expression and induction of mRNAs encoding two inducible nitric oxide synthases in rat kidney. *Kidney Int*. 1994; 46: 653–665.
151. Abu-Soud HM, Stuehr DJ. Nitric oxide synthases reveal a role for calmodulin in controlling electron transfer. *Proc Natl Acad Sci U S A*. 1993; 90: 10769–10772.
152. Nussler AK, Biliar TR. Inflammation, immunoregulation, and inducible nitric oxide synthase. *J Leukoc Biol*. 1993; 54: 171–178.
153. Morris SM, Billiar TR. New insights into the regulation of inducible nitric oxide synthase. *Am J Physiol*. 1994; 266: E829–E839.
154. Terada Y, Tomito K, Nonoguchi H, et al. Polymerase chain reaction localization of constitutive nitric oxide synthase and soluble guanylate cyclase messenger RNAs in microdissected rat nephron segments. *J Clin Invest*. 1992; 90: 659–665.
155. Romero JC, Lahera V, Salom MG, et al. Role of endothelium dependent relaxing factor nitric oxide on renal function. *J Am Soc Nephrol*. 1992; 2: 1371–1387.
156. Yu L, Gengaro PE, Niederberger M, et al. Nitric oxide: a mediator in rat tubular hypoxia/reoxygenation injury. *Proc Natl Acad Sci U S A*. 1994; 91: 1691–1695.
157. Yaqoob MM, Edelstein CL, Wieder ED, et al. Nitric oxide kinetics during hypoxia in proximal tubules: effects of acidosis and glycine. *Kidney Int*. 1996; 49: 1314–1319.
158. Ling H, Edelstein CL, Gengaro PE, et al. Effect of hypoxia on tubules isolated from nitric oxide synthase knockout mice. *Kidney Int*. 1998; 53: 1642–1646.
159. Noiri E, Peresleni T, Miller F, et al. In vivo targeting of inducible NO synthase with oligodeoxynucleotides protects rat kidney against ischemia. *J Clin Invest*. 1996; 97: 2377–2383.
160. Noiri E, Dickman K, Miller F, et al. Reduced tolerance to acute renal ischemia in mice with a targeted disruption of the osteopontin gene. *Kidney Int*. 1999; 56: 74–82.
161. Ling H, Edelstein CL, Gengaro P, et al. Attenuation of renal ischemia-reperfusion injury in inducible nitric oxide synthase knockout mice. *Am J Physiol*. 1999; 277: F383–F390.
162. Chiao H, Kohda Y, McLeroy P, et al. Alpha-melanocyte-stimulating hormone protects against renal injury after ischemia in mice and rats. *J Clin Invest*. 1997; 99: 1165–1172.
163. Chiao H, Kohda Y, McLeroy P, et al. Alpha-melanocyte-stimulating hormone inhibits renal injury in the absence of neutrophils. *Kidney Int*. 1998; 54: 765–774.
164. Kohda Y, Chiao H, Star RA. Alpha-melanocyte-stimulating hormone and acute renal failure. *Curr Opin Nephrol Hypertens*. 1998; 7: 413–417.
165. Gabbai FB, Blantz RC. Role of nitric oxide in renal hemodynamics. *Semin Nephrol*. 1999; 19: 242–250.
166. Goligorsky MS, Noiri E. Duality of nitric oxide in acute renal injury. *Semin Nephrol*. 1999; 19: 263–271.
167. Lenz O, Elliot SJ, Stetler-Stevenson WG. Matrix metalloproteinases in renal development and disease. *J Am Soc Nephrol*. 2000; 11: 574–581.
168. Walker PD. Alterations in renal tubular extracellular matrix components after ischemia-reperfusion injury to the kidney. *Lab Invest*. 1994; 70: 339–345.
169. Walker PD, Kaushal GP, Shah SV. Meprin A, the major matrix degrading enzyme in renal tubules, produces a novel nidogen fragment in vitro and in vivo. *Kidney Int*. 1998; 53: 1673–1680.
170. Trachtman H, Valderrama E, Dietrich JM, et al. The role of meprin A in the pathogenesis of acute renal failure. *Biochem Biophys Res Commun*. 1995; 208: 498–505.
171. Caron A, Desrosiers RR, Beliveau R. Ischemia injury alters endothelial cell properties of kidney cortex: stimulation of MMP-9. *Exp Cell Res*. 2005; 310(1): 105–116.
172. Covington MD, Burghardt RC, Parrish AR. Ischemia-induced cleavage of cadherins in NRK cells requires MT1-MMP (MMP-14). *Am J Physiol Renal Physiol*. 2006; 290(1): F43–F51.
173. Bengatta S, Arnould C, Letavernier E, et al. MMP9 and SCF protect from apoptosis in acute kidney injury. *J Am Soc Nephrol*. 2009; 20(4): 787–797.
174. Craig EA, Weissman JS, Horwich AL. Heat shock proteins and molecular chaperones: mediators of protein conformation and turnover in the cell. *Cell*. 1994; 78: 365–372.
175. Kashgarian M. Stress proteins induced by injury to epithelial cells. In: Goligorsky MS, Stein JH, eds. *Acute Renal Failure; New Concepts and Therapeutic Strategies*. 1st ed. New York: Churchill Livingstone; 1995: 75–95.
176. Van Why SK, Hildebrandt F, Ardiro T, et al. Induction and intracellular localization of HSP-72 after renal ischemia. *Am J Physiol*. 1992; 263: F769–F775.
177. Emami A, Schwartz JH, Borkan SC. Transient ischemia or heat stress induces a cytoprotectant

protein in rat kidney. *Am J Physiol.* 1991; 260: F479–F485.
178. Van Why SK, Mann AS, Thulin G, et al. Activation of heat-shock transcription factor by graded reductions in renal ATP, in vivo, in the rat. *J Clin Invest.* 1994; 94: 1518–1523.
179. Wang YH, Borkan SC. Prior heat stress enhances survival of renal epithelial cells after ATP depletion. *Am J Physiol.* 1996; 270: F1057–F1065.
180. Turman MA, Rosenfeld SL. Heat shock protein 70 overexpression protects LLC-PK1 tubular cells from heat shock but not hypoxia. *Kidney Int.* 1999; 55: 189–197.
181. Chatson G, Perdrizet G, Anderson C, et al. Heat shock protects kidneys against warm ischemic injury. *Curr Surg.* 1990; 47: 420–423.
182. Joannidis M, Cantley LG, Spokes K, et al. Induction of heat-shock proteins does not prevent renal tubular injury following ischemia. *Kidney Int.* 1995; 47: 1752–1759.
183. Kelly KJ, Molitoris BA. Acute renal failure in the new millennium: time to consider combination therapy. *Semin Nephrol.* 2000; 20: 4–19.
184. Gaudio KM, Thulin G, Mann A, et al. Role of heat stress response in the tolerance of immature renal tubules to anoxia. *Am J Physiol.* 1998; 274: F1029–F1036.
185. Schober A, Burger-Kentischer A, Muller E, et al. Effect of ischemia on localization of heat shock protein 25 in kidney. *Kidney Int Suppl.* 1998; 67: S174–S176.
186. Aufricht C, Lu E, Thulin G, et al. ATP releases HSP-72 from protein aggregates after renal ischemia. *Am J Physiol.* 1998; 274: F268–F274.
187. Aufricht C, Ardito T, Thulin G, et al. Heat-shock protein 25 induction and redistribution during actin reorganization after renal ischemia. *Am J Physiol.* 1998; 274: F215–F222.
188. Wang Y, Knowlton AA, Christensen TG, et al. Prior heat stress inhibits apoptosis in adenosine triphosphate-depleted renal tubular cells. *Kidney Int.* 1999; 55: 2224–2235.
189. Savill J. Apoptosis and the kidney [editorial]. *J Am Soc Nephrol.* 1994; 5: 12–21.
190. Lieberthal W, Koh JS, Levine JS. Necrosis and apoptosis in acute renal failure. *Semin Nephrol.* 1998; 18: 505–518.
191. Allen J, Winterford C, Axelsen RA, et al. Effects of hypoxia on morphological and biochemical characteristics of renal epithelial cell and tubule cultures. *Ren Fail.* 1992; 14: 453–460.
192. Lieberthal W, Menza SA, Levine JS. Graded ATP depletion can cause necrosis or apoptosis of cultured mouse proximal tubular cells. *Am J Physiol.* 1998; 274: F315–F327.
193. Wiegele G, Brandis M, Zimmerhackl LB. Apoptosis and necrosis during ischaemia in renal tubular cells (LLC-PK1 and MDCK). *Nephrol Dial Transplant.* 1998; 13: 1158–1167.
194. Shimizu A, Yamanaka N. Apoptosis and cell desquamation in repair process of ischemic tubular necrosis. *Virchows Arch.B Cell Pathol Incl Mol Pathol.* 1993; 64: 171–180.
195. Nakajima T, Miyaji T, Kato A, et al. Uninephrectomy reduces apoptotic cell death and enhances renal tubular cell regeneration in ischemic ARF in rats. *Am J Physiol.* 1996; 271: F846–F853.
196. Raafat AM, Murray MT, McGuire T, et al. Calcium blockade reduces renal apoptosis during ischemia reperfusion. *Shock.* 1997; 8: 186–192.
197. Burns AT, Davies DR, McLaren AJ, et al. Apoptosis in ischemia/reperfusion injury of human renal allografts. *Transplantation.* 1998; 66: 872–876.
198. Vukicevic S, Basic V, Rogic D, et al. Osteogenic protein-1 (bone morphogenetic protein-7) reduces severity of injury after ischemic acute renal failure in rat. *J Clin Invest.* 1998; 102: 202–214.
199. Padanilam BJ, Lewington AJ, Hammerman MR. Expression of CD27 and ischemia/reperfusion-induced expression of its ligand Siva in rat kidneys. *Kidney Int.* 1998; 54: 1967–1975.
200. Oberbauer R, Rohrmoser M, Regele H, et al. Apoptosis of tubular epithelial cells in donor kidney biopsies predicts early renal allograft function. *J Am Soc Nephrol.* 1999; 10: 2006–2013.
201. Toronyi E, Hamar J, Perner F, et al. Prevention of apoptosis reperfusion renal injury by calcium channel blockers. *Exp Toxicol Pathol.* 1999; 51: 209–212.
202. Cuevas P, Martinez-Coso V, Fu X, et al. Fibroblast growth factor protects the kidney against ischemia- reperfusion injury. *Eur J Med Res.* 1999; 4: 403–410.
203. Forbes JM, Leaker B, Hewitson TD, et al. Macrophage and myofibroblast involvement in ischemic acute renal failure is attenuated by endothelin receptor antagonists. *Kidney Int.* 1999; 55: 198–208.
204. Gobe G, Zhang XJ, Willgoss DA, et al. Relationship between expression of Bcl-2 genes and growth factors in ischemic acute renal failure in the rat. *J Am Soc Nephrol.* 2000; 11: 454–467.
205. Hammerman MR. Renal programmed cell death and the treatment of renal disease [editorial]. *Curr Opin Nephrol Hypertens.* 1998; 7: 1–3.
206. Ueda N, Kaushal GP, Shah SV. Apoptotic mechanisms in acute renal failure. *Am J Med.* 2000; 108: 403–415.
207. Faubel SG, Ljubanovic D, Reznikov LL, et al. Caspase-1-deficient mice are protected against cisplatin-induced apoptosis and acute tubular necrosis. *Kidney Int.* 2004; 66: 2202–2213.
208. Vaziri ND, Zhou XJ, Liao SY. Erythropoietin enhances recovery from cisplatin-induced acute renal failure. *Am J Physiol.* 1994; 266: F360–F366.
209. Yang CW, Li C, Jung JY, et al. Preconditioning with erythropoietin protects against subsequent ischemia-reperfusion injury in rat kidney. *FASEB J.* 2003; 17: 1754–1755.
210. Vesey DA, Cheung C, Pat B, et al. Erythropoietin protects against ischaemic acute renal injury. *Nephrol Dial Transplant.* 2004; 19: 348–355.
211. Lee SH, Li C, Lim SW, et al. Attenuation of interstitial inflammation and fibrosis by recombinant human erythropoietin in chronic cyclosporine nephropathy. *Am J Nephrol.* 2005; 25: 64–76.
212. Goldfarb M, Rosenberger C, Ahuva S, et al. A role for erythropoietin in the attenuation of radiocontrast-induced acute renal failure in rats. *Ren Fail.* 2006; 28: 345–350.
213. Kolyada AY, Liangos O, Madias NE, et al. Protective effect of erythropoietin against radiocontrast-induced renal tubular epithelial cell injury. *Am J Nephrol.* 2008; 28: 203–209.

214. Gong H, Wang W, Kwon TH, et al. EPO and alpha-MSH prevent ischemia/reperfusion-induced down-regulation of AQPs and sodium transporters in rat kidney. *Kidney Int*. 2004; 66: 683–695.
215. Sharples EJ, Patel N, Brown P, et al. Erythropoietin protects the kidney against the injury and dysfunction caused by ischemia-reperfusion [see comment]. *J Am Soc Nephrol*. 2004; 15: 2115–2124.
216. Abdelrahman M, Sharples EJ, McDonald MC, et al. Erythropoietin attenuates the tissue injury associated with hemorrhagic shock and myocardial ischemia. *Shock*. 2004; 22: 63–69.
217. Mitra A, Bansal S, Wang W, et al. Erythropoietin ameliorates renal dysfunction during endotoxaemia. *Nephrol Dial Transplant*. 2007; 22(8): 2349–2353.
218. Bonventre JV. Pathogenetic and regenerative mechanisms in acute tubular necrosis. *Kidney Blood Press Res*. 1998; 21: 226–229.
219. Megyesi J, Di Mari J, Udvarhelyi N, et al. DNA synthesis is dissociated from the immediate-early gene response in the post-ischemic kidney. *Kidney Int*. 1995; 48: 1451–1458.
220. Ouellette AJ, Malt RA, Sukhatme VP, et al. Expression of two "immediate early" genes, Egr-1 and c-fos, in response to renal ischemia and during compensatory renal hypertrophy in mice. *J Clin Invest*. 1990; 85: 766–771.
221. Safirstein R. Renal stress response and acute renal failure. *Adv Ren Replace Ther*. 1997; 4: 38–42.
222. Witzgall R, Brown D, Schwarz C, et al. Localization of proliferating cell nuclear antigen, vimentin, c-Fos, and clusterin in the postischemic kidney. Evidence for a heterogenous genetic response among nephron segments, and a large pool of mitotically active and dedifferentiated cells. *J Clin Invest*. 1994; 93: 2175–2188.
223. Safirstein R, Megyesi J, Saggi SJ, et al. Expression of cytokine-like genes JE and KC is increased during renal ischemia. *Am J Physiol*. 1991; 261: F1095–F1101.
224. Safirstein R. Gene expression in nephrotoxic and ischemic acute renal failure [editorial]. *J Am Soc Nephrol*. 1994; 4: 1387–1395.
225. Safirstein R, Price PM, Saggi SJ, et al. Changes in gene expression after temporary renal ischemia. *Kidney Int*. 1990; 37: 1515–1521.
226. Ip YT, Davis RJ. Signal transduction by the c-Jun N-terminal kinase (JNK)—from inflammation to development. *Curr Opin Cell Biol*. 1998; 10: 205–219.
227. Kyriakis JM, Banerjee P, Nikolakaki E, et al. The stress-activated protein kinase subfamily of c-Jun kinases. *Nature*. 1994; 369: 156–160.
228. Force T, Bonventre JV. Growth factors and mitogen-activated protein kinases. *Hypertension*. 1998; 31: 152–161.
229. Bonventre JV, Force T. Mitogen-activated protein kinases and transcriptional responses in renal injury and repair. *Curr Opin Nephrol Hypertens*. 1998; 7: 425–433.
230. Pombo CM, Bonventre JV, Avruch J, et al. The stress-activated protein kinases are major c-Jun amino-terminal kinases activated by ischemia and reperfusion. *J Biol Chem*. 1994; 269: 26546–26551.
231. Brown PO, Botstein D. Exploring the new world of the genome with DNA microarrays. *Nat Genet*. 1999; 21: 33–37.
232. Devarajan P, Mishra J, Supavekin S, et al. Gene expression in early ischemic renal injury: clues towards pathogenesis, biomarker discovery, and novel therapeutics. *Mol Genet Metab*. 2003; 80: 365–376.
233. Yoshida T, Tang SS, Hsiao LL, et al. Global analysis of gene expression in renal ischemia-reperfusion in the mouse. *Biochem Biophys Res Commun*. 2002; 291: 787–794.
234. Supavekin S, Zhang W, Kucherlapati R, et al. Differential gene expression following early renal ischemia/reperfusion. *Kidney Int*. 2003; 63: 1714–1724.
235. Yoshida T, Kurella M, Beato F, et al. Monitoring changes in gene expression in renal ischemia-reperfusion in the rat. *Kidney Int*. 2002; 61: 1646–1654.
236. Murakami H, Liotta L, Star RA. IF-LCM: laser capture microdissection of immunofluorescently defined cells for mRNA analysis rapid communication. *Kidney Int*. 2000; 58: 1346–1353.
237. Rosenberger C, Mandriota S, Jurgensen JS, et al. Expression of hypoxia-inducible factor-1alpha and -2alpha in hypoxic and ischemic rat kidneys. *J Am Soc Nephrol*. 2002; 13(7): 1721–1732.
238. Bernhardt WM, Campean V, Kany S, et al. Preconditional activation of hypoxia-inducible factors ameliorates ischemic acute renal failure. *J Am Soc Nephrol*. 2006; 17(7): 1970–1978.
239. Weidemann A, Bernhardt WM, Klanke B, et al. HIF activation protects from acute kidney injury. *J Am Soc Nephrol*. 2008; 19(3): 486–494.
240. Hill P, Shukla D, Tran MG, et al. Inhibition of hypoxia inducible factor hydroxylases protects against renal ischemia-reperfusion injury. *J Am Soc Nephrol*. 2008; 19: 39–46.
241. Kumar S. Tubular cast formation and Tamm-Horsfall glycoprotein, In: Goligorsky MS, Stein JS, eds. *Acute Renal Failure. New Concepts and Therapeutic Strategies*. New York, Churchill Livingstone; 1995: 274.
242. Arendhorst WJ, Finn WF, Gottschalk C, et al. Micropuncture study of acute renal failure following temporary renal ischemia in the rat. *Kidney Int*. 1976; 10(suppl 6): S100–S105.
243. Tanner GA, Steinhausen M. Kidney pressure after temporary artery occlusion in the rat. *Am J Physiol*. 1976; 230: 1173–1181.
244. Burke TJ, Cronin RE, Duchin KL, et al. Ischemia and tubule obstruction during acute renal failure in dogs: mannitol in protection. *Am J Physiol*. 1980; 238: F305–F314.
245. Wangsiripaisan A, Gengaro PE, Edelstein CL, et al. Role of polymeric Tamm-Horsfall protein in cast formation: oligosaccharide and tubular fluid ions. *Kidney Int*. 2001; 59: 932–940.
246. Ruoslahti E. RGD and other recognition sequences for integrins. *Annu Rev Cell Dev Biol*. 1996; 12: 697–715.
247. Gailit J, Colflesh D, Rabiner I, et al. Redistribution and dysfunction of integrins in cultured renal epithelial cells exposed to oxidative stress. *Am J Physiol*. 1993; 33: F149–F157.
248. Goligorsky MS, Lieberthal W, Racusen LC, et al. Integrin receptors in renal tubular epithelium:

new insights into pathophysiology of acute renal failure [editorial]. *Am J Physiol*. 1993; 264: F1–F8.
249. Goligorsky MS. Abnormalities of integrin receptors. In: Goligorsky MS, Stein J, eds. *Acute Renal Failure. New Concepts and Therapeutic Strategies*. New York: Churchill Livingstone; 1995: 255.
250. Wangsiripaisan A, Gengaro P, Nemenoff R, et al. Effect of nitric oxide donors on renal tubular epithelial cell-matrix adhesion. *Kidney Int*. 1999; 55: 2281–2288.
251. Manns M, Sigler MH, Teehan BP. Intradialytic renal haemodynamics—potential consequences for the management of the patient with acute renal failure [editorial]. *Nephrol Dial Transplant*. 1997; 12: 870–872.
252. Goligorsky MS, DiBona GF. Pathogenic role of Arg-Gly-Asp recognizing integrins in acute renal failure. *Proc Natl Acad Sci U S A*. 1993; 90: 5700–5704.
253. Goligorsky MS, Kessler H, Romanov VI. Molecular mimicry of integrin ligation: therapeutic potential of arginine-glycine-aspartic acid (RGD) peptides. *Nephrol Dial Transplant*. 1998; 13: 254–263.
254. Noiri E, Gailit J, Sheth D, et al. Cyclic RGD peptides ameliorate ischemic acute renal failure in rats. *Kidney Int*. 1994; 46: 1050–1058.
255. Noiri E, Forest T, Miller F, et al. Effects of RGD peptides on the course of acute renal failure. In: Stein J, Goligorsky MS, eds. *Acute Renal Failure. New Concepts and Therapeutic Stategies*. New York: Churchill Livingstone; 1995: 379.
256. Noiri E, Romanov V, Forest T, et al. Pathophysiology of renal tubular obstruction. Therapeutic role of synthetic RGD peptides in ARF. *Kidney Int*. 1995; 48: 1375–1385.
257. Goligorsky MS, Noiri E, Kessler H, et al. Therapeutic effect of arginine-glycine-aspartic acid peptides in ARF. *Clin Exp Pharmacol Physiol*. 1998; 25: 276–279.
258. Goligorsky MS, Noiri E, Kessler H, et al. Therapeutic potential of RGD peptides in acute renal injury. *Kidney Int*. 1997; 51: 1487–1492.
259. Conger JD, Weil JU. Abnormal vascular function following ischemia-reperfusion injury. *J Invest Med*. 1995; 43: 431–442.
260. Conger JD, Robinette JB, Hammond WS. Differences in vascular reactivity in models of ischemic acute renal failure. *Kidney Int*. 1991; 39: 1087–1097.
261. Conger JD, Schultz MF, Miller F, et al. Responses to hemorrhagic arterial pressure reduction in different ischemic renal failure models. *Kidney Int*. 1994; 46: 318–323.
262. Lieberthal W, Wolf EF, Rennke HG, et al. Renal ischemia and reperfusion impair endothelium-dependent vascular relaxation. *Am J Physiol*. 1989; 256: F894–F900.
263. Matthys E, Patton MK, Osgood RW, et al. Alterations in vascular function and morphology in acute ischemic renal failure. *Kidney Int*. 1983; 23: 717–724.
264. Ueda M, Becker AE, Tsukada T, et al. Fibrocellular tissue response after percutaneous transluminal coronary angioplasty. An immunocytochemical analysis of the cellular composition. *Circulation*. 1991; 83: 1327–1332.
265. Conger JD, Falk SA, Robinette JB. Angiotensin II-induced changes in smooth muscle calcium in rat renal arterioles. *J Am Soc Nephrol*. 1993; 3: 1792–1803.
266. Conger JD, Robinette J, Villar A, et al. Increased nitric oxide synthase activity despite lack of response to endothelium-dependent vasodilators in postischemic acute renal failure in rats. *J Clin Invest*. 1995; 96: 631–638.
267. Conger JD, Robinette JB, Schrier RW. Smooth muscle calcium and endothelium-derived relaxing factor in the abnormal vascular responses of acute renal failure. *J Clin Invest*. 1988; 82: 532–537.
268. Bakris GL, Burnett JC. A role for calcium in radiocontrast-induced reduction in renal hemodynamics. *Kidney Int*. 1985; 27: 465.
269. Shapiro JI, Cheung C, Itabashi A, et al. The effect of verapamil on renal function after warm and cold ischemia in the isolated perfused rat kidney. *Transplantation*. 1985; 40: 596–600.
270. Mills S, Chan L, Schwertschlag U, et al. The protective effect of (−) Emopamil on renal function following warm and cold ischemia. *Transplantation*. 1987; 43: 928–930.
271. Kelleher SP, Robinette JB, Conger JD. Sympathetic nervous system in the loss of autoregulation in acute renal failure. *Am J Physiol*. 1984; 15: F379–F386.
272. Molitoris BA, Sandoval RM. Intravital multiphoton microscopy of dynamic renal processes. *Am J Physiol Renal Physiol*. 2005; 288: F1084–F1089.
273. Dagher PC, Herget-Rosenthal S, Ruehm SG, et al. Newly developed techniques to study and diagnose acute renal failure. *J Am Soc Nephrol*. 2003; 14: 2188–2198.
274. Dunn KW, Sandoval RM, Molitoris BA. Intravital imaging of the kidney using multiparameter multiphoton microscopy. *Nephron Exp Nephrol*. 2003; 94: e7–e11.
275. Dunn KW, Sandoval RM, Kelly KJ, et al. Functional studies of the kidney of living animals using multicolor two-photon microscopy. *Am J Physiol Cell Physiol*. 2002; 283: C905–C916.
276. Sutton TA, Mang HE, Campos SB, et al. Injury of the renal microvascular endothelium alters barrier function after ischemia. *Am J Physiol Renal Fluid Electrolyte Physiol*. 2003; 285: F191–F198.
277. Kwon O, Hong SM, Ramesh G. Diminished NO generation by injured endothelium and loss of macula densa nNOS may contribute to sustained acute kidney injury after ischemia-reperfusion. *Am J Physiol Renal Physiol*. 2009; 296(1): F25–F33.
278. Myers BD, Deen WM, Brenner BM. Effects of norepinephrine and angiotensin II on the determinants of glomerular ultrafiltration and proximal tubule fluid reabsorption in the rat. *Circ Res*. 1975; 37: 101–110.
279. Stahl RA, Paravicini M, Schollmeyer P. Angiotensin II stimulation of prostaglandin E2 and 6-keto-F1 alpha formation by isolated human glomeruli. *Kidney Int*. 1984; 26: 30–34.
280. Torsello G, Schror K, Szabo A. Effects of prostaglandin E1 (PGE1) on experimental renal ischemia. *Eur J Vasc Surg*. 1989; 3: 5–10.
281. Klausner JM, Paterson IS, Kobzik L, et al. Vasodilating prostaglandins attenuate ischemic renal in-

jury only if thromboxane is inhibited. *Ann Surg.* 1989; 209: 219–224.
282. Oliver JA, Sciacca RR, Pinto J, et al. Participation of the prostaglandins in the control of renal blood flow during acute reduction of cardiac output in the dog. *J Clin Invest.* 1981; 67: 229–237.
283. Assael BM, Chiabrando C, Gagliardi L, et al. Prostaglandins and aminoglycoside nephrotoxicity. *Toxicol Appl Pharmacol.* 1985; 78: 386–394.
284. Badr KF, Kelley VE, Rennke HG, et al. Roles for thromboxane A2 and leukotrienes in endotoxin-induced acute renal failure. *Kidney Int.* 1986; 30: 474–480.
285. Freund HR, Barcelli UO, Muggia-Sullam M, et al. Renal prostaglandin production is increased during abdominal sepsis in the rat and unaffected by the infusion of different amino acid formulations. *J Surg Res.* 1988; 44: 99–103.
286. Walshe JJ, Venuto RC. Acute oliguric renal failure induced by indomethacin: possible mechanism. *Ann Intern Med.* 1979; 91: 47–49.
287. Fink MP, MacVittie TJ, Casey LC. Effects of nonsteroidal anti-inflammatory drugs on renal function in septic dogs. *J Surg Res.* 1984; 36: 516–525.
288. Papanikolaou N, Darlametsos J, Hatziantoniou C, et al. Partial protection against acute renal failure by Efamol. *Prog Clin Biol Res.* 1989; 301: 271–277.
289. Werb R, Clark WF, Lindsay RM, et al. Protective effect of prostaglandin [PGE2] and in glycerol-induced acute renal failure in rats. *Clin Sci Mol Med.* 1978; 55: 505–507.
290. Paller MS, Manivel JC. Prostaglandins protect kidneys against ischemic and toxic injury by a cellular effect. *Kidney Int.* 1992; 42: 1345–1354.
291. Kim YK, Hwang MY, Woo JS, et al. Effect of arachidonic acid metabolic inhibitors on hypoxia/reoxygenation-induced renal cell injury. *Ren Fail.* 2000; 22: 143–157.
292. Koch JA, Plum J, Grabensee B, et al. Prostaglandin E1: a new agent for the prevention of renal dysfunction in high risk patients caused by radiocontrast media? PGE1 Study Group. *Nephrol Dial Transplant.* 2000; 15: 43–49.
293. DeBold AJ, Borenstein HB, Veress AT, et al. A potent and rapid natriuretic response to intravenous injection of atrial myocardial extract in rats. *Life Sci.* 1981; 28: 89–94.
294. Yamaji T, Ishibashi M, Takaku F. Atrial natriuretic factor in human blood. *J Clin Invest.* 1985; 76: 1705–1709.
295. Bussien JP, Biollaz J, Waeber B, et al. Dose-dependent effect of atrial natriuretic peptide on blood pressure, heart rate, and skin blood flow of normal volunteers. *J Cardiovasc Pharmacol.* 1986; 8: 216–220.
296. Lappe RW, Smits JF, Todt JA, et al. Failure of atriopeptin II to cause arterial vasodilation in the conscious rat. *Circ Res.* 1985; 56: 606–612.
297. Lappe RW, Todt JA, Wendt RL. Effects of atrial natriuretic factor on the vasoconstrictor actions of the renin-angiotensin system in conscious rats. *Circ Res.* 1987; 61: 134–140.
298. Haass M, Kopin IJ, Goldstein DS, et al. Differential inhibition of alpha adrenoceptor-mediated pressor responses by rat atrial natriuretic peptide in the pithed rat. *J Pharmacol Exp Ther.* 1985; 235: 122–127.
299. Dillingham MA, Anderson RJ. Inhibition of vasopressin action by atrial natriuretic factor. *Science.* 1986; 231: 1572–1573.
300. Kohno M, Yasunari K, Yokokawa K, et al. Inhibition by atrial and brain natriuretic peptides of endothelin-1 secretion after stimulation with angiotensin II and thrombin of cultured human endothelial cells. *J Clin Invest.* 1991; 87: 1999–2004.
301. Huang CL, Lewicki J, Johnson LK, et al. Renal mechanism of action of rat atrial natriuretic factor. *J Clin Invest.* 1985; 75: 769–773.
302. Aalkjaer C, Mulvany MJ, Nyborg NC. Atrial natriuretic factor causes specific relaxation of rat renal arcuate arteries. *Br J Pharmacol.* 1985; 86: 447–453.
303. Veldkamp PJ, Carmines PK, Inscho EW, et al. Direct evaluation of the microvascular actions of ANP in juxtamedullary nephrons. *Am J Physiol.* 1988; 254: F440–F444.
304. Loutzenhiser R, Hayashi K, Epstein M. Atrial natriuretic peptide reverses afferent arteriolar vasoconstriction and potentiates efferent arteriolar vasoconstriction in the isolated perfused rat kidney. *J Pharmacol Exp Ther.* 1988; 246: 522–528.
305. Lanese DM, Yuan BH, Falk SA, et al. Effects of atriopeptin III on isolated rat afferent and efferent arterioles. *Am J Physiol.* 1991; 261: F1102–F1109.
306. Sudoh T, Kangawa K, Minamino N, et al. A new natriuretic peptide in porcine brain. *Nature.* 1988; 332: 78–81.
307. Minamino N, Aburaya M, Ueda S, et al. The presence of brain natriuretic peptide of 12,000 daltons in porcine heart. *Biochem Biophys Res Commun.* 1988; 155: 740–746.
308. Koglin J, Pehlivanli S, Schwaiblmair M, et al. Role of brain natriuretic peptide in risk stratification of patients with congestive heart failure. *J Am Coll Cardiol.* 2001; 38: 1934–1941.
309. Conger JD, Falk SA, Yuan BH, et al. Atrial natriuretic peptide and dopamine in a rat model of ischemic acute renal failure. *Kidney Int.* 1989; 35: 1126–1132.
310. Endlich K, Steinhausen M. Natriuretic peptide receptors mediate different responses in rat renal microvessels. *Kidney Int.* 1997; 52: 202–207.
311. Shaw SG, Weidmann P, Hodler J, et al. Atrial natriuretic factor peptide protects against acute ischemic renal failure in the rat. *J Clin Invest.* 1987; 80: 1232–1237.
312. Lieberthal W, Sheridan AM, Valeri CR. Protective effect of atrial natriuretic factor and mannitol following renal ischemia. *Am J Physiol.* 1990; 258: F1266–F1272.
313. Allgren RL, Marbury TC, Rahman SN, et al. Anaritide in acute tubular necrosis. *N Engl J Med.* 1997; 336: 828–834.
314. Lewis J, Salem MM, Chertow GM, et al. Atrial natriuretic factor in oliguric acute renal failure. Anaritide Acute Renal Failure Study Group. *Am J Kidney Dis.* 2000; 36: 767–774.
315. Malis CD, Cheung JY, Leaf A, et al. Effects of verapamil in models of ischemic acute renal failure in the rat. *Am J Physiol.* 1983; 245: F735–F742.
316. Wagner K, Schultze G, Molzahn M, et al. The influence of long-term infusion of the calcium antagonist diltiazem on postischemic acute renal failure in conscious dogs. *Klin Wochenschr.* 1986; 64: 135–140.

317. Garthoff B, Hirth C, Federmann A, et al. Renal effects of 1,4-dihydropyridines in animal models of hypertension and renal failure. *J Cardiovasc Pharmacol*. 1987; 9(suppl 1): S8–S13.
318. Deray G, Dubois M, Beaufils H, et al. Effects of nifedipine on cisplatinum-induced nephrotoxicity in rats. *Clin Nephrol*. 1988; 30: 146–150.
319. Lee SM, Michael UF. The protective effect of nitrendipine on gentamicin acute renal failure in rats. *Exp Mol Pathol*. 1985; 43: 107–114.
320. Watson AJ, Gimenez LF, Klassen DK, et al. Calcium channel blockade in experimental aminoglycoside nephrotoxicity. *J Clin Pharmacol*. 1987; 27: 625–627.
321. Dobyan DC, Bulger RE. Partial protection by chlorpromazine in mercuric chloride-induced acute renal failure in rats. *Lab Invest*. 1984; 50: 578–586.
322. Yao K, Sato H, Ina Y, et al. Benidipine inhibits apoptosis during ischaemic acute renal failure in rats. *J Pharm Pharmacol*. 2000; 52: 561–568.
323. Schramm L, Heidbreder E, Lukes M, et al. Endotoxin-induced acute renal failure in the rat: effects of urodilatin and diltiazem on renal function. *Clin Nephrol*. 1996; 46: 117–124.
324. Lumlertgul D, Wongmekiat O, Sirivanichai C, et al. Intrarenal infusion of gallopamil in acute renal failure. A preliminary report. *Drugs*. 1991; 42(suppl 1): 44–50.
325. Wagner K, Albrecht S, Neumayer HH. Prevention of posttransplant acute tubular necrosis by the calcium antagonist diltiazem: a prospective randomized study. *Am J Nephrol*. 1987; 7: 287–291.
326. van Riemsdijk IC, Mulder PG, de Fijter JW, et al. Addition of isradipine (Lomir) results in a better renal function after kidney transplantation: a double-blind, randomized, placebo-controlled, multi-center study. *Transplantation*. 2000; 70: 122–126.
327. Umehara H, Goda S, Imai T, et al. Fractalkine, a CX3C-chemokine, functions predominantly as an adhesion molecule in monocytic cell line THP-1. *Immunol Cell Biol*. 2001; 79: 298–302.
328. Beck GC, Ludwig F, Schulte J, et al. Fractalkine is not a major chemoattractant for the migration of neutrophils across microvascular endothelium. *Scand J Immunol*. 2003; 58: 180–187.
329. Cockwell P, Chakravorty SJ, Girdlestone J, et al. Fractalkine expression in human renal inflammation. *J Pathol*. 2002; 196: 85–90.
330. Oh DJ, Dursun B, He Z, et al. Fractalkine receptor (CX3CR1) inhibition is protective against ischemic acute renal failure in mice. *Am J Physiol Renal Physiol*. 2008; 294: 264–271.
331. Lu L, Oh DJ, Dursun B, et al. Increased macrophage infiltration and fractalkine expression in cisplatin-induced acute renal failure in mice. *J Pharmacol Exp Ther*. 2007; 324: 111–117.
332. Williams RH, Thomas CE, Navar LG, et al. Hemodynamic and single nephron function during the maintenance phase of ischemic acute renal failure in the dog. *Kidney Int*. 1981; 19: 503–515.
333. Conger JD. Prophylaxis and treatment of ARF by vasoactive agents. The facts and the myths. *Kidney Int*. 1998; 53(suppl 64): S23–S26.
334. Adams PL, Adams FF, Bell PD, et al. Impaired renal blood flow autoregulation in ischemic acute renal failure. *Kidney Int*. 1980; 18: 68–76.
335. Conger JD. Does hemodialysis delay recovery from acute renal failure? *Semin Dial*. 1990; 3: 146–147.
336. Knotek M, Rogachev B, Gengaro P, et al. Endotoxemic renal failure in mice: role of tumor necrosis factor indepenent of inducible nitric oxide synthase. *Kidney Int*. 2001; 59: 2243–2249.
337. Thijs A, Thijs LG. Pathogenesis of renal failure in sepsis. *Kidney Int Suppl*. 1998; 66: S34–S37.
338. Ortiz-Arduan A, Danoff TM, Kalluri R, et al. Regulation of Fas and Fas ligand expression in cultured murine renal cells and in the kidney during endotoxemia. *Am J Physiol*. 1996; 271: F1193–F1201.
339. Richman AV, Gerber LI, Balis JU. Peritubular capillaries. A major target site of endotoxin-induced vascular injury in the primate kidney. *Lab Invest*. 1980; 43: 327–332.
340. Hickey MJ, Sharkey KA, Sihota EG, et al. Inducible nitric oxide synthase-deficient mice have enhanced leukocyte-endothelium interactions in endotoxemia. *FASEB J*. 1997; 11: 955–964.
341. Schrier RW, Abraham WT. Hormones and hemodynamics in heart failure. *N Engl J Med*. 1999; 341: 577–585.
342. Schrier RW, Arroyo V, Bernardi M, et al. Peripheral arterial vasodilation hypothesis: a proposal for the initiation of renal sodium and water retention in cirrhosis. *Hepatology*. 1988; 8: 1151–1157.
343. Schrier RW. Pathogenesis of sodium and water retention in high-output and low-output cardiac failure, nephrotic syndrome, cirrhosis, and pregnancy (1). *N Engl J Med*. 1988; 319: 1065–1072.
344. Schrier RW. Pathogenesis of sodium and water retention in high-output and low-output cardiac failure, nephrotic syndrome, cirrhosis, and pregnancy (2). *N Engl J Med*. 1988; 319: 1127–1134.
345. Khan RZ, Badr KF. Endotoxin and renal function: perspectives to the understanding of septic acute renal failure and toxic shock. *Nephrol Dial Transplant*. 1999; 14: 814–818.
346. Schwartz D, Mendoca M, Schwartz Y, et al. Inhibition of constitutive nitric oxide synthase (NOS) by nitric oxide generated by inducible NOS after lipopolysaccharide administration provokes renal dysfunction in rats. *J Clin Invest*. 1997; 100: 439–448.
347. Knotek M, Esson M, Gengaro P, et al. Desensitization of soluble guanylate cyclase in renal cortex during endotoxemia in mice. *J Am Soc Nephrol*. 2000; 11: 2133–2137.
348. Filep JG. Role for endogenous endothelin in the regulation of plasma volume and albumin escape during endotoxin shock in conscious rats. *Br J Pharmacol*. 2000; 129: 975–983.
349. Mitaka C, Hirata Y, Yokoyama K, et al. Improvement of renal dysfunction in dogs with endotoxemia by a nonselective endothelin receptor antagonist. *Crit Care Med*. 1999; 27: 146–153.
350. Lievano G, Nguyen L, Radhakrishnan J, et al. Significance of fractional excretion of sodium and endothelin levels in the early diagnosis of renal failure in septic neonatal piglets. *J Pediatr Surg*. 1998; 33: 1480–1482.
351. Shindo T, Kurihara H, Kurihara Y, et al. Upregulation of endothelin-1 and adrenomedullin gene expression in the mouse endotoxin shock model. *J Cardiovasc Pharmacol*. 1998; 31(suppl 1):

S541–S544.
352. Ruetten H, Thiemermann C, Vane JR. Effects of the endothelin receptor antagonist, SB 209670, on circulatory failure and organ injury in endotoxic shock in the anaesthetized rat. *Br J Pharmacol*. 1996; 118: 198–204.
353. Bonventre JV, Zuk A. Ischemic acute renal failure: an inflammatory disease? *Kidney Int*. 2004; 66: 480–485.
354. Friedwald JJ, Rabb H. Inflammatory cells in ischemic acute renal failure. *Kidney Int*. 2004; 66: 486–491.
355. Heinzelmann M, Mercer-Jones MA, Passmore JC. Neutrophils and renal failure. *Am J Kidney Dis*. 1999; 34: 384–399.
356. Kelly KJ, Williams WW Jr, Colvin RB, et al. Intracellular adhesion molecule-1 deficient mice are protected against ischemic renal injury. *J Clin Invest*. 1996; 97: 1056–1063.
357. Paller MS. Effect of neutrophil depletion on ischemic renal injury in the rat. *J Lab Clin Med*. 1989; 113: 379–386.
358. Thadhani R, Pascual M, Bonventre JV. Medical progress-acute renal failure. *N Engl J Med*. 1996; 334: 1448–1460.
359. Linas SL, Shanley PF, Whittenburg D, et al. Neutrophils accentuate ischemia/reperfusion injury in isolated perfused rat kidneys. *Am J Physiol*. 1988; 255: F725–F733.
360. Linas SL, Whittenburg D, Parsons PE, et al. Mild ischemia activates primed neutrophils to cause acute renal failure. *Kidney Int*. 1992; 42: 610–616.
361. Linas SL, Whittenburg D, Parsons PE, et al. Ischemia increases neutrophil retention and worsens acute renal failure: role of oxygen metabolites and ICAM 1. *Kidnet Int*. 1995; 48: 1584–1591.
362. Linas SL, Whittenburg D, Repine JE. Nitric oxide prevents neutrophil-mediated acute renal failure. *Am J Physiol*. 1996; 272: F48–F54.
363. Klausner JM, Paterson IS, Goldman G, et al. Postischemic renal injury is mediated by neutrophils and leukotrienes. *Am J Physiol*. 1989; 256: F794–F802.
364. Caramelo C, Espinosa G, Manzarbeitia F, et al. Role of endothelium-related mechanisms in the pathophysiology of renal ischemia/reperfusion in normal rabbits. *Circ Res*. 1996; 79: 1031–1038.
365. Kelly KJ, Williams WW Jr, Colvin RB, et al. Antibody to intracellular adhesion molecule-1 protects the kidney against ischemic injury. *Proc Natl Acad Sci U S A*. 1994; 91: 812–816.
366. Rabb H, Postler G. Leucocyte adhesion molecules in ischaemic renal injury: kidney specific paradigms? *Clin Exp Pharmacol Physiol*. 1998; 25: 286–291.
367. Rabb H, Martin JG. An emerging paradigm shift on the role of leukocyte adhesion molecules [editorial]. *J Clin Invest*. 1997; 100: 2937–2938.
368. Rabb H, O'Meara YM, Maderna P, et al. Leukocytes, cell adhesion molecules and ischemic acute renal failure. *Kidney Int*. 1997; 51: 1463–1468.
369. Takada M, Nadeau KC, Shaw GD, et al. The cytokine-adhesion molecule cascade in ischemia/reperfusion injury of the rat kidney. Inhibition by a soluble P-selectin ligand. *J Clin Invest*. 1997; 99: 2682–2690.
370. Bolisetty S, Agarwal A. Neutrophils in acute kidney injury: not neutral any more. *Kidney Int*. 2009; 75(7): 674–676.
371. Melnikov VY, Faubel SG, Siegmund B, et al. Neutrophil-independent mechanisms of caspase-1- and IL-18-mediated ischemic acute tubular necrosis in mice. *J Clin Invest*. 2002; 110: 1083–1091.
372. Wipke BT, Allen PM. Essential role of neutrophils in the initiation and progression of a murine model of rheumatoid arthritis. *J Immunol*. 2001; 167: 1601–1608.
373. Burne MJ, Daniels F, El Ghandour A, et al. Identification of the CD4(+) T cell as a major pathogenic factor in ischemic acute renal failure. *J Clin Invest*. 2001; 108: 1283–1290.
374. Faubel SG, Ljubanovic D, Poole B, et al. Peripheral CD4 T cell depletion is not sufficient to prevent ischemic acute renal failure. *Transplantation*. 2005; 80: 643–649.
375. Liew FY, McInnes IB. Role of interleukin 15 and interleukin 18 in inflammatory response. *Ann Rheum Dis*. 2002; 61(suppl 2): ii100–ii102.
376. Kanai T, Watanabe M, Okazawa A, et al. Interleukin-18 and Crohn's disease. *Digestion*. 2001; 63(suppl 1): 37–42.
377. Mahida YR. The key role of macrophages in the immunopathogenesis of inflammatory bowel disease. *Inflamm Bowel Dis*. 2000; 6: 21–33.
378. Nakanishi K, Yoshimoto T, Tsutsui H, et al. Interleukin-18 is a unique cytokine that stimulates both Th1 and Th2 responses depending on its cytokine milieu. *Cytokine Growth Factor Rev*. 2001; 12: 53–72.
379. Jose MD, Ikezumi Y, Van Rooijen N, et al. Macrophages act as effectors of tissue damage in acute renal allograft rejection. *Transplantation*. 2003; 76: 1015–1022.
380. Day YJ, Huang L, Ye H, et al. Renal ischemia-reperfusion injury and adenosine 2A receptor-mediated tissue protection: the role of macrophages. *Am J Physiol Renal Physiol*. 2004; 288: F722–F731.
381. Jo SK, Sung SA, Cho WY, et al. Macrophages contribute to the initiation of ischemic acute renal failure in rats. *Nephrol Dial Transplant*. 2006; 21: 1231–1239.
382. Furuichi K, Wada T, Iwata Y, et al. Gene therapy expressing amino-terminal truncated monocyte chemoattractant protein-1 prevents renal ischemia-reperfusion injury. *J Am Soc Nephrol*. 2003; 14: 1066–1071.
383. Cerwenka A, Lanier LL. Natural killer cells, viruses and cancer. *Nat Rev Immunol*. 2001; 1: 41–49.
384. Badgwell B, Parihar R, Magro C, et al. Natural killer cells contribute to the lethality of a murine model of Escherichia coli infection. *Surgery*. 2002; 132: 205–212.
385. Okamura H, Kashiwamura S, Tsutsui H, et al. Regulation of interferon-gamma production by IL-12 and IL-18. *Curr Opin Immunol*. 1998; 10: 259–264.
386. Moretta A. Natural killer cells and dendritic cells: rendezvous in abused tissues. *Nat Rev Immunol*. 2002; 2: 957–964.
387. Kronenberg M, Gapin L. The unconventional lifestyle of NKT cells. *Nat Rev Immunol*. 2002; 2: 557–568.
388. Zhang ZX, Wang S, Huang X, et al. NK cells induce apoptosis in tubular epithelial cells and contribute to renal ischemia-reperfusion injury. *J Immunol*. 2008; 181(11): 7489–7498.
389. Ejaz AA, Mu W, Kang DH, et al. Could uric acid have a role in acute renal failure? *Clin J Am Soc*

Nephrol: CJASN. 2007; 2(1): 16–21.

390. Kanellis J, Watanabe S, Li JH, et al. Uric acid stimulates monocyte chemoattractant protein-1 production in vascular smooth muscle cells via mitogen-activated protein kinase and cyclooxygenase-2. *Hypertension*. 2003; 41(6): 1287–1293.
391. Kang DH, Park SK, Lee IK, et al. Uric acid-induced C-reactive protein expression: implication on cell proliferation and nitric oxide production of human vascular cells. *J Am Soc Nephrol*. 2005; 16(12): 3553–3562.
392. Sanchez-Lozada LG, Tapia E, Santamaria J, et al. Mild hyperuricemia induces vasoconstriction and maintains glomerular hypertension in normal and remnant kidney rats. *Kidney Int*. 2005; 67(1): 237–247.
393. Khosla UM, Zharikov S, Finch JL, et al. Hyperuricemia induces endothelial dysfunction. *Kidney Int*. 2005; 67(5): 1739–1742.
394. Lee HT, Xu H, Nasr SH, et al. A1 adenosine receptor knockout mice exhibit increased renal injury following ischemia and reperfusion. *Am J Physiol Renal Physiol*. 2004; 286(2): F298–F306.
395. Castrop H, Huang Y, Hashimoto S, et al. Impairment of tubuloglomerular feedback regulation of GFR in ecto-5′-nucleotidase/CD73-deficient mice.[see comment]. *J Clin Invest*. 2004; 114(5): 634–642.
396. Day YJ, Huang L, McDuffie MJ, et al. Renal protection from ischemia mediated by A2A adenosine receptors on bone marrow-derived cells. *J Clin Invest*. 2003; 112(6): 883–891.
397. Day YJ, Huang L, Ye H, et al. Renal ischemia-reperfusion injury and adenosine 2A receptor-mediated tissue protection: the role of CD4+ T cells and IFN-gamma. *J Immunol*. 2006; 176(5): 3108–3114.
398. Lee HT, Gallos G, Nasr SH, et al. A1 adenosine receptor activation inhibits inflammation, necrosis, and apoptosis after renal ischemia-reperfusion injury in mice. *J Am Soc Nephrol*. 2004; 15(1): 102–111.
399. Grenz A, Osswald H, Eckle T, et al. The reno-vascular A2B adenosine receptor protects the kidney from ischemia. *PLoS Med*. 2008; 5(6): e137.
400. Grenz A, Zhang H, Eckle T, et al. Protective role of ecto-5′-nucleotidase (CD73) in renal ischemia. *J Am Soc Nephrol*. 2007; 18(3): 833–845.
401. Hirschberg R, Ding H. Growth factors and acute renal failure. *Semin Nephrol*. 1998; 18: 191–207.
402. Nigam S, Lieberthal W. Acute renal failure. III. The role of growth factors in the process of renal regeneration and repair. *Am J Physiol Renal Physiol*. 2000; 279: F3–F11.
403. Humes HD, Cieslinki DA, Coimbra TM. Epidermal growth factor enhances renal tubule cell repair and regeneration and accelerates the recovery of failure. *J Clin Invest*. 1989; 84: 1757–1761.
404. Miller SB, Martin DR, Kissane J, et al. Hepatocyte growth factor accelerates recovery from acute ischemic renal injury in rats. *Am J Physiol*. 1994; 266: F129–F134.
405. Miller SB, Martin DR, Kissane J, et al. Insulin like growth factor 1 accelerates recovery from ischemic acute tubular necrosis in the rat. *Proc Natl Acad Sci U S A*. 1992; 89: 11876–11881.
406. Petrinec D, Reilly JM, Sicard GA, et al. Insulin-like growth factor-1 attenuates delayed graft function in a canine renal autotransplantation model. *Surgery*. 1997; 120: 221–225.
407. Gobe G, Zhang XJ, Cuttle L, et al. Bcl-2 genes and growth factors in the pathology of ischaemic acute renal failure. *Immunol Cell Biol*. 1999; 77: 279–286.
408. Hirschberg R, Kopple J, Lipsett P, et al. Multicenter clinical trial of recombinant human insulin-like growth factor I in patients with acute renal failure. *Kidney Int*. 1999; 55: 2423–2432.
409. Togel F, Hu Z, Weiss K, et al. Administered mesenchymal stem cells protect against ischemic acute renal failure through differentiation-independent mechanisms [see comment]. *Am J Physiol Renal Physiol*. 2005; 289: F31–F42.
410. Morigi M, Introna M, Imberti B, et al. Human bone marrow mesenchymal stem cells accelerate recovery of acute renal injury and prolong survival in mice. *Stem Cells*. 2008; 26(8): 2075–2082.
411. Togel F, Cohen A, Zhang P, et al. Autologous and allogeneic marrow stromal cells are safe and effective for the treatment of acute kidney injury. *Stem Cells Dev*. 2009; 18(3): 475–485.
412. Anderson RJ, Linas SL, Berns AS, et al. Nonoliguric acute renal failure. *N Engl J Med*. 1977; 296: 1134–1138.
413. Miller TR, Anderson RJ, Linas SL, et al. Urinary diagnostic indices in acute renal failure: a prospective study. *Ann Intern Med*. 1978; 89: 47–50.
414. Schrier RW, Henderson HS, Tisher CC, et al. Nephropathy associated with heat stress and exercise. *Ann Intern Med*. 1967; 67: 356–376.
415. Stevens LA, Lafayette RA, Perrone RD, et al. Laboratory evaluation of kidney function. In: Schrier RW, ed. *Diseases of the Kidney and Urinary Tract*. 8th ed. Philadelphia: Lippincott, Williams and Wilkins; 2007: 299–336.
416. Moran SM, Myers BD. Course of acute renal failure studied by a model of creatinine kinetics. *Kidney Int*. 1985; 27: 928–937.
417. Star RA. Treatment of acute renal failure. *Kidney Int*. 1998; 54: 1817–1831.
418. Parikh CR, Jani A, Mishra J, et al. Urine NGAL and IL-18 are predictive biomarkers for delayed graft function following kidney transplantation. *Am J Transplant*. 2006; 6: 1639–1645.
419. Parikh CR, Jani A, Melnikov VY, et al. Urinary interleukin-18 is a marker of human acute tubular necrosis. *Am J Kidney Dis*. 2004; 43: 405–414.
420. Parikh CR, Abraham E, Ancukiewicz M, et al. Urine IL-18 is an early diagnostic marker for acute kidney injury and predicts mortality in the ICU. *J Am Soc Nephrol*. 2005; 16: 3046–3052.
421. Washburn KK, Zapitelli M, Arikan AA, et al. Urinary interleukin-18 as an acute kidney injury biomarker in critically ill children. *Nephrol Dial Transplant*. 2008; 23(2): 566–572.
422. Parikh CR, Mishra J, Thiessen-Philbrook H, et al. Urinary IL-18 is an early predictive biomarker of acute kidney injury after cardiac surgery. *Kidney Int*. 2006; 70: 199–203.
423. Ling W, Zhaohui N, Ben H, et al. Urinary IL-18

and NGAL as early predictive biomarkers in contrast-induced nephropathy after coronary angiography. *Nephron*. 2008; 108: c176–c181.
424. Schmidt-Ott KM, Mori K, Li JY, et al. Dual action of neutrophil gelatinase-associated lipocalin. *J Am Soc Nephrol*. 2007; 18: 407–413.
425. Mishra J, Ma Q, Prada A, et al. Identification of neutrophil gelatinase-associated lipocalin as a novel early urinary biomarker for ischemic renal injury. *J Am Soc Nephrol*. 2003; 14: 2534–2543.
426. Mishra J, Mori K, Ma Q, et al. Neutrophil gelatinase-associated lipocalin: a novel early urinary biomarker for cisplatin nephrotoxicity. *Am J Nephrol*. 2004; 24(3): 307–315.
427. Mishra J, Dent C, Tarabishi R, et al. Neutrophil gelatinase-associated lipocalin (NGAL) as a biomarker for acute renal injury after cardiac surgery. *Lancet*. 2005; 365: 1231–1238.
428. Wagener G, Jan M, Kim M, et al. Association between increases in urinary neutrophil gelatinase-associated lipocalin and acute renal dysfunction after adult cardiac surgery. *Anesthesiology*. 2006; 105(3): 485–491.
429. Zapitelli M, Washburn KK, Arikan AA, et al. Urine neutrophil gelatinase-associated lipocalin is an early marker of acute kidney injury in critically ill children: a prospective cohort study. *Crit Care*. 2007; 11: R84.
430. Wheeler DS, Devarajan P, Ma Q, et al. Serum neutrophil gelatinase-associated lipocalin (NGAL) as a marker of acute kidney injury in critically ill children with septic shock. *Crit Care Med*. 2008; 36: 1297–1303.
431. Hirsch R, Dent C, Pfriem H, et al. NGAL is an early predictive biomarker of contrast-induced nephropathy in children. *Pediatr Nephrol*. 2007; 22: 2089–2095.
432. Bachorzewska-Gajewska H, Malyszko J, Sitniewska E, et al. Neutrophil-gelatinase-associated lipocalin and renal function after percutaneous coronary interventions. *Am J Nephrol*. 2006; 26(3): 287–292.
433. Mishra J, Mori K, Ma Q, et al. Amelioration of ischemic acute renal injury by neutrophil gelatinase-associated lipocalin. *J Am Soc Nephrol*. 2004; 15: 3073–3082.
434. Ichimura T, Bonventre JV, Bailly V, et al. Kidney injury molecule-1 (KIM-1), a putative epithelial cell adhesion molecule containing a novel immunoglobulin domain, is up-regulated in renal cells after injury. *J Biol Chem*. 1998; 273: 4135–4142.
435. Vaidya VS, Ramirez V, Ichimura T, et al. Urinary kidney injury molecule-1: a sensitive quantitative biomarker for early detection of kidney tubular injury. *Am J Physiol Renal Physiol*. 2006; 290: F517–F529.
436. Han WK, Bailly V, Abichandani R, et al. Kidney injury molecule-1 (KIM-1): a novel biomarker for human renal proximal tubule injury. *Kidney Int*. 2002; 62: 237–244.
437. van Timmeren MM, Vaidya VS, van Ree RM, et al. High urinary excretion of kidney injury molecule-1 is an independent predictor of graft loss in renal transplant recipients. *Transplantation*. 2007; 84: 1625–1630.
438. Sarvary E, Borka P, Sulyok B, et al. Diagnostic value of urinary enzyme determination in renal transplantation. *Transpl Int*. 1996; 9(suppl 1): S68–S72.
439. Westhuyzen J. Cystatin C: a promising marker and predictor of impaired renal function. *Ann Clin Lab Sci*. 2006; 36(4): 387–394.
440. Herget-Rosenthal S, Marggraf G, Husing J, et al. Early detection of acute renal failure by serum cystatin C. *Kidney Int*. 2004; 66: 1115–1122.
441. Koyner JL, Bennet MR, Worcester EM, et al. Urinary cystatin c as an early biomarker of acute kidney injury following adult cardiothoracic surgery. *Kidney Int*. 2008; 74(8): 1059–1069.
442. Artunc FH, Fischer IU, Risler T, et al. Improved estimation of GFR by serum cystatin C in patients undergoing cardiac catheterization. *Int J Cardiol*. 2005; 102(2): 173–178.
443. Orlando R, Mussap M, Plebani M, et al. Diagnostic value of plasma cystatin C as a glomerular filtration marker in decompensated liver cirrhosis. *Clin Chem*. 2002; 48(6 pt 1): 850–858.
444. Gerbes AL, Gulberg V, Bilzer M, et al. Evaluation of serum cystatin C concentration as a marker of renal function in patients with cirrhosis of the liver. *Gut*. 2002; 50: 106–110.
445. Villa P, Jimenez M, Soriano MC, et al. Serum cystatin C concentration as a marker of acute renal dysfunction in critically ill patients. *Crit Care*. 2005; 9(2): R139–R143.
446. Herrero-Morin JD, Malaga S, Fernandez N, et al. Cystatin C and beta2-microglobulin: markers of glomerular filtration in critically ill children. *Crit Care*. 2007; 11: R59.
447. Spiegel DM, Ullian ME, Zerbe GO, et al. Determinants of survival and recovery in acute renal failure patients dialyzed in intensive-care units. *Am J Nephrol*. 1991; 11: 44–47.
448. Handa SP, Morrin PA. Diagnostic indices in acute renal failure. *Can Med Assoc J*. 1967; 96: 78–82.
449. Vertel RM, Knochel JP. Nonoliguric acute renal failure. *JAMA*. 1967; 200: 598–602.
450. Nickolas TL, O'Rourke MJ, Yang J, et al. Sensitivity and specificity of a single emergency department measurement of urinary neutrophil gelatinase-associated lipocalin for diagnosing acute kidney injury. *Ann Intern Med*. 2008; 148: 810–819.
451. Luft FC, Patel V, Yum MN, et al. Experimental aminoglycoside nephrotoxicity. *J Lab Clin Med*. 1975; 86: 213–220.
452. Fabre J, Rudhardt M, Blanchard P, et al. Persistence of sisomicin and gentamicin in renal cortex and medulla compared with other organs and serum of rats. *Kidney Int*. 1976; 10: 444–449.
453. Molitoris BA. Cell biology of aminoglycoside nephrotoxicity: newer aspects. *Curr Opin Nephrol Hypertens*. 1997; 6: 384–388.
454. Luft FC, Kleit SA. Renal parenchymal accumulation of aminoglycoside antibiotics in rats. *J Infect Dis*. 1974; 130: 656–659.
455. Walker PD, Barri Y, Shah SV. Oxidant mechanisms in gentamicin nephrotoxicity. *Ren Fail*. 1999; 21: 433–442.
456. Kanbay M, Covic A, Coca SG, et al. Sodium bicarbonate for the prevention of contrast-induced nephropathy: a meta-analysis of 17 randomized trials. *Int Urol Nephrol*. 2009; 41(3): 617–627.
457. Heyman SN, Reichman J, Brezis M. Pathophysiology of radiocontrast nephropathy: a role for medullary hypoxia. *Invest Radiol*. 1999; 34:

685–691.
458. Kohan DE. Endothelins in the normal and diseased kidney. *Am J Kidney Dis*. 1997; 29: 2–26.
459. Wang A, Holcslaw T, Bashore TM, et al. Exacerbation of radiocontrast nephrotoxicity by endothelin receptor antagonism. *Kidney Int*. 2000; 57: 1675–1680.
460. Solomon R. Radiocontrast-induced nephropathy. *Semin Nephrol*. 1998; 18: 551–557.
461. Rudnick MR, Berns JS, Cohen RM, et al. Nephrotoxic risks of renal angiography: contrast media-associated nephrotoxicity and atheroembolism—a critical review. *Am J Kidney Dis*. 1994; 24: 713–727.
462. Apelqvist J, Torffvit O, Agardh CD. The effect of the non-ionic contrast medium iohexol on glomerular and tubular function in diabetic patients. *Diabet Med*. 1996; 13: 487–492.
463. Solomon R, Werner C, Mann D, et al. Effects of saline, mannitol, and furosemide to prevent acute decreases in renal function induced by radiocontrast agents. *N Engl J Med*. 1994; 331: 1416–1420.
464. Tepel M, van der GM, Schwarzfeld C, et al. Prevention of radiographic-contrast-agent-induced reductions in renal function by acetylcysteine. *N Engl J Med*. 2000; 343: 180–184.
465. Weisbord SD, Palevsky PM. Intravenous fluid to prevent contrast-induced AKI. *Nat Clin Pract Nephrol*. 2009; 5: 256–257.
466. Navaneethan SD, Singh S, Appasamy S, et al. Sodium bicarbonate therapy for prevention of contrast-induced nephropathy: a systematic review and meta-analysis. *Am J Kidney Dis*. 2009; 53(4): 617–627.
467. Tan SY, Shapiro R, Kish MA. Reversible acute renal failure induced by indomethacin. *JAMA*. 1979; 241: 2732–2733.
468. Katz SM, Capaldo R, Everts EA, et al. Tolmetin. Association with reversible renal failure and acute interstitial nephritis. *JAMA*. 1981; 246: 243–245.
469. Galler M, Folkert VW, Schlondorff D. Reversible acute renal insufficiency and hyperkalemia following indomethacin therapy. *JAMA*. 1981; 246: 154–155.
470. Morales A, Steyn J. Papillary necrosis following phenylbutazone ingestion. *Arch Surg*. 1971; 103: 420–421.
471. Brezin JH, Katz SM, Schwartz AB, et al. Reversible renal failure and nephrotic syndrome associated with nonsteroidal anti-inflammatory drugs. *N Engl J Med*. 1979; 301: 1271–1273.
472. Donker AJ, Arisz L, Brentjens JR, et al. The effect of indomethacin on kidney function and plasma renin activity in man. *Nephron*. 1976; 17: 288–296.
473. Kimberly RP, Bowden RE, Keiser HR, et al. Reduction of renal function by newer nonsteroidal anti-inflammatory drugs. *Am J Med*. 1978; 64: 804–807.
474. Arisz L, Donker AJ, Brentjens JR, et al. The effect of indomethacin on proteinuria and kidney function in the nephrotic syndrome. *Acta Med Scand*. 1976; 199: 121–125.
475. Zipser RD, Hoefs JC, Speckart PF, et al. Prostaglandins: modulators of renal function and pressor resistance in chronic liver disease. *J Clin Endocrinol Metab*. 1979; 48: 895–900.
476. Riley DJ, Weir M, Bakris GL. Renal adaptation to the failing heart. Avoiding a "therapeutic misadventure." *Postgrad Med*. 1994; 95: 153–156.
477. Guan Y, Chang M, Cho W, et al. Cloning, expression, and regulation of rabbit cyclooxygenase-2 in renal medullary interstitial cells. *Am J Physiol*. 1997; 273: F18–F26.
478. Komers R, Anderson S, Epstein M. Renal and cardiovascular effects of selective cyclooxygenase-2 inhibitors. *Am J Kidney Dis*. 2001; 38: 1145–1157.
479. Breyer MD, Harris RC. Cyclooxygenase 2 and the kidney. *Curr Opin Nephrol Hypertens*. 2001; 10: 89–98.
480. Sheikh-Hamad D, Timmins K, Jalali Z. Cisplatin-induced renal toxicity: possible reversal by N-acetylcysteine treatment. *J Am Soc Nephrol*. 1997; 8: 1640–1644.
481. Dentino M, Luft FC, Yum MN, et al. Long term effect of cis-diamminedichloride platinum (CDDP) on renal function and structure in man. *Cancer*. 1978; 41: 1274–1281.
482. Dobyan DC, Levi J, Jacobs C, et al. Mechanism of cis-platinum nephrotoxicity: II. Morphologic observations. *J Pharmacol Exp Ther*. 1980; 213: 551–556.
483. Offerman JJ, Meijer S, Sleijfer DT, et al. Acute effects of cis-diamminedichloroplatinum (CDDP) on renal function. *Cancer Chemother Pharmacol*. 1984; 12: 36–38.
484. Goode HF, Webster NR. Free radicals and antioxidants in sepsis. *Crit Care Med*. 1993; 21: 1770–1776.
485. Liu Y, Sun AM, Dworkin LD. Hepatocyte growth factor protects renal epithelial cells from apoptotic cell death. *Biochem Biophys Res Commun*. 1998; 246: 821–826.
486. Appenroth D, Winnefeld K, Schroter H, et al. Beneficial effect of acetylcysteine on cisplatin nephrotoxicity in rats. *J Appl Toxicol*. 1993; 13: 189–192.
487. Anderson ME, Naganuma A, Meister A. Protection against cisplatin toxicity by administration of glutathione ester. *FASEB J*. 1990; 4: 3251–3255.
488. Knotek M, Rogachev B, Schrier RW. Update on peripheral arterial vasodilation, ascites and hepatorenal syndrome in cirrhosis. *Can J Gastroenterol*. 2000; 14(suppl D): 112D–121D.
489. Salerno F, Gerbes A, Gines P, et al. Diagnosis, prevention and treatment of hepatorenal syndrome in cirrhosis. *Gut*. 2007; 56(9): 1310–1318.
490. Scolari F, Tardanico R, Zani R, et al. Cholesterol crystal embolism: a recognizable cause of renal disease. *Am J Kidney Dis*. 2000; 36: 1089–1109.
491. Modi KS, Rao VK. Atheroembolic renal disease. *J Am Soc Nephrol*. 2001; 12: 1781–1787.
492. Keen RR, McCarthy WJ, Shireman PK, et al. Surgical management of atheroembolization. *J Vasc Surg*. 1995; 21: 773–780.
493. Liu J, Hutzler M, Li C, et al. Thrombotic thrombocytopenic purpura (ttp) and hemolytic uremic syndrome (hus): the new thinking. *J Thromb Thrombolysis*. 2001; 11: 261–272.
494. Markowitz GS. Oral sodium phosphate bowel purgatives and acute phosphate nephropathy. In: De Broe ME, Porter GA, eds. *Clinical Nephrotoxins-Renal Injury from Drugs and Chemicals*. 3rd ed. New York: Springer; 2008: 579–594.

495. Ritskes-Hoitinga J, Lemmens AG, Danse LH, et al. Phosphorus-induced nephrocalcinosis and kidney function in female rats. *J Nutr*. 1989; 119(10): 1423–1431.
496. Zager RA. Hyperphosphatemia: a factor that provokes severe experimental acute renal failure. *J Lab Clin Med*. 1982; 100(2): 230–239.
497. Bhalla V, Grimm PC, Chertow GM, et al. Melamine nephrotoxicity: an emerging epidemic in an era of globalization. *Kidney Int*. 2009; 75(8): 774–779.
498. Hau AK, Kwan TH, Li PK. Melamine toxicity and the kidney. *J Am Soc Nephrol*. 2009; 20: 245–250.
499. McCluskey RT, Klassen J. Immunologically mediated glomerular, tubular and interstitial renal disease. *N Engl J Med*. 1973; 288: 564–570.
500. Sitprija V, Evans H. The kidney in human leptospirosis. *Am J Med*. 1970; 49: 780–788.
501. Baldwin DS, Levine BB, McCluskey RT, et al. Renal failure and interstitial nephritis due to penicillin and methicillin. *N Engl J Med*. 1968; 279: 1245–1252.
502. Rossert J. Drug-induced acute interstitial nephritis. *Kidney Int*. 2001; 60: 804–817.
503. Friedman J, Hoyer JR, Seiler MW. Formation and clearance of tubulointerstitial immune complexes in kidney of rats immunized with heterologous antisera to Tamm-Horsfall protein. *Kidney Int*. 1982; 21: 575–582.
504. Lehman DH, Wilson CB, Dixon FJ. Interstitial nephritis in rats immunized with heterologous tubular basement membrane. *Kidney Int*. 1974; 5: 187–195.
505. Sugisaki T, Kano K, Andres G, et al. Antibodies to tubular basement membrane elicited by stimulation with allogeneic kidney. *Kidney Int*. 1982; 21: 557–564.
506. Husby G, Tung KS, Williams RC Jr. Characterization of renal tissue lymphocytes in patients with interstitial nephritis. *Am J Med*. 1981; 70: 31–38.
507. Andres GA, McCluskey RT. Tubular and interstitial renal disease due to immunologic mechanisms. *Kidney Int*. 1975; 7: 271–289.
508. Wilson CB. Study of the immunopathogenesis of tubulointerstitial nephritis using model systems. *Kidney Int*. 1989; 35: 938–953.
509. Neilson EG. Pathogenesis and therapy of interstitial nephritis. *Kidney Int*. 1989; 35: 1257–1270.
510. Rossert JA, Garrett LA. Regulation of type I collagen synthesis. *Kidney Int*. 1995; (suppl 49): S34–S38.
511. Rao TK. Renal complications in HIV disease. *Med Clin North Am*. 1996; 80: 1437–1451.
512. Valeri A, Neusy AJ. Acute and chronic renal disease in hospitalized AIDS patients. *Clin Nephrol*. 1991; 35: 110–118.
513. Cohen SD, Chawla LS, Kimmel PL. Acute kidney injury in patients with human immunodeficiency virus infection. *Curr Opin Crit Care*. 2008; 14(6): 647–653.
514. Olyaei AJ, deMattos AM, Bennett WM. Renal toxicity of protease inhibitors. *Curr Opin Nephrol Hypertens*. 2000; 9: 473–476.
515. Kimmel PL. The nephropathies of HIV infection: pathogenesis and treatment. *Curr Opin* Nephrol *Hypertens*. 2000; 9: 117–122.
516. Brezis M, Rosen S, Silva P, et al. Transport activity modifies thick ascending limb damage in the isolated perfused kidney. *Kidney Int*. 1984; 25: 65–72.
517. Eneas JF, Schoenfeld PY, Humphreys MH. The effect of infusion of mannitol-sodium bicarbonate on the clinical course of myoglobinuria. *Arch Intern Med*. 1979; 139: 801–805.
518. Ron D, Taitelman U, Michaelson M, et al. Prevention of acute renal failure in traumatic rhabdomyolysis. *Arch Intern Med*. 1984; 144: 277–280.
519. Better OS, Stein JH. Early management of shock and prophylaxis of acute renal failure in traumatic rhabdomyolysis. *N Engl J Med*. 1990; 322: 825–829.
520. Zager RA. Rhabdomyolysis and myohemoglobinuric acute renal failure. *Kidney Int*. 1996; 49: 314–326.
521. Epstein M, Schneider NS, Befeler B. Effect of intrarenal furosemide on renal function and intratenal hemodynamics in acute renal failure. *Am J Med*. 1975; 58: 510–516.
522. Kleinknecht D, Ganeval D, Gonzalez-Duque LA, et al. Furosemide in acute oliguric renal failure. A controlled trial. *Nephron*. 1976; 17: 51–58.
523. Shilliday IR, Quinn KJ, Allison ME. Loop diuretics in the management of acute renal failure: a prospective, double-blind, placebo-controlled, randomized study. *Nephrol Dial Transplant*. 1997; 12: 2592–2596.
524. Mehta RL, Pascual MT, Soroko S, et al. Diuretics, mortality, and nonrecovery of renal function in acute renal failure. *JAMA*. 2002; 288(20): 2547–2553.
525. Leverve X, Barnoud D. Stress metabolism and nutritional support in acute renal failure. *Kidney Int*. 1998; (suppl 66): S62–S66.
526. Moore FA, Moore EE, Jones TN, et al. TEN versus TPN following major abdominal trauma—reduced septic morbidity. *J Trauma*. 1989; 29: 916–922.
527. Feinstein EI, Kopple JD, Silberman H, et al. Total parenteral nutrition with high or low nitrogen intakes in patients with acute renal failure. *Kidney Int*. 1983; (suppl 16): S319–S323.
528. Bellomo R, Seacombe J, Daskalakis M, et al. A prospective comparative study of moderate versus high protein intake for critically ill patients with acute renal failure. *Ren Fail*. 1997; 19: 111–120.
529. Sponsel H, Conger JD. Is parenteral nutrition therapy of value in acute renal failure patients? *Am J Kidney Dis*. 1995; 25: 96–102.
530. Kopple JD. The nutrition management of the patient with acute renal failure. *JPEN J Parenter Enteral Nutr*. 1996; 20: 3–12.
531. Lassnigg A, Donner E, Grubhofer G, et al. Lack of renoprotective effects of dopamine and furosemide during cardiac surgery. *J Am Soc Nephrol*. 2000; 11: 97–104.
532. Kellum JA. Prophylactic fenoldopam for renal protection? No, thank you, not for me—not yet at least. *Crit Care Med*. 2005; 33(11): 2681–2683.
533. Bellomo R, Ronco C. Acute renal failure in the intensive care unit: adequacy of dialysis and the case for continuous therapies. *Nephrol Dial Transplant*. 1996; 11: 424–428.
534. Gettings LG, Reynolds HN, Scalea T. Outcome in post-traumatic acute renal failure when continuous renal replacement therapy is applied early vs. late. *Intensive Care Med*. 1999; 25(8): 805–813.
535. Liu KD, Himmelfarb J, Paganini E, et al. Timing

of initiation of dialysis in critically ill patients with acute kidney injury. *Clin J Am Soc Nephrol: CJASN.* 2006; 1: 915–919.
536. Conger JD. A controlled evaluation of prophylactic dialysis in post-traumatic acute renal failure. *J Trauma.* 1975; 15: 1056–1063.
537. Gillum DM, Dixon BS, Yanover MJ, et al. The role of intensive dialysis in acute renal failure. *Clin Nephrol.* 1986; 25: 249–255.
538. Schiffl H, Lang S, Konig A, et al. Dose of intermittent hemodialysis and outcome of acute renal failure: a prospective randomized study (abstract). *J Am Soc Nephrol.* 1997; 8: 290A.
539. Pastan S, Bailey J. Dialysis therapy. *N Engl J Med.* 1998; 338: 1428–1437.
540. Evanson JA, Ikizler TA, Wingard R, et al. Measurement of the delivery of dialysis in acute renal failure. *Kidney Int.* 1999; 55: 1501–1508.
541. Evanson JA, Himmelfarb J, Wingard R, et al. Prescribed versus delivered dialysis in acute renal failure patients. *Am J Kidney Dis.* 1998; 32: 731–738.
542. Paganini E, Tapolyai M, Goormastic M, et al. Establishing a dialysis therapy/patient outcome link in intensive care unit acute dialysis for patients with acute renal failure. *Am J Kidney Dis.* 1996; 28: S81–S89.
543. Leblanc M, Tapolyai M, Paganini EP. What dialysis dose should be provided in acute renal failure? A review. *Adv Ren Replace Ther.* 1995; 2: 255–264.
544. Ronco C, Bellomo R, Homel P, et al. Effects of different doses in continuous veno-venous haemofiltration on outcomes of acute renal failure: a prospective randomised trial. *Lancet.* 2000; 356: 26–30.
545. Schiffl H, Lang SM, Fischer R. Daily hemodialysis and the outcome of acute renal failure. *N Engl J Med.* 2002; 346: 305–310.
546. Saudan P, Niederberger M, De Seigneux S, et al. Adding a dialysis dose to continuous hemofiltration increases survival in patients with acute renal failure [see comment]. *Kidney Int.* 2006; 70(7): 1312–1317.
547. VA/NIH Acute Renal Failure Trial Network, Palevsky PM, Zhang JH, et al. Intensity of renal support in critically ill patients with acute kidney injury. *N Engl J Med.* 2008; 359(1): 7–20.
548. RENAL Study Investigators, Bellomo R, Cass A, et al. Design and challenges of the Randomized Evaluation of Normal versus Augmented Level Replacement Therapy (RENAL) Trial: high-dose versus standard-dose hemofiltration in acute renal failure. *Blood Purif.* 2008; 26(5): 407–416.
549. Clark WR, Mueller BA, Kraus MA, et al. Solute control by extracorporeal therapies in acute renal failure. *Am J Kid Dis.* 1996; 28: S21–S27.
550. Swartz RD, Messana JM, Orzol S, et al. Comparing continuous hemofiltration with hemodialysis in patients with severe acute renal failure. *Am J Kidney Dis.* 1999; 34: 424–432.
551. Rialp G, Roglan A, Betbese AJ, et al. Prognostic indexes and mortality in critically ill patients with acute renal failure treated with different dialytic techniques. *Ren Fail.* 1996; 18: 667–675.
552. Mehta RL, McDonald B, Gabbai FB, et al. A randomized clinical trial of continuous versus intermittent dialysis for acute renal failure. *Kidney Int.* 2001; 60: 1154–1163.
553. Lins RL, Elseviers MM, Van der NP, et al. Intermittent versus continuous renal replacement therapy for acute kidney injury patients admitted to the intensive care unit: results of a randomized clinical trial. *Nephrol Dial Transplant.* 2009; 24(2): 512–518.
554. Ghahramani N, Shadrou S, Hollenbeak C. A systematic review of continuous renal replacement therapy and intermittent haemodialysis in management of patients with acute renal failure. *Nephrology.* 2008; 13(7): 570–578.
555. Marshall MR, Golper TA, Shaver MJ, et al. Sustained low-efficiency dialysis for critically ill patients requiring renal replacement therapy. *Kidney Int.* 2001; 60: 777–785.
556. Davenport A. Continuous renal replacement therapy in patients with hepatic and acute renal failure. *Am J Kid Dis.* 1996; 28: S62–S66.
557. Hakim RM, Wingard RL, Parker RA. Effect of dialysis membranes in the treatment of patients with acute renal failure. *N Engl J Med.* 1994; 331: 1338–1347.
558. Schiffl H, Lang SM, Konig A, et al. Biocompatible membranes in acute renal failure: prospective case-controlled study. *Lancet.* 1994; 344: 570–572.
559. Himmelfarb J, Tolkoff RN, Chandran P, et al. A multicenter comparison of dialysis membranes in the treatment of acute renal failure requiring dialysis. *J Am Soc Nephrol.* 1998; 9: 257–266.
560. Kurtal H, von Herrath D, Schaefer K. Is the choice of membrane important for patients with acute renal failure requiring hemodialysis? *Artif Organs.* 1995; 19: 391–394.
561. Jones CH, Goutcher E, Newstead CG, et al. Hemodynamics and survival of patients with acute renal failure treated by continuous dialysis with two synthetic membranes. *Artif Organs.* 1998; 22: 638–643.
562. Jorres A, Gahl GM, Dobis C, et al. Haemodialysis-membrane biocompatibility and mortality of patients with dialysis-dependent acute renal failure: a prospective randomised multicentre trial. International Multicentre Study Group. *Lancet.* 1999; 354: 1337–1341.
563. Gastaldello K, Melot C, Kahn RJ, et al. Comparison of cellulose diacetate and polysulfone membranes in the outcome of acute renal failure. A prospective randomized study. *Nephrol Dial Transplant.* 2000; 15: 224–230.
564. Yalavarthy R, Edelstein CL. Therapeutic and predictive targets of AKI. *Clin Nephrol.* 2008; 70(6): 453–463.

第11章 慢性腎臓病：症状と発症機序

Michel Chonchol, Laurence Chan

慢性腎臓病の特徴は糸球体濾過量(glomerular filtration rate：GFR)の低下と腎組織でのネフロンの減少である．典型的な臨床経過は進行性かつ持続性のネフロン機能低下をたどり，最終的には末期腎疾患(end-stage renal disease：ESRD)にいたる．しかし，発症から末期腎疾患にいたるまでの期間は，疾患の違いや患者の違いによっても大きく異なる．

I 慢性腎臓病における腎機能の評価

GFRの評価は腎機能の定量的評価としてもっとも有用である．GFR測定のために，外因性や内因性マーカーが用いられる．理想的なマーカーは，糸球体係蹄壁を自由に通過して糸球体濾過のみで分泌される物質である[1]．イヌリンはこの基準を完全に満たす理想的なマーカーであり，その腎クリアランスはGFRの標準的指標と考えられている．しかしイヌリンの腎クリアランスは，血漿濃度を一定に保つための静注の細かな調整や，尿採取ごとの完全排尿を必要とするなど煩雑なため研究目的でしか用いられない．代わりに^{125}I-iothalamateや^{51}Cr-EDTAの腎クリアランスが用いられ，これらは皮下注と時間ごとの尿採取から計測される[2,3]．

van Slykeらは1929年に尿素クリアランスの説明のなかで，クリアランスの概念を導入している．血液尿素窒素(blood urea nitrogen：BUN)は腎機能の指標としてはやや信頼性に欠ける．BUNは腎機能に変化がなくともGFR以外の要因〔蛋白摂取量，脱水，異化作用物質(テトラサイクリンやコルチコステロイド)，腸管出血，発熱，感染など〕で変化しうるからである．一方，血中クレアチニンは体内でリン酸クレアチニンの加水分解によって産生され，信頼度の高い腎機能マーカーである．毎日約1 mgのクレアチニンが20 gの筋肉代謝によって産生される[4]．さらに，肉類の消化で尿中クレアチニンは約20%増加する．腎尿細管からも少量のクレアチニンが分泌されるため，クレアチニンクリアランスは実際の糸球体濾過よりもやや高い．したがって，24時間の内因性クレアチニンクリアランスはイヌリンクリアランスよりも一般的に高く，進行した慢性腎臓病や尿蛋白の多い患者で特に違いが大きくなる．臨床現場ではクレアチニンクリアランスが，GFRや腎機能障害を推定するための簡便かつ信頼できる方法として用いられている．クレアチニンクリアランス(C_{cr})はCrockcroft-Gault式により[5]，血清クレアチニン(serum creatinine：SrCr)単独で計算可能である．

$$
\begin{aligned}
C_{cr}(\text{男性}) &= \frac{(140-\text{年齢})(\text{体重 kg})}{(72)(\text{SrCr mg/dL})} \\
C_{cr}(\text{女性}) &= \frac{(140-\text{年齢})(\text{体重 kg})}{(72)(\text{SrCr mg/dL})} \times 0.85
\end{aligned}
\tag{11.1}
$$

GFRに影響する主な因子(年齢，性別，体重)でこの式は補正される．この方法による健常者のクレアチニンクリアランスは，男性で140±27 mL/分，女性で112±20 mL/分である．

Modification of Diet in Renal Disease(MDRD)研究により，さまざまな患者背景と原疾患をもつ

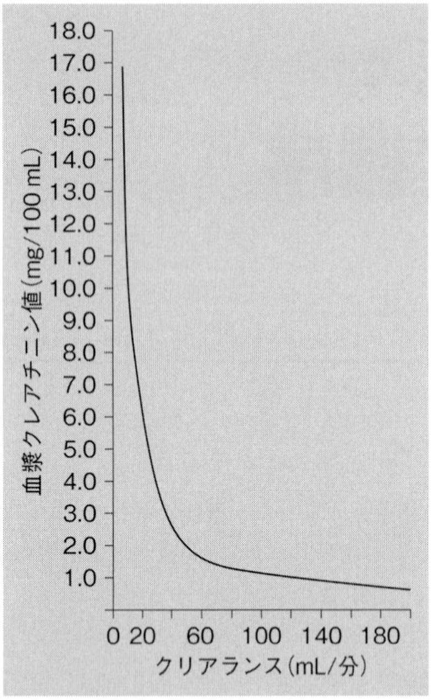

図 11.1 血清クレアチニン値とクレアチニンクリアランスの関係(Doolan PD, Alpen EL, Thiel GB. A clinical appraisal of the plasma concentration and endogenous clearance of creatinine. *Am J Med*. 1962；32：65より許可を得て転載)

慢性腎臓病患者 1,628 人から，血清クレアチニンを用いたより精密な GFR 計算式が提唱されている[6]．計算式は下記のとおりで，血清クレアチニン値(Pcr)や他のデータ(血清尿素窒素[SUN]やアルブミン[Alb])および患者背景因子(年齢，性別，人種)を用いる．

$$\begin{aligned}\mathrm{GFR}(\mathrm{mL}/分/1.73\ \mathrm{m}^2) &= 170\times[\mathrm{Pcr}\ 8\ \mathrm{mg/dL}]^{-0.999}\times[年齢(歳)]^{-0.176}\\ &\times(0.762\ 男性の場合)\times(1.180\ アフリカ系アメリカ人の場合) \qquad (11.2)\\ &\times[\mathrm{SUN}(\mathrm{mg/dL})]^{-0.170}\times[\mathrm{Alb}(\mathrm{g/dL})]^{+0.318}\end{aligned}$$

この計算式は他の一般的な計算式よりも正確で変動も小さい．また計算が簡便で 24 時間蓄尿も必要としない．しかし GFR が 60 mL/分ではあまり正確とはいえない(訳注：日本では日本腎臓学会が人種差を考慮し，

$$\mathrm{eGFR}(男) = 194\times \mathrm{Scr}^{-1.094}\times 年齢^{-0.287}$$
$$\mathrm{eGFR}(女) = \mathrm{eGFR}(男)\times 0.739$$

という日本人のための推算式を作成している．eGFR：estimated GFR；推算糸球体濾過量)．

GFR が 50% 減少するごとに血清クレアチニン値は倍になる．例えば，GFR が 100 mL/分/1.73 m^2，血清クレアチニンが 1 mg/dL の場合，GFR が 50 mL/分/1.73 m^2 に低下すると血清クレアチニンは倍の 2 mg/dL となる．さらに低下し 25 mL/分/1.73 m^2 になると血清クレアチニンはさらに倍増し 4 mg/dL となる．**図 11.1** のような GFR が 25 mL/分/1.73 m^2 を切るような腎機能低下を伴った場合には，血清クレアチニンの変化は腎機能障害を推定する鋭敏な指標となる．血清クレアチニンの逆数を時間軸にプロットすると，多くの場合で直線になる．血清クレアチニンの逆数の時間的・直線的な低下は糸球体濾過量の直線的な減少と一致し，傾斜が急になれば体液量減少や腎障害性物質などの要因で腎機能低下が加速されたことを意味する．逆に傾斜が緩徐になった場合は，腎機能低下が減速したことを意味する．原疾患のいかんにかかわらず，血清クレアチニンが 1.5 ～ 2.0 mg/dL を 1 回超えてしまうと，しばしば末期腎疾患へと進行してしまう．しかし末期腎疾患への進行速度はさまざまである．慢性腎臓病患者を初診する場合，腎障害の程度の把握と，腎機能低下に潜む可逆的な要因の有無をチェックすることがもっとも重要である．

表 11.1　慢性腎臓病の K/DOQI 分類，患者数，治療計画[7,8]

ステージ	説　明	GFR	2000 年の推定数	治療計画
—	リスクの増大	≧60（慢性腎臓病のリスクファクターあり）	—	スクリーニング，リスクファクターの減少
1	GFR 正常または軽度上昇	≧90	3,600,000	診断と治療；合併症治療，進行の遅延；心血管疾患リスク減少
2	GFR 軽度低下	60 ～ 89	6,500,000	進行の推測
3	GFR 中等度低下	30 ～ 59	15,500,000	合併症の評価・治療
4	GFR 重度低下	15 ～ 29	700,000	腎代替治療の準備

Ⅱ　慢性腎臓病の発生率と罹患率

慢性腎臓病の定義は，明らかな腎障害の存在または 3 か月以上続く腎機能の低下（GFR＜60 mL/分/1.73 m^2）であり，原疾患のいかんにかかわらない[6]．慢性腎臓病は重症度に従っていくつかの病期に分類される（**表 11.1**）．このステージ分類によって家庭医と専門家が腎臓病患者の診療の責任を果たすことにおいて，同じ疾患モデルを共有することができ，またこの分類は慢性腎臓病を治療している患者と医師にとって共通の言語にもなる．National Kidney Foundation（NKF）の Kidney Disease Outcomes Quality Initiative（K/DOQI）により，慢性腎臓病の各ステージに対する治療計画が規定されている（**表 11.1**）[7,8]．特筆すべきは，このステージ分類は血清クレアチニン値ではなく，推算 GFR（eGFR）に基づいていることである．慢性腎臓病では漸減的に腎機能は低下するが，初期には無症状である．慢性腎臓病の初期ステージの特徴は，残存するネフロンの腎機能が見かけ上維持されていることである．基礎 GFR は正常か，ないしは過剰濾過によって時に上昇する．高蛋白食摂取などストレスを受けたときに GFR を測定してみると，GFR の予備力が少ないことが明らかになる．腎予備能の低下は GFR が正常の 25％に低下すると明らかになる．尿素窒素や血清クレアチニン値が上昇するものの，通常は無症状のままである．GFR が 25％を切ると尿毒症の症状を呈し，生化学検査の異常を認めることも多くなる．慢性腎臓病の患者が非常に多いということは認識されはじめたばかりである．Jones らは 1988 ～ 1994 年までの Third National Health and Nutritional Survey（NHANES Ⅲ）から収集した血清クレアチニンデータを解析した[7]．血清クレアチニン値が 1.5 mg/dL 以上，1.7 mg/dL 以上，2.0 mg/dL 以上の比率は，男性ではそれぞれ 4.98％，1.87％，0.64％であり，女性では 1.55％，0.73％，0.33％であった．人口統計から推定すると，アメリカ人では血清クレアチニン値 1.5 mg/dL 以上が 620 万人，1.7 mg/dL 以上が 250 万人，2.0 mg/dL 以上が 80 万人いる計算になる．血清クレアチニンに異常がある患者の何割が末期腎疾患に進行するかは不明であるが，多くのエビデンスによればこのステージの腎機能低下患者は，不可逆的ではあるものの予防可能な合併症を発症する．近年では米国における慢性腎臓病の罹患率は 1988 ～ 1994 年の 10.0％から 1999 ～ 2004 年の 13.1％へと増加している．この増加の一因として糖尿病と高血圧の増加が考えられる[8]．

“末期腎疾患”という言葉は，尿毒症から生命を守るために腎代替療法（透析または移植）を受けている患者に対して用いられる．末期腎疾患の罹患率は，年齢，人種，性別といった人口構成による地域的偏りがある．米国での末期腎疾患の罹患率は 2006 年には 100 万人あたり 360 人であった[9]．1 年増加率は 1％未満だが 4 年増加率では 2005 年より 2.1％増で，これは 1999 年以降もっとも高い．年齢，性別，人種で補正した末期腎疾患の有病率は 2005 ～ 2006 年で 2.3％増加し，100 万人あたり 1,626 人である．このように米国での末期腎疾患による透析導入患者数，維持透析患者数は増加している．他の先進国でも同様に増加しているが，その理由は明らかではない．最近のレポートによれば米国での人種分布は白人が 54.7％，アフリカ系アメリカ人が 38.3％，残りの 5.3％がアジア人/太平洋諸島系と先住民であり，全体のうちで患者の 10.3％がヒスパニックである．米国では慢性腎臓病の罹患率は黒人や先住民の方が白人より多いことが明らかである.

慢性腎臓病患者は長期間にわたる透析や移植で生命維持は可能となったものの，治療は満足のいくものではない．米国透析人口の死亡率は最近のデータによれば毎年20%を超えている．腎移植の予後は免疫療法の改善によってかなり改善している[9]．調整後の1年生着率は生体腎移植で90%超，死体腎移植で約85%である[10,11]．移植の予後改善に伴い，移植希望の患者数が増加し，提供臓器数を上回ってきている．腎移植は多くの末期腎疾患患者にとって望ましい治療法となったが，年齢，合併症，尿路奇形，細胞傷害抗体，適切なドナーが存在しないなどの問題で，実際に移植を受けられるのは末期腎疾患治療プログラムに登録した患者の20%以下となっている.

透析患者の社会復帰率は低く，医療費も大きな問題となっている．末期腎疾患患者数の急速な増加に伴い，末期腎疾患治療へのMedicareの総支出は1991年の50億ドルから2006年の230億ドルへと着実に増加し，Medicare全体の予算の6.4%を占めるまでになっている[9]．総支出は次の10年でさらに倍増する見込みである．経済的側面，末期腎疾患の予後の側面も含め，腎機能を維持して腎臓病の進展を少しでも阻止することが急務であろう.

Ⅲ 慢性腎臓病の原因

原病によっては治療すれば部分的に，あるいは完全に腎機能が回復する可能性があるので，腎臓病の原因を可能な限り探索すべきである．末期腎疾患プログラムに登録された慢性腎臓病の主な原疾患を**図 11.2** に示す.

1. 糸球体疾患

糖尿病が慢性腎臓病のもっとも頻度の高い原因となっている．1型糖尿病では病歴20年以上となると約40%が腎臓病へと進展する．2型糖尿病患者の末期腎疾患患者の頻度は1型糖尿病に比べて少ないものの，患者数が膨大なために末期腎疾患患者に占める割合は2型糖尿病のほうが1型糖尿病患者よりも多い(36.5% vs. 7.2%)[11]．つまり米国では末期腎疾患を合併した糖尿病患者の少なくとも80%以上が2型糖尿病である[9].

糸球体腎炎(glomerulonephritis)は3番目に多い末期腎疾患の原因疾患である．頻度の高い糸球体

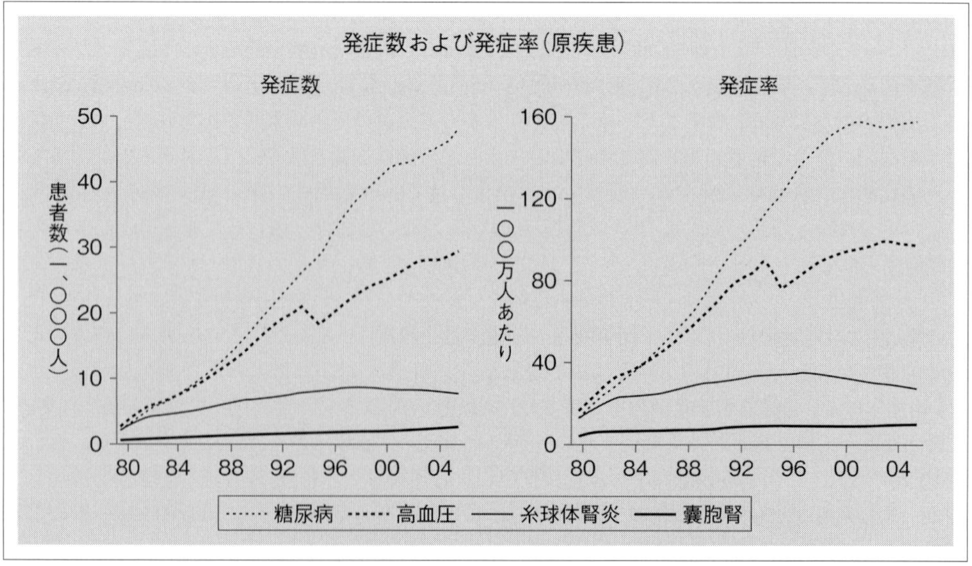

図 11.2 発症数および発症率．米国Medicareが適用されている末期腎疾患患者の統計より.

疾患として巣状分節性糸球体硬化症(focal and segmental glomerulosclerosis：FSGS)，膜性増殖性糸球体腎炎，ループス腎炎があげられる．しかし糸球体疾患の多くは確定診断がついていないことに注意すべきである．多くの先進国ではIgA 腎症が末期腎疾患に陥るもっとも頻度の高い糸球体疾患であり，糸球体腎炎は確定診断していない糸球体疾患の比較的多数を占めている可能性がある．

2. 血管病変

高血圧は 2 番目に多い末期腎疾患の原因である．高血圧男性の 15 年の追跡調査研究によれば，361,659 人のうち末期腎疾患に陥ったのは 924 人[12]，つまり 10 万人あたり年間 17.12 人の罹患率である．末期腎疾患への相対危険度は，拡張期血圧 120 mmHg 以上 vs. 70 mmHg 以下で 30.9 であり，収縮期血圧 200 mmHg 以上 vs. 120 mmHg 以下で 48.2 であった．すべての集団において血圧は腎臓病進展の独立したリスクファクターであった．アフリカ系アメリカ人での相対危険度は 1.99 であるが[12]，収縮期や拡張期血圧の違いや既知のリスクファクターだけでは説明が難しい．高血圧による二次的な末期腎疾患は，長期間の高血圧コントロール不良アフリカ系アメリカ人，および人種にかかわらず悪性高血圧つまり急性加速性高血圧の既往のあるものに多い[13～15]．加速型つまり悪性高血圧の場合，治療により慢性腎臓病の頻度を著明に減らすことができる[13,16]のに対し，軽症の高血圧では慢性的に適切な管理ができても，ことにアフリカ系アメリカ人の場合，腎臓病の進展を抑制することが難しいことがある[12,14]．

慢性腎臓病の原因で次に多い血管病変としてはアテローム塞栓症や両側腎動脈狭窄症があげられる．アテローム塞栓症は血管の検査や手術の後に続く，進行性の腎機能低下がみられる場合に疑うべき疾患である．他の血管性腎疾患と異なりアテローム塞栓症では高度蛋白尿，好酸球尿症，血清補体値の低下が認められることがある．アテローム塞栓症の主たる確定診断法は腎生検であり，コレステロール塞栓が観察されるが，有効な治療法はない．両側腎動脈狭窄症は，虚血腎の原因となるが，変換酵素阻害薬を使用すると，可逆性ではあるがさらなる腎機能の低下をきたすことがあり，そのことから逆にその存在が示唆される．

腎動脈狭窄は通常，血管造影検査によって診断される．現在のところ両側腎動脈狭窄症においては血管形成術や外科的形成術によって，腎機能の改善が認められたという確実なエビデンスはない．しかし非コントロール(非対照)試験のレベルでは，ある程度の腎機能改善が認められたという報告例も存在する．

3. 間質性腎炎

間質性腎炎(interstitial nephritis)は，腎間質における線維化および炎症反応のことを意味する．糸球体の変化は線維化や血管変性に伴い二次的に起こる．この腎臓病は可逆的すなわち進展抑制が可能である可能性もあるために，間質性腎炎は糸球体腎炎とは区別して考える必要がある．

糸球体腎炎，間質性腎炎の臨床的・生化学的特徴は**表 11.2** に示したとおりであるが，2 つの疾患はこういった特徴によって区別される．間質性腎炎で特徴的なことは多尿と夜間尿の増加が目立つことである．腎臓病初期に尿濃縮能が喪失し，尿量は時として 3 ～ 5 L/日に達するが，希釈能は後期でも保持されており，尿浸透圧や尿比重はいつ検査しても低値である．

進行した糸球体腎炎の特徴は高度の蛋白尿であり，通常 2.5 g/日以上である．間質性腎炎では進行しても 24 時間尿蛋白排出は 1 ～ 2 g/日程度である．さらに尿蛋白成分はアルブミンではなく α_2-あるいは β-グロブリン優位である．間質性腎炎では血清尿酸値が上昇し，特に鉛腎症の場合，患者の約 50%に痛風の合併がみられる[17,18]．間質性腎炎の尿沈渣は所見に乏しく，少量の白血球や硝子円柱を認めるのみである．間質性腎炎では他の腎臓病に比べて腎臓での Na 喪失が多く，細胞外液(extracellular fluid：ECF)量保持のために時として Na 補充が必要な場合もある．間質性腎炎では糸球体腎炎と比べると，高血圧の合併は目立たず，また軽い腎機能障害であっても，重度な貧血を合併することがある．

表 11.2 糸球体腎炎と間質性腎炎の特徴の違い

特　徴	糸球体腎炎	間質性腎炎
蛋白尿	>3 g	<1.5 g
尿沈渣	細胞・赤血球円柱：多い	細胞・円柱：少ない
Na 保持	後期まで正常	Na 喪失
貧血	後期まで中等度	腎不全に相関し重症
高血圧	よくみられる	多くはない
アシドーシス	正常クロール性	高クロール性
尿酸	軽度上昇	高度上昇
尿量	正常	増加

間質性腎炎の原因となる種々の薬物や毒物を**表 11.3** に示す．薬物性の急性間質性腎炎の場合は，鎮痛薬を除けば一般に薬物投与中止で回復する．薬物性以外の間質性腎炎の重症度と慢性化の状況は，腎毒性物質の曝露量と期間に大きく影響を受ける．間質性腎炎の頻度は米国では末期腎疾患患者のおよそ 3%である．このなかには鎮痛薬腎症の 0.8%が含まれるが，鎮痛薬腎症が末期腎疾患患者の 20%を占める国々もある[19]．しかし，鎮痛薬腎症は aspirin と phenacetin を含む鎮痛薬が市場から撤去されたことで世界的に頻度が激減している．うつ病で数年にわたり caffeine，aspirin，phenacetin を含む鎮痛薬を日常的に服用している中年女性がこの腎症の典型的な患者であり，鎮痛薬の合計摂取量は通常，数 kg にも及ぶ．頭痛，背部痛など症状はさまざまで，慢性的な痛みを和らげるために鎮痛薬を服用する．時に caffeine や phenacetin 服用自体が頭痛の原因であることもあり，鎮痛薬中止の指示で頭痛が消えることもある．症状としては頻回の尿路感染症や肉眼的血尿，尿毒症症状がよくみられる．しかし腎乳頭壊死がよく認められるため，急性腎障害や，壊死した腎乳頭が尿管を経由するときの尿管疝痛がみられることもある．鎮痛薬腎症では腎臓の回復力が大きく，一時的に末期腎疾患に陥っても回復可能である[20]．保存的治療や鎮痛薬中止で腎機能は著しく改善し，比較的良好な長期予後が見込まれるが，実際には薬物乱用の中止が困難であることが多い．

尿酸腎症，シュウ酸腎症，シスチン症が末期腎疾患に占める割合は，それぞれ 0.1%未満である[11]．原発性の痛風に，慢性の腎臓障害はあまりみられず，それが一旦発症したとしても進行は緩徐で臨床症状を呈してくるのは高齢になってからである[20]．しかし血液疾患で特に抗癌剤を使用した場合，尿酸の著明な産生亢進により，尿酸の結晶が尿細管に沈着することがあり，時に急性腎障害を引き起こす．

ほかにも重度の間質性腎炎を引き起こす物質としてシュウ酸があげられる．エチレングリコール中毒のほか[21]，多くの後天性疾患のみならず，先天性疾患でも尿中へのシュウ酸排泄が増加する．2 つの酵素の欠損によりグリオキシル酸の集積と高シュウ酸尿症が引き起こされるとされている．1 つ目は尿中へでのシュウ酸，グリオキシル酸，グリコール酸の分泌を亢進させるもので，2-オキソグルタル酸グリオキシル酸カルボリガーゼ（2-oxoglutarate-glyoxylate carboligase）の欠損である[22]．2 つ目は，グリコール酸分泌は正常であるものの L-グリセリン酸（L-glyceric acid）とシュウ酸の分泌が亢進するもので，D-グリセリン脱水素酵素（D-glyceric dehydrogenase）欠損である[22]．ともに腎結石や腎石灰化，末期腎疾患を特徴とし，40 歳以上まで生きる患者は少ない．

近年，後天性の高シュウ酸尿を伴う腎臓病の報告が相次いでいる．methoxyflurane による麻酔は高シュウ酸尿症と高窒素血症を引き起こすことがある[23]．さらに小腸遠位側に疾患のある患者でも高シュウ酸尿症を引き起こすことがある[24]．シュウ酸カルシウム結石を生じ，時に腎臓でシュウ酸沈着を介して間質性腎炎から腎機能喪失へといたる．高シュウ酸尿症の発症原因は食物からのシュウ酸の過剰な吸収とされている[24]．Ca やおそらくは Mg（通常，これらは腸管でシュウ酸と結合し，不溶性で吸収されない形にシュウ酸を変化させる）が便中の脂肪酸と結合することで，シュウ酸の吸収が亢進してしまう，と考えられる．このことからカルシウム剤の補充が試みられ，良好な治療成績を収めている．さらに cholestyramine も腸管でのシュウ酸吸収を阻害し，尿中へのシュウ酸の排

表 11.3　間質性腎炎のさまざまな要因

● 鎮痛薬	● 尿酸
● 他の薬物	痛風腎
sulfonamide	血液疾患
penicillin とその類似薬	● シュウ酸沈着
furosemide，サイアザイド系利尿薬	小腸疾患に関連するもの
phenindione	遺伝性
phenytoin	麻酔薬：methoxyflurane
cimetidine	エチレングリコール
非ステロイド性抗炎症薬	● 重金属
● Ca による障害	鉛(Zn)
副甲状腺機能亢進症	カドミウム(Cd)
ミルクアルカリ症候群	ウラン(U)
サルコイドーシス	銅(Cu)
悪性新生物	● その他
多発性骨髄腫	感染
	特発性

泄量を低下させる効果のあることが示唆されている[24]．

その他の多くの間質性腎炎の原因はまれである．高カルシウム血症や高カルシウム尿症が続くと腎臓の Ca 沈着から間質性腎炎を引き起こしうる．腎石灰化が進行した段階になっても，X 線検査では腎断層撮影によってやっと確認される程度である．このため放射線検査では腎機能の低下がかなり進行しても腎石灰化の診断が難しい．副甲状腺機能亢進症，サルコイドーシス，ミルクアルカリ症候群のような Ca 代謝に異常をきたす疾患では原病治療により，腎疾患の進展が抑制・予防できる可能性がある[25, 26]．

慢性間質性腎炎の原因物質として最後に一部重金属があげられ，これには銅(Cu)，鉛(Zn)，カドミウム(Cd)，ウラン(U)などが知られている．鉛腎症はオーストラリア・クイーンズランド州(訳注：鉛塗料による)[18]や米国各地(密造ウイスキーによる)[27]で報告されており，米国でも考えられていた以上に高頻度に起こる可能性がある．Batuman ら[28]は間質性腎炎と痛風を合併した患者は鉛腎症を念頭におくべきだとしている．痛風と間質性腎炎を合併した場合，痛風単独あるいは慢性腎臓病単独の場合に比し，エチレンジアミン四酢酸(ethylenediaminetetraacetic acid：EDTA)で血液中に移動してくる鉛の量が有意に多いこともその根拠である．カドミウム中毒は間質性腎炎や腎尿細管障害をきたすことがあり，特徴としてアミノ酸尿，糖尿，リン酸尿および重度の骨軟化症を示す[29]．慢性のカドミウム中毒は工業汚染により日本の神通川流域で特に多く発生した[29]．Wilson 病では銅が近位尿細管に沈着し，Fancoli 症候群，蛋白尿，血尿などのさまざまな腎機能障害をきたす場合があるが，末期腎疾患には多くの場合進展しない．

閉塞機転が存在しない成人の尿路感染症では，末期腎疾患に陥ることはあったとしてもまれである．しかしこれには例外があり，治療しないと慢性腎臓病になる感染症が存在する．その代表例は結核，多発性腎膿瘍，腎乳頭壊死を伴う細菌感染症である．

間質性腎炎の多くは腎疾患の進展抑制が可能で可逆的であるために，薬物や小腸疾患，あるいは環境中の毒性物質への曝露歴などの詳細な問診が重要である．さらに血清中および尿中の尿酸や Ca の測定を行うべきであり，時に尿中のシュウ酸測定や重金属のスクリーニング検査も必要である．スクリーニング検査のための基準を**表 11.4** に示す．

4. 逆流性腎症

逆流性腎症は小児では 2 番目に多い腎臓病である[30]．ヨーロッパ透析移植学会(European Dialysis

表 11.4 間質性腎炎のスクリーニングに用いられる測定物質の基準値

測定物質	血 漿	尿
カルシウム	9.5～10.5 mg/dL	<300 mg/日
シュウ酸	30 ng/dL	40 mg/日
尿酸	5～7 mg/dL	<800 mg/日
鉛	<40 ng/dL	<0.5 mg/日*
カドミウム，水銀，ウラン	正常では検出されず	正常では検出されず

* 1g EDTA（エチレンジアミン四酢酸）投与によるもの

and Transplantation Association）によれば16歳未満の子供の進行した腎臓病の30%を占める．幼児の腎臓は特に腎内逆流に弱い．腎臓の瘢痕化は通常2歳までに形成され[31]，5歳を超えると新たな瘢痕の発生はあまりみられない[31～33]．多くの文献によれば，先天性の重度な腎障害は生まれたとき，すでに存在している可能性がある[31]．つまり尿管芽の異常発達の結果，腎臓の形成異常が引き起こされるのかもしれない．さらに最近の報告によれば，いくつかの遺伝子座のかかわる遺伝的基盤があるとされる．初診時の腎障害の程度，あるいは腎萎縮の程度により予後が判定される．逆流の程度は腎障害の程度と相関があり，逆流の外科的処置で上部尿管感染が激減して腎発達と腎機能の改善がみられたことも示唆されている．しかし最近の小児の研究によると，逆流の外科的治療成績は内科的治療成績を越えないとするものもある[33]．成人では逆流の外科的治療に関する比較対照試験はないものの，外科的治療は腎疾患の経過に影響を及ぼさない，とする研究が多い．

5. 遺伝性腎疾患

慢性腎臓病のおよそ5～8%は，常染色体優性多発性嚢胞腎（autosomal dominant polycystic kidney disease：ADPKD），Alport症候群，Fabry病，先天性ネフローゼ症候群，腎髄質嚢胞性疾患，シスチン症，家族性アミロイドーシスなどの遺伝的素因によるものである．これらは，有効な治療法が確立していない別の腎疾患のグループである[34]．遺伝性疾患のカウンセリングにより，これらの病気は未然に防ぐことができる可能性がある．したがって，将来の親たちに対し腎臓病をもつ子供が産まれてくる危険性についてアドバイスを行い，また可能であれば家族の誰が腎臓病になる危険性があるのか，あるいは腎臓病と診断されるのかを特定することは医師の責務である．ADPKDは完全な"浸透度"を示す常染色体優性遺伝であるが，DNAプローブを用いることにより，大多数（90%以上）の患者において，第16番染色体短腕に変異（PKD1）があることが示される．この方法を用いれば，9週齢の胎児で診断は可能である[35]．残りの10%未満は第4番染色体の変異（PKD2）によって起こる．PKD1，PKD2遺伝子はすでに特定されている．PKD1遺伝子はポリシスチンをコードしている．ポリシスチン異常が細胞同士あるいは細胞とマトリックスの接着不全を介し，上皮細胞分化異常やさまざまな表現型をもたらす[36,37]．PKD2遺伝子はチャネル蛋白をコードし，その変異により細胞内Caが減少，cAMPの増加を引き起こし，その結果嚢胞形成を起こすことが知られている．

遺伝性疾患のカウンセリングは有効である可能性がロンドン小児病院の遺伝子診療所で行われた研究で示唆されている．遺伝病を子供がもつ確率が10%以上あると説明を受けた家族のおよそ2/3が次の挙児を希望せず，また10%未満と説明を受けた家族の3/4が次の挙児希望があった，ということである[36]．

IV 末期腎疾患進行へのリスクファクター

末期腎疾患進行の四大リスクファクターは人種，年齢，性別，家族歴である．

1. 人種と民族

25～40歳のアフリカ系アメリカ人男性は白人男性に比べて高血圧由来の腎臓病に進展する率が20倍である[15, 38]．アフリカ系アメリカ人は，薬物注射あるいは後天性免疫不全症候群（acquired immunodeficiency syndrome：AIDS）関連の特発性の巣状分節状糸球体硬化症（FSGS）の率が非常に高い[9, 39]．AIDS関連のFSGSはアフリカ系アメリカ人男性で白人男性のおよそ10倍多い．実際にFSGSは若年のアフリカ系アメリカ人男性の腎臓病の原疾患としては一番多い．またアフリカ系アメリカ人は2型糖尿病から末期腎疾患に陥る率も白人よりは4倍高い[11]．対照的に2つの疾患，常染色体優性多発性嚢胞腎（ADPKD）と特にIgA腎症はアフリカ系アメリカ人では白人よりも少ない．糖尿病が原因の末期腎疾患はアメリカ先住民では白人あるいはアフリカ系アメリカ人よりほぼ2倍の頻度である（68.2％）．ヒスパニック系でも糖尿病性末期腎疾患の頻度は高くて60％とする報告もある[9]．

2. 年　齢

2000年以降，末期腎疾患の調整発症率（訳注：透析導入数）は75歳以上で11.0％増加し，2006年では100万人あたり1,744人となった．一方，20～44歳では6.1％の増加にとどまった[9]．糖尿病性腎症の罹患率も年齢とともに急速に増加する．しかし慢性腎臓病の原因は総計では年齢による上昇がみられるのに対し，糖尿病性末期腎疾患の66％以上は64歳未満である．40歳未満ではFSGS，エリテマトーデス，Henoch-Schönlein紫斑病，HIV関連腎症，先天性あるいは遺伝性疾患（腎形成不全，閉塞性腎症，Alport症候群，逆流性腎症など）の頻度が高い．一方，40～55歳ではADPKD，膜性糸球体腎炎，膜性増殖性糸球体腎炎，溶血性尿毒症症候群の頻度が高い．Goodpasture症候群，間質性腎炎，鎮痛薬性腎症，アミロイドーシス，多発性骨髄腫，Wegener肉芽腫は55歳を超えてからの頻度がもっとも高い．

3. 性　別

性別は，いくつかの腎臓病において末期腎疾患進行のリスクファクターである．概して，末期腎疾患の発症率は女性よりも男性に高い[9]．しかし，2型糖尿病，間質性腎炎，エリテマトーデス，強皮症，溶血性尿毒症症候群/血栓性血小板減少性紫斑病などを原疾患とする末期腎疾患は女性に多く認められる．

4. 家族歴

遺伝学的素因もまた末期腎疾患発症の重要な要因である．本態性高血圧やリチウム-ナトリウム対向輸送異常の家族歴をもつ糖尿病患者は慢性腎臓病に移行するリスクが高い[40, 41]．候補遺伝子アプローチやゲノム網羅的アプローチが，こうした障害の進展リスクに関連する遺伝子を特定するために用いられている．同様にAlport症候群やADPKDのようなさまざまな遺伝性腎臓病に加え，Fabry病，結節性硬化症，髄質嚢胞性疾患，鎌状赤血球症，家族性地中海熱，1型糖原病，シスチン症，シュウ酸腎症，幼児型多発性嚢胞腎（polycystic kidney disease：PKD）など，頻度が少なく多くの場合，劣性遺伝あるいは伴性遺伝の遺伝形式をとる腎臓病もある[42～44]．

遺伝性（先天性）の腎臓病でも後天性の腎臓病でも，末期腎疾患へ進行する割合は個々人で大きく異なるのも特徴である．慢性腎臓病を進行させる原因遺伝子が多数特定されてきた．もっとも精力的に研究されているのはアンジオテンシン変換酵素（angiotensin-converting enzyme：ACE）遺伝子の挿入/欠損の多型であり，この部位がさまざまな疾患で，進行性の腎機能低下に深く関与していることが多くの研究で明らかになりつつある．ACE遺伝子多型を規定する2つの異なった対立遺伝子は，コードする酵素の内因性活性の相違と関連がある．ホモ欠失多型（deletion/deletion：D/D）

では内因性活性がもっとも高く末期腎疾患に移行しやすいが，その一方でDD多型を伴った患者はACE阻害薬投与で蛋白尿が減少しやすい[45～47]．

V 慢性尿毒症の症状

初期の慢性腎臓病では糸球体濾過量(GFR)が25 mL/分/1.73 m^2(つまり正常の約25%)以上の場合，患者の多くはほとんど無症状で生化学的検査の異常も同様に目立たない．尿酸値の上昇が初期にみられたという報告もあるが，上昇は1 mg/dL未満[18]であり，間質性腎炎の一部の患者を除いては末期腎疾患において続発性痛風を発症することは通常みられない．またこの時期には蛋白尿がしばし認められ，糸球体疾患によってはネフローゼ症候群をきたす場合がある．高度の蛋白尿と関連してアンチトロンビンⅢの減少がみられ，アンチトロンビンⅢが不足すると凝固亢進から血栓塞栓症傾向となる[48]．この腎臓病早期の時期における3つ目の特徴は高血圧である．高血圧が未治療であると，腎硬化症や巣状糸球体硬化症では進行性かつ急速に腎機能が低下する．腎機能が進行性に低下する場合，それが腎臓病そのものによるものか，高血圧によるものかを区別するのは極めて困難で，血圧を厳しくコントロールすることが必須である．

1. 体液量および電解質異常

体液量異常や電解質異常はGFRが25 mL/分/1.73 m^2を下回ると出現する．興味深いことにGFRが3～5 mL/分/1.73 m^2で食事制限を行わずとも血漿電解質や体内水分量の異常がごくわずかしか認められない場合もある．これはGFR低下に伴い電解質や水分の分画クリアランスが上昇するからであり，Brickerらにより“拡大現象(magnification phenomenon)”とよばれている[49]．疾患腎機能も各種電解質の排泄を制御する種々の生体システムに支配されており，ネフロン数減少に反比例してネフロン単位の排出能は増大する．したがって，進行した腎臓病患者でも食事から摂取された物質や老廃物の排泄は可能で，十分に水分や電解質バランスを保つことができる．

しかし進行した慢性腎臓病では個々のバランス保持能には限界がある．尿の希釈能や濃縮能障害のために，水分制限を行うと脱水や高ナトリウム血症を生じる可能性がある．さらに窒素代謝物の排泄能が低下すれば尿毒症に陥りやすい．逆に水分摂取過剰では低ナトリウム血症になりうる．

慢性腎臓病で減塩を行うと，Na排泄量を摂取量以下にうまく抑制できないし，また抑制するまでに正常の腎臓と比較して3～4倍の時間がかかる．特に，髄質嚢胞腎，常染色体優性多発性嚢胞腎(ADPKD)，間質性腎炎の一部の患者ではNaバランス保持のため多くの食塩摂取を必要とすることがある[50]．ごくまれに，こうした患者で，細胞外液量(ECF)保持や腎機能保持のために1日に10～20 gの塩分補給を必要とする場合もある．しかし，一般的にはより進行した腎臓病でこれほど大量のNa喪失をきたすことはまれである．

高カリウム血症は内因性/外因性のK負荷がなければ，GFRが25 mL/分/1.73 m^2以上ではあまり見受けられない．Kバランスは通常，尿細管での分泌増加(一部はアルドステロンを介する)[51,52]と便中排泄への上昇により保たれている[51,52]．これらは進行した腎症では最大限に働いているのであるが，高カリウム血症が起きてくる状況も時にみられる．spironolactoneによるアルドステロン拮抗作用，遠位尿細管でのK分泌阻害薬(amilorideやtriamterene)では重度の高カリウム血症をきたすことがある．高カリウム血症の原因の2番目としてはK摂取増加，3番目として急速なアシドーシスによる細胞内Kの細胞外への放出がある．アシドーシスにおける血清K値への影響は臨床では大体，pH 0.1の低下で血清Kはほぼ0.6 mEq/L増加する，という関係である．β-遮断薬，非ステロイド性抗炎症薬(nonsteroidal anti-inflammatory drug：NSAID)，ACE阻害薬，アンジオテンシン受容体拮抗薬(angiotensin receptor blocker：ARB)もレニン・アンジオテンシン系に作用し，高カリウム血症をきたしうる．

Schambelanら[53]は腎臓病患者で高カリウム血症をきたす別の要因を報告している．これらの患者は慢性腎臓病と関連して高カリウム血症を発症していたが，腎機能の障害は必ずしも重度とは限らず，多くは糖尿病または間質性腎炎を合併していた[53]．特に血漿レニン，アルドステロンの低値が目立ち，高カリウム血症の原因は低レニン血症による低アルドステロン血症であると結論づけている．糖尿病患者における血漿レニン活性の低下は，自律神経障害や傍糸球体装置の硬化により起こっている可能性もある．鎌状赤血球症，腎移植，ループス腎炎でもおそらく尿細管での分泌能不全による高カリウム血症を認めることがある．他の高カリウム血症の原因として慢性閉塞性尿路疾患があげられる[54]．これらの患者では，低レニン血症性低アルドステロン症の患者とは対照的に，アルドステロンに対する尿細管作用不全があるように見受けられる．このように，慢性腎臓病で高カリウム血症を認めた際には，これらの原因について検証し，他の原因を除外する必要がある．

慢性腎臓病では低カリウム血症にもなりうる．K 制限食，下痢，利尿薬投与，二次性高アルドステロン症による代謝性アルカローシス，尿細管性アシドーシス(renal tubular acidosis：RTA)1 型や Fanconi 症候群(RTA2 型)でみられる特異な尿細管障害など，さまざまな原因が理由としてあげられる．

疾患腎は，体内に負荷された他の物質についても完全に補正はできないものの，末期腎疾患にいたるまでは，臨床症状にはほとんど現れない程度まで最大限に補正する．P，Mg，Ca の分画クリアランスは GFR 減少の進行に伴って上昇する．結果として血漿 Mg 値や P 値は GFR が 25 mL/分/1.73 m^2 以下に減少するまでは上昇しない[55]．GFR がさらに低下して 5 mL/分/1.73 m^2 となっても上昇値は 1 ～ 2 mg/dL を超えない．血清 Mg に関しては通常の食事をしていると少々上昇する場合がある．一方，腎臓から大量の Mg を排泄することは不可能なため，Mg 含有の制酸剤や緩下剤は避けなければならない[56]．

Ca の分画クリアランスは腎臓病で上昇するものの，排泄量そのものは実際には減少する．他の代謝異常と異なり，Ca 代謝異常では尿毒症状態に関連した別の要因がある．GFR が正常の 45％に低下すると副甲状腺ホルモン(parathyroid hormone：PTH)が有意に上昇し，1,25-ジヒドロキシビタミン D_3(1,25[OH]$_2D_3$)値は GFR が正常の 70 ～ 80％まで低下すると減少する．低カルシウム血症は腎臓病が進行するとよく認められ，1,25[OH]$_2D_3$ の低下による腸管での Ca 吸収不全，高リン血症，PTH の骨に対する作用不全が複合的に関与していると考えられる．

2. 酸塩基異常

慢性腎臓病がさらに進行するとアシドーシスが認められる．通常，腎臓の水素イオン(H^+)排泄量は 1 日あたり 60 ～ 70 mEq である．多くの慢性腎臓病患者では，尿の酸性化能は維持されているが，アンモニアの産生能力は落ちている[57]．進行した腎臓病では 1 日の酸の排泄量は 30 ～ 40 mEq に低下している．したがって，その後の臨床経過中，およそ 1 日あたり 20 ～ 40 mEq の H^+ 過剰となる．詳細には解明されていないが蓄積した H^+ は骨塩で緩衝されていると考えられる．アニオンギャップ正常の高塩素血症性尿細管アシドーシスが時に腎臓病の初期にみられる．進行すると血漿 Cl 値は正常になり，アニオンギャップが拡大する．通常，慢性腎臓病では代謝性アシドーシスは軽度で，pH は 7.35 未満となることはまれである．慢性腎臓病における他の異常と同様，内因性/外因性の酸過剰負荷，もしくはアルカリの過剰喪失(下痢など)が起こると酸塩基平行異常は顕著となり，症状を呈するようになる．

GFR が 10 mL/分/1.73 m^2 以下に低下すると最終ステージに移る．このステージでの代謝機能の撹乱によって，尿毒症の顕著な臨床症状を呈するようになる．

3. 貧　血

貧血は腎臓病の進行に比例してよくみられ，GFR が 25 mL/分/1.73 m^2 以下となると 90％の患者でヘモグロビンが 12 g/dL 以下の貧血が認められる[58]．慢性腎臓病の貧血は，エリスロポエチン(erythropoietin：EPO)活性の低下，循環因子によるエリスロポエチンの骨髄への作用の阻害，赤血球の寿命短縮など，複合的要因によって起こると考えられている．慢性腎臓病患者では赤血球寿命は120日から80日に短縮しているが，これには代謝性要因と物理的要因との双方がかかわっている．慢性腎臓病患者の多くは，腎臓病をもたない同程度の貧血患者に比し，基礎エリスロポエチン値が低い．常染色体優性多発性嚢胞腎(ADPKD)は例外的にエリスロポエチン値が高く，貧血の程度も軽度である．エリスロポエチンは165個のアミノ酸から構成される糖蛋白で，腎臓の尿細管周囲毛細血管の内皮細胞で産生され(訳注：最近の山本雅之のグループの報告，Obara N et al. *Blood*. 2008で，エリスロポエチンは近位尿細管周囲の間質細胞で産生されていることが確定したので，「内皮細胞で産生」というのは誤りと思われる)，骨髄の赤血球前駆細胞に作用する．尿毒症の患者でも外因性エリスロポエチン(最近では遺伝子組換えエリスロポエチンが用いられる)補充療法への反応が良好なことから，疾患腎でのエリスロポエチン産生不全が貧血の主な原因であることが明らかとなった[58]．

ヘモグロビンの低下は腎臓病患者では左室肥大や心血管の予後と関連しており，慢性腎臓病患者の貧血の治療が予後を改善するか否かに関する試験が複数行われている．United States Normal Hematocrit Trial[59]では，心臓病を合併する血液透析患者を目標ヘマトクリット値42%と30%の2群に無作為に割り付けた．一次エンドポイントは死亡あるいは非致死的心筋梗塞の発生とした．高ヘマトクリット群で統計上有意ではなかったものの，明らかな死亡率の上昇および血栓症によるシャントトラブルの増加がみられたため，この研究は早期に中止となった．Correction of Hemoglobin and Outcomes in Renal Insufficiency(CHOIR)試験[60]において，ヘモグロビン11 g/dL未満の貧血を伴う中程度から重度の慢性腎臓病患者1,432人を対象とし，ヘモグロビン目標値で11.3または13.5 g/dLに振り分けた．CHOIR試験も，高ヘモグロビン群で心血管イベントが有意に増えたことで早期に中断となっている．この高ヘモグロビン群では目標の13.5 g/dLではなく，平均して12.6 g/dLにしか到達しておらず，無作為化を行ったにもかかわらず，高ヘモグロビン群では心臓病の合併が多く，こうしたことが，高ヘモグロビン群での予後悪化と関連した可能性がある．同様にCardiovascular Risk Reduction by Early Anemia Treatment with Epoetin Beta(CREATE)試験[60]では，中程度から進行した慢性腎臓病で貧血を合併した患者603人を正常目標ヘモグロビン群(13～15 g/dL)と軽度低値目標ヘモグロビン群(10.5～11.5 g/dL)に無作為に割りつけた．3年の経過観察中の一次エンドポイント(心血管の複合イベント)到達のリスクは両群で同じであったが，正常群が生活の質(quality of life：QOL)と健康状態は良好であった．貧血治療は左室肥大には影響せず，左室心筋重量係数は両群とも変化が認められなかった．

ヘモグロビンの目標値に関しては意見が分かれているが，K/DOQI(本章のⅡ項参照)の近年の勧告によれば慢性腎臓病では12 g/dLを超えないとしている[60]．Trial to Reduce Cardiovascular Events with Aranesp Therapy(TREAT)試験[60]が現在進行中で，これはCHOIRやCREATE試験の合計よりも登録患者数が多い．この試験により，腎代替治療を必要としない腎臓病患者での適正ヘモグロビン値に関して解答が得られるかもしれない(訳注：TREAT試験は2009年に発表され，Pfeffer MA et al. *N Engl J Med*. 2009，CHOIR試験およびCREATE試験と同じような結果であった)．

4. 出血素因

凝固系の障害も進行した慢性腎臓病で認められる．約20%の尿毒症患者で血小板減少症を伴うが，血小板数が50,000未満になることはまれである．溶血性尿毒症症候群(hemolytic-uremic syndrome：HUS)の患者では播種性血管内凝固(disseminated intravascular coagulation：DIC)により(訳注：原文ではこのように記載されているが，HUSとDICは異なった病態であると一般には考えられており，この部分の記述には異論も多いと思われる)，重症の血小板減少症をきたすことがあるが，成人の慢性腎臓病の原因としては多くない．進行した腎臓病では，血小板第3因子が減少，血小板凝集能が低下する[61]．Ivy法による出血時間は延長し，血餅退縮能も低下する．しかし血小板機能は，尿毒症物質の蓄積，一酸化窒素，貧血，副甲状腺機能亢進症などの多くの因子で影響を受ける．尿毒症物質が血小板凝集能に与える影響は，透析がよい影響を及ぼすことから実証されている．しかし，尿毒症物質が血小板機能に影響を与える機序については完全には解明されていない．*in vitro* の研究によれば，透析性のある物質がフィブリノーゲンの結合に影響を与えている．尿毒症による一酸化窒素の産生変化も血小板凝集を阻害している可能性がある．透析療法により尿毒症を治療すると多くの患者で血小板機能が改善することから，ある種の透析性のある物質の関与が考えられる．興味深いことにデアミノ-8-D-アルギニンバソプレシン（deamino-8-D-arginine vasopressin：DDAVP）は，血小板機能異常に関係せずに出血時間を改善する[62]．つまり第Ⅷ因子や von Willebrand 因子の異常が尿毒症状態における出血傾向異常の発症に関与していると考えられる[62]．貧血も尿毒症患者の出血時間異常に関与している．ヘマトクリットが高くなると血小板が内皮表面に付着し，血小板と内皮細胞の相互作用に最適な状態をつくり出すが，ヘマトクリットが 25 ～ 30％以下ではこの付着は起こらない．

5. 漿膜炎

重度に進行した慢性腎臓病患者に時にみられる合併症として，心膜炎や胸膜炎などの漿膜の障害がある．障害を受けた膜組織は顕著に肥厚し，高度に血管が増生し，形質細胞と組織球の浸潤がみられる[63]．胸膜や心膜摩擦音が聴取される場合もある．胸水や心嚢水は一様に血性で，白血球数は 10,000/mm^3 未満である．症状緩和のために心膜穿刺や胸腔穿刺を時に必要とするが，原因の除去や血液透析による尿毒症の改善を行わない限り心嚢水や胸水が再発してしまう．急性の尿毒症による心膜炎が治癒した後に，まれに収縮性心膜炎が起こることがある．

慢性の腹水は，尿毒症性漿膜炎および進行した腎臓病の特徴である．主として，過去に腹部手術歴がある患者や，腹膜透析を行っていた患者に起きやすい．腹水は滲出液であり腹水アルブミン/血漿アルブミン比は 0.5 以上である．体液量の過剰によって尿毒症性腹水は悪化するが，頻回の腹水穿刺は治療としては効果がみられない．尿毒症性腹水の治療としては腎移植や，しばらくの間連日集中透析を行うことが有効である．

6. 消化器障害

重度に進行した腎臓病では消化器障害があり，尿毒症症状の主体をなす[64]，特に悪心，嘔吐，食欲不振は極めて頻度が高い．尿毒症が進行すると粘膜乾燥と多発する鮮血色・小潰瘍病変を特徴とする尿毒症性口内炎も認められ，これには歯科衛生状態の悪化が関係するようである．尿毒症患者の唾液中では尿素含有量が増加し，細菌のウレアーゼにより産生されるアンモニアの濃度が上昇することが口内炎の原因であると考えられる．尿毒症では口内炎と合併し，しばしば唾液腺の炎症（耳下腺炎など）も認められる．慢性腎臓病では唾液腺は著明に腫大するが，この場合は炎症性耳下腺炎でみられるような圧痛や硬結を伴わないことが特徴である．

膵臓の異常所見もまた尿毒症で死亡した患者の剖検で認められる．典型的な膵臓の病理所見は腺房の拡張，上皮細胞の平坦化，腺房内分泌液の濃縮である．時に膵炎の臨床症状も見受けられる．腎機能の慢性的な低下とそれに伴うアミラーゼ排泄障害の結果，以前は尿毒症自体が血清アミラーゼ値を有意に上昇させると考えられていたが，必ずしもそうとは限らないことが明らかになってきている[65]．むしろ慢性腎臓病患者で血清アミラーゼ値が上昇している場合は，膵炎の合併を強く疑うべきである．急性腎障害でも通常，血清アミラーゼ値は上昇するが，膵炎の臨床所見を伴わない場合に上昇幅が 2 倍を超えることはまれである[65]．進行した尿毒症における消化器障害としては，粘膜下層出血や小さな粘膜潰瘍を特徴とするびらん性胃炎や尿毒症性大腸炎があげられる．現在では比較的早期から透析や移植治療を行うので，食欲不振，悪心，嘔吐以外の尿毒症の消化器症状を腎臓病患者で認めることはまれである．

7. 神経筋障害

腎臓病が進行すると尿毒症の初期症状として神経筋障害が生じてくる[66]．情緒不安定，不眠，抽象的思考能力の低下がみられるが，初期症状は軽度である．尿毒症が進行すると深部腱反射亢進，クローヌス，羽ばたき振戦，昏迷などが現れ，さらに進行すると昏睡，痙攣，死亡にいたる．

尿毒症性神経障害は，慢性腎臓病で高頻度に認められ，日常生活に支障をきたす可能性がある合併症である．もっとも早い初期症状は下肢静止不能症候群で，むずむずした感覚で下肢の安静を保つことが困難である．続いて特に下肢の知覚障害，痛覚鈍麻を特徴とした感覚神経障害が出現する．重症になると運動神経障害も合併する．典型例では特に末梢で重度の下肢の対称的障害がみられ，両側の下垂足で明らかになることが多い[66]．尿毒症性神経障害は時として急速に進行し，完全な四肢麻痺をきたすことがある．組織学的には，遠位の有髄線維の末梢神経障害でミエリンの脱落を伴う．理由は明らかではないが，運動神経障害は女性よりも男性に多くみられる．

8. 骨格系の異常（腎性骨異栄養症）

このほか慢性腎臓病，特に子供の場合，重要な障害に骨格系の異常がある（**表 11.5**）．腎疾患をもつ子供では，成長は著しく遅延する．透析，とりわけ慢性周期的腹膜透析（chronic cyclic peritoneal dialysis：CCPD）が成長率を改善させるというエビデンスがあるが，その理由はよくわかっていない．高カロリー，高蛋白食も有益かもしれない．しかしこれらの手段を講じても，透析を受けている子供が正常に発育することはまれである．腎移植後のコルチコステロイドの使用もまた，成長遅延と関連している．一方，最近になって，組換え型ヒト成長ホルモンが使用されるようになった．これらは尿毒症および腎移植後の子供の成長速度を高めるのに非常に有効である[67]．

骨格系の形態変化や身体障害を伴う重症のくる病は，進行した慢性腎臓病をもつ子供に発症しうる．くる病に典型的な X 線写真上の特徴は，骨幹端と成長軟骨を隔てる線が不整でバラバラであることである（**図 11.3**）．骨幹端線と骨端核を隔てる間隙は拡大し，骨端中心は遅れて出現する．これらの X 線写真上の所見はビタミン D 欠乏性くる病に典型的であるものの，同所見を有する尿毒症の子供は，骨軟化症よりはむしろ副甲状腺機能亢進症の組織学的変化を示すのが特徴的である．ビタミン D 補充やカルシウムによる栄養学的治療は，この異常の補正に有効かもしれない．

慢性腎臓病を有する大人にもっとも頻繁に認められる骨格系の異常は，副甲状腺機能亢進症に伴う骨疾患であり，破骨性の骨再吸収を特徴とする．透析導入前の尿毒症患者 60 人に施行された骨の組織形態学的検査によると，80％以上の患者に副甲状腺機能亢進に伴う骨病変の存在が確認された[68]．この調査では，1 人のみに骨軟化症を示す組織学的所見が認められたが，この患者は慢性膵炎を持病にもつアルコール依存症患者であった．したがって当該患者の骨病変は，尿毒症とは別の

表 11.5　腎性骨異栄養症の特徴

	高回転型	低回転型
副甲状腺ホルモン	上昇	減少
アルカリホスファターゼ	上昇	正常
オステオカルシン	上昇	正常
カルシウム	可変的である	上昇することがある
リン	上昇	正常または上昇
deferoxamine 刺激試験	正常	正常（無形成性），デルタの上昇（アルミニウム骨軟化症）
骨格の X 線写真	吸収，硬化像	正常
症　状	通常，非常に重症とならない限り無症状	無症状（無形成性*），症候性（アルミニウム骨軟化症）

*訳注：original では dynamic とあるが，adynamic の間違いではないかと思われる．

成因による可能性がある．副甲状腺は著しく過形成性となることがあり，副甲状腺ホルモン（parathyroid hormone：PTH）の値は上昇している．特徴としてはほぼ無症候性であり，その診断は X 線写真にて典型的に認められる骨膜下吸収像に基づいて下される．**図 11.4** に，進行した腎疾患に続発して二次性副甲状腺機能亢進症を呈した患者の指骨骨膜下吸収像と，頭蓋骨の“salt-and-pepper”パターンを示す．このような患者では時に，骨格の過重負荷がかかる部分に巨大な破骨性腫瘍（褐色嚢腫；brown cysts）が形成される．その像を**図 11.5 A** に示す．こういう場合は副甲状腺摘出術の適応であり，通常，術後に嚢胞は劇的な治癒に向かう（**図 11.5 B**）．腎移植後にも通常，副甲状腺機能亢進状態は改善を認める[69]．しかし時として，腎移植片の生着を危うくするような高カルシウム血症が継続し，副甲状腺摘出術が必要となることもある．

慢性血液透析の普及に伴い，尿毒症患者に骨軟化症が認められることが多くなってきている．この疾患は骨痛や骨折性骨疾患，近位筋優位のミオパシーを特徴とする．骨軟化症は他の骨疾患とは異なり，いかなるビタミン D 類似薬にも不応性である．

最近，無形成骨症（adynamic bone disease）とよばれる第三のタイプの骨疾患が報告されるようになった[70]．これは組織学的な診断名であり，骨形成と骨吸収を欠くという特徴を有する．臨床所見は通常認められず，本疾患が治療対象になるかあるいは血管石灰化と関連性が存在するかについては，疑問が投げかけられている[71, 72]．

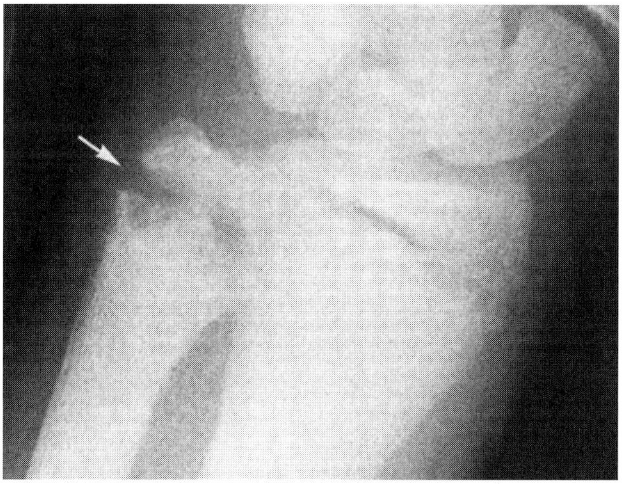

図 11.3　くる病の X 線写真上の特徴．尺骨の骨幹端が分節化し，不整である．また，骨幹端と骨端核の間隙が開大している（矢印）．

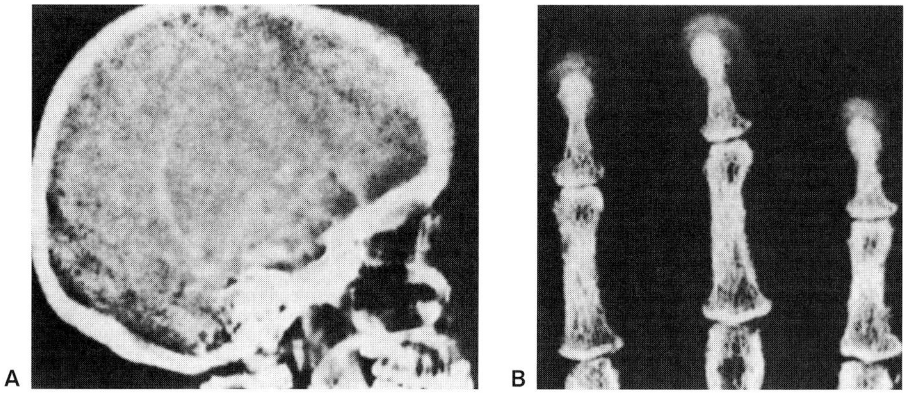

図 11.4　**A**：頭蓋骨に認められる重症二次性副甲状腺機能亢進症に典型的な X 線写真上の特徴（“salt-and-pepper”パターンに注目）．**B**：レースのような骨膜下吸収を伴う指骨．

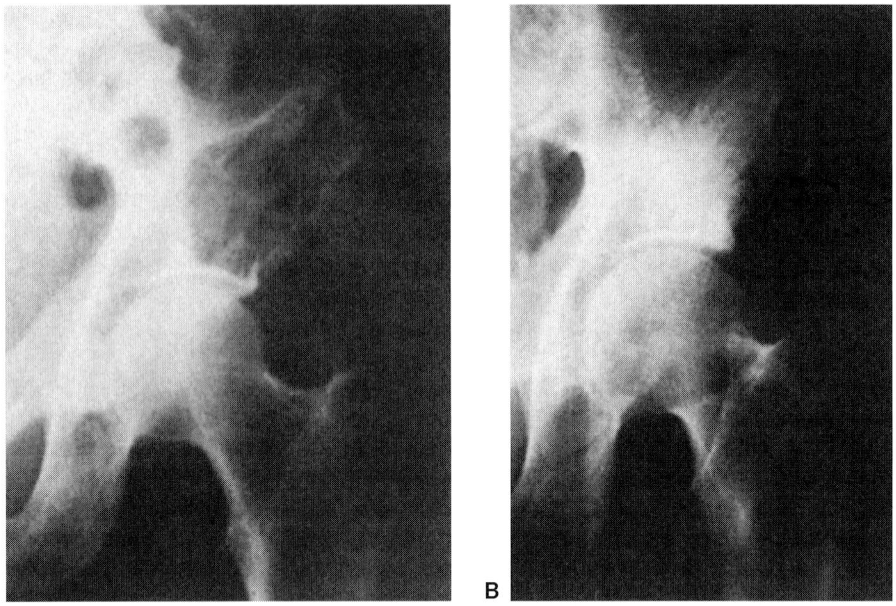

A　B

図 11.5　**A**：生検によって診断された, 左腸骨の破骨性腫瘍(褐色嚢腫；brown cyst)．**B**：副甲状腺手術 1 年経過後の所見．嚢胞は X 線写真上，完治している．

9. 転移性石灰化

転移性石灰化は，慢性腎臓病に関連する重篤な合併症である．尿毒症患者に 3 種類の異なる転移性のリン酸カルシウム沈着が報告されている．これらの沈着をもたらす特異的なメカニズムは十分に解明されておらず，これら 3 つのパターンが異なる病理学的メカニズムを介している可能性もある．

転移性石灰化のうち，もっとも重篤な病態となりうる第一のタイプは，血管の石灰化である．**図 11.6** には進行した腎不全患者における手掌動脈血管のびまん性石灰化の例を示す．こうした血管石灰化は全身の中程度の径をもったどんな動脈にも実質上起こりうる．そして, 四肢の壊疽[73]や皮膚・消化管の虚血性潰瘍を伴う重篤な血管不全を引き起こしうる．この血管石灰化は，時として腎移植後に改善を認めることもあるが，一般的には腎移植や副甲状腺摘出術後にも持続する．組織学的に，血管石灰化は若年者の尿毒症患者にも認められ，50 歳に達するまでには尿毒症患者のほぼ全例に X 線写真で血管石灰化の所見が認められるようになる[74]．血管石灰化は，尿毒症状態において加齢のプロセスが加速される結果生じる，と考えられる．

第二のタイプのリン酸カルシウム沈着は高リン血症から生じると考えられている．こう考えられているのは，透析によるリンの除去やリン吸着剤の使用，腎移植によって血清リンを低下させ，カルシウム・リン積が低下すると沈着物が速やかに除去される，という事実からである[69, 75]．血清リンレベルの高値と死亡率との間には直接の相関関係があるが，このことは血清リン高値あるいは PTH 上昇の結果として生じる転移性石灰化(損傷を受けていない軟部組織へリン酸カルシウムの結晶が沈着すること)と関連しているのかもしれない．高リン血症によるリン酸カルシウムの沈着は 3 つの臨床所見を呈する．(i) 結膜の石灰化は眼(球結膜)の発赤や“ごろごろ”した感じをもたらす．(ii) 関節周囲の石灰化は圧力のかかる点全体を覆うように，関節の周囲に生じる(**図 11.7**)．これらの沈着と関連する症状は，主に沈着物が存在することによる関節可動域制限である．(iii) 滑膜や関節液にヒドロキシアパタイト結晶が沈着することによる急性関節炎様エピソードである．

尿毒症患者にみられる第三のタイプの転移性石灰化は内臓石灰化であり，肺や骨格筋，心筋に生じる．これは無構造なリン酸カルシウムの沈着で，化学的，熱化学的な特性が他の 2 つのタイプのリン酸カルシウムの沈着とは著しく異なる．血管石灰化，および高リン血症に伴う石灰化はヒドロ

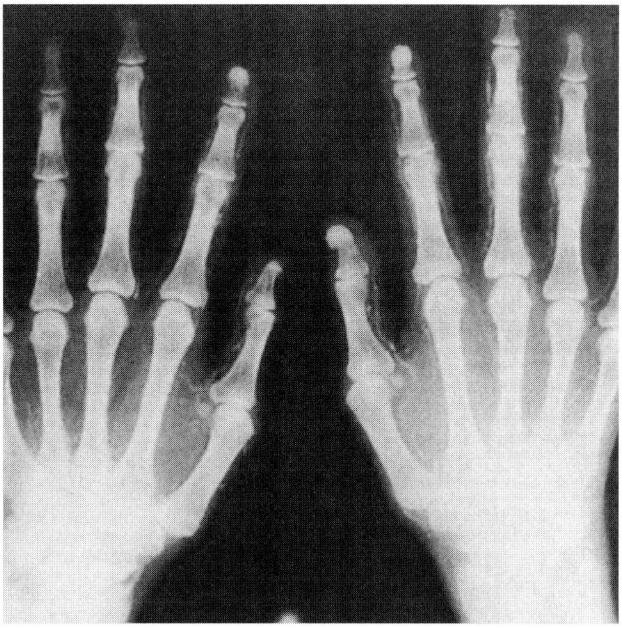

図 11.6　指動脈を含む広範な血管石灰化.

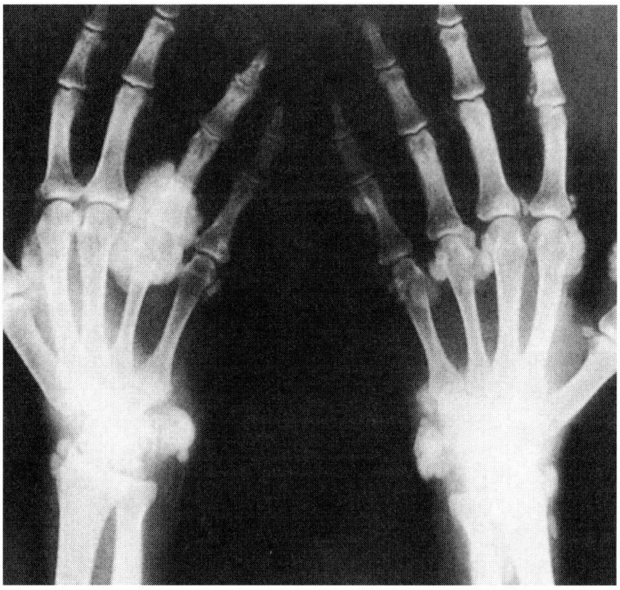

図 11.7　進行した腎不全患者における関節周囲の石灰化沈着（腫瘤状石灰化）.

キシアパタイトから構成されているようであり，一方で内臓石灰化は熱化学的に第三リン酸カルシウム（whitlockite）の特性を有する．心臓石灰化は，沈着物は当初，刺激伝導系に沈着し，重篤な不整脈の原因となりうる．しかし，やがて心臓石灰化がもっと進行すると病変は心筋全体に及び，心拍出量の低下から死にいたる可能性がある．石灰化が肺に生じると，小動脈や肺胞中隔に線維化反応が生じるのが特徴的である（**図 11.8**）．これは拘束性拡散障害を引き起こし，低酸素血症につながりうる．これらの内臓へのリン酸カルシウムの沈着を引き起こす病態メカニズムは十分に理解されていない．さらには，これらが一旦沈着すると腎移植や血清 Ca や P の低下によって除去されるのか否かも不明である．

全身性の瘙痒感は，慢性腎臓病における極めて悩ましい合併症である．皮膚の Ca 含有量が高いことがその原因であるとの報告がいくつかみられる[76,77]．しかし皮膚の Ca 含有は，引っ掻くことによって二次的に増加している，という可能性もありうる．瘙痒感に対する治療として，症例によっ

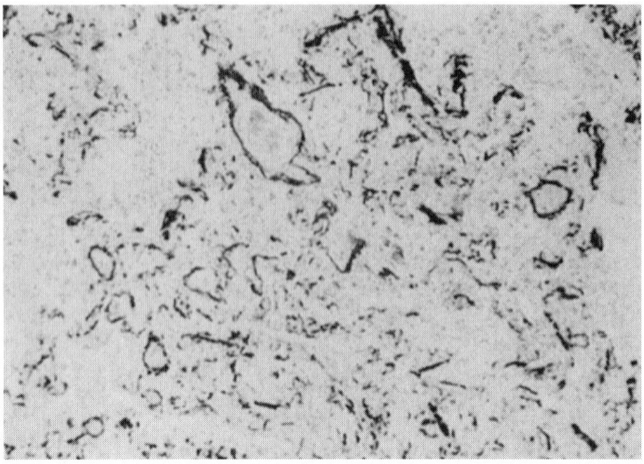

図 11.8 肺の広範な石灰化．肺胞中隔と小動脈壁に認められる暗色調の沈着物（von Kossa 染色）は Ca と P の沈着である．

ては副甲状腺摘出術が施行されることもある．しかし局所の保湿や cyproheptadine（Periactin®．訳注：抗ヒスタミン薬の一種）の使用，リン吸着剤や透析療法の強化による血清 P の低下といったより穏やかな方法によって，大多数の患者では十分にコントロール可能である．

1) カルシフィラキシス

カルシフィラキシス（calciphylaxis）は皮膚や皮下組織の小～中程度の径の血管石灰化を特徴としている．尿毒症患者にみられる，まれではあるが重篤な疾患である[78,79]．体幹や殿部，四肢近位部に有痛性の紅斑を伴う皮下結節やプラークを生じ，病変は最終的に壊死性潰瘍を形成する．敗血症が主な死因である．カルシフィラキシスの病態についてはいまだ不明である．副甲状腺機能亢進症やビタミン D 投与，高リン血症のすべてがカルシフィラキシスと関連するものの，これらのいずれもが特異的な原因とされているわけではない．血中の PTH，P，Ca いずれの上昇も必ずしも存在するわけではないため，カルシフィラキシスの診断上，あまり有用ではない．診断は皮膚生検による．本疾患の高い死亡率を鑑みると，その早期診断・治療は重要である．血清 Ca・P 濃度の厳格なコントロールや外傷の回避，創傷の積極的な管理はすべて重要である．血清 iPTH（intact PTH）レベルが 200 pg/mL 以上の透析患者では副甲状腺摘出術も考慮されるが，その有益性についてはいまだ議論の余地が残されている[80,81]．

10. 免疫学的な変化

遅延型過敏反応の抑制や皮膚移植片（allograft）の生着期間延長，植物凝集素（phytohemagglutinin）へのリンパ球の反応低下などに示されるように，進行した腎臓病患者の大多数においては免疫反応も抑制されている[82]．また尿毒症患者は，非尿毒症患者よりもいくつかの感染症に対して免疫反応が減弱しているようにも思われる．おそらくこのことをもっともよく例示しているのは，B 型肝炎表面抗原（hepatitis B surface antigen：HBsAG）陽性化が，進行した慢性腎臓病患者にしばしばみられるという事実であろう[83]．通常，これらの患者は肝炎の臨床症状を呈することはないものの，肝炎ウイルス関連抗原の慢性キャリアとなる．最近，尿毒症患者において HBsAG 持続陽性と低インターフェロンレベルとの間に関連性があることが明らかになった[84]．

その他の液性免疫に関しては，ほとんどの研究結果から正常であると考えられる．最近，$1,25(OH)_2D_3$ がリンパ球および単球の増殖・分化・免疫機能を修飾することが示された．この知見に基づくならば，尿毒症における免疫抑制状態は，部分的には本病態における低 $1,25(OH)_2D_3$ の結果生じている，と考えることもできる[85]．

11. その他の代謝面での障害

尿毒症患者においてはそのほか，さまざまな全身性の代謝障害が認められる．食欲不振，悪心，食事摂取量の低下や時折みられる嘔吐の結果，進行した腎臓病の患者の多くは慢性的に負の窒素バランスにあり，蛋白質-カロリー栄養障害が認められる．

耐糖能障害は尿毒症患者の約 70％に認められる．糖尿病患者とは異なり，尿毒症患者の空腹時血糖値は正常であるが，食後血糖値が上昇する[86]．経静脈的にブドウ糖を投与した際の血漿インスリン値は正常か，むしろ上昇傾向を示すことから，耐糖能異常は末梢におけるインスリン抵抗性の結果生じていることが示唆されている．このブドウ糖代謝の異常は血液透析によって改善する，というエビデンスがある．進行した腎臓病患者では，グルカゴン値が上昇することが知られているが，透析はグルカゴン値に影響を与えずに耐糖能異常を改善させる可能性がある．

腎疾患をもつ多くの患者において，血中中性脂肪が上昇し，高比重リポ蛋白(high-dencity lipoprotein：HDL)コレステロールが低下するⅣ型脂質異常症が認められる．この異常が何らかの臨床的意義をもつのかどうかはいまだ明らかになっていないが，慢性間欠的血液透析患者において動脈硬化の病変の進行が加速しているというエビデンスがある．加えて，実験的には脂質代謝異常が腎臓病の進展に寄与しているとの証拠もある．しかし，慢性透析患者において血中脂質を低下させる利点があるかどうかに関しては，懐疑的な見方が広がっている．この見方は，透析患者におけるスタチンを使用した臨床研究でより強くなっている．慢性腎臓病をもたない患者において，スタチンは一貫して心臓血管死および心血管イベントを減少させた．一方で，「Atorvastatin in Patients with Type 2 Diabetes Mellitus Undergoing Hemodialysis (4D) trial (1,255 人の 2 型糖尿病を有する維持血液透析患者における atorvastatin のプラセボ対照無作為化試験)」[87]や，最近報告された「Study to Evaluate the Use of Rosuvastatin in Subjects on Regular Hemodialysis：An Assessment of Survival and Cardiovascular Events (AURORA) trial (2,667 人の患者における rosuvastatin のプラセボ対照無作為化試験)」[87]においては，血中低比重リポ蛋白(LDL)コレステロールが 40％以上低下したにもかかわらず，期待されていた心臓血管死や非致死性心筋梗塞，非致死性脳卒中の減少が認められなかった．

Ⅵ 尿毒症発症のメカニズム

尿毒症がもたらす代謝面での影響に関しては比較的よく解明されている一方で，これらの代謝性変化の大部分を引き起こす尿毒素は特定されていない．しかし，尿毒症状態によって影響を受けているある種の有機化合物，ホルモンの変化，無機物質が数多くの異常をもたらしていることは明らかである(**表 11.6**)．

表 11.6　尿毒素と考えられている有機化合物

● 蛋白とアミノ酸代謝の副生成物	● 終末糖化産物
・尿素－全体の 80％(排出される窒素)	● リガンド・蛋白結合を阻害する物質
・グアニジン化合物	● グルクロン飽和物と無糖体
グアニジン	● ソマトメジンとインスリン作用の阻害物質
クレアチニン/クレアチン	● 中分子量物質
・他の窒素物質	● 副甲状腺ホルモン
ポリアミン	● β_2-ミクログロブリン
ミオイノシトール	
フェノール	
安息香酸誘導体	
インドール	

1. 有機化合物

有機化合物を用いたほとんどの研究はこれまで，尿素(urea)やアンモニア(ammonia)，グアニジン(guanidine)，グアニジノコハク酸(guanidinosuccinic acid)，メチルグアニジン(methylguanidine)などさまざまな窒素を含有する老廃物がもつ毒性の同定に向けられてきた．尿素の上昇は腎障害に特徴的で，腎機能障害の程度と相関を認めるため，多くの研究で，尿素の尿毒症症状に対する役割の解明にその焦点が向けられてきた．しかし多くの研究において予想される結果が得られず，現在，尿素の蓄積が少なくとも部分的にでも関与すると考えられている症状は，悪心や食欲不振，尿毒症性口内炎，そしておそらく尿毒症性大腸炎のみである．

グアニジンは尿毒症患者の血中で上昇していることが明らかとなっている．グアニジンを実験動物に投与すると，筋肉の攣縮や過興奮性，麻痺，痙攣を引き起こす．しかし尿毒症患者における最近の研究では，高グアニジンレベルと中枢神経系症状との間に相関関係を見出せていない[88]．

ミオイノシトールは毒性を有する可能性があるもう1つの有機化合物であり，食物内に自然に存在し，生体内でも合成されうる．この化合物の血漿中および脳脊髄液中の濃度は尿毒症で上昇している．実験的にはミオイノシトールは神経毒であることが示されており，それゆえにこの有機化合物が尿毒症性神経症に関与しているのではないかと示唆されている[89]．尿毒症患者において，血漿サイクリックアデノシン一リン酸(cyclic adenosine monophosphate：cAMP)レベルも上昇していることが知られている[90]．血漿cAMPレベルは血小板凝集と逆相関することが示されており，cAMPは*in vitro*で血小板凝集を抑制することが示されている[90]．したがって，cAMPは尿毒症における血小板機能の異常に一部影響を及ぼしている可能性がある．

窒素含有老廃物が尿毒症患者に毒性をもたらすとするもっとも強いエビデンスは，おそらくWalserらによる研究[91]であろう．彼らの一連の研究では，多数の患者に，窒素含有老廃物減少を目的としてアミノ酸含有量が極度に少ない食事を摂取させた．食事には必須アミノ酸の炭素骨格を加えるとともに，組織蛋白の崩壊を防ぐ目的で，必須アミノ酸のケトン類似体の補充を行った．その結果，患者の健康であるという自覚症状(well-being)は著しく改善され，尿毒症に関連する他のいくつかの異常にも改善が認められた．これらの結果からは，窒素含有老廃物が尿毒症症状をつくり出しているとの実証に明確な結論は得られないものの，さらに研究を進める価値はある．

β_2-ミクログロブリン(β_2-microglobulin)蛋白は，透析患者において最近同定された別の毒性をもつ有機物質である．通常，腎臓はこの分子量11,800 Daの蛋白を除去している．毎日150～200 mgが産生され，糸球体から濾過されて近位尿細管で分解されているが，進行した腎臓病ではこの蛋白の除去が妨げられ，体内に蓄積されるようになる．血漿レベルでは50倍にまで上昇し，組織に沈着するようになる．β_2-ミクログロブリンは組織中にアミロイドとして沈着するが，その部位は主に関節包，滑膜，手根管，軟骨下骨，腱，椎間板や骨髄である[92]．β_2-ミクログロブリンの沈着による臨床症候には，手根管症候群や骨嚢胞，破壊性脊椎症，滲出性関節炎，肩甲上腕関節炎および関節周囲炎が含まれる．これらの合併症は通常，透析患者に認められる．それはおそらく，臨床症状を呈するほどのβ_2-ミクログロブリン沈着が認めるようになるまでには，腎機能が完全に消失してから最低6年の年月を要するためである．このアミロイドは一旦沈着すると除去されないようであり，移植腎が生着して腎機能が回復した場合でも，アミロイドは残存するようである．

2. ホルモンの変化

尿毒症におけるホルモンの変化は，4つのメカニズムを介して生じる．第一に，疾患腎はエリスロポエチンや1,25$(OH)_2D_3$などのホルモンを通常どおり産生できない可能性がある[93]．第二に，腎臓は通常，成長ホルモン，プロラクチン，黄体形成ホルモン，ガストリン，インスリン，グルカゴン，副甲状腺ホルモン(PTH)などさまざまなホルモンを排出したり分解したりしている．慢性腎臓病患者では代謝・排出機能が低下しているために，これらのホルモンの血中レベルが上昇する可能性がある．第三に，疾患腎では虚血の結果レニン分泌が亢進し，それによってアンジオテンシン，

表 11.7　尿毒症におけるホルモンの変化

ホルモン	起こりうる代謝性の帰結
● 上昇	
プロラクチン	乳汁分泌
黄体形成ホルモン	女性化乳房
ガストリン	胃炎*
レニン・アンジオテンシン・アルドステロン	高血圧
グルカゴン	耐糖能異常
成長ホルモン	
副甲状腺ホルモン	線維性骨炎
● 減少	
$1,25(OH)_2D_3$	線維性骨炎
エリスロポエチン	貧血
ソマトメジン	成長障害
テストステロン	インポテンス
卵胞刺激ホルモン	インポテンス

* 訳注：胃炎(gastritis)の記載は原著では左欄にあるが，おそらくは右欄に記載されるべきであろう．

アルドステロンが亢進している可能性がある．最後に，尿毒症におけるホルモンの変化を説明するメカニズムとして，**トレードオフ**(trade-off)**仮説**があげられる[94]．

尿毒症状態において存在するさまざまなホルモンの変化は，さまざまな臨床徴候をもたらす(**表 11.7**)．しかし，免疫反応で測定されるホルモンの蛋白量が単に上昇していたからといって，それらが必ずしも生物学的活性を有するとは限らない．こうして測定されるホルモンに生物学的活性をもたないものがあるということは，例えば，尿毒症患者において(免疫反応で測定される)ガストリンレベルが基礎酸分泌量と相関しないという事実によっても示唆される．また，測定される成長ホルモンは(そしておそらくはグルカゴンも)多分，活性を有していないであろうことが，いくつかの研究によって示唆されている．さらに，免疫反応性を有する上昇した PTH の最大の分画は不活性な C 末端であり，これは通常であれば腎臓によって除去されるものである．

PTH の上昇は尿毒症で認められる数多くの異常(例えば，神経症や脳症，貧血，瘙痒症，インポテンス，炭水化物や脂質の異常など)の発症の原因として関与していることが示されている[95]．PTH は *in vitro* で赤血球浸透圧抵抗性を減弱して赤血球造血を低下させ，心筋機能を低下させることが示されており，また *in vivo* では脳の Ca 含有量増加と脳波異常に関連することが明らかになっているが，PTH がヒトの尿毒症症候においてどのような役割を果たすのかは，いまだ不明である．

1) トレードオフ仮説

Bricker[94]は尿毒症の病態形成に対して，いわゆるトレードオフ仮説として知られる新たな概念的アプローチを提唱した．この理論によれば，ネフロンの破壊が進行するに伴い多くの適応性メカニズムが働き，残存するネフロンが正常の身体の恒常性を保とうとすることが示唆されている．進行した腎臓病患者における Na バランスを保とうとする適応性変化は，トレードオフ仮説の一例として用いられている．正常の糸球体濾過量(GFR)のもとで 120 mEq/日の Na が摂取されると，濾過された Na の約 0.5%が排出される．しかし同じ Na 摂取のもと，GFR が 2 mL/分にまで低下すると，Na バランスを維持するためには濾過された Na の 30%近くが排出されなければならない．その状況では，尿細管の Na 再吸収を抑制する物質(おそらくはナトリウム利尿ホルモン)が存在することが想定される．さらにはこの抑制物質が尿毒症患者の血中に高濃度で存在し，それがさまざまな細胞輸送システムに影響し，反対に他の臓器やシステムに機能的変化をもたらすであろうことが示唆される．こうしたトレードオフ仮説は，そのようなホルモンの変化は腎臓や Na バランスの観点からは有益であろうが，他の臓器の輸送システムを抑制することで尿毒症の症状のいくつかを引き起こしてしまうかもしれない．

慢性腎臓病患者に認められるPTHの上昇は，トレードオフ現象のもう1つの例として考えられている．この例では，腎臓病の早期の段階においても，ネフロン損失に伴ってP排出が減少し，血清Pが上昇することが提唱されている．そのPの上昇が血清Ca濃度の低下をもたらし，結果，PTHの上昇を引き起こす．PTHの活性上昇は尿細管のP再吸収を低下させ，その結果Pの排出が促進され，血清Pが正常近いレベルに引き戻される．病態が進行してさらに多くのネフロンが損失し，濾過されるPの量が減少すると，Pのバランスを維持するためにより高いPTH濃度が必要となる．Pの維持にかかわるトレードオフは骨や骨格における二次性副甲状腺機能亢進症の臨床的帰結であろう．より最近になり，高リン血症そのものがPTH分泌を刺激するという研究結果も報告されている．しかし副甲状腺機能亢進症の病態生理には，他の要因も同様に重要である可能性がある．尿毒症状態では副甲状腺表面の$1,25(OH)_2D_3$（カルシトリオール；calcitriol）受容体の数が減少していることが示されている[96]．カルシトリオールはPTH合成を抑制するため，カルシトリオール受容体数の減少と腎臓での$1,25(OH)_2D_3$産生の減少が組み合わされ，このホルモンのPTH合成抑制効果を大きく減弱させている[97]．腎臓病患者における骨のPTH抵抗性もまた，二次性副甲状腺機能亢進症の付加的な原因である可能性がある．

3. 無機物質

尿毒症の症候形成に無機物質が果たす役割については，ますます関心が高まっている．脳および末梢神経のCaレベルは，尿毒症患者で上昇していることが明らかとなっている．上昇したCaレベルは神経機能の障害や脳波異常[98]，運動神経伝導速度の減弱[98]と関連している．Caレベルの上昇と神経機能の変化は副甲状腺摘出術によって予防できるという知見があり，このことはPTHがこれらの異常に関与していることを示唆している．しかし末梢神経においてCaレベルが上昇しているという観察結果には，さらなる追証が待たれるところでもある．

Pはもう1つの無機毒性物質である．すでに述べたように，Pの蓄積はおそらく尿素症患者における二次性副甲状腺機能亢進症の病態形成上，極めて重要なものである[94]．さらにPの蓄積は，転移性石灰化の病態形成にも関与している．

アルミニウム（Al）中毒はこれまでの大規模な生化学，疫学研究によって，尿毒症患者における神経毒性，骨格毒性の主要な原因であることが明らかとなっている[99,100]．Al中毒は当初，Al含有透析液によってのみ引き起こされると考えられていたが，今ではその毒性は尿毒症患者にしばしば経口投与されるアルミニウム含有リン吸着ゲルからも発症することが明らかとなっている．Alによって引き起こされる神経毒性は，構語障害やミオクローヌス，痙攣発作，認知症を特徴とする．病態は進行性であり，最初の症状が認められてから6～8か月で死にいたる[99]．Al中毒と関連した骨疾患は骨折性骨軟化症であり，本疾患はビタミンD類似体の投与に対しても抵抗性である[100]．研究によれば，脳症，骨軟化症ともにdeferoxamineによるAlのキレーションで治療可能な可能性がある．Al中毒による小球性低色素性貧血もdeferoxamine治療にて改善するようである．それゆえ，アルミニウム含有リン吸着ゲルは高リン血症患者の日常管理には用いられていない．

亜鉛（Zn）欠乏は尿毒症患者のインポテンスや食欲不振の原因と考えられているが，Zn補充による効果は，一定の見解を得るにいたっていない．ある研究者によればインポテンスの改善や，嗅覚，味覚，食欲の改善が認められる一方で，効果が認められないとする研究者もいる．他の微量元素の異常が尿毒症患者のその他の症候に関与しているというエビデンスはほとんどない．

上述のように，尿毒症状態のさまざまな臨床徴候および症状には多様な毒性物質が関与し，多くの異なる病態メカニズムがかかわっているように思われる．しかし，多岐にわたる尿毒症症候を説明できるような毒性物質やメカニズムは，比較的わずかなものについてしか同定されたり，定義されたりしていないのが現状である．

Ⅶ 腎臓病の進展

原因のいかんにかかわらず，ネフロン数が危機的に減少すると，残存する腎組織も最終的には失われ，末期腎疾患(ESRD)にいたることは詳細に記述されている．ヒトにおいて従来から知られているこの現象の代表例は oligomeganephronia(巨大ネフロン欠損症)である[101]．これは先天性疾患であり，本疾患の子供では生まれたときから，ネフロン数は著しく少ない．存在するネフロンは非常に肥大化している．しかし，これらの過剰に機能しているネフロンは生後数年間の間に自然に破壊されてしまい，患児は通常，3～4 歳で尿毒症のために死亡してしまう．腎容積が減少すると，二次性または代償性変化がさらなる障害を引き起こすという概念は，片側性腎臓無形成症[102]や重篤な逆流性腎症などの例からも支持される．両方の疾患とも，糸球体硬化が生じ，末期腎疾患に進展する．

このような障害をもたらす，腎機能喪失由来の代償性メカニズムに関しては，腎内の血行動態変化[103]や全身性高血圧[104]がもっとも重要であると考えられているものの，完全には解明されていない．いくつかの研究によると，腎臓の体積を外科的に減少させると，残存するネフロンにおける糸球体血漿流量，糸球体内圧，糸球体濾過量(GFR)が著しく上昇する．これらの腎内の血行動態変化は糸球体障害につながり，糸球体硬化と機能的荒廃をもたらしうる．同様に，ネフロン数を減少させるいかなる障害や疾患においても代償性に輸入細動脈が拡張し，それによって糸球体毛細血管床が高い静水圧に曝され，障害が引き起こされうる．このメカニズムは疾患腎の糸球体において高血圧が特に障害を引き起こしやすく，降圧治療が糖尿病性腎硬化症や実験腎炎などにおける糸球体障害の発症頻度と重篤度を軽減させる，という事実から支持される．腎内の血行動態異常が疾患腎に及ぼす悪影響については，多くのエビデンスがある．しかし，代償性糸球体肥大のような他の二次性または代償性変化も糸球体障害の原因となる(**表 11.8**)．同様に，腎内のエネルギー需要[105～108]や腎実質の石灰化，尿細管内の尿に含まれる鉄も疾患腎の尿細管障害進展に重要な役割を果たす可能性がある[109, 110]．

Ⅷ 可逆的な腎機能低下をもたらす要因

慢性疾患に罹患した腎臓は，多くの要因によって可逆的な悪影響を受け，腎機能が低下する可能性がある(**表 11.9**)．

表 11.8　糸球体障害の進行をもたらす二次性の要因

糸球体高血圧と糸球体肥大	代謝性アシドーシス
蛋白尿	鉄毒性
尿細管間質疾患	尿毒症毒性物質
脂質異常症	プロスタノイド代謝の亢進
リンの蓄積	

表 11.9　腎機能悪化に影響を及ぼす可逆的要因

感染	高血圧
尿路閉塞	心タンポナーデ
細胞外液の減少	高カルシウム血症
腎毒性物質	高尿酸血症(>15～20 mg/dL)
うっ血性心不全	低カリウム血症

1. 体液量の減少

もっとも高頻度にみられる可逆性の腎機能低下をもたらす要因は細胞外液(ECF)の減少で，急速な腎機能の低下が生じる．ECFの減少がすでに腎機能が低下した患者に生じたならば，それは悪循環となる．ECF減少を伴う腎機能低下は，高窒素血症をより一層悪化させる可能性がある．高窒素血症の進行は悪心や嘔吐を引き起こし，それがさらなる体液量の低下をもたらし，糸球体濾過量(GFR)を低下させ，尿毒症状態を一層強くする(この悪循環が繰り返される)．通常，体液量の大きな減少を診断することは容易である．こうした患者は頻脈，体位変換による低血圧，乾燥し表面に溝を形成した舌や皮膚の弾性の低下などの所見を呈するからである．しかし体液量減少の早期の段階では，身体所見はあまり認められないことがある．慢性腎臓病患者が短期間で腎機能低下をきたし，利尿薬の過剰な投与や厳格な塩分制限の病歴があれば，中等度の体液量の減少があった可能性が示唆される．腎機能が改善するか否かを判断するには，しばしば塩分の補充を行って患者を治療してみることが必要となる．一般に1～3 kgの体重を増加させるのがECF補充として理にかなっている．

2. 感染と閉塞

多くの尿路感染が無症候性であることから，慢性腎臓病患者の初期評価には尿培養を行うべきである．細菌感染を予防する観点から，このような患者には尿道カテーテルの使用や留置は可及的に回避すべきである．そのほかに腎機能を可逆的に悪化させる可能性がある要因として，尿路閉塞があげられる．尿路閉塞は超音波検査によって95%の信頼性をもって除外できる．それゆえ逆行性腎盂造影は，たとえ患者の腎機能が著しく低下した状態においてもごくまれにしか必要にならない．超音波は腎臓の大きさに関する情報と同様，片腎でないか否かに関しても重要な情報を提供してくれる．最大排尿努力後に直接カテーテル法で残尿(50 mL以上の残尿)が認められなければ，治療上重要な膀胱頸部の閉塞を除外できる．腎臓の断層写真を組み合わせて腹部平板X線撮影を行えば腎臓の大きさを計測できるので，X線不透過性の石灰化の存在を除外できる(訳注：現在，こうした直接カテーテル法，あるいは腎臓の断層写真についても通常，超音波装置による診断が用いられている)．

3. 腎毒性物質

腎毒性物質は可逆性の急性腎障害を引き起こしうるもう1つの要因である．もっとも高頻度に認められるのは抗生物質と抗癌薬で，アミノ配糖体やcolistin，amphotericin，gallium，cisplatinなどがある．慢性腎臓病をもつ患者に腎機能をさらに低下させうるもう1つの薬剤群に，造影剤があげられる．造影剤腎症のリスクファクターとして，糖尿病や高齢，体液量減少，アミノ配糖体など他の腎毒性物質の併用，腎臓病の存在などがあげられる．慢性腎臓病患者におけるこれらの薬物の使用は必ずしも禁忌ではないものの，それらの薬物が腎機能に可逆的な変化だけではなく，不可逆的な変化をもたらす可能性もあることを配慮して使用すべきである．毒性はある程度用量依存的であることから，十分な検査結果が得られる必要最低限の量を投与すべきである．加えて，造影剤投与を行う際には患者の体液量を生理食塩液にて最適な状態にしておくことが必要である[111]．

4. 薬理作用による機能の低下

最近になって2つの異なるクラスの薬物，アンジオテンシン変換酵素(ACE)阻害薬とcyclooxygenase阻害薬[112,113]が腎疾患を有する患者の腎機能を急性の経過で可逆的に低下させることが示された．非ステロイド性抗炎症薬(NSAID)は腎臓のプロスタグランジンとその血管拡張効果を抑制することでこの作用をもたらし，腎血流とGFRの低下を引き起こす．ACE阻害薬はアンジオテンシンがもつ糸球体輸出細動脈の収縮作用を抑制することで作用を発揮する．この作用は糸球体濾過圧を減少させ，さらには GFR を低下させる．これらの薬物が GFR に与える影響は，体液量減少やうっ血性心不全，肝硬変，両側腎動脈狭窄などによって腎動脈血流が低下し，濾過圧がアンジオテンシン依存性の輸出細動脈収縮に大きく依存している状況でもっとも顕著となる．cyclooxygenase 阻害薬と ACE 阻害薬による GFR の低下は，それらの薬物の投与を中止することによって速やかに元に戻る．それゆえ，これらの薬物の適応があるときは，慢性腎臓病患者への投与は必ずしも禁忌というわけではない．

5. 心血管系の影響

尿毒症患者のうっ血性心不全は，動脈硬化や高血圧，体液過剰などといったさまざまな原因によって生じうる．うっ血性心不全の治療は腎機能を改善させるかもしれない．体液除去や降圧薬，またはその両方によって血圧の正常化を図るべきである．利尿は通常，大量の furosemide によって達することができる．しかし重篤な腎臓病の場合には，過剰の体液除去を目的にした透析が適応となることもある．digoxin は主に腎排泄性であるため，腎機能が低下した患者では用量を調節すべきである．

腎臓病が非常に進行した患者では，心嚢液貯留とタンポナーデを伴う尿毒症性心膜炎の可能性も考慮すべきである．診断のための臨床的な特徴として，奇異的な吸気性増強を伴う経静脈の拍動（Kussmaul 徴候）や奇脈，全身血圧と脈圧の低下があげられる．心膜の摩擦音（friction rub）は聞こえることもあるが，聞かれないこともある．奇脈は心タンポナーデが重篤になると認められなくなることがあり，その際には，唯一の所見は血圧と脈圧の低下となるかもしれない．診断は心エコー検査や血液プールスキャンによって容易にできる．心嚢液穿刺が救命につながることもある．さらにタンポナーデを軽減することによって心拍出量の増加とそれに伴う腎機能の改善が認められる可能性もある．最後に，高度の高カルシウム血症，低カリウム血症，高尿酸血症の治療も腎機能の改善につながるかもしれない．

IX 機能低下速度の遅延

1. 糖尿病による腎臓病

糖尿病性腎症は持続するアルブミン尿（>300 mg/24 時間）や動脈血圧の上昇，次第に低下する GFR を特徴とする[114]．1 型糖尿病では発症後 10 年以内に糖尿病性腎症を発症することはまれであるが，2 型糖尿病では新規に診断された患者の 3％近くが顕性腎症を合併している[8]．2 型糖尿病における腎症は過去 10 年間における腎不全患者の増加の主因となっている．糖尿病による腎臓病の発症を予防し，末期腎疾患（ESRD）への進展を遅らせるいくつかの因子が認められている．

1) 代謝面でのコントロール

1 型糖尿病患者 1,441 人を対象とした多施設研究によれば，強化 insulin 療法によって糖尿病網膜症や糖尿病性腎症，糖尿病性神経症の発症および進展を抑制することができた[115]．この Diabetes Control and Complications Trial（DCCT）では，強化インスリン療法によって微量アルブミン尿の発症を 39％，顕性アルブミン尿を 54％抑制できた．2 型糖尿病患者では，UK Prospective Diabetes Study（UKPDS）により，厳格な血糖コントロールによって微小血管合併症のリスクは低下したが，大血管病のリスクは低下しないことが報告された[116]．本研究では，2 型糖尿病と新規に診断された 3,867 人がスルホニル尿素や insulin による強化療法群と食事療法による通常の管理群とに無作為に振り分けられた．12 年の経過観察期間後，厳格な血糖コントロールによって血清クレアチニン 2 倍化の頻度が減少することが明らかとなった.

さらに厳格な血糖コントロールの利点は，糖尿病性末期腎疾患(ESRD)患者への膵腎同時移植が移植腎のメサンギウムの拡大や基底膜の肥厚を抑制するという知見によっても支持される[117,118]. これらの糸球体変化は，糖尿病患者に膵臓なしで腎臓単独の移植を行うとき，通常認められるものである. 予想されるように，進行した糖尿病による糸球体病変は可逆性ではない. これらの知見は，まだ糖尿病性腎症を発症していない1型糖尿病患者に膵島細胞を移植することが，治療上有用である可能性を示唆している[119,120].

2) レニン・アンジオテンシン系と血圧コントロール

血糖コントロールに加えて，血圧コントロールが糖尿病性腎症の発症と進展に重要な役割を果たすという数多くの疫学的エビデンスがある. Mogensen の最初の報告[121]によると，顕性腎症をもつ男性1型糖尿病患者において長期の降圧療法がアルブミン尿症を減少させ，1年あたりの GFR 低下率を 15 mL から 6 mL に低下させた. これらの知見は Parving らによって追証され[122]，腎症を有する若年男女1型糖尿病患者に対し metoprolol, furosemide, hydralazine による早期からの積極的な降圧療法がアルブミン尿を減少させ，GFR 低下を抑制し，同様に末期腎疾患への進展を遅らせることが示された. 腎臓病の進展を遅らせるうえで，血圧コントロールに加えてレニン・アンジオテンシン系の抑制が極めて重要な役割を果たすことは，captopril を用いた 400 人以上の1型糖尿病患者を対象とする多施設研究によって調べられた[123]. 本研究によって，ACE 阻害薬の使用が血圧コントロールとは独立して腎機能低下を抑制することが示された. つまり，ACE 阻害薬は血圧コントロールの帰結としてのみならず(おそらくより重要なこととして)輸出細動脈の収縮を抑制して糸球体内圧を下げ，蛋白尿を低下させることによっても腎臓保護の役割を果たしているものと示唆されている.

同様の結果は2型糖尿病患者を対象とする研究からも得られた. Appropriate Blood Pressure Control in Diabetes trial(ABCD)試験では，ACE 阻害薬は心筋梗塞の発症を抑制するという点において長時間作用型カルシウム拮抗薬より優れていることが示された[124～127]. この ABCD 試験とは，拡張期血圧の強力なコントロールが糖尿病性血管合併症に及ぼす影響を調べた前向き無作為化試験である. 本試験では，正常血圧2型糖尿病群(拡張期血圧 80 ～ 90 mmHg)と高血圧合併2型糖尿病群(拡張期血圧≧90 mmHg)の2つのコホートが別々に調べられた. 高血圧コホートでは，初期治療として ACE 阻害薬を使用した群と，カルシウム拮抗薬を使用した群との間に，血圧やコレステロール，糖化ヘモグロビンレベルには差を認めなかったが，ACE 阻害薬使用群で，心筋梗塞の発症が有意に抑制された. 血圧のコントロールは正常アルブミン尿または微量アルブミン尿患者において，中等度に降圧した群(平均 138/86 mmHg)であれ，強力に降圧した群(平均 132/78 mmHg)であれ，腎機能を安定化させることができた. しかし顕性糖尿病性腎症患者では，平均 5 mL/分/1.73 m^2/年のクレアチニンクリアランス低下を認めた. この結果は，末期腎疾患への進行を 70 歳代後半まで回避できる可能性を示唆している. 強力に血圧をコントロールした群では中等度にコントロールした群と比較し，総死亡率が低下していた. 正常血圧のコホートでも，さらに強力に血圧をコントロールした群(平均 128/75 mmHg)，および中等度に血圧をコントロールした群(平均 137/81 mmHg)にて，正常アルブミン尿あるいは微量アルブミン尿患者のクレアチニンクリアランスが安定化した. しかし顕性蛋白尿患者では，高血圧コホートと同様に，5 mL/分/1.73 m^2/年のクレアチニンクリアランス低下を認めた. 強力な降圧療法を行った群ではまた，正常アルブミン尿から微量アルブミン尿への移行を遅らせ，糖尿病網膜症の進行を抑制し，脳卒中の発症を減少させるという利点がみられた. したがって，2型糖尿病における血圧への治療的介入は顕性アルブミン尿(>300 mg/24 時間)発症前の段階において極めて有効である.

上述の UKPDS 研究もまた，血圧をより厳格にコントロールし脳卒中や糖尿病関連死，糖尿病網膜症や糖尿病性腎症などの微小血管合併症を減少できることを示した[128]. MICRO-HOPE として知られる Heart Outcome Prevention Evaluation Study のサブ研究では，微量アルブミン尿を有する糖尿病患者で，ramipril による ACE 阻害が心血管イベントを抑制し，蛋白尿を減少させることが明らかとなった[129]．さらにGolanらの解析では，ACE阻害薬が背景の腎機能にかかわらず壮年2型糖尿病患者全員に用いれば，コスト面からも有効であろうと結論づけている[130]．

アンジオテンシン受容体拮抗薬の使用に関しては近年，2型糖尿病患者において研究された．Parvingら[131]は2型糖尿病と高血圧を有し，GFRは正常ではあるが，微量アルブミン尿を認める早期腎障害患者にirbesartanを使用した．薬物はプラセボと比較して微量アルブミン尿を減少させた．GFRは最初，おそらくアンジオテンシン受容体拮抗薬による血行動態面への作用のために軽度の低下を認めたが，長期間の傾向としては両群間に差異を認めなかった．アルブミン尿の減少は進行性の腎障害からの腎保護作用の可能性を示しており，長期的にはGFRの保持につながるものであろう．Brennerら[132]とLewisら[133]による別の2つの研究でも，それぞれlosartanとirbesartanのアンジオテンシン受容体拮抗薬を用いて，糖尿病性腎症が完成している2型糖尿病患者への効果が調べられた．これらの患者において，アンジオテンシン受容体拮抗薬の使用は血清クレアチニンの2倍化や末期腎疾患への進行，死亡といった複合エンドポイントを減少させる結果となった．両方の研究において，アンジオテンシン受容体拮抗薬の使用による有用性は，薬物の降圧作用によっては説明されなかった．つまり，レニン・アンジオテンシン・アルドステロン系を抑制する薬物は，1型，2型双方の糖尿病患者で糸球体内圧を低下させ，線維化を抑制してアンジオテンシンとアルドステロンのもつ増殖性作用を阻止する[134]ことで慢性腎臓病の進行を遅らせているようである．

2. 蛋白尿を呈する腎臓病

蛋白尿を呈する腎臓病において，尿中蛋白排泄を減少させるあらゆる手段(例えば，食事の蛋白制限やACE阻害薬)が腎機能を保護するというエビデンスが蓄積されつつある．しかし，840人の慢性腎臓病患者を対象に施行された多施設研究では，極端な低蛋白食は腎機能低下を遅らせるのに大きな効果を発揮しないことが示唆された[135]．患者の受容が困難というだけではなく，本研究の結果を鑑みても，蛋白制限食は慢性腎臓病患者の治療として用いられる有効な手段とは思われない．なぜならば，蛋白栄養障害の可能性や食事管理，アミノ酸補充の費用がかかるためである．しかし一方で，ACE阻害薬は糖尿病性腎症のみならず，あらゆる蛋白尿を呈する腎臓病に対して有効であるというエビデンスが増えつつある[136,137]．さらには，Modification of Diet in Renal Disease(MDRD)研究[135]とramipril試験[138]の結果は，降圧療法に対する初期の蛋白尿抑制反応の重要性を強調するものである．MDRD研究では，最初の4か月における尿蛋白が1 g/日減少するごとに，GFR低下率は0.9～1.3 mL/分/年減少した．蛋白尿の減少は血圧と関連し，血圧コントロールがより積極的に行われた群でより顕著であった．ramipril試験では，1日あたり3 g以上の尿蛋白を認める患者において，GFR低下率は蛋白尿減少の程度と逆相関した．しかし，これらのACE阻害薬が，蛋白尿を減少させたにもかかわらず腎機能の悪化を招いたとする研究もある．カルシウム拮抗薬は一般的にACE阻害薬ほど蛋白尿を減少させないものの，動物を用いたいくつかの研究では腎保護効果があり，ACE阻害薬と非dihydropyridine系カルシウム拮抗薬を組み合わせると，蛋白尿抑制に対して相加的な効果が得られることが示されている[139～141]．ACE阻害薬は蛋白尿を呈する腎臓病に対して保護効果があると示唆されているものの，蛋白尿を伴わない腎臓病で認められる保護作用は，おそらく血圧コントロールによる結果として認められるものであろう．調査によると，慢性の咳や高カリウム血症のために患者の10～15%ではACE阻害薬に耐えられないと考えられている．咳の副作用を避けるために，アンジオテンシン受容体拮抗薬が代わりに用いられる．治療によって得られる抗蛋白尿効果の最適レベルは不明であるが，治療前の尿蛋白レベルから少なくとも30～40%の減少を目標とすることが推奨されている．というのは，動物実験によると，この程度に蛋白尿を減少させれば，糸球体内圧の低下が生じていると考えられるからである．

3. 高血圧

原発性腎疾患と同様に，本態性高血圧を合併する患者においても高血圧のコントロールが慢性腎臓病の進展を抑制するうえで主要な役割を果たす，というエビデンスが蓄積されてきている．アフリカ系アメリカ人はとりわけ高血圧による末期腎疾患(ESRD)のリスクが高い[14～17]．初期の研究によれば，慢性腎臓病を有する拡張期血圧が 90 mmHg 未満の患者は高血圧患者と比較して GFR がよく保たれることが示唆されていた．しかしこれらのコントロール(対照)群をおかない観察研究のみからは，正常血圧または高血圧であっても容易にコントロールできる患者では，「背景にある腎疾患が軽度であった」という可能性を排除することはできない．後に行われた臨床試験によって降圧療法，とりわけ ACE 阻害薬を用いた治療の利点が非糖尿病性慢性腎臓病患者において実証された．したがって，高血圧はほとんどの患者において(降圧薬の種類によらず)積極的にコントロールすべきである．例外は蛋白尿を呈する腎臓病患者で，この場合高血圧管理に ACE 阻害薬を第一選択とすべきかもしれない．もっとも前述の MDRD 研究[135]では，ACE 阻害薬が他の薬物と比較して潜在的な利点を有することは証明されていない．この問題点については ramipril[138]や benazepril[142]を用いた試験によって明らかにされている．後者の研究はさまざまな慢性腎臓病を有する約 600 人の患者に対して行われ，患者はすでにさまざまな内服治療によって妥当なレベルの血圧コントロールを受けた．benazepril 群とプラセボ群に無作為に割りつけられたところ，benazepril はプラセボよりも血圧を有意に低下させ(拡張期血圧：3.5 ～ 5.0 mmHg vs. 0.2 mmHg の血圧降下)，蛋白尿を 25％減少させた．プライマリ・エンドポイント(血清クレアチニン濃度の 2 倍化や透析導入)への進行は benazepril 群では 300 人中 31 人に起こり，プラセボ群では 283 人中 57 人に認められた．リスク減少は群全体で 53％であり，層別解析で，ベースラインのクレアチニンクリアランスが 45 mL/分/1.73 m^2 以上では 71％，同じくクレアチニンクリアランスが 45 mL/分/1.73 m^2 未満では 46％であった．治療上の利益は，慢性糸球体疾患と糖尿病性腎症を有する患者において明らかであった．より最近の研究では，ACE 阻害薬で治療を受けている本態性高血圧患者では，同程度の降圧効果にもかかわらず，β-遮断薬よりも GFR 低下率が低くなることが示唆されている．同様の結果はまた，Ramipril Efficacy in Nephropathy(REIN)試験[138]からも示唆されている．非糖尿病性慢性腎臓病患者が ramipril 群またはプラセボ群に分けられ，それぞれ拡張期血圧 90 mmHg 未満を達成するように追加の降圧療法を受けた．試験は，1 日蛋白尿 3 g を超える患者群において ACE 阻害薬投与による腎機能低下率が有意に減少したため(0.53 vs. 0.88 mL/分/月)，期間満了を待たずに中断された．最初，ramipril 試験に登録された患者のフォローアップ研究[143, 144]では，ramipril の有用性は観察期間中，1 日蛋白尿が 3 g を超える患者で持続した．平均 GFR 低下率は元々 ramipril 投与に割りつけられた群で 0.44 から 0.10 mL/分/1.73 m^2 に，元来 ramipril 投与に割りつけられなかった群では 0.81 から 0.14 mL/分/1.73 m^2 に減少した．ramipril による治療上の有用性は，より蛋白尿が少ない患者にも当てはまるようである．しかし，オリジナルの，あるいはフォローアップの ramipril 研究からは，前述の MDRD 試験で得られた結果と同様，蛋白尿が顕著な患者でとりわけ治療効果が大きいことが強く示唆されている．ACE 阻害薬が他薬物に勝る有用性を示すことを支持するさらなる証拠は，非糖尿病患者における 2 つのメタアナリシスから得られた[145, 146]．血圧の厳格なコントロールは非糖尿病性慢性腎臓病の進行速度を遅らせる．慢性糸球体疾患や 1 日蛋白尿が 1 g を超える患者において，ACE 阻害薬は他の降圧薬よりも腎保護効果が強いようである．しかし，高血圧を呈するアフリカ系アメリカ人の血圧は ACE 阻害薬よりもカルシウム拮抗薬の単独療法によりよく反応する．この観察結果にもかかわらず，African-American Study of Kidney Disease and Hypertension(AASK)試験の中間解析[147, 148]では，高血圧性腎臓病を有するアフリカ系アメリカ人において amlodipine は腎臓病の進展を遅らせる点で ramipril ほど有効ではなかったと報告された．これらの研究結果を**表 11.10** に要約する．

全体を通じて，高血圧患者に対する至適血圧はいまだ確立されていない．しかし，前述の ABCD 試験は積極的に降圧を図ることの重要性を実証している[124～126]．GFR 低下率は平均動脈血圧が 100 mmHg 以上(収縮期高血圧が存在しないとして，拡張期血圧 80 ～ 85 mmHg に相当)に留まると

表 11.10　降圧療法と腎不全の進行

試験名	手　段	結　果
MDRD, 1994	慢性腎臓病患者における，積極的な血圧コントロールと通常のコントロールとの比較	蛋白尿が多ければ多いほど(>3, 1 ～ 3 および <1 g/日)腎症の進展は早く，血圧コントロールの有用性は顕著であった．黒人ではより有益な可能性がある．
Maschio ら, 1996	慢性腎臓病患者における benazepril とプラセボとの比較	benazepril を用いると，とりわけ糸球体疾患，糖尿病性腎症を有する患者でより良好な血圧コントロールが得られ，蛋白尿の減少，糖尿病性腎症進行の緩徐化も認められた．高血圧性腎硬化症については結論が得られていない．また，ADPKD 患者においては有益性が認められなかった．
REIN, 1997 と follow up 研究, 1998, 1999	非糖尿病性慢性腎臓病患者における ramipril とプラセボの比較	1 日蛋白尿 3 g 以上の患者では ramipril は腎症の進行を抑制した．十分な治療(>3 年)により透析の必要性を回避した．糸球体濾過量(GFR)の改善を認める患者もみられた．
UKPDS, 1998	高血圧を伴う 2 型糖尿病患者における厳格な血圧コントロール(<150/85 mmHg)と中等度のコントロール(<180/85 mmHg)との比較	厳格な血圧コントロールにより脳卒中や糖尿病関連死，網膜症や腎症などの微小血管合併症の発症が減少した．
AASK, 2000	高血圧性腎疾患をもつアフリカ系アメリカ人を対象とした ramipril と amlodipine の比較	アフリカ系アメリカ人において ramipril は amlodipine よりも腎症の進展を抑制するのに有効であった．
Metaanalysis, 2001	非糖尿病性腎症患者におけるアンジオテンシン変換酵素(ACE)阻害薬の効果	ACE 阻害薬の治療を受けた患者では末期腎疾患に陥る割合が低く，腎機能の低下率が低かった．
Parving ら, 2001	2 型糖尿病で腎症と微量アルブミン尿を伴う患者における irbesartan とプラセボの比較	irbesartan によって糖尿病性腎症の進行が遅らせられた．
Lewis ら, 2001	2 型糖尿病による腎症を伴う患者における irbesartan とプラセボの比較	irbesartan によって腎症の進行が抑制された．
RENAAL, 2001	2 型糖尿病による腎症を伴う患者における losartan とプラセボの比較	losartan の治療に伴い，蛋白尿が減少し腎症の進行を遅らせることができた．
ABCD, 1998 ～ 2002	高血圧を伴う 2 型糖尿病患者	ACE 阻害薬の使用により，カルシウム拮抗薬と比較して心筋梗塞が減少した．血圧コントロールにより腎機能を安定化するか，または腎機能の低下速度が遅くなった．積極的な降圧療法は中等度の降圧療法と比較し，全原因死亡をより減少させた．
ABCD, 1998 ～ 2002	正常血圧の 2 型糖尿病患者	血圧コントロールにより腎機能の低下率が安定化または低下した．積極的な降圧療法は中等度の血圧コントロールと比較し，正常アルブミン尿から微量アルブミン尿への進展および糖尿病網膜症の進行を遅らせることができ，脳卒中をより減少させた．

AASK：African-American Study of Kidney Disease and Hypertension
ABCD：Appropriate Blood Pressure Control in Diabetes Trial
ADPKD：autosomal-dominant polycystic kidney disease（常染色体優性多発性嚢胞腎）
MDRD：Modification of Diet in Renal Disease
REIN：Ramipril Efficacy in Nephropathy
RENAAL：Reduction of Endpoints in NIDDM with the Angiotensin II Antagonist Losartan
UKPDS：UK Prospective Diabetes Study

より速くなるようである．それゆえ，拡張期血圧 80 mmHg(収縮期高血圧が存在しないとして，平均動脈血圧 98 mmHg に相当)という目標は，1 日蛋白尿 1 〜 2 g を呈する従来よりの高血圧患者では妥当なように思われる．正常血圧ではあるが重度の蛋白尿を呈する患者では，拡張期血圧が 75 mmHg と(平均動脈血圧は 92 mmHg)よりも低いほうが適切なのかもしれない．

X 尿毒症状態の管理

1. 体液と電解質

腎機能の低下に伴って尿細管の濾過物処理能力が低下するため，糸球体濾過物のうち尿として排出される割合は大きくなる．結果として，慢性腎臓病患者では GFR が低下しはじめてから正常の 5%未満という危機的な数値に低下するまでの間,体液と重要な電解質のバランスを保ち続けることができる．1 日尿量を 2 L 程度に維持することによって，進行した腎臓病の患者は尿を濃縮または希釈することなく，平均アメリカ人の食事中に存在する液体成分(2 L)と Na(140 mEq)，K (70 mEq)，浸透圧物質(600 mOsm)，窒素(12 g：72 g の蛋白に相当)を排出することができる．それゆえ，食事制限は(蛋白やカロリーの異栄養症を引き起こすこともあり)大部分の尿毒症患者において透析開始まで，または透析導入後も必要とはならない[135](訳注：日本のガイドライン『慢性腎臓病に対する食事療法基準 2007 年版』では，慢性腎臓病のステージ 4 以降では，蛋白は 0.6 〜 0.8 g/kg/日に制限することが推奨されている)．同様に，大部分の慢性腎臓病患者にとって食事中の Na および K 制限は必要でなく，すでに述べたように有害でさえありうる．一方，進行した腎不全においては高カリウム食，カリウム保持性利尿薬，高ナトリウム食はそれぞれ高カリウム血症，高血圧，体液過剰のために禁忌である．

軽度のアシドーシスは進行した慢性腎臓病を有する大部分の患者に存在するが，これは 12 mEq (1 g)の炭酸水素ナトリウム(重曹)を 1 日 3 回投与することで容易に治療できる．この量の重曹は血圧や細胞外液(ECF)量に最小限の影響しか及ぼさない[149]．一方，慢性腎臓病に伴う軽度のアシドーシスを治療する必要がある，とすべての腎臓内科医が確信しているわけではない．

慢性腎臓病は 2 つの異なるメカニズムを介して浮腫を引き起こす．(i)尿中への蛋白喪失に続発する低アルブミン血症(血清アルブミン＜2.5 g/dL)と，(ii)Na と水分の摂取が，疾患腎が除去できる能力を超える場合，である．一般的に，後者の原因による浮腫は進行した腎臓病と著しい GFR の低下がもたらす帰結である．この状態になると，ループ利尿薬による Na や水分の制限は総じて無効であるため,時に末期腎疾患に対する治療(つまり透析または移植)を開始することが必要となる．

2. カルシウムとリン

慢性腎臓病におけるミネラル代謝異常は十分に解明されている．腎機能が低下するに伴い Ca のレベルが低下し，副甲状腺ホルモン(PTH)と P のレベルが上昇する．数多くの観察研究によって，慢性腎臓病患者では血清 P 濃度の上昇と総死亡および心血管死が有意にかつ独立して相関することが示されている[150]．類似した結果は，透析を必要としない慢性腎臓病患者にも認められている．慢性腎臓病患者 6,730 人を対象とした Kestenbaum らの研究[151]では，血清 P は死亡率と有意にかつ独立して相関していた．血清 P が 1 mg/dL 上昇するに伴い，死亡リスクは 23%上昇した．さらに補正を行うと,血清 P レベルが 3.5 mg/dL を超えると死亡リスクが有意に上昇し,血清 P が 0.5 mg/dL 上昇するごとにそのリスクは直線的に増加した．血清 P が心血管合併症に関与するメカニズムは不明である．血清 P のレベルは透析患者において冠動脈および大動脈の石灰化の存在あるいはその程度と相関するため，血管石灰化の形成が病態として関与しているのかもしれない．また，血清 P の上昇は副甲状腺ホルモン(PTH)の上昇を介して心血管病に関与している可能性がある．PTH の上昇は，透析患者において左室肥大と心血管死および総死亡と関連している．それゆえ，血清Pは心血管合併症の重要な予測因子と考えられる．高リン血症を首尾よく管理するいくつかの手段として，低リン食，十分な透析，有効なリン吸着療法があげられる．P制限はGFRが60～70 mL/分以下に低下するあたりから開始すべきである．しかし，食事のP制限と十分な蛋白摂取との折り合いをつけることは困難である[152～155]．血清アルブミン低値はしばしば疾病への罹患と死亡の原因となる．通常，透析によって十分なPのコントロールを図ることは困難である．それは全身の細胞内に大量に存在するPを除去するのが困難であるからである．それゆえ，ほとんどすべての透析患者では食事と一緒にリン吸着剤を内服し，食事に伴うP吸収を減らし，高リン血症を予防している．それらの薬物にはAl，Ca，その他の金属・非金属に基づいた薬物があり，その各々に欠点がある．アルミニウム含有吸着剤は極めて有効ではあるが，アルミニウム骨症（骨軟化症）や認知症，ミオパシー，貧血などの毒性をもたらしうる[156～158]．そのためにカルシウム塩が代用されるようになった．炭酸カルシウムと酢酸カルシウムはもっとも有効性の高い治療薬である．クエン酸カルシウムは腸管でのAl吸収を増加させるので使用を控えるべきである．現在，炭酸カルシウムと酢酸カルシウムがもっとも広く使われているリン吸着剤である[159]．その有効性を増し，高カルシウムの可能性を減らすために，これらの薬物（1～2 g）は食事と一緒に投与されるべきである．しかし，カルシウム含有リン吸着剤は腸管からのCa吸収を介して，カルシウムの過剰状態を引き起こしうる．そのため炭酸マグネシウムのようなCaやAlを含まないリン吸着剤の開発に対する関心が高まっている（訳注：高マグネシウム血症のリスクがあるため，一般的ではない）．高マグネシウム血症を予防するためには低い透析液マグネシウム濃度が必要かもしれない．sevelamer（RenaGel®）やlanthanumのような金属を含有しない吸着剤もまた開発されている．sevelamerはCaもAlも含有しない非吸収性薬物である．この薬物はイオン交換によってPと結合する陽イオン重合体である．いくつかの研究によって，この薬物が血清Caに影響を及ぼさない有効なリン吸着剤であることが報告されている．この薬物にはまた，総コレステロール濃度を低下させる利点も存在する．しかし，患者によっては消化器系合併症のために使用が制限される可能性がある．また，本薬物はコストが非常に高いので，主に高カルシウム血症を伴う患者に使用される[160～162]．

3. 貧　血

貧血は慢性腎臓病患者によく認められる．貧血による血行動態の変化によって，高拍出性うっ血性心不全および虚血性心イベントを引き起こしやすくなることはよく知られている[163, 164]．全身性の筋力低下や心臓・肺疾患などの合併症のため，末期腎疾患にいたる以前に貧血の治療が必要となる場合，エリスロポエチンは非常に高価ではあるものの有効である[165]．エリスロポエチンを投与する前に，血清フェリチン，鉄（Fe），総鉄結合能を測定してFeの貯蔵状況が十分であることを確認しておくべきである．エリスロポエチンの初回投与量は75～100 U/kg/週である．エリスロポエチン治療に対する十分な反応があれば，1週間以内に網赤血球の上昇がみられ，2～4週間でヘマトクリットの上昇が確認できるはずである．エリスロポエチンによるヘマトクリット上昇がもたらしうる合併症として高血圧があげられ，それは腎機能に悪影響を及ぼしうる．

4. 出血性素因

尿毒症で認められる出血性素因は，患者が外科的手術や外傷性イベントを受けない限り，通常は治療を必要としないものである．赤血球製剤の輸血や遺伝子組換えヒトエリスロポエチンによって貧血を補正すると，止血は改善するかもしれない．ヘモグロビンの最低目標値は約10 g/dLである．デアミノ-8-D-アルギニンバソプレシン（DDAVP）の使用は尿毒症患者の50～75%に出血時間の改善や正常化をもたらす．通常の用量は0.3 μg/kgの経静脈，経皮，経鼻投与である[166～168]．1～2時間で効力を発揮し，作用は4時間程度持続する．タキフィラキシー（速成耐性；tachyphylaxis）が24～48時間で生じうる．結合型エストロゲンは患者の約80%において出血時間を改善する．通常，

1日あたり0.6 mg/kgを5日間連続して投与する．出血時間への最初の効果は6時間以内に現れ，反応のピークは5～7日であり，その後最大14日間効果が持続する[169～171]．cryoprecipitateもまた，尿毒症による出血傾向をコントロールするのに有効である．通常10バッグのcryoprecipitateを静注する．投与後1時間以内に出血時間への効果が現れ，18時間持続する．血小板輸血も有効ではあるが，生命を脅かすような緊急事態にのみ推奨される．

5. その他のさまざまな異常

一般的に，軽度の耐糖能異常や高トリグリセリド血症，軽度の高尿酸血症のような慢性腎臓病で認められるその他の異常には，治療を必要としない．しかし，腎臓から大量のMg負荷を排出できないことから，マグネシウム含有制酸剤や緩下薬の使用は原則として避けるべきである．同様に，既述のとおり，たとえ利尿薬投与と併用でも，Kの補充やカリウム保持性利尿薬，salt substitute（訳注：代用塩のこと．通常KClが含まれる）の使用は低カリウム血症が存在しない限り避けるべきである．

XI 末期腎疾患治療の準備と開始

背景の腎臓病そのものがもつ臨床経過や治療的介入法の相違から，慢性腎臓病はさまざまな速度で進行する．尿毒症症状出現の指標となりうる要因として，さまざまなものが提唱されている[172～176]．血漿クレアチニンは腎機能のみならず筋肉量をも反映することに留意しておくのは重要である[177,178]．それゆえ，低栄養によって筋肉量が減少した患者では，通常よりも低い血漿クレアチニンレベルでも，実際には透析が必要であるという状況が起こりうる[179,180]．ある特定の値の血液尿素窒素（BUN），血漿クレアチニン，GFRをもって透析開始の必要性を決定するのは難しい．にもかかわらず，米国のHealth Care Financing Administration（保健医療支払機関）は透析を受ける患者のMedicareからの償還に必要な血清クレアチニンとクレアチニンクリアランスのレベルを設定している．すなわち，血清クレアチニンは8.0 mg/dL以上で，GFRは10～20 mL/分/1.73 m^2以下でなければならない．尿毒症症状は通常，血清クレアチニンが8～10 mg/dLに，BUNが100 mg/dL以上に達すると認められるようになる．古典的には，最初に現れる症状は悪心や食欲低下，嘔吐などの消化器症状である．しかし，頑固な瘙痒症や栄養障害，体液過剰，遷延する高カリウム血症，認知機能の低下などの進行した尿毒症の症状が認められるようになると，それらの指標も付け加えて末期腎疾患に対する治療を考慮するべきである．漿膜炎（心膜炎と胸膜炎）は保存的治療に反応せず，通常，透析や移植を行うと改善する．加えて，尿毒症性運動神経ニューロパチーは尿毒症における進行性かつ身体の衰弱をもたらしうる状況である．その進行は十分な透析や移植によって防ぐことができる．

U.S. Renal Data Systemのデータによると，透析や移植などの腎代替療法を開始した大多数の患者において，栄養障害や重篤な貧血，左室肥大，うっ血性心不全などの尿毒症の進行した合併症が認められる[181,182]．この事実は，末期腎疾患への腎代替療法開始が遅れたり，末期腎疾患にいたる前段階で不十分なケアしか行われなかったために生じた不利益である可能性がある[183,184]．心血管合併症に影響を与えるプロセスは腎臓病の初期に始まる．高血圧や脂質異常症，貧血，副甲状腺機能亢進症などのいくつかの要因に対しては早期の介入により，改善が得られやすい．

以上のことから，慢性腎臓病の患者はその病初期に腎臓内科医に紹介されるべきである．さらに，患者が最適な腎代替療法を選択できるようカウンセリングを行い，慢性腎臓病に伴う罹病および死亡を防ぐことが重要である．現在の米国のガイドライン（Dialysis Outcomes Quality Initiative Guidelines, NKF-DOQI）およびカナダの診療ガイドラインでは，尿毒症の顕著な症状や徴候が出現する前に，より早期に透析を開始することを推奨している．

（訳　小島一郎，田中哲洋）

文 献

1. Smith HW. *Principles of Renal Physiology.* New York: Oxford University Press, 1956.
2. Brandstrom E, Grzegorczyk A, Jacobsson L, et al. GFR measurement with iohexol and 51Cr-EDTA. A comparison of the two favoured GFR markers in Europe. *Nephrol Dial Transplant.* 1998; 13(5): 1176–1182.
3. Rahn KH, Heidenreich S, Bruckner D. How to assess glomerular function and damage in humans. *J Hypertens.* 1999; 17(3): 309–317.
4. Alleyne GAO, Millward DJ, Scullard GH. Total body potassium, muscle electrolytes, and glycogen in malnourished children. *J Pediatr.* 1970; 76: 75–81.
5. Cockcroft DW, Gault MH. Prediction of creatinine clearance from serum creatinine. *Nephron.* 1976; 16: 31–35.
6. Levey AS, Bosch JP, Lewis JB, et al. A more accurate method to estimate glomerular filtration rate from serum creatinine: a new prediction equation. *Ann Int Med.* 1999; 130: 461–470.
7. Jones CA, McQuillan GM, Kusek JW, et al. Serum creatinine levels in the US population: third National Health and Nutrition Examination Survey. *Am J Kidney Dis.* 1998; 32(6): 992–999.
8. Coresh J, Selvin LA, et al. Prevalence of chronic kidney disease in the United States. *JAMA.* 2007; 298: 2038–2047.
9. US Renal Data System. *USRDS 2008 Annual Report, National Institutes of Health, National Institute of Diabetes, and Digestive and Kidney Diseases.* Bethesda, MD: National Institutes of Health, 2008.
10. Chan L, Wang W, Kam I. Outcomes and complications in Renal Transplantation. In: Schrier RW, ed. *Diseases of the Kidney,* 7th ed. Philadelphia: Lippincott Williams & Wilkins; 2001: 2871–2938.
11. Cowie CC, Port FK, Wolfe RA, et al. Disparities in incidence of diabetic end-stage renal disease according to race and type of diabetes. *N Engl J Med.* 1998; 321: 1074–1079.
12. Klang MJ, Whelton PK, Randall BL, et al. End-stage renal disease in African-American and white men. 16-year MRFIT findings. *JAMA.* 1997; 277(16): 1293–1298.
13. Woods JW, Blythe WB, Huffines WD. Malignant hypertension and renal insufficiency. *N Engl J Med.* 1974; 291: 10–14.
14. Rostand SG, Brown G, Kirk KA, et al. Renal insufficiency in treated essential hypertension. *N Engl J Med.* 1989; 320: 684–688.
15. Rostand SG, Kirk KA, Rutsky EA, et al. Racial differences in the incidence of treatment for end-stage renal disease. *N Engl J Med.* 1982; 306: 1276–1279.
16. Mroczek WJ, Davidson M, Gavrilavich L, et al. The value of aggressive therapy in the hypertensive patient with azotemia. *Circulation.* 1969; 40: 893–904.
17. McPhaul JJ Jr. Hyperuricemia and urate excretion in chronic renal disease. *Metabolism.* 1968; 17: 430–438.
18. Emmerson BT. Chronic lead nephropathy. *Kidney Int.* 1973; 4(1): 1–5.
19. Kincaid-Smith P. Analgesic nephropathy. *Kidney Int.* 1978; 13: 1–8.
20. Talbott JH, Terplan KL. The kidney in gout. *Medicine (Baltimore).* 1990; 39: 405–462.
21. Berman LB, Schreiner GE, Feys J. The nephrotoxic lesion of ethylene glycol. *Ann Intern Med.* 1957; 46: 611–619.
22. Williams HE, Smith LH Jr. Disorders of oxalate metabolism. *Am J Med.* 1968; 45: 715–735.
23. Frascino JA, Vanamee P, Rosen PP. Renal oxalosis and azotemia after methoxyflurane anesthesia. *N Engl J Med.* 1970; 283: 676–679.
24. Stauffer JQ, Humphreys MH, Weir GJ. Acquired hyperoxaluria with regional enteritis after ileal resection. *Ann Intern Med.* 1973; 79: 383–391.
25. Britton DC, Thompson MH, Johnston ID, et al. Renal function following parathyroid surgery in primary hyperparathyroidism. *Lancet.* 1971; 2: 74–75.
26. Burnett CH, Commons RR, Albright F, et al. Hypercalcemia without hypercalciuria or hyperphosphatemia, calcinosis and renal insufficiency: syndrome following prolonged intake of milk and alkali. *N Engl J Med.* 1949; 240: 787–798.
27. Crutcher JC. Clinical manifestations and therapy of acute lead intoxication due to ingestion of illicitly distilled alcohol. *Ann Intern Med.* 1963; 59: 707–715.
28. Batuman V, Maesaka JK, Haddad B, et al. The role of lead in gout nephropathy. *N Engl J Med.* 1981; 304: 520–523.
29. Ui J. Pollution disasters in Japan. *Lakartidningen.* 1972; 69: 2789–2795.
30. Aperia A, Broberger O, Ericson NO, et al. Effect of vesicoureteric reflux on renal function in children with recurrent urinary infections. *Kidney Int.* 1976; 9: 418–423.
31. Smellie M, Edwards D, Hunter N, et al. Vesicoureteric reflux and renal scarring. *Kidney Int.* 1975; 8(suppl 4): S65–S72.
32. Assael BM, Guez S, Marra G, et al. Congenital reflux nephropathy: a follow-up of 108 cases diagnosed perinatally. *Br J Urol.* 1998; 82(2): 252–257.
33. Smellie JM, Tamminen-Mobius T, Olbing C, et al. Five-year study of medical or surgical treatment in children with severe reflux: radiological renal findings. *Pediatr Nephrol.* 1992; 6: 223–230.
34. Perkoff GT. The hereditary renal diseases. *N Engl J Med.* 1967; 277: 79–85.
35. Reeders ST, Zerres K, Gal A, et al. First prenatal diagnosis of autosomal dominant polycystic kidney disease using a DNA probe. *Lancet.* 1986; 2: 6–7.
36. Gabow PA. Autosomal dominant polycystic kidney disease. *N Engl J Med.* 1993; 329: 332.
37. Wilson PD. Polycystin: new aspects of structure, function, and regulation. *J Am Soc Nephrol.* 2001; 12: 834.
38. Martins D, Tareen N, Norris KC. The epidemiology of end-stage renal disease among African Americans. *Am J Med Sci.* 2002; 323(2): 65–71.
39. Pontier PJ, Patel TG. Racial differences in the prevalence and presentation of glomerular disease in adults. *Clin Nephrol.* 1994; 42: 79–84.
40. Solini A, Vestra MD, Saller A, et al. The angiotensin-converting enzyme DD genotype is associated with glomerulopathy lesions in type 2 diabetes. *Diabetes.* 2002; 51(1): 251–255.

41. Krolewski AS, Canessa M, Warram JH, et al. Predisposition to hypertension and susceptibility to renal disease in insulin-dependent diabetes mellitus. *N Engl J Med*. 1988; 318: 140–145.
42. Levy M, Gubler MC, Feingold J. (Contribution of genetics to knowledge and management of hereditary kidney diseases progressing to renal failure). *Arch Pediatr*. 2001; 8(10): 1086–1098.
43. Parvari R, Shnaider A, Basok A, et al. Clinical and genetic characterization of an autosomal dominant nephropathy. *Am J Med Genet*.2001; 99(3): 204–209.
44. Peters DJ, Breuning MH. Autosomal dominant polycystic kidney disease: modification of disease progression. *Lancet*. 2001; 358(9291): 1439–1444.
45. Phakdeekitcharoen B, Watnik TJ, Germino GG. Mutation analysis of the entire replicated portion of PKD1 using genomic DNA samples. *J Am Soc Nephrol*. 2001; 12(5): 955–963.
46. van Essen GG, Rensma PL, de Zeeuw D, et al. Association between angiotensin-converting-enzyme gene polymorphism and failure of renoprotective therapy. *Lancet*. 1996; 347(8994): 94–95.
47. Yoshida H, Mitarai T, Kawamura T, et al. Role of the deletion of polymorphism of the angiotensin converting enzyme gene in the progression and therapeutic responsiveness of IgA nephropathy. *J Clin Invest*. 1995; 96(5): 2162–2169.
48. Krolewski AS, Canessa M, Warram JH, et al. Predisposition to hypertension and susceptibility to renal disease in insulin-dependent diabetes mellitus. *N Engl J Med*. 1988; 318: 140–145.
49. Bricker NS, Fine LG, Kaplan M, et al. "Magnification" phenomenon in chronic renal disease. *N Engl J Med*. 1978; 299: 1287–1293.
50. Stanbury SW, Mailer RF. Salt-wasting renal disease: metabolic observations on a patient with salt-losing nephritis. *Q J Med*. 1959; 28: 425–477.
51. Schrier RW, Regal EM. Influence of aldosterone on sodium, water, potassium metabolism in chronic renal disease. *Kidney Int*. 1972; 1: 156–168.
52. Hayes CP, McLeod MF, Robinson RR. An extrarenal mechanism for the maintenance of potassium balance in severe chronic renal failure. *Trans Assoc Am Phys*. 1967; 80: 207–216.
53. Schambelan M, Stockist JR, Biglieri EG. Isolated hypoaldosteronism in adults: a rennin-deficiency syndrome. *N Engl J Med*. 1972; 287: 573–578.
54. Battle DC, Arruda JAL, Kurtzman NA. Hyperkalemic distal renal tubular acidosis associated with obstruction. *N Engl J Med*. 1981; 304: 373–379.
55. Bricker NS, Slatopolsky E, Reiss E, et al. Calcium, phosphorus, and bone in renal disease and transplantation. *Arch Intern Med*. 1969; 123: 543–553.
56. Randall RE Jr, Chen MD, Spray CC, et al. Hypermagnesemia in renal failure: etiology and toxic manifestation. *Ann Intern Med*. 1964; 61: 73–88.
57. Seldin DW, Coleman AJ, Carter NW, et al. The effect of Na_2SO_4 on urinary acidification in chronic renal disease. *J Lab Clin Med*. 1967; 69: 893–903.
58. Kazmi WH, Kausz AT, Khan S, et al. Anemia: an early complication of chronic renal insufficiency. *Am J Kidney Dis*. 2001; 38: 803–812.
59. Besarab A, Bolton WK, Browne JK, et al. The effects of normal as compared with low hematocrit values in patients with cardiac disease who are receiving hemodialysis and epoetin. *N Engl J Med*. 1998; 339: 584–590.
60. Levin A. Understanding recent haemoglobin trials in CKD: methods and lesson learned from CREATE and CHOIR. *Nephrol Dial Transplant*. 2007; 22: 309–312.
61. Castaidi PA, Rozenberg MC, Stewart JH. The bleeding disorder of uremia: a qualitative platelet defect. *Lancet*. 1966; 2: 66–69.
62. Eberst ME, Berkowitz LR. Hemostasis in renal disease: pathophysiology and management. *Am J Med*. 1994; 96: 168–179.
63. Alfrey AC, Goss JE, Ogden DA, et al. Uremic hemopericardium. *Am J Med*. 1968; 45: 391–400.
64. Schreiner GE, Maher JF. *Uremia: Biochemistry, Pathogenesis and Treatment*. Springfield, IL: Charles C Thomas, 1961.
65. Levitt MD, Rapoport M, Cooperband SR. The renal clearance of amylase in renal insufficiency, acute pancreatitis and macroamylasemia. *Ann Intern Med*. 1969; 71: 919–925.
66. Tyler HR. Neurologic disorders in renal failure. *Am J Med*. 1968; 44: 734–748.
67. Rees L, Rigden SPA, Ward GM, et al. Treatment of short stature by recombinant human growth hormone in children with renal disease. *Arch Dis Child*. 1990; 65: 856–862.
68. Dahl E, Nordal KP, Attramadal A, et al. Renal osteodystrophy in predialysis patients without stainable bone aluminum. *Acta Med Scand*. 1988; 224: 157–164.
69. Alfrey AC, Jenkins D, Groth CG, et al. Resolution of hyperparathyroidism, renal osteodystrophy and metastatic calcification after renal homotransplantations. *N Engl J Med*. 1968; 279: 1349–1356.
70. Sherrard DJ, Herez G, Pei Y, et al. The spectrum of bone disease in end-stage renal failure: an evolving disorder. *Kidney Int*. 1993; 43: 436–442.
71. Heaf J. Causes and consequences of adynamic bone disease. *Nephron*. 2001; 88(2): 97–106.
72. Slatopolsky E, Finch J, Clay P, et al. A novel mechanism for skeletal resistance in uremia. *Kidney Int*. 2000; 58(2): 753–761.
73. Massry SG, Coburn JW, Popovtzer MM, et al. Secondary hyperparathyroidism in chronic renal failure. The clinical spectrum in uremia, during hemodialysis, and after renal transplantation. *Arch Intern Med*. 1969; 124(4): 431–441.
74. Meema HE, Oreopoulus DG. Morphology, progression and regression of arterial and periarterial calcification in patients with end-stage renal disease. *Radiology*. 1986; 158: 671–677.
75. Giachelli CM, Jono S, Shioi A, et al. Vascular calcification and inorganic phosphate. *Am J Kidney Dis*. 2001; 38 (4 suppl 1): S34–S37.
76. Hiroshige K, Kuroiwa A. Uremic pruritus. *Int J Artif Organs*. 1996; 19(5): 265–267.
77. Chou FF, Ho JC, Huang SC, et al. A study on pruritus after parathyroidectomy for secondary hyperparathyroidism. *J Am Coll Surg*. 2000; 190(1): 65–70.
78. Hafner J, Keusch G, Wahl C, et al. Uremic small-artery disease with medial calcification and intimal hyperplasia (so-called calciphylaxis): a complication of chronic renal failure and benefit from parathyroidectomy. *J Am Acad Dermatol*. 1995; 33(6): 954–962.
79. Llach F. The evolving pattern of calciphylaxis: therapeutic considerations. *Nephrol Dial Transplant*. 2001; 16(3): 448–451.
80. Coates T, Kirkland GS, Dymock RB, et al. Cutaneous necrosis from calcific uremic arteriolopa-

thy. *Am J Kidney Dis*. 1998; 32(3): 384–391.
81. Kang AS, McCarthy JT, Rowland C, et al. Is calciphylaxis best treated surgically or medically? *Surgery*. 2000; 128(6): 967–971; discussion 971–972.
82. Wilson WEC, Kirkpatrick CH, Talmadge DW. Suppression of immunologic responsiveness in uremia. *Ann Intern Med*. 1965; 62: 1–14.
83. London WT, Di Figlia M, Sutnick A, et al. An epidemic of interferon responses in lymphocytes from patients with uremia. *N Engl J Med*. 1969; 281: 571–578.
84. Sanders CV Jr, Luby JP, Sanford JP, et al. Suppression of interferon responses in lymphocytes from patients with uremia. *J Lab Clin Med*. 1971; 77: 768–776.
85. Manolagas SC, Hustmyer FG, Yu XP. Immunomodulating properties of 1,25-dihydroxyvitamin D_3. *Kidney Int*. 1990; 38(suppl 29): S9–S16.
86. Cerletty JM, Engoring NH. Azotemia and glucose intolerance. *Ann Intern Med*. 1967; 66: 1097–1108.
87. Strippoli GF, Craig JC. Sunset for statins after AURORA? *N Engl J Med*. 2009; 360(14): 1455–1457.
88. Olsen NS, Bassett JW. Blood levels of urea nitrogen, phenol, guanidine and creatinine in uremia. *Am J Med*. 1951; 10: 52–59.
89. Liveson JA, Gardner J, Bernstein MB. Tissue culture studies of possible uremic neurotoxins: myoinositol. *Kidney Int*. 1977; 12: 131–136.
90. Wathem R, Smith M, Keshaviah P, et al. Depressed in vitro aggregation of platelets of chronic hemodialysis patients (CHDP): a role for cyclic AMP. *Trans Am Soc Artif Intern Organs*. 1975; 21: 320–328.
91. Walser M, Coulter AW, Dighe S, et al. The effect of keto-analogs of essential amino acids in severe chronic uremia. *J Clin Invest*. 1973; 52: 678–690.
92. Alfrey AC. Beta$_2$-microglobulin amyloidosis. *AKF Neprhol Letter*. 1989; 6: 27–33.
93. Fraser DR, Kodicek E. Unique biosynthesis by kidney of a biologically active vitamin D metabolite. *Nature*. 1970; 228: 764–766.
94. Bricker NS. On the pathogenesis of the uremic state: an exposition of the "trade-off" hypothesis. *N Engl J Med*. 1972; 286: 1093–1099.
95. Massry SG. Parathyroid hormone as a uremic toxin. In: Massry SG, Glassock RS, eds. *Textbook of Nephrology*. Baltimore: Williams & Wilkins; 2001: 1221–1243.
96. Korkor AB. Reduced binding of (^{3}H) 1,25 dihydroxy vitamin D_3 in patients with renal failure. *N Engl J Med*. 1987; 316: 1573–1577.
97. Silver J, Naveh-Many T, Mayer H, et al. Regulation by vitamin D metabolites of parathyroid gene transcription in vivo in the rat. *J Clin Invest*. 1986; 78: 1296–1301.
98. Goldstein DA, Chui LA, Massry SG. Effect of parathyroid hormone and uremia on peripheral nerve calcium and motor nerve conduction velocity. *J Clin Invest*. 1978; 62: 88–93.
99. Alfrey AC, LeGendre GR, Kaehny WD. The dialysis encephalopathy syndrome: possible aluminum intoxication. *N Engl J Med*. 1976; 294: 184–188.
100. Ott SM, Maloney NA, Coburn JW, et al. Bone aluminum in renal osteodystrophy: prevalence and relationship to response to 1,25-dihydroxy vitamin D. *N Engl J Med*. 1982; 307: 709–713.
101. Scheinman JL, Abelson HJ. Bilateral renal hypoplasia with oligonephroma. *J Pediatr*. 1970; 76: 389–397.
102. Kiprov DD, Colvin RB, McCluskey RT. Focal and segmental glomerulosclerosis and proteinuria associated with unilateral renal agenesis. *Lab Invest*. 1982; 46: 275–281.
103. Brenner BM, Meyer TW, Hostetter TH. Dietary protein intake and the progressive nature of kidney disease: the role of hemodynamically mediated glomerular injury in the pathogenesis of progressive glomerular sclerosis in aging, renal ablation, and intrinsic renal disease. *N Engl J Med*. 1982; 307: 652–659.
104. Meyer TW, Rennke HG. Progressive glomerular injury after limited renal infarction in the rat. *Am J Physiol*. 1988; 254: F856–F862.
105. Harris DC, Chan L, et al. Remnant kidney hypermetabolism and progression of chronic renal failure. *Am J Physiol*. 1988; 254(2 pt 2): F267–F276.
106. Schrier RW, Harris DC, et al. Tubular hypermetabolism as a factor in the progression of chronic renal failure. *Am J Kidney Dis*. 1988; 12(3): 243–249.
107. Schrier RW, Shapiro JI, et al. Increased nephron oxygen consumption: potential role in progression of chronic renal disease. *Am J Kidney Dis*. 1994; 23(2): 176–182.
108. Shapiro JI, Harris DC, et al. Attenuation of hypermetabolism in the remnant kidney by dietary phosphate restriction in the rat. *Am J Physiol*. 1990; 258(1 pt 2): F183–F188.
109. Alfrey A, Tomford RC. The pathogenesis of progressive renal failure: the case for tubulointerstitial factors. In: Narins RG, ed. *Controversies in Nephrology and Pathophysiology: The Pathogenesis of Progressive Renal Failure*. New York: Churchill Livingstone, 1984: 555.
110. Harris DC, Tay YC, et al. Mechanisms of iron-induced proximal tubule injury in rat remnant kidney. *Am J Physiol*. 1995; 269(2 pt 2): F218–F224.
111. Solomon R, Werner C, Mann D, et al. Effects of saline mannitol and furosemide to prevent decreases in renal function induced by radiocontrast agents. *N Engl J Med*. 1994; 331: 1416–1420.
112. Hricik DE, Browning PJ, Kopelman R, et al. Captopril-induced functional renal insufficiency in patients with bilateral renal-artery stenosis or renal artery stenosis in a solitary kidney. *N Engl J Med*. 1983; 308: 373–376.
113. Kimberly RP, Gill JR Jr, Bowden RE, et al. Elevated urinary prostaglandins and the effect of aspirin on renal function in lupus erythematosus. *Ann Intern Med*. 1978; 89: 336–341.
114. Parving HH, Smidt UM, Friisberg B, et al. A prospective study of glomerular filtration rate and arterial blood pressure in insulin-dependent diabetics with diabetic nephropathy. *Diabetologia*. 1981; 20(4): 457–461.
115. The Diabetes Control and Complications Trial Research Group. The effect of intensive treatment of diabetes on the development and progression of long-term complications in insulin-dependent diabetes mellitus. *N Engl J Med*. 1993; 329: 977–986.
116. UK Prospective Diabetes Study (UKPDS) Group. Intensive blood-glucose control with sulphonylureas or insulin compared with conventional treatment and risk of complications in patients with type 2 diabetes (UKPDS 33). *Lancet*. 1998; 352(9131): 837–853.
117. Bilous RW, Mauer SM, Sutherland DER. The effect of pancreas transplantation on the glomerular structure of renal allografts in patients with in-

sulin dependent diabetes. *N Engl J Med.* 1989; 321: 80–85.
118. Fioretto P, Steffes MW, Sutherland DE, et al. Reversal of lesions of diabetic nephropathy after pancreas transplantation. *N Engl J Med.* 1998; 339(2): 69–75.
119. Robertson RP. Successful islet transplantation for patients with diabetes—fact or fantasy? *N Engl J Med.* 1989; 321: 80–85.
120. Shapiro AM, Lakey JR, Ryan EA, et al. Islet transplantation in seven patients with type 1 diabetes mellitus using a glucocorticoid-free immunosuppressive regimen. *N Engl J Med.* 2000; 343(4): 230–238.
121. Mogensen CE. Long-term antihypertensive treatment inhibiting progression of diabetic nephropathy. *Br Med J (Clin Res Ed).* 1982; 285(6343): 685–688.
122. Parving HH, Smidt UM, Hommel E, et al. Effective antihypertensive treatment postpones renal insufficiency in diabetic nephropathy. *Am J Kidney Dis.* 1993; 22(1): 188–195.
123. Lewis EJ, Hunsicker LG, Bain RP, et al. The effect of angiotensin-converting-enzyme inhibition on diabetic nephropathy. *N Engl J Med.* 1993; 329: 1456–1462.
124. Estacio RO, Jeffers BW, Hiatt WR, et al. The effect of nisoldipine as compared with enalapril on cardiovascular outcomes in patients with non-insulin-dependent diabetes and hypertension. *N Engl J Med.* 1998; 338(10): 645–652.
125. Schrier RW, Estacio RO. Additional follow-up from the ABCD trial in patients with type 2 diabetes and hypertension. *N Engl J Med.* 2000; 343(26): 1969.
126. Estacio RO, Jeffers BW, Gifford N, et al. Effect of blood pressure control on diabetic microvascular complications in patients with hypertension and type 2 diabetes. *Diabetes Care.* 2000; 23(suppl 2): B54–B64.
127. Schrier RW, Estacion R, Esler A, et al. Effects of aggressive blood pressure control in normotensive type II diabetic patients on albuminuria, retinopathy and strokes. *Kidney Int.* 2002; 61: 1086–1097.
128. UK Prospective Diabetes Study Group. Tight blood pressure control and risk of macrovascular and microvascular complications in type 2 diabetes: UKPDS 38. *BMJ.* 1998; 317(7160): 703–713.
129. Heart Outcomes Prevention Evaluation Study Investigators. Effects of ramipril on cardiovascular and microvascular outcomes in people with diabetes mellitus: results of the HOPE study and MICRO-HOPE substudy. *Lancet.* 2000; 355(9200): 253–259.
130. Golan L, Birkmeyer JD, Welch HG. The cost-effectiveness of treating all patients with type 2 diabetes with angiotensin-converting enzyme inhibitors. *Ann Intern Med.* 1999; 131(9): 660–667.
131. Parving HH, Lehnert H, Brochner-Mortensen J, et al. The effect of irbesartan on the development of diabetic nephropathy in patients with type 2 diabetes. *N Engl J Med.* 2001; 345(12): 870–878.
132. Brenner BM, Cooper ME, de Zeeuw D, et al. Effects of losartan on renal and cardiovascular outcomes in patients with type 2 diabetes and nephropathy. *N Engl J Med.* 2001; 345(12): 861–869.
133. Lewis EJ, Hunsicker LG, Clarke WR, et al. Renoprotective effect on the angiotensin-receptor antagonist irbesartan in patients with nephropathy due to type 2 diabetes. *N Engl J Med.* 2001; 345(12): 851–860.
134. Hostetter TH. Prevention of end-stage renal disease due to type 2 diabetes. *N Engl J Med.* 2001; 345(12): 910–912.
135. Klahr S, Levey AS, Beck GJ, et al. The effects of dietary protein restriction and blood pressure control on the progression of chronic renal disease. *N Engl J Med.* 1994; 330: 877–884.
136. Elving LD, Wetzels JF, de Nobel E, et al. Captopril acutely lowers albuminuria in normotensive patients with diabetic nephropathy. *Am J Kidney Dis.* 1992; 20: 559–563.
137. Praga M, Hernandez E, Montoyo C, et al. Long-term effects of angiotensin-converting enzyme inhibitors beneficial in patient with nephrotic syndrome. *Am J Kidney Dis.* 1992; 20: 240–248.
138. The GISEN Group (Gruppo Italiano di Studi Epidemiologici in Nefrologia): randomised placebo-controlled trial of effect of ramipril on decline in glomerular filtration rate and risk of terminal renal failure in proteinuric, non-diabetic nephropathy. *Lancet.* 1997; 349(9069): 1857–1863.
139. Dworkin LD, Benstein JA, Parker M, et al. Calcium antagonists and converting enzyme inhibitors reduce renal injury by different mechanisms. *Kidney Int.* 1993; 43(4): 808–814.
140. Saruta T, Suzuki H. Efficacy of manidipine in the treatment of hypertension with renal impairment: a multicenter trial. *Am Heart J.* 1993; 125(2 pt 2): 630–634.
141. Jarusiripipat C, Chan L, Shapiro JI, et al. Effect of long-acting calcium entry blocker (anipamil) on blood pressure, renal function and survival of uremic rats. *J Pharmacol Exp Ther.* 1992; 260(1): 243–247.
142. Maschio G, Alberti D, Janin G, et al. Effect of the angiotensin-converting-enzyme inhibitor benazepril on the progression of chronic renal insufficiency. The Angiotensin-Converting-Enzyme Inhibition in Progressive Renal Insufficiency Study Group. *N Engl J Med.* 1996; 334(15): 939–945.
143. Ruggenenti P, Perna A, Benini R, et al. In chronic nephropathies prolonged ACE inhibition can reduce remission: dynamics of time-dependent changes in GFR. Investigators of the GISEN Group (Gruppo Italiano Studi Epidemiologici in Nefrologia). *J Am Soc Nephrol.* 1999; 10(5): 997–1006.
144. Ruggenenti P, Perna A, Gherardi G, et al. Renal function and requirement for dialysis in chronic nephropathy patients on long-term ramipril: REIN follow-up trial. Gruppo Italiano di Studi Epidemiologici in Nefrologia (GISEN). Ramipril Efficacy in Nephropathy. *Lancet.* 1998; 352(9136): 1252–1256.
145. Giatras I, Lau J, Levey AS. Effect of angiotensin-converting enzyme inhibitors on the progression of nondiabetic renal disease: a meta-analysis of randomized trials. Angiotensin-Converting-Enzyme Inhibition and Progressive Renal Study Group. *Ann Int Med.* 1997; 127(5): 337–345.
146. Jafar TH, Schmid CH, Landa M, et al. Angiotensin-converting enzyme inhibitors and

progression of nondiabetic renal disease: a meta-analysis of patient-level data. *Ann Int Med.* 2001; 135(2): 73–87.
147. Agodoa LY, Appel L, Bakris GL, et al. Effect of ramipril versus amlodipine on renal outcomes in hypertensive nephrosclerosis: a randomized controlled trial. *JAMA.* 2001; 285(21): 2719–2728.
148. Sica DA, Douglas JG. The African American Study of Kidney Disease and Hypertension (AASK): new findings. *J Clin Hypertens (Greenwich).* 2001; 3(4): 244–251.
149. Husted FC, Nolph KD, Maher JF. $NAHCO_3$ and NaCl tolerance in chronic renal failure. *J Clin Invest.* 1975; 56: 414–419.
150. Block GA, Klassen PS, Lazarus JM, et al. Mineral metabolism, mortality, and morbidity in maintenance hemodialysis. *J Am Soc Nephrol.* 2004; 15(8): 2208–2218.
151. Kestenbaum B, Sampson JN, Rudser KD, et al. Serum phosphate levels and mortality risk among people with chronic kidney disease. *J Am Soc Nephrol.* 2005; 16(2): 520–528.
152. Ibels LS, Alfrey AC, Haut L, et al. Preservation of function in experimental renal disease by dietary restriction of phosphate. *N Engl J Med.* 1978; 298(3): 122–126.
153. Jarusiripipat C, Shapiro JI, Chan L, et al. Reduction of remnant nephron hypermetabolism by protein restriction. *Am J Kidney Dis.* 1991; 18(3): 367–374.
154. Loghman-Adham M. Role of phosphate retention in the progression of renal failure. *J Lab Clin Med.* 1993; 122(1): 16–26.
155. Slatopolsky E, Brown A, Dusso A. Role of phosphorus in the pathogenesis of secondary hyperparathyroidism. *Am J Kidney Dis.* 2001; 37(1 suppl 2): S54–S57.
156. Alfrey AC. Aluminum metabolism and toxicity in uremia. *J Uoeh.* 1987; 9(suppl): 123–132.
157. Alfrey AC. Aluminum toxicity in patients with chronic renal failure. *Ther Drug Monit.* 1993; 15(6): 593–597.
158. Alfrey AC, LeGendre GR, Kaehny WD. The dialysis encephalopathy syndrome. Possible aluminum intoxication. *N Engl J Med.* 1976; 294(4): 184–188.
159. Hsu CH, Patel SR, Young EW. New phosphate binding agents: ferric compounds. *J Am Soc Nephrol.* 1999; 10(6): 1274–1280.
160. Burke SK, Amin NS, Incerti C, et al. Sevelamer hydrochloride (Renagel), a phosphate-binding polymer, does not alter the pharmacokinetics of two commonly used antihypertensives in healthy volunteers. *J Clin Pharmacol.* 2001; 41(2): 199–205.
161. Nagano N, Miyata S, Obana S, et al. Sevelamer hydrochloride (Renagel), a non-calcaemic phosphate binder, arrests parathyroid gland hyperplasia in rats with progressive chronic renal insufficiency. *Nephrol Dial Transplant.* 2001; 16(9): 1870–1878.
162. Ramsdell R. Renagel: a new and different phosphate binder. *Anna J.* 1999; 26(3): 346–347.
163. London GM, Parfrey PS. Cardiac disease in chronic uremia: pathogenesis. *Adv Renal Repl Ther.* 1997; 4: 194–211.
164. Harnett JD, Foley RN, Kent GM, et al. Congestive heart failure in dialysis patients: prevalence, incidence, prognosis and risk factors. *Kidney Int.* 1995; 47(3): 884–890.
165. Lim VERSUS, Kirchner PT, Fangman J, et al. The safety and the efficacy of maintenance therapy of recombinant human erythropoietin in patients with renal insufficiency. *Am J Kidney Dis.* 1989; 14: 496–506.
166. Mannucci PM, Remuzzi G, Pusineri F, et al. Deamino-8-D-arginine vasopressin shortens the bleeding time in uremia. *N Engl J Med.* 1983; 308(1): 8–12.
167. Akpolat T, Eser M, Albayak D, et al. Effect of desmopressin on protein S and antithrombin III in uremia. *Nephron.* 1997; 77(3): 362.
168. Ozen S, Saatci U, Bakkaloglu A, et al. Low-dose intranasal desmopressin (DDAVP) for uremic bleeding. *Nephron.* 1997; 75(1): 119–120.
169. Sloand JA. Long-term therapy for uremic bleeding. *Int J Artif Organs.* 1996; 19(8): 439–440.
170. McCarthy ML, Stoukides CA. Estrogen therapy of uremic bleeding. *Ann Pharmacother.* 1994; 28(1): 60–62.
171. Remuzzi G. Bleeding disorders in uremia: pathophysiology and treatment. *Adv Nephrol Necker Hosp.* 1989; 18: 171–186.
172. Obrador GT, Arora P, Kausz AT, et al. Level of renal function at the initiation of dialysis in the U.S. end-stage renal disease population. *Kidney Int.* 1999; 56(6): 2227–2235.
173. Hakim RM, Lazarus JM. Initiation of dialysis. *J Am Soc Nephrol.* 1995; 6(5): 1319–1328.
174. Lowrie EG, Lew NL. Death risk in hemodialysis patients: the predictive value of commonly measured variables and an evaluation of death rate differences between facilities. *Am J Kidney Dis.* 1990; 15(5): 458–482.
175. Man NK. Initiation of dialysis: when? *Nippon Jinzo Gakkai Shi.* 1992; 34(1): 1–8.
176. Shemesh O, Golbetz H, Kriss JP, et al. Limitations of creatinine as a filtration marker in glomerulopathic patients. *Kidney Int.* 1985; 28(5): 830–838.
177. Levey AS, Berg RL, Gassman JJ, et al. Creatinine filtration, secretion and excretion during progressive renal disease. Modification of Diet in Renal Disease (MDRD) Study Group. *Kidney Int.* 1989; (suppl 27): S73–S80.
178. Acchiardo SR, Moore LW, Latour PA. Malnutrition as the main factor in morbidity and mortality of hemodialysis patients. *Kidney Int.* 1983; (suppl 16): S199–S203.
179. Owen WF Jr, Lew NL, Liu Y, et al. The urea reduction ratio and serum albumin concentration as predictors of mortality in patients undergoing hemodialysis. *N Engl J Med.*1993; 329(14): 1001–1006.
180. Churchill DN, Blake PG, Jindal KK, et al. Clinical practice guidelines for initiation of dialysis. Canadian Society of Nephrology. *J Am Soc Nephrol.* 1999; 10(suppl 13): S289–S291.
181. Levin N, Eknoyan G, Pipp M, et al. National Kidney Foundation: Dialysis Outcome Quality Initiative—development of methodology for clinical practice guidelines. *Nephrol Dial Transplant.* 1997; 12(10): 2060–2063.
182. Eknoyan G, Levin N. NKF-K/DOQI Clinical Practice Guidelines: Update 2000. Foreword. *Am J Kidney Dis.* 2001; 37(1 suppl 1): S5–S6.
183. Eknoyan G, Levin NW. Impact of the new K/DOQI guidelines. *Blood Purif.* 2000; 20(1): 103–108.
184. Pereira BJG. New prospects in chronic renal insufficiency. *Am J Kidney Dis.* 2000; 36(suppl 3): S1–S3.

第12章 閉塞性腎症：病態生理と治療を含む管理

Kevin P. G. Harris

“閉塞性腎症”，“閉塞性尿路疾患”，“水腎症”は，一般に尿路閉塞やその結果を表すために用いられる用語である．閉塞性腎症は，尿あるいは尿細管腔液の流出が障害されることによって引き起こされる腎疾患に関連している．この流出障害は初期には高い逆流圧を引き起こし，腎実質に直接的あるいは間接的な影響を与える．閉塞性尿路疾患とは，尿流を障害し，狭窄部で通常の流量を通過させるためにその近位部の圧上昇を必要とする尿路の構造的変化をいう．閉塞部の近位には拡張が起こる．水腎症はこの拡張を意味する．重要なことは，水腎症は尿路の機能的な閉塞がなくても起こることがあり，また器質的な閉塞が存在しないこともあるという点で閉塞性尿路疾患とは異なるということである．膀胱尿管逆流，先天性巨大尿管症，尿崩症は，尿管拡張をきたす非閉塞性の原因の例である．しかし，いずれの場合においても腎実質障害は起こる可能性がある．

閉塞性腎症と閉塞性尿路疾患は同時に存在する頻度が高く，両者を効果的に管理するためには腎臓内科医，泌尿器科医，放射線科医との間の密接な連携が必要である．急性尿路閉塞直後の腎内部の変化は主として機能的なものであるが，さらなる慢性の閉塞は非可逆的な構造的障害と瘢痕化を引き起こすことがある．迅速かつ効果的に閉塞を解除すれば機能的変化を回復させることができるが，一旦，構造的な変化が起こってしまうと慢性の腎機能障害が患者に残ることになる．したがって，閉塞性腎症は治癒の可能性がある点で，腎臓に影響を与える他のほとんどの疾患と異なっている[1]．しかし，尿路閉塞は世界的に依然として慢性腎臓病(chronic kidney disease：CKD)の主要な原因となっている．

閉塞性尿路疾患は，(i)継続期間，(ii)程度，(iii)閉塞部位に応じて分類する．閉塞期間が数日以内である場合を“急性”といい，通常，結石，凝血塊，腎乳頭壊死などが原因で起こる．閉塞が緩徐に発症して長期間持続する場合を“慢性”といい，先天性腎盂尿管異常，先天性尿管膀胱異常，後腹膜線維症でみられる．閉塞が完全閉塞である場合には“高度”といい，部分的または不完全である場合には“軽度”という．急性あるいは慢性の閉塞はさらに上部尿路閉塞と下部尿路閉塞とに分けられる．上部尿路閉塞は膀胱尿管移行部(vesicoureteral junction：VUJ)よりも上位で起こり通常，片側性である．下部尿路閉塞はVUJよりも下位で起こり，定義上両側性である．尿路の完全閉塞は“高度”とよび，一方，部分的あるいは不完全閉塞は“軽度”とよぶ．

2つの正常な腎臓をもつ患者の片側閉塞では対側腎が代償するため，有意な腎機能障害は通常，起こらない．しかし，両側閉塞あるいは一側だけしか機能していない腎臓での閉塞は腎不全となる．

I 閉塞性腎症の原因

閉塞性尿路疾患は，尿道，膀胱，尿管，腎盂の機能的あるいは解剖学的異常の結果起こる可能性がある．これらの異常は先天性であることも後天性であることもある．閉塞性尿路疾患はまた，尿路に対する内因性あるいは外因性の疾患によっても起こりうる．閉塞性尿路疾患の主要な原因を**表 12.1** に示す．

1. 先天性尿路閉塞

出生前の検査の利用が増加し，また検査感度の向上に伴って，現在では先天性尿路異常が早期に同定される頻度が高くなり，出生直後(場合によっては出生前)に閉塞を解除する治療を行い，腎機能を保存することが可能となっている[2]．先天性尿路閉塞は男子にもっとも頻度が高く，原因として後部尿道弁あるいは腎盂尿管移行部(pelvic-ureteral junction：PUJ)閉塞がもっとも多い．発生の初期に閉塞が起きた場合，腎臓は発達できず低形成となる．閉塞が両側の場合には重度の腎不全をきたし，死亡率が高い．閉塞が妊娠後期に起こり，軽度または片側性である場合には，水腎症やネフロンの喪失は起こるだろうが，腎機能は生存を可能にするのに十分である．そのような患者は高齢になってから発見されたり，何らかの機会に偶然発見されたりすることもある．

表 12.1　尿路閉塞の原因

上部尿路	下部尿路
● 内因性 ・管内 ・尿細管腔内への結晶(尿酸，acyclovir)沈着 　尿管：結石，凝血塊，腎乳頭壊死，真菌球 ・壁内 　腎盂尿管移行部または尿管膀胱移行部の機能障害 　尿管弁，ポリープ，狭窄，腫瘍 **● 外因性** ・血管系 　動脈瘤：腹部大動脈，腸骨動脈 　迷入血管：腎盂尿管移行部 　静脈：下大静脈後尿管，産褥期卵巣静脈血栓性静脈炎 　血管再建手術後線維化 ・生殖器系に起因するもの 　子宮：妊娠，子宮脱，腫瘍，子宮内膜症 　卵巣：膿瘍，腫瘍，残存卵巣 　Gartner 管嚢胞，卵管卵巣膿瘍 ・消化器病変：Crohn 病，憩室炎，虫垂膿瘍，膵腫瘍，膵膿瘍，膵嚢胞 ・後腹膜疾患 　後腹膜線維症(特発性放射線) 　炎症性：結核，サルコイドーシス 　血腫 　原発性後腹膜腫瘍(リンパ腫，サルコイド，その他) 　転移性後腹膜腫瘍(子宮，膀胱，大腸，前立腺，その他) 　リンパ瘤 　骨盤脂肪腫症	・包茎，外尿道口狭窄，嵌頓包茎 ・尿道：狭窄，結石，憩室，後部前部尿道弁，尿道周囲膿瘍，尿道手術 ・前立腺：前立腺肥大，膿瘍，前立腺癌 ・膀胱 　神経因性膀胱：脊髄損傷または外傷，糖尿病，多発性硬化症，脳血管障害，Parkinson 病 　膀胱頸部機能障害 　膀胱結石 　膀胱癌 ・外傷 　尿道跨状損傷 　骨盤骨折

2. 後天性尿路閉塞

後天性尿路閉塞は上部あるいは下部いずれの尿路にも発症することがあり，内因性あるいは外因性どちらの原因でも起こりうる．閉塞を生じる内因性の原因は管内性または壁内性に起こると思われる．

1) 内因性閉塞

■ 管内閉塞

管内閉塞は，血液の悪性腫瘍の治療後(腫瘍崩壊症候群)に尿細管腔内に尿酸結晶が沈着し，腎内で尿細管が閉塞する結果として起こることがある．管内閉塞はまた，骨髄腫における Bence-Jones 蛋白の析出や，sulfonamide，acyclovir，methotrexate，indinavir など多数の薬物の析出あるいは結晶形成によっても起こりうる．

腎外管内閉塞は腎結石によって起こるものがもっとも多く，典型的には腎杯，PUJ(腎盂尿管移行部)，膀胱尿管移行部(VUJ)，および骨盤出口部などに係留する．シュウ酸カルシウム(Ca)結石は若年成人にもっとも多く，典型的には若年成人で間欠性の急性片側尿路閉塞の原因となるが，有意な腎機能障害を起こすことはまれである．尿路結石の原因として多くはないが，ストラバイト(struvite)結石，尿酸結石，およびシスチン結石などはしばしば両側閉塞であり，それゆえ長期的な腎機能障害を引き起こしやすい．管内閉塞はまた，腎乳頭壊死後の乳頭脱落や肉眼的血尿後の凝血塊(凝血塊疝痛)でも起こる可能性がある．腎乳頭壊死は，糖尿病，鎌状赤血球症，鎮痛薬腎症，腎アミロイドーシス，急性腎盂腎炎などでも起こることがある．凝血塊による疝痛は，腎腫瘍や動静脈奇形による出血，腎外傷後，多発性嚢胞腎患者で起こりうる．

■ 壁内閉塞

壁内閉塞は機能的変化あるいは解剖学的変化の双方で起こりうる．機能的異常には膀胱尿管逆流(vesicoureteral reflux：VUR)，尿管のうち動かない部分(通常尿管が腎盂あるいは膀胱と移行する部分)，および神経学的異常などがある．神経学的異常では影響される病変が上位あるいは下位の運動ニューロンかによって萎縮膀胱(過活動性)か弛緩膀胱(無緊張性)となり，VUR を伴って膀胱を空にできない障害が起こることがある．膀胱機能障害は，多発性硬化症および脊髄損傷後の患者で非常に多く，また糖尿病，Parkinson 病，脳血管障害後でもみられる．ある種の薬物(抗コリン薬，levodopa)は膀胱の神経筋活動性を変化させるため，膀胱出口部の閉塞がすでに存在している場合には，特に機能的閉塞(例えば，前立腺肥大)を起こすことがある．上部尿路の壁内閉塞の解剖学的原因には，腎盂および尿管における移行上皮癌と放射線治療あるいは後腹膜手術に伴う続発性尿管狭窄がある．また，まれに尿管弁機能異常，ポリープ，結核治療後の狭窄などで閉塞が起こることがある．下部尿路の壁内閉塞は通常，器具の常用や尿道炎の既往，悪性および良性の膀胱腫瘍に続発する尿道狭窄によって起こりうる．ビルハルツ住血吸虫(*Schistosoma haematobium*)の感染は，その虫卵が遠位尿管や膀胱に係留することにより，閉塞性尿路疾患の世界的な原因として多くみられ，慢性感染患者の 50%が膀胱萎縮を伴う尿管狭窄と線維化を発症する．

2) 外因性閉塞

女性において尿路の外因性圧迫の原因としてもっとも多いのは，妊娠子宮による骨盤縁での圧迫で，右側の尿管が一般に影響を受けやすい．通常は無症状であり，出産後急速にその変化は改善する．両側閉塞や急性腎不全が起こる可能性はまれである．機能的閉塞を伴わない尿管拡張は，平滑筋に対するホルモン作用(特にプロゲステロン)の結果として妊娠でよくみられる．尿路を巻き込む腫瘍の直接浸潤は，子宮頸癌患者および尿管の圧迫を引き起こしうる良性および悪性の子宮腫瘍と卵巣腫瘍，膿瘍，子宮内膜症，および骨盤内炎症性疾患など他の骨盤内疾患患者の 30%に起こる．不注意による尿管結紮は，まれではあるが骨盤内の外科的手技の合併症として認められることがある．

男性において下部尿路の外因性閉塞の原因としてもっとも多いのは前立腺肥大である．前立腺癌でもまた，膀胱出口や尿管への直接浸潤あるいは尿管やリンパ節への転移が閉塞の原因となる．

原発性または続発性の腫瘍や炎症性疾患のような後腹膜の病理学的異常も外因性の尿管閉塞の原因となりうる．後腹膜線維症では，厚い線維性組織が大動脈から外へ広がって尿管を巻き込んで内側に引き込むが，特発性のもの，炎症性大動脈瘤，ある種の薬物（例えば，β-遮断薬，bromocriptine，methysergide），放射線治療の既往，外傷や手術，肉芽腫性疾患などの原因によっても内因性閉塞を引き起こす．

Ⅱ 発生率と有病率

閉塞性尿路疾患は比較的頻度が高く，性別に関係なく，また全年齢層で起こりうる．閉塞はさまざまな疾患により起こり，入院や外科的治療を必要としたり，また一過性のこともあったりするため，閉塞性尿路疾患の正確な発生率を確認することは困難である．しかし，剖検における水腎症の有病率は成人で 3.5 ～ 3.8%，小児で 2%であり，男女間ほぼ均等である[3]．

閉塞の頻度と病因は性別や年齢で異なる．10 歳以下の小児では閉塞は男子のほうに多く，ほとんどの場合，原因は尿道弁あるいは PUJ 閉塞のような先天性尿路異常である．米国において閉塞性尿路疾患は，腎移植を必要とする小児患者の末期腎疾患（end-stage renal disease：ESRD）の原因としていまだにもっとも多く，その 16%を占める．また，先天性閉塞性尿路疾患は，腎代替療法の継続が必要な全患者の 0.7%を占め（年齢中央値 31 歳），この疾患が成人期まで影響を及ぼし続けることを示している[4]．若年成人（<20 歳）では尿路閉塞の頻度は男性と女性とで似ている．20 歳以上では閉塞は女性のほうに多くなり，主として妊娠や婦人科的悪性腫瘍が原因である．尿路結石は主として若年成人（25 ～ 45 歳）に起こり，男性が女性より 3 倍多い．60 歳以上の患者では，閉塞性尿路疾患は男性のほうに多くみられ，前立腺肥大や前立腺癌に続発する．60 歳以上の男性の約 80%は膀胱排泄障害の何らかの症状をもち，その 10%が水腎症を合併する．ヨーロッパでは後天性尿路閉塞は 65 歳以上の ESRD 患者の 3 ～ 5%を占め，そのほとんどは前立腺疾患が原因である[5]．米国では，ESRD の他の原因ほど増加は急速ではないものの，後天性尿路閉塞の結果として腎代替療法を受ける患者の数は増加し続けている[4]．現在，米国における ESRD 有病患者の約 1.4%が閉塞性尿路疾患の診断を受けており，その大半は 65 歳以上の男性である．

Ⅲ 尿路閉塞の病態整理

閉塞に引き続いて腎内部に起こる高度の機能的および構造的変化は，尿管閉塞発症後に起こる圧の上昇が契機となる．この圧の上昇は閉塞の発症直後に最大であり，不完全閉塞では時間とともに低下傾向となる．閉塞腎における障害は，尿流量の増加（すなわち水分摂取増加や利尿薬投与後）や閉塞程度の増強あるいはその両方により，急速に尿管内圧が上昇するような条件で引き起こされる．

ヒトでは閉塞の発症時刻を正確に同定したり，腎機能を繰り返し測定したりすることができるのはまれである．したがって我々の尿路閉塞の結果に対する理解は主に動物モデルの研究が根幹をなしている[6]．これまで研究の多くが，げっ歯類における短期間の完全尿管閉塞の影響に焦点をあててきたが，研究者たちは成人期や新生仔期の動物において慢性の完全閉塞，部分的閉塞，あるいは可逆性閉塞モデルについても検証してきた．利用可能な実験データから急性閉塞に対する反応の種間差はほとんどないことが示唆されており，このことから，ヒトにおいても同様の変化が起こりうるだろうということが示唆される．閉塞性尿路疾患の腎臓に対する影響は，糸球体血行動態と尿細管機能の両方を相互依存的に変化させる多様な因子の複雑な相互作用の結果として起こる[7]．両側閉塞と片側閉塞の影響の間には有意な差が存在する．初期にはその変化は主として機能的で可逆的であるが，慢性の閉塞は不可逆的な構造的変化を引き起こすため，閉塞性腎症の動物モデルはあらゆる原因による腎線維化発症の病因となる機序を研究するためにしばしば利用される[8]．

1. 急性尿管閉塞が糸球体機能に与える影響

糸球体濾過量(glomerular filtration rate：GFR)は尿管完全閉塞の発症に引き続き，進行性に低下する[9]．尿管結紮後の残存 GFR の維持は，(i)ネフロンでの Na と水の再吸収持続，(ii)腎尿路が拡張できるということ，および(iii)腎臓の血行動態変化によって起こる．糸球体濾過には 4 つの主要な規定因子がある．(i)糸球体毛細血管腔と Bowman 腔との間の平均静水圧差(ΔP)，(ii)腎血漿流量(Q_A)，(iii)糸球体毛細血管壁の限外濾過係数(K_f)(濾過に利用可能な全表面積と濾過器官としての特徴である内因性の透過機能の両方を反映する)，および(iv)糸球体毛細血管壁を介する平均膠質浸透圧差(Δπ)である．これらの指標が尿管閉塞によってどのように影響を受けるかについては，閉塞の継続期間，動物の体液量の状態，対側の機能している腎臓の有無によっている．

1) 静水圧勾配の変化

尿管結紮は尿管圧を上昇させる．この変化は即時的に近位尿細管圧の変化に反映され，その圧は尿管よりも高い．尿細管内圧の上昇は，動物の体内水分量の状態，平均尿流速度，腎臓の閉塞が一側か両側かによる．しかし，体液量の状態によらず尿管閉塞の 1 時間以内に尿細管内圧が上昇する(**図 12.1**)．これに伴い，糸球体毛細血管の静水圧上昇が起こるが，この糸球体内圧の上昇は尿細管内圧に比例しない[10]．したがって，糸球体毛細血管を介する正味の静水圧差は減少する．その結果 GFR は低下する．尿管閉塞後約 5 ～ 6 時間すると近位尿細管内圧は低下しはじめる[11]．24 時間後に尿細管内圧は片側尿管閉塞(unilateral ureteral obstruction：UUO)とした場合は，閉塞前の生体内の値よりも低下するか[11, 12]，ほぼ等しくなるが[13]，有効な濾過圧には回復しない．それは，糸球体毛細血管内静水圧がさらに速い速度で低下し[11, 12]，閉塞前のレベル以下にまで低下するためである．

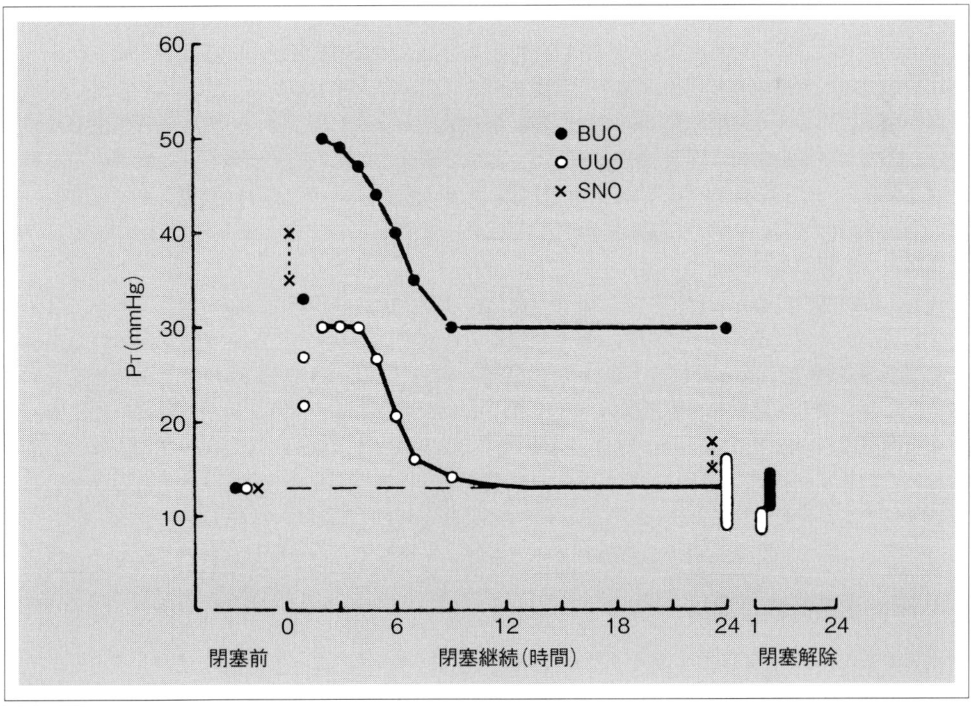

図 12.1　片側尿管，両側尿管，単一ネフロンの完全閉塞における閉塞前，閉塞中，閉塞解除後の近位尿細管圧(pressure in renal proximal tuble：P_T)．BUO：bilateral ureteral obstruction(両側尿管閉塞)，SNO：single nephron obstruction(単一ネフロン閉塞)，UUO：unilateral ureteral obstruction(片側尿管閉塞)．

両側尿管閉塞の動物では，初期にはUUOのラットでみられるよりも近位尿細管内圧が2倍高い[11,14]（**図12.1**）．24時間後までに尿細管内圧レベルは低下するが，前値までには戻らない[14,15]．この時期には糸球体毛細血管圧は閉塞前の値と変わらなくなる．このような条件下においては，高い尿細管内圧がGFRの有意な低下に関与している．

2）腎血流量の変化

尿管閉塞は一過性の腎血流量の増加を引き起こす[16]．輸入細動脈の血管抵抗の減少が片側閉塞の腎臓への血流量増加の原因である[16,17]．この現象は，除神経して摘出した腎臓の灌流でも観察されることから，血流量が増加する相は腎内部の機構によって媒介されることが示唆される．この相における血流量分布の測定では，皮質内層の血流量増加が示される[18～20]．尿管閉塞が続いている間は髄質内層への血流量は徐々に減少していく[21]．この腎血流量の増加はGFRを維持しようとする血行動態的反応である可能性がある．腎血流量の増加と輸入細動脈の拡張は，糸球体毛細血管圧の上昇をもたらす．この反応により，実質的には近位尿細管圧が上昇するにもかかわらず，閉塞前値の約80%にGFRが維持される．この反応の元となる機序は，単一ネフロンにおいて，近位尿細管を蝋（ろう）で栓をすることで糸球体に有意な血行動態的反応が起こるので，単一ネフロンのレベルで産生される信号が関係している．Tanner[22]は，輸入細動脈の血管抵抗低下は遠位尿細管緻密斑への急速な尿細管腔液の到達が阻害されることに関係し，尿細管糸球体フィードバックによって起こることを示唆した．しかし，Ichikawa[23]は，尿細管の遮断に際して近位尿細管圧が正常範囲内に維持されれば糸球体血流量は増加しないことを示唆しており，このことからは糸球体血行動態の変化が，尿細管腔液が遠位尿細管へ運ばれなくなることよりも，むしろ尿細管腔液の動態の結果であることが示唆される．尿管閉塞後の一過性の腎血流量の増加は，indomethacinのようなプロスタグランジン合成阻害薬の投与で抑制することができる[24]．したがって，プロスタグランジンE_2やプロスタサイクリンのような血管拡張性プロスタグランジンがこの初期の血管拡張作用を担っていると思われる．この段階での腎臓の血管床は，腎神経の電気刺激あるいはカテコラミン投与のいずれかにより血管収縮を誘発しても，特別に血管収縮が起こらなくなる．加えて，腎血流量の自己調節が障害されることからは，尿路閉塞の発症に引き続いて顕著な血管拡張の影響があることが示唆される．閉塞に続いて起こる血流量の増加は通常2時間から3時間が最大となる．

閉塞発症後約3～5時間の第二相では，腎血流量は減少しはじめるが，一方で尿管圧は上昇しつづける．これは部分的には間質圧の上昇による腎血管抵抗の変化の結果と思われる．この相で尿管圧は正常値に向かって低下しはじめるが，腎血漿流量は減少しつづけ，24時間後までに正常値の約30～50%にまで低下する[25,26]．片側尿管閉塞（UUO）に対するこの腎臓の血管収縮反応は主として輸入細動脈の血管抵抗の増加から起こっている．

両側尿管閉塞の動物における腎血行動態の変化は，UUO後にみられるものと同様である．シクロオキシゲナーゼ阻害薬によって抑制される[24]初期の血流増加相[14,16]もあり，尿細管内圧の上昇による続発性のGFR低下がみられる．腎血漿流量は徐々に減少し，UUO後24時間でみられるのと同様となるが，輸入細動脈の血管抵抗は同じように増加しないこともある．持続的に高い近位尿細管圧と腎血漿流量の低下の結果としては，UUO後よりも両側尿管閉塞後のほうがGFRの低下がより大きいと予想されるが，実際にはそのようにはならない．このことは，両側尿管閉塞のラットのほうがUUOのラットよりも24時間閉塞していた尿管の解除の前後で糸球体毛細血管内圧がより高く，濾過しているネフロン数がより多いという影響を反映しているかもしれない[27]．

3）限外濾過係数の変化

尿管閉塞後にGFRは腎血漿流量よりも高度に低下する[9]．これにより濾過比が低下する．このことは血流量と糸球体毛細血管圧の両方が低下するので，糸球体前の血管が選択的に収縮し，結果的にGFRは血流量よりも大きく低下することになるとも考えられるし，その一方で，腎臓の非濾過領域へ血流が集中するか，あるいは糸球体あたりの濾過領域の減少が起こるとも考えられる．しかし，尿管閉塞ラットにおけるK_f値が，正常のラットで通常得られる値よりも低値であるという所見により，後者が生じているということが示される[28]．

4) 正味の膠質浸透圧の変化

糸球体毛細血管壁を介する膠質浸透圧差の変化が，尿細管閉塞後の糸球体血行動態を変化させうるかどうかについての知見は得られていない．

要約すると，閉塞における単一ネフロン GFR の低下は，糸球体毛細血管壁を介した正味の静水圧低下によって引き起こされる．正味の濾過静水圧の低下は，初期には尿細管内圧の上昇によって起こる．閉塞 24 時間後には，糸球体内圧の低下が糸球体毛細血管壁を介する正味の静水圧低下の主な原因である．両側尿管閉塞を起こした実験動物では，尿細管内圧の持続的上昇と糸球体内圧の低下の両方が，糸球体毛細血管を介した正味の静水圧低下に関与している．K_f 値が低下するという証拠もある．24 時間の閉塞後に単一ネフロン GFR よりも腎臓の総 GFR の低下が大きいことは，閉塞が起こっている間に，ネフロンのなかに機能を停止するものがあるという事実に起因している．

2. 片側閉塞と両側閉塞の違い

腎臓の血行動態の変化は，閉塞が片側か両側かによって正確には異なっている[8,11]．片側尿管結紮 24 時間後，単一ネフロン GFR の低下はほとんどすべて，糸球体毛細血管内圧の低下による．しかし，両側尿管閉塞のラットでは，糸球体毛細血管内圧の低下と尿細管内圧の持続的な上昇の両方が正味の濾過圧低下の原因である．さらにまた，24 時間の片側結紮後に濾過しているネフロン数は，両側閉塞の動物のほうが片側閉塞よりも多い[27]．片側尿管閉塞と両側尿管閉塞との間のこのような血行動態の違いの原因はいまだ明らかになっていない．潜在的な血管拡張物質である心房性ナトリウム利尿ペプチド(atrial natriuretic peptide：ANP)の循環血液中濃度は，両側尿管閉塞のラットのほうが片側尿路閉塞(UUO)のラットよりも高値である[29]．ANP は糸球体前の血管拡張と糸球体後の血管収縮を起こし，分離した糸球体標本の灌流において K_f 値を上昇させることが明らかになっている．また，外因性 ANP 投与は片側尿管閉塞解除後の GFR あるいは両側尿管閉塞解除後の GFR を増加させる[29,30]．ANP はアンジオテンシンⅡの血管収縮作用と拮抗するため，両側尿管閉塞動物における *in vivo* での内因性 ANP 血中濃度の上昇は，UUO の動物と比較して腎臓の血管収縮を最小限にする可能性がある．

3. 尿管閉塞の持続が糸球体機能に与える影響

ラットにおける完全尿管閉塞では，48 時間後に糸球体濾過量(GFR)が基礎値の 2%にまで低下し，そのままこの低い状態を持続する．腎血漿流量もまた減少するが，減少の程度は GFR ほどではない[25]．部分的慢性尿管閉塞による影響は閉塞の程度と継続期間の両方による．ラットにおける部分的尿管閉塞の 2 ～ 4 週間後には，腎臓の総 GFR が基礎値の 1/3 まで低下することもある[31]．しかし，単一ネフロン GFR は基礎値の 20%の低下にとどまるのみであることから，全体としての腎機能低下は，微小穿刺法(マイクロパンクチャー)では確認できない傍髄質ネフロンにおいて機能しているネフロン数が減少する結果である，と示唆されている[31]．

2 ～ 4 週間の部分的閉塞ラットでは，K_f 値が 30%低下する．GFR と単一ネフロン血漿流量は，輸出細動脈よりも輸入細動脈の血管抵抗が低下することで糸球体毛細血管圧が上昇するためほぼ正常に保たれている．この血管拡張はプロスタグランジンによって媒介され，indomethacin の投与は輸入細動脈と輸出細動脈両方の血管抵抗を上昇させ，単一ネフロン GFR を低下させる[32]．この変化は，イヌではラットほど大きくはないが，概して同様の経過をとる[33]．

1) 糸球体機能の調節因子

2つの主要な血管収縮性物質であるアンジオテンシンⅡおよびトロンボキサン A_2 とそれ以外のいくつかの血管作動性物質[7]が，閉塞でみられるネフロンあたりの血漿流量と単一ネフロン GFR の変化に対して役割を果たしている．尿管閉塞ラットでトロンボキサン A_2 の合成を阻害すると，輸入細動脈と輸出細動脈両方の血管収縮が低下し，ネフロンあたりの血漿流量を増加させる[34]．トロンボキサン A_2 はまた，メサンギウム細胞を収縮させ，利用可能な濾過表面積を減少させることで K_f 値を低下させることができる．正常動物に対するアンジオテンシンⅡの投与は正味の濾過圧を上昇させるが，これはおそらく輸入細動脈よりも輸出細動脈のほうの血管収縮が強いためと推測され，閉塞解除後にアンジオテンシンⅡの形成が阻害されて GFR は増加する[34]．この GFR の増加は濾過表面積の増大によって起こると思われる．というのは，アンジオテンシンⅡはメサンギウム細胞を収縮させ[7]，それによって濾過に利用可能な糸球体毛細血管総面積を減少させうるからである．加えてアンジオテンシンⅡはネフロンあたりの血漿流量を減少させるが，これもまた単一ネフロン GFR の低下に関与している．閉塞後の腎血行動態を調節するこれら 2 つの血管収縮性物質の中心的で重要な役割については，閉塞前にアンジオテンシン変換酵素阻害薬とトロンボキサン A_2 合成阻害薬の両方で前処理されたラットが，閉塞解除後にほとんど正常の腎機能を示すという事実に表されている[30]．

血管拡張性物質であるプロスタグランジンは閉塞腎において産生量が増加するが，トロンボキサン A_2 とアンジオテンシンⅡの血管収縮作用と拮抗することにより，GFR のさらなる低下を防ぐことができる．実際，あらかじめトロンボキサン産生を阻害したラットの閉塞解除後に，シクロオキシゲナーゼ阻害薬を投与すると，腎臓の総 GFR と腎血漿流量の著明な低下を引き起こすことが示唆されている[34]．

間質へ浸潤した白血球は主としてマクロファージであるが，この浸潤は尿管閉塞に引き続いて早期に起こる現象である．これは尿管閉塞後 4 〜 12 時間で増加しはじめ，その後数日間以上にわたって増加しつづける．尿管結紮 4 日後の閉塞腎における腎皮質のマクロファージ数は，対側の非閉塞腎あるいは年齢を合わせて偽(sham)手術を行った動物の正常腎と比較して 20 倍も多い[35]．尿管閉塞直後の腎臓への白血球遊走のシグナルは，主としてマクロファージに特異的であると考えられている．それは T リンパ球がほとんどみられず，多形核白血球が存在しないからである[35,36]．Diamond らは，尿管結紮の 12 時間後に尿細管上皮内で単球走化性ペプチド(monocyte chemoattractant peptide：MCP)-1[37]，オステオポンチン(osteopontin)[38]，細胞間接着因子(intercellular adhesion molecule：ICAM)-1[39]の発現が上昇することを報告した．このように近位尿細管はマクロファージ走化性物質を産生することができ，活性化マクロファージに富んだ間質への炎症細胞浸潤の発症を含め，尿管閉塞に対する協調的反応に関係している．この浸潤は尿管閉塞後の急性の機能的変化に重要な役割を果たしており[40]，他のさまざまな臓器においても同様に，閉塞後後期に起こる構造的変化の病因に密接に関係している[41]．

2) 尿管閉塞解除後の糸球体機能の回復

尿管閉塞解除後の GFR の回復の程度は閉塞の重症度と継続期間による．イヌにおける 2 週間にわたる完全尿管閉塞を解除した後には，閉塞されていた側の腎臓の平均 GFR は，閉塞前の値の 25% であり，対側腎の 16% であった．これは対側腎に GFR の代償性の増加が起きていたことを意味する[42]．その後閉塞されていた側の腎臓の GFR 増加と正常腎の GFR 低下が起こり，閉塞解除後約 2 か月で安定化する．しかし，閉塞されていた側の腎臓の GFR は正常には回復せず，2 年後も対側腎で得られる値の約 50% 以下にとどまっている．有効腎血漿流量の変化は，GFR にみられる変化を反映している．

ラットでは尿管閉塞が 72 時間を超えて存在した場合，GFR の永久的な低下が起こる．閉塞の持続が 30 時間未満では腎臓の総 GFR は完全に回復するが，GFR の正常化はすべてのネフロンにおける単一ネフロン GFR の均一な回復の結果ではないと思われる[43]．ということは，表在単一ネフロン GFR の測定から計算される腎臓の総 GFR は，腎臓の総クリアランスを直接測定して得られる GFR よりも多いからである[27]．表在ネフロン(微小穿刺法が可能)のなかで 60% が閉塞解除直後に濾過しているが，傍髄質ネフロンでは濾過しているのは 12% のみである．このことは傍髄質ネフロンの選択的な喪失を示唆している．その後の研究により，24 時間にわたる UUO の解除後 3 〜 6 時間では

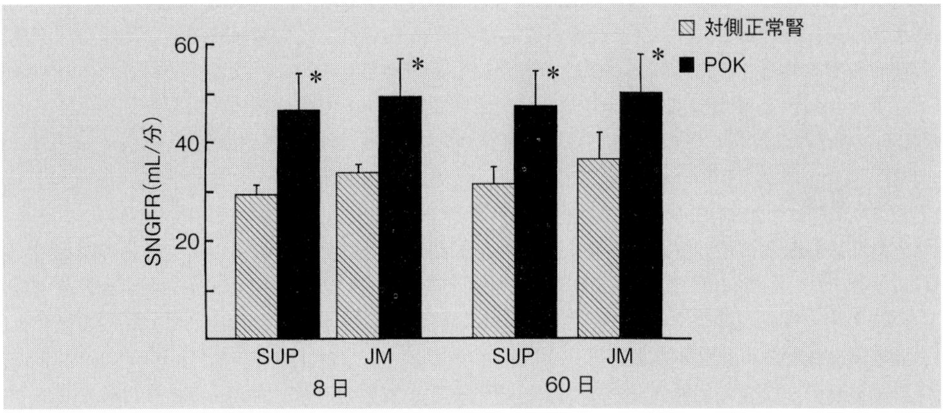

図12.2　24時間のUUO(unilateral ureteral obstruction；片側尿管閉塞)解除後8日と60日のラットのSUP(superficial；表在)およびJM(juxtaglomerular；傍髄質)のネフロンのSNGFR(single-nephron glomerular filtration rate；単一ネフロン糸球体濾過量)．POK(postobstructed kidney；閉塞後腎)におけるSNGFR値は対側腎に比較して有意に大きかった(＊)．

GFR値は尿管結紮前の1/6であることが明らかにされた[43]．閉塞解除後14～60日でGFRは増加し，実験側の腎臓におけるGFR値は対側の対照腎と等しくなる[43]．単一ネフロンGFRと濾過しているネフロンの数はHansenの改変式を用いて求めることができ，閉塞後腎ではネフロンの85%が濾過しているにすぎず[43]，このことは，腎臓の総GFRの正常化が残存する機能性ネフロンの過剰濾過(単一ネフロンGFRの増加)という代償により起こることを示唆している(**図12.2**)．機能性ネフロンの総数は永久的に減少していると思われる．この尿管閉塞後のネフロン喪失の原因を説明できる機序は，閉塞性尿路疾患に続発する慢性腎不全の長期的な重要性と同様に，いまだ明らかになっていない．

4. 尿管閉塞が尿細管機能に与える影響

尿細管機能の異常は尿路閉塞に共通しており，主な障害はネフロン遠位セグメントに位置している．その結果，腎臓での電解質調節の変化と，尿濃縮力低下による水排泄調節の変化が起こる．閉塞後の尿細管障害の程度と性質は，一部には閉塞が両側性かあるいは片側性かによる．この違いは，血行動態反応の違い，ネフロンの内因性変化の違い，外因性因子の違い(例えば，両側閉塞における体液量増加やNa利尿物質の蓄積)のいずれか2つ，あるいは3つすべてが組み合わさって起こると考えられる．

1) ナトリウムと水の調節

糸球体濾過量(GFR)の低下と濾過されるNa負荷量の低下にもかかわらず，片側尿管閉塞(UUO)ラットの閉塞後腎によるNa排泄は対側腎と同様である[44]．したがって，Na分画排泄率は閉塞後腎が対側腎よりも大きい．同様の所見は，より長期間の閉塞後におけるイヌやヒトにおいて報告されている．これらの所見は閉塞を起こしていた腎臓による尿細管でのNaと水の再吸収における重要な変化を意味する．血管内容量の変化は，閉塞後腎によるNaと水に対して，絶対量としての排泄量と分画排泄率に影響を与えると思われる．UUO解除後のNa排泄の絶対量は，麻酔下に体液量減少の状態にしたラットでは，覚醒しているラットと比較して減少している．反対に，食塩水による細胞外液(extracellular fluid：ECF)量増加は，Na排泄の絶対量と分画排泄率の両方を増加させる．この増加は閉塞解除後の腎臓のほうが対側の対照腎よりも大きい．

両側尿管閉塞の解除では，UUOの解除後と比較してNaと水の排泄に量的な違いがある．ヒト[45,46]および実験動物[12,47～49]において，両側尿管閉塞解除後には尿中へのNaおよび水の絶対的な排泄量に劇的な増加が起こり，いわゆる閉塞後利尿とよばれる状態になる．両側尿管閉塞とUUOとの間の閉塞解除後におけるNaおよび水排泄の違いは，UUOと比較して両側尿管閉塞期間中の尿素濃度と潜在的な細胞外液(ECF)の増加が異なることによるのかもしれない．また，心房性ナトリウム利尿ペプチド(ANP)の循環血液中の濃度は，両側尿管閉塞ラットでは片側尿管閉塞ラットよりも有意に高い[29]．

2) 尿の濃縮

部分的な尿路閉塞の患者や部分的または完全な尿路閉塞の解除後の患者では，腎臓の濃縮力障害がみられる[50, 51]．この回復には閉塞の解除後，数か月を要することがある．vasopressin投与に反応しない低張尿と多尿が持続する患者[52, 53]では，水分摂取が不適切な場合には重度の脱水と高ナトリウム血症を発症する可能性がある．

尿濃縮障害は，髄質の間質における高張性の低下と皮質集合管のvasopressin作用への反応不全の両方によって説明することができる．

ラットにおける24時間にわたる片側閉塞を解除した後のこの閉塞腎の尿浸透圧は，対側の対照腎が約2,000 mOsm/kgH_2Oであるのに比較し，400 mOsm/kgH_2Oを超えることはほとんどない．この尿浸透圧の低下は髄質の高張性の著明な低下を伴う[54, 55]．腎髄質の間質ではNaと尿素両方の濃度低下が起こる．この腎髄質の間質における高張性の低下はHenleループ上行脚におけるNaClの再吸収低下によって起こると思われる．この再吸収の低下は髄質に存在する溶質の減少につながり，髄質の間質における浸透圧を低下させ，したがって集合管内から間質へ水を移動させる浸透圧による駆動力を低下させる．閉塞腎の髄質の外層におけるNa^+/K^+ ATPase活性の低下がこのようなNa再吸収障害に関与すると思われる[56]．プロスタグランジン合成の増加もこの障害に関与している可能性がある[57]．

髄質領域への血流量の増加は，髄質に存在する過剰な量のNaと尿素の両方を除去し，それによって髄質の高張性低下が起こる可能性がある．閉塞期間中の髄質の血流量は低下するが，閉塞の解除後には髄質の血流量の著明なオーバーシュートが観察される．

閉塞の結果として傍髄質ネフロン数の永久的な減少が起こると思われる[43]．傍髄質ネフロンには一番長いHenleループがあり，溶質の再吸収と髄質の高張性形成を行っている．したがって，その喪失は閉塞の急性期でみられるほど顕著ではないものの，閉塞後腎での濃縮力の永久的な障害を引き起こす[43]．

部分的尿路閉塞状態におけるvasopressinの投与は尿流量を減少させず，通常，尿浸透圧を上昇させない[53]．vasopressin抵抗性の等張尿は，髄質の間質における高張性形成障害が一部原因となっている．しかし，閉塞腎では髄質の間質は低張性ではないため，低張尿の存在により示唆されるのは，本来であれば集合管の水透過性を適切に増加させるvasopressinの作用が障害されていることで，集合管液と間質液との間の浸透圧が完全には等しくできていないということである[58]．両側あるいは片側尿管閉塞の条件[60, 61]においては，シクロオキシゲナーゼ2[62]とアンジオテンシンII[63]の両方の機序により，アクアポリン2(集合管主細胞に主として存在する水チャネル[59])の発現が低下する．

上述した2つの機序に加え，両側尿管閉塞の解除後には，閉塞の期間中に体内に貯留した溶質の浸透圧作用が両側尿管閉塞の解除後の等張尿の形成に関与する．

3) 尿の酸性化

ヒトおよび実験動物において，両側尿管閉塞あるいは片側尿管閉塞(UUO)の解除後に酸の排泄が障害される[50, 64～66]．通常，閉塞の解除後に正常化するが，それには一定の時間(数か月)を要することがある．尿路閉塞の実験動物モデルにおける研究[65, 66]では，患者の研究の場合[50]と同様に，酸血症や酸の負荷に対する反応として尿のpHを正常下限まで低下させることのできない遠位尿細管性アシドーシスが形成されることが示唆されている．ラットのHCO_3^-滴定における研究では，UUOの解除後に近位尿細管でのHCO_3^-の再吸収低下はみられないことが報告されている[66]．微小穿刺法による実験でも表在ネフロンの近位あるいは遠位セグメントにおける HCO_3^- 再吸収の低下については示すことはできなかった．尿の二酸化炭素分圧(P_{CO_2})値は HCO_3^- 負荷後も低いままであった．これらのデータからは，UUO 解除後の酸性化障害は，表在ネフロンの遠位尿細管と集合管における H^+ 分泌低下，あるいは傍髄質ネフロンにおける HCO_3^- 再吸収の変化の，いずれかにより起こることが示唆される．介在細胞の管腔側膜表面にある H^+ ATPase のポンプ数の減少が，尿管閉塞に伴って起こる酸性化障害の原因と思われる．免疫組織化学的研究により，尿管閉塞ラットの集合管介在細胞にある H^+ ATPase の 31 kDa サブユニットが，管腔側膜の染色において減少していることが明らかにされている[67]．この減少は閉塞の解除後 3 ～ 5 日で正常化し，それに伴って閉塞後腎における尿 pH は対側腎と等しくなる．

4) カリウムの排泄

慢性閉塞性尿路疾患の患者では，高カリウム血症性高塩素血性アシドーシスを認めることが，これまで示唆されてきている[64]．いずれの GFR レベルにおいても，閉塞性尿路疾患患者の K 排泄分画は，他のさまざまな腎疾患を原因とする腎機能障害患者の対照群よりも低下している(**図 12.3**)．閉塞性尿路疾患患者における高カリウム血症性高塩素血性アシドーシスの発症は，以下に述べることから少なくとも部分的に説明できる．(i)おそらく腎臓でのレニン産生低下によると思われる続発性のアルドステロン分泌低下(低レニン性低アルドステロン症)，(ii)全身性のアシドーシスがあるにもかかわらず尿 pH を最大限低下させられず，アンモニウムと滴定酸の尿中排泄が低下して腎臓からの H^+ 分泌障害が起きる(Ⅳ型遠位尿細管性アシドーシス)，(iii)この 2 つの障害の合併，(iv) K 分泌におけるアルドステロン作用に対する遠位尿細管の感受性低下．UUO のラットにおいては障害を受けていない皮質集合管で Na-K ポンプの局所での代謝回転も徐々に低下する[68]．このこと

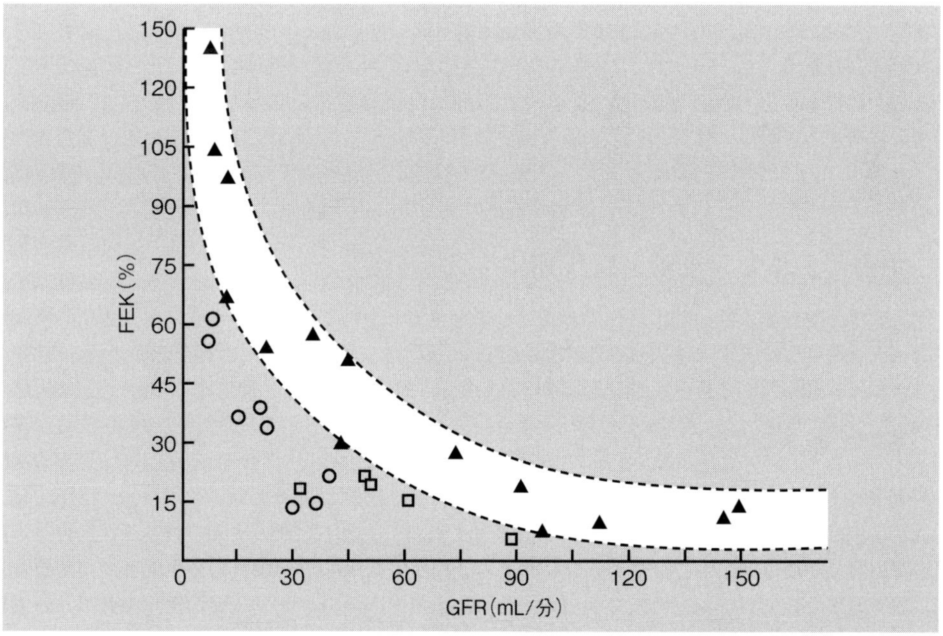

図 12.3　基礎条件下での FEK(fractional excretion of potassium；K 分画排泄)の GFR(glomerular filtration rate；糸球体濾過量)に対する関係．破線内の領域は，慢性の GFR 低下で観察される正常の適応性の K 排泄分画増加を示す．これらデータは異なる GFR の 14 の K 正常の対照群(▲)から得られている．各患者は(○・□)は，それぞれ対応する GFR から予想されるよりも FEK の基礎値が低い．○は遠位尿細管性アシドーシスの患者(グループ 1)を示し，□は選択的アルドステロン欠損による高カリウム血性代謝性アシドーシスの患者(グループ 2)を示す(Batlle DC, Arruda JAL, Kurtzman NA. Hyperkalemic distal renal tubular acidosis associated with obstructive uropathy. *N Engl J Med.* 1981；304：373-380 より許可を得て転載)．

は閉塞性尿路疾患に伴うK分泌異常に重要な関連をもつ可能性がある.

5) 二価陽イオンとリン酸の排泄

ラットやヒトでも片側尿管閉塞(UUO)の解除後にCa排泄分画は低下する[69,70]. しかし, 閉塞後にCa再吸収の変化が起こる機序についてはいまだ明らかにされていない.

Caとは反対に, Mgの排泄は両側尿管閉塞あるいはUUOの解除に引き続いて増加し, そして重度の低マグネシウム血症を引き起こすことがある. この変化は食事のMg制限では修飾されない. ラットでUUO解除後にみられるMgとCaの排泄の違いは, 近位尿細管でCaがMgよりも多く再吸収されることに関係しているらしい. ラットで濾過されるMgの主要な再吸収部位は太い上行脚であることから, このセグメントでの再吸収障害が尿中Mg排泄の著明な増加の原因であると思われる.

閉塞後腎でのリン酸の再吸収は, 閉塞の継続期間と, 閉塞が両側かあるいは片側かによって異なっている[70~72]. 24時間にわたる両側尿管の閉塞を解除した後には, リン酸の排泄はNaと水の排泄と並行し, 濾過された負荷量の分画として表すと絶対値で増加している. この排泄増加は副甲状腺摘出の影響を受けず, また細胞外液(ECF)量の増加では説明できない[71]. しかし, 通常起こる血清Pの上昇をあらかじめ抑えるために両側尿管閉塞前に食事中のP制限を行うと, P排泄の増加を防止することが可能である. また, 正常ラットの血清P濃度を両側尿管閉塞後にみられるのと同じ程度まで上昇させると, 結果的にP尿も同じように起こる[71]. これらの観察から示唆されることは, Pの濾過負荷量が両側尿管閉塞解除後のP排泄速度の主要な決定因子であるということである. P再吸収障害のネフロンの部位を検証した研究は現在までないが, 尿管閉塞による変化がもっとも強いのが近位尿細管であるということ, またP再吸収の主要な場所も近位尿細管であるという事実から, P再吸収障害部位は近位尿細管であると推測されている.

反対に, UUO解除後のP排泄は, ヒト[73], ラット[72], イヌ[74]の閉塞後腎で減少し, 対側腎で増加する. UUOのラット対側腎でのP排泄の増加は副甲状腺摘出によって打ち消される. 閉塞後腎でのPの貯留増加は, 単一ネフロンGFRの低下と近位尿細管でのP再吸収増加によって起こると思われる. 要約すると, UUO解除後では主として腎臓の血行動態の変化からP排泄の変化が起こり, 両側尿管閉塞の解除後では主として血清P濃度という腎外因子によってP排泄が大部分調節されるのである.

5. 閉塞がホルモン反応と腎代謝に与える影響

尿管閉塞の解除後には, 閉塞後腎のホルモンに対する反応の変化が次のように起こる[75]. 閉塞性腎症に引き続いて(i)腎外の内分泌臓器で産生されるホルモンの排泄低下と腎代謝の変化, (ii)腎内部のホルモン産生速度の変化, (iii)閉塞腎のホルモンに対する反応性と感受性の変化, である.

1) 副甲状腺ホルモン

閉塞腎は外因性の副甲状腺ホルモンの投与に反応して尿中P排泄とサイクリックAMP(cyclic adenosine monophosphate：cAMP)の分泌を増加させる. しかし, その反応の強さは対側腎より閉塞後腎のほうが小さい[72]. このホルモンに対するこの反応低下は, cAMPの産生低下, 閉塞後腎の近位尿細管から得られる基底側膜でのホルモンによるアデニル酸シクラーゼ活性化の低下, および同じ膜における副甲状腺受容体の明らかな喪失を伴っている[76].

両側尿管閉塞の解除後における副甲状腺ホルモンの投与はP排泄の絶対量も分画排泄率もさらに増加させることはない[71]. しかし, 食事中のPを増加させてPの濾過量が正常に戻されると, 閉塞後腎によるP排泄は, 副甲状腺ホルモンへの反応と同様に正常化する.

尿管閉塞は副甲状腺ホルモンに対する骨におけるCa反応を抑制するが, これは閉塞腎による1,25-ジヒドロキシビタミンD_3(1,25-dihydroxyvitamin D_3)の産生低下か, あるいは循環している副甲状腺ホルモン濃度の上昇によると推測される.

2) アンジオテンシンⅡ

閉塞後腎はアンジオテンシンⅡに反応してプロスタグランジンを放出させる能力が増加しており，その反応曲線からはホルモンに対する受容体数または親和性，あるいはその両方の増加が起こることが示唆される．また，8～32日間，閉塞していたウサギの腎臓において腎皮質のアンジオテンシンに対する収縮反応が増強することから，閉塞後腎のアンジオテンシンⅡに対する感受性が増加していることが示唆される．一方で，閉塞腎から単離した糸球体において *in vitro* でのアンジオテンシンⅡ添加に対する反応としてのエイコサノイドの産生は抑制される[77]．

3) 抗利尿ホルモン(vasopressin)

水透過性に関する抗利尿ホルモン(antidiuretic hormone：ADH)の作用に対する集合管の反応性低下が，尿管閉塞後にみられる尿濃縮障害に関与していると思われる．外因性のADHに対するcAMPの反応は，非閉塞ラットに比較して両側尿管閉塞ラットでは著明に抑制されている．また，ウサギの閉塞腎から単離した皮質集合管では，ADH誘導性の浸透圧差に伴う水の移動が有意に障害されている[58, 78]．

4) 腎代謝

尿管閉塞に引き続いて起こる腎代謝のさまざまな変化がこれまでに報告されている[75]．刷子縁膜のアルカリホスファターゼ，基底側膜のNa^+/K^+ ATPase，グルコース-6-ホスファターゼの活性はすべて急速に低下し(尿管閉塞の2日以内)，閉塞の解除に引き続いて正常に回復する．反対に，五単糖リン酸回路の酵素活性は尿管閉塞後に増加する．

このような変化の多くは，嫌気的代謝への腎臓の適応として矛盾しない．嫌気的解糖は閉塞の持続(10～14日)により正常値の10倍以上にまで増加し[79]，その異常は閉塞の解除後でさえ続くこともある[80]．電子顕微鏡写真では，尿管閉塞による24時間の尿管結紮後にミトコンドリアの構造的変化が起こることが示唆されている[81]．閉塞後腎から得られた皮質片でのアンモニア産生の低下が明らかにされており[81]，このことは尿管閉塞後の酸排泄障害に関与していると思われる．

腎尿細管細胞から単離した基底側膜を用いた実験では，閉塞に引き続いて膜のリン脂質成分の減少が起こることが報告されている[82]．脂質組成，あるいは膜の物理的特性(流動性)は，膜結合型酵素の活性と水透過性に影響を与えるため，閉塞後に引き続いて起こる基底側膜の脂質組成の選択的な変化が，尿管閉塞の解除後にみられる輸送性の変化とホルモンに対する反応の変化の原因となっている可能性がある．

酵素活性の変化に加え，尿管閉塞は閉塞腎および対側腎の両方に遺伝子転写の変化も引き起こす[83]．

6. 尿管閉塞が腎臓の構造に与える影響

腎臓の形態学的変化は，(i)腎血流量の減少，(ii)尿管圧の上昇，(iii)マクロファージとリンパ球の浸潤，(iv)細菌感染の結果，起こる．

腎臓の構造的変化は閉塞の原因に関係なく似ている．急性完全閉塞の初期には腎盂腎杯の拡張を伴う腎臓の腫脹と浮腫が起こる．顕微鏡的には主として集合管と遠位尿細管セグメントに尿細管拡張が発生する[84, 85]が，近位尿細管細胞の扁平化や萎縮もまた起こることがある．Bowman腔が拡張し，Tamm-Horsfall蛋白を含むかもしれないが，通常，糸球体の構造は初期には保たれている．最終的には糸球体周囲の線維化をある程度引き起こす．

慢性の部分的閉塞では，腎盂の高度の拡張，腎乳頭の扁平化や陥凹を伴う肉眼的な水腎症を発症する．最初に影響を受ける構造はBellini管である．それに引き続いて，他の腎乳頭構造が障害される．最終的には腎皮質組織が侵され，進行した場合には菲薄化した腎組織が大きな嚢胞状の腎盂尿管を取り囲むような変化が起こることがある．

持続する閉塞は，ネフロンの閉塞を伴う間質線維化を引き起こす．尿細管細胞の増殖とアポトーシス，上皮-間葉形質転換，(筋)線維芽細胞の集積，細胞外基質沈着の増加，尿細管萎縮が起こる．腎血流量の低下の結果起こる虚血が閉塞後の腎実質障害に関与し，そしてアンジオテンシンⅡとトランスフォーミング成長因子 β (transforming growth factor-β：TGF-β)が病態の発生に重要な役割をもつことがこれまでに明らかにされている[86, 87]．尿細管周囲毛細血管と尿細管細胞との隙間の増加が虚血に関与すると思われる[88]．浸潤細胞，特にマクロファージは，炎症因子と増殖因子を放出することによって間質の細胞増殖，瘢痕化，間質腔の拡大に関与している可能性がある．細菌感染(腎盂腎炎)の合併は腎実質線維化の進展と，観察される病理学的変化に付加的な役割を果たしていると思われる[89]．

閉塞直後の急性期に認められる腎機能の可逆的変化が，慢性的に不可逆的な構造異常に転換していく現象の過程には，基質の産生と分解の調節と同様に，浸潤細胞と残存細胞の間の複雑な相互作用，ホルモン，サイトカインおよび増殖因子の産生が絡み合っている．これらの因子については以下で述べるが，**図 12.4** に要約する．

1) 尿細管間質線維化の発症

尿細管間質は全腎容量の約 80%を占める．腎間質の線維化は長期にわたる閉塞性尿路疾患の結果みられる共通の所見であり[90, 91]，細胞外基質の合成，基質の沈着，および基質の分解の不均衡から発症する．片側尿管結紮ウサギでは閉塞発症後 7 日で間質の拡大がみられ，時間とともにコラーゲン線維と線維芽細胞の増加が進行する[90]．腎実質への単核球浸潤と間質細胞の増殖もまた起こる[92]．3 日間あるいは 7 日間の尿管閉塞のウサギの腎間質において，複数の細胞外基質成分(Ⅰ，Ⅲ，Ⅳ型コラーゲン，フィブロネクチン，ヘパラン硫酸プロテオグリカン)の合成増加が起こることが最近になって報告されている[91]．

同様の観察は，片側尿管閉塞(UUO)3 日後のラットでもこれまでに報告されており[93]，尿細管間質における間質コラーゲン(Ⅰ，Ⅲ型)，基底膜コラーゲン(Ⅳ型)の沈着が増加する．これは閉塞腎

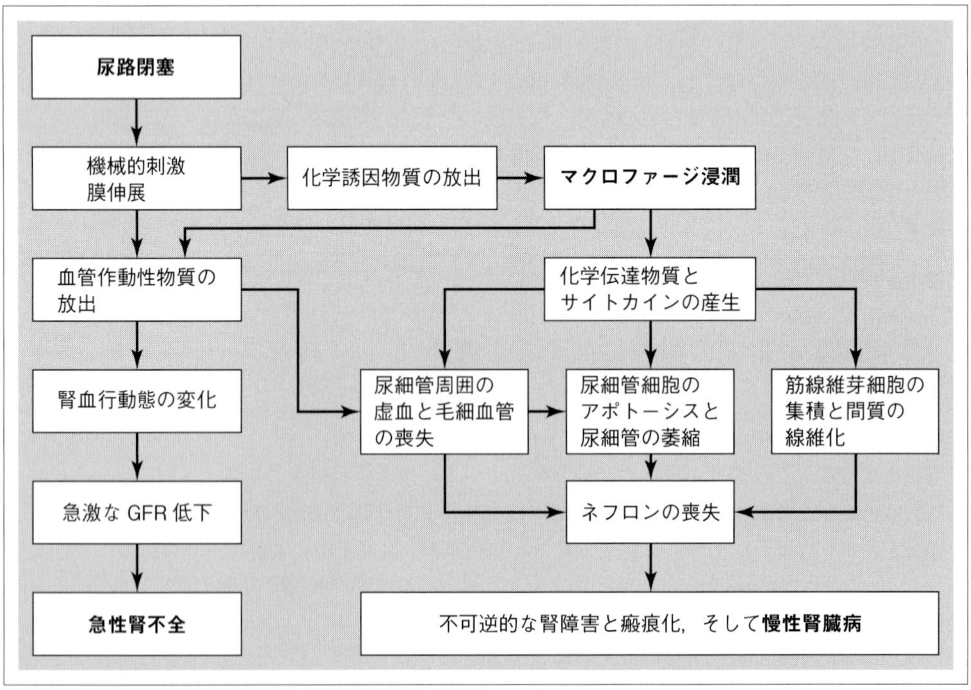

図 12.4　閉塞後の腎機能の急性の機能的で可逆的変化が慢性の不可逆的構造的異常に転換していく現象の経過図．急性の機能的変化を調節するとともに不可逆的な構造的障害と線維化の発症を引き起こすマクロファージ浸潤の重要な役割について銘記すること．

の間質内におけるコラーゲン α_1（Ⅳ型）と TGF-β_1 のメッセンジャー RNA（messenger RNA：mRNA）レベルの上昇と関連しており，このことから間質の線維化につながる現象が閉塞発症後すぐに始まっていることが示唆される．

培養腎尿細管細胞はⅠ，Ⅲ，Ⅳ型コラーゲンを産生し，閉塞腎の尿細管ではコラーゲン α_1（Ⅳ型）の mRNA の発現が増加する．したがって，腎尿細管細胞は尿細管基底膜と間質の両方においてⅣ型コラーゲンの産生増加に関与し，さらにはそのことが閉塞腎の尿細管機能の変化にも関与していると思われる．

同時に，UUO の期間中に閉塞腎の間質には線維芽細胞の遊走と増殖が起こる[90]．浸潤するマクロファージや T リンパ球から分泌されるいくつかのサイトカインは，化学誘因物質として働き，線維芽細胞の増殖を刺激する[94]．間質の線維芽細胞はⅠ，Ⅲ，Ⅳ型コラーゲンを産生し，UUO ラットの閉塞腎におけるコラーゲンの産生増加に関与している．UUO 後，3〜5 日の閉塞腎の間質におけるⅠ，Ⅲ型コラーゲンの実質的な増加は，線維芽細胞の増殖と浸潤する単核球による細胞数の増加と一致している．

閉塞腎での TGF-β_1 の mRNA の発現増加は，尿細管細胞に限局している[95]．TGF-β_1 は基質蛋白の産生に大きく影響する[96]．TGF-β_1 は，(i) 細胞外基質成分，特にコラーゲンの mRNA を増加させ，(ii) これらの蛋白を分解する蛋白分解酵素を減少させ，そして (iii) メタロプロテアーゼ阻害物質を増加させる（**図 12.5**）．

反対に，UUO 後の 5 日で，糸球体のⅠ，Ⅲ，Ⅳ型コラーゲンの量は TGF-β_1 の mRNA と同じよ

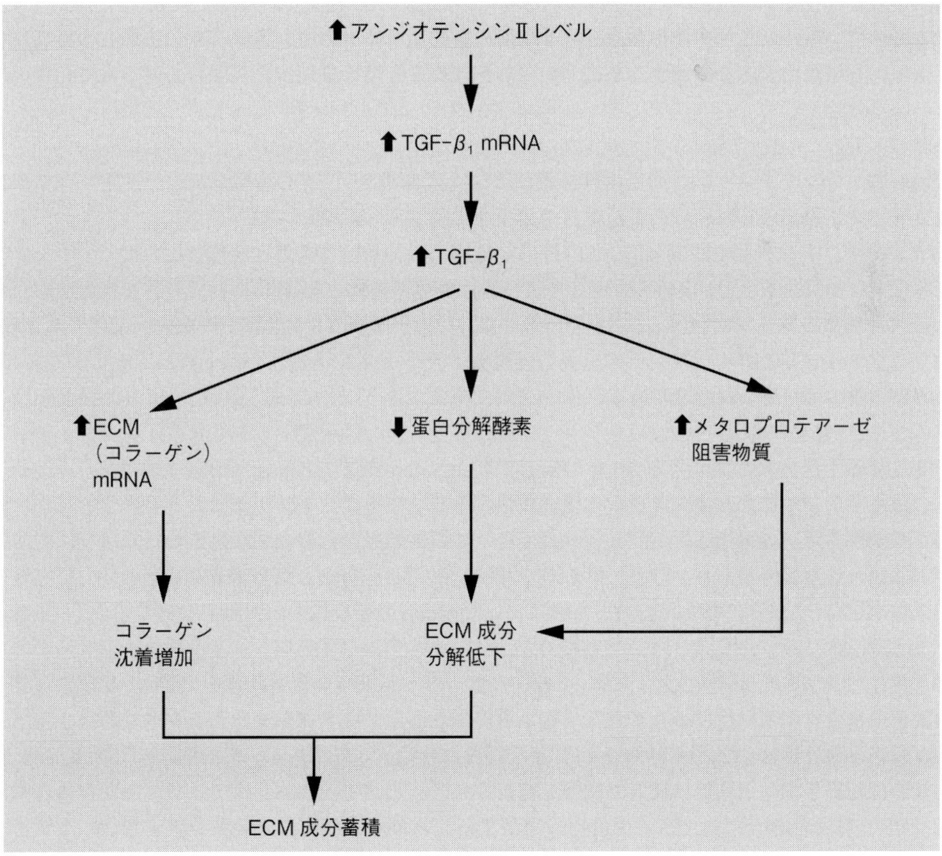

図 12.5　腎疾患の進行における間質線維化の病因．ECM：extracellular matrix（細胞外基質），mRNA：messenger RNA（メッセンジャー RNA），TGF-β_1：transforming growth factor beta-1（Klahr S, Ishidoya S, Morrissey J. Role of angiotensin II in the tubulointerstitial fibrosis of obstructive nephropathy. *Am J Kidney Dis*. 1995；26：141-146 より許可を得て転載）

うには増加しない[95]．このことは閉塞性腎症の 7 日目でも，光学顕微鏡的には糸球体が正常にみえる所見と合致している[92, 93]．

2) アポトーシス

慢性閉塞性腎症において浸潤細胞と同様に，尿細管細胞，間質細胞，糸球体細胞について，細胞増殖とアポトーシスの特徴的な様式がこれまでに示唆されている．閉塞の持続に続発する間質の炎症と線維化の発症は，組織の喪失と尿細管上皮細胞の萎縮を伴う[97, 98]．慢性閉塞性腎症において腎尿細管細胞のアポトーシスは急速に増加し，閉塞 25 日で対照の 30 倍にまで達する[99]．これには腎臓の乾燥重量の減少を伴い，持続する閉塞性腎症で観察される尿細管萎縮と腎喪失にアポトーシスが関係していることを示唆している．

3) マクロファージの浸潤

尿管閉塞に引き続いて腎臓での接着蛋白および化学誘因物質の合成と発現の増加が起こり，それが単球の浸潤に関与している．単球走化性蛋白 1(MCP-1)の mRNA と蛋白の発現は，閉塞腎の近位尿細管上皮内では増加するが，対側の非閉塞腎では増加しない[37]．その結果として起こるマクロファージの浸潤は，線維化の進行を促進する TGF-β やガレクチン 3(galectin-3)のような線維化形成促進因子を放出することによって，持続的な尿管閉塞[41, 100]でみられる組織障害や線維化に重要な役割を果たしている．浸潤マクロファージが，閉塞後後期に起こる構造的変化に重要な役割を果たしていることは，マクロファージを枯渇させることで，間質線維化の発症が著明に抑制することが観察されることにより示唆される．マクロファージに加えて，閉塞後の細胞性浸潤には T 細胞も多数含まれている．さまざまな種類の細胞と局所の複雑なサイトカインネットワークがどのように相互作用し，線維化反応を調節するかについての正確なことはいまだ十分に明らかにされていない．

4) アンジオテンシン

局所のアンジオテンシンⅡの産生は，尿細管細胞による TGF-β の産生を刺激し，閉塞腎でのⅣ型コラーゲンの沈着と尿細管間質線維化の発症を促進する(**図 12.5** 参照)．

アンジオテンシン変換酵素(angiotensin-converting enzyme：ACE)阻害薬とアンジオテンシン受容体アンタゴニストは，実験的水腎症モデルの片側尿管閉塞(UUO)において有益な作用をもたらす[101]．片側閉塞ラットにおける ACE 阻害薬の投与では，間質容量の減少，腎実質へ浸潤する単球/マクロファージ数の著明な減少，TGF-β の発現低下，NF-κB の活性化の低下が起こる[102]．さらに，線維芽細胞の増殖と筋線維芽細胞表現型が著明に減少する．UUO 完成 5 日後に ACE 阻害薬を投与すると，尿管閉塞 5 ～ 10 日の非投与ラットに起こる進行性の線維化が抑制される．アンジオテンシンⅡ受容体Ⅰ型アンタゴニスト(訳注：原文では angiotensin Ⅰ receptor antagonist となっており，そのまま訳すと「アンジオテンシンⅠ受容体拮抗薬」となるが，アンジオテンシンの受容体にはサブタイプがあり，angiotensin Ⅱ receptor type 1 の誤りと思われるので，訂正した．以下にも同じ誤りと思われる個所があり，訂正してある)の投与も ACE 阻害薬と類似の効果をもつが，腎実質への単球/マクロファージの浸潤とクラスタリン(clusterin)の発現については異なっており，いずれも ACE 阻害薬投与の UUO ラットの腎臓では減少するが，アンジオテンシンⅡ受容体 1 型アンタゴニスト投与のラットでは減少しない[103]．この違いは，ブラジキニンの活性化を介した ACE 阻害薬の一酸化窒素に対する作用によって説明できる可能性がある[104]．アンジオテンシンⅡ受容体 1 型アンタゴニストの投与は，UUO のラットにおける間質の容量，マクロファージの浸潤，TGF-β の発現，あるいは線維芽細胞の増殖に関して影響をもたない[103]．しかし，アンジオテンシンⅡ受容体の阻害は，NF-κB の活性化に対する中間的な作用により，筋線維芽細胞の表現型を減少させ，クラスタリンの発現を著明に減少させる．

5) NF-κB

組織の炎症に関連する多数の遺伝子の活性化は，転写因子である NF-κB ファミリーによって調

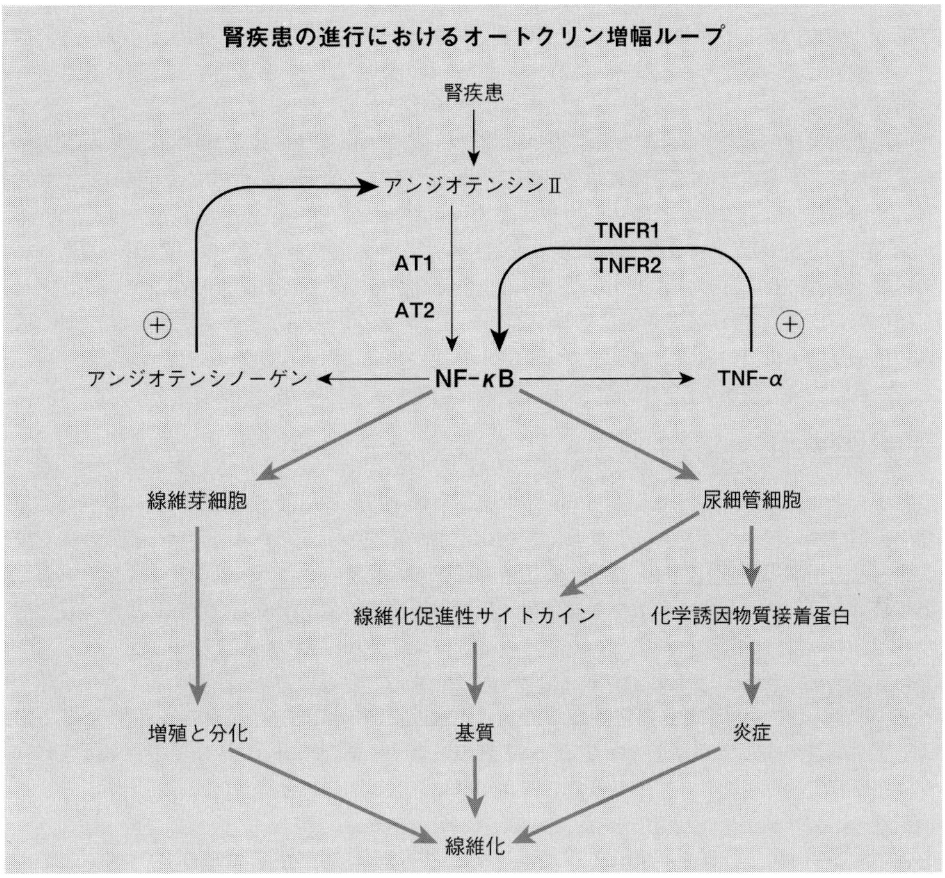

図 12.6　アンジオテンシンⅡによる遺伝子発現調節は，最終的に標的細胞の核内にある転写因子の活性変化に関連する特異的受容体を介して起こる．特に，転写因子である NF-κB ファミリーのメンバーが活性化されると，それに続いてアンジオテンシンⅡと TNF-α の産生を促進する少なくとも 2 つのオートクリン増幅ループが活性化される．AT1：AT1 受容体(アンジオテンシンⅡ受容体 1 型)，AT2：AT2 受容体(アンジオテンシンⅡ受容体 2 型)，TNFR1：TNF 受容体 1，TNFR2：TNF 受容体 2(Klah S, Morrissey JJ. The role of growth factors, cytokines and vasoactive compounds in obstructive nephropathy. *Semin Nephrol*. 1998；18：622-632 より許可を得て転載)．

節されている[105,106]．これまでに NF-κB は，実験的な尿管閉塞の期間中に，活性化されることが示されている[107]．enalapril 未投与の動物の腎臓から得た同様の抽出物と比較し，尿管結紮ラットへの enalapril の投与は，核から抽出した蛋白の NF-κB コンセンサスオリゴヌクレオチドへの結合力を有意に低下させる[108]．このように，ACE 阻害薬は，よく知られている血行動態への作用に加え，NF-κB の活性化の低下により，一部媒介されると思われる抗炎症作用をもっている(**図 12.6**)．

7. 活性酸素種

酸化ストレスと脂質過酸化産物が，線維化疾患のさまざまな臨床的および実験的モデルに関与しているというエビデンスが積み重ねられている[109]．活性酸素代謝物が腎疾患の病態生理に重要な役割を果たし[110]，抗酸化作用をもつ酵素と，活性酸素種(reactive oxygen species：ROS)が細胞外基質の蓄積を誘導することによって間質線維化の発症に必須であるということがいくつかの研究で示唆されている．ROS はまた細胞間接着分子(ICAM)-1 を活性化するが，そのことは炎症細胞の増殖と細胞外基質の蓄積の媒介に中心的な役割を果たしていると思われ，尿細管間質の線維化の発症につながる重要な現象である[111]．

閉塞性腎症において，浸潤白血球や腎固有細胞によって産生される活性酸素は，機能的および形態学的変化の原因になると思われる．抗酸化物質であり脂質低下薬であるprobucolは，24時間にわたる両側尿管の閉塞を解除した後，4時間目と3日目の両方でGFRと腎血漿流量を改善させる[112]が，抗酸化作用をもたないlovastatinによる脂質低下ではこうした効果はない．

細胞内の抗酸化酵素のmRNAおよび蛋白の減少とROSの産生増加は，実験的水腎症に関連する尿細管間質障害と線維化の発症に必須の役割を果たしていると思われる．UUOの24時間後に皮質全体のカタラーゼおよび銅-亜鉛スーパーオキシドジスムターゼ(Cu-Zn superoxide dismutase：Cu-Zn SOD)のmRNAレベルは閉塞腎で有意に減少する．免疫組織染色では，閉塞腎の皮質尿細管におけるCu-Zn SODおよびカタラーゼ蛋白の染色強度が低下することが示唆されている[113]．加えて，閉塞腎の皮質内ではROSの産生増加が起こる．このように，閉塞後の活性酸素の負荷増加は，正常の抗酸化防御機構の障害と同様に，実験的水腎症における向炎症状態の増強に重要な役割を果たし，それによって尿細管間質障害と線維化形成に関与していると思われる．

1）恒常性を維持する因子

これまでの研究では，大多数がホルモンやサイトカインの産生増加が尿細管間質の線維化発症に果たす役割について調べている．しかし，線維化の過程を抑制するために，通常，内因性に腎臓から産生される増殖因子や恒常性を維持する因子の産生が減少することも，線維化の発症に重要であると思われる．このことは，精製した増殖因子や恒常性を維持する因子の投与が疾患の進行を遅らせたり，失われた腎機能を回復させたりする可能性について期待をもたせている．

プレプロ上皮成長因子(preproepidermal growth factor)の発現は，新生仔期ラット[114]や成体ラット[115]の尿管を閉塞した腎臓で抑制されている．片側尿管閉塞(UUO)の成体ラット[115]と新生仔期ラット[114]に対する上皮成長因子の投与は，いずれの場合も尿細管細胞のアポトーシスを有意に減少させ，尿細管萎縮を抑制し，また最終的に閉塞が解除された場合には腎機能を保持する．

内因性のインスリン様成長因子1(insulin-like growth factor：IGF-1)の発現は，新生仔期ラットにおいてUUOの期間中変化がなく[116]，UUOの新生仔期ラットを治療してもUUOでみられるネフロン形成や尿細管細胞増殖の抑制に影響しない．しかし，外因性のIGF-1の投与は，尿細管細胞のアポトーシス，尿細管萎縮，間質へのコラーゲン沈着を有意に抑制することから[116]，一旦尿流が再開されればIGF-1による治療が腎機能を保持できる新たな治療法となりうることが示唆されている．

肝細胞増殖因子(hepatocyte growth factor：HGF)は間葉系細胞で産生され，上皮の恒常性を維持する物質であることがこれまでに示唆されている[117]．UUOのマウスモデルに対して遺伝子組換えヒトHGFの投与は，アポトーシスとTGF-βの発現を減少させ，一方でHGFの中和抗体の投与はTGF-βの発現を増加させ，尿細管細胞の増殖を減少させ，またアポトーシスを促進させる．このことは，内因性のHGFの減少が尿細管間質性疾患の腎線維化進行の原因となることを示唆している[118]．

骨形成因子7(bone morphogenetic protein-7：BMP-7)の投与は，UUO作成と同時に開始すれば，UUOのラットモデルにおいて腎障害を有意に低下させる[119]．その後の研究により，BMP-7の投与は，腎線維化が始まった後で投与されても腎線維化を減少させることが示唆されている[120]．BMP-7の投与ではプラセボ投与の動物と比較し，結果的に有意な腎機能の改善がみられている[120]．

尿細管上皮細胞は活性型ビタミンD合成の主要な部位の1つである．合成ビタミンD類似体であるパリカルシトール(paricalcitol)は，尿管閉塞後のマウス腎において腎間質の線維化の発症を有意に減少させることがこれまでに示唆されている．paricalcitolは間質容量を減少させ，コラーゲン沈着を減少させ，フィブロネクチンとⅠ，Ⅲ型コラーゲンのmRNAの発現を低下させる．加えて，paricalcitolは腎臓のTGF-β_1とそのⅠ型受容体の発現を抑制し，閉塞による障害後の細胞増殖とアポトーシスを阻害する．*in vitro*でparicalcitolは，上皮-間葉形質転換(epithelial to mesenchymal transiton：EMT)を阻止することが可能であった．これらのデータからは，paricalcitolがおそらくEMTの抑制を介して尿細管上皮の完全性を維持することにより，閉塞性腎症における腎間質線維化を抑制できることが示唆されている[121].

熱ショック蛋白72(heat shock protein 72：HSP72)もまた，腎尿細管上皮細胞のアポトーシスとEMTの両方を阻害することで，閉塞性腎症における腎尿細管間質の線維化を抑制することが最近になって示唆されている[122].

これらの研究では，組織学的パラメータを腎機能の指標として強調し，また腎臓の恒常性を維持する因子が尿細管間質の炎症および線維化，EMT，尿細管細胞のアポトーシスの発症に対して有益に働く可能性を強調している．

Ⅳ 尿路閉塞の臨床像

尿路閉塞は急性腎障害(acute kidney injury：AKI)の原因としてよくみられるが，この障害は基本的には可逆性であることが多く，したがって腎臓の慢性的なダメージを極力軽減するためにも早期に診断し，早期に対処することが大変重要である．

尿路閉塞はその部位，程度，閉塞の期間によって，さまざまな臨床像を呈す．例えば，上部の尿路と下部の尿路の閉塞とでは症状が異なる．よくみられる症状は，機械的尿路閉塞(尿閉)，痛み，下部尿路症状(前立腺肥大症の症状)などであるが，閉塞性腎疾患によって糸球体や尿細管障害などの腎実質障害が生じた場合は，これらに伴う続発性の変化も認められる．ここで大事なことは，尿路の閉塞とそれに伴って生じる閉塞性腎疾患は，ほとんど何の症状も臨床所見も伴わないことがあることである．そのほか，尿路感染症状や，時に閉塞の原因となっている尿路外の病変(骨盤内の腫瘍や転移性腫瘍など)に付随する症状がみられることもある．腎機能低下の患者を診断したときに必ず閉塞性疾患を鑑別にあげることを常に忘れてはならない．

1. 尿路閉塞の症状

1) 痛　み

痛みは閉塞性尿路疾患でよくある訴えであり，特に尿路結石や急激な尿路閉塞が何らかの原因で生じた場合に多くみられる．この痛みは尿管や腎皮膜が急激に伸展するために生じるもので，痛みの程度はその張力に相関し，尿路系の拡張の程度とは相関しない．痛みの部位からおよその閉塞部位を特定できることが多い．つまり，上部尿管や腎盂の閉塞では，側腹部の疼痛や違和感が典型的であり，下部の閉塞では鼠径部や，同側の陰嚢，外陰部に放散する．急に激しい尿管閉塞が生じた場合は，鼠径部・外陰部に放散する側腹部痛が生じ，持続的で徐々に増強する("古典的"腎疝痛)．急性の発作は30分程度で治まることもあれば，丸一日続くこともある．また，排尿時に側腹部に放散する痛みは，膀胱尿管逆流(VUR)に特徴的である．これに対し，慢性的に徐々に閉塞する場合はほとんど痛みはないか，あってもごくわずかである．こうした患者では疝痛様の痛みがあることはほとんどない．PUJ(腎盂尿管移行部)の閉塞では，尿量を確保するために補液を行ったり利尿薬を使用したりしない限り(こうした操作を行うと症状は悪化する)，通常，痛みが生じることはない．

2) 下部尿路症状

膀胱頸部や膀胱疾患で閉塞がある場合は，尿の勢いが低下，尿線が細くなり，間欠的な排尿，遷延性排尿，排尿後の尿漏れ，夜間尿などがみられる．頻尿，頻回な尿意などのいわゆる膀胱刺激症状や尿失禁などは，膀胱が排尿時に完全に空にならないことによって生じるものである．こうした症状は前立腺肥大でよくみられるため，そのせいだと考えられがちだが，必ずしも前立腺固有の症状ではないことに注意する必要がある．

3) 尿量の変化

両側の腎臓の完全な閉塞や，片腎状態で閉塞が生じた場合は，無尿や急性腎障害(AKI)を呈する．一方，部分的な閉塞を生じた場合は，続発性のバソプレシン抵抗性のために多尿と多飲を生じることがある．また，乏尿から多尿まで尿量に大きな変動がみられるケースもある[52,53]．このような尿量の変動がある場合，あるいは無尿の際に閉塞性腎疾患を疑う．

4) 尿路感染

尿路感染と閉塞性尿路疾患には大変大きな関連がある[123]．下部尿路系，つまり尿管膀胱移行部以下での閉塞では感染がよくみられ，患者は排尿障害や頻尿などを伴う膀胱炎を呈する．閉塞を契機に炎症を起こす理由は2つある．1つは(i)膀胱内に細菌が極めて発育しやすい“培地”である尿の残量が増えること，それから，(ii)細菌が接着・繁殖しやすい状態に膀胱粘膜が変化すること，である．閉塞機転に伴い膀胱粘膜の上皮の糖蛋白が変化することが関連している患者もいる．上部尿路の閉塞は必ずしも感染を合併しないが，感染を合併した場合には，腰痛を伴ったり，敗血症につながったりして，時には生命の危険のある腎盂腎炎を発症することがある．

尿路感染が男性でみられる場合，子供(男女問わず)でみられる場合，女性で感染を繰り返すか難治性の場合，緑膿菌(*Pseudomonas*)類など通常みられない起因菌による腎盂腎炎を生じた場合などでは閉塞を除外するための精査が必要である．閉塞が持続する場合は感染症状を効率よく根絶するのは困難となる．

Proteus mirabilis など，ウレアーゼ産生菌の尿路感染では結石が生じやすくなる．こうした細菌はアンモニアを産生，尿をアルカリ化し，リン酸アンモニウムマグネシウム結石(ストラバイト)(訳注：日本では，ストラバイトもしくはストルバイトという用語は，動物の尿中に現れるリン酸アンモニウムマグネシウムの粒状の大きな結晶を指すのが一般的であり，ヒトの同様の成分の尿路結石については通常，リン酸アンモニウムマグネシウム結石と表記する)ができやすくなる．リン酸アンモニウムマグネシウム結石は腎盂全体を占めるような“サンゴ状結石”を形成し，徐々に腎臓の機能を廃絶させることもある．つまり，結石やそれに伴う腎乳頭壊死は，尿路閉塞の原因でもあり結果でもあるといえる．

5) 血　尿

結石によって尿路の上皮が傷つくと，(目には見えない)顕微鏡的血尿や，(目に見える)肉眼的血尿が生じる．特に尿路上皮癌などのどのような腫瘍病変や尿路が閉塞するようなものがあれば，そこから出血して肉眼的血尿を呈することがある．出血もまた尿路閉塞を起こし，尿管で出血したり膀胱内に血液が貯留した場合，凝血塊による疝痛が起きる．

6) 新生児，幼児における尿路閉塞

新生児や幼児の尿路閉塞の症状は非特異的であり，成長障害や排尿障害，発熱，血尿，腎不全の徴候などが表れるまで気づかれないことも多い．出生前の診断技術(訳注：妊産婦検診の超音波検査などを指す)が一般化してからは，(胎児期の)水腎症や尿性殖器系の異常を早期に発見しやすくなっている[124,125]．羊水過少症は(胎児の)尿路系の閉塞を示唆するものであり，その場合通常，外性器の異常も伴っている．尿路以外の異常，例えば耳の形成異常，単一臍動脈，鎖肛，直腸尿道瘻，直腸腟瘻などの異常がみられた場合も，尿路系の閉塞の可能性を疑って十分に検索しなくてはならない[126]．鎖肛，直腸尿道瘻，直腸腟瘻の場合は，出生後，尿路系自体の評価も必要である．さらに，神経系の異常がある場合は，尿路閉塞を伴う神経因性膀胱の可能性も考えなくてはならない．

2. 尿路閉塞の臨床所見

身体所見には全く問題がないこともある．上部尿路閉塞の患者では側腹部の痛みがあることがあ

る．長期間閉塞が続くと腎臓が非常に肥大するため，腹囲が大きくなり側腹部に腫瘤をふれることもある．特に急性の感染がある場合などは，腎臓周囲の筋肉が硬直，反跳痛がみられることもある．2 歳以下の子供などの水腎症では，触診で明らかに腫大した腎臓を(腹部腫瘤として)触れることもある．

下部尿路閉塞の場合は，膀胱が腫大して触知できるほどになり，時に痛みがある．前立腺肥大や腫瘍病変がみられることがあるので，直腸診(女性では経腟の触診)を行わなくてはならない．

腫瘍や腫瘍の遠隔転移などのような尿路閉塞を起こす基礎疾患があって，それが腎外の所見としてみられる場合もある．

1) 高血圧

水腎症の患者では急性・慢性，片側・両側を問わず，高血圧が生じることがある[127～131]．たまたまの合併もあるが, 水腎症に関連して発症することもある．その機序は(腎機能低下により)Na の排泄が低下，細胞外液(ECF)量が増加すること，もしくはレニンが異常に分泌され，アンジオテンシンⅡの産生が増加することによって生じる可能性がある．両側水腎症の患者では排泄可能な体内Na量が増加しており，またカテーテルドレナージにより利尿がつくと高血圧は通常速やかに回復するので，この高血圧は閉塞の結果異常に蓄積していた Na と水分により起きてきたということが示唆される．つまりこうした患者でみられる高血圧は，体液量依存の高血圧であるといえる．さらに，両側性水腎症の高血圧患者の腎静脈や末梢静脈のレニン濃度は正常である．外科的治療を行うと高血圧は改善するが，このとき浸透圧利尿によって，Na と水分の負バランスを伴うことからみても，体液量依存の高血圧が示唆される(訳注：両側水腎症モデルラットの血漿レニン活性は高血圧の度合とは反比例して低くなる側向を示し, レニンの血圧調節における生理作用からみて一見矛盾する．高度な腎水腫を呈する例および両側発症例など腎臓の実質組織量が極端に減少しているほどレニン活性値が低値を示すことから，腎臓におけるレニン産生組織の数量的減少ないし機能的な障害によると考えられる．言い換えると, 両側水腎症により腎機能が低下, Na および体液の貯留が生じる高血圧であり, Na 依存性といえる．一方, 片側水腎症では疾患腎よりのレニン産生が高まっていることに起因するレニン依存性の高血圧症を生じる)．

一方で，片側の閉塞に伴う水腎症〔片側尿管閉塞(UUO)〕での高血圧は，レニン依存であることが多い[127, 128, 130]．片側水腎症では患側の腎静脈のレニン濃度が上昇していることがわかっている．適切な外科処置を行うと，高血圧は改善，レニン濃度も正常化する[127]．動物モデルでは急激な尿管閉塞により，レニンが増加することが示唆されている[132]．イヌの急性 UUO モデルでは閉塞尿管と同側の腎臓で血流が増加しているにもかかわらずレニン分泌が亢進して血圧が上昇する．酢酸デオキシコルチコステロン(deoxycorticosterone acetate：DOCA)と Na をあらかじめ投与したモデルではレニン増加や血圧上昇がみられないことからも，このレニン分泌が高血圧の原因となっていることがわかる．これに対して，片側尿管慢性閉塞モデルでは，レニンの分泌増加は持続せず，末梢のレニン濃度も正常に戻ることがわかっている．つまり，長期化した片側尿管閉塞による高血圧は，もはやレニン濃度の増加によるものではない．外科的治療により一部の片側尿管閉塞高血圧患者で血圧が改善することから，レニン以外の何らかの異常が重要であることがうかがわれるが，これが体液量の微妙な変化によるものなのか，あるいは閉塞した腎臓からの血管拡張因子の分泌が低下しているためなのかは，今のところはっきりしていない．

なお，部分的な尿路閉塞の患者では時に，多尿とそれに伴う体液量減少によって低血圧になることもみられる．

3. 尿路閉塞での検査所見

1) 尿所見

血尿，細菌尿，膿尿，結晶尿，軽度の蛋白尿などが閉塞の原因としてみられることがある．しかし，進行した閉塞性尿路疾患であっても尿所見に全く異常がないことが多い．閉塞の急性期には，尿中の電解質は"腎前性"のパターンによく似ており，尿中 Na の低値（<20 mmol/L），Na 分画排泄（fractional excretion of sodium：FE_{Na}）の低値（<1%），尿中浸透圧の高値（>500 mOsm/kg）などの所見がみられる．しかし，もうすこし閉塞が長期化すると，尿の濃縮能が低下し，Na をはじめとした溶質の再吸収能が低下してくる．こうした変化は慢性閉塞が解除されたときに特に顕在化し，閉塞後性利尿（訳注：閉塞後利尿は，短期間の完全閉塞に起因し，閉塞期間は無尿に近かったものが閉塞解除後に多尿となる病態．尿量は一般に腎性尿崩症に比べても多量で，等張ないしは低張．大量の補液で治療しないと，低ナトリウム，低カリウム血症を伴う循環不全に陥る可能性がある．本章のVI-4 項も参照のこと）とよばれる病態を呈する．

2) 高ナトリウム血症

子供が部分的な尿路閉塞をきたして高度の多尿を呈した場合，Na よりも水を多く喪失することによって高ナトリウム血症をきたす．したがって，子供で高ナトリウム血症をみた場合は，尿路の部分閉塞を疑わなくてはならない．

3) 腎機能障害

血中の電解質，尿素，クレアチニンの測定を行う．両側尿路閉塞は急性腎障害（AKI），慢性腎臓病（CKD）の両方の主な原因の１つである．AKI は片腎患者における腎臓の閉塞でも生じる．完全な無尿や，多尿期から無尿期へ変化する場合などには常に閉塞を考えなくてはならない．

進行した CKD 患者のなかには，気づかれないまま尿路閉塞が長期化している患者も少なくない．高齢男性では，下部尿路障害の症状はほとんどないのに，膀胱流出路の閉塞によって CKD や水腎症が進行していることもある．後腹膜線維症の患者では緩徐かつ進行性に閉塞していくため，高度な CKD 状態で発見されることもある．

また，ほかの何らかの原因による腎実質障害に合併して尿路閉塞が生じることもあり，この場合，腎機能障害の進行が速くなることがある．

腎臓についての既往歴がなく，尿所見に乏しい CKD 患者では閉塞を念頭におくべきである．また，すでに腎疾患の診断を受けていても，ほかに説明がつかない急激な腎機能の低下があった場合にも鑑別しなければならない．

4) 高カリウム血症性高塩素性アシドーシス

部分的な尿路閉塞の場合，高カリウム血症性高塩素血症性アシドーシス（IV型尿細管性アシドーシス）（訳注：遠位尿細管や集合管での H^+ の分泌が障害されるため）を呈することがある[64, 133]〔III-4-4）項参考〕．

5) 多血症

水腎症の一部の患者に多血症（赤血球増加症）がみられることがある．閉塞した腎臓からのエリスロポエチン分泌の増加によるものと考えられている．動物モデルにおいても，片側水腎症によって赤血球増加の前にエリスロポエチンの血液中濃度の上昇することが示されている．

V 診　断

後遺症を残さずに治療するためにも，迅速な診断が極めて重要である．いわゆる"腎疝痛"のような特徴的な症状がある場合は当然速やかに検査を行うが，急性腎障害（AKI）や慢性腎臓病（CKD）患者でほかに理由がない場合には常に閉塞の可能性を考えなくてはならない．診断方法は臨床症状に応じて患者ごとに選択しなくてはならないが（**図 12.7**），注意深い問診と身体診察はどんな場合でも必須である．

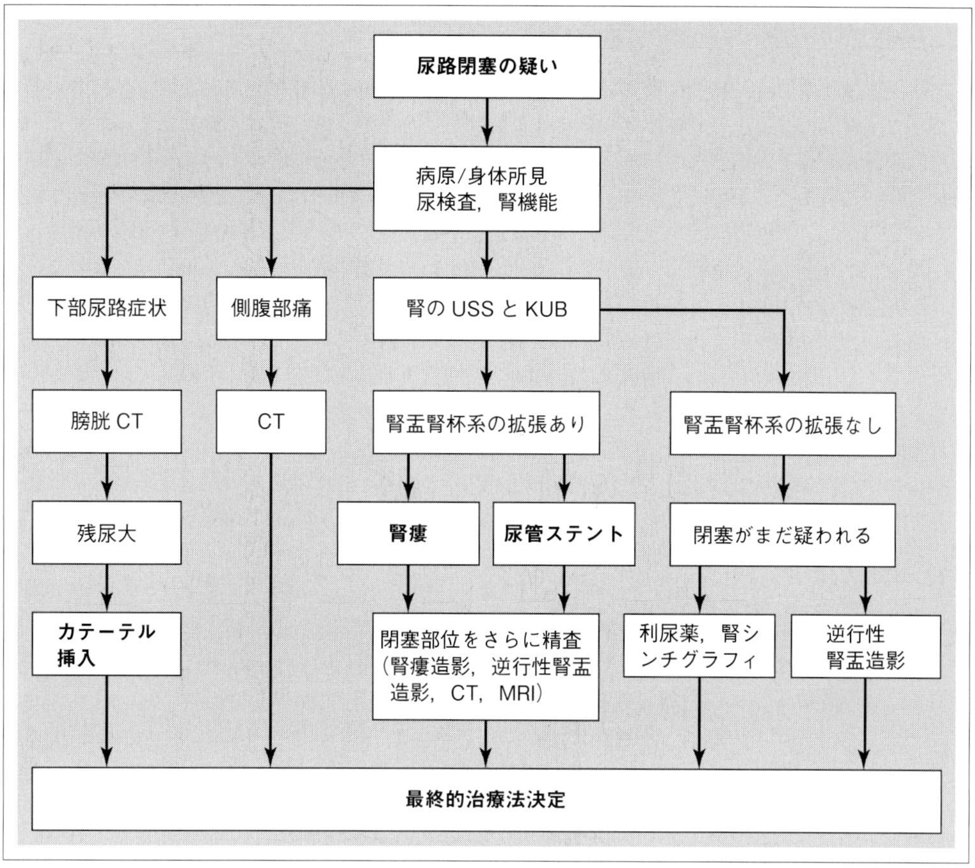

図 12.7　尿路閉塞を疑った場合の精査と取り扱いへのアプローチを示すアルゴリズム．病歴聴取と診察からまず始める．このようにすれば最終的な診断と治療方針が決まるまでの間に腎瘻や尿管ステントによって閉塞の解除を行うことが可能である．USS：ultrasound scan(超音波スキャン)，KUB：Kidneys，ureters，bladder(腎，尿管，膀胱)の単純 X 線撮影．

閉塞性尿路疾患を疑うときに重要なポイントとなる項目は，同様の症状が以前になかったかどうか，下部尿路症状や尿路感染がないかどうか，薬物の摂取状況などである．入院記録を確認すると尿量の急な変化に気づくかもしれない．側腹部と腹部を特に丁寧に診察することも重要である．今までに述べたような尿や血液の検査も必須である．しかし，尿路閉塞を確実に診断し，原因を明らかにして治療に結びつけるためには，画像検査が必要である．

1. 鑑別診断

閉塞部位によって臨床症状が異なり，鑑別すべき疾患もさまざまである．無尿や急激な腎機能障害を呈する場合は，虚血や腎毒性のある薬物などの急性腎障害(AKI)の原因となるほかの病態を考えるべきであるし(第 10 章参照)，部分的な尿路閉塞でみられる多尿などの症状は腎性尿崩症に似ていることもある．低レニン低アルドステロン状態になるため高カリウム血症性高塩素血症性代謝性アシドーシスを呈することもあり，この症候群を呈する他の疾患と鑑別する必要がある．結石による腎疝痛は胃腸の異常によって起こる腹痛と区別しにくいこともある．子供では，閉塞性尿路疾患のときに悪心，嘔吐，腹痛などの胃腸症状がみられることもあり，鑑別しなくてはならない．

2. 尿路閉塞診断のための画像検査

尿路閉塞は閉塞部位，原因，閉塞によって生じる異常など極めて多様であるため，単独の検査方法だけでは確実に診断を行うことはできない．とはいえ，画像診断技術は非常に進歩しており，それぞれ診断精度は上がってきている．最近では閉塞部位確認や原因究明のためにCTやMR尿路造影検査が行われることが増えている．CT，MRIはそれぞれに特長のある尿路評価には有用な検査である．しかし，医療費抑制や放射線被曝量に関心が強まっている現在，尿路系画像検索に関してどのようなプロトコールや利用方法がもっとも望ましいのかについての統一見解はほとんどないという問題がある[134]．さらに，施設により使用できる機械やノウハウが異なるという問題もある．一方，旧式の画像診断技術も，尿路閉塞患者の評価に十分有用であることを忘れてはならない．

今のところ，閉塞が疑われる場合には，いくつかの異なる診断技術を組み合わせて行うことが必要であるし，どのような検査であれ，単独の結果を信用しすぎて，尿路閉塞を否定することがあってはならない(閉塞が強く疑われる患者の場合は特に)．

いくつかの画像技術では，腎盂腎杯の拡張(水腎症)の所見から上部尿路の閉塞を推察することもできるが，腎盂腎杯の拡張すべてが閉塞を示すものではないことを忘れてはならない．

1) 単純X線

単純腹部X線〔腎・尿管・膀胱(kidneys, ureters, bladder：KUB)〕では，腎臓や膀胱の形状が評価でき，腎臓の左右の大きさの差や膀胱の拡張など，尿の出口での閉塞を疑わせる所見などが得られる．また腎結石の90%は放射線非透過性のため結石も多くの場合発見可能である．

2) 超音波検査

超音波検査は侵襲がなく，閉塞のスクリーニングに使える検査である．腎臓の大きさや腎杯の拡張の有無も調べることができる[135](**図12.8**)．しかし，その感度や特異度は，検査施行者の熟練度に大いに依存する．超音波では閉塞の原因を見つけることは，通常できない．というのは，尿管のなかの状態をみることは難しく，また，小さな結石は音響陰影(acoustic shadow)を伴っていないから

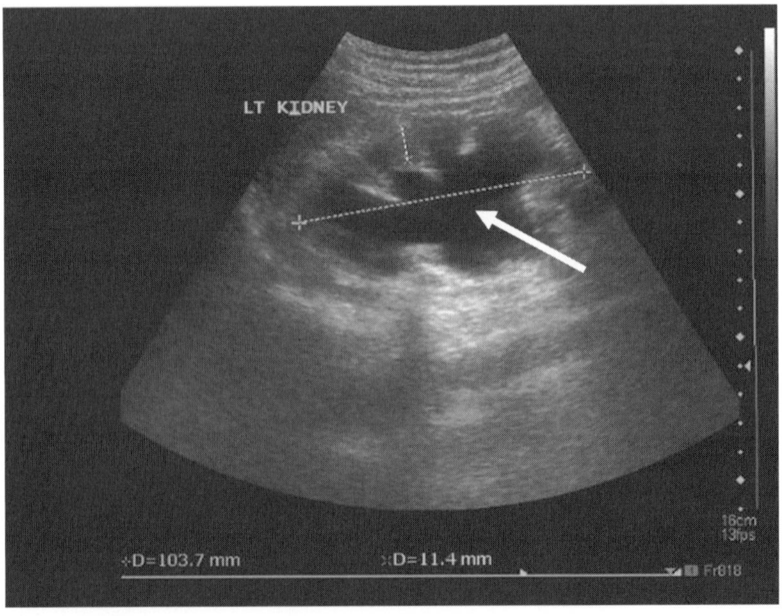

図12.8 水腎症の腎超音波スキャン．腎の大きさや皮質の厚さを測るマーカーも表示されている．腎杯の棒状化(矢印)を伴う腎盂腎杯系の著明な拡張がある．これは尿路閉塞を示唆する(しかし単独では診断的でない)．

である．しかし片側水腎症があれば，結石や血栓，腫瘍などによる上部尿路の閉塞が疑われ，両側水腎症があれば，両側尿管や膀胱の出口部の閉塞(この場合，膀胱も腫大しているのが検出できる)など骨盤内の病変が示唆される．尿管や腎臓の小さな結石を見逃さないようにするために，KUB と組み合わせて行うことが多い．

超音波では，拡張を伴わない閉塞性腎症は見逃しやすい[135]．閉塞の急性期(24 時間以内)には，腎盂腎杯系は比較的拡張しないため，超音波ではほぼ正常にみえる．さらに，高度の脱水や腎機能障害で尿量が低下していると，さらに尿路の拡張はほとんどみられなくなる．また，尿管が腫瘍や後腹膜線維症でみられるような線維組織によって圧迫される場合など，緩徐に進行する場合も拡張がみられにくい．サンゴ状結石の音響陰影があるときも上部尿管の拡張は検出しにくくなる．カラードプラ機能を使用した腎臓の抵抗係数測定を行うことで，やや閉塞の診断の感度を上げることはできる．抵抗係数が 0.7 以上の場合は閉塞によって腎臓の血管抵抗が増加しているといえ，閉塞している腎臓とそうでない腎臓を効率よく区別することが可能である[135]．こうした超音波検査を上手に使えば，電離放射線の使用を避けることができ，妊娠中の女性，子供，結石の体外砕石治療を受けた患者のように繰り返し検査を行わなくてはならない患者には非常に有意義である．

熟練した検査者が行う場合であっても，超音波は偽陽性の確率が非常に高い検査であり，閉塞についての判定基準を広げればさらに偽陽性が増える．複数の腎嚢胞があると水腎症と誤診されることもあり，また腎盂腎杯の解剖学的変異(腎外腎盂など)を尿管拡張と診断してしまうこともある．一方，閉塞以外にも上部尿管の拡張の原因には膀胱尿管逆流などいろいろある．

超音波検査は膀胱が空になっているかどうかを同時に評価することができる．下部尿路症状をもつ患者では行うべき検査で，排尿後に膀胱内に残尿が多くあれば膀胱の流出路の閉塞が疑われ，さらなる詳しい検査や治療が必要となる．

3) 経静脈的尿路造影

歴史的には，経静脈的尿路造影(intravenous urography：IVU)は上部尿路閉塞を疑う場合の第一選択の検査であった[136]．腎機能が正常である患者ならば，この検査で閉塞部位と原因を同時に調べることができる．しかし GFR が低下している患者では濾過される造影剤が減少し，排泄量も少なく遅延するため，最後まで経過をみるには丸 1 日後の撮影が必要なこともある．また，造影剤はすでに障害を受けている腎臓に対してさらなる障害を与える可能性があり，60 歳以上の高齢者，糖尿病患者，慢性腎臓病(CKD)患者，脱水のある患者などでは特に注意が必要である．

こうした理由から，特に腎機能障害の患者では，IVU はもはや尿路閉塞の第一選択の検査方法ではなくなっている．

4) CT

急性側腹部痛を認める患者の第一選択の画像検索方法として，造影剤なしのスパイラル CT が施行されることが増えてきている[137]．結石は X 線 CT 値が高いものが多く，尿管を閉塞している結石を正確かつ迅速に診断することができる(**図 12.9**)．さらに，尿路外閉塞の場合にも，閉塞部位や状態を評価することが可能である．CT では大動脈や大静脈周囲のリンパ節などの後腹腔の病変も検出できるし，後腹膜線維症のように片側もしくは両側の尿管外周を包み込んでしまう病変も，後腹腔の脂肪組織との写り方の違いから診断が可能である．血腫，原発性の尿管腫瘍，ポリープなども検出できる．virtual CT pneumoendoscopy のような造強法をこの検査に用いるやり方が報告されており，泌尿器科的病気の診断に有意義な付加情報が得られ，そのため尿路の内視鏡を施行しなくてもすむこともある[138]．こうした CT の診断能力は造影剤を用いることで発揮されるが，造影剤のもつ腎毒性から，腎障害のある患者では使いにくい．また，CT のもっとも大きな問題点はやはり放射線被曝であり，繰り返して検査をしたい場合には向かない．

5) MR 尿路造影

MR 尿路造影〔腎・尿管・膀胱(KUB)と合わせて行われる〕では，結石による尿管閉塞を，造影剤

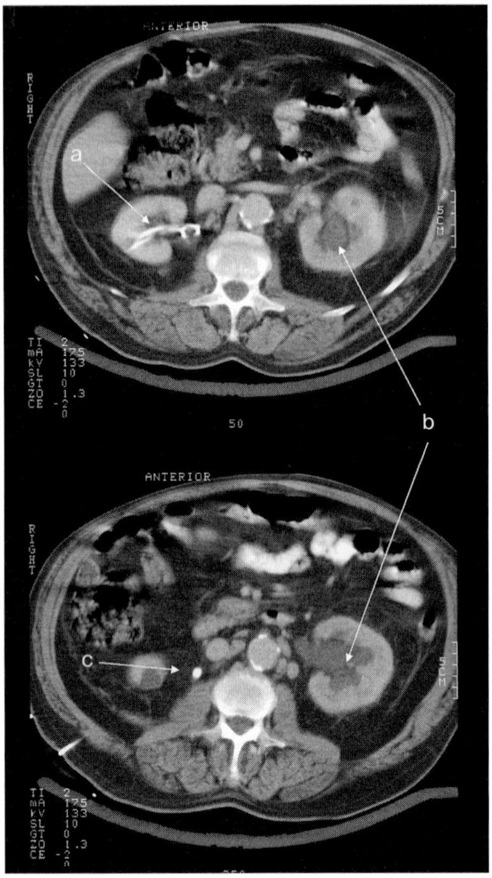

図 12.9 尿路結石による両側尿路閉塞患者の異常なCT．上のパネルには閉塞解除のため右腎に腎瘻(a)が挿入されているが，左腎は閉塞が続き水腎症のままである(b)．下のパネルには尿管の結石が示されている(c)．

使用や放射線による被曝なしにスパイラルCTと同じように診断することができる．将来的にはさらに活用されるであろう検査である．

MR尿路造影はCTよりも，腎周囲の液体貯留など閉塞の二次的な所見を検出するのに向いており，また読影者による判定のぶれも少ない[139]．MR尿路造影では尿管の拡張の状況を速やかに，かつ正確に描出することができ，またその程度や部位についての情報も得ることができる[140]．アイソトープで測定する糸球体濾過量(GFR)とMR尿路造影で測定するGFRとは非常によく相関しており[141]，閉塞した腎臓の形状のみならず腎機能も評価することが可能である．しかし，GFR 30 mL/分以下の患者ではガドリニウム曝露による腎性全身性線維症の危険性があるためこの検査には限界がある．

MR尿路造影は子供の水腎症評価にも非常に適した評価方法である．というのは，解剖学的評価と機能評価が同時に可能であり，また水腎症が代償されているか(腎造影図で左右同様に描出される)(訳注：先天的な形態異常など，治療の必要がない水腎症の場合を指す)，そうでないかの評価も可能だからである[142]．非代償性(慢性閉塞の急性増悪)の場合は，腎臓実質が浮腫様になる．遅延して徐々に濃くなっていく腎造影図，腎杯への移行時間の遅れ，分腎機能計算値の4%以上の差などの所見がみられる．

6) 逆行性腎盂造影

逆行性腎盂造影は，造影剤を逆行性に注入し，尿管と腎盂腎杯系を写し出す検査である．拡張を伴わない尿管閉塞が疑われる場合や，造影剤アレルギーがある場合に有用なことがある．

逆行性腎盂造影では閉塞の部位と原因の両方を特定することができる[143]．注入後10分して通常得られる，ドレナージ後の画像も合わせて撮ると有用である．造影剤が腎盂尿管系にもう残ってい

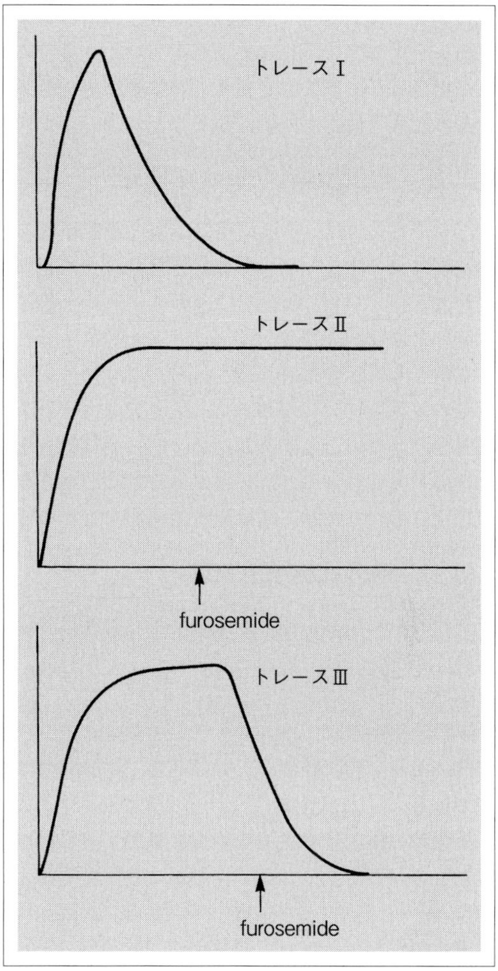

図 12.10　腎シンチグラフィのパターン．トレースⅠは正常パターン，トレースⅡは尿路閉塞パターン，トレースⅢは閉塞はないが尿の停滞がある（訳注：原文では with obstruction となっているが誤りと思われる）（Gonzalez R, Chiou RK. The diagnosis of upper urinary tract obstruction in children：comparison of diuresis renography and pressure flow studies. *J Urol*. 1985；133：646-649 より許可を得て転載）．

ないようならば閉塞は考えにくい（しかし，検査時に脱水を起こしている患者，臥位をとっている場合，砕石位をとっている場合などは，閉塞がなくても，ドレナージ後の画像に拡張した尿管に造影剤が残ってみえることもある．）

尿管描出のために器具を使用するので，尿路感染が起こることがあり，閉塞が持続している場合には，感染が極めて重症化することもありえる．したがって，逆行性腎盂造影中に閉塞の診断ができた場合には，こうした合併症を予防するために適切な閉塞解除の手技を行うことが必須である．逆行性腎盂造影の施行中に内視鏡的にステントを挿入することが可能で，これは閉塞解除に大変有効である可能性がある．

7) 放射線同位体レノグラフィ（腎シンチグラフィ）

腎シンチグラフィを行うと，腎盂尿管系の拡張が機能的に重要であるかどうかを判定することができる[144, 145]．99 mTc-MAG3（テクネシウム 99 m メルカプトアセチルトリグリシン）を静注し，その 20 ～ 30 分後に furosemide を静注する（利尿薬を用いた放射線同位体レノグラフィ）．通常，アイソトープは腎臓から速やかに排泄されるが，腎盂腎杯系の拡張があると腎臓に貯留する．しかし，機能的閉塞がない場合は，利尿薬を投与すると速やかに排泄される．利尿薬を投与してもアイソトープが腎臓に貯留する場合は，拡張しているだけでなく実際に閉塞が生じていることが疑われる．検査の例を**図 12.10** に示す．トレースⅠは正常の尿路，トレースⅡはアイソトープが腎盂腎杯系に貯留しており，furosemide 投与によっても排泄されないことから，尿路閉塞が強く疑われる所見，トレースⅢは，furosemide 投与によって速やかに排泄されていることから，拡張しており一見閉塞しているようにもみえても実は機能的には閉塞していないことを示唆する所見である．この放射線同位体レノグラフィは比較的侵襲が少なく，多くの病院や医院で施行できるが，これだけで確実な診断ができることはまれである．特に腎機能が低下していると，furosemide に対する利尿反応が乏しくなるため，解釈が困難になることが多いのが問題である．

8）圧・流量検査（Whitaker 検査）

圧・流量検査は，上部尿路の閉塞の診断が難しいときに有用である可能性がある[146]が，診断技術の進歩により圧・流量検査の必要性はほとんどなくなってきている．超音波ガイド下に直接細い針で腎盂腎杯を穿刺，膀胱内にはカテーテルを留置する．毎分 10 mL で生理食塩液を注入しつつ，腎盂腎杯と膀胱内圧を測定する．その差が 15 cmH_2O 以下なら異常であり，20 cmH_2O 以上では閉塞があることを示す．15 ～ 20 cmH_2O はグレーゾーンである（訳注：腎盂拡張が先天性であり，閉塞解除の手術適応にはならないことを示唆する所見である）．時に膀胱内が充満していないと閉塞がはっきりしないことがあるため，圧・流量検査をするときには膀胱内が空のときと，充満しているときの両方で行うことが必要である．この検査を行うときに順行性腎盂尿管造影を行えば閉塞部位の特定に有用であり，逆行性腎盂造影を行わなくてもすむ．

9）排尿時の膀胱尿道造影

これは，尿路系の拡張の原因として膀胱尿管逆流があるかどうかを調べるのに用いられる．

10）下部尿路閉塞の診断に有用な他の検査

下部尿路閉塞は，ウロダイナミックスタディ（尿力学検査）や膀胱鏡でも評価することができる可能性がある．**膀胱鏡**は成人では通常，局所麻酔で施行可能であり，尿道，膀胱をよく観察することができる．

排尿時・排尿後の膀胱や尿道を撮影する経静脈的尿路造影（IVU）を行えば下部尿路の閉塞部位や残尿量を評価することができるが，超音波検査，CT，MR が一般化した現在ではほとんど行われていない．

尿流測定（debimetry；排尿時の流速測定）を行う**ウロダイナミックスタディ**は，膀胱からの排泄の閉塞を評価するのに有用である．この検査は，排尿筋の排泄能と尿道の抵抗との相互作用を評価する[147]もので，時間あたりの排尿量を測定するセンサーのついた容器に排尿して行う．排尿量，排尿時間，平均尿流率，最大尿流率，さらに最大尿流率までの経過時間が測定できる．最大尿流率は膀胱以下の閉塞の評価に有用であるが，ほかにも排尿パターン（間欠的であるか，持続的であるか）も診断に有用である．生理的な尿貯留時に行ったほうが信頼性は高い．排尿後には残尿量も計測することができる．

Ⅵ 治　療

1．一般的留意点

閉塞の部位，原因，腎機能障害があるかどうか，その程度を評価することが治療法の選択に重要である．腎機能障害があるようであれば，閉塞の治療にあたっては，腎臓内科医と泌尿器科医が密接に協力して行い，腎不全による代謝や電解質異常を最小限にし，かつ長期的にみて腎機能を極力改善させるための十分な注意が必要である．例えば，急性腎障害（AKI）を呈するような両側の尿管の完全閉塞は緊急事態であり，閉塞を速やかに解除することで，腎機能の温存を図る必要がある．速やかに閉塞を解除する治療を行えば腎機能も速やかに改善する．重篤な高カリウム血症や重大な体液過剰で閉塞解除の処置に支障がある場合などを除き，閉塞に伴う AKI で透析を行わなくてはならないことはほとんどない．速やかに閉塞を解除すれば腎機能障害は最小限に食い止められる．しかし，尿路閉塞や敗血症の合併により，急性尿細管壊死が生じた場合などは回復に時間がかかることがある．

軽度の閉塞や部分的なあるいは慢性閉塞では，あわてて外科的治療を行わずに経過をみることもできる．しかし，(i)腹痛，排尿障害，排尿困難などの強い自覚症状がある場合，(ii)残尿がある場合，(iii)尿路感染を繰り返している場合，(iv)腎機能障害が進行している場合などのときは，部分的閉塞であっても緊急治療を行うべきである．

2. 上部尿路閉塞の治療

1) 結　石

結石は尿管閉塞を起こす主原因である．治療は痛みを緩和し，閉塞を解除し，感染をコントロールすることである[148]．痛みに対しては非ステロイド性抗炎症薬(nonsteroidal anti-inflammatory drug：NSAID)の筋肉注射を行う(訳注：日本でのNSAID注射剤のうち結石の鎮痛に適応があるのは ketoprofen のみである．NSAID は坐薬で使用し，これに非麻薬性鎮痛薬や鎮痙剤の注射を併用するのが一般的である)．筋注により尿管が拡張して結石が落下しやすくなる．麻薬性鎮痛薬を使用しなくてはコントロールできないこともある．尿量を 1.5 〜 2 L 程度まで増やし，結石が動くように飲水量を増やすのもよい．排尿時に尿をスポンジガーゼで濾すなどして，結石をすこしでも回収できればこれを解析するとよい．結石が小さい場合は通常，閉塞は部分的であり，感染もなく痛みもコントロール可能である．さらに，多くの結石が自然に排石されるので経過をみながら待機的に治療すればよい．結石を繰り返す場合は，背景にある代謝の問題や対処方法についてさらに検索する必要がある．

積極的治療が必要となるのは 7 mm 以上の結石の場合である．この場合は通常，自然に排石されることはほとんどない．さらに痛みが続く場合，感染を引き起こしている場合，完全閉塞している場合，適切な観察期間と補液によっても結石が移動しない場合，なども治療が必要となる．

結石治療の選択肢は以下のとおりである．

1．開腹術(現在ではほとんど行われることはない)．
2．逆行性に内視鏡でループやバスケットを用いて採石する．特に腎盂縁より遠位にある場合はよい適応である．患者の 70％では成功する．うまくいかなかった場合も，尿管内視鏡を用いれば，尿管を拡張させたり，石を超音波で破壊したりすることは可能である．
3．経皮的腎砕石術．閉塞した尿路の腎盂または上部尿路にある大きな結石を直接採るために，腎臓に瘻孔を造設する腎切石術(訳注：腎臓の結石位置にあたる背部表面を 1 cm 程度わずかに切開し，皮膚から腎臓までスコープの挿入経路となる瘻孔を造設する)．瘻孔に硬性鏡あるいは軟性鏡を挿入することで，1.5 cm 以下の結石であれば取り出すことができる．さらに大きな結石の場合は石を砕くのに超音波や電気水圧的エネルギーを用いた砕石プローベも直視下に用いられてきている．泌尿器内視鏡的手法で患者の 98％で閉塞を引き起こしている石を除くことができる．入院期間や回復までの期間も短くて済む．

体外衝撃波結石破砕術(extracorporeal shock wave lithotripsy：ESWL)[149]は，電気水圧衝撃波や超音波衝撃波を結石に当てることによって石を砕き，容易に排石されるようにするものである．容易かつ痛みもなく排石できるように尿管に double J(JJ)ステントを留置することもよくある．7 〜 20 mm の結石には非常に有効で，患者の 90％では 3 か月以内に砕けた石はすべて排出される．この治療方法は腎臓内の結石に対しては特に有効であるが，尿管の結石では成功率は高くない．安全性は高く，外来治療が可能ですぐに職場復帰も可能である．合併症としては痛み，血尿，腎臓内や皮膜下の血腫などがある．高血圧や CKD が悪化することもわかっており，特に腎機能低下がすでにある高齢者ではこれらがしばしばみられる[150]．周辺臓器への障害はまれである．

ESWL は尿路系の敗血症がある場合は行ってはならない．この場合はもっと積極的な尿路閉塞解除の治療を，尿培養と感受性検査に応じた適切な抗生物質治療と同時に行うべきである．抗生物質治療が奏効するためには，閉塞の解除が必要であることを忘れてはならない．

2) その他の治療方法

閉塞性尿路疾患の外科的治療法すべてについて述べるのは本章の範疇を超えているが，以下に述べるような状況は腎臓内科の臨床で直面し，泌尿器科医と連携して対応することが多い疾患である．

1．**特発性後腹膜線維症**．この場合，尿管剝離術（尿管を周囲の線維組織から剝離する）が有効であることがある．特にステロイド治療と組み合わせると再発予防にも有用である．最近の後ろ向き研究では尿管ステント挿入とステロイド治療が有効であることが示されている[151]．
2．**腎盂尿管移行部**（PUJ）**の機能的閉塞**．開腹術（Anderson-Hynesの腎盂形成術．訳注：開腹による腎盂形成術の標準的術式で，狭窄部を切除して腎盂を再吻合する方式）や腹腔鏡下手術によって治療を行うべきである．腹腔鏡下手術は危険性が少なく開腹術と同程度の長期にわたる治療効果が得られる．狭窄部のバルーン拡張術も可能であるが再発率が高い．
3．**腫瘍，炎症，神経性疾患などに伴う閉塞**．こうした状況は自然に治癒することはなく，回腸導管（訳注：回腸の一部を切断しこれを用いて尿管と腹壁をつなぎストーマとするもの）などの尿路変更術が必要となることもある．リンパ腫のリンパ節腫脹など，ある種の腫瘍による閉塞の場合，化学療法に反応することもある．

3) 腎　瘻

腎瘻とは，（経皮的に）腎盂に管を挿入して尿を排出させるものである[152]．通常，局所麻酔下に施行可能である．腎瘻の挿入は特に急性腎障害（AKI）の進行がある場合など，上部尿路閉塞の緊急治療として通常行われている．局所麻酔下で施行可能であり，多くの患者（70%以上）で腎機能は速やかに回復し，透析を免れることができる．腎瘻設置後，そこから造影剤を注入して検査すること（腎瘻造影）で，閉塞の正確な部位や状態を調べることができ，次の治療方法を決定することができる．腎瘻の主な合併症（膿瘍，感染，血腫）の頻度は5%以下である．出血や血栓による急性閉塞が起こることがある．またチューブがずれてしまうこともあり，こうした場合は至急に入れ直さなくてはならない．

両側の腎臓が閉塞している場合は，腎実質がより保たれているほうにまず先に留置すべきである（もちろん腎機能を最大限回復させるためには両側に留置したほうがよい）．腎盂腎炎などの感染が閉塞よりも上流に合併して起こった場合にも，適切な抗生物質の使用と同時に，腎瘻チューブは，腎臓から（局所処置として，膿を）ドレナージするという非常に重要な役割がある．

腎瘻は慢性閉塞を起こしている患者でどの程度腎機能が回復するかを推察するのにも役に立つ．腎瘻留置後数週間たっても腎機能が回復しないようであれば，今後の回復は期待できず，尿路閉塞に対してそれ以上の外科的な積極的治療を行ってもあまり意味がない，と推察できる．外科的な大手術に耐えられない状況の患者，根治的手術を行えない悪性疾患患者らでは，長期間の腎瘻留置を行うことも増えてきている．

特に出血傾向がある患者では腎瘻の代わりの治療方法として膀胱鏡下に逆行性に尿管カテーテルを挿入する方法が選択されることもある（しかし，必ずしも技術的に施行可能とは限らない）．

3. 下部尿路閉塞の治療

良性の前立腺肥大症が男性ではもっとも頻度の高い下部尿路閉塞の原因である．通常，症状は軽度で，あまり進行しない．症状がごく軽度で感染もなく上部尿路に問題がない場合は，治療のタイミングについては患者と主治医で相談しながら経過をみていけばよい．α-遮断薬〔tamsulosin（Harnal® など）〕投与により膀胱頸部や前立腺の平滑筋が弛緩し，尿道内圧低下と排尿障害が緩和される．あるいは5α-レダクターゼ阻害薬〔finasteride（Propecia® など）〕（訳注：日本ではfinasterideは前立腺肥大症の適応はない．尿路症状については男性型脱毛症で使用されるよりも高濃度で使用される)は，テストステロンを活性のあるジヒドロテストステロンに変換する酵素を阻害する薬物であり，前立腺の肥大を抑える．特に中等度の症状がある患者で使用される[153]．こうした薬物は組み合わせると相乗効果が得られる．内服薬では治療に反応しない場合，尿勢の低下・残尿がある，感染を繰り返す，腎実質障害が明らかにあるなどの場合には経尿道的前立腺切除術(transurethral resection of the prostate：TURP)のような外科的治療を行う．ホルミウムレーザーを用いた前立腺核出術(holmium laser enucleation of the prostate：HoLEP)はTURPよりも侵襲が少なく，短期・長期予後ともに良好である[154](訳注：HoLEPは内視鏡下に外科的に被膜に侵入し，無血管野を剝離し，腺腫被膜を破ることなく前立腺内腺を核出する手技．従来，開腹手術が選択されるような100 g以上の大きな前立腺症例に対しても，輸血の必要なく，安全に施行できるもので，有用性が高く，開放手術に替わる小皮切・小侵襲な手術(minimum-invasive surgery)として注目を集めている)．

男性の尿道狭窄は尿道拡張や直視下の尿道切開術で治療可能である．膀胱頸部や尿道の閉塞は女性ではまれであり治療を要することはほとんどない．

急性の尿貯留(尿閉)の患者ではひとまず尿道カテーテルを留置し，症状緩和と腎機能の回復に努める．それから根本的治療を検討する．カテーテル挿入ができない場合は，恥骨上の膀胱瘻造設が必要になることがある．

神経因性膀胱が原因で閉塞が生じている場合は，治療方針決定のうえで尿力学的検査が必須となる．治療の目的は(i)膀胱を尿貯留臓器として機能させ，腎臓実質への障害を予防する，(ii)患者に受け入れられる形で，膀胱をうまく空にする，ことである．神経因性膀胱には，下位ニューロン障害による弛緩性膀胱と，上位ニューロン障害による痙縮性膀胱の2種類がある．上位ニューロン障害に伴う過緊張膀胱でのほうが頻度は高いが，どちらの場合も尿管逆流と腎実質障害を引き起こすことがある．糖尿病の神経因性膀胱は下位ニューロン障害によるものである．こうした患者では，一定の間隔で排尿することで膀胱をうまく空にできる．残尿量が多く尿路由来の敗血症を繰り返すような患者では，一定の間隔で清潔に注意してカテーテルを挿入するのがよい．1回の尿量が400 mLを超えないように1日4～5回は導尿するのが望ましく，患者の協力と練習が必要である．

過緊張性膀胱患者の治療の目的は膀胱の貯留機能を改善することである．抗コリン薬〔oxybutynin(Pollakisu® など)〕が適応となる．時に，慢性的に清潔操作による間欠的な導尿の必要性を生じることもある．

神経因性膀胱患者に継続してカテーテルを留置するのは，腎結石や敗血症，尿道裂傷や膀胱の扁平上皮癌の原因となりうるため，できれば避けたほうがよい．

4. 閉塞後利尿の治療

尿路閉塞の解除後に著明な多尿を呈することを閉塞後利尿という[45]．大量のNa，K，Mgなどの電解質，あるいはその他の溶質を排泄するという特徴がある．長く続くものではないが，電解質と水分の喪失により低カリウム血症，低ナトリウム血症や高ナトリウム血症，低マグネシウム血症，さらに細胞外液(ECF)量の著明な減少・脱水と末梢の血管の虚脱などの異常をきたすことがある．しかし，多くの患者では，この閉塞解除後の強い利尿作用は，閉塞中にECF量が増加していたことに対する生理的な反応といえるものである．つまり，閉塞後利尿は“適切な”利尿であり，患者の体液の状態を本質的に損なうものではない．

閉塞後利尿の患者に何を補液するかは，何が排泄されているかに応じて決定すべきである．慎重に定期的に体液量や血中電解質の状態を評価し，適切であるかを常に確認しながら，経静脈的あるいは経口の補液を行う必要がある．一旦，体液量が是正されたと判断したら，尿と不感蒸散分を補充する．尿量は定期的(1時間ごと)に計測し，血液の電解質は少なくとも毎日，高度の多尿の場合は6時間おき程度に測定すべきである．体重測定を毎日行うのも有用である．NaCl，アルカリ化薬およびKを含む補液を行う．Ca，P，Mgなどの補充も必要となることがある．起立性低血圧や頻脈はさらに大量の補液が必要であることを示すよい指標である．しかし，あまり熱心に補液を行いすぎると腎臓は濃縮能の回復が得られず，“補液による”利尿が続くことになりかねない．時には，多尿が補液したことによるのか，余分な水分を適切に排泄しているのか判定できないこともある．こうした場合はまず補液を尿量＋不感蒸散以下に減量し，体液不足の徴候が出現しないかどうかを慎重に観察するという方法が必要になる場合がある．

（訳　太田樹，井上美貴）

文　献

1. Klahr S. Nephrology forum: obstructive nephropathy. *Kidney Int*. 1998;54:286–300.
2. Lissauer D, Morris RK, Kilby MD. Fetal lower urinary tract obstruction. *Semin Fetal Neonatal Med*. 2007;12:464–470.
3. Bell ET. *Renal Diseases*. Philadelphia: Lea & Febiger; 1946.
4. U.S. Renal Data System U. *Annual Data Report: Atlas of End-Stage Renal Disease in the United States*. Bethesda, MD: National Institutes of Health, National Institute of Diabetes and Digestive and Kidney Diseases; 2005.
5. Sacks SH, Aparicio SA, Bevan A, et al. Late renal failure due to prostatic outflow obstruction: a preventable disease. *BMJ*. 1989;298:156–159.
6. Harris KPG. Models of obstructive nephropathy. In: Gretz N, Strauch M, eds. *Experimental and Genetic Rat Models of Chronic Renal Failure*. Basel, Switzerland: Karger; 1993:156–168.
7. Klahr S. New insights into the consequences and the mechanisms of renal impairment in obstructive nephropathy. *Am J Kidney Dis*. 1991;18: 689–699.
8. Chevalier RL, Forbes MS, Thornhill BA. Ureteral obstruction as a model of renal interstitial fibrosis and obstructive nephropathy. *Kidney Int*. 2009; 75(11):1145–1152.
9. Harris RH, Gill JM. Changes in glomerular filtration rate during complete ureteral obstruction in rats. *Kidney Int*. 1981;19:603–608.
10. Dal Canton A, Stanziale R, Corradi A, et al. Effects of acute ureteral obstruction on glomerular hemodynamics in rat kidney. *Kidney Int*. 1977; 12:403–411.
11. Wright FS. Effects of urinary tract obstruction on glomerular filtration rate and renal blood flow. *Semin Nephrol*. 1982;2:5–16.
12. Yarger WE, Aynedjian HS, Bank N. A micropuncture study of postobstructive diuresis in the rat. *J Clin Invest*. 1972;51:625–637.
13. Dal Canton A, Corradi A, Stanziale R, et al. Effects of 24-hour unilateral obstruction on glomerular hemodynamics in rat kidney. *Kidney Int*. 1979;15:457–462.
14. Gaudio KM, Siegel NJ, Hayslett JP, et al. Renal perfusion and intratubular pressure during ureteral occlusion in the rat. *Am J Physiol*. 1980; 238:F205–F209.
15. Dal Canton A, Corradi A, Stanziale, R, et al. Glomerular hemodynamics before and after release of 24-hour bilateral ureteral obstruction. *Kidney Int*. 1980;17:491–496.
16. Moody TE, Vaughan ED Jr, Gillenwater JY. Relationship between renal blood flow and ureteral pressure during 18 hours of total unilateral ureteral occlusion: implications for changing sites of increased renal resistance. *Invest Urol*. 1975; 13:246–251.
17. Moody TE, Vaughan ED Jr, Gillenwater JY. Comparison of the renal hemodynamic response to unilateral and bilateral ureteral occlusion. *Invest Urol*. 1977;14:455–459.
18. Abe Y, Kishimoto T, Yamamoto K, et al. Intrarenal distribution of blood flow during ureteral and venous pressure elevation. *Am J Physiol*. 1973;224: 746–751.
19. Bay WH, Stein JH, Rector JB, et al. Redistribution of renal cortical blood flow during elevated ureteral pressure. *Am J Physiol*. 1972;222:33–37.
20. Edwards GA, Suki WN. Effect of indomethacin on changes of acute ureteral pressure elevation in the dog. *Renal Physiol*. 1978;1:154–165.
21. Solez K, Ponchak S, Buono RA, et al. Inner medullary plasma flow in the kidney with ureteral obstruction. *Am J Physiol*. 1976;231: 1315–1321.
22. Tanner GA. Effects of kidney tubule obstruction on glomerular function in rats. *Am J Physiol*. 1979;237:F379–F385.
23. Ichikawa I. Evidence for altered glomerular hemodynamics during acute nephron obstruction. *Am J Physiol*. 1982;242:F580–F585.
24. Blackshear JL, Edwards BS, Knox FG. Autoregulation of renal blood flow: effects of indomethacin and ureteral pressure. *Miner Electrolyte Metab*. 1979;2:130–136.
25. Provoost AP, Molenaar JC. Renal function during and after a temporary complete unilateral ureter obstruction in rats. *Invest Urol*. 1981;18: 242–246.
26. Siegel NJ, Feldman RA, Lytton B, et al. Renal cortical blood flow distribution in obstructive nephropathy in rats. *Circ Res*. 1977;40:379–384.
27. Buerkert J, Martin D. Relation of nephron recruitment to detectable filtration and recovery of function after release of ureteral obstruction. *Proc Soc Exp Biol Med*. 1983;173:533–540.
28. Ichikawa I, Purkerson ML, Yates J, et al. Dietary protein intake conditions the degree of renal vasoconstriction in acute renal failure caused by ureteral obstruction. *Am J Physiol*. 1985;249: F54–F61.
29. Purkerson ML, Blaine EH, Stokes TJ, et al. Role of atrial peptide in the natriuresis and diuresis that follows relief of obstruction in rats. *Am J Physiol*. 1989;256:F583–F589.
30. Purkerson ML, Klahr S. Prior inhibition of vasoconstrictors normalizes GFR in postobstructed kidneys. *Kidney Int*. 1989;35:1306–1314.
31. Wilson DR. Micropuncture study of chronic obstructive nephropathy before and after release of obstruction. *Kidney Int*. 1972;2:119–130.
32. Ichikawa I, Brenner BM. Local intrarenal vasoconstrictor-vasodilator interactions in mild partial ureteral obstruction. *Am J Physiol*. 1979;236: F131–F140.
33. Vaughan ED Jr, Sweet RE, Gillenwater JY. Unilateral ureteral occlusion: pattern of nephron repair and compensatory response. *J Urol*. 1973;109: 979–982.
34. Yarger WE, Schocken DD, Harris RH. Obstructive nephropathy in the rat: possible roles for the

renin-angiotensin system, prostaglandins, and thromboxanes in postobstructive renal function. *J Clin Invest*. 1980;65:400–412.
35. Schreiner GF, Harris KP, Purkerson ML, et al. Immunological aspects of acute ureteral obstruction: immune cell infiltrate in the kidney. *Kidney Int*. 1988;34:487–493.
36. Rovin BH, Harris KP, Morrison A, et al. Renal cortical release of a specific macrophage chemoattractant in response to ureteral obstruction. *Lab Invest*. 1990;63:213–220.
37. Diamond JR, Kees-Folts D, Ding G, et al. Macrophages, monocyte chemoattractant peptide-1 and transforming growth factor-β in experimental hydronephrosis. *Am J Physiol*. 1994;266: F926–F933.
38. Diamond JR, Kees-Folts D, Ricardo SD, et al. Early and persistent up-regulated expression of renal cortical osteopontin in experimental hydronephrosis. *Am J Pathol*. 1995;146:1455–1466.
39. Ricardo SD, Levinson ME, DeJoseph MR, et al. Expression of adhesion molecules in rat renal cortex during experimental hydronephrosis. *Kidney Int*. 1996;50:2002–2010.
40. Harris KP, Schreiner GF, Klahr S. Effect of leukocyte depletion on the function of the postobstructed kidney in the rat. *Kidney Int*. 1989;36:210–215.
41. Henderson NC, Mackinnon AC, Farnworth SL, et al. Galectin-3 expression and secretion links macrophages to the promotion of renal fibrosis. *Am J Pathol*. 2008;172:288–298.
42. Kerr WS Jr. Effects of complete ureteral obstruction in dogs on kidney function. *Am J Physiol*. 1956;184:521–526.
43. Bander SJ, Buerkert JE, Martin D, et al. Long-term effects of 24 hour unilateral ureteral obstruction on renal function in the rat. *Kidney Int*. 1985;28: 614–620.
44. Buerkert J, Martin D, Head M, et al. Deep nephron function after release of acute unilateral ureteral obstruction in the young rat. *J Clin Invest*. 1978;62:1228–1239.
45. Peterson LJ, Yarger WE, Schocken DD, et al. Postobstructive diuresis: a varied syndrome. *J Urol*. 1975;113:190–194.
46. Vaughan ED Jr, Gillenwater JY. Diagnosis, characterization and management of postobstructive diuresis. *J Urol*. 1973;109:286–292.
47. Buerkert J, Head M, Klahr S. Effects of acute bilateral ureteral obstruction on deep nephron and terminal collecting duct function in the young rat. *J Clin Invest*. 1977;59:1055–1065.
48. Harris RH, Yarger WE. The pathogenesis of postobstructive diuresis: the role of circulating natriuretic and diuretic factors, including urea. *J Clin Invest*. 1975;56:880–887.
49. Sonnenberg H, Wilson DR. The role of medullary collecting ducts in postobstructive diuresis. *J Clin Invest*. 1976;57:1564–1574.
50. Berlyne GM. Distal tubular function in chronic hydronephrosis. *Q J Med*. 1961;30:339–355.
51. McDougal WS, Persky L. Renal functional abnormalities in post-unilateral ureteral obstruction in man: a comparison of these defects to postobstructive diuresis. *J Urol*. 1975;113:601–604.
52. Knowlan D, Corrado M, Schreiner GE, et al. Periureteral fibrosis, with a diabetes insipidus-like syndrome occurring with progressive partial obstruction of a ureter unilaterally. *Am J Med*. 1960;28:22–31.
53. Roussak NJ, Oleesky S. Water-losing nephritis: a syndrome simulating diabetes insipidus. *Q J Med*. 1954;23:147–164.
54. Berlyne GM, Macken A. On the mechanism of renal inability to produce a concentrated urine in chronic hydronephrosis. *Clin Sci*. 1962;22: 315–324.
55. Suki WN, Guthrie AG, Martinez-Maldonado M, et al. Effects of ureteral pressure elevation on renal hemodynamics and urine concentration. *Am J Physiol*. 1971;220:38–43.
56. Wilson DR, Knox WH, Sax JA, et al. Postobstructive nephropathy in the rat: relationship between Na-K-ATPase activity and renal function. *Nephron*. 1978;22:55–62.
57. Stokes JB. Effect of prostaglandin E_2 on chloride transport across the rabbit thick ascending limb of Henle: selective inhibition of the medullary portion. *J Clin Invest*. 1979;64:495–502.
58. Campbell HT, Bello-Reuss E, Klahr S. Hydraulic water permeability and transepithelial voltage in the isolated perfused rabbit cortical collecting tubule following acute unilateral ureteral obstruction. *J Clin Invest*. 1985;75:219–225.
59. Fushimi K, Uchida S, Hara Y, et al. Cloning and expression of apical membrane water channel of rat kidney collecting tubule. *Nature*. 1993;361: 549–552.
60. Frokiaer J, Marples D, Knepper MA, et al. Bilateral ureteral obstruction downregulates expression of vasopressin-sensitive AQP-2 water channel in rat kidney. *Am J Physiol*. 1996;270:657–658.
61. Frokiaer J, Christensen BM, Marples D, et al. Downregulation of aquaporin-2 parallels changes in renal water excretion in unilateral ureteral obstruction. *Am J Physiol*. 1997;273:F213–F223.
62. Nørregaard R, Jensen BL, Li C, et al. COX-2 inhibition prevents downregulation of key renal water and sodium transport proteins in response to bilateral ureteral obstruction. *Am J Physiol Renal Physiol*. 2005;289:F322–F333.
63. Jensen AM, Li C, Praetorius HA, et al. Angiotensin II mediates downregulation of aquaporin water channels and key renal sodium transporters in response to urinary tract obstruction. *Am J Physiol Renal Physiol*. 2006;291: F1021–F1032.
64. Batlle DC, Arruda JAL, Kurtzman NA. Hyperkalemic distal renal tubular acidosis associated with obstructive uropathy. *N Engl J Med*. 1981; 304:373–380.
65. Thirakomen K, Kozlov N, Arruda JAL, et al. Renal hydrogen ion secretion after release of unilateral ureteral obstruction. *Am J Physiol*. 1976;231:1233–1239.
66. Walls J, Buerkert JE, Purkerson ML, et al. Nature of the acidifying defect after the relief of ureteral obstruction. *Kidney Int*. 1975;7:304–316.
67. Purcell H, Bastani B, Harris KPG, et al. Cellular distribution of H^+-ATPase following acute unilateral ureteral obstruction in the rat. *Am J Physiol*. 1991;261:F365–F376.
68. Kimura H, Mujais SK. Cortical collecting duct Na-K pump in obstructive nephropathy. *Am J Physiol*. 1990;258:F1320–F1327.
69. Better OS, Arieff AI, Massry SG, et al. Studies on renal function after relief of complete unilateral ureteral obstruction of three months' duration in man. *Am J Med*. 1973;54:234–240.
70. Purkerson ML, Slatopolsky E, Klahr S. Urinary

excretion of magnesium, calcium and phosphate after release of unilateral ureteral obstruction in the rat. *Miner Electrolyte Metab.* 1981;6: 182–189.
71. Beck N. Phosphaturia after release of bilateral ureteral obstruction in rats. *Am J Physiol.* 1979; 237:F14–F19.
72. Purkerson ML, Rolf DB, Chase LR, et al. Tubular reabsorption of phosphate after release of complete ureteral obstruction in the rat. *Kidney Int.* 1974;5:326–336.
73. Better OS, Tuma S, Kedar S, et al. Enhanced tubular reabsorption of phosphate. *Arch Intern Med.* 1975;135:245–248.
74. Weinreb S, Hruska KA, Klahr S, et al. Uptake of Pi in brush border vesicles after release of unilateral ureteral obstruction. *Am J Physiol.* 1982;243: F29–F35.
75. Kurokawa K, Fine LG, Klahr S. Renal metabolism in obstructive nephropathy. *Semin Nephrol.* 1982; 2:31–39.
76. Stokes TJ, Martin KJ, Klahr S. Impaired parathyroid hormone receptor-adenylate cyclase system in the postobstructed canine kidney. *Endocrinology.* 1985;116:1060–1065.
77. Yanagisawa H, Morrissey J, Morrison AR, et al. Role of ANG II in eicosanoid production by isolated glomeruli from rats with bilateral ureteral obstruction. *Am J Physiol.* 1990;258:F85–F93.
78. Hanley MJ, Davidson K. Isolated nephron segments from rabbit models of obstructive nephropathy. *J Clin Invest.* 1982;69:165–174.
79. Middleton GW, Beamon CR, Panko WB, et al. Effect of ureteral obstruction on the renal metabolism of α-ketoglutarate and other substrates in vivo. *Invest Urol.* 1977;14:255–262.
80. Stecker JF Jr, Vaughan ED Jr, Gillenwater JY. Alteration in renal metabolism occurring in ureteral obstruction in vivo. *Surg Gynecol Obstet.* 1971; 133:846–848.
81. Blondin J, Purkerson ML, Rolf D, et al. Renal function and metabolism after relief of unilateral ureteral obstruction (38976). *Proc Soc Exp Biol Med.* 1975;150:71–76.
82. Morrissey J, Windus D, Schwab S, et al. Ureteral occlusion decreases phospholipid and cholesterol of renal tubular membranes. *Am J Physiol.* 1986; 250:F136–F143.
83. Sawczuk IS, Hoke G, Olsson CA, et al. Gene expression in response to acute unilateral ureteral obstruction. *Kidney Int.* 1989;13:1315–1319.
84. Sheehan HL, Davis JC. Experimental hydronephrosis. *Arch Pathol.* 1959;68:185–225.
85. Shimamura T, Kissane JM, Gyorkey F. Experimental hydronephrosis: nephron dissection and electron microscopy of the kidney following obstruction of the ureter and in recovery from obstruction. *Lab Invest.* 1966;15:629–640.
86. Misseri R, Meldrum KK. Mediators of fibrosis and apoptosis in obstructive uropathies. *Curr Urol Rep.* 2005;6:140–145.
87. Bascands JL, Schanstra JP. Obstructive nephropathy: insights from genetically engineered animals. *Kidney Int.* 2005;68:925–937.
88. Møller JC, Jørgensen TM, Mortensen J. Proximal tubular atrophy: qualitative and quantitative structural changes in chronic obstructive nephropathy in the pig. *Cell Tissue Res.* 1986; 244:479–491.
89. Møller JC, Skriver E. Quantitative ultrastructure of human proximal tubules and cortical interstitium in chronic renal disease (hydronephrosis). *Virchows Arch (A).* 1985;406:389–406.
90. Nagle RB, Bulger RE. Unilateral obstructive nephropathy in the rabbit: II. Late morphologic changes. *Lab Invest.* 1978;38:270–278.
91. Sharma AK, Mauer SM, Kim Y, et al. Interstitial fibrosis in obstructive nephropathy. *Kidney Int.* 1993;44:774–788.
92. Nagle RB, Bulger RE, Cutler RE, et al. Unilateral obstructive nephropathy in the rabbit: I. Early morphologic, physiologic, and histochemical changes. *Lab Invest.* 1973;28:456–467.
93. Kaneto H, Morrissey J, McCracken R, et al. Enalapril reduces collagen type IV synthesis and expansion of the interstitium in the obstructed rat kidney. *Kidney Int.* 1994;45:1637–1647.
94. Kuncio GS, Neilson EG, Haverty T. Mechanisms of tubulointerstitial fibrosis. *Kidney Int.* 1991;39: 550–556.
95. Kaneto H, Morrissey J, Klahr S. Increased expression of TGF-β1 mRNA in the obstructed kidney of rats with unilateral ureteral ligation. *Kidney Int.* 1993;44:313–321.
96. Roberts AB, McCune BK, Sporn MB. TGF-β: regulation of extracellular matrix. *Kidney Int.* 1992; 41:557–559.
97. Lieberthal W, Koh JS, Levine JS. Necrosis and apoptosis in acute renal failure. *Semin Nephrol.* 1998;18:505–518.
98. Chevalier RL. Growth factors and apoptosis in neonatal ureteral obstruction. *J Am Soc Nephrol.* 1996;7:1098–1105.
99. Truong LD, Petrusevska G, Yang G, et al. Cell apoptosis and proliferation in experimental chronic obstructive uropathy. *Kidney Int.* 1996;50: 200–207.
100. Ricardo SD, Diamond JR. The role of macrophages and reactive oxygen species in experimental hydronephrosis. *Semin Nephrol.* 1998; 18:612–621.
101. Ishidoya S, Morrissey J, McCracken R, et al. Angiotensin II receptor antagonist ameliorates renal tubulointerstitial fibrosis caused by unilateral ureteral obstruction. *Kidney Int.* 1995;47: 1285–1294.
102. Klahr S, Morrissey JJ. Comparative study of ACE inhibitors and angiotensin II receptor antagonists in interstitial scarring. *Kidney Int.* 1997;52(suppl 63):S111–S114.
103. Morrissey JJ, Klahr S. Differential effects of ACE and AT1 receptor inhibition on chemoattractant and adhesion molecule synthesis. *Am J Physiol.* 1998;274:F580–F586.
104. Morrissey JJ, Ishidoya S, McCracken R, et al. Nitric oxide generation ameliorates the tubulointerstitial fibrosis of obstructive nephropathy. *J Am Soc Nephrol.* 1996;7:2202–2212.
105. Collins T. Endothelial nuclear factor-kappa B and the initiation of the atherosclerotic lesion. *Lab Invest.* 1993;68:499–508.
106. Baeuerle PA, Henkel T. Function and activation of NF-$k\beta$ in the immune system. *Annu Rev Immunol.* 1994;12:141–179.
107. Wendt T, Zhang YM, Bierhaus A, et al. Tissue factor expression in an animal model of hydronephrosis. *Nephrol Dial Transplant.* 1995;10:1820–1828.
108. Morrissey JJ, Klahr S. Rapid communication. Enalapril decreases nuclear factor kappa B activation in the kidney with ureteral obstruction.

Kidney Int. 1997;52:926–933.
109. Poli G, Parola M. Oxidative damage and fibrogenesis. *Free Radic Biol Med.* 1997;22:287–305.
110. Shah SV. Role of reactive oxygen metabolites in experimental glomerular disease. *Kidney Int.* 1989;35:1093–1106.
111. Schlondorff D. The role of chemokines in the initiation and progression of renal disease. *Kidney Int.* 1995;47:S44–S47.
112. Modi KS, Morrissey J, Shah SV, et al. Effects of probucol on renal function in rats with bilateral ureteral obstruction. *Kidney Int.* 1990;38: 843–850.
113. Ricardo SD, Ding G, Eufemio M, et al. Antioxidant expression in experimental hydronephrosis: role of mechanical stretch and growth factors. *Am J Physiol.* 1997;272:F789–F789.
114. Chevalier RL, Goyal S, Wolstenholme JT, et al. Obstructive nephropathy in the neonate is attenuated by epidermal growth factor. *Kidney Int.* 1998;54:38–47.
115. Kennedy WA 2nd, Buttyan R, Garcia-Montes E, et al. Epidermal growth factor suppresses renal tubular apoptosis following ureteral obstruction. *Urology.* 1997;49:973–980.
116. Chevalier RL, Goyal S, Kim A, et al. Renal tubulointerstitial injury from ureteral obstruction in the neonatal rat is attenuated by IGF-1. *Kidney Int.* 2000;57:882–890.
117. Kopp JB. Hepatocyte growth factor: mesenchymal signal for epithelial homeostasis. *Kidney Int.* 1998;54:1392–1393.
118. Mizuno S, Matsumoto K, Nakamura T. Hepatocyte growth factor suppresses interstitial fibrosis in a mouse model of obstructive nephropathy. *Kidney Int.* 2001;59:1304–1314.
119. Hruska KA, Guo G, Wozniak M, et al. Osteogenic protein-1 prevents renal fibrogenesis associated with ureteral obstruction. *Am J Physiol Renal Physiol.* 2000;279:F130–F143.
120. Morrissey JJ, Hruska K, Guo G, et al. Bone morphogenetic protein-7 (BMP-7) improves renal fibrosis and accelerates the return of renal function. *J Am Soc Nephrol.* 2002;13:S14–S21.
121. Tan X, Li Y, Liu Y. Paricalcitol attenuates renal interstitial fibrosis in obstructive nephropathy. *J Am Soc Nephrol.* 2006;17:3382–3393.
122. Mao H, Zhou Y, Li Z, et al. HSP72 attenuates renal tubular cell apoptosis and interstitial fibrosis in obstructive nephropathy. *Am J Physiol Renal Physiol.* 2008;295:F202–F214.
123. Santoro J, Kaye D. Recurrent urinary tract infections: pathogenesis and management. *Med Clin North Am.* 1978;62:1005–1020.
124. Crombleholme TM, Harrison MR, Longaker MT, et al. Prenatal diagnosis and management of bilateral hydronephrosis. *Pediatr Nephrol.* 1988;2: 334–342.
125. Gray DL, Crane JP. Prenatal diagnosis of urinary tract malformation. *Pediatr Nephrol.* 1988;2: 326–333.
126. Coleman BG. Ultrasonography of the upper urinary tract. *Urol Clin North Am.* 1985;12: 633–644.
127. Belman AB, Kropp KA, Simon NM. Renal-pressor hypertension secondary to unilateral hydronephrosis. *N Engl J Med.* 1968;278: 1133–1136.
128. Nemoy NJ, Fichman MP, Sellers A. Unilateral ureteral obstruction: a cause of reversible high renin content hypertension. *JAMA.* 1973;225: 512–513.
129. Palmer JM, Zweiman FG, Assaykeen TA. Renal hypertension due to hydronephrosis with normal plasma renin activity. *N Engl J Med.* 1970;283: 1032–1033.
130. Squitieri AP, Ceccarelli FE, Wurster JC. Hypertension with elevated renal vein renins secondary to ureteropelvic junction obstruction. *J Urol.* 1974; 111:284–287.
131. Weidmann P, Beretta-Piccoli C, Hirsch D, et al. Curable hypertension with unilateral hydronephrosis: studies of the role of circulating renin. *Ann Intern Med.* 1977;87:437–440.
132. Kaloyanides GJ, Bastron RD, DiBona GF. Effect of ureteral clamping and increased renal arterial pressure on renin release. *Am J Physiol.* 1973; 225:95–99.
133. Pelleya R, Oster JR, Perez GO. Hyporeninemic hypoaldosteronism, sodium wasting and mineralocorticoid-resistant hyperkalemia in two patients with obstructive uropathy. *Am J Nephrol.* 1983;3:223–227.
134. Silverman SG, Leyendecker JR, Amis ES Jr. What is the current role of CT urography and MR urography in the evaluation of the urinary tract? *Radiology.* 2009;250:309–323.
135. Mostbeck GH, Zontsich T, Turetschek K. Ultrasound of the kidney: obstruction and medical diseases. *Eur Radiol.* 2001;11:1878–1889.
136. Banner MP, Pollack HM. Evaluation of renal function by excretory urography. *J Urol.* 1980; 124:437–443.
137. Pfister SA, Deckart A, Laschke S, et al. Unenhanced helical computed tomography vs intravenous urography in patients with acute flank pain: accuracy and economic impact in a randomized prospective trial. *Eur Radiol.* 2003;13: 2513–2520.
138. Croitoru S, Moskovitz B, Nativ O, et al. Diagnostic potential of virtual pneumoendoscopy of the urinary tract. *Abdom Imaging.* 2008;33:717–723.
139. Regan F, Kuszyk B, Bohlman ME, et al. Acute ureteric calculus obstruction: unenhanced spiral CT versus HASTE MR urography and abdominal radiograph. *Br J Radiol.* 2005;78:506–511.
140. Blandino A, Gaeta M, Minutoli F, et al. MR pyelography in 115 patients with a dilated renal collecting system. *Acta Radiol.* 2001;42:532–536.
141. Abou El-Ghar ME, Shokeir AA, Refaie HF, et al. MRI in patients with chronic obstructive uropathy and compromised renal function: a sole method for morphological and functional assessment. *Br J Radiol.* 2008;81:624–629.
142. Grattan-Smith JD, Little SB, Jones RA. MR urography evaluation of obstructive uropathy. *Pediatr Radiol.* 2008;38(suppl 1):S49–S69.
143. McGuire EJ. Retrograde pyelography. In: Rosenfield AT, Glickman MG, Hodson J, eds. *Diagnostic Imaging in Renal Disease.* New York: Appleton-Century-Crofts; 1979:103–112.
144. O'Reilly PH. Diuresis renography 8 years later: an update. *J Urol.* 1986;136:993–999.
145. Powers TA, Grove RB, Baureidel JK, et al. Detection of obstructive uropathy using ^{99m} technetium diethylenetriaminepentaacetic acid. *J Urol.* 1980; 124:588–592.
146. Whitherow RO, Whitaker RH. The predictive accuracy of antegrade pressure flow studies in

equivocal upper tract obstruction. *Br J Urol.* 1981;53:496–499.
147. Drach OW, Binard W. Disposable peak urinary flowmeter estimates lower urinary tract obstruction. *J Urol.* 1976;115:175–179.
148. Lemann J Jr, Worcester EM. Nephrolithiasis. In: Massry SO, Glassock RJ, eds. *Textbook of Nephrology*. 2nd ed. Baltimore: Williams & Wilkins; 1989:920–941.
149. Drach GW, Dretler S, Fair W, et al. Report of the United States cooperative study of extracorporeal shock wave lithotripsy. *J Urol.* 1986;135: 1127–1133.
150. Bataille P, Pruna A, Cardon G, et al. Renal and hypertensive complications of extracorporeal lithotripsy. *Presse Med.* 2000;29:34–38.
151. Fry AC, Singh S, Gunda SS, et al. Successful use of steroids and ureteric stents in 24 patients with idiopathic retroperitoneal fibrosis: a retrospective study. *Nephron Clin Pract.* 2008;108:213–220.
152. Saxton HM. Percutaneous nephrostomy: technique. *Urol Radiol.* 1981;1:131–139.
153. Beckman TJ, Mynderse LA. Evaluation and medical management of benign prostatic hyperplasia. *Mayo Clin Proc.* 2005;80:1356–1362.
154. Suardi N, Gallina A, Salonia A, et al. Holmium laser enucleation of the prostate and holmium laser ablation of the prostate: indications and outcome. *Curr Opin Urol.* 2009;19:38–43.

第13章 妊娠中の腎生理および病態生理

Arun Jeyabalan, Kirk P. Conrad

I 腎生理

正常妊娠での体液量や浸透圧の恒常性の調節はもちろん，腎臓の構造および機能の変化を正しく理解することは，妊婦の腎疾患や高血圧を理解し，正しく診断して治療するうえで必要条件である*1.

1. 解剖学的変化

正常妊娠中に腎臓の構造は著しく変化する[1]．妊娠第1期〔訳注：米国では妊娠期間を3つに分け，first trimester（妊娠第1期：0～14週），second trimester（妊娠第2期：15～28週），third trimester（妊娠第3期：29～40週）とよぶ〕より腎臓は長さ，幅，厚さのすべてが増大し，妊娠第3期には妊娠前の値よりそれぞれ最大1 cm伸びる[2]．結果として腎臓の体積は妊娠末期までに50%増加する[2]（**図13.1**）．腎実質部も腎盂や腎杯部もともに体積が増加するが，後者は妊娠第2期に増大しはじめる（**図13.1**）．腎実質の体積の増加は血液および間質液の増加に起因するが，細胞の過形成や肥大のエビデンスはほとんどない[3]．上部尿管や腎盂，大腎杯および小腎杯の拡張，特に右腎側での拡張はよく報告されている（文献1およびそのなかの引用文献）．原因に関しては意見の一致をみていないが，(i)性ステロイドによる平滑筋の弛緩や，(ii)拡張した動静脈による尿管の機械的閉塞などがあげられる．後者の(ii)については，特に右側で尿管が骨盤上縁を交差するためであり[1,3]，静脈性腎盂造影時に骨盤上縁で尿管が突然途切れる“iliac sign”の原因ともなっている[4]．したがって，尿停滞と水腎症（腎杯の棍棒状変形の有無は問わない）は，妊娠中の一般的な生理学的現象であり[5]（**図13.2**），通常病的な閉塞を意味しない．しかし尿停滞は，妊婦の無症候性尿路感染症を症候性尿路感染症や腎盂腎炎へと進行させやすくする可能性がある[3]．この生理的閉塞の所見は分娩後少なくとも6週でさほど重篤なものではなくなるが，分娩後12週になっても多くの女性で，まだ尿停滞は持続している[5]（**図13.2**）．

2. 機能的変化

1) 腎臓の血行動態と糸球体濾過

妊娠中の腎機能については長年にわたりいくつもの研究が報告されている[6～11]．これらの研究は，すでに詳述されているように[1,12]，優れた研究デザインやきめ細かな手法で注目を浴びている．結局のところ，腎血漿流量（renal plasma flow：RPF）と糸球体濾過量（glomerular filtration rate：GFR）

*1 本章のいくつかのトピックスは近年，他の成書で詳述されている．したがって興味をもたれた読者は定期的にこれらの成書や参考文献を参照してほしい．

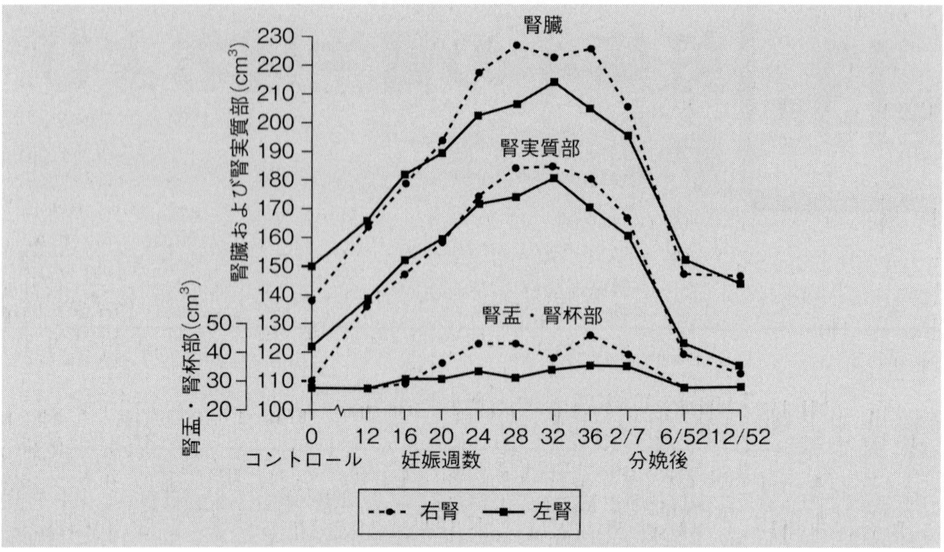

図 13.1 34 人の初産婦に対し，妊娠中から分娩後まで，全腎臓の体積と腎盂・腎杯部の体積を腎臓超音波検査により定量的に測定し，両者の差から腎実質部の体積を算出した．体積は楕円体の計算式に従い，体積＝長さ×幅×厚さ×0.5233 で計算した．図中の 2/7，6/52，12/52 はそれぞれ分娩後 2 日目，6 週目，12 週目を意味する（Cietak KA, Newton JR. Serial quantitative maternal nephrosonography in pregnancy. *Br J Radiol*. 1985；58(689)：405-413 より許可を得て転載）.

は（それぞれパラアミノ馬尿酸とイヌリンの腎クリアランスとして測定される），妊娠の前半に著明に増加する．GFR と RPF 増加のピーク値は，それぞれ妊娠前の値あるいは分娩後の値から約 40 ～ 65%，50 ～ 85%にもなる．一般的に GFR は妊娠経過中増加し続け，一方 RPF は後半に減少傾向となるが，それでも非妊婦の比較対照値よりも高値である．Chapman らの研究は，妊娠前の月経周期の卵胞期および妊娠第 1 期にも数回腎機能を測定しているため，特にわかりやすい[11]（**図 13.3**）．この研究では妊娠第 1 期に RPF も GFR も劇的に増加することを見事に示しており，妊娠第 1 期に 24 時間内因性クレアチニンクリアランスが急激に増加することを示した Davison らによる過去の研究を裏づけるものである[13]．GFR 増加の結果，妊娠中血清クレアチニンおよび尿素濃度はそれぞれ約 0.5 mg/dL と 9.0 mg/dL という低値にリセットされている[12]．

妊娠後半は妊婦が仰臥位をとると，増大した子宮が大静脈を圧迫する可能性があり，その結果，静脈還流，心拍出，腎灌流が障害される．したがって RPF と GFR は体位によって減少する可能性があり，左側臥位でもっともその影響が少ない（文献 14 およびそのなかの引用文献）．興味深いことに，腎臓の同種移植片や片腎はすでに代償が起こっており解剖学的および機能的に肥大しているにもかかわらず，正常妊娠と比べるといくぶん控えめではあるものの，妊娠中に起きるさらなる過剰濾過にも適応できる[15,16]．

RPF の増加は腎血管抵抗の急激な低下の結果である（**図 13.3**）．実際，腎臓を含む母体の非生殖系臓器の血管拡張が，全身血管抵抗の低下と妊娠早期に起こる心拍出量の増加の原因である[11,17～19]（**図 13.4**）．腎臓の輸入および輸出細動脈の血管抵抗は両方とも低下するため，糸球体毛細血管圧は変化しない．したがって血漿膠質浸透圧のわずかな低下や糸球体透過係数 K_f の増加もその一因かもしれないが，GFR の増加は主に RPF 増加の結果である[10,20,21]．

興味深いことに，妊娠中の腎臓および全身の血行動態の変化は月経周期の黄体期にもみられる．黄体期はより軽度ではあるが RPF，GFR，心拍出量が増加し[22]（文献 12 の総説），卵巣の黄体から産生されるホルモン（ステロイドや蛋白ホルモン）の関与が示唆される．エストロゲンは腎臓の血行動態にほとんどあるいは全く影響を与えないが，プロゲステロンは妊娠中ほどではないものの RPF と GFR を増加させる可能性がある（文献 12 とそのなかの引用文献）．黄体から分泌されるホルモン

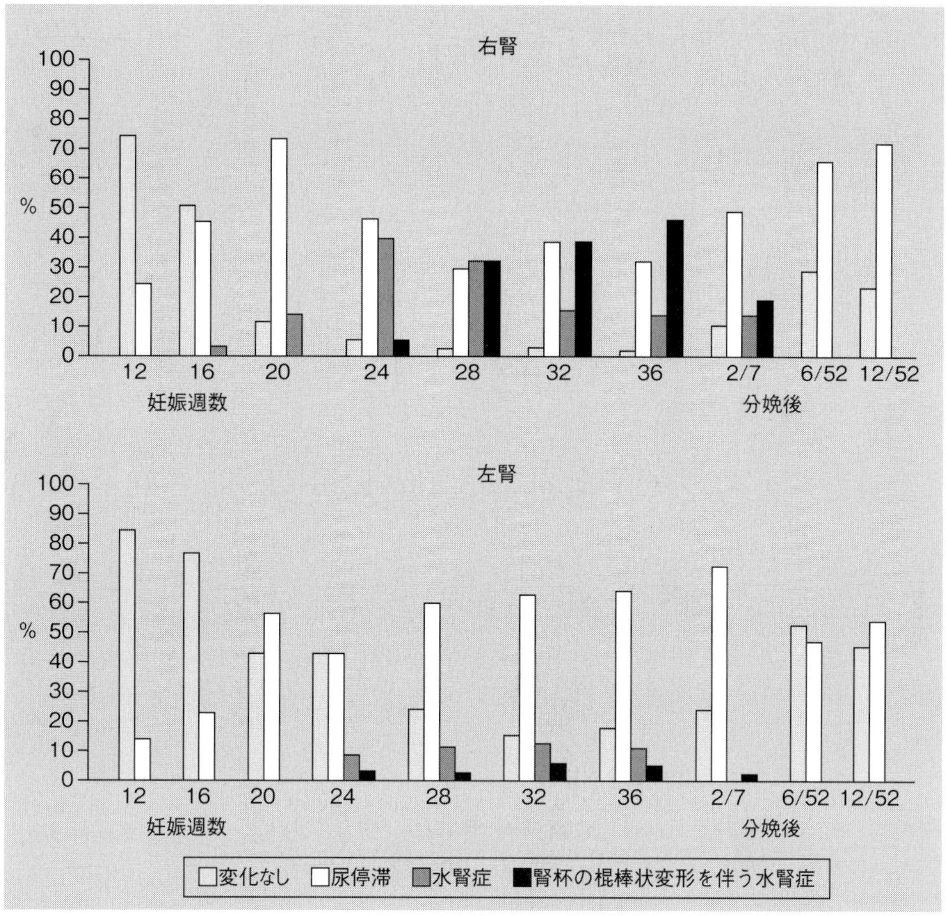

図 13.2　図 13.1 と同じ妊婦に対して妊娠中から分娩後まで左右の上部尿路を腎臓超音波検査で定性的に測定した．図中の"変化なし"は縦断面や横断面，あるいはその両方で腎盂内に尿が認められないもの，"尿停滞"は縦断面や横断面，あるいはその両方で腎盂の軽度の離開が認められるもの，"水腎症"は縦断面や横断面，あるいはその両方で腎盂が著明に拡張し広範に離開しているもの，"腎杯の棍棒状変形を伴う水腎症"は大腎杯および小腎杯の棍棒状変形を伴って腎盂が拡張しているものをさす．また 2/7，6/52，12/52 はそれぞれ分娩後 2 日目，6 週目，12 週目を意味する（Cietak KA, Newton JR. Serial quantitative maternal nephrosonography in pregnancy. *Br J Radiol*. 1985；58 (689)：399-404 から許可を得て転載）．

のレラキシンは黄体期に血中を循環し，胎盤トロホブラスト細胞で産生されるヒト絨毛性ゴナドトロピン（human chorionic gonadotropin：hCG）に主に刺激されて妊娠第1期に急激に増加する[23]．レラキシンをラットやヒトに投与すると，RPF，GFR，心拍出量が増加し，妊娠中にみられる変化が認められる（文献24とそのなかの引用文献）．逆にレラキシン中和抗体を妊娠ラットに投与すると少なくとも妊娠中期まで RPF，GFR，心拍出量の上昇が抑制される[25, 26]（**図 13.5，13.6**）．同様に，卵巣機能不全のため提供卵子を用いて体外受精（*in vitro* fertilization：IVF）胚移植で妊娠した女性は，黄体が欠如しており，そのため循環するレラキシンもなく，妊娠第1期の GFR（24 時間内因性クレアチニンクリアランスで測定）の上昇は穏やかである[27]．よってレラキシンは妊娠時に腎臓と全身の血管拡張を開始させる重要なホルモンである可能性がある．

レラキシンによる血管拡張反応は，その主な受容体である Lgr7（ロイシンに富んだ反復配列を含む G 蛋白共役受容体）によって伝達される[28, 29]．数分以内というレラキシンによる**迅速な**血管拡張反応は，ホスファチジルイノシトール-3 キナーゼ/Akt（プロテインキナーゼ B）依存性リン酸化と内皮細胞一酸化窒素（nitric oxide：NO）合成酵素の活性化によって仲介される[29, 30]．数時間から数日とい

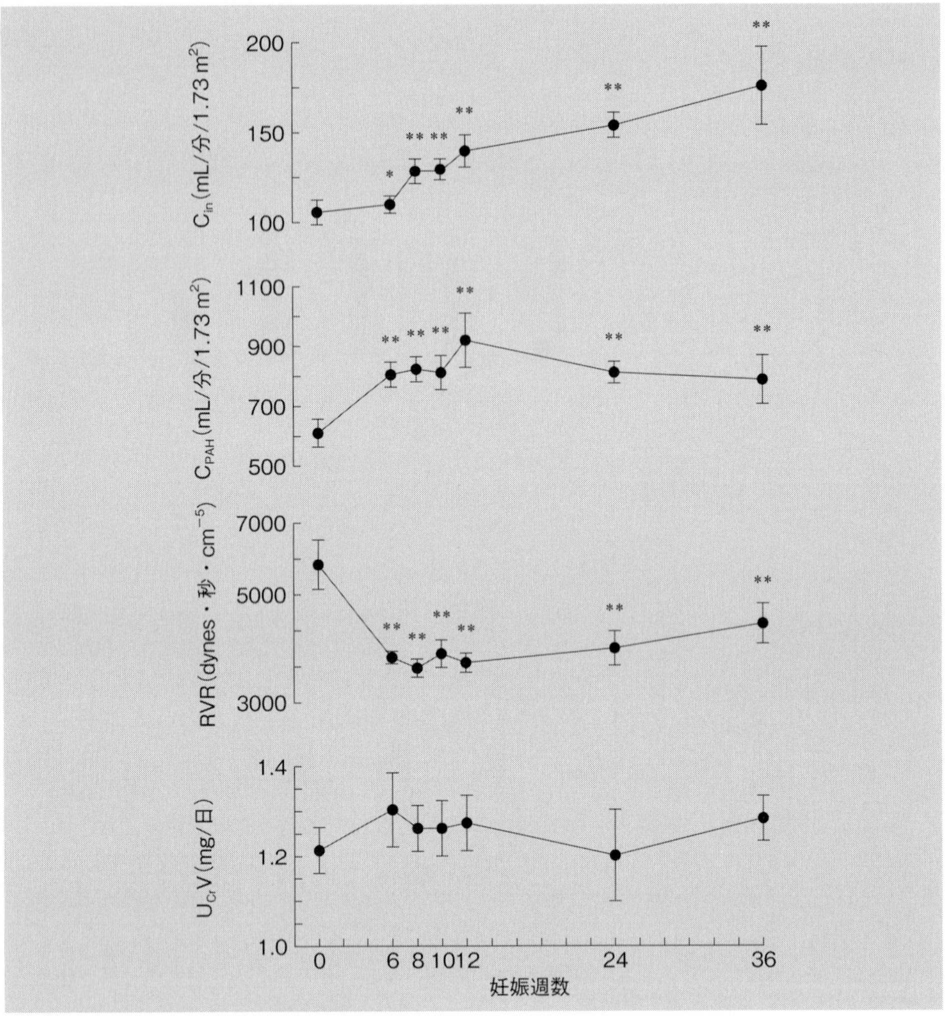

図 13.3 ヒトの妊娠早期における腎臓の血行動態の変化．10 人の女性について月経周期の卵胞期および妊娠 6, 8, 10, 12, 24, 36 週に検査した．妊娠 6 週までに腎血管抵抗が減少するのに伴って腎血漿流量(RPF)および糸球体濾過量(GFR)は著しく増加する．$^{*}p<0.05$, $^{**}p<0.001$ は卵胞期との比較．ここで留意すべきことは著者らが腎機能を体表面積で補正していることである．RPF と GRF の妊娠中の変化は本来機能的であって解剖学的ではないので，そのような補正は真の値を過小評価することになる可能性がある．C_{in}：イヌリンクリアランス，C_{PAH}：パラアミノ馬尿酸クリアランス，RVR：腎血管抵抗，$U_{cr}V$：尿中クレアチニン排泄(Chapman AB et al. Temporal relationships between hormonal and hemodynamic changes in early human pregnancy. *Kidney Int*. 1998；54(6)：2056-2063 より許可を得て転載)．

う単位の**持続的な**血管拡張反応は胎盤血管増殖因子や血管内皮細胞増殖因子(vascular endothelial growth factors：VEGF)とゲラチナーゼ活性の増加に依存している[12, 24, 29, 31, 32]．後者の持続的な血管拡張反応では巨大なエンドセリン(endothelin：ET)1 がグリシン-ロイシン結合で $ET_{1\text{-}32}$ を形成し，これが内皮細胞の ET_B/NO 血管拡張経路を活性化する[12, 24, 29](**図 13.7**)．特にその経路にかかわる各種分子，例えばゲラチナーゼ[33, 34]，ET_B 受容体[35, 36]，NO[36〜38]などを妊娠中に阻害すると，腎血管拡張や過剰濾過，そして腎臓の小動脈での筋原性反応の消失(正常妊娠のもう 1 つの典型的な表現型)が阻害される．このことは，レラキシンが妊娠中の腎臓の血行動態の変化に重大な役割を果たしていることと矛盾しない(**図 13.5** で述べた)．

妊娠時の母体の血管拡張に寄与する別のメカニズムは，例えばアンジオテンシンⅡのような血管

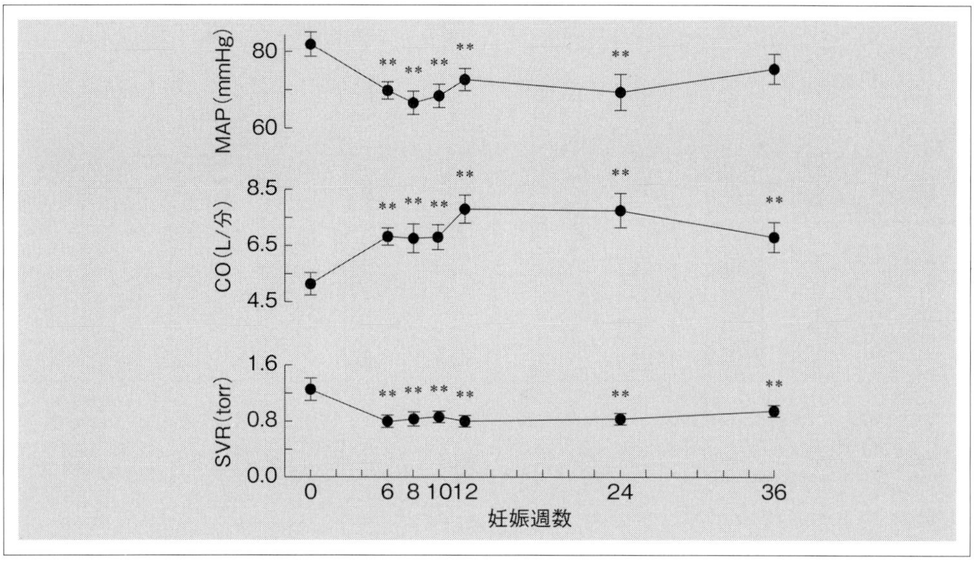

図 13.4　ヒトの妊娠早期の全身血行動態の変化．10人の女性について月経周期の卵胞期および妊娠6，8，10，12，24，36週に検査した．妊娠6週までに全身血管抵抗(systemic vascular resistance：SVR)と平均動脈圧(mean arterial pressure：MAP)は低下し，心拍出量(cardiac output：CO)は著明に増加している．$^{*}p<0.05$，$^{**}p<0.001$ は卵胞期との比較(Chapman AB et al. Temporal relationships between hormonal and hemodynamic changes in early human pregnancy. *Kidney Int.* 1998；54(6)：2056-2063 より許可を得て転載)．

収縮物質に対する全身の反応性の低下である[39]．興味深いことに，妊娠ラットモデルではアンジオテンシンⅡに対する腎臓の血管収縮も鈍くなっており[37,40]，非妊娠動物にレラキシンを投与するとよく似た効果を示す[41]．NOに加え[42]，血管拡張性プロスタグランジン類も妊娠時の血管拡張性メディエータとして関与しているが，いずれもこれらの主な役割についてはまだほとんど証明されていない(文献12とそのなかの引用文献)．最後に体液量増加も妊娠時の血行動態変化を引き起こしていると示唆されてきている．しかし，時間的経過からみてこの仮説はあてはまらない．というのは，血漿量の増加は妊娠早期に起こるRPF，GFR，心拍出量の急速な増加より遅れて起こるためである[43](**図 13.8**)．したがって，体液量増加はおそらく妊娠中の著明に亢進した循環動態を助長するが，原因とはなっていないと考えられる．

2) 腎尿細管機能

■ グルコース

血漿グルコースは糸球体で自由に濾過される．通常は，近位尿細管でナトリウム(Na)依存性共輸送メカニズムによって再吸収される．したがって，無視できるぐらいわずかな量しか尿中に排泄されない[44,45]．しかし，ヒトの正常妊娠中，尿糖がしばしば認められる[1,46～48]．1日を通した排泄量や排泄パターンは人によって異なるし，同じ妊婦でも日によって異なる[46～48]．分娩後1週間以内にグルコース排泄は，非妊娠時レベルまで回復する[46,47]．

妊娠中の腎臓のグルコース処理については徹底的に研究されている[49～51]．尿糖の原因因子としては，GFR増加による濾過量の増加(したがって一部のネフロンでは尿細管再吸収が追いつかない)，および尿細管再吸収の減少がある[49～51]．大量の尿糖(>150 mg/24時間)を認める妊婦には腎臓感染症の既往による尿細管障害が根底にある可能性がある[52]．グルコースや他の栄養素(次頁)の尿中排泄の増加は，尿停滞傾向(「Ⅰ-1」項)と相まって，おそらく妊婦の症候性尿路感染症や腎盂腎炎の主要な誘発因子となる(「Ⅱ腎臓の病態生理」の項参照)．

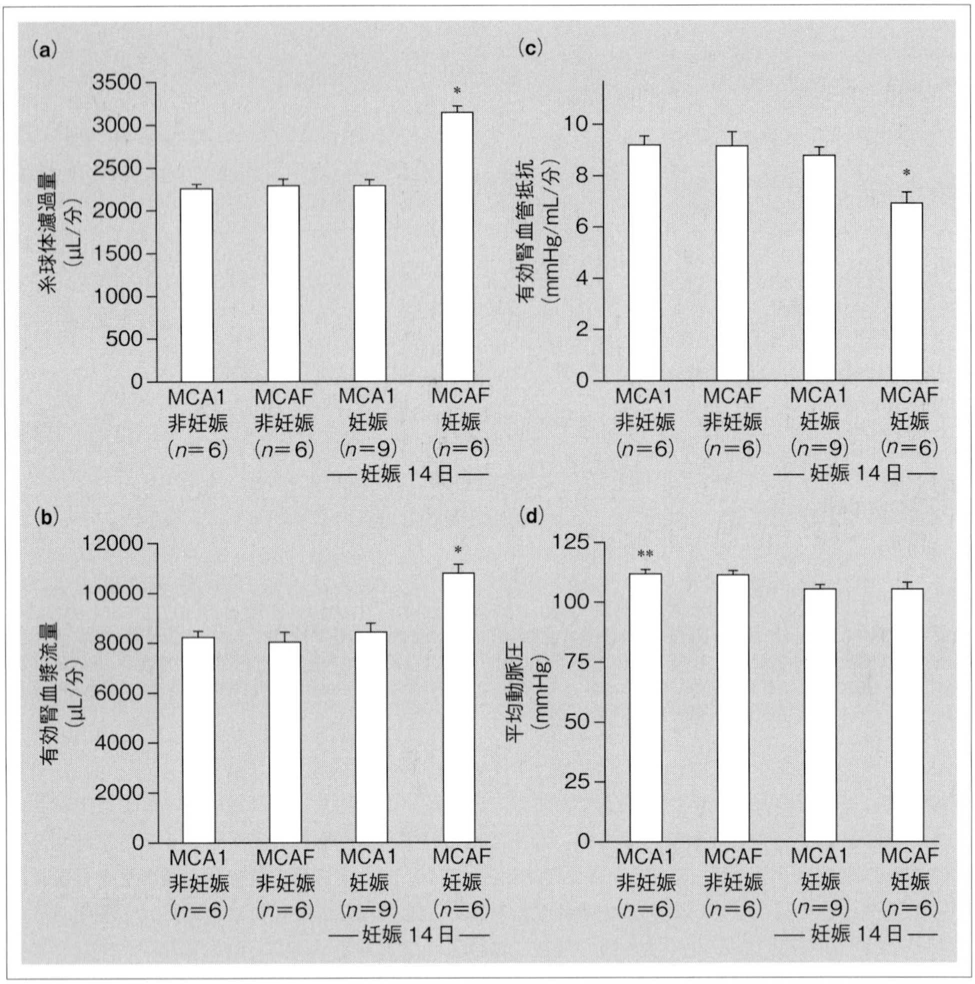

図 13.5 レラキシン中和抗体(MCA1)か非特異的抗体(MCAF)を投与した非麻酔下の非妊娠ラットおよび妊娠 14 日ラットの腎機能. (**a**) GFR. (**b**) 有効腎血管抵抗. (**c**) 有効腎血漿流量. (**d**) 平均動脈圧. * $p<0.01$ は他の群との比較. ** $p \leqq 0.05$ は MCA1 と MCAF 投与の妊娠ラットの比較. 妊娠 11 日でも同じ所見が認められた(Novak J et al. Relaxin is essential for renal vasodilation during pregnancy in conscious rats. *J Clin Invest*. 2001；107(11)：1469-1475 より許可を得て転載).

■ アミノ酸

アミノ酸は糸球体で自由に濾過され，その後，いくつかの異なった Na 依存性共輸送体により近位尿細管で再吸収される. 共輸送体はそれぞれ特定のグループに属するアミノ酸を吸収している[44]. アミノ酸は，したがって通常では無視できるぐらいわずかな量しか尿中に排泄されない. しかし妊娠中にはほとんどのアミノ酸の尿中排泄は増加する[1,53]. 糖尿と同じく，アミノ酸尿も GFR と濾過量の急速な増加と一致して妊娠早期に始まる. もう 1 つ平行して尿細管における再吸収能も減少する. これらの腎臓のメカニズムは妊娠中の多くのアミノ酸の血漿濃度低下に寄与しているが，栄養摂取が悪い状況以外では，尿からの喪失が臨床的に問題となる可能性は少ない.

■ 尿 酸

尿酸はヒトにおけるプリン体異化の最終産物である[54]. プリン体は食事に由来したり，内因性には主に肝臓で合成されたりするが，体内の尿酸は主に後者に由来する. 合成された尿酸の約 2/3 が腎臓から，1/3 が消化管からそれぞれ分泌される. 尿酸は蛋白に結合している 5%を除き，糸球体で自由に濾過される. 濾過された尿酸は主に近位尿細管で再吸収と再分泌されるが，正味の再吸収率

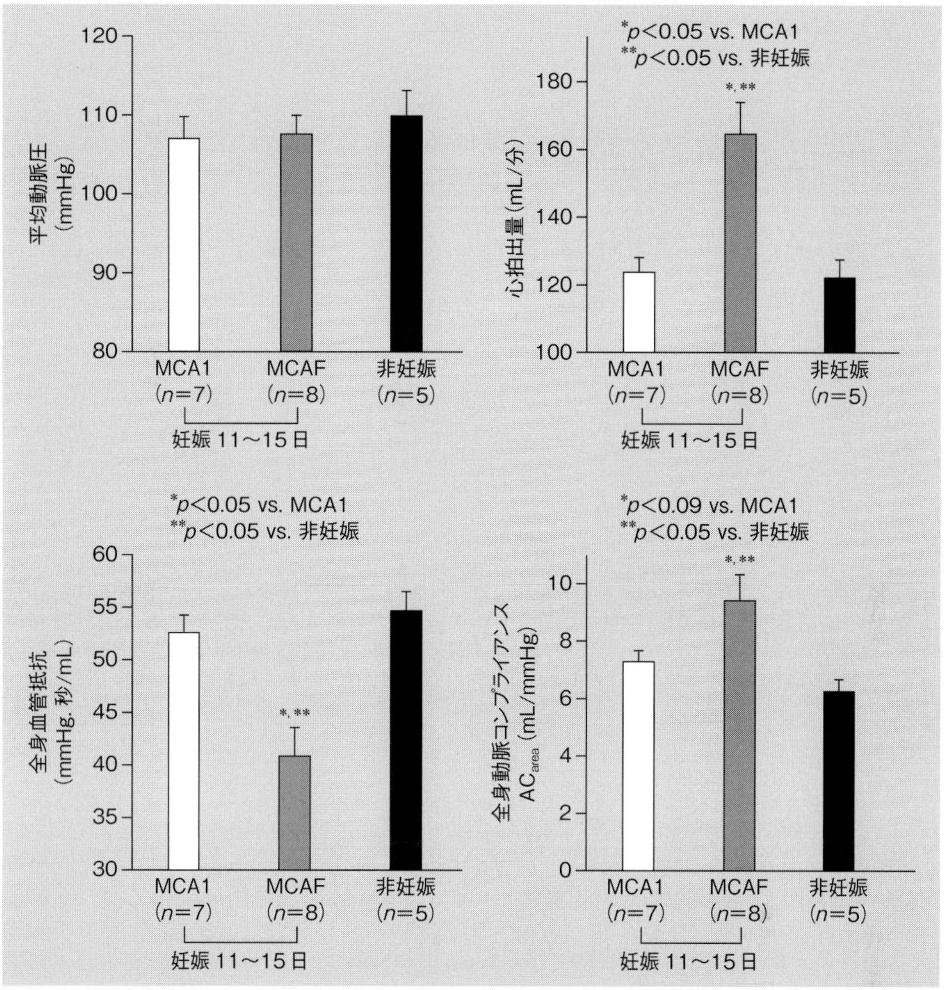

図 13.6　レラキシン中和抗体（MCA1）か非特異的抗体（MCAF）を投与した妊娠ラットと，非投与の非妊娠ラットの非麻酔下における全身血行動態および動脈の性質．妊娠ラットには妊娠 8 日目より毎日抗体を静脈内投与した．$^{*}p<0.05$ は MCA1 投与との比較．$^{**}p<0.05$ は非妊娠ラットとの比較（post hoc Fisher's LSD 法）．妊娠中期のラットではリン酸緩衝生理食塩液（抗体の溶媒）投与と MCAF 投与の間に差はなかった．MCA1 は非妊娠ラットでは平均動脈圧や腎臓の血行動態，糸球体濾過量に影響を与えることはなく[25]，また非妊娠ラットでは血中レラキシンは認められなかった[23]（Debrah DO et al. Relaxin is essential for systemic vasodilation and increased global arterial compliance during early pregnancy in conscious rats. *Endocrinology*. 2006；147(11)：5126-5131 より許可を得て転載）．

は 88 〜 93％となる．血清尿酸濃度は妊娠初期に 25 〜 30％減少し，分娩が近づくに伴い非妊娠時レベルまで上昇してくる[14, 55 〜 58]．血清尿酸値を決定する複数の因子のうち，腎臓での処理がもっとも研究されてきている．グルコースやアミノ酸と同様に，GFR と濾過量の増加あるいは尿細管再吸収の減少あるいはその両者の結果，尿酸の腎クリアランスが上昇する．妊娠後期の血清尿酸濃度の回復は尿細管再吸収の回復と関連していた，とする研究結果もある[14, 56, 58]．

■ カルシウム

カルシウム（Ca）の約 46％が蛋白に結合しており，したがって 54％が糸球体で濾過される．その大半の 98 〜 99％が腎臓で再吸収される．濾過量の約 70％が近位尿細管で再吸収され，20％が髄質の Henle の太い上行脚，残りがより遠位のネフロン部位で再吸収される．Ca の 1 日尿中排泄量は腸

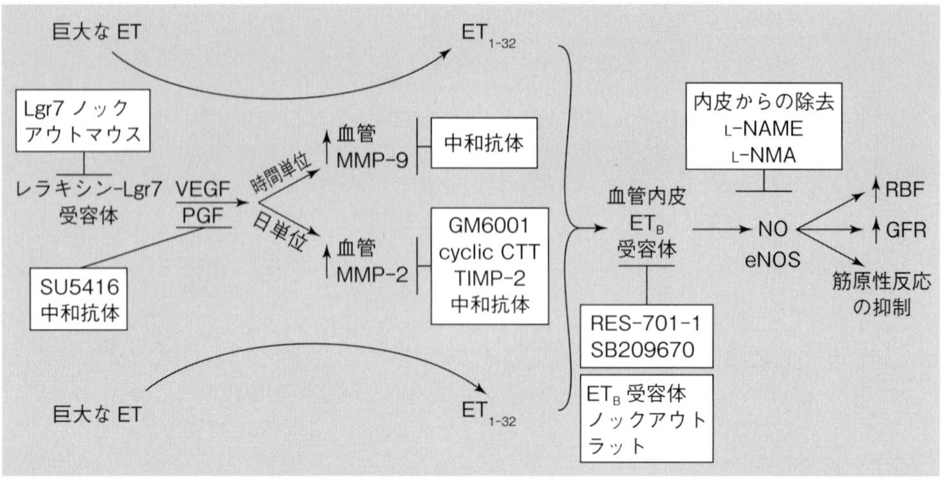

図 13.7 レラキシンの持続的な血管拡張作用モデル．⊣印はレラキシンの血管拡張阻害を示す．VEGF：血管内皮細胞増殖因子活性，PGF：胎盤増殖因子活性，ET：エンドセリン，MMP：マトリックスメタロプロテアーゼ，RBF：腎血管血流，GFR：糸球体濾過量，SU5416：VEGF 受容体チロシンキナーゼの阻害薬，GM6001：一般的な MMP の阻害薬，cyclic CTT：MMP-2 の特異的ペプチド阻害薬，TIMP-2：メタロプロテアーゼの組織阻害薬，RES-701-1：ET_B 受容体の特異的拮抗薬，SB209670：ET_A および ET_B 受容体の拮抗薬．L-NAME：ニトロ-L-アルギニンメチルエステル，L-NMA：NG-モノメチル-L-アルギニン．ホスホラミドン(古典的エンドセリン変換酵素の阻害薬)，STT(cyclic CTT に対する非特異的ペプチド)，加熱不活性化 TIMP-2，BQ-123(ET_A 受容体の特異的拮抗薬)，D-NAME と IgGs(MMP 中和抗体に対する非特異的抗体)がレラキシンの緩徐な血管拡張作用に影響しなかったことに注目．

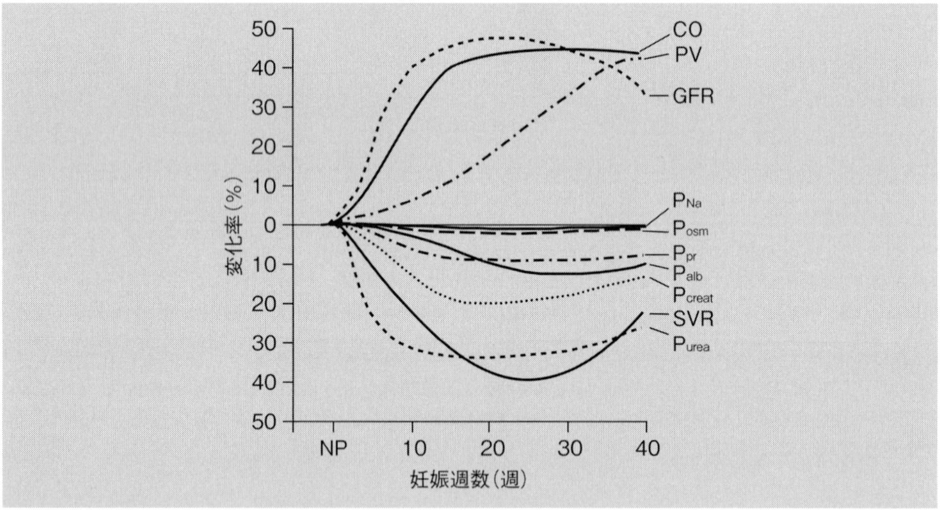

図 13.8 母体の妊娠に対する適応の時間経過．CO：心拍出量，PV：血漿量，GFR：糸球体濾過量，P_{Na}：血漿ナトリウム濃度，P_{osm}：血漿浸透圧，P_{pr}：血漿蛋白濃度，P_{alb}：血漿アルブミン濃度，SVR：全身血管抵抗，P_{urea}：血漿尿素濃度，NP：妊娠していない(Davision JM et al. Renal physiology in normal pregnancy. In：Feehally J, Floege J, Johnson RJ eds. *Comprehensive Clinical Nephrology*. St. Roiuse, MI：Mosby Inc；2004：475-481 より許可を得て転載)．

管からの総吸収量とほぼ一致する[59]．正常妊娠中，Ca の 1 日尿中排泄量は妊娠第 1 期にほぼ倍になり，妊娠経過中維持される[1,60〜63]．血清イオン化カルシウム(Ca^{2+})は一定かやや減少することもある[60,64]．おそらく GFR 増加による濾過量の増加と尿細管再吸収の減少の両者が Ca 排泄増加の原因となっている[60〜63]．副甲状腺ホルモンの濃度については相反する報告があり，代謝されたフラグメントでなく完全な(intact)活性化分子を測定した研究者は減少すると報告しており[65, 66]，これがCaの尿細管再吸収低下に寄与している可能性がある．しかし究極的には，妊娠中の尿中Ca排泄の増加はおそらく腸管からの吸収亢進を反映しているのであろう．腸管からの吸収亢進は妊娠中の血清1,25-ジヒドロキシビタミンD_3の上昇に刺激されて起こる[60, 64, 67〜69]．これは腸管でのCa吸収に主に関与しているホルモンである[59]．妊娠中の血清1,25-ジヒドロキシビタミンD_3の増加は胎盤に由来する可能性がある[70]．ビタミンD欠乏の妊婦は，非妊婦(119 mg/24時間)やビタミンDを補った妊婦(169 mg/24時間)と比較し，相対的低カルシウム尿症を呈する(77 mg/24時間)[71]．経口Ca負荷に対する尿中および血中のCa濃度の上昇反応は妊娠期間中増強している．これは腸管吸収亢進を示唆しており，妊娠中の"生理的な吸収増加型高カルシウム尿症"の概念につながる[60]．この生理的な適応は，胎児の骨石灰化に伴うCa需要が急増する前に1,25-ジヒドロキシビタミンD_3の血清濃度が上昇するのと関連して早期に起きるが，需要を見越した適応と思われる．妊娠中は尿中Ca排泄が増加し，結石合併女性に匹敵するほど尿中Caが過飽和となっているが，Ca結石や病的な結晶尿に罹患しやすくはならない．これはおそらく妊婦の尿中に糖蛋白阻害物質がより豊富に含まれているためと思われる[62, 72](「II腎臓の病態生理」の項参照)．

■ 蛋　白

正常妊娠中には，低分子量蛋白，アルブミン，尿細管酵素などさまざまな蛋白の尿中排泄が増加するが，総尿蛋白が300 mg/24時間を超えない限り異常とはみなさない(文献14およびそのなかの引用文献)．低分子蛋白や尿細管酵素の尿中排泄増加は妊娠中の"生理的な近位尿細管機能障害"の概念を支持する．これはグルコース，アミノ酸，尿酸，Caの尿中排泄増加および尿細管吸収低下の所見と一致する(前述の「I-2-2)腎尿細管機能」参照)．近位尿細管での吸収低下に加え，妊娠中の過剰濾過と糸球体係蹄壁の蛋白透過性に関するチャージバリアの潜在的変化もおそらく寄与しているだろう(しかしサイズバリアは変化しない)．どの程度までTamm-Horsfall蛋白の分泌が増加し，正常妊娠の蛋白尿の一因となっているか，詳細はまだ調べられていない．

■ カリウム

妊娠末期までに体内に約350 mEqのKが蓄積することが一般的に受け入れられており，その大半が胎児組織や母体の生殖器官の細胞内にある(文献3の総説)．逆説的であるが，妊娠中のK保持は血中アルドステロンの著明な増加にもかかわらず起きる．このパラドックスに光明を投じたのは，Lindheimerらによる先駆的な臨床研究である．彼らは妊婦が外因性のミネラルコルチコイドおよび高Na食というK利尿を促す組み合わせに抵抗性をもつことを示した[73]．プロゲステロンはミネラルコルチコイド受容体の拮抗物質であり，妊娠中の高濃度な血清プロゲステロンはアルドステロンのK利尿効果に拮抗すると一般的に考えられている[3, 73]．この概念を支持するのは，ミネラルコルチコイド受容体に変異があり，プロゲステロンに拮抗物質としての活性でなくアゴニスト(作動物質)としての活性を与えるまれな遺伝性疾患である．妊娠中この疾患のヘテロ接合体の女性は，血清アルドステロンが検出不能にもかかわらず，高血圧はもちろん，Na保持，K喪失，低カリウム血症を認める[74]．

■ 水素イオン

妊娠中おそらくプロゲステロンの中枢作用により[75]，呼吸数は変わらないまま1回換気量のみ増加し，分時換気量が約40%増加する[76]．その結果，P_{CO_2}は非妊娠時の約39 Torrから31 Torrへ低下し，慢性呼吸性アルカローシスとなる．この最初のイベントに対する代謝性(腎性)代償として血漿重炭酸塩は非妊娠時の22〜26 mEq/Lから妊娠中は約18〜22 mEq/Lへ低下し，その結果血液のpHは非妊娠時の7.38〜7.40に対して通常7.42〜7.44に代償される[76]．血漿重炭酸塩の低下はおそらく，非妊娠時と比較すれば血漿重炭酸塩が喪失しはじめる濃度が低くなり，わずかだが持続性の尿中重炭酸塩喪失の結果として起こるのであろう[77]．正常妊娠中には，尿の酸性化すなわち滴定酸とアンモニウムの分泌には問題はない(文献3とそのなかの引用文献)．

3) 浸透圧調節と腎臓の水処理

血漿浸透圧（plasma osmolality：Posm）は妊娠第1期に8～10 mOsm/kgH_2O低下し，分娩まで持続する[78]．約1.5 mOsm/kgH_2Oは尿素の低下によるが，大部分がNaとそれに付随する陰イオンの低下による．妊娠中の血漿浸透圧低下に対する説明として，口渇およびバソプレシン分泌刺激の浸透圧閾値が同時に低下するというもの（いわゆる"浸透圧リセット"仮説）がある．実際，この仮説によると，この両者の浸透圧のセットポイントは並行して変化する．すなわち，一方の変化は他方の変化なくして起こらず，低下した血漿浸透圧をさらに維持する[79]．

浸透圧リセットに影響し，妊娠中の血漿浸透圧の低下に寄与する可能性のある重要な因子として，卵巣（黄体）ホルモンであるレラキシンがある．このことを支持する複数の分野からのエビデンスがある．(i)ラットにレラキシン放出ホルモンを長期投与すると浸透圧が低下する[41,80,81]．(ii)ヒト絨毛性ゴナドトロピンを長期投与すると女性では血漿浸透圧が低下するが，男性では低下しない[79]，またヒト絨毛性ゴナドトロピンの長期投与における血漿浸透圧は，卵巣切除の偽手術（sham operation）を受けたラットでは低下するが，卵巣切除ラットでは低下せず，卵巣ホルモンの仲介的な役割が示唆される[82]．(iii)血漿浸透圧は月経周期の黄体期に低下し[22]，このとき血清レラキシンは増加している[23]．(iv)卵子提供や体外受精胚移植で妊娠した女性は妊娠第1期の血漿浸透圧低下が控えめである ── こうした女性では黄体と血中レラキシンが欠如しており，外因性投与によって正常なプロゲステロンレベルを保っている[27]．(v)妊娠ラットでは血漿浸透圧が低下して水摂取が増加するが，これはレラキシン中和抗体や卵巣切除により（ただし後者ではエストラジオールとプロゲステロンの外因性投与によって妊娠が継続している）阻害される[25,83]．(vi)血漿浸透圧は妊娠ヒツジでは減少しないが，ヒツジでは遺伝子中の終止コドンによりレラキシンが産生されない[83,84]．

妊娠中の血漿浸透圧低下におけるレラキシンの役割に関するエビデンスは説得力はあるが，ヒトにおいてはそれが唯一の因子ではないかもしれない[27,83]．また，このホルモンは妊娠時でも非妊娠時でも全身血管拡張を起こすが（前述），これが"有効循環血液量"を減少させ，バソプレシンの非浸透圧性分泌を介して妊娠中の血漿浸透圧低下に寄与する可能性もある．しかし妊婦に首まで水につかってもらう実験，すなわち体液を末梢間質領域から胸腔内循環領域に再分布させ"体液不足"の刺激を減らす方法では，妊娠中の低浸透圧を元に戻すことはできなかった[79]．この研究の方法論に対する反論としては，この手法は長時間ではなく，必然的に短期間の体液再分布しか，もたらさないということである．おそらく，妊娠中の低浸透圧を改善するためには，長期間の体液再分布が必要である，というものである．しかしこの反論に対しては，妊娠げっ歯類モデルを用いた研究がある程度まで回答を与えている．つまり，ミネラルコルチコイドやノルエピネフリンを投与して，血液量や血圧をそれぞれ長期的に上昇させてやっても，妊娠中の低浸透圧は元に戻せなかったのである[85,86]．結局，妊婦や妊娠ラットを用いた実験は，非浸透圧性刺激により妊娠時にアルギニンバソプレシン（arginine vasopressin：AVP）の分泌が亢進するという仮説を支持しなかった．最終的にレラキシンが直接脳弓下器官と視床下部にある脳弓下器官の血管部分に作用してAVPを分泌させ，口渇を刺激することが知られるようになった[83,87]．このことで，間接的な血行動態・体液量調節メカニズムを介さずに，低浸透圧が維持されているのである．

さらに最近，アクアポリン2（aquaporin 2：AQP2）のmRNAと蛋白の基礎発現量が妊娠ラットの髄質内層で増加していることが報告された[88]．したがって，中枢メカニズムに加え，腎臓での変化も水保持，ひいては妊娠中の低浸透圧に寄与している可能性がある．腎臓でのアクアポリン2発現増加の機序は未解決の重大問題である．しかし妊娠中の浸透圧調節適応におけるレラキシンの役割のためにこれまでに引用した多くのエビデンスに基づくと，このホルモンが主たる原因として疑われている（K. P. ConradおよびL. J. Parry，未発表のデータ）．最後に，妊娠中のアクアポリン2の基礎発現量の増加が，妊婦や妊娠動物に水負荷をしても正常に排泄することに一致しない，と異論を唱える人もいる（後述）．しかしこの明らかな矛盾は，もし強制水負荷中にアクアポリン2の基礎発現量増加の機序が変化するなら，解決されるかもしれない．

血漿浸透圧の低下にもかかわらず，妊婦や妊娠ラットは水負荷や水制限下で試してみてわかったように，それぞれ適切に尿を希釈したり濃縮したりして，多かれ少なかれ正常に低くなった浸透圧セットポイント付近で浸透圧がおさまるように調節を行っている(文献3とそのなかの引用文献)．臨床的に重要なことは，“妊娠時の一過性尿崩症(diabetes insipidus：DI)”現象であり，典型的には妊娠後半に起き，分娩後に寛解する．これらの女性は，不完全中枢性一過性尿崩症の可能性があり，非妊娠時はバソプレシン予備能が十分にあり正常に機能するが，妊娠中は胎盤のトロホブラスト細胞から産生されるバソプレシン分解酵素の増加に伴い臨床的一過性尿崩症となる．あるいは，ほかは正常だがバソプレシン分解酵素が原因もないのに異常に高い可能性や，妊娠高血圧腎症でみられるような，ある程度の肝障害や急性妊娠脂肪肝によって，バソプレシン分解酵素の代謝が低下し，血中バソプレシンの増加につながっている可能性がある[78]．起こりうる臨床的に危険な状態は，治療が必要な重度の高ナトリウム血症である．

妊娠中に血漿浸透圧が生理的に低下する目的は何なのであろうか？　このメカニズムは血漿量の増加に寄与し，これは母体と胎児の良好な転帰と関連するけれども，貯留した“自由水”は元の大きさに応じて各種体液コンパートメントに分配されるので，非常にわずかな寄与にすぎない．したがって，このメカニズムにより最大の体液コンパートメントである細胞内液スペースの体積がもっとも増加する．目的論的に話すとすればこの水貯留は，先史時代に我々の祖先が経験した妊娠中に干ばつが起きたときの生存にとって重要なことであり，進化の過程で獲得したのかもしれない．

4) 体液量ホメオスタシスと腎臓のナトリウム処理

総体液量は正常妊娠中に約8L増加する．この増加の大半が細胞外スペースで起こりその増加分は約6Lである．細胞外スペースの2つのコンパートメント，母体血漿と間質液はそれぞれほぼ1.5Lと，ほぼ2.5L増加する．血漿量の増加は妊娠第1期に始まり，第2期に加速し，妊娠34週にピークとなる．一方，間質液の貯留は妊娠第3期にもっとも顕著となる(文献3の総説)．

Na含有量が細胞外液量の第一の決定因子であるため，正常妊娠中の細胞外液の増加は主にほぼ950 mEqのNaとそれに付随する陰イオンの貯留による．GFRの著明な増加，したがってNa濾過量の著明な増加(妊娠中10,000 mEq/24時間にまで増加する！)を踏まえると，この貯留は特に注目に値する．**表13.1**に要約したように妊娠中の腎臓のNa管理に影響を与える多くの抗Na利尿およびNa利尿因子がある．しかし結局のところ，我々は妊娠中のNa保持および体液量増加のメカニズムを完全には理解できていない．しかしいくつかの可能性について下記に紹介する．

腎臓など母体の非生殖系臓器の血管拡張が主因となって妊娠初期に全身血管抵抗が急激にそして著しく減少し，“体液不足”の状態(すなわち“有効循環血液量”の低下)が生じる．これが交換神経活性やレニン・アンジオテンシン・アルドステロン系を刺激し，腎臓でのNaと水の貯留や細胞外液や血漿量増加を引き起こすという考えは実に魅力的な説である[19, 89]．妊娠後期には子宮胎盤血管抵抗の低下がこの“体液不足”刺激に寄与する．

したがってある意味では，妊娠初期の非生殖系臓器は心拍出量の著明な増加を起こす“動静脈”シャントの役割を果たす．酸素供給が代謝需要を上回るため，その結果，動脈血と混合静脈血との酸素含有量の差が縮小する[19, 90]．しかし妊娠は生理的な状態で，ホメオスタシスバランスの縮図であるので，“体液不足”刺激と代償性の体液増加の間には密接な連携があり，この2つのイベントはほぼ同時に起こり明白に切り離されることはないほどである．もっとも，おそらく2つの研究は違う意見であるが[17, 91]．主に妊娠前半に起きるこの母体の著明な適応は実際，明らかに先を見越したものである．すなわち，特に妊娠後半に胎児や胎盤による血流，酸素や栄養素運搬の需要が急激に増加することを見込んでいるのである[*1]．

結果として，多くの間接的な測定では，妊娠は“体液正常”状態である．例えば，妊娠時も非妊娠

[*1] 心拍出量の早期の増加の重要性と結果として生じる妊娠早期の血漿量増加を説明するのに農業の比喩が使えるかもしれない．すなわち，新しい作物に水を供給するための灌漑用水路(胎児胎盤ユニットに類似)はリオグランデ川(非妊娠時の循環系に相当)よりミシシッピ川(妊娠時の循環系に相当)から建設するのが有益である．

表 13.1 正常妊娠中に影響を与える抗 Na 利尿および Na 利尿因子

抗ナトリウム利尿作用
- ホルモン因子
  - ・アルドステロン，デオキシコルチコステロン
  - ・コルチゾール
  - ・アンジオテンシンⅡ
  - ・腎臓の交感神経活性
  - ・腎臓での cGMP 特異的ホスホジエステラーゼ増加
  - ・エストロゲン
- 物理的因子
  - ・母体の血管シャント(例えば，腎臓，妊娠初期)
  - ・子宮胎盤シャント(妊娠後期)
  - ・仰臥位や立位
  - ・腎臓の間質静水圧の低下

ナトリウム利尿作用
- ホルモン因子
  - ・心房性 Na 利尿ペプチド
  - ・ジゴキシン様物質
  - ・腎臓のプロスタグランジン
  - ・プロゲステロン
  - ・レラキシン(少なくとも急性効果として)
  - ・オキシトシン
- 物理的因子
  - ・GFR の増加
  - ・血漿膠質浸透圧の低下
  - ・濾過率の低下

時と同様に水を負荷されると希釈尿を排出することができ，血中アルギニンバソプレシン(AVP)レベルは非妊婦と同等である(「Ⅰ-2-3)浸透圧調節と腎臓の水処理」の項参照)．生理食塩液の点滴に反応して増加する尿中 Na 排泄量は妊婦と非妊婦で同等である[92,93]．これらの所見は細胞外液が著明に増加するにもかかわらず“有効循環血液量が減少”している肝硬変や鬱(うっ)血性心不全の病態生理と非常に対照的である．これらの患者は負荷された水を排泄，すなわち尿を適切に希釈することができず，AVP の基礎レベルが上昇し，Na 排泄が低下している[89]．最後に，妊娠ラットでは尿細管糸球体フィードバックの感度は血漿量の絶対的な増加から予想されるよりも抑制されておらず，妊娠中は単一ネフロンの GFR が高めとなる付近にリセットされている[94]．この所見から妊娠中の体液の状態が腎臓によりまさに“正常”と認識されていることが示唆される．

興味深いことに，妊娠ラットにおける Na 保持のもう 1 つのメカニズムは腎臓のホスホジエステラーゼ 5 活性の上昇である．すなわち心房性ナトリウム利尿ペプチド(atrial natriuretic peptide：ANP)依存性サイクリックグアノシン一リン酸(cyclic adenosine monophosphate：cGMP)蓄積が減少し，これにより Na 排泄が低下する[95,96]．しかし，ヒトでは ANP に対する Na 利尿反応が弱まっているようにはみえないため，このメカニズムがヒトの妊娠にも関与しているかどうか検討の余地がある[97]．さらに，cGMP の分画排泄率は妊娠前(あるいは分娩後)のほぼ 1.0 から妊娠中はほぼ 2.0 に上昇し，腎原性 cGMP の産生は減少ではなく，増加していることが示唆される[98]．

妊娠中の体液保持について興味深いその他の機序として，腎間質静水圧が関連している可能性がある，とするものがある．腎灌流圧増加に対する Na 利尿および Na 利尿反応は腎間質静水圧の増加と関係している[99,100]．妊娠中期および後期のラットでは，腎間質静水圧はどんな腎灌流圧であっても減少するが，これは腎被膜と間質のコンプライアンス(訳注：物体の変形のしやすさ)の増加により必然的に決まっている[101]．実際に，まず妊娠早期に腎被膜と間質のコンプライアンスが増加し，

これが腎間質静水圧を減少させ，その結果Na利尿と利尿反応が弱まり，妊娠中のNaおよび水保持が促進されるという一連の経過が生じている可能性がある[102]．腎間質静水圧の減少は正常妊娠中の血圧の低下にも助長されるかもしれない．腎被膜のコンプライアンスの増加は，正常妊娠中に認められる腎体積の50%の増加をも可能にしている(少なくとも女性では ── 前述)．動脈コンプライアンスの増加など，他の母体の心血管系や腎臓の妊娠への適応におけるレラキシンの役割(前述)や，よく知られている基質を分解することができるという特徴[83, 103]を踏まえると，このホルモンは妊娠中の腎臓の間質や被膜のコンプライアンス増加にかかわる分子として魅力的な候補である．

II 腎臓の病態生理

1. 妊娠中の高血圧性疾患*1

妊娠中の高血圧性疾患は妊娠高血圧，妊娠高血圧腎症，子癇，妊娠前からの高血圧や腎疾患を含む幅広い範囲の内科的合併症からなる．罹患率はすべての妊娠の5～10%を占め，米国だけで70億ドル以上の医療費がかかる[104, 105]．妊娠高血圧腎症と関連する妊娠中の高血圧性疾患は，世界的な母体死亡の主因の1つで，年間約76,000人の母親と500,000人の胎児が死亡している[106]．先進国では妊娠高血圧腎症による母体死亡は一般的ではないが，罹患率は依然高く，妊婦の集中治療室入室の主要な原因である[107]．胎児発育遅延(fetal growth restriction：FGR)の約25%と全早産の15%が妊娠高血圧腎症に起因し，早産に関連する新生児死亡や新生児の重篤な疾患など多大な結果をもたらす[108]．

妊娠高血圧腎症は妊娠に特異的な疾患であり，臨床上では，妊娠20週以降に初めて高血圧と蛋白尿を発症するものと認識されている．血管機能障害は末梢血管抵抗の増加，昇圧薬に対する高感受性，内皮機能障害，血管攣縮，虚血，凝固系カスケードの活性化，多臓器障害を引き起こす血小板凝集など，妊娠高血圧腎症のさまざまな全身症状の中核をなす[109～111]．“eclampsia(子癇)”という用語は“突然の閃光”あるいは“稲妻”という意味のギリシャ語に由来し，この症候群に付随する痙攣発作に言及している．エジプト人やインド人はこの疾患を紀元前2000年以上前より記載していたが，妊娠高血圧腎症の唯一の治療は依然として胎児と胎盤の分娩である．

2. 定 義

妊娠高血圧腎症などの妊娠中のさまざまな高血圧性疾患の命名は，今では時代遅れな“妊娠中毒症(toxemia)”や“妊娠誘発高血圧(pregnancy-induced hypertension)”のような用語を経て時間とと

*1 訳注：“妊娠高血圧症候群”は妊娠中に高血圧を主体として蛋白尿および全身の浮腫をきたす疾患で，紀元前より記載されるなど古くから知られていた．20世紀になって高血圧，蛋白尿，浮腫の3主徴が痙攣発作すなわち子癇(eclampsia)の前徴であることが認識され，preeclampsia(日本では当初，子癇前症と翻訳)とよばれるようになった．また，当初は胎児に由来する毒性物質がこの原因と考えられ，1930年代にtoxemia(妊娠中毒症)という用語も用いられるようになった．1950年代には高血圧，蛋白尿，浮腫の1症状でもあればpreeclampsiaとする，と定義された．しかし1970年代より血管内皮障害による血管攣縮と過凝固状態に関連していることが明らかとなり，3主徴のうち高血圧が主体で，蛋白尿，浮腫は随伴症状であるとの見解が広まり，諸外国において本疾患の定義・分類が改変されていった．日本でも妊娠中毒症学会(現在の妊娠高血圧学会)，日本産科婦人科学会により審議され，2005年4月より「妊娠高血圧症候群」へ名称変更され，定義が変更された．病型分類には妊娠高血圧腎症(preeclampsia)，妊娠高血圧(gestational hypertension)，加重型妊娠高血圧腎症，子癇(eclampsia)がある(詳細は日本産科婦人科学会による妊娠高血圧症候群の定義・分類を参照)．これに合わせて，本章ではpreeclampsiaを妊娠高血圧腎症と訳したが，原著でのpreeclampsiaは米国で使用されている定義であり，日本の定義とは異なるため，本文および表13.2参照のうえ注意されたい．

もに変化してきた[112]．さらに，用語や診断基準も世界の地域ごとに異なっている．米国で使われている分類は『妊娠中の高血圧に関する作業部会報告』に基づいており[104]，4つの主要なカテゴリーを定義している．高血圧症(chronic hypertension)，妊娠高血圧腎症-子癇(preeclampsia-eclampsia)，加重型妊娠高血圧腎症(preeclampsia superimposed on chronic hypertension)，妊娠高血圧(gestational hypertension)(**表 13.2**)．

1．**高血圧症**(chronic hypertension)は妊娠前から罹患している，あるいは妊娠20週以前に診断された高血圧，と定義されている．血圧が持続して140/90 mmHg以上であれば高血圧とみなされる．分娩後6～12週高血圧が持続する場合も高血圧症に分類される．
2．**妊娠高血圧腎症**(preeclampsia)は以下のように定義されている．
   - 新規発症の持続的な高血圧(6時間以上の間隔で少なくとも2回以上，収縮期血圧140 mmHg以上あるいは拡張期血圧90 mmHg以上)
   - 妊娠20週以降に初めて出現した蛋白尿(尿試験紙法で少なくとも1+あるいは24時間蓄尿で300 mg以上)

表 13.2　妊娠中の高血圧性疾患の分類

軽症妊娠高血圧腎症

・妊娠20週以降に新規発症した持続的な高血圧(6時間間隔で少なくとも2回以上，収縮期血圧140 mmHg以上あるいは拡張期血圧90 mmHg以上)

・妊娠20週以降に出現した蛋白尿で，尿試験紙法で少なくとも1＋あるいは24時間蓄尿で300 mg以上

重症妊娠高血圧腎症(上記基準に加え，リストのいずれかの項目を満たす)

・収縮期血圧が160 mmHg以上あるいは拡張期血圧が110 mmHg以上

・24時間蓄尿で少なくとも5 gの蛋白尿

・神経障害(視覚変化，頭痛，痙攣，昏睡など)

・肺水腫

・肝機能障害(肝トランスアミナーゼの上昇や心窩部痛)

・腎障害(乏尿あるいは血清クレアチニン濃度上昇，クレアチニン1.2 mg/dL以上は腎疾患の既往のない女性では異常と考えられる)

・血小板減少

・胎盤早期剝離，胎児発育遅延，羊水過少症

子　癇

・他の原因に起因しない，妊娠高血圧腎症の女性に起こる痙攣

加重型妊娠高血圧腎症

・突然発症する持続性の血圧上昇で，蛋白尿の大幅な増加の有無は問わない

・妊娠20週以前には蛋白尿のなかった高血圧症の女性に新規発症した蛋白尿(24時間蓄尿で300 mg以上)

・妊娠20週以前に血圧上昇と蛋白尿を認めた女性で，もともと高血圧のコントロールはよかったのに蛋白尿の急増や血圧の急上昇を認める

・血小板減少，異常な肝酵素，急激な腎機能の悪化

・正確な診断はしばしば困難で，加重型妊娠高血圧腎症に伴う母体と胎児/新生児のリスク上昇を考えると臨床上の疑い例は含まれる

HELLP 症候群

・HELLP〔溶血(**h**emolysis)，肝機能上昇(**el**evated **l**iver enzymes)，血小板低下(**l**ow **p**latelets)〕を認める．これは高血圧の有無を問わず起こる可能性があり，しばしば妊娠高血圧腎症の1亜型と考えられている

妊娠高血圧

・本来正常血圧の女性に妊娠20週以降に新規発症する血圧上昇(6時間間隔で少なくとも2回以上，収縮期血圧140 mmHg以上あるいは拡張期血圧90 mmHg以上)

・蛋白尿なし

・暫定診断(本文参照)

血圧は適切な大きさのカフを用いてセミFowler位あるいは坐位で測定しなければならない．音の消失(Korotkoff第V音)をもって拡張期血圧を決める．基準となる妊娠初期の測定値から収縮期血圧で30 mmHgの上昇あるいは拡張期血圧で15 mmHgの上昇は，これらの変化だけでは転帰の増悪をきたすリスクが上昇しないため，もはや診断基準として使用されていない[113, 114]．しかしこの血圧の上昇に加えて蛋白尿を認める妊婦は，引き続き妊娠高血圧腎症へ進行しないか注意深い経過観察が必要である[104]．浮腫は臨床的な疑いをもたせるかもしれないが，もはや診断基準にはない[104]．妊娠経過中，正常血圧を維持している妊婦の10～15%に体位非依存性浮腫(訳注：立位で認められる顔面や手の浮腫のこと)が起きるが[115]，妊娠高血圧腎症の徴候としての感度も特異度も高くない．

妊娠高血圧腎症の症状や徴候は連続的に生じ，一連の範囲の疾患を含む．しかし，病状を分類して明確に表現するためにしばしば，妊娠高血圧腎症は軽症と重症に分類される．妊娠高血圧腎症は血圧と蛋白尿の基準に加え，それ以外のいずれかがあてはまれば重症とみなされる[116]．

- 収縮期血圧が160 mmHg以上あるいは拡張期血圧が110 mmHg以上
- 24時間蓄尿で尿蛋白が5 g以上
- 神経障害(視覚変化，頭痛，痙攣，昏睡など)
- 肺水腫
- 肝機能障害(肝トランスアミナーゼの上昇や心窩部痛)
- 腎障害(乏尿あるいは血清クレアチニン濃度上昇．クレアチニン1.2 mg/dL以上は腎疾患の既往のない女性では異常と考えられる)
- 血小板減少
- 胎盤早期剝離，胎児発育遅延，羊水過少症

子癇は妊娠高血圧腎症の女性に起こる痙攣で，他の原因に起因しないものをいう．

3. **加重型妊娠高血圧腎症**は高血圧症の女性に起こる．特徴は突然発症する持続性の血圧上昇であり，これに伴い蛋白尿が大幅に増加することもある．診断はしばしば困難で，母体と胎児/新生児のリスクを考えると臨床上の疑い例も含まれる．妊娠20週以前には蛋白尿のなかった高血圧症の女性において，24時間蓄尿で300 mg以上の蛋白尿が新規に発症した場合，加重型妊娠高血圧腎症の診断を強く支持する．また，妊娠20週以前に高血圧と蛋白尿を認めた女性で，もともと高血圧のコントロールはよかったが，蛋白尿の急増や血圧の急上昇を認める場合も，加重型妊娠高血圧腎症と定義する．血小板減少や肝酵素異常，腎機能の急激な悪化といった末梢器官の障害を併発することも加重型妊娠高血圧腎症の特徴であることもある．
4. **妊娠高血圧**は妊娠前に正常血圧の女性に起こる血圧上昇(収縮期血圧140 mmHg以上あるいは拡張期血圧90 mmHg以上)として定義される．高血圧は，6時間間隔で少なくとも2回は記録され，高値が続かなければならない．妊娠高血圧は妊娠中の“暫定的な診断”であり，大きく次の3つに分けられる．(i)妊娠高血圧腎症に進行する女性，(ii)妊娠高血圧腎症に進行せず，分娩後12週までに正常血圧に復する“一過性の妊娠高血圧”の女性，(iii)もともと慢性高血圧症であったが，そのことが認識されていなかった女性．確定診断は分娩後6～12週で再評価した後でのみ可能である．

HELLP症候群は溶血(**h**emolysis)，肝機能上昇(**e**levated **l**iver enzymes)，血小板低下(**l**ow **p**latelets)の存在で定義される．これは高血圧の有無を問わず起こりうる．しばしば妊娠高血圧腎症の亜型と考えられている[117]．

3. リスクファクター

初産は妊娠高血圧腎症の最大のリスクファクターである[118]．少なくとも本症の2/3が初産である．

新しい父親も次の妊娠で妊娠高血圧腎症のリスクを上昇させる．他のリスクファクターは初産婦にも経産婦にも共通である．これらは大きく母体側のリスクファクターと妊娠特異的，すなわち胎盤側の因子に分けられる．妊娠高血圧腎症の母体側のリスクファクターの多くは心血管合併症のリスクファクターと類似している．既存の高血圧，糖尿病，肥満，血管障害(例えば，腎疾患や結合組織疾患)，アフリカ系アメリカ人などはすべて妊娠高血圧腎症のリスクファクターである[118]．リスクは基礎にある血管障害の重症度と相関するように思える．例えば，高血圧症の女性が妊娠高血圧腎症を発症するリスクは，一般集団の3～7%に対し，10～25%である．さらに，このリスクは長期にわたる高血圧症(少なくとも4年)であれば31%に上昇する[119]．同様に妊娠前から糖尿病の女性が妊娠高血圧腎症を発症するリスクは21%である．罹病期間が短いものの(White分類[*1] B)リスクは11～12%となり，微小血管障害を合併した糖尿病の(White分類RとF)リスクは36～54%にもなる[120,121]．

体格指数(body mass index：BMI)の上昇も妊娠高血圧腎症のリスクの増大に関係している．米国の肥満のまん延を考えると，これは妊娠高血圧腎症の最大の，そして修正可能なリスクファクターの1つである[118]．胞状奇胎や多胎妊娠の際にみられる過大な胎盤サイズなどといった胎盤側の因子も，妊娠高血圧腎症発症に関係している．このリスクは胎児が増えるごとに上昇する[122]．逆説的だが，妊娠中の喫煙は妊娠高血圧腎症発症のリスクを低下させる[123,124]．おそらくこれは血管新生因子の調節によるものと思われる[125,126]．

4. 予　防

妊娠高血圧腎症の予防に何が有効であるか数多くの異なる方法が試されてきた．こうした方法には，蛋白制限や塩分制限，亜鉛，マグネシウム(Mg)，魚油，利尿薬，降圧薬，heparin，aspirin，Ca製剤，ビタミン類などがあるが，これだけではない．これらの試みの大半は，ほとんどあるいは全く有効ではなかった．しかし，Ca製剤，aspirin，抗酸化ビタミン類の補充は議論する価値がある．これらは共通して，小規模な単一施設研究では興味深い結果が出るのに，続く大規模な多施設試験では妊娠高血圧腎症やそれに関連する有害な結果を防ぐ効果が認められていない[127]．Ca補充を行った小規模な試験のメタアナリシスでは妊娠高血圧腎症を防ぐ効果を示した[128]．引き続き米国で多施設無作為化対照試験が行われ，妊娠中に1日2gのCaを補充したが，低リスク女性の妊娠高血圧腎症予防に役立っていない[129]．その後発表されたこのトピックに関する総説によると，妊娠中の食事からのCa摂取量が少ないのであれば，Caは妊娠高血圧腎症予防に有効かもしれない，と提言している[130]．Ca摂取量の少ない住民に対し，Ca補充を行った世界保健機関の試験では子癇，母体罹病率，新生児死亡率など妊娠の有害な合併症は減少したが，妊娠高血圧腎症と診断された妊婦は減少していない[131]．概してこれらの研究では，Ca摂取量が少ない地域でのCa補充が妊娠高血圧腎症以外の周産期の合併症に有益であることを示唆している[132]．

抗血小板薬であるaspirinについてもさまざまな低リスク，高リスク集団で妊娠高血圧腎症を予防するか否か検証されてきた．初期の研究でaspirin療法の多大な有益性が明らかにされた[133～135]．しかし，続いて行われた高リスク女性[136,137]と低リスク女性[138,139]を対象にした大規模な無作為化試験では統計学的に有意な効果を認めなかった．高リスクの女性で妊娠高血圧腎症を予防するaspirin療法について体系的に論じた総説や，Cochraneグループのメタアナリシスでは，妊娠高血圧腎症，周産期死亡，早産をわずかに減少させている[140,141]．妊娠高血圧腎症の一次予防のために抗血小板薬

[*1] 訳注：欧米では糖尿病妊婦の重症度を示す分類としてWhiteの分類が広く使われている．Class Aは妊娠後に糖尿病を発症し，Class B以下は妊娠前より糖尿病を罹患している．Class A1：妊娠糖尿病；食事療法でコントロールされている，Class A2：妊娠糖尿病；インスリン療法でコントロールされている，Class B：20歳以上で発症，あるいは罹病期間は10年以内，Class C：10～19歳で発症，あるいは罹病期間が10～19年，Class D：10歳未満で発症，あるいは罹病期間が20年以上，Class F：糖尿病性腎症，Class R：増殖性網膜症，Class RF：網膜症と腎症，Class H：虚血性心疾患，Class T：腎移植の既往．

を使用した31の無作為化試験から32,217人の女性のデータを使用した最近のメタアナリシスでは，妊娠高血圧腎症（RR：0.90，95％CI：0.84～0.97），妊娠34週以前の分娩（RR：0.90，95％CI：0.83～0.98），重篤な妊娠にかかわるすべての有害な合併症（RR：0.90，95％CI：0.85～0.96）のリスクは低下した[142]．aspirin療法の恩恵を特に受ける特定のサブグループは認められなかった．しかし，重要なことは抗血小板療法にあまりリスクがなかったことである．統一した見解はないが，低用量のaspirin療法については，発症リスクが中等度から高度の妊娠高血圧腎症の女性に対して検討する価値があるかもしれない．

酸化ストレスは妊娠高血圧腎症の病因である可能性が示唆されている[143]．その結果，抗酸化ビタミンは妊娠高血圧腎症発症の低リスクおよび高リスク女性の両方で本腎症の一次予防になると提案されてきた．ビタミンC（1,000 mg/日）とビタミンE（400 IU/日）を高リスク女性に投与した小規模な研究での有望な結果にもかかわらず[144]，より大規模な多施設無作為化プラセボ対照試験（Vitamin C and Vitamin E Inpregnant Women at Risk for Preeclampsia：VIP trial）では全く効果が示されなかった[145]．実際に，事後解析ではビタミン投与群で妊娠高血圧，低出生体重児，妊娠24週以降の原因不明の死産の増加が示された．低リスク女性に妊娠高血圧腎症予防として抗酸化ビタミンであるビタミンC，Eを投与したその他の3つの大規模な試験でも全く効果がみられなかった[146～148]．したがって抗酸化療法は現在のところ，低リスク女性でも高リスク女性でも妊娠高血圧腎症の予防には勧められない．

残念なことにこれらの大規模試験の結果は否定的であったが，これらの経験から明確に示されたことは，(i)臨床的管理の指針とするためには適切に組織された多施設無作為化試験が重要であること，(ii)妊娠高血圧腎症は多様な疾患であるので独自の背景因子に対する治療が必要であり，その背景因子の解明には，さらなる研究が必要であるということである．

5. 治療と管理

妊娠高血圧腎症にとって唯一わかっている治療は，胎児と胎盤の分娩である[105]．他の産科的合併症のため帝王切開が必要でない限り，通常，経腟分娩が適切である．妊娠高血圧腎症が出産予定日頃（妊娠37週以降）に臨床上で明らかになった場合，その時点で分娩すると母体にも新生児にも有益である．一般的にこの方法により，良好な母体および新生児の転帰が得られる．

出産予定日より早い分娩，特に妊娠34週未満の分娩は母体にとって明らかに有益であるが，未熟に関連する呼吸窮迫症候群，脳室内出血，壊死性腸炎，未熟児網膜症，発育遅滞などといった合併症のため，新生児にとっては不利益となる可能性がある．早期発症したあるいは重症の妊娠高血圧腎症において分娩を遅らすことは，ある特定の状況では新生児の予後を向上させるために許容できるかもしれないが，母体の危険が過度とならないように慎重に検討しなければならない[149]．母体の健康の危険と分娩を遅らすことによる新生児の潜在的利益を，常に比較検討しなければならない．24時間体制の産科，新生児科，麻酔科のある三次医療施設で母体と胎児を頻繁に観察する必要がある．

1) 分娩前管理

妊娠高血圧腎症の迅速な診断にとって臨床的な疑いを強くもつことは重要である．妊娠第3期の頻回な診察は日常的な出産前ケアの一部であるが，よいタイミングで妊娠高血圧腎症を発見し，妊娠に伴う有害な合併症を回避することを狙いとしている．診察ごとに母体の末端臓器障害の症状や徴候がないか注意深く問診することはもちろん，血圧評価および蛋白尿検出のための尿試験紙検査も行うべきである．問診では頭痛，視覚障害，心窩部痛あるいは右上腹部痛，悪心/嘔吐，呼吸困難，尿量減少の症状について患者に質問する．もし妊娠高血圧腎症が疑われたら，初期評価として血圧の持続的上昇の確認と尿蛋白の定量（24時間蓄尿が理想的）をすべきであろう．血液検査は末端臓器障害を評価するうえで役立つ ── ヘモグロビン，血小板数，血清クレアチニン，肝トランスアミナーゼなどを測定する必要がある．尿酸値は早産や発育遅延のリスクが高い高血圧女性のサブグループを識別する可能性があり，有用である[150]．推定体重，発育，羊水指数を評価するために超音波を用い，胎児の健康状態を判定すべきである．ノンストレステストやバイオフィジカルプロファイルもまた考慮すべきである(訳注：ノンストレステストは子宮収縮がない状態で分娩監視装置を用いて胎児心拍数モニタリングを行い，胎動と胎児心拍の関係を評価するテスト．バイオフィジカルプロファイルは胎児超音波とノンストレステストの結果を用いて胎児の健康状態を評価するもので，観察項目ごとに正常であれば2点，異常を認めた場合には0点として合計が8点以上であれば問題ないと判断する)．臍帯動脈のDoppler速度計測も胎児発育遅延の発見に有用である．

2) 分娩時管理

実際の分娩中には，以下の4つの注意すべき重要な事項がある．

1．**痙攣予防** ── 大抵の子癇発作は分娩中から分娩後(分娩48時間以内)に起きる．10,000人の妊娠高血圧腎症の女性を無作為に，硫酸マグネシウム投与群とプラセボ投与群に分けたMagpie試験では，硫酸マグネシウムは明らかに子癇のリスクを減少させた[151]．Mgは子癇発作を防ぐうえでphenytoin[152,153]やdiazepam[154,155]などの他の予防薬よりも優れていることが報告されている．通常，まず負荷量として4g静注し，続いて1～2g/時間を持続点滴する．反射の消失や呼吸抑制などの毒性の徴候がないか否かを綿密にモニターすべきである．腎不全の女性では点滴量を減らす必要があるかもしれない．

2．**降圧療法** ── 降圧薬は妊娠高血圧腎症の女性にルーチンに使用されるわけではない．降圧薬を用いる第一の理由は，脳卒中や脳出血のような脳血管発作を減らすために母体の重症高血圧を治療することである．しかし，血圧の低下が胎児の合併症を減らしたり，痙攣発作を予防したりするというエビデンスはない．緊急治療は収縮期血圧が160mmHg以上のときや拡張期血圧が105～110mmHg以上のときに適応される．非妊娠成人の血圧コントロールの原則や目標とは対照的に，妊娠高血圧腎症の目標は，子宮灌流が悪化して医原性胎児仮死を引き起こすほど血圧を低下させないで，母体の脳血管発作を防ぐことである．labetalolとhydralazineの静注は，妊娠高血圧腎症女性の血圧を緊急に下げるときの第一選択薬と考えられている．**表13.3**は一般的に使用されている薬物の作用機序，用量，頻度を要約した．薬物を用いるとき注意すべきことは，妊娠中にアンジオテンシン変換酵素(angiotensin-converting enzyme：ACE)阻害薬とアンジオテンシン受容体拮抗薬(angiotensin receptor blocker：ARB)を使用してはいけないことである．これらの薬物には催奇形性があり，妊娠第1期での使用は先天性奇形，特に心臓や中枢神経系の先天性異常を2.7倍に増加させる[156]．妊娠第2期および第3期でのACE阻害薬の使用は胎児の腎不全や，肺低形成や関節拘縮を起こしうる羊水過少症と関連する．胎児の頭蓋骨骨化不全も報告されている[157,158]．利尿薬もまた妊娠高血圧腎症ですでに減少している血管内容量をさらに減らすリスクが理論上あり，その結果子宮胎盤循環を悪化させる可能性がある．分娩管理下の妊娠高血圧腎症女性の慢性的な血圧上昇に対する管理の原則と使用される薬物については次項で論じる．

3．**母体の状態の悪化** ── 妊娠高血圧腎症女性はその状態が悪化しないように，分娩前，分娩時，分娩直後にかけて綿密にモニターしなければならない．特に腎機能や尿量は，体液管理や肺水腫の可能性に注意しながら頻回に評価すべきである．場合によっては侵襲的血行動態モニタリングを備えた集中治療室でモニタリングする必要があるかもしれない．疾患の進行を評価するには検査結果の経時的評価も有用かもしれない．

4．**胎児の状態** ── もし妊娠週齢が34週未満であれば，出生前にグルココルチコイドを投与〔betamethasone 12mgを24時間ごとに2回筋注あるいはdexamethasone 6mgを12時間ごとに4回静注〕すべきである．この治療は新生児呼吸窮迫症候群，脳室内出血，壊死性腸炎，未熟に起因する新生児死亡を減少させる．妊娠高血圧腎症は胎盤機能不全，胎児発育遅延，羊水過少症と関係している．そのため，適応があれば，超音波を用いて胎児発育評価，ノンストレステスト，バイオフィジカルプロファイル，臍帯動脈血流のDoppler検査などの

表 13.3　高血圧の緊急管理のための薬物

薬物(FDA分類)	作用機序	用　量	作用発現時間	最大投与量	コメント*1
labetalol(C)	α-，β-アドレナリン拮抗薬	10～20 mg 静注し，その後10～30分ごとに20～80 mg静注あるいは1～2 mg/分で持続点滴*2	5～10分	300 mg/24時間	第一選択薬として選択されるようになってきた．頻脈のリスクは少ない．喘息や鬱血性心不全患者では使用を避ける
hydralazine (C)	細動脈血管拡張薬，平滑筋弛緩薬	5 mg 静注あるいは筋注，その後20～40分ごとに5～10 mg 静注あるいは0.5～10 mg/時間で持続点滴*2	10～20分		頻回投与や高用量投与は低血圧による母体障害や胎児仮死を起こしうる(他の薬物よりも起こりやすい)．副作用には頭痛，顔面潮紅，悪心があり，妊娠高血圧腎症の症状に似ている
nifedipine(C)	Caチャネル拮抗薬	10～20 mgを30分ごとに経口投与	10～20分	最初の1時間で最大60 mg	副作用には頭痛，顔面潮紅，悪心があり，妊娠高血圧腎症の症状に似ている
sodium nitroprusside (C)		0.25 ～ 20 μg/kg/分静注*2	数秒		比較的禁忌であり，最後の手段である．長期使用するとシアン化物毒性が出現する

*1 すべての薬物が頭痛，顔面潮紅，悪心，頻脈(おそらく低血圧と反射性交感神経活性化による)と関連している．これらの副作用は labetalol で少ない．

*2 持続点滴は集中治療室(ICU)でのみ使用すべきである．

綿密な胎児監視が必要となる．

6. 妊娠高血圧腎症と将来の心血管系リスク

Leon Chesley 博士らは妊娠高血圧腎症の分野のパイオニアであるが，最初の妊娠の後の妊娠中に子癇を経験した女性は対照群と比較し，その後35年の死亡率が2～5倍高いことを明らかにした[159]．この初期の報告に続いて，ほかのグループも妊娠高血圧腎症とその後の心血管合併症，およびそれに関連する死亡率との関係を示した．Irgens らは最初の妊娠の際，早期産が必要なほど重篤な妊娠高血圧腎症を発症したもともと健康なスカンジナビア人女性で，心血管合併症のリスクが8倍に上昇したと報告している[160]．Funai らはエルサレムで出産した女性のコホート研究において，妊娠高血圧腎症の既往のある女性は既往のない女性と比較し，24～36年のフォローアップ中の死亡率が2倍高かったことがわかった，と報告している．死因は主に心血管系に関するものであった[161]．心血管合併症の将来的リスクは他の集団においても明らかにされている[162, 163]．高血圧，脂質異常症，インスリン抵抗性，内皮機能障害，血管障害はすべて，妊娠高血圧腎症後の数か月から数年にわたって認められ，妊娠高血圧腎症とそれに続く心血管合併症の関係をさらに後押ししている(詳細は文献164参照)．これらの一般的なリスクファクターが妊娠高血圧腎症やその後の心血管合併症発症につながっているかどうか，あるいは妊娠高血圧腎症そのものがその後のリスクに関与しているかどうか，まだ不明である．したがって，妊娠高血圧腎症，特に重症で早期発症の妊娠高血圧腎症は，その後の人生において十分な注意と綿密な観察を必要とする心血管合併症のリスクファクターとして捉えるべきである．

出生登録データを使用したノルウェーの最近の研究によると，妊娠高血圧腎症と将来の末期腎臓病(end-stage renal disease：ESRD)のリスク増加とが関係することが示唆されている[165]．初めての妊娠で妊娠高血圧腎症に罹患した女性は，末期腎臓病の相対リスクは4.7であった(95％CI：3.6～

6.1)このリスクは妊娠高血圧腎症の再発や早産により，さらに高くなった．この研究では根本的機序について言及していないが，次のような可能性をあげている．(i)肥満，メタボリックシンドローム，内皮機能障害のような，妊娠高血圧腎症，末期腎臓病，心血管合併症になりやすい共通の因子がある，(ii)妊娠高血圧腎症によって今まで認識されていなかった潜在的腎疾患が悪化する，(iii)妊娠高血圧腎症が後の腎疾患を引き起こす，などである．

7. 妊娠高血圧腎症の病態生理

妊娠高血圧腎症は3段階からなる疾患と考えることができる(**図13.9**)．**ステージⅠ**は妊娠初期に起き，子宮ラセン動脈へのトロホブラストの侵入が，特に子宮筋層で障害される．その結果，トロホブラスト細胞による適切な子宮ラセン動脈のリモデリング，つまり内径が小さく抵抗の大きい血管から内径が大きく抵抗の小さい血管への変化が行われず，その結果子宮胎盤血流が妨げられる[166]．ラセン動脈が抵抗血管から導管血管の大きさに変わり損ねた結果，絨毛間腔に入る血流速度がより速くなる可能性があり，機械的な力が胎盤の絨毛にさらなる障害を与えかねない[167]．このラセン動脈の構造的なリモデリングは侵入するトロホブラスト細胞との相互作用が主因であり，ラセン動脈の平滑筋と内皮細胞のアポトーシス，およびコラーゲンのような細胞外基質成分の分解，血管壁へのフィブリノイド物質の沈着などによって生じる[166,168]．

ステージⅠでトロホブラスト侵入が起きない根本的原因はまだ不明である．多くのホルモン，成長因子，サイトカインが*in vitro*でトロホブラストの侵入を促進したり阻害したりすることがわかってきた．しかし，これらのどれが正常妊娠でトロホブラスト侵入の中心的役割を果たし，妊娠高血圧腎症での不完全なトロホブラスト侵入の根底にあるのか，*in vivo*で調べるのは難しい．論理的には妊娠高血圧腎症におけるトロホブラストの侵入障害はトロホブラスト細胞自身の，あるいは特に侵入を受けるラセン動脈など母体の子宮内膜と内側子宮筋層，あるいはその両者の〔例えるなら“種”と，(それが根を張る)“土壌”の両方の〕内因性異常に起因する．したがって“前脱落膜化”や“脱落膜化”とそれぞれよばれる妊娠前後の胎盤形成準備において子宮内膜と内側子宮筋層での成熟異常が生じることが病因となっている可能性がある．あるいは子宮の免疫細胞や関連サイトカインの最適な補充や，脱落膜と侵入したトロホブラスト細胞との相互作用が不完全である可能性がある．実際に，遺伝子の全体的な発現に関して試験的に行われた最近の検討では，6か月後に妊娠高血圧腎症を発症した女性の，妊娠10～12週に採取しておいた脱落膜を含む絨毛膜絨毛に，脱落膜化と免

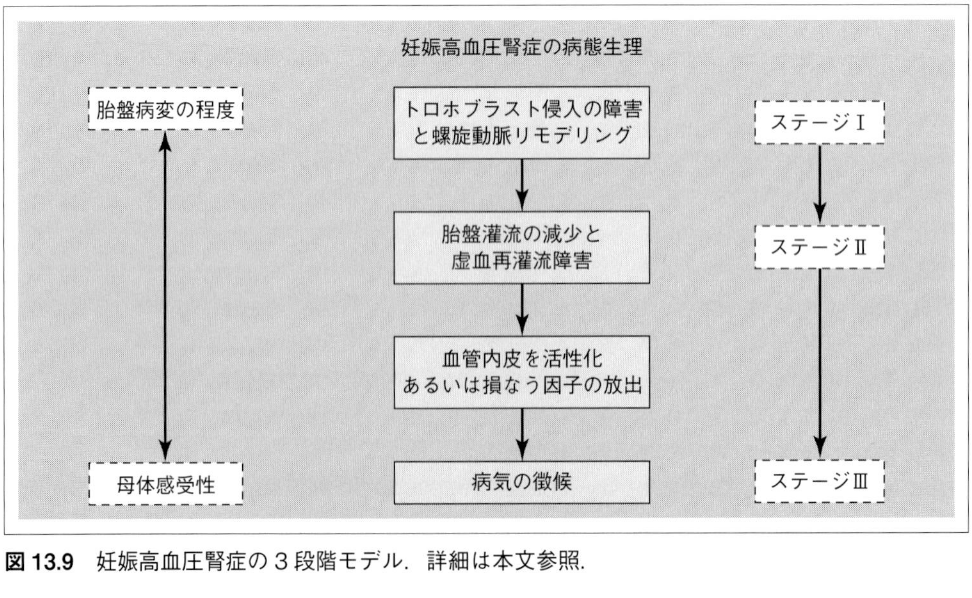

図13.9 妊娠高血圧腎症の3段階モデル．詳細は本文参照．

疫機能に関係した遺伝子の発現異常が認められたことが，特筆すべき結果として報告されている[169]．この報告からも推察されるように，一部の女性で月経周期の分泌期における不完全な"前脱落膜化"が妊娠高血圧腎症に先行していることは，想像に難くない[166,169]．月経周期の分泌期と妊娠初期は，主に卵巣の黄体の内分泌的コントロール下にあるため，妊娠高血圧腎症を発症する女性のなかにはその主な病因が卵巣機能異常にある人もいるかもしれない．

ステージⅡはステージⅠの結果として起き，不十分な子宮胎盤灌流を生じ，結果として胎盤は虚血-低酸素となる[170]．さらに，子宮ラセン動脈の平滑筋の遺残はアンジオテンシンⅡのような局所的な血中血管収縮物質に対するこの血管の感受性を高めると考えられており，その結果，血管攣縮や胎盤の虚血再灌流障害が生じる．子宮胎盤血流の障害の主な結果として，胎盤の低酸素誘導転写因子〔低酸素自体あるいは活性酸素種を介する低酸素誘導因子(hypoxia-inducible factor：HIF)-1αと-2α〕の発現亢進がある[171,172]．胎盤の絨毛もアポトーシスと壊死を起こす[173,174]．これらの胎盤の病理変化はステージⅢの予兆となる．

ステージⅢは障害された胎盤から因子が母体循環に放出されると始まり，これは内皮細胞の活性化や障害を引き起こし，これによって高血圧，蛋白尿，glomerular endotheliosis(後述の「Ⅱ-9-5)」参照)などの徴候が現れる．胎盤の障害と母体の臨床的症候群をつなげるこれらの因子の同定は長い年月をかけて熱心に続けられてきた．この注目される症候群を引き起こす多くの有害物質がありそうであるが，それを完全に説明するには，患者ごとに状況が異なり，どの1つも単独では原因とならない．現在のところ，そもそもの胎盤の障害とそれに続く母体の疾患を結びつける主な候補には炎症性サイトカイン，胎盤の微小粒子，可溶性エンドグリン，可溶性fms様チロシンキナーゼ1(soluble fms-like tyrosine kinase-1：sFlt-1あるいはsVEGFR-1)などがあり，sFlt-1は血管内皮細胞増殖因子(VEGF)と胎盤増殖因子(placental growth factor：PGF)に結合して不活性化する[175,176]．これらの因子の多くが臨床的に発症する前に母体血中で増加しはじめており，これらは疾患の結果というよりも，むしろ原因かもしれないという考えが強くなってきている．

これらの循環胎盤因子に程度の差はあるが影響を受けやすい女性もいるであろうし，その結果必然的に多かれ少なかれ胎盤の病変を伴い，結果としてステージⅢの臨床的疾患すなわち妊娠高血圧腎症を引き起こす(**図13.9**)．このことが，腎疾患や高血圧，糖尿病のようなすでに内皮機能障害のある女性が妊娠高血圧腎症になりやすい理由かもしれない(これらの女性では，既往の内皮機能障害が子宮血管系にも影響を与える可能性があり，トロホブラスト侵入を障害し，ステージⅡを悪化させる)．受精前に血漿量が少なく，静脈容量が減少し，交感神経活性が亢進していると妊娠高血圧腎症を再発しやすくする[177]．これらの所見は交感神経活性と(主に内臓の)末梢静脈コンプライアンスによって動脈圧が長期的に調節されているという新しい概念に著しく似ている[178]．ことによると，胎盤からの循環因子は亢進した交感神経活性との相乗作用により，静脈コンプライアンスをさらに減少させて，妊娠高血圧腎症における高血圧に関与しているかもしれない[179,180]．この概念は，EasterlingらとBosioらの提案する(後述の「Ⅱ-8」参照)高心拍出量状態の前駆期とも関連があるかもしれない．最後に，妊娠高血圧腎症での血中有害因子は胎盤に加え，他の臓器にも由来している可能性があることに留意すべきである[181~183]．

sFlt-1が上昇しているという妊娠高血圧腎症の病態形成に関する知見は，この疾患の理解に重要なブレイクスルーをもたらしており，この分野でしばしばみられるような"フライングスタート"ではなさそうである[184]．この概念は次に示す理由により非常に説得力がある．第一に，動物モデルが"原理の証明"のために使われた．すなわち，アデノウイルスを用いてsFlt-1を妊娠(および非妊娠)ラットに過剰発現させると，妊娠高血圧腎症の徴候が誘導された(すなわち，蛋白尿，高血圧，そして妊娠高血圧腎症の特徴的な腎病変であるglomerular endotheliosis)[185,186]．第二に，続けてEreminaらにより発表された論文で，マウスの糸球体足細胞で血管内皮細胞増殖因子をノックアウトした(これにより糸球体内皮細胞にとって血管内皮細胞増殖因子は増殖に必須．その必須の増殖因子を奪った)ところ，大量の蛋白尿とglomerular endotheliosisを呈することが独立して示された[187]．これらはともに血中sFlt-1の上昇[185]および妊娠高血圧腎症[186]の徴候である．第三に，転移性腎癌の臨床試験において血管内皮細胞増殖因子中和抗体により高血圧や蛋白尿が生じた[188]．最後に，胎盤の低酸素誘導因子α(HIF-α)蛋白や，膜結合 Flt-1 や sFlt-1 などの HIF-α に調節される遺伝子は妊娠高血圧腎症で増加する[171,172,179]．したがって sFlt-1 は低酸素状態の胎盤で産生され，妊娠高血圧腎症における内皮機能障害に関与する重要な因子である可能性が高い(しかし唯一の因子ではないことも確実である)．

興味深いことに，sFlt-1 は正常妊婦の母体血中でも増加しているが(このため，sFlt-1 が未知の生理的役割を持っている可能性もある)，妊娠高血圧腎症をその後発症する女性では，臨床症状が出現する約5週前から sFlt-1 は高度に上昇する[189]．このタイミングは，妊娠高血圧腎症の**ステージⅡ**と**Ⅲ**であり，sFlt-1 は本腎症の発症に重要であるが，病因(**ステージⅠ**)には関係はなさそうである．その後，妊娠高血圧腎症を発症する女性においても，妊娠前半期には sFlt-1 が血中で増加していないこと[189,190]，妊娠 10 ～ 12 週の絨毛組織には fms 様チロシンキナーゼ1(Flt-1)など低酸素や酸化ストレスで調節される遺伝子の発現が亢進していないことがさらに明らかにされ，Flt-1 の発現亢進はこの疾患の後半でみられるイベントであるという知見を支持している[169]．

8. 妊娠高血圧腎症の全身血行動態

文献を総括すると，妊娠高血圧腎症における全身血行動態パターンは高心拍出量-低末梢血管抵抗状態から低心拍出量-高末梢血管抵抗状態の広い範囲に及んでいることが示唆されている[191,192]．もっとも意見がわかれる点は，この非常に異なった状態は病態生理の差に由来するのか，あるいは臨床管理の差に由来するのか，あるいはその両者なのか，という点である．Wallenburg らは，多くの研究が硫酸マグネシウム，降圧薬，輸液による臨床的介入の後に実施されており，それらのすべてが全身血行動態に著明な影響を及ぼしうることを示唆した[191]．したがって，彼らは妊娠高血圧腎症の厳格な定義を用い，よく計画された臨床研究を自ら行い，妊娠高血圧腎症患者の非治療群と治療群を比較した[193]．彼らは，非治療群において，毛細血管楔入圧が正常で，低心拍出量-高末梢血管抵抗状態という，全身血行動態が著しく一致したパターンをとることに気づいた．対照的に，治療群は多様な血行動態パターンを示した．したがって彼らは次のように結論づけた．“妊娠高血圧腎症の血行動態プロファイルに関する「過去」の報告はその病態生理よりむしろ臨床管理を反映している”と[193]．この結論は非侵襲的な方法を用いてさらに立証された[194]．

Easterling ら[195]によって支持され，Bosio ら[196]によって立証されたもう 1 つの見解は，高心拍出量-低末梢血管抵抗状態は，妊娠高血圧腎症の臨床的発症に先行し，妊娠高血圧腎症が臨床的に発症した時点で，低心拍出量-高末梢血管抵抗状態へとクロスオーバーするというものである．興味深いことにこの議論は，本態性高血圧の進行に関する 1 つの見解と相同性があるということである[197]．たぶん，妊娠高血圧腎症の血行動態の非常に異なる所見(前頁)は，実際には疾患の進行すなわちクロスオーバーと関連した測定のタイミングによるのかもしれない．しかし，Easterling や Bosio の報告に対するいくつかの反論もある．例えば，前者では患者はせいぜい軽度の妊娠高血圧腎症であり，また両者とも妊娠高血圧腎症のコホートは正常妊娠対照群よりもずっと体重が重かった．体重が重い，すなわち“肥満”女性は，非妊娠状態では心拍出量がより多く，全身血管抵抗がより小さい[198]．そのため，この潜在的な要素が混乱を招いており，実はこれが妊娠高血圧腎症をその後発症する女性の妊娠初期にみられる高心拍出量-低末梢血管抵抗状態を十分に説明し，また原因の 1 つともなっている可能性もある．

9. 妊娠高血圧腎症における腎臓の変化

1) 腎臓の血行動態および糸球体濾過

妊娠高血圧腎症における腎臓の血行動態および糸球体濾過についての 23 の報告の総説によると，糸球体濾過量(GFR)と腎血漿流量(RPF)は正常の妊娠末期レベルよりもそれぞれ平均 32%，24% 低下する(文献 14 およびそのなかの引用文献)．より軽度ではあるが，非妊娠時と比較しても GFR と

RPFは妊娠高血圧腎症で低下しているかもしれない．これらの研究の多くでは，妊娠高血圧腎症の診断基準が示されていなかったり，現在の標準に基づいていなかったりしたが，そのなかでAssaliらの研究[199]は，厳格な臨床診断基準に従っている．この報告によると，正常妊娠と比較して妊娠高血圧腎症ではGFRとRPFがそれぞれ29%，20%低下していた．McCartneyら[200]およびSarlesら[201]による研究では，妊娠高血圧腎症の臨床診断はglomerular endotheliosisを示す腎組織像で裏づけられている．これらの論文では，GFRやRPFは妊娠高血圧腎症の女性のほうが正常妊婦と比較し，やや低下していることがわかった．いくつかのグループが腎臓の区域ごとの血管抵抗を測定している．輸入細動脈の血管抵抗だけが妊娠高血圧腎症で増加しており，輸出細動脈の血管抵抗は変化していなかった(文献14の総説)．GFRの低下は通常，RPFの低下を上回り，また輸入細動脈の血管抵抗だけが増加するため，これらの所見を合わせ考えると，妊娠高血圧腎症では，GFRが減少することが示唆される．この推論はDavisonらのデータによって立証された[202]．腎組織には構造異常が残存するにもかかわらず，GFRは分娩後第1週で急速に回復するようである．その一方，RPFの回復はもっとゆっくりとしている．

妊娠高血圧腎症においてGFRとRPFが低下する機序は不明だが，この疾患の全身的な血管攣縮や臓器灌流低下の原因として信じられている広範囲な"内皮機能障害"の結果かもしれない(前述)．したがってこれを踏まえると，妊娠中に腎臓の血管拡張と過剰濾過を促進するため，本来なら内皮細胞由来の拡張因子である一酸化窒素(NO)を介してシグナルが送られるレラキシン血管拡張経路が障害されるのかもしれない．他方では，NO活性の全身的な障害に加え，腎臓の血管の個別な拡張シグナリングのメカニズムに選択的に障害が起きている可能性がある．例えば，局所的な動脈由来の血管内皮増殖因子や胎盤増殖因子はレラキシン腎臓血管拡張経路で中心的な役割を担っている[29, 31, 32](未発表データ)が，妊娠高血圧腎症で可溶性血管内皮細胞増殖因子受容体1(sFlt-1)の血中濃度が上昇すると，これらの血管新生増殖因子と競合してレラキシンによる腎血管拡張が妨げられる．一般的には，正常妊娠の血管拡張にかかわるプロセスを促進することは，妊娠高血圧腎症で起きる血管収縮と臓器灌流低下に対抗する1つの治療的アプローチである．もちろん，血管拡張経路に克服することも回避することもできない，乗り越えられない障害がないと仮定すればだが．代替の，しかし互いに排他的ではないアプローチとして，内皮に有害な血中因子の中和がある．レラキシンの投与はこれらのエンドポイントの両方をターゲットにできるため，妊娠高血圧腎症の治療としては将来性があり魅力的である．レラキシン投与は一方では，動脈での血管内皮細胞増殖因子や胎盤増殖因子活性を増加させることで血管拡張経路を強化し，妊娠高血圧腎症で血管拡張や臓器灌流を促進するかもしれない．他方で，血管内皮細胞増殖因子や胎盤増殖因子活性が増加することで，レラキシンは体循環由来の上昇したsFlt-1濃度をある程度あるいは完全に中和し，それにより内皮細胞の調子が改善するかもしれない．

2) 尿　酸

高尿酸血症は妊娠高血圧腎症で頻繁に認められ，しばしば重篤な妊娠高血圧腎症に多い(文献14の総説)．実際，高尿酸血症と分娩前経皮的腎生検による"glomerular endotheliosis"の組織学的所見(これは妊娠高血圧腎症の特徴的な構造物と信じられている)の間に強い相関があるため，高尿酸血症を診断基準に含める研究者もいる[203](後述)．さらに，この妊娠高血圧腎症病変の重症度と血清尿酸値の上昇の間にも強い相関関係のあることが指摘されている[203](**図13.10**)．最後に，高尿酸血症は妊娠の比較的早期に現れ，しばしば妊娠高血圧腎症の徴候に先行し，胎児の不良な予後と相関している[204～206]．

腎臓の動態異常が妊娠高血圧腎症の高尿酸血症に関与しているのは疑いようもない(文献14およびそのなかの引用文献)．真っ先に起こるのは尿酸の腎クリアランスの低下であり，主に尿細管再吸収が病的に高くなるためである．GFRが減少する結果，尿酸の濾過量も減少して，腎クリアランスの低下と高尿酸血症に関与する．興味深いことに，尿酸の尿細管再吸収を阻害するprobenecidが，妊娠高血圧腎症女性における尿酸の腎クリアランスと血漿レベルを正常妊娠レベルまで戻した．このように根本的な原因として，尿酸の尿細管分泌の減少よりもむしろ，尿細管再吸収の亢進が関与

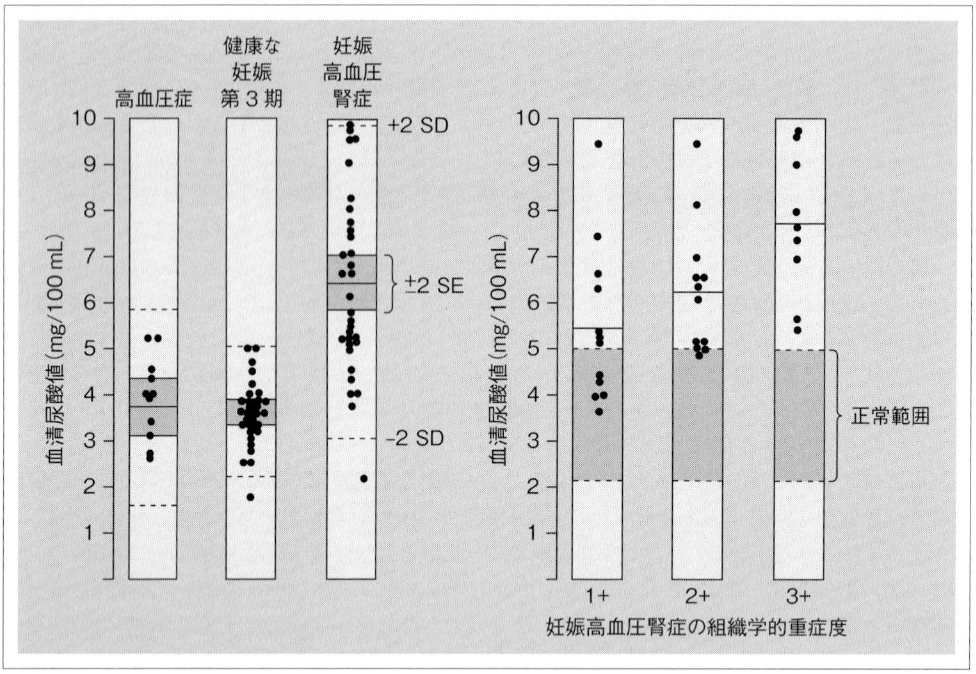

図 13.10　左．正常妊婦，高血圧を合併した妊婦および妊娠高血圧腎症を合併した妊婦における血清尿酸値．後者の診断は分娩前経皮的腎生検による腎臓の組織学的所見で裏づけられている．**右**．妊娠高血圧腎症を合併した女性の腎臓の組織学的所見の重症度別血清尿酸値．詳細は本文参照〔Pollak VE, Nettles JB. The kidney in toxemia of pregnancy：A clinical and pathological study based on renal biopsies. *Medicine*（*Baltimore*）. 1960；39：469-526 より許可を得て転載〕.

していると考えられる[207,208]．これまでの報告とは矛盾する[209,210]が，胎児，胎盤，母体組織における尿酸産生増加が，妊娠高血圧腎症の血中尿酸レベル上昇に関与し，続いて腎症の発症機序に関与するかもしれないという考えが最近の知見から裏づけられている[211]．最後に，妊娠高血圧腎症女性における尿酸の腎クリアランスと血漿濃度は分娩後５日までに，急速に正常値に回復する．

妊娠高血圧腎症における尿酸の過剰な腎尿細管再吸収の根本的な原因はわかっていないが，この疾患の早期に通常認められる相対的な血漿量減少との関係もあると考えられる[212,213]．実際に体液量減少は腎臓での Na 再吸収を増強することが知られている[54]．ゆえに，尿酸は近位尿細管で Na 依存性の再吸収を受け，Na と尿酸とはその動態が綿密にカップリングしているため，妊娠高血圧腎症では尿酸再吸収が増強している可能性がある[54]．しかし正確な機序は不明である．

3) 腎臓でのカルシウム処理

妊娠高血圧腎症は正常妊娠と Ca の恒常性に関し，事実上，対極にある．妊娠高血圧腎症では非妊婦，正常妊娠，妊娠高血圧，高血圧症と比べ，尿中 Ca が著明に減少する[63,214～221]．GFR が維持されているときでさえ，カルシウム分画排泄率が減少し，尿中カルシウム排泄の低下が認められるため，尿中カルシウム排泄の低下は主に尿細管再吸収増加による[63,214～221]．血清イオン化 Ca は正常かやや減少している[63,214～221]．副甲状腺ホルモン（parathyroid hormone：PTH）濃度についてはさまざまな報告があるが，代謝されたフラグメントではなく，完全な（intact）PTH を測定した研究者らは血中濃度の増加を報告している[217,222,223]．血清 1,25-ジヒドロキシビタミン D はほとんどの報告で減少している[217,218,221～223]．したがって，正常妊娠とは対照的に，妊娠高血圧腎症で血清 1,25 ジヒドロキシビタミン D が低下するのは胎盤や腎臓での産生が減少するためである．結果的に，（妊娠高血圧腎症での厳密な評価はないが）腸管での Ca 吸収は減少すると考えられ，母体と胎児における需要は増加するため，Ca 欠乏状態となる．後者は結果として，いくつかの研究で認められているように血清イオン化 Ca をわずかに減少させ[217]，それにより PTH と遠位尿細管での Ca 再吸収を増加させる．

4) 蛋　白

正常妊娠と比較して妊娠高血圧腎症では，総蛋白，アルブミン，低分子量蛋白，いくつかの尿細管酵素の尿中排泄がさらに増加している(文献14の総説)．この低分子量蛋白および尿細管酵素のさらなる増加は，この疾患における近位尿細管機能の病的障害を示唆している可能性がある．アルブミン尿と他の血漿蛋白の排泄は，近位尿細管再吸収能の障害に加え，糸球体濾過のサイズバリアおよびチャージバリアの障害にも原因があるかもしれない．輸入細動脈の血管抵抗の増加が予測されるにもかかわらず，蛋白尿を促進する糸球体静水圧の増加は無視することはできない．妊娠高血圧腎症での糸球体濾過機能におけるサイズバリアおよびチャージバリアについてはさらなる検討が必要である．妊娠高血圧腎症では，近位尿細管の病的な機能不全が関与し，蛋白再吸収能は明らかに低下しているにもかかわらず，同じ近位尿細管で尿酸とCaの再吸収は増加している(「2)腎臓での尿酸処理」および「3)カルシウム処理」の項参照)というパラドックスについては，解決されていない．

妊娠高血圧腎症の蛋白尿に関与する可能性のある分子学的基礎に関する最近の研究では，糸球体足細胞から分泌される血管内皮細胞増殖因子が，正常な糸球体毛細血管の維持に寄与していると示唆されている[187]．したがって妊娠高血圧腎症では，可溶性血管内皮細胞増殖因子受容体1，すなわち可溶性fms様チロシンキナーゼ1(sFlt-1)の血中濃度が上昇し血管内皮細胞増殖因子を中和する可能性があり，これにより糸球体内皮バリアを障害する[224]．また，次項の「5)糸球体の構造変化」の項も参照してほしい．

5) 糸球体の構造変化

毛細血管内腔の閉塞を引き起こす糸球体内皮細胞の腫大および空胞変性は妊娠高血圧腎症で起こり，“glomerular endotheliosis”とよばれる(文献14およびそのなかの引用文献．**図13.11**)．この典型的な病変は“無血糸球体(bloodless glomeruli)”という用語を思い起こさせる．さらに，有窓内皮細胞の窓が消失し，内皮細胞腫大が非常に重度なために糸球体ループは近位尿細管にヘルニアを起こし，いわゆる“ふくれっ面(pouting)”となる．1924年，Mayerは初めて妊娠高血圧腎症の内皮細胞腫大について記載し[225]，内皮機能障害が病態生理に深くかかわっている可能性について最初の手掛かりを示した．

意外にも，他の糸球体構造には注目すべき一貫した異常はみられない．すなわち，メサンギウム細胞の腫大やメサンギウム基質の増加について報告している人もいるが通常，基底膜，足細胞，足突起は影響を受けず，正常である．さらに，間質や尿細管の構造異常もない．糸球体内皮下へのフィブリン沈着も特に分娩時の生検でみられるが，産後すぐに消失する．免疫グロブリン沈着(IgMとIgG)はまれでかつ軽度であり，原発性自己免疫疾患というよりは非特異的な捕捉が示唆されている．glomerular endotheliosisは妊娠高血圧腎症に特徴的な腎病変と考えられている．しかしこれは，胎盤早期剝離の女性でも報告されている[226,227]．軽度なglomerular endotheliosisが正常妊娠でも認められる可能性のあることが最近の報告で示されているが[228～230]，この報告には反論もある[14]．しかし，正常妊娠でも認められるのであれば，それは妊娠後半の生理的な可溶性fms様チロシンキナーゼ1(sFlt-1)上昇と関係しているかもしれない[189]．これについては，アデノウイルスでcFlt-1発現コンストラクトを感染させ，血中cFlt-1を上昇させたラットやマウスで，高血圧，蛋白尿とともに糸球体内皮症が認められている[185,231]．血管内皮細胞増殖因子の足細胞での発現を欠損させた変異マウスでは類似の糸球体病変が認められた[187]．最後に，癌に対する抗血管新生療法を受けた患者では，しばしば高血圧，蛋白尿，glomerular endotheliosisが認められる[224]．全体のコンセンサスとしては妊娠高血圧腎症の病変は分娩後完全に消失し，早ければ産後1週で消退する[232～235]．

10. 慢性高血圧症

全妊娠の約0.5～5%に慢性高血圧を認める[236]．高血圧の合併率は年齢とともに上昇し，特にア

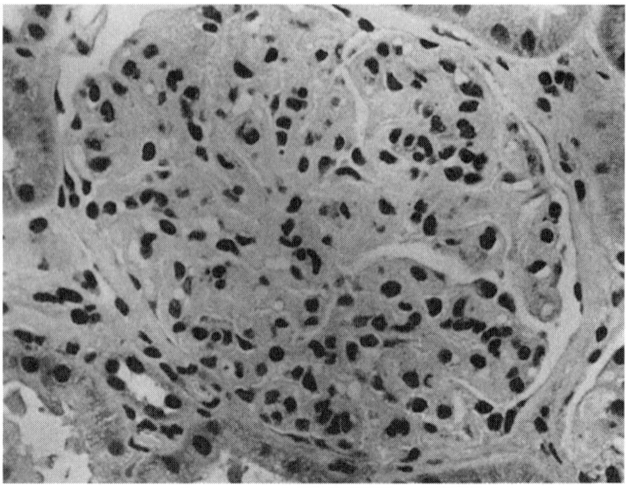

A

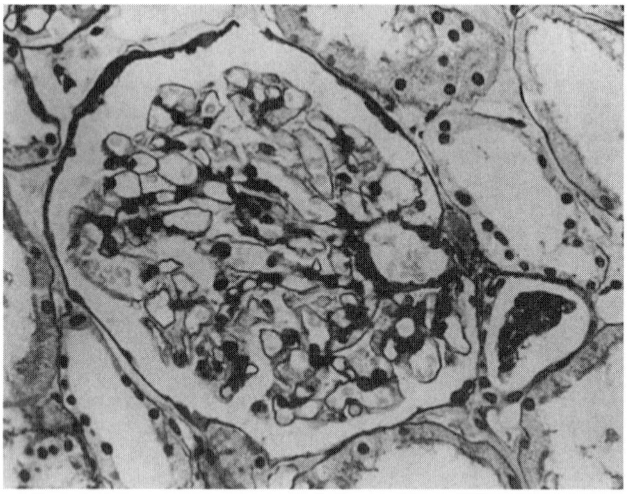

B

図 13.11 **A**. glomerular endotheliosis として矛盾のない変化を示す糸球体の光学顕微鏡像（Heptinstall RH. Renal disease in pregnancy. In：Heptinstall RH. ed. *Pathology of the Kidney*. 4th. Boston：Little, Brown；1992：1773 より許可を得て転載）．**B**．正常糸球体（Venkatachatam MA, Kriz W. Anatomy. In：Heptinstall RH. ed. *Pathology of the Kidney*. 4th. Boston：Little Brown；1992：37 より許可を得て転載）

フリカ系アメリカ人女性で多い[237]．慢性高血圧を伴う場合，主に加重型妊娠高血圧腎症，子宮内の胎児発育遅延（FGR），周産期死亡などに関連した周産期合併症の罹患率が上昇する．加重型妊娠高血圧腎症は，軽度の慢性高血圧を伴う妊婦の 20 ～ 25%にみられるのに対し，重症妊娠高血圧を伴う妊婦ではその頻度は 50%にも上る[236]．新生児の転帰に関する報告では，加重型妊娠高血圧腎症を伴わない単純性慢性高血圧の妊婦では，正常血圧の妊婦に比べて周産期死亡や胎児発育遅延の頻度が明らかに高く，単純性慢性高血圧の妊婦では周産期死亡率は 29/1,000 であり，胎児発育遅延は 10.5%に認められた[238]．また，同グループは，加重型妊娠高血圧腎症を伴う場合，単純性慢性高血圧の妊婦に比べて周産期死亡の相対リスクが 3.6 倍になり，胎児発育遅延の発症率は 35%にも上ると報告している[238]．

診療上は，血圧コントロールに重点を置き，加重型妊娠高血圧腎症のモニタリングと胎児の監視を注意深く行う．非妊娠高血圧患者では降圧療法やそれに伴う効果についての明確なガイドラインが示されているのに対し[237]，高血圧を伴う妊婦に対するガイドラインは曖昧である．前述のとおり，降圧療法の明確な目的は高度の血圧上昇に伴う母体の脳血管障害を予防することである．妊娠中の血圧を“厳格に管理”するか，“緩やかに管理”するかをめぐる議論は未解決である．問題点としては，(i)妊婦に対する厳格な血圧管理によって胎児はより多くの降圧薬の影響を受けることになるが，それが長期的に胎児の発育発達にどのような影響を及ぼすか十分に明らかになっていないこと，(ii)理論的には，過度の降圧によって子宮血流の慢性的な低下をきたし，胎児胎盤系への酸素や栄養の供給が低下し，結果的に胎児が危険に曝されるおそれがあること，(iii)降圧療法が加重型妊娠高血圧腎症を予防するというエビデンスがないこと，などである[239]．これらの理由により，妊娠時の血圧管理では，心血管疾患や末端臓器障害の予防という長期的目標よりも，むしろ胎児への悪影響を防ぐという短期的目標に重点が置かれる．National High Blood Pressure Education (NHBPE) Working Group は，収縮期血圧が 150 mmHg 以上，かつ拡張期血圧が 95 ～ 100 mmHg 以上で治療を開始するように勧告している[104]．例外として，妊娠前からの腎疾患，網膜症，心疾患などの血圧管理が有効な末端臓器障害がすでに存在する場合は，拡張期血圧が 90 mmHg 以上に限り降圧薬の使用が勧められている(訳注：日本高血圧学会の高血圧治療ガイドライン 2009 では，軽症の妊娠高血圧の治療は積極的には行わず，血圧 160/110 mmHg 以上または蛋白尿 2 g/日以上の重症の妊娠高血圧については治療を行う，としている)．高血圧患者が妊娠した場合の血圧管理目標については，さらなる研究が必要である[236]．

血圧上昇のモニンタリングには，頻回の外来受診と家庭血圧測定が有用であるが，この血圧上昇が加重型妊娠高血圧腎症の最初の徴候となることがある．頻回の尿蛋白の測定と妊娠高血圧腎症の徴候に関する患者教育が，加重型妊娠高血圧腎症の早期診断に有用である(前述の「Ⅱ-5. 妊娠高血圧腎症の治療と管理」の項を参照)．特に胎児発育遅延の徴候が認められる場合，妊娠後期では 3 ～ 4 週ごとに連続して超音波検査で成長を評価し，32 週以降ではノンストレステストやバイオフィジカルプロファイル(biophysical profile：BPP)も組み合わせて行うことが勧められる．周産期死亡が上昇するため，妊娠 39 週，場合によってはさらに早期に分娩を行うことが望ましい．

薬物治療には安全性と有効性が求められる．高血圧治療に用いられる薬物を**表 13.4** に示す．妊娠時の高血圧治療で用いられる個々の薬物についての要点は次項と**表 13.4** に示した．また，妊娠時の高血圧治療の詳細に関しては，最近の優れた総説[240]の参照を勧める．

1) methyldopa

methyldopa は中枢神経に作用する降圧薬であり，これが後で述べるような(抑うつ気分などの)副作用の特徴に反映している．methyldopa は妊娠中に長期にわたって使用される降圧薬として，現在も広く用いられている．methyldopa はプラセボと比較して胎児の予後を改善することが示されており，胎児発育遅延にも関与しない[241]．methyldopa はまた，子宮・胎児胎盤系の循環[242, 243]にも胎児の心拍数[244]にも影響を与えないと考えられる．妊娠中に methyldopa を服用した女性の子供を 7 年間にわたって長期観察したデータでは，特に有害事象が認められなかった[245]．methyldopa は疲労感の増大や知的活動性の低下といった中枢神経系抑制作用をもち，うつ病の既往のある女性への使用は注意が必要である．methyldopa の服用量が増えるほど，副作用，特に鎮静作用と抑うつ作用の頻度も増加する．methyldopa による肝炎や Coombs 陽性溶血性貧血はまれな副作用である[240]．methyldopa は母乳中にも分泌されるが，非常に少量であり乳児に危険を及ぼすほどではない．

2) labetalol

labetalol は忍容性の良好な $\alpha\beta$-遮断薬であり，胎児には大きな影響を与えず，母体に対しては有効な降圧効果をもたらす[246]．labetalol は胎児の成長に対して atenolol よりもさらに悪影響が少ないと考えられ，妊娠時に用いられる β-遮断薬として labetalol は atenolol よりも好まれて使用されるようになった[247]．小規模試験の結果，labetalol による治療と胎児の行動状態の間に関係が認められず[248]，また labetalol 投与と胎児の心拍異常との間にも明らかな関連を認めていない[244]．副作用としては，疲労感，倦怠感，運動耐容能の低下がある．この薬物の作用機序から，labetalol は喘息患者や心疾患をもつ患者には用いるべきではない．授乳中の labetalol の内服は安全である．

表 13.4　慢性の高血圧に用いられる降圧薬

薬物（FDA分類）	作用機序	用　量	最大用量	その他
methyldopa（B）	中枢性 α_2-受容体作動薬	500～3,000 mg/日 分2または3．通常，250 mg 1日2回より開始	3 g/日	National High Blood Pressure Working group 推奨．効果発現に時間がかかる．副作用として傾眠あり．子宮内で薬物に曝露された胎児の長期データはもっともよい
labetalol（C）	$\alpha\beta$-遮断薬	100～2,400 mg/日 分2または分3．通常，100～200 mg 1日2回より開始	2,400 mg/日	近年，第一選択薬として用いられることが多くなった．効果発現が早い．喘息やうっ血性心不全を合併している場合は使用を避ける
nifedipine（C）	Ca チャネル拮抗薬	徐放剤を 30～120 mg/日	120 mg/日	副作用として，頭痛，潮紅，頻脈などがある．1日1回の投与でコンプライアンス改善の可能性
hydrochlorothiazide（C）	サイアザイド系利尿薬	12.5～50 mg/日	50 mg/日	妊娠中の第一選択薬としては使用されず，補助的な薬剤として用いられる．理論上，血管内液量の減少や子宮血流の低下の可能性がある．電解質モニタリングが必要
hydralazine（C）	血管拡張作用，平滑筋弛緩作用	50～300 mg/日 分2～4	300 mg/日	妊娠中の第一選択薬としては使用されない．補助的薬物として使われる．頻脈の副作用があるため，methyldopa や labetalol などの交感神経遮断薬とともに用いられることがある．

3) nifedipine

nifedipine は母体の血管と子宮平滑筋に存在する L 型 Ca チャネルに作用する Ca 拮抗薬である（そのため，妊娠中には陣痛を抑制したり遅らせたりする子宮収縮抑制薬として使用されることもある）．nifedipine は強力な降圧薬であり，舌下投与では母体血圧の急激な低下を引き起こす．急激な血圧低下による胎児仮死[249]や，心疾患をもつ高齢者の突然死への関与[250]が報告されているため，舌下投与は避ける．一方，長時間作用型経口 nifedipine 製剤は，子宮胎盤循環や胎児の心拍数に悪影響を及ぼさないとされている[244]．他のほとんどの Ca 拮抗薬と同様に，nifedipine は催奇形性がないと考えられ[251]，授乳中の女性に用いても安全である．nifedipine は心後負荷へ影響を与えることから，高度の大動脈硬化や左心機能低下がある場合は避けるべきである．頻度のもっとも高い副作用は，頭痛，浮腫，動悸である．

4) 妊娠中に投与すべきではない薬物

アンジオテンシン変換酵素（ACE）阻害薬とアンジオテンシン受容体拮抗薬は胎児毒性があり，胎児の腎不全を引き起こすため，妊娠中の投与は禁忌である．胎児の腎不全症状として，出産前には羊水過少，出生後には乏尿・無尿が認められる[157,158]．妊娠初期にこれらの薬物を使用すると，先天異常，具体的には心臓や中枢神経系の奇形のリスクが高くなる[156]．

furosemide や hydrochlorothiazide などの利尿薬に催奇形性はないが，これらの薬物は妊娠時には正常の適応的機序として増加する血管内容量と前負荷を減らし，理論的には子宮胎盤灌流を減少させることになる．したがって，通常これらの薬物が妊娠時に単剤で用いられることはない．

11. 尿路感染症

妊婦の尿路感染症(urinary tract infection：UTI)は頻度が高く，母体および胎児のリスクを上昇させるため，特に注意が必要である．

1) 無症候性細菌尿

無症候性細菌尿(asymptomatic bacteriuria：ASB)とは，尿路病原性の細菌が無症候性に増殖するものと定義される．妊婦の2～10%にASBがみられるが，これは性的活動期にある非妊娠女性と同様の発症率である[252～254]．無治療のASBのある妊婦の30%が腎盂腎炎を発症し，母体および胎児にとって深刻な状況となるため，妊娠中のASBは迅速に診断し治療することが重要である．早期にスクリーニングと治療を行うことが母子双方にとって有益である．妊婦のASBにおいて治療群とプラセボ群あるいは無治療群を比較した無作為化試験に関する最新のCochrane reviewでは，抗生物質治療により，ASBの治癒率の上昇(オッズ比：0.07，95% CI：0.05～0.10)，腎盂腎炎の発症率の低下(オッズ比：0.24，95% CI：0.19～0.32)，早期産や低体重出生児の比率の減少(オッズ比：0.60，95% CI：0.45～0.80)が認められた[255]．妊娠に伴って平滑筋は弛緩して尿管が拡張するため，膀胱から腎臓へ細菌の逆行性感染を起こしやすい状態となっている．診断は，新鮮な中間尿またはカテーテル尿の培養検査によって行う．無症状の場合，2回連続した尿サンプルで同一の細菌株が100,000コロニー形成単位(colony-forming unit：CFU)/mL以上検出されるか，1回のカテーテル尿で1種類の細菌株が100 CFU/mL以上検出された場合に，細菌尿と定義する[256]．一般産科診療では，ASBを治療しなかった場合のリスクを考慮し，1回の尿培養が陽性となれば治療を開始することが多い．試験紙法や酵素法，インターロイキン8は，感度・特異度ともに尿培養と比べ非常に低く[257～259]，尿培養は今日まで診断や起因菌の同定，抗生物質の選択におけるゴールドスタンダードとなっている．もっとも頻度の高い起因菌は大腸菌(*Escherichia coli*)である．その他の頻度の高い起因菌は，肺炎桿菌(*Klebsiella pneumoniae*)，*Proteus mirabilis*，B群連鎖球菌，腸球菌などの腸内共生菌である．抗生物質治療は，細菌感受性と妊娠時の投与の安全性を考慮して選択しなければならない．ペニシリン系およびセファロスポリン系抗生物質は，一般的に妊婦への投与は安全と考えられている．nitrofurantoinも一般的には安全に妊婦に投与できるが，グルコース-6-ホスファターゼ欠乏症の女性では溶血発作のリスクがあるため避けるべきである[260]．sulfamethoxazole/trimethoprimも一般的には使用されるが，サルファ剤がアルブミンのビリルビン結合部位へ競合することで新生児に核黄疸を引き起こす可能性があるため，出産間近の妊婦への投与は避けるべきである[261～263]．また，trimethoprimは葉酸合成阻害作用があるため，妊娠初期の投与は通常避ける．フロロキノロン類やテトラサイクリン系抗生物質は妊娠中の投与は禁忌となっている．Infectious Disease Society of AmericaとAmerican College of Obstetricians and Gynecologistsはともに，尿培養によって細菌尿を早期にスクリーニングし，培養陽性の場合はすぐに治療することを推奨している[256]．治療は3～7日間の抗生物質治療を行う[262,263]．治療後は再発性細菌尿について定期的にスクリーニングを行い，通常，抗生物質治療が終了してから1週間後に細菌尿が治癒していることを確認すべきである．妊娠後期において培養陰性の妊婦に対して定期的にスクリーニング検査を行うべきかどうかについて明確な勧告はない．鎌状赤血球症や糖尿病など尿路感染症のリスクが高い女性は，全妊娠期を通して，少なくとも妊娠初期・中期・後期にそれぞれ1回ずつ，定期的に尿培養検査を行うべきである．2回以上の再発性尿路感染を起こした場合は，予防投与を考慮すべきである．抗生物質の予防投与としては，全妊娠期間中にnitrofurantoinを1日1回，眠前に内服する方法がもっともよく用いられる．

2) 急性膀胱炎

尿路感染症(UTI)を示唆する所見として，排尿障害，尿意切迫，頻尿，夜間頻尿，尿臭などがある．通常これらの症状の多くは妊婦にみられるため，診断確定には尿培養を行うべきである．起因菌は無症候性細菌尿(ASB)や腎盂腎炎と類似している．ASBと同様に，腎盂腎炎を示唆する症状のない尿路感染に対しては3～7日間の抗生物質治療が行われる[264]．妊婦でのデータは限られているが，抗生物質の短期投与と長期投与では転帰に差はないようである[264]．治療後1～2週間後にフォローアップの培養検査を行い，細菌尿が治癒していることを確認することが推奨されている．

3) 急性腎盂腎炎

急性腎盂腎炎は妊婦の1～2%に発症し，母体および胎児に重大なリスクを生じる[265]．ASBを伴う非妊娠女性とは異なり，無治療の細菌尿を伴う妊婦の30%が腎盂腎炎を発症する．細菌尿の治療により，腎盂腎炎の発症を70～80%減らすことができる[255]．妊娠中の急性腎盂腎炎の症状は，側腹部痛，発熱，悪心/嘔吐，肋骨脊柱角叩打痛などであり，急性尿路感染症の症状(前項参照)を伴うこともそうでないこともある．腎盂腎炎のほとんど(79%)は妊娠中期または後期に起こる[265]．妊娠中は，腎臓系の妊娠への生理的適応によって腎盂腎炎の発症リスクが高まる．具体的には，平滑筋の弛緩によって尿管が拡張すること，大きくなった子宮によって尿管や膀胱が圧迫されることなどが関与しており，そのほかエンドトキシンによる組織障害が起こりやすくなっている可能性もある[266]．急性腎盂腎炎はASBや膀胱炎と同様に，腸管由来の細菌が主な起因菌である．一般妊娠人口における急性腎盂腎炎に関する前向き試験では，急性腎盂腎炎の約70%で大腸菌(*E. coli*)が検出された．その他の起因菌としては，クレブシエラ属(*Klebsiella*)とエンテロバクター属(*Enterobacter*)で3%，プロテウス属(*Proteus*)で2%，B群連鎖球菌を含むグラム陽性菌で10%が検出された[265]．

腎盂腎炎に伴って主に問題となるのは，敗血症性ショック，急性呼吸促迫症候群(acute respiratory distress syndrome：ARDS)などの肺傷害，早期陣痛・早産などである．妊婦が敗血症性ショックあるいはARDSなど敗血症性ショックの関連病態を呈するリスクは20%にも上ると推定される[265, 267～269]．また，腎盂腎炎では子宮収縮が亢進する[270]．胎児側には早期陣痛・早産によって未熟児で生まれることや，低出生体重に関連したリスクがある[255, 270, 271]．これらの結果とは反対に，一般妊娠人口と比較して早産率は増加していなかったとする前向き試験もある[265]．子宮収縮抑制薬，特にβ-類似作用をもつ薬物は，肺傷害に関与しているといわれており[269]，腎盂腎炎では避けるべきである．子宮収縮抑制薬を必要とする場合は，indomethacinなどの，心血管系に対する影響の少ない陣痛抑制薬を検討すべきである．一般妊娠人口における前向き試験で認められた腎盂腎炎の他の合併症としては，貧血，菌血症，腎不全などがある．貧血に関しては，エンドトキシンによる溶血が関与している可能性がある[265]．

妊娠中の急性腎盂腎炎に対しては，抗生物質の非経口投与による経験的治療を行い，また，前述の合併症のモニターのために入院のうえ初期管理を行う．母体合併症のために集中治療室での呼吸循環動態のモニターが必要となることがある．症状と尿培養検査で診断を行うが，全血球数や電解質，血清クレアチニン値も治療上参考となる．菌血症の有無が治療期間や予後に関与しているかどうかは明確ではないため，ルーチンの血液培養の有用性は疑問視されているが[272]，敗血症を合併した場合には血液培養の施行は妥当である．初期治療に用いる抗生物質は，その地域や病院の細菌分布あるいは感受性検査をもとに選択し，培養での感受性検査結果をもとに抗生物質を適切なものに変更する．β-ラクタム系抗生物質やgentamicinの静脈内投与，またはそれらの併用が，有効性および安全性の点からしばしば用いられる[273]．一般的に，ceftriaxone 1 gを24時間ごと，あるいはampicillin/gentamicinの静脈内投与が用いられる．第一世代セファロスポリン系に耐性を示す菌種が多いため，これが単剤で経験的治療に用いられることはない．抗生物質治療の開始から24～48時間後には何らかの症状の改善が期待される．もし症状の緩和や熱型の改善が全く認められない場合，腎周囲膿瘍や結石，尿路閉塞などの尿路異常を除外するため，尿路の画像評価を行うことを検討すべきである．解熱して24～48時間は抗生物質の静脈内投与を継続し，その後，感受性のある経口抗生物質へ変更し，計10～14日間の抗生物質治療を行うことが推奨される．

急性腎盂腎炎の外来治療についても研究がなされてきたが，限られた有用性しか証明されていない．妊娠24週以降の妊婦の50%以上が，その研究の患者選択基準により，あるいは早期退院が不可能となる合併症を併発したことにより，外来治療の適応ではないと判断された，という報告がある[274]．外来治療に適している可能性のあるサブグループは，妊娠24週未満で発症した急性腎盂腎炎で，かつ，初めに入院観察ができ，2回目の経静脈的抗生物質および治療再評価のために24時間以内に外来を受診できる妊婦である．コンプライアンスは，外来治療を検討する際に重要な要素である．注意すべきことに，120人中6人は最終的に入院治療が必要となり，1人は観察期間中に敗血症性ショックを呈したという報告がある[275]．妊娠中の女性の6～8%に再発性腎盂腎炎が発症するため，残りの妊娠期間にわたって抗生物質の予防投与を行い，頻回の尿培養検査で感染の評価を行うことが勧められる．通常，nitrofurantoin 50～100 mg，または cephalexin 250～500 mg を1日1回，夜に内服する．

12. 妊娠中の急性腎不全

妊娠関連急性腎不全(pregnancy-related acute renal failure：PR-ARF)は，妊婦特有の重要な問題であり，2人の患者(つまり母親と胎児)を診なければならない．高リスク妊娠を専門とする産科医や母体胎児医学専門医，救急救命医，腎臓内科医，新生児専門医がかかわる多くの専門分野からアプローチすることが不可欠である．

PR-ARFの明確な定義が存在しないためPR-ARFの発症率を厳密に評価することは，困難で不正確である．PR-ARFは2峰性の分布を示す．第一のピークは敗血症など主に妊娠初期の管理の不十分な人工妊娠中絶に伴う合併症として起こり，第二のピークは妊娠後期に産科的合併症に関連して起こる[276,277]．PR-ARFの全発症率は1960年代の1/3,000から低下し，最近の推計では1/15,000～1/20,000である[276～278]．発症率の低下は主に2つの原因，すなわち(i)多くの国で人工妊娠中絶が合法化，規制されることで中絶に伴う敗血症が減ったこと，(ii)妊娠高血圧腎症やその他の産科的合併症を細かく観察することで，出産前の管理が行いやすくなったこと，に起因する．しかし，PR-ARFに関連した死亡率(0～30%)や，腎機能が長期にわたり完全に回復する割合(60～90%)については，以前と変わりはない[276,277,279,280]．疫学データによると，発展途上国[281,282]や先進国でも医療を受けられない一部の人々[283]では，PR-ARFに関連した死亡率は依然として高い．急性期治療下で，PR-ARFの管理を早期に適切に行うことが，出産年齢にある女性の死亡率を低下させ，また長期的な腎機能の改善のために重要である．

PR-ARFは大きく2つに分類され，(i)妊娠に特有のものである場合と，(ii)出産年齢にある女性にみられる他の病因が妊娠に偶発する場合がある．ここでは，まず一般的な診断と治療の原則を述べ，次に個々の病因とそれらにおける胎児に関する留意事項を述べる．

13. 急性腎不全の診断の原則

急性腎不全(acute renal failure：ARF)は，“時間単位から日単位で腎機能が悪化し，窒素性老廃物の排泄や体液・電解質の恒常性の維持ができなくなる”状態と大まかに定義される[284]．非妊婦においてもARFの診断基準は曖昧であり，“血清クレアチニン値の0.3 mg/dL以上の上昇”と定義するものから，“透析を必要とする状態”と定義するものまであり，一定した基準はない．このため，各研究間の比較や結果の一般化，研究の結果を臨床に応用することには問題をはらんでいる．最近，ARFの定義を標準化しようという試みがAcute Dialysis Quality Initiativeなどでなされており，将来的に有用なものになると期待される[285]．妊婦では，解剖学的・生理的変化(**表13.5**[286]と「Ⅱ腎生理」の項参照)によって正常検査値が大きく変化するため，ARFの定義をさらに変更する必要がある[14,287]．腎血漿流量(RPF)，糸球体濾過量(GFR)の増加により，血中尿素窒素や血清クレアチニン値は大きく低下する．このため，妊娠時の血清クレアチニン値0.9 mg/dLは異常値とみなされる．24時間クレアチニンクリアランスは非妊娠時と比べて25%以上増加する．腎臓は酸塩基の恒常性を保つためにも重要な働きをする．妊娠時の酸塩基の初期の変化は，分時換気量の増加による呼吸性アルカローシス(P_{CO_2}は約10 mmHg低下)である．次に，代償性の代謝性アシドーシス(訳注：原著ではアルカローシスになっているが，アシドーシスの誤りと思われる)が起こり，血清HCO_3^-濃度が低下する(妊娠中はHCO_3^- 18～20 mEq/L)．これらの適応機構は，胎盤を介したCO_2

表 13.5 妊娠時における正常検査値[286)]

変　数	非妊娠時と比較した変化	妊娠中の正常値
クレアチニン	↓	0.5 mg/dL
血中尿素窒素(BUN)	↓	9.0 mg/dL
糸球体濾過量(GFR)	↑	↑：基準値より 40 ～ 65％増まで
クレアチニンクリアランス	↑	↑：基準値より 25％増まで
尿酸	↓	2.0 ～ 3.0 mg/dL
尿中蛋白排泄	不定～↑	＜300 mg/24 時間
尿中アルブミン排泄	不定～↑	＜20 mg/24 時間
ナトリウム貯留	↑	900 ～ 950 mmol
血清浸透圧	↓	↓：～ 10 mOsm/kg H_2O まで
P_{CO_2}	↓	↓：基準値～ 10 mmHg まで
血中重炭酸イオン	↓	18 ～ 20 mEq/L
尿中ブドウ糖排泄	不定～↑(？)	不定

濃度勾配を上昇させることで胎児にとって有利となるが，妊婦の酸緩衝能は低下すると考えられる．

ARF は便宜上，腎前性・腎性・腎後性の 3 つの病因に大きく分類されている[284)]．この分類は妊娠関連急性腎不全(PR-ARF)にも有用である．腎前性腎不全は腎血流の低下に起因する．血液量の減少(大量出血や脱水など)，低血圧(敗血症など)，低心拍出量はしばしば腎血流低下の原因となる．上述の原因が重度であったり，遷延したり，是正されなかった場合，腎前性急性腎不全は腎臓そのものを傷害し，急性尿細管壊死や急性皮質壊死などの腎性急性腎不全を引き起こす．低下した腎血流を適時是正することで，腎障害の進行や不可逆性腎障害が生じるのを防ぐことができる．腎性急性腎不全は，腎毒性のある薬物などの毒性物質や，糸球体腎炎やループス腎炎などの免疫的傷害によっても引き起こされる．腎後性腎不全とは，尿道閉塞や両側尿管閉塞，片側無機能腎となった患者の健腎側の尿管閉塞など，腎不全をきたしうる下流の尿路閉塞に起因するものである．この一般に用いられている ARF 分類は，腎不全の機序を過度に簡略化している可能性はあるものの，臨床上は有用である[288)]．

ARF を呈している妊婦を評価するときにはまず，詳細な病歴と診察，検査が必要である．例えば，分娩後の大量出血など，病歴聴取のみで ARF の病因が明らかになることはしばしばあるが，時には診断のために追加検査を行う必要もある．尿の鏡検や尿中電解質の所見が腎前性腎不全と腎性腎不全の鑑別に有用なことがある．腎血流が低下した場合，健常腎は Na と水の再吸収を亢進させ，尿中 Na 排泄を低下させて腎血流の低下に対応する．このとき，尿中 Na 濃度と尿中 Na 分画排泄率[(尿中 Na 濃度×血漿クレアチニン濃度)/(血漿 Na 濃度×尿中クレアチニン濃度)](訳注：通常 FE_{Na} といわれる)は低下し，それぞれ 20 mEq/L 未満，1％未満となる．腎臓そのものに原因がある場合，尿細管機能障害が起こると考えられ，尿中 Na 濃度や尿中 Na 分画排泄率は上昇する(尿中 Na 濃度＞40 mEq/L，尿中 Na 分画排泄率＞2％)．また，腎性腎不全では尿浸透圧は低下し，尿沈渣では顆粒円柱や細胞性円柱，白血球や赤血球を認める．ARF の原因が腎後性であるかどうかの評価には尿路系の画像検査が有用であり，妊娠中の画像検査としては超音波検査がもっともよく用いられる．この場合，軽度から中等度の水腎症が，特に右側に多く認められる．

1) 妊娠中の腎生検

非妊娠時の腎生検は，正確な組織学的診断や治療方針の決定にとって有用であることが多く，また重症合併症をきたす確率は 1％未満と低い[289)]．しかし，妊娠中の腎生検は合併症罹患率が高く，その適応は慎重に検討しなければならない．

妊娠中の ARF ではほとんどの場合，経験的診断に基づいて治療が開始されるため，腎生検の役割は少なくなる．しかし，診断結果により治療方針が大きく異なる場合，腎生検による正確な診断が治療上有用な情報を与える．その1例として，重度妊娠高血圧腎症以外の原因による妊娠中期の腎不全がある．妊娠高血圧腎症を改善する唯一の方法は分娩であり，分娩によって腎機能を含めた妊婦の病態は改善すると期待される．しかし，臨床像が複雑で，妊娠高血圧腎症との関連のない腎病変を見出せれば，母体を治療することができるので，不必要な医原性の早産を避けることができる．“生検をするべきか否か，それが問題だ”(To biopsy or Not to biopsy)という臨床的判断は，早産となる時期のみならず，新生児が生存能力をもつ在胎週数(妊娠24週頃)が近づくにつれ，特に難しくなる．

妊娠中の腎生検の危険性と有用性は議論の多い問題であり，さまざまな安全性に対する懸念が文献で報告されている．1960年代後半に報告された症例集積研究では，腎摘出が必要となるような腎周囲の出血，腎周囲血腫，腎生検に関連した妊婦死亡などの合併症を引き起こす比率は1.6～4.4%であった[290, 291]．1980年代後半にはPackhamらが，妊娠初期または中期に血尿・蛋白尿・腎機能低下が新たに出現した104人の妊婦に対する計111回の腎生検の症例集積研究をもとに，妊娠中の腎生検の安全性と有用性について報告を行っている[292]．この報告では，妊婦の97%で腎検体採取に成功し，合併症率は低かった(高度の腎周囲血腫が1人，自然軽快する一過性の血尿や疼痛が4人)と述べている．患者の80%で特異的な糸球体腎炎が診断されている．腎疾患と妊娠の分野の専門家であるLindheimerとDavisonはこれらの相反する腎生検の安全性についての報告を検討し，妊娠中の腎生検は概して安全といえるものの，検査に伴う合併症の可能性があることを考慮すべきであると提案した[293]．彼らは，妊娠32週以前で明らかな原因がないのに腎機能が急激に悪化する場合に限って，妊娠中の腎生検を推奨している．超音波ガイド下の腎生検という新技術を用いた2つの最近の症例集積研究では，妊婦のなかでも症例を選べば，66～100%において腎生検は治療方針の決定に有用であると報告している．しかし，0～40%で腎周囲血腫がみられたことや，25%が輸血を必要としたことから，合併症を起こす確率が高いことには注意すべきである[294, 295]．なお，妊婦死亡は1例もなかった．全体としてこれらの研究では，妊娠管理において腎生検は一定の役割を果たすものの，検査を行うかどうかの決定には腎生検に伴う危険性をも考慮に入れなければならないというLindheimerとDavisonの提案を支持するものである．出産前のグルココルチコイド投与や新生児集中治療の発達により，28～30週で産まれた新生児の予後が改善していることから，腎生検を考慮すべき妊娠週数の上限を再検討する必要があるかもしれない．他の選択肢として，1つの診断について強い疑いがもたれた場合，大量ステロイド投与のような経験的治療を，妊婦の治療反応性と胎児の状態を注意深く監視しながら行うという方法がある．母体胎児医学専門医，腎臓専門医，新生児専門医といった複数の専門家が集まったチームで治療方針を決定することを推奨する．

14. 急性腎不全の治療目標

妊娠関連急性腎不全(PR-ARF)の治療目標は，非妊娠患者の急性腎不全(ARF)と同様である．重要な治療原則は次のとおりである．(i)根本にある原因に対して治療を行う，(ii)腎障害の進行を抑える，(iii)腎機能の回復がみられるまで支持療法を継続する，(iv)妊婦の健康が第一であるが胎児をできる限りよい状態に保つことを考慮すべきである．妊娠が原因となっているものに対する治療に関しては，次項で述べる．ここでは，輸液・薬物療法などの一般的治療，および妊娠時に考慮される腎代替療法(renal replacement therapy：RRT)に焦点を当てて述べる．

1) 内科的治療

初期治療は，根本にある原因を取り除くことを目的とすべきである．これらの治療には，腎毒性のある薬物(アミノグリコシド系抗生物質や造影剤など)の中止，適切な広域スペクトル抗生物質による敗血症の治療，止血，妊娠高血圧腎症に伴う急激な腎機能の悪化に対する分娩，なども含まれる．**しかし，ほとんどのPR-ARFにおける内科的治療としてはるかに重要なことは，適切に腎血流を改善して維持し，腎障害の進行を抑制して可逆的な虚血性変化を回復させることである．**治療には，等張性の晶質液や膠質液の静脈内投与を行い，そして多くの産科的状況下では濃厚赤血球や他の血液製剤が必要となることもある．これらの治療は呼吸機能や尿量などの臨床状態に基づいて行われるが，複雑な症例では，集中治療室での中心静脈圧や肺動脈圧のモニタリングといった侵襲的な血行動態の評価が必要となることもある[284]．母体の血管内容量と呼吸状態は，胎児の健康にとっても重要な判断要素である．ここでもまた，救急救命医や母体胎児医学専門医といった複数の専門家が集まったチームで急性期治療を行うことが推奨される．

薬物療法を考慮することもあるが，これはPR-ARFの治療では補助的なものである．以前，腎血流を増加させると考えられていた低用量dopamineは，大規模試験でARFの臨床転帰を改善することが証明されなかったため[296～298]，もはや用いられなくなっている．血管作動性薬物の一般的なリスクに加え，妊娠特有の問題として，子宮の血流量に影響を与え胎盤血流の低下をもたらす可能性があるからである．また，ARFに対するループ利尿薬の使用が死亡率や予後を改善するかどうかは，議論のあるところである．ループ利尿薬は尿細管流量を増加させて，腎尿細管内の閉塞や細胞障害を改善する可能性がある．さらに，非乏尿性ARFは乏尿性ARFに比べて予後がよいため，furosemideなどの薬物を用いて乏尿性から非乏尿性の状態にすることは有益である可能性があるともいわれている[284]．これについては最近，Bagshawらが検討しているが，全体的にループ利尿薬は死亡率や腎代替療法(RRT)を必要とする割合を低下させなかった．彼らは，ARFでは質の高いデータが比較的少なく，検出力の高い無作為化試験が必要であると提言している[299]．現在，文献的にはARFの予防や予後改善の目的での利尿薬のルーチンでの使用を推奨していない[300]．

ARFによる高カリウム血症，代謝性アシドーシス，貧血などの二次的な症状についても評価と治療が必要である．妊娠中であっても，高カリウム血症はpolystyrene sulfonate(K吸着樹脂)やglucose-insulin療法によって治療される[284]．妊娠中のデータは限られているが，polystyrene sulfonateの作用機序は腸管内に限られ，かつ薬物が吸収されないため妊娠中の使用も安全と考えられている．妊娠中の代謝性アシドーシスは，重炭酸塩によって当座は補正できるが，代謝性アシドーシスの原因の治療が必要である．PR-ARFにおいて重炭酸塩の使用を検討する場合は，妊娠に関連した呼吸性アルカローシスと血漿重炭酸イオン(HCO_3^-)の代償性の低下を考慮しなければならない．ARFによる貧血は，一般的には溶血や造血障害によるものである．急性期では，高度の貧血に対しては輸血が必要である．病状が長引く場合は，外因性にエリスロポエチンを投与することもある．妊娠中は，良好な反応を得るのに必要なエリスロポエチン量が非妊娠時よりも増加することがある．

2) 腎代替療法

PR-ARFにおいて前項の支持療法が適合しない場合，腎代替療法を考慮しなければならない．妊娠時における腎代替療法の適応は非妊娠者と同様であり，(i)体液過剰，(ii)薬物療法に抵抗性の高カリウム血症，(iii)代謝性アシドーシス，(iv)症候性の尿毒症(精神症状，心膜炎，神経症状)である．腎代替療法開始の厳密な時期(早期 vs. 後期)や，腎代替療法が長期的予後に有用かどうか，という問題は現時点では明らかになっていない．さらに，妊娠に対する厳密な腎代替療法開始基準や，腎代替療法適用基準を非妊娠者よりも低くするかどうかも，明らかになっていない．妊娠中も，血液透析，腹膜透析ともに行われるが(後述の「26. 妊娠中の透析」の項を参照)，急性期治療では，特に過剰体液を効率よく除去できることから，血液透析が広く行われている．ARFにおいて，間欠的および持続的腎代替療法が行われている．重症患者では持続的腎代替療法のほうが死亡率が低下すると示唆する報告もあるが，これに関する妊婦での研究がなく，治療法の決定は個々の患者に基づいて行うべきである．

15. 妊娠関連急性腎不全の妊娠に特異的な病因

妊娠関連急性腎不全(PR-ARF)の妊娠に特異的な病因は，高血圧性，血栓性微小血管症性，感染性，脱水，閉塞性と大きく分類され，特に妊娠後期のPR-ARFにもっとも頻度の高い原因であるが，妊娠に偶発しうるその他の急性腎不全(ARF)の原因についても考慮する必要がある．

16. 高血圧と血栓性微小血管症

1) 妊娠高血圧腎症，子癇，溶血・肝機能障害・血小板減少（HELLP）症候群

妊娠高血圧腎症はPR-ARFのもっとも多い原因の1つであるが，一方，大多数の妊娠高血圧腎症患者は腎不全をきたさない（詳細は「Ⅱ-1. 妊娠中の高血圧性疾患」の項参照）．妊娠高血圧腎症の原因となっている病態生理により，妊婦は急性腎障害をきたしやすくなっている可能性がある．妊娠高血圧腎症では前述の妊娠高血圧腎症の腎病変に加え，血管内容量の低下とその結果起こる腎血漿流量（RPF）と糸球体濾過量（GFR）の低下，内皮細胞機能障害，炎症と凝固系の活性化，血管攣縮などによって腎不全が起こりやすく，腎機能の回復に時間がかかる．ここに胎盤早期剝離や分娩後子宮弛緩による大量出血など，血管内容量をさらに減少させる障害が加わると急性腎障害が起こる．妊娠高血圧腎症と関連したARFの主な病理学的所見は急性尿細管壊死であり，もっとも重症な場合は皮質壊死となる[301]．

妊娠高血圧腎症に起因するARFの正確な発症率や死亡率の推定は，標準的定義がないことや，臨床的に診療がまちまちであること，個々の研究結果を一般化する方法がないことなどの理由により困難である．最近では，妊娠高血圧腎症のうち1.5～2%がARFを呈すると報告されている[302, 303]．溶血・肝機能障害・血小板減少（hemolysis, elevated liver enzyme, and low platelet count：HELLP）症候群ではこの比率はさらに高くなり[304]，妊婦死亡率は0～10%，周産期死亡率は34～41%，一時的に腎代替療法を必要とするのは10～50%と報告されている．長期的な腎予後は，妊娠前の腎機能や血圧に大きく依存している[302～304]．妊娠前から高血圧や腎臓病のあった妊婦の40～80%では長期の透析が必要となり，末期腎臓病に関連した死亡もいくらかあると報告されている．一方，妊娠前の血圧と腎機能が正常な妊婦では，平均4年間の経過観察中に長期の腎代替療法を必要とした例は1例もなかった．

ARFの他の病型と同様に，妊娠高血圧腎症に関連したARFでは，その背景疾患の治療が重要である．妊娠高血圧腎症は進行性の多臓器疾患であり，今日まで唯一有効な治療法は胎児と胎盤を分娩することである．このため，妊娠高血圧腎症に伴うARFでは分娩が考慮される．分娩に加え，補助療法として，血管内容量の維持や血液製剤の使用，ICU管理，そして必要に応じて腎代替療法を行うべきである．

2) 急性妊娠脂肪肝

急性妊娠脂肪肝（acute fatty liver of pregnancy：AFLP）は，妊娠後期の急速進行性の肝不全として特徴づけられる妊娠特有の症状である．1/5,000～10,000妊娠の割合で発症し[305, 306]，臨床症状としては悪心，嘔吐，気分不快，腹痛が典型的であり，精神状態の変化がみられることもある．中等度の肝酵素の上昇と高ビリルビン血症，高アンモニア血症，凝固異常，低血糖などの所見に基づいて診断する[307]．血清クレアチニン値の上昇とアンチトロンビンⅢ低値もAFLPの特徴である．厳密なAFLPの診断には，胆嚢疾患や肝炎など他の病因を除外することが必要である．AFLPは，妊娠高血圧腎症やHELLP症候群に合併することがあるが，検査値が鑑別に役立つ[305]．診断に肝生検が必要となることはほとんどないが，臨床経過がAFLPを強く示唆していて肝生検を考慮する場合には，凝固異常を念頭におかなければならない．

先天性のミトコンドリア脂肪酸酸化障害，特に長鎖3-ヒドロキシアシル補酵素Aの変異では，胎児や妊婦ともにAFLPのリスクがある．全世界のAFLPの20%が，このミトコンドリア脂肪酸酸化異常症による可能性も示唆されている[308]．また，ミトコンドリア脂肪酸酸化異常症により，肝臓や腎臓などの他臓器の脂肪浸潤が起こると考えられている．

AFLPに関連した腎障害の正確な病因は不明である．血清クレアチニン値の軽度の上昇はよくみられ，血清クレアチニン値2～3 mg/dL程度までの上昇はよくあるとする報告もある．脂肪浸潤や肝腎症候群が血清クレアチニン上昇の原因と考えられている．さらに出血や播種性血管内凝固症候群（disseminated intravascular coagulation：DIC）はAFLPに比較的よく合併するが，これらによっ

て腎機能の悪化に拍車がかかる．妊娠高血圧腎症と同様に，分娩が唯一の治療的介入である．AFLPの生存者では通常，腎機能は完全に回復する[301, 305, 306]．凝固障害の是正や血管内容量の維持などの補助療法は非常に重要である．AFLPは回復に時間がかかる傾向はあるが，長期後遺症を残すことはまれである．

3) 羊水塞栓

羊水塞栓（amniotic fluid embolism：AFE）は劇症型の臨床像を呈し，PR-ARFの原因ともなりうる．全発症率は7.7/100,000出産と推定されている[309]．AFEは"妊娠におけるアナフィラキシー様症候群"ともいわれる．主な臨床所見は，劇症型の低酸素血症や呼吸不全，心原性ショック，播種性血管内凝固症候群（DIC）の突然の発症である．300万件の出生記録を対象とした後ろ向きコホート調査では妊婦の死亡率は22%と推定されるが，他の報告では死亡率は60%を超えると推定されている[310]．心不全，DIC，出血はすべてAFEの特徴であるが，これらは腎血流の低下とPR-ARFの原因となる．したがって，AFEの全生存者に対して急性腎障害を考慮するべきであり，ICUにおける適切な体液管理が推奨される．

4) 血栓性血小板減少性紫斑病，溶血性尿毒症症候群

血栓性血小板減少性紫斑病（thrombotic thrombocytopenic purpura：TTP）と溶血性尿毒症症候群（hemolytic uremic syndrome：HUS）は，微小血管症性溶血性貧血や血小板減少，虚血，多臓器病変を特徴とする症候群である．妊娠に特異的な病態ではないが，しばしば妊娠高血圧腎症やHELLP症候群とPR-ARFの鑑別診断にあげられる[311～313]．したがって，本項では妊娠との関連についてのみ述べる．

簡潔に述べると，TTPは血小板減少，溶血性貧血，発熱，神経症状，腎機能低下の5徴を伴う．HUSも同様の特徴をもつが腎病変が強く，神経症状をきたす頻度は低い．HUSとTTPを伴う女性では血管内血栓が形成され，そのため血小板の消費や赤血球の破砕，さまざまな臓器の虚血が起こる．von Willebrand因子の巨大な多量体が認められ，この多量体を切断する血漿蛋白分解酵素が先天性あるいは後天性に欠損している可能性がある[314, 315]．HUSとTTP患者の70%は女性であり，13%が妊娠と関連がある[316]．これらの患者の2/3に急性腎不全（ARF）が起こると推定されている．後ろ向きの検討によると，妊婦の死亡率は徐々に低下して8～44%となっている[311, 317, 318]．その1つの研究では，妊婦の死亡率は低いものの，長期合併症率は高く，大多数は高血圧と慢性腎不全を呈し，その多くが透析や移植を必要とし，末期腎臓病（ESRD）による死亡は1人であった[311]．前述のように，HUSとTTPを妊娠高血圧腎症の範疇に入る疾患などと鑑別するのはしばしば困難であるが（**表13.6**），これらの疾患は治療法が異なるため正しく診断することが重要である．妊娠高血圧腎症は分娩が第一の治療である一方，TTPとHUSの治療の中心は血漿交換である．しばしば分娩後の病気の進行を観察することで初めて診断がつくことはある．他の治療法としては，副腎皮質ステロイドホルモンやaspirinがしばしば考慮される．急性期，特に診断確定前は，支持療法や複数の専門家によるチーム医療が重要である．

17. 体液量減少

妊娠中の急性腎不全（ARF）の原因となる血管内容量の減少の原因として，産科的出血がもっとも多い．産科的出血は妊娠中のすべての週数で起こりうる．妊娠初期および中期の出血の多くは子宮外妊娠に関連したものであり，自然流産を引き起こす．妊娠後期の急性出血と二次的に起こるARFの主な原因は，前置胎盤や胎盤早期剝離，分娩後出血である[319]．前置胎盤では，内子宮口に胎盤がひっかかっているために，特に陣痛や頸管開大に伴う出血のリスクが増す．少量の出血に対しては待機的に観察することもあるが，大量出血では帝王切開が必要である．胎盤早期剝離とは，子宮壁から胎盤が剝がれることであり，胎盤早期剝離は胎児ストレスや胎児死亡を起こしうる．胎盤が高度あるいは完全に剝離した場合，大量出血や播種性血管内凝固症候群（DIC）などのARFの主要原

表13.6　妊娠高血圧腎症，急性妊娠脂肪肝，血栓性血小板減少性紫斑病，溶血性尿毒症症候群の鑑別点[*1]

鑑別点	妊娠高血圧腎症/HELLP症候群	血栓性血小板減少性紫斑病	溶血性尿毒症症候群	急性妊娠脂肪肝
発症	妊娠後期	中央値：23週	分娩後	出産予定日付近
主症状あるいは特徴的な臨床所見	高血圧・蛋白尿	神経症状	腎症状	悪心・嘔吐，不安・不快感
紫斑	なし	あり	なし	なし
発熱	なし	あり	なし	なし
溶血	軽度	高度	高度	軽度
凝固検査	不定	正常	正常	延長
低血糖	なし	なし	なし	あり
vWF[*2]多量体	なし	あり	あり	なし
一次治療	分娩	血漿交換	血漿交換	分娩

[*1] 正確な診断は，分娩後になって初めて明らかとなることが多い．妊娠高血圧腎症/溶血・肝機能障害・血小板減少(HELLP)症候群，急性妊娠脂肪肝は分娩後すぐに改善する．

[*2] vWF：von Willebrand因子

因となる病態をしばしば伴う．胎盤早期剝離の治療はまず母体を安定させ，その後に分娩を行う．高度の胎盤早期剝離では，大量の輸血や血液製剤投与が必要である．分娩後の出血は複数の病因によって起こるが，そのなかでも弛緩出血がもっとも多い．子宮の緊張が弱い場合には，出血を減らすために子宮緊張を強める内科的・外科的治療を用いる．難治性の産科的出血では，子宮摘出術が行われる．虚血による腎臓などの臓器障害を避けるため，持続的な輸液および血液製剤投与による容量補正が重要である．

妊娠悪阻とは，妊娠に伴う高度の悪心・嘔吐である．悪心・嘔吐は，特に妊娠初期の大半(70～85%)の妊婦に認められるが，重篤な症状をきたすのは1～2%とまれである[320]．妊娠悪阻は経口制吐剤で管理可能であるが，患者の一部では輸液や経腸栄養または経静脈栄養が必要である．まれに，高度の血管内脱水のために腎前性虚血とARFが引き起こされることがある．例として，重症の妊娠悪阻を伴う妊婦が補助療法や短期的腎代替療法を必要とし，その後腎機能が完全に回復したという症例報告がある[321]．

1) 分娩後特発性急性腎不全

分娩後に起こる急性腎不全(ARF)で，明らかな原因がなく，また前述の妊娠高血圧腎症，HELLP症候群，急性妊娠脂肪肝(AFLP)，血栓性血小板減少性紫斑病(TTP)/溶血性尿毒症症候群(HUS)のどの分類にもあてはまらないものは，しばしば分娩後特発性急性腎不全として分類される[301,322]．明確な定義はないが，腎症状を伴う血栓性微小血管症の範疇に入ると考えられる．まず支持療法を行い，場合によっては血漿交換を考慮する．

18. 感染と敗血症

敗血症により，低血圧，血管内脱水，腎血流量低下をきたすことがある．これら腎前性の要因は，敗血症関連急性尿細管壊死などの急性腎障害の原因となることがある．妊娠中の敗血症の原因疾患として頻度の高いものは，腎盂腎炎，絨毛膜羊膜炎，肺炎である．これらについては，通常，抗生物質治療や昇圧薬の投与などの補助療法を用いた基礎疾患の治療が主体となる．前述のように，妊娠中の腎盂腎炎は迅速に診断して治療を行う必要がある(前述の「11-3)急性腎盂腎炎」の項参照)．絨毛膜羊膜炎は，絨毛膜や羊膜を含む子宮内感染である．第一の治療法として，分娩による子宮内容物の排出と，抗生物質の経静脈投与を同時に行う．絨毛膜羊膜炎の頻度は高い(全分娩の0.5～

10.5%)が，菌血症を認めるのはこのうちわずか 1 ～ 5%であり，敗血症を呈する頻度はさらに低い[323]．子宮内感染の原因としては，腟内から頸管・子宮腔内への上行性の細菌感染がもっとも多い．2/3 では，羊水中に複数の菌が検出される．検出菌として頻度が高いのは，大腸菌(*E. coli*)，B 群連鎖球菌，ガルドネラ属(*Gardnerella*)，*Peptostreptococcus*，バクテロイデス属(*Bacteroides*)，グラム陰性菌，嫌気性菌，腸球菌属(*Enterococcus*)である[324]．世界各国で，敗血症による流産は母体の急性腎不全(ARF)を引き起こす重要な原因である．子宮内容の排出や抗生物質治療，支持療法が急性腎障害などといった母体合併症を予防するのに重要である．

19. 尿路の閉塞

羊水過多症や多胎妊娠(特に胎数が多い場合)，巨大子宮筋腫などによる子宮の過拡張がある場合，妊娠子宮からの圧迫による泌尿生殖器系の閉塞の頻度はさらに高くなる[325 ~ 330]．片腎や泌尿生殖器系の奇形，尿路の手術既往のある妊婦では，通過障害に関連して急性腎不全(ARF)を起こす危険が高くなる[331]．尿路結石も，尿路閉塞を起こし ARF の原因となる可能性がある[332]．超音波検査，腎盂造影，CT スキャンなど妊娠中も一般に安全と考えられる画像検査によって診断を行う．治療としては，膀胱鏡を用いた逆行性尿管ステント留置や経皮的腎瘻造設術などを行う．通常，分娩によって尿路の閉塞は改善するが，妊娠週数と保存的治療への反応性を考慮のうえ検討すべきである．

20. 妊娠中の急性腎不全の他の原因

急性腎不全(ARF)の原因として，特に妊娠後期には妊娠特有のものがもっとも多いが，出産年齢の女性では妊娠に合併しうる他の病因も考慮に入れる必要がある．非ステロイド性抗炎症薬とアミノグリコシド系抗生物質は産科領域でよく用いられるが，腎毒性がある．ARF の原因検索を行っている場合，これらの薬物は中止すべきである．ループス腎炎や他の糸球体腎炎などの腎症状を伴う自己免疫疾患は出産年齢の女性に発症する頻度が高く，そのため鑑別診断に入れなければならない．糸球体腎炎と妊娠高血圧腎症に関連した ARF の鑑別は時に困難である．両疾患の特徴・鑑別点を**表 13.7** に示す．

21. 急性腎不全妊婦における胎児の状態

妊娠時においては，2 人の患者(母と胎児)を考慮に入れなければならない．妊婦の健康が第一優先ではあるが，治療によっては胎児の状態も最適化することができる．妊娠関連急性腎不全(PR-ARF)に関連した周産期の有害事象の大部分は，子宮胎盤の血行動態の変化に関連する．子宮や胎盤への血流は，血管内容量と心機能に大きく依存している．したがって，PR-ARF では基礎疾患の治療に加え，輸液管理や妊婦の貧血，薬物の安全性，母体の尿毒症に特別注意することが，胎児側にとっても重要なことになる．胎児が生存可能な週数(妊娠 24 週以降)では，必要に応じ，間欠的または持続的な胎児心拍モニタリングや超音波検査を用いたバイオフィジカルプロファイルによる評価(biophysical profile assessment)を行い，胎児をモニタリングすることが推奨されている．検査の種類や頻度は，妊娠週数や母体の状態によって異なる．母体にとって早期分娩が望ましいと判断される場合は，胎児が未成熟なことに伴う出生後の新生児の合併症を減らすため，出産前のグルココルチコイド(betamethasone または dexamethasone)の投与を考慮すべきである．未熟児とそれに伴う合併症が，出生後の新生児のもっとも大きな問題である．ARF を合併した妊婦の治療にあたる集学的医療チームでは，新生児専門医と三次新生児集中治療部が重要である．

22. 慢性腎臓病と妊娠

出産年齢女性の少なくとも 4%が，慢性腎臓病(chronic kidney disease：CKD)に罹患していると

表 13.7　妊娠高血圧腎症と急性糸球体腎炎の鑑別点[*1]

鑑別点	妊娠高血圧腎症	急性糸球体腎炎
妊娠週数	通常，妊娠後期（基準では妊娠20週以降）に発症	不定
高血圧	あり	あり
全身症状の有無（存在する場合と，しない場合がある）	・精神症状（頭痛・閃輝暗点，視覚障害，痙攣）？ ・血液学的所見（血小板減少）？ ・肝障害（トランスアミナーゼ上昇）？	・膠原病・血管病（例えば，SLEで倦怠感，関節痛，発疹，発熱などの症状を伴う場合）？ ・先行感染（例えば，溶連菌感染）？
尿沈渣	・尿蛋白のみの異常？ ・一般的に顕微鏡所見は良性であるが，急性尿細管壊死の所見（茶かっ色の顆粒円柱，腎尿細管上皮細胞）がみられることもある？	・血尿，赤血球円柱，卵円形脂肪体？
蛋白尿	＞300 mg/24時間（軽度） ＞5 g/24時間（高度）	＞2 g/24時間
補体レベル	↔	↓
抗核抗体	↔	↑
antistreptolysin-O 力価	↔	↑
その他の自己抗体	↔	？↑

[*1] 診断困難なことがある．上記の症状の有無は絶対的なものではなく，診断の補助として用いる．

推定される．後ろ向き試験によると，妊婦のCKD有病率は0.03～0.12％と報告している[333～335]．しかし，妊娠前からの腎臓病がしばしば看過されることや，妊娠中のGFRの増加や血清クレアチニンの低下など，正常な生理的変化によって腎臓病がマスクされるために診断が困難なことから，この有病率は実際よりも低く見積もられていると考えられる．歴史的にみて，妊娠においてCKDは周産期死亡率や合併症罹患率に明らかに関係している．1975年の*Lancet*誌の論説では，「腎臓病をもつ女性の子供は危険を冒して産まれてくるか，そもそも産まれてこないのである，主治医がそのような選択をした場合には…」と述べられていた[336]．CKDへの理解が深まったことや，周産期医療，新生児医療の進歩により，現在ではCKD合併妊婦やその胎児の予後は改善した．他の多くの疾患と同様に，(i)腎臓病が妊娠経過に及ぼす影響，(ii)妊娠が腎臓病の経過に及ぼす影響，という2つの大きな問題がある．

CKDを合併した妊娠の予後について科学的根拠に基づいた議論を始める前に，既存の報告には限界があることを認識することが重要である[337]．ほとんどの研究は症例数が少なく，単一施設における研究であり，対照群なしの後ろ向き研究である．さらに，受胎前カウンセリングや産科医療，追跡調査について標準化されていないという問題もある．比較的大規模な研究の多くは研究期間が長期にわたっており，その間に未熟児へのステロイド投与などといった新生児医療の大きな変化があり，予後が改善してきている．混乱を招く要素としてもう1つ，腎臓病の分類や予後の定義が一致していないことがあげられる．1例として，一部の研究では妊娠37週未満の出産を早期産と定義しているのに対し，ほかの研究では妊娠34週未満を早期産としている．これらのことは，各研究結果を比較したり，研究結果を一般化して他集団へ適用したりすることを困難にしている多くの要因のうちのごく一部である．周産期合併症（胎児発育遅延，早期産，妊娠高血圧腎症，周産期死亡）と腎機能低下のもっとも優れた予測因子としては，妊娠前腎機能と高血圧の2つが重要であることが明らかになってきている．ループスなどの全身疾患以外では，CKDの病因は主な予後規定因子とはならない．

表 13.8 a 慢性腎臓病(CKD)の分類体系

慢性腎臓病の区分[*1]		
区　分	**説　明**	**GFR(mL/分/1.73m^2)**
1	ごく軽度の腎障害, GFR 正常または上昇	≧90
2	軽度の GFR 低下を伴う腎障害	60 ～ 89
3	中等度の GFR 低下を伴う腎障害	30 ～ 59
4	高度の GFR 低下を伴う腎障害	15 ～ 29
5	腎不全	<15 または透析

[*1] 慢性腎臓病の定義は，腎傷害または GFR<60 mL/分/1.73 m^2 が 3 か月以上にわたって続くことである. 腎障害の定義は，病理学的異常，血液検査や尿検査上の異常，または画像検査での異常である(National Kidney Founfation. K/DOQI clinical practice guidelines for chronic kidney disease：Evaluation, classification, and stratification. *Am J Kid Dis*. 39 (1 suppl.)：S1-S266, 2002 より許可を得て転載)

表 13.8 b 慢性腎臓病(CKD)を伴う妊婦に用いられてきた分類

腎障害の程度[*1]	妊娠前血清クレアチニン値(mg/dL)
軽度	<1.4
中等度	1.4 ～ 2.4
高度	>2.4(>2.8 と定義することもある)
透析	維持透析(血液透析または腹膜透析)

[*1] 中等度～高度の腎障害は，表 13.8 a の区分 3 ～ 5 に相当する.

1) 分類体系

最近，慢性腎臓病(CKD)の分類が標準化された(**表 13.8 a**)が，妊婦にとっては妊娠前の分類が有用である. 妊娠中は GFR の予測式が正確に腎機能を反映しない可能性があるためである. 例えば，Cockroft-Gault の式などでは体重が用いられているが，その体重は必ずしも腎臓の大きさを反映しない. また，Modification of Diet in Renal Disease formula(MDRD)では，妊娠中は GFR が低く推定されることがわかっている[261, 338]. 妊娠中は高血圧や蛋白尿の有無に加え，クレアチニンクリアランスや血清クレアチニンが，基本的な分類に有用である. 従来から妊娠に関する文献では，CKD の分類として，軽度(血清クレアチニン値<1.4 mg/dL)，中等度(血清クレアチニン値 1.4 ～ 2.4 mg/dL)，重度(血清クレアチニン値≧2.5 mg/dL)を用いている(**表 13.8 b**). CKD 病期(区分)3 ～ 5 が中等度および重度腎臓病に対応する.

23. 慢性腎臓病に与える妊娠の影響

慢性腎臓病(CKD)に対する妊娠の影響は議論の多い問題である. 慢性腎臓病患者では，妊娠に伴う糸球体過濾過が糸球体濾過量(GFR)の低下を促進するといわれている[333, 339]. しかし，妊娠中の糸球体過濾過は，輸入細動脈および輸出細動脈の拡張に伴って腎血流量が増加することで起こるものであり，腎障害の原因となりうる著明な糸球体高血圧を伴わない. Baylis らは，妊娠中に糸球体毛細血管圧が上昇しないことを動物モデルを用いて説明している[340, 20]. 一方，CKD を合併した妊娠において尿蛋白の増加(50％以下)や高血圧の新規発症，血圧コントロールの悪化(25％以下)がみられることは珍しくなく[261]，蛋白尿や高血圧がさらに腎障害を悪化させることもある[339]. ほとんどの場合，これらは分娩後に改善する. そのため，妊娠中のみに起こる腎臓の変化と，CKD を合併した妊娠における腎機能の長期的な低下を区別することが非常に重要である. 本項では，母親にとって長期にわたって影響を及ぼすと考えられる，持続性の腎機能低下に焦点を絞る.

1) 軽度慢性腎臓病（病期1，2）

軽度の腎障害がある場合，持続性の腎機能低下が認められるのは0〜10％である[341〜344]（**表13.9 a**）．これは非妊娠の軽度CKD患者と同様の割合である．慢性糸球体腎炎の女性患者360人を対象とした研究では，妊娠女性と非妊娠女性との比較では最長25年にわたる長期経過において腎機能に差を認めなかった[343]．この結果およびその他の研究から，軽度の腎臓病の進行が妊娠によって早まることはないことが示唆されている[261]．

2) 中等度慢性腎臓病

初期の小規模研究では，中等度の腎障害を伴う女性の50％以上で妊娠後に腎機能の持続的な低下がみられていた．1986年にImbasciatiらは，長期にわたる持続的な腎機能の低下を認めるのは妊娠前から中等度の腎臓病をもつ女性の1/3であり，腎障害の進行を示す割合はそれ以前の報告よりも少ないことを初めて示した[345]．これらの結果は複数の大規模研究によって裏づけられており，腎機能が著しく低下した女性は，妊娠中に腎機能障害が加速するリスクがもっとも高いことを示していた[344, 346〜349]．高血圧によって腎機能悪化のリスクがさらに高まる．Jonesらは，中等度から高度の腎障害を伴う女性87人を対象に研究を行った．妊娠前の血清クレアチニン値が1.5〜1.9 mg/dLの女性では，妊娠中の腎機能低下を40％に認め，2％で不可逆性の腎機能低下を認めた．しかし，血清クレアチニン値が2.0 mg/dL以上の女性では，65％で妊娠後期に腎機能の低下を認め，さらにその大半が出産後も腎障害が持続し[347]，35％は末期腎不全へと進行した．

CKD病期3〜5の女性を対象にした最近の前向き研究によると，妊娠前・妊娠中・出産後の腎機能低下の進行が検討されている[348]．妊娠前の予測GFRが40 mL/分/1.73 m^2未満かつ1日尿蛋白が1 g以上の妊婦では妊娠前に比べ妊娠後に腎機能の低下速度が上昇したが，予測GFRが40 mL/分/1.73 m^2未満または1日尿蛋白が1 g以上のどちらか一方のみでは腎機能低下速度の上昇を認めなかった．これらのデータから，より特定の場合に限って受胎前カウンセリングが必要となる可能性がある．

高度の腎機能低下（血清クレアチニン値>3 mg/dL）がある場合は，無排卵となることが多く，自然妊娠や出産にいたる可能性は低い[344, 350]．しかしこの場合も，妊娠前の腎障害が高度であるほど腎予後が悪いという同様の原則があてはまると考えられる．

24. 慢性腎臓病が妊娠の転帰に与える影響

慢性腎臓病（CKD）が妊娠に与える主な影響は，FGR，医原性早期産，妊娠高血圧腎症，周産期死亡などである．軽度の腎障害を伴う女性の生児出生率は90％以上であり，中等度の腎障害を伴い血圧管理が良好な女性の生児出生率はこれより少し低くなる[334, 344, 350〜352]．妊娠前の腎臓の状態や高血圧の悪化とともに，妊娠に伴う有害事象の起こる頻度は高くなる（**表13.9 b**，文献261，333，353より改変し，文献334，345，347，348，354〜358の研究を含む）．

妊娠前から腎臓病を合併している女性は，妊娠高血圧腎症をきたすリスクが著しく上昇する．以前より腎臓病に関連した高血圧や蛋白尿がみられていた女性では，妊娠高血圧腎症の診断に関してしばしば問題となる．血圧の急な上昇や蛋白尿，妊娠高血圧腎症でみられる症状（頭痛，視覚変化，右上腹部や心窩部痛）の新たな発症，あるいは他の末端臓器障害を示唆する所見（血小板減少や肝酵素の上昇など）を伴う場合は，妊娠高血圧腎症を示唆している．

妊娠前から腎臓病のある女性では，FGRの頻度が高くなる（**表13.9 b**）．妊娠後期では，胎児の発育や健康を注意深く監視する必要がある（次項の「1)慢性腎臓病を合併した妊婦における妊娠管理」の項参照）．

早期産は大半の場合，FGR，妊娠高血圧腎症，腎機能の悪化などに関連して医学的処置として行われる（**表13.9 b**）．患者管理や早期分娩の基準には著しいばらつきがあり，研究間を比較するには問題がある．高リスクを扱う産科医や新生児専門医が早期分娩に関する意思決定に関与すべきであ

表 13.9 a 慢性腎臓病合併妊娠における腎機能への妊娠の影響

25%腎機能低下を示す割合			
妊娠前血清クレアチニン値(mg/dL)	妊娠中(%)	分娩後の持続的腎機能低下(%)	1年後に末期腎不全となる(%)
<1.4	2	0	0
1.4～2.0	40	20	2
>2.0	70	50	35

(Williams DJ and Division JM. Renal Disordes. In : Creasy RK, Resnik R, Iams JD, et al., eds, *Creasy and Resnik's Maternal Fetal Medicine Principles and Practice*. 6th ed. Philadelphia, PA : Elsevier ; 2009 : 905-926 より許可を得て転載)

表 13.9 b 慢性腎臓病合併妊娠における，妊娠前腎機能別に見た妊娠転帰*1

妊娠前血清クレアチニン値(mg/dL)	FGR(%)	早期産(%)	妊娠高血圧腎症(%)	生児出生(%)
<1.4	16～26	20～24	6～29	95+%
1.4～2.5	31～64	30～79	～40	～92%
>2.5*2	22～57(65)	50～86(>95)	>60～80	データなし

*1 1984～2007年の研究のうち，妊娠24週に達した妊娠を可能な限り選択した．すべての研究が各項目について述べているわけではない．

*2 この区分に含まれるデータは少数に限られている．Williams and Davisonによる推定ではそれぞれの比率はさらに高く，カッコ内に示した(Williams DJ and Division JM. In : Creasy RK, Resnik R, Iams JD, et al., eds, *Creasy and Resnik's Maternal-Fetal Medicine Principles and Practice*. 6th ed. Philadelphia, PA : Elsevier ; 2009 : 905-926 より許可を得て転載)

る．妊娠34週以前では，新生児の予後改善のためステロイド投与が奨励される．

1) 慢性腎臓病を合併した妊婦における妊娠管理

これらの妊娠は，高リスクを扱う産科医や母体胎児医学専門医が主体となり，腎臓内科医を含む集学的医療チームと連携して管理するべきである．出産年齢すべての女性にとって，現行のエビデンスに基づいて受胎前カウンセリングを行うことがもっとも重要である．腎機能が安定し，全身性疾患が十分にコントロールされるまで，有効な避妊を行うことが推奨されている．前記のように，軽度～中等度の腎障害，特に血清クレアチニン値が2.0 mg/dL未満の女性では，腎予後は良好な可能性が高い．一方，妊娠前の血清クレアチニン値が2.0 mg/dL以上の場合には，周産期合併症や妊娠によって腎機能の低下が加速される可能性が高くなる[347]．妊娠初期の基本的検査として，血清尿素窒素，クレアチニン，CaやPを含む電解質に加え，尿沈渣，蛋白尿，24時間クレアチニンクリアランス，1日尿蛋白などの腎機能の評価が行われるべきである．24時間蓄尿はコンプライアンスなどの問題があり，随時尿での蛋白/クレアチニン比が簡便であるが，妊娠中，特に妊娠高血圧腎症の診断においては24時間蓄尿がゴールドスタンダードである[104]．血小板などの血球数や肝酵素は妊娠高血圧腎症で変動するためこれらの基礎値が有用である．血圧を評価して妊娠中も安全と考えられる薬物(methyldopa, labetalol, nifedipineなどのCaチャネル拮抗薬)で血圧管理を行うべきである．胎児が曝露される薬物の種類を最小限にするため，一般的には1剤を最大用量まで用いてその後2剤目を追加する．アンジオテンシン変換酵素(ACE)阻害薬とアンジオテンシン受容体拮抗薬(ARB)は，妊娠初期には胎児の先天異常を，妊娠後期には羊水過少症と胎児の腎不全を引き起こす可能性があるため使用を避けるべきである．利尿薬は血管内容量を減少させ，子宮への血流量を低下させる可能性があるため，妊娠中の投与は避けたほうがよい．非妊娠慢性腎臓病(CKD)患者では血圧を130/80 mmHg未満に下げることが現在推奨されているが，妊婦に対しては妊娠中の正常な適応の一部として起こる血圧変化や，降圧によって子宮胎盤血流が低下する危険があることを考慮しなければならない．

妊娠中は貧血となることが多く，精査で貧血と診断された場合は，鉄剤や葉酸，ビタミンB_{12}製剤などの適切な薬物を開始すべきである．貧血が腎性貧血による場合は，典型的には正球性正色素性貧血となり，エリスロポエチン製剤で治療を行う[261]．通常の妊婦健診に加え，月に一度，腎機能を評価すべきである．また，妊娠28～30週以前は2～3週ごとに，そして妊娠28～30週以降は週に一度通院し，妊娠高血圧腎症の進行を観察する必要がある．家庭血圧のモニタリングと妊娠高血圧腎症の徴候に注意することも重要である．妊娠高血圧腎症の診断は難しく，診断が明らかとなるまで入院経過観察が必要となることがしばしばある．胎児の観察では，まず初期の超音波検査によって妊娠週数を決定し，18～20週の間に超音波検査で詳細な解剖学的評価を行い，その後は超音波検査によって連続的に胎児の成長を観察する．超音波検査による胎児の発育観察は通常，妊娠24～26週から開始して以後3～4週ごとに行うが，胎児発育遅延の徴候がある場合は超音波検査をもっと頻回に行う必要がある．胎児の発育遅延が疑われる場合，臍帯動脈のDoppler超音波による精査も有用である．妊娠28週以降は，妊婦自身が毎日の胎動回数を数えるべきである．出産前検査は妊娠28～32週の間に，週1～2回のノンストレステスト，または週1回のバイオフィジカルプロファイルによる評価を行う．胎児の健康状態に何らかの問題が疑われる場合は，さらに頻回に検査を行う必要がある．妊娠34週以前で分娩すると予想される場合は，分娩前に副腎皮質ホルモンの投与を行う．早期産が予想される場合は，新生児医療チームへのコンサルトが必要である．妊婦および胎児が健康な場合は，妊娠39週での分娩が推奨される．経腟分娩が好ましいが，腎疾患以外に一般的な適応があれば帝王切開を行う．分娩後は，血圧の詳細なモニタリングや薬物の調整，腎機能のモニタリングを行う必要がある．妊娠に伴う生理的変化は通常，分娩後10～12週以内に元に戻る．慢性腎臓病(CKD)を合併した妊娠では，母乳が推奨される．まれであるが，一部の薬物使用時には安全性の点から授乳が禁忌となることもある．

25. 妊娠中の個々の腎疾患

多くの腎疾患において妊娠の転帰や，長期的な腎機能の推移は，妊娠前の腎機能(血清クレアチニン)と高血圧の有無に大きく影響を受ける．全身性エリテマトーデス(systemic lupus erythematosus：SLE)と糖尿病は，出産可能な年齢の女性にしばしばみられるが，それぞれ独自の注意が別途に必要とされる．SLEや糖尿病以外の疾患についても説明をしたいが，紙面の関係で妊娠と腎機能に関連した重要な点だけにとどめる．

1) 糖尿病性腎症

糖尿病によって二次的に起こる腎不全は，無治療の場合は末期腎不全にいたる可能性が高い．糖尿病性腎症の進行を抑制して病勢をコントロールするためには，厳格な糖・脂質代謝管理，血圧管理，ACE阻害薬やアンジオテンシン受容体拮抗薬(ARB)による腎保護療法が必要である．長期に糖尿病に罹患している女性は，出産年齢期にすでに腎障害をきたしていることがしばしばある．軽度の腎障害(血清クレアチニン値<1.5 mg/dL)では，妊娠によって腎機能の低下が加速することはないようである[359]．妊娠前から中等度～高度の腎障害を伴う女性のデータに関しては，これよりも意見が分かれている．ある報告では，腎機能が悪化する確率が妊娠によって40%高くなることが示唆された[360]．この報告では，患者の血糖管理は良好であったものの，対照群を欠くという問題があった．妊娠経過中，特に妊娠後期に血圧管理が悪化することが，腎機能の低下に影響を与えている可能性もある[361]．この問題を解決するにはより大規模で厳密な比較研究が必要である．起こりうる腎機能の低下を避けるために妊娠中の厳格な血糖管理と血圧管理が推奨される．非妊娠患者に対して"腎保護薬"として用いられるACE阻害薬とARBは，妊婦に対しては使用すべきではない．diltiazemは，腎保護作用を示唆する報告がいくつかみられ[362, 363]妊娠中も比較的安全に用いられている．小規模研究では妊娠中に使用することの利点が示唆されている[364]が，diltiazemを妊娠中の腎保護薬として用いることを推奨するにはさらなるデータの蓄積が必要である．

2) 全身性エリテマトーデス

全身性エリテマトーデス(SLE)は圧倒的に女性に多く，出産年齢期に発症する傾向のある全身性の自己免疫疾患であり，多臓器にさまざまな程度の障害が及ぶ．SLEと妊娠に関する詳細については多くの優れた総説が出ており，これを参照することを勧める[365～367]．SLEを合併した女性では計画妊娠，有効な避妊，受胎前カウンセリングが強く勧められる．腎病変を伴う場合は妊娠のリスクが上昇する．腎病変が安定しておりSLEが再燃せずに十分にコントロールされている女性では，妊娠転帰は妊娠前の腎障害と高血圧の程度による．妊娠によるSLEの活動性への厳密な影響は明らかではないが，1年以上寛解状態にある女性では妊娠中に再燃するリスクは低い．妊娠前の疾患活動性が妊娠中の増悪の頻度と関連していると考えられ，妊娠前の6か月間寛解状態にある女性では再燃の頻度は7～33%，妊娠時に活動性のSLEを伴う場合は61～67%である[368,369]．したがって，ループス腎炎を伴う女性では，約12か月間の寛解状態が得られるまで妊娠を延期することが勧められる．

妊娠中のループス腎炎は，特に妊娠後期に妊娠高血圧腎症との鑑別が困難である．この2つを鑑別する臨床的特徴および検査データを**表13.7**に示してある．妊娠中のループス腎炎の再燃に対する治療としては，高用量ステロイドとazathioprineが用いられる．治療による危険性と利益を比較したうえで，新しい治療法を考慮することもある．なお，妊娠中のcyclophosphamideの投与はできるだけ避けるべきである．これとは対照的に，妊娠高血圧腎症の治療は分娩である．したがって，ループス腎炎と妊娠高血圧腎症を鑑別することは非常に重要になる．

集学的医療チームが妊娠中のSLEの治療に当たるのが理想的である．SLEは分娩後に再燃することがあり，さらに再燃の症状と，通常の分娩後の母親に認められる疲労との区別が困難なことがあるため，分娩後の注意深い観察が必要である．

3) 糸球体腎炎

他の慢性腎臓病(CKD)と同様に，妊娠前の腎障害と高血圧の程度が妊娠転帰に関与している．一般的には，安定した軽度の腎障害があり高血圧を伴わない場合，大部分の妊娠転帰は良好である[261,370]．症例群間検討を行った複数の研究では，糸球体腎炎の組織学的病型が妊娠転帰に影響することが示されている．IgA腎症と膜性腎症では，胎児の流産率は低い[371,372]．膜性増殖性糸球体腎炎Ⅰ型と巣状分節性糸球体硬化症では，胎児の流産率や発育障害，早期産などの妊娠合併症を起こす確率が高くなる[371]．妊娠中，原発性糸球体腎炎の女性の20%で新規の高血圧発症がみられ，妊娠前から高血圧を合併していた女性の10～20%で血圧コントロールの悪化が認められている[352]．Jungersらは，原発性糸球体腎炎患者について平均15年間の大規模コホート研究を行った．その結果，腎機能が正常から軽度の障害にとどまる女性では，妊娠が持続的な腎機能悪化の独立したリスクファクターとはなっていないことを示した[343]．

4) 多発性嚢胞腎

成人型多発性嚢胞腎は常染色体優性遺伝疾患であり，通常，出産年齢期以降に発症する[373]．家族歴と腎臓の超音波検査が早期診断に重要である．妊娠前の腎機能が正常または軽度の障害であれば，妊娠転帰は一般的に良好である．しかし妊娠後半で高血圧を呈するリスクや出産後も慢性的な高血圧を呈するリスクが高い[373]．成人型多発性嚢胞腎と診断されているか，あるいはそれを疑う強い家族歴のある女性は，妊娠前および妊娠中に遺伝カウンセリングを受けるべきである．多発性嚢胞腎の女性の50%に肝嚢胞，脳動脈瘤，心弁膜異常，大動脈瘤などの腎外病変が認められる．

5) 尿路結石症

全妊娠の0.03～3%に尿路結石が起こっている[261]．痛みが非常に強く，しばしば入院治療が必要となる．シュウ酸Ca結石がもっとも頻度が高い．臨床症状，顕微鏡的あるいは肉眼的血尿，および画像診断が診断にとって重要である．治療としては，適切な補液と疼痛コントロール，感染が疑われた場合の抗生物質投与を行う．妊婦の尿管閉塞や強い疼痛に対し，局所麻酔下または意識は保ったまま鎮静下に膀胱鏡下尿管ステント留置術がしばしば行われる．経皮的腎瘻造設術が行われることもある．

26. 妊娠中の透析

末期腎不全(ESRF)の女性の受精率や妊娠率は飛躍的に改善してきている．出産年齢の女性透析患者の妊娠率は0.3～1.5%/年と推定される[349]．透析療法，特にエリスロポエチン製剤の使用により腎不全患者の健康状態が全般的に改善したことで，月経や排卵が再開する頻度が上昇した．透析患者の妊娠成功は1971年に初めて報告された[374]．1980年の症例検討では，早期産，出生時低体重，難治性高血圧が高率に生じることが報告された[375]．予後は全体としては改善されているが，透析患者の妊娠では周産期死亡や合併症が著明に上昇している．治療的流産を除いた場合の胎児の生存率は40～50%と推定される[376]．これらの多くが，症例報告，症例検討，調査，登録データに基づいている．米国とベルギーで1990年代以降行われたいくつかの大規模調査によると，胎児の生存率は全妊娠中40～52%であった[377～379]．血液透析患者と腹膜透析患者を比較した結果は同じであった．最近行われた小規模調査では，胎児の生存率はさらに高いことが示されている[380]．全体として，透析患者における妊娠の合併症では，早期産(85%)，子宮体内発育不全(90%)，羊水過多症(40%)，高血圧/妊娠高血圧腎症(70%)が多い(文献261のWilliamsらの総説より)．

透析患者の妊娠転帰が全体的に改善した理由として，透析量を増やすことが有効な可能性があると認識されたことがあげられる．Okundayeらは，週あたりの透析時間の増加が胎児の生存率の上昇や未熟児の頻度の減少に関連していると述べている[379]．透析前の血中尿素窒素値100 mg/dL以下を目標として透析療法が組まれているベルギーにおいても，同様の傾向が全国の透析施設の調査で認められている[378]．胎児の出生体重と，非妊娠透析患者での推奨透析時間にさらに追加した透析時間との間に，正の相関が認められた．さらに，妊婦の尿毒症によって胎児はより多くの尿素に曝されるため，これが胎児の溶質負荷となって胎児の利尿が増加し，結果として羊水過多症や早期子宮収縮，陣痛が引き起こされる[381～384]．

多くの専門家が，妊娠経過中の生理的変化を模倣した透析プロトコールを使用することを勧めている．このプロトコールの主要な特徴を**表13.9**に示すことにする．妊娠転帰の改善に関与している重要な点は次のとおりである．(i)透析時間と頻度の増加(妊娠中は週5～7日とすることが多い)，(ii)体液移動や低血圧を最小限にする，(iii)妊婦の血清尿素を低く保ち，おおむね45～60 mg/dL未満とする．体重増加をよく観察し，体液管理の際には妊娠に伴う体重増加を考慮に入れなければならない．妊娠中は，エリスロポエチン製剤による積極的な貧血治療が必要である．理論的にはエリスロポエチン製剤は高血圧を引き起こすが，妊娠中にも通常十分投与可能である．妊娠中はエリスロポエチン製剤の必要量が多くなることが多い．血圧管理には，複数の降圧薬による治療(**表13.4**参照)を行い，また透析により過剰な血管内液を取り除く必要のあるときがある．慎重な妊娠管理が必須であり，その管理は「24)慢性腎臓病を伴う女性」について述べた前項と同様である．特別に注意しなければならないことは，透析前後の胎児のモニタリングであるが，特に妊娠後期では重要である．その理由としては，透析に関連して起こる低血圧および子宮収縮が，前者は胎児の健康に悪影響を及ぼし，後者は早期陣痛を引き起こす可能性があるからである．重要なこととして，性的活動期にあり妊娠を望まない女性には避妊を勧めるべきである．女性の透析患者に対して受胎前カウンセリングを行い，予後に関して全体像を見直すことが重要である．結論として女性透析患者では腎移植後の妊娠を考慮すべきである．

1) 腹膜透析

連続携行式腹膜透析も腎不全の管理に用いられる．腹膜透析の利点は，理論上，血液透析でみられるような急激な血圧低下や体液移動がなく，胎児にとっての体液・電解質環境がより安定しており，全般的な血圧管理が改善することである．腹膜炎は腹膜透析患者では起こりうる合併症であるが，絨毛膜羊膜炎あるいは陣痛でさえも腹痛を呈することがあり，妊娠中は診断が困難となる可能性がある．全体として，腎代替療法の手段による妊娠転帰の差はないと思われる[379, 385]．

27. 腎移植患者の妊娠

腎移植後，腎機能や内分泌機能とともに妊孕性が迅速に回復する．腎移植を行った出産年齢の女性 50 人に 1 人が妊娠すると推定されている[261]．妊娠初期を無事に経過した場合，90％以上が分娩にいたる[386 ~ 388]．慢性腎臓病（CKD）の場合と同様に，胎児発育遅延や妊娠高血圧腎症，早期産となる頻度は高くなる．移植腎機能が安定している女性では，CKD を合併した妊娠と同様に，妊娠前の腎機能が妊娠転帰に大きく影響を与える．また，母体と胎児の転帰は，移植後の経過期間，移植腎の由来，血圧管理，免疫抑制療法などの多くの他の因子にも影響を受ける[389]．これらのデータのほとんどは，北米や英国，ヨーロッパでの症例検討や移植登録データからのものである[353, 390 ~ 392]．

移植腎機能に対する妊娠の長期的影響は現在も解決されていない大きな問題である．小規模研究は数多くあるが，それらの結果は一致していない[393 ~ 395]．Rahamimov らは，移植腎が機能しており妊娠した女性 39 人の長期予後について，患者 1 人に対して，腎予後に影響を与えることが知られているリスクファクターをマッチさせた腎移植後の非妊娠女性 3 人ずつを対照とし，2 群で比較した[395]．15 年間の経過観察の結果，両群で腎機能は同等であった（妊娠群 72％ vs. 非妊娠群 69％）．移植後 1，5，10 年後の腎機能と全生存率は，両群で同等であった．これらの長期間の縦断的データは，腎移植後の女性において妊娠は腎機能低下を促進しないことを示している．

1) 受胎前カウンセリングと妊娠管理

腎移植後に迅速に妊孕性が回復することから，移植に先立ち，理想的には移植準備の初期段階で，受胎前の避妊カウンセリングを行うことが推奨される．American Transplant Society と他の専門家によるコンセンサスカンファランスを元にした現在の勧告は，以下のとおりである[261, 389, 396, 397]．

1．移植後最低 1 年は妊娠を計画しない．この勧告の目的は，移植腎機能を安定させ，拒絶に関連した合併症を避けるためである．妊娠を避ける期間は個々で異なり，患者個人の年齢や妊孕性を考慮して決めなければならない．
2．妊娠中も安全に投与できる用量で安定している免疫抑制剤療法．理想的には，prednisolone（訳注：原書では prednisone が用いられているが，日本では prednisolone が用いられている）15 mg/日未満，azathioprine 2 mg/kg/日未満，cyclosporine 5 mg/kg/日未満，tacrolimus 0.1 ～ 0.2 mg/kg/日未満である．
3．移植腎拒絶を疑う所見がない．
4．移植腎機能がもっとも良好な状態に保たれており，妊娠に適している（血清クレアチニン値が 1.5 mg/dL 未満かつ尿蛋白が 500 mg/日未満が望ましい）．
5．血圧管理が良好である．

免疫抑制剤は移植腎拒絶を抑制して妊婦の健康や妊娠成功のために重要となるため，妊娠中も免疫抑制療法は中断すべきではない．薬物の選択にあたっては妊娠中の安全性を考慮すべきである．一般的には危険性と有益性のバランスを考えることになる．prednisolone，azathioprine，cyclosporine，tacrolimus は妊娠中に用いられる頻度がもっとも高い免疫抑制剤である．新規の免疫抑制剤については妊娠中の使用の安全性を示す適切なデータが蓄積されるまで使用を避けるべきである．免疫抑制剤の選択は重要な検討事項であり，この問題についてはいくつかの優れた総説を参照することを勧める[389, 397, 398]．

妊娠管理は慢性腎臓病（CKD）を合併した妊婦について前に述べたこととおおむね同様である．しかし，免疫抑制剤の必要量の変化，移植腎の拒絶や機能低下，妊娠・分娩中の移植腎の閉塞性または物理的障害，感染などの腎移植患者特有の問題がある．妊娠中の著しい体重増加や肝代謝の亢進のため，妊娠中に免疫抑制剤の容量調節が必要な場合がある．一般的に，移植腎機能が prednisolone と azathioprine で安定していれば，妊娠経過を通じて同量で維持していくことが可能である．cyclosporine と tacrolimus は治療域の血中濃度を保つように用量調節が必要なことがある．移植腎機能と拒絶の観点からは CKD と同様，頻回にモニタリングを行うことが勧められる．また腹痛や発熱の鑑別診断として，常に拒絶を考えなければならない．頻度は高くはないが子宮の増大に伴って尿管閉塞が二次的に起こった例が報告されている．通常の産科的適応がある場合を除き経腟分娩が推奨される．出産前の診療記録に移植腎の位置が明確に示されていなければならず，腎移植の手術記録もあれば理想的である．帝王切開が必要な場合は，移植腎を傷つけないように注意が必要である．免疫抑制剤を使用しているため，頻回に感染のチェックを行い，必要に応じて適切な治療を行うことが勧められる．尿培養検査を頻回に行い，迅速に治療を開始しなければならない．サイトメガロウイルスや単純ヘルペスウイルス，トキソプラズマなどの妊娠に悪影響を及ぼすようなウイルスや寄生虫の感染を考慮しなければならない．免疫抑制剤を使用している女性では再活性化と同様に初感染の頻度も高い．したがって，妊娠前に血清学的検査を行っておくことが勧められる．初回検査で陰性の場合，妊娠初期・中期・後期と各時期に再検査を行うことを勧める者もいる．初感染または再活性化が疑われる場合，適切なカウンセリングと治療を開始しなければならない．一般的に授乳は推奨されている．しかし，安全性が明らかになっていない免疫抑制剤がいくつかあり，それに応じた勧告を行う必要がある．

（訳 正路久美，城愛理）

文 献

1. Conrad K. Renal changes in pregnancy. *Urol Ann*. 1992;6:313–340.
2. Cietak KA, Newton JR. Serial quantitative maternal nephrosonography in pregnancy. *Br J Radiol*. 1985;58(689):405–413.
3. Lindheimer MD, Conrad KP, Karamanchi AS. Renal physiology and disease in pregnancy. In: Alpern RJ, Hebert SC, eds. *Seldin and Giebisch's The Kidney Physiology and Pathophysiology*. 4th ed. New York: Elsevier; 2007.
4. Dure-Smith P. Pregnancy dilation of the urinary tract. *Am J Obstet Gynecol*. 1979;135:1066.
5. Cietak KA, Newton JR. Serial qualitative maternal nephrosonography in pregnancy. *Br J Radiol*. 1985;58(689):399–404.
6. Sims EA, Krantz KE. Serial studies of renal function during pregnancy and the puerperium in normal women. *J Clin Invest*. 1958;37(12):1764–1774.
7. De Alvarez RR. Renal glomerulotubular mechanisms during normal pregnancy. I. Glomerular filtration rate, renal plasma flow, and creatinine clearance. *Am J Obstet Gynecol*. 1958;75(5):931–944.
8. Assali NS, Dignam WJ, Dasgupta K. Renal function in human pregnancy. II. Effects of venous pooling on renal hemodynamics and water, electrolyte, and aldosterone excretion during gestation. *J Lab Clin Med*. 1959;54:394–408.
9. Dunlop W. Serial changes in renal hemodynamics during normal human pregnancy. *Br J Obstet Gynaecol*. 1981;88:1–9.
10. Roberts M, Lindheimer MD, Davison JM. Altered glomerular permselectivity to neutral dextrans and heteroporous membrane modeling in human pregnancy. *Am J Physiol*. 1996;270(2 pt 2):F338–F343.
11. Chapman AB, Abraham WT, Zamudio S, et al. Temporal relationships between hormonal and hemodynamic changes in early human pregnancy. *Kidney Int*. 1998;54(6):2056–2063.
12. Conrad KP. Mechanisms of renal vasodilation and hyperfiltration during pregnancy. *J Soc Gynecol Invest*. 2004;11(7):438–448.
13. Davison JM, Noble MC. Serial changes in 24 hour creatinine clearance during normal menstrual cycles and the first trimester of pregnancy. *Br J Obstet Gynaecol*. 1981;88(1):10–17.
14. Conrad KP, Gaber LW, Lindheimer MD. The kidney in normal pregnancy and preeclampsia. In: *Chesley's Hypertensive Disorders in Pregnancy*. 3rd ed. San Diego, CA: Elsevier; 2009:297–333.
15. Davison JM. The effect of pregnancy on kidney function in renal allograft recipients. *Kidney Int*. 1985;27(1):74–79.
16. Davison JM. Changes in renal function in early pregnancy in women with one kidney. *Yale J Biol Med*. 1978;51(3):347–349.
17. Robson SC, Hunter S, Boys RJ, et al. Serial study of factors influencing changes in cardiac output during human pregnancy. *Am J Physiol*. 1989;256(4 pt 2):H1060– H1065.
18. Slangen BF, Out IC, Verkeste CM, et al. Hemodynamic changes in early pregnancy in chronically instrumented, conscious rats. *Am J Physiol*. 1996;270(5 pt 2):H1779–H1784.
19. Gilson GJ, Mosher MD, Conrad KP. Systemic hemodynamics and oxygen transport during pregnancy in chronically instrumented, conscious rats. *Am J Physiol*. 1992;263(6 pt 2):H1911–H1918.
20. Baylis C. The mechanism of the increase in glomerular filtration rate in the twelve-day pregnant rat. *J Physiol*. 1980;305:405–414.
21. Milne JE, Lindheimer MD, Davison JM. Glomerular heteroporous membrane modeling in third trimester and postpartum before and during amino acid infusion. *Am J Physiol Renal Physiol*. 2002;282(1):F170–F175.
22. Chapman AB, Zamudio S, Woodmansee W, et al. Systemic and renal hemodynamic changes in the luteal phase of the menstrual cycle mimic early pregnancy. *Am J Physiol*. 1997;273(5 pt 2):F777– F782.
23. Sherwood OD. Relaxin. In: Knobil E, Neill JD, Greenwald GS, et al., eds. *The Physiology of Reproduction*. New York: Raven; 1994:861–1009.
24. Jeyabalan A, Shroff SG, Novak J, et al. The vascular actions of relaxin. *Adv Exp Med Biol*. 2007;612:65–87.

25. Novak J, Danielson LA, Kerchner LJ, et al. Relaxin is essential for renal vasodilation during pregnancy in conscious rats. *J Clin Invest*. 2001; 107(11):1469–1475.
26. Debrah DO, Novak J, Matthews JE, et al. Relaxin is essential for systemic vasodilation and increased global arterial compliance during early pregnancy in conscious rats. *Endocrinology*. 2006;147(11):5126–5131.
27. Smith MC, Murdoch AP, Danielson LA, et al. Relaxin has a role in establishing a renal response in pregnancy. *Fertil Steril*. 2006;86(1): 253–255.
28. Debrah JE, Agoulnik A, Conrad KP. Changes in arterial function by chronic relaxin infusion are mediated by the leucine rich repeat G coupled Lgr7 receptor. *Reprod Sci*. 2008;15(1 suppl.): 217A.
29. McGuane JT, Debrah JE, Debrah DO, et al. Role of relaxin in maternal systemic and renal vascular adaptations during gestation. *Ann N Y Acad Sci*. 2009;1160:304–312.
30. Novak J, Rubin JP, Matthews J, et al. Relaxin (Rlx) mediated fast relaxation of arteries through P13 kinase and nitric oxide. *FASEB J*. 2007;21:A1371.
31. Matthews JE, Rubin JP, Novak J, et al. Vascular endothelial growth factor (VEGF) is a new player in the slow relaxin (Rlx) vasodilatory pathway. *Reprod Sci*. 2007;14(1 suppl.): 114A.
32. Debrah JE, McGuane JT, Novak J, et al. *Vascular Endothelial and Placental Growth Factors: New Players in the Slow Relaxin Vasodilatory Pathway*. 5th International Conference on Relaxin and Related Peptides. Hawaii; 2008.
33. Jeyabalan A, Novak J, Danielson LA, et al. Essential role for vascular gelatinase activity in relaxin-induced renal vasodilation, hyperfiltration, and reduced myogenic reactivity of small arteries. *Circ Res*. 2003;93(12): 1249–1257.
34. Jeyabalan A, Novak J, Doty KD, et al. Vascular matrix metalloproteinase-9 mediates the inhibition of myogenic reactivity in small arteries isolated from rats after short-term administration of relaxin. *Endocrinology*. 2007;148(1):189–197.
35. Conrad KP, Gandley RE, Ogawa T, et al. Endothelin mediates renal vasodilation and hyperfiltration during pregnancy in chronically instrumented conscious rats. *Am J Physiol*. 1999;276(5 pt 2): F767–F776.
36. Gandley RE, Conrad KP, McLaughlin MK. Endothelin and nitric oxide mediate reduced myogenic reactivity of small renal arteries from pregnant rats. *Am J Physiol*. 2001;280(1): R1–R7.
37. Danielson LA, Conrad KP. Acute blockade of nitric oxide synthase inhibits renal vasodilation and hyperfiltration during pregnancy in chronically instrumented conscious rats. *J Clin Invest*. 1995;96(1):482–490.
38. Danielson LA, Conrad KP. Prostaglandins maintain renal vasodilation and hyperfiltration during chronic nitric oxide synthase blockade in conscious pregnant rats. *Circ Res*. 1996;79(6): 1161–1166.
39. Gant NF, Daley GL, Chand S, et al. A study of angiotensin II pressor response throughout primigravid pregnancy. *J Clin Invest*. 1973;52(11): 2682–2689.
40. Conrad KP, Colpoys MC. Evidence against the hypothesis that prostaglandins are the vasodepressor agents of pregnancy. Serial studies in chronically instrumented, conscious rats. *J Clin Invest*. 1986;77(1):236–245.
41. Danielson LA, Sherwood OD, Conrad KP. Relaxin is a potent renal vasodilator in conscious rats. *J Clin Invest*. 1999;103(4):525–533.
42. Sladek SM, Magness RR, Conrad KP. Nitric oxide and pregnancy. *Am J Physiol*. 1997;272(2 pt 2): R441–R463.
43. Baylis C, Davison JM. Renal physiology in normal pregnancy. In: Feehally J, Floege J, Johnson RJ, eds. *Comprehensive Clinical Nephrology*. St. Louis, MI: Mosby Inc.; 2004:475–481.
44. Moe OW, Berry CA, Rector FC Jr. Renal transport of glucose, amino acids, sodium, chloride, and water. In: Brenner BM, ed. *Brenner & Rector's The Kidney*. 6th ed. Philadelphia, PA: WB Saunders Company; 2000.
45. Bishop JH, Green R. Glucose handling by distal portions of the nephron during pregnancy in the rat. *J Physiol*. 1983;336:131–142.
46. Davison JM. Renal nutrient excretion with emphasis on glucose. *Clin Obstet Gynecol*. 1975;2:365.
47. Davison JM. The excretion of glucose during normal pregnancy and after delivery. *J Obstet Gynaecol Br Commonw*. 1974;81:30–34.
48. Lind T, Hytten FE. The excretion of glucose during normal pregnancy. *J Obstet Gynaecol Br Commonw*. 1972;79:961–965.
49. Davison JM, Hytten FE. The effect of pregnancy on the renal handling of glucose. *Br J Obstet Gynaecol*. 1975;82(5):374–381.
50. Christensen PJ. Tubular reabsorption of glucose during pregnancy. *Scand J Clin Lab Invest*. 1958;10(4):364–371.
51. Welsh GW 3rd, Sims EA. The mechanisms of renal glucosuria in pregnancy. *Diabetes*. 1960;9:363–369.
52. Davison JM, Sprott MS, Selkon JB. The effect of covert bacteriuria in schoolgirls on renal function at 18 years and during pregnancy. *Lancet*. 1984;2(8404):651–655.
53. Hytten FE, Cheyne GA. The aminoaciduria of pregnancy. *J Obstet Gynaecol Br Commonw*. 1972;79(5):424–432.
54. Sica DA, Schoolwerth AC. Renal handling of organic anions and cations: Excretion of uric acid. In: Brenner BM, ed. *Brenner & Rector's The Kidney*. 6th ed. Philadelphia, PA: WB Saunders Company; 2000.
55. Boyle JA, Campbell S, Duncan AM, et al. Serum uric acid levels in normal pregnancy with observations on the renal excretion of urate in pregnancy. *J Clin Pathol*. 1966;19(5):501–503.
56. Dunlop W, Davison JM. The effect of normal pregnancy upon the renal handling of uric acid. *Br J Obstet Gynaecol*. 1977;84(1):13–21.
57. Lind T, Godfrey KA, Otun H, et al. Changes in serum uric acid concentrations during normal pregnancy. *Br J Obstet Gynaecol*. 1984;91(2):128–132.
58. Semple PF, Carswell W, Boyle JA. Serial studies of the renal clearance of urate and insulin during pregnancy and after the puerperium in normal women. *Clin Sci Mol Med*. 1974;47(6):559–565.
59. Suki WN, Lederer ED, Rouse D. Renal transport of calcium, magnesium, and phosphate. In: Brenner BM, ed. *Brenner & Rector's The Kidney*. 6th ed. Philadelphia, PA: WB Saunders Company; 2000.

60. Gertner JM, Coustan DR, Kliger AS, et al. Pregnancy as state of physiologic absorptive hypercalciuria. *Am J Med.* 1986;81:451–456.
61. Howarth AT, Morgan DB, Payne RB. Urinary excretion of calcium in late pregnancy and its relation to creatinine clearance. *Am J Obstet Gynecol.* 1977;129(5):499–502.
62. Maikranz P, Holley JL, Parks JH, et al. Gestational hypercalciuria causes pathological urine calcium oxalate supersaturations. *Kidney Int.* 1989;36(1):108–113.
63. Pedersen EB, Johannesen P, Kristensen S, et al. Calcium, parathyroid hormone and calcitonin in normal pregnancy and preeclampsia. *Gynecol Obstet Invest.* 1984;18(3):156–164.
64. Pitkin RM. Calcium metabolism in pregnancy and the perinatal period: A review. *Am J Obstet Gynecol.* 1985;151(1):99–109.
65. Davis OK, Hawkins DS, Rubin LP, et al. Serum parathyroid hormone (PTH) in pregnant women determined by an immunoradiometric assay for intact PTH. *J Clin Endocrinol Metab.* 1988;67(4):850–852.
66. Seki K, Makimura N, Mitsui C, et al. Calcium-regulating hormones and osteocalcin levels during pregnancy: A longitudinal study. *Am J Obstet Gynecol.* 1991;164(5 pt 1):1248–1252.
67. Whitehead M, Lane G, Young O, et al. Interrelations of calcium-regulating hormones during normal pregnancy. *Br Med J (Clin Res Ed).* 1981;283(6283):10–12.
68. Kumar R, Cohen WR, Silva P, et al. Elevated 1, 25-dihydroxyvitamin D plasma levels in normal human pregnancy and lactation. *J Clin Invest.* 1979;63(2):342–344.
69. Paulson SK, DeLuca HF. Vitamin D metabolism during pregnancy. *Bone.* 1986;7(5):331–336.
70. Weisman Y, Harell A, Edelstein S, et al. 1 alpha, 25-Dihydroxyvitamin D3 and 24,25-dihydroxyvitamin D3 in vitro synthesis by human decidua and placenta. *Nature.* 1979;281(5729):317–319.
71. Marya RK, Rathee S, Manrow M. Urinary calcium excretion in pregnancy. *Gynecol Obstet Invest.* 1987;23(2):141–144.
72. Wabner C, Sirivongs D, Maikranz P, et al. Evidence for increased excretion in pregnancy of nephrocalcin, a urinary inhibitor of calcium oxalate crystal growth. *Kidney Int.* 1987;31:359.
73. Lindheimer MD, Richardson DA, Ehrlich EN, et al. Potassium homeostasis in pregnancy. *J Reprod Med.* 1987;32(7):517–522.
74. Geller DS, Farhi A, Pinkerton N, et al. Activating mineralocorticoid receptor mutation in hypertension exacerbated by pregnancy. *Science.* 2000;289(5476):119–123.
75. Bayliss DA, Millhorn DE, Gallman EA, et al. Progesterone stimulates respiration through a central nervous system steroid receptor-mediated mechanism in cat. *Proc Natl Acad Sci U S A.* 1987;84(21):7788–7792.
76. Weinberger SE, Weiss ST, Cohen WR, et al. Pregnancy and the lung. *Am Rev Respir Dis.* 1980;121(3):559–581.
77. Lim VS, Katz AI, Lindheimer MD. Acid-base regulation in pregnancy. *Am J Physiol.* 1976;231(6):1764–1769.
78. Lindheimer MD, Davison JM. Osmoregulation, the secretion of arginine vasopressin and its metabolism during pregnancy. *Eur J Endocrinol.* 1995;132(2):133–143.
79. Davison JM, Shiells EA, Philips PR, et al. Influence of humoral and volume factors on altered osmoregulation of normal human pregnancy. *Am J Physiol.* 1990;258(4 pt 2):F900–F907.
80. Danielson LA, Kercher LJ, Conrad KP. Impact of gender and endothelin on renal vasodilation and hyperfiltration induced by relaxin in conscious rats. *Am J Physiol.* 2000;279(4):R1298–R1304.
81. Weisinger RS, Burns P, Eddie LW, et al. Relaxin alters the plasma osmolality-arginine vasopressin relationship in the rat. *J Endocrinol.* 1993;137(3):505–510.
82. Danielson LE, Debrah JE, Conrad KP. The role of human chorionic gonadotropin in maternal vasodilation of pregnancy. *Reprod Sci.* 2008;15 (1 suppl.):218A.
83. Sherwood OD. Relaxin's physiological roles and other diverse actions. *Endocr Rev.* 2004;25(2):205–234.
84. Bell RJ, Laurence BM, Meehan PJ, et al. Regulation and function of arginine vasopressin in pregnant sheep. *Am J Physiol.* 1986; 250(5 pt 2):F777–F780.
85. Barron WM, Durr JA, Schrier RW, et al. Role of hemodynamic factors in osmoregulatory alterations of rat pregnancy. *Am J Physiol.* 1989; 257 (4 pt 2):R909–R916.
86. Barron WM, Stamoutsos BA, Lindheimer MD. Role of volume in the regulation of vasopressin secretion during pregnancy in the rat. *J Clin Invest.* 1984;73(4):923–932.
87. Silvertown JD, Fraser R, Poterski RS, et al. Central effects of long-term relaxin expression in the rat. *Ann N Y Acad Sci.* 2005;1041:216–222.
88. Ohara M, Martin PY, Xu DL, et al. Upregulation of aquaporin 2 water channel expression in pregnant rats. *J Clin Invest.* 1998;101(5):1076–1083.
89. Schrier RW. Pathogenesis of sodium and water retention in high-output and low-output cardiac failure, nephrotic syndrome, cirrhosis, and pregnancy (1). *N Engl J Med.* 1988;16:1065–1072.
90. Spaanderman ME, Meertens M, van Bussel M, et al. Cardiac output increases independently of basal metabolic rate in early human pregnancy. *Am J Physiol Heart Circ Physiol.* 2000;278(5):H1585–H1588.
91. Phippard AF, Horvath JS, Glynn EM, et al. Circulatory adaptation to pregnancy—serial studies of haemodynamics, blood volume, renin and aldosterone in the baboon (*Papio hamadryas*). *J Hypertens.* 1986;4(6):773–779.
92. Chesley LC, Valenti C, Rein H. Excretion of sodium loads by nonpregnant and pregnant normal, hypertensive and pre-eclamptic women. *Metabolism.* 1958;7(5):575–588.
93. Brown MA, Gallery ED, Ross MR, et al. Sodium excretion in normal and hypertensive pregnancy: A prospective study. *Am J Obstet Gynecol.* 1988; 159(2):297–307.
94. Baylis C, Blantz RC. Tubuloglomerular feedback activity in virgin and 12-day-pregnant rats. *Am J Physiol.* 1985;249(1 pt 2):F169–F173.
95. Ni XP, Safai M, Rishi R, et al. Increased activity of cGMP-specific phosphodiesterase (PDE5) contributes to resistance to atrial natriuretic peptide natriuresis in the pregnant rat. *J Am Soc Nephrol.* 2004;15(5):1254–1260.
96. Knight S, Snellen H, Humphreys M, et al. In-

creased renal phosphodiesterase-5 activity mediates the blunted natriuretic response to ANP in the pregnant rat. *Am J Physiol Renal Physiol.* 2007;292(2):F655–F659.

97. Irons DW, Baylis PH, Davison JM. Effect of atrial natriuretic peptide on renal hemodynamics and sodium excretion during human pregnancy. *Am J Physiol.* 1996;271(1 pt 2):F239–F242.
98. Conrad KP, Kerchner LJ, Mosher MD. Plasma and 24-h NO(*x*) and cGMP during normal pregnancy and preeclampsia in women on a reduced NO(*x*) diet. *Am J Physiol.* 1999; 277(1 pt 2):F48–F57.
99. Khraibi AA, Haas JA, Knox FG. Effect of renal perfusion pressure on renal interstitial hydrostatic pressure in rats. *Am J Physiol.* 1989;256(1 pt 2): F165–F170.
100. Garcia-Estan J, Roman RJ. Role of renal interstitial hydrostatic pressure in the pressure diuresis response. *Am J Physiol.* 1989;256(1 pt 2): F63–F70.
101. Khraibi AA. Renal interstitial hydrostatic pressure and pressure natriuresis in pregnant rats. *Am J Physiol Renal Physiol.* 2000;279(2):F353–F357.
102. Khraibi AA, Dobrian AD, Yu T, et al. Role of RIHP and renal tubular sodium transporters in volume retention of pregnant rats. *Am J Hypertens.* 2005; 18(10):1375–1383.
103. Samuel CS, Lekgabe ED, Mookerjee I. The effects of relaxin on extracellular matrix remodeling in health and fibrotic disease. *Adv Exp Med Biol.* 2007;612:88–103.
104. Gifford RW, August PA, Cunningham FG, et al. Report of the National High Blood Pressure Working Group on research on hypertension in pregnancy. *Am J Obstet Gynecol.* 2000;183: S1–S22.
105. Lindheimer MD, Roberts JM, Cunningham FG, et al. Introduction, history, controversies, and definitions. In: Lindheimer MD, Roberts JM, Cunningham FG, eds. *Chesley's Hypertensive Disorders in Pregnancy*. 3rd ed. San Diego, CA: Elsevier; 2009:1–24.
106. Duley L. Maternal mortality associated with hypertensive disorders of pregnancy in Africa, Asia, Latin America and the Caribbean (see comment). *Br J Obstet Gynaecol.* 1992;99(7):547–553.
107. Tang LC, Kwok AC, Wong AY, et al. Critical care in obstetrical patients: An eight-year review. *Chin Med J.* 1997;110(12):936–941.
108. Goldenberg RL, Rouse DJ. Prevention of premature birth. *N Engl J Med.* 1998;339(5):313–320.
109. Roberts JM, Taylor RN, Musci TJ, et al. Preeclampsia: An endothelial cell disorder. *Am J Obstet Gynecol.* 1989;161(5):1200–1204.
110. Roberts JM, Taylor RN, Goldfien A. Endothelial cell activation as a pathogenetic factor in preeclampsia. *Semin Perinatol.* 1991;15(1):86–93.
111. Woelkers DA, Roberts JM. The endothelium and pre-eclampsia. In: Rubin PC, ed. *Handbook of Hypertension*. New York: Elsevier; 2000:126–162.
112. Lindheimer M, Roberts J, Cunningham F, et al. Introduction, history, controversies, and definitions. In: Lindheimer M, Roberts J, Cunningham F, eds. *Chesley's Hypertensive Disorders in Pregnancy*. 2nd ed. Stamford, CN: Appleton and Lange; 1999:3–41.
113. North RA, Taylor RS, Schellenberg JC. Evaluation of a definition of pre-eclampsia. *Br J Obstet Gynaecol.* 1999;106(8):767–773.
114. Zhang J, Klebanoff MA, Roberts JM. Prediction of adverse outcomes by common definitions of hypertension in pregnancy. *Obstet Gynecol.* 2001; 97(2):261–267.
115. Thomson AM, Hytten FE, Billewicz WZ. The epidemiology of oedema during pregnancy. *J Obstet Gynaecol Br Commonw.* 1967;74(1):1–10.
116. American College of Obstetricians and Gynecologists (ACOG). Diagnosis and management of preeclampsia and eclampsia. ACOG practice bulletin no 33, January 2002. *Obstet Gynecol.* 2002;99:159–167.
117. Egerman RS, Sibai BM. HELLP syndrome. *Clin Obstet Gynecol.* 1999;42(2):381–389.
118. Ness RB, Roberts JM. Epidemiology of pregnancy-related hypertension. In: Lindheimer MD, Roberts JM, Cunningham FG, eds. *Chesley's Hypertensive Disorders in Pregnancy*. 3rd ed. San Diego,CA: Elsevier; 2009:37.S–50.S
119. Sibai BM, Lindheimer M, Hauth J, et al. Risk factors for preeclampsia, abruptio placentae, and adverse neonatal outcomes among women with chronic hypertension. National Institute of Child Health and Human Development Network of Maternal-Fetal Medicine Units. *N Engl J Med.* 1998;339(10): 667–671.
120. Hanson U, Persson B. Outcome of pregnancies complicated by type 1 insulin-dependent diabetes in Sweden: Acute pregnancy complications, neonatal mortality and morbidity. *Am J Perinatol.* 1993;10(4):330–333.
121. Sibai BM, Caritis S, Hauth J, et al. Risks of preeclampsia and adverse neonatal outcomes among women with pregestational diabetes mellitus. National Institute of Child Health and Human Development Network of Maternal-Fetal Medicine Units. *Am J Obstet Gynecol.* 2000;182(2): 364–369.
122. Day MC, Barton JR, O'Brien JM, et al. The effect of fetal number on the development of hypertensive conditions of pregnancy. *Obstet Gynecol.* 2005;106(5 pt 1):927–931.
123. England L, Zhang J. Smoking and risk of preeclampsia: A systematic review. *Front Biosci.* 2007;12:2471–2483.
124. Conde-Agudelo A, Althabe F, Belizan JM, et al. Cigarette smoking during pregnancy and risk of preeclampsia: A systematic review. *Am J Obstet Gynecol.* 1999;181(4):1026–1035.
125. Jeyabalan A, Powers RW, Durica AR, et al. Cigarette smoke exposure and angiogenic factors in pregnancy and preeclampsia. *Am J Hypertens.* 2008;21(8):943–947.
126. Mehendale R, Hibbard J, Fazleabas A, et al. Placental angiogenesis markers sFlt-1 and PlGF: Response to cigarette smoke. *Am J Obstet Gynecol.* 2007;197(4):363.e1–e5.
127. Sibai BM, Cunningham FG. Prevention of preeclampsia and eclampsia. In: Lindheimer M, Roberts JM, Cunningham FG, eds. *Chesley's Hypertensive Disorders in Pregnancy*. 3rd ed. San Diego, CA: Elsevier (Academic Press); 2009:213–226.
128. Bucher HC, Guyatt GH, Cook RJ, et al. Effect of calcium supplementation on pregnancy-induced hypertension and preeclampsia: A meta-analysis of randomized controlled trials. *JAMA.* 1996; 275(14):1113–1117.
129. Levine RJ, Hauth JC, Curet LB, et al. Trial of

calcium to prevent preeclampsia. *N Engl J Med.* 1997;337(2):69–76.
130. Villar J, Belizan JM. Same nutrient, different hypotheses: Disparities in trials of calcium supplementation during pregnancy. *Am J Clin Nutr.* 2000;71(5 suppl.):1375S–1379S.
131. Villar J, Abdel-Aleem H, Merialdi M, et al. World Health Organization randomized trial of calcium supplementation among low calcium intake pregnant women. *Am J Obstet Gynecol.* 2006;194(3): 639–649.
132. Atallah AN, Hofmeyr GJ, Duley L. Calcium supplementation during pregnancy for preventing hypertensive disorders and related problems *Cochrane Database Syst Rev.* 2005;(4). (Update in *Cochrane Database Syst Rev.* 2006;3:CD001059; PMID:16855957. 2005).
133. Beaufils M, Uzan S, Donsimoni R, et al. Prevention of pre-eclampsia by early antiplatelet therapy. *Lancet.* 1985;1(8433):840–842.
134. Schiff E, Peleg E, Goldenberg M, et al. The use of aspirin to prevent pregnancy-induced hypertension and lower the ratio of thromboxane A2 to prostacyclin in relatively high risk pregnancies. *N Engl J Med.* 1989;321(6):351–356.
135. Hauth JC, Goldenberg RL, Parker CR Jr, et al. Low-dose aspirin therapy to prevent preeclampsia. *Am J Obstet Gynecol.* 1993;168(4): 1083–1091.
136. Caritis S, Sibai B, Hauth J, et al. Low-dose aspirin to prevent preeclampsia in women at high risk. *N Engl J Med.* 1998;338(11):701–705.
137. Anonymous. CLASP: A randomised trial of low-dose aspirin for the prevention and treatment of pre-eclampsia among 9364 pregnant women. CLASP (Collaborative Low-dose Aspirin Study in Pregnancy) Collaborative Group. *Lancet.* 1994;343(8898):619–629.
138. Sibai BM, Caritis SN, Thom E, et al. Prevention of preeclampsia with low-dose aspirin in healthy, nulliparous pregnant women. The National Institute of Child Health and Human Development Network of Maternal-Fetal Medicine Units. *N Engl J Med.* 1993;329(17):1213–1218.
139. Subtil D, Goeusse P, Puech F, et al. Aspirin (100 mg) used for prevention of pre-eclampsia in nulliparous women: The Essai Regional Aspirine Mere-Enfant study (Part 1). *Br J Obstet Gynaecol.* 2003;110(5):475–484.
140. Coomarasamy A, Honest H, Papaioannou S, et al. Aspirin for prevention of preeclampsia in women with historical risk factors: A systematic review. *Obstet Gynecol.* 2003;101(6):1319–1332.
141. Duley L, Henderson-Smart DJ, Knight M, et al. Antiplatelet agents for preventing pre-eclampsia and its complications (systematic review). *Cochrane Database Syst Rev.* 2005;(4).
142. Askie LM, Duley L, Henderson-Smart DJ, et al. Antiplatelet agents for prevention of pre-eclampsia: A meta-analysis of individual patient data. *Lancet.* 2007;369(9575):1791–1798.
143. Bilodeau JF, Hubel CA. Current concepts in the use of antioxidants for the treatment of preeclampsia. *J Obstet Gynaecol Can.* 2003;25(9): 742–750.
144. Chappell LC, Seed PT, Briley AL, et al. Effect of antioxidants on the occurrence of pre-eclampsia in women at increased risk: A randomised trial. Lancet. 1999;354(9181):810–816.
145. Poston L, Briley AL, Seed PT, et al. Vitamin C and vitamin E in pregnant women at risk for pre-eclampsia (VIP trial): Randomised placebo-controlled trial. *Lancet.* 2006;367(9517): 1145–1154.
146. Rumbold AR, Crowther CA, Haslam RR, et al. Vitamins C and E and the risks of preeclampsia and perinatal complications. *N Engl J Med.* 2006;354(17):1796–1806.
147. Spinnato JAIIMD, Freire SMD, Pinto e Silva JLMD, et al. Antioxidant therapy to prevent preeclampsia: A randomized controlled trial. *Obstet Gynecol.* 2007;110(6):1311–1318.
148. Roberts JM, for the Eunice Kennedy Shriver NIoCHaHDMN. A randomized controlled trial of antioxidant vitamins to prevent serious complications associated with pregnancy related hypertension in low risk, nulliparous women. *Am J Obstet Gynecol.* 2009;199(6A):S8.
149. Sibai BM, Barton JR. Expectant management of severe preeclampsia remote from term: Patient selection, treatment, and delivery indications. *Am J Obstet Gynecol.* 2007;196:514.e1–e9.
150. Roberts JM, Bodnar LM, Lain KY, et al. Uric acid is as important as proteinuria in identifying fetal risk in women with gestational hypertension. *Hypertension.* 2005;46(6):1263–1269.
151. Altman D, Carroli G, Duley L, et al. Do women with pre-eclampsia, and their babies, benefit from magnesium sulphate? The Magpie Trial: A randomised placebo-controlled trial. *Lancet.* 2002;359(9321):1877–1890.
152. Lucas MJ, Leveno KJ, Cunningham FG. A comparison of magnesium sulfate with phenytoin for the prevention of eclampsia. *N Engl J Med.* 1995;333(4):201–205.
153. Duley L, Henderson-Smart D. Magnesium sulphate versus phenytoin for eclampsia. *Cochrane Database Syst Rev.* 2003(4):CD000128.
154. Anonymous. Which anticonvulsant for women with eclampsia? Evidence from the Collaborative Eclampsia Trial. *Lancet.* 1995;345(8963): 1455–1463.
155. Duley L, Henderson-Smart D. Magnesium sulphate versus diazepam for eclampsia (systematic review). *Cochrane Database Syst Rev.* 2005;(4).
156. Cooper WO, Hernandez-Diaz S, Arbogast PG, et al. Major congenital malformations after first-trimester exposure to ACE inhibitors. *N Engl J Med.* 2006;354(23):2443–2451.
157. Serreau R, Luton D, Macher MA, et al. Developmental toxicity of the angiotensin II type 1 receptor antagonists during human pregnancy: A report of 10 cases. *Br J Obstet Gynaecol.* 2005; 112(6):710–712.
158. Sedman AB, Kershaw DB, Bunchman TE. Recognition and management of angiotensin converting enzyme inhibitor fetopathy. *Pediatr Nephrol.* 1995;9(3):382–385.
159. Chesley SC, Annitto JE, Cosgrove RA, et al. The remote prognosis of eclamptic women. Sixth periodic report. *Am J Obstet Gynecol.* 1976;124(5): 446–459.
160. Irgens HU, Reisaeter L, Irgens LM, et al. Long term mortality of mothers and fathers after pre-eclampsia: Population based cohort study. *BMJ.* 2001;323(7323):1213–1217.
161. Funai EF, Friedlander Y, Paltiel O, et al. Long-term mortality after preeclampsia. *Epidemiology.* 2005;16(2):206–215.
162. Smith GC, Pell JP, Walsh D. Pregnancy complica-

tions and maternal risk of ischaemic heart disease: A retrospective cohort study of 129,290 births. *Lancet*. 2001;357(9273):2002–2006.
163. Sibai BM, Mercer B, Sarinoglu C. Severe preeclampsia in the second trimester: Recurrence risk and long-term prognosis. *Am J Obstet Gynecol*. 1991;165(5 pt 1):1408–1412.
164. McDonald SD, Malinowski A, Zhou Q, et al. Cardiovascular sequelae of preeclampsia/eclampsia: A systematic review and meta-analyses. *Am Heart J*. 2008;156(5):918–930.
165. Vikse BE, Irgens LM, Leivestad T, et al. Preeclampsia and the risk of end-stage renal disease. *N Engl J Med*. 2008;359(8):800–809.
166. Brosens JJ, Pijnenborg R, Brosens IA. The myometrial junctional zone spiral arteries in normal and abnormal pregnancies: A review of the literature. *Am J Obstet Gynecol*. 2002;187(5):1416–1423.
167. Burton GJ, Woods AW, Jauniaux E. The Effects of Physiological Conversion of the Spiral Arteries on Utero-Placental Blood Flow. *Reprod Sci Suppl*. 2009;16(3):95A.
168. Red-Horse K, Rivera J, Schanz A, et al. Cytotrophoblast induction of arterial apoptosis and lymphangiogenesis in an in vivo model of human placentation. *J Clin Invest*. 2006;116(10):2643–2652.
169. Founds SA, Conley YP, Lyons-Weiler JF, et al. Altered global gene expression in first trimester placentas of women destined to develop preeclampsia. *Placenta*. 2009;30(1):15–24.
170. Page EW. The relation between hydatid moles, relative ischemia of the gravid uterus, and the placental origin of eclampsia. *Am J Obstet Gynecol*. 1939;37:291–293.
171. Rajakumar A, Jeyabalan A, Markovic N, et al. Placental HIF-1 alpha, HIF-2 alpha, membrane and soluble VEGF receptor-1 proteins are not increased in normotensive pregnancies complicated by late-onset intrauterine growth restriction. *Am J Physiol*. 2007;293(2):R766–R774.
172. Rajakumar A, Whitelock KA, Weissfeld LA, et al. Selective overexpression of the hypoxia-inducible transcription factor, HIF-2alpha, in placentas from women with preeclampsia. *Biol Reprod*. 2001;64(2):499–506.
173. DiFederico E, Genbacev O, Fisher SJ. Preeclampsia is associated with widespread apoptosis of placental cytotrophoblasts within the uterine wall. *Am J Pathol*. 1999;155(1):293–301.
174. Redman CW, Sargent IL. Microparticles and immunomodulation in pregnancy and pre-eclampsia. *J Reprod Immunol*. 2007;76(1–2):61–67.
175. Redman CW, Sargent IL. Latest advances in understanding preeclampsia. *Science*. 2005; 308(5728):1592–1594.
176. Gammill HS, Roberts JM. Emerging concepts in preeclampsia investigation. *Front Biosci*. 2007;12: 2403–2411.
177. Aardenburg R, Spaanderman ME, van Eijndhoven HW, et al. A low plasma volume in formerly preeclamptic women predisposes to the recurrence of hypertensive complications in the next pregnancy. *J Soc Gynecol Invest*. 2006;13(8): 598–603.
178. Fink GD. Sympathetic activity, vascular capacitance, and long-term regulation of arterial pressure. *Hypertension*. 2009;53(pt 2):307–312.
179. Rajakumar A, Brandon HM, Daftary A, et al. Evidence for the functional activity of hypoxia-inducible transcription factors overexpressed in preeclamptic placentae. *Placenta*. 2004;25(10): 763–769.
180. Manyonda IT, Slater DM, Fenske C, et al. A role for noradrenaline in pre-eclampsia: Towards a unifying hypothesis for the pathophysiology. *Br J Obstet Gynaecol*. 1998;105(6):641–648.
181. Rajakumar A, Michael HM, Rajakumar PA, et al. Extra-placental expression of vascular endothelial growth factor receptor-1, (Flt-1) and soluble Flt-1 (sFlt-1), by peripheral blood mononuclear cells (PBMCs) in normotensive and preeclamptic pregnant women. *Placenta*. 2005;26(7):563–573.
182. Wallukat G, Homuth V, Fischer T, et al. Patients with preeclampsia develop agonistic autoantibodies against the angiotensin AT1 receptor. *J Clin Invest*. 1999;103(7):945–952.
183. Benyo DF, Smarason A, Redman CW, et al. Expression of inflammatory cytokines in placentas from women with preeclampsia. *J Clin Endocrinol Metab*. 2001;86(6):2505–2512.
184. Chesley LC. False starts in the study of preeclampsia-eclampsia. *Obstet Gynecol Annu*. 1976;5:177–187.
185. Maynard SE, Min JY, Merchan J, et al. Excess placental soluble fms-like tyrosine kinase 1 (sFlt1) may contribute to endothelial dysfunction, hypertension, and proteinuria in preeclampsia. *J Clin Invest*. 2003;111(5):649–658.
186. Lain KY, Wilson JW, Crombleholme WR, et al. Smoking during pregnancy is associated with alterations in markers of endothelial function. *Am J Obstet Gynecol*. 2003;189(4):1196–1201.
187. Eremina V, Sood M, Haigh J, et al. Glomerular-specific alterations of VEGF—A expression lead to distinct congenital and acquired renal diseases. *J Clin Invest*. 2003;111(5):707–716.
188. Yang JC, Haworth L, Sherry RM, et al. A randomized trial of bevacizumab, an anti-vascular endothelial growth factor antibody, for metastatic renal cancer. *N Engl J Med*. 2003;349(5):427–434.
189. Levine RJ, Maynard SE, Qian C, et al. Circulating angiogenic factors and the risk of preeclampsia. *N Engl J Med*. 2004;350(7):672–683.
190. Powers RW, Roberts JM, Cooper KM, et al. Maternal serum soluble fms-like tyrosine kinase 1 concentrations are not increased in early pregnancy and decrease more slowly postpartum in women who develop preeclampsia. *Am J Obstet Gynecol*. 2005;193(1):185–191.
191. Wallenburg HCS. Hemodynamics in hypertensive pregnancy. In: Rubin PC, ed. *Handbook of Hypertension*. New York: Elsevier Science Publishers; 1988:66–101.
192. Sibai BM, Mabie WC. Hemodynamics of preeclampsia. *Clin Perinatol*. 1991;18(4): 727–747.
193. Visser W, Wallenburg HC. Central hemodynamic observations in untreated preeclamptic patients. *Hypertension*. 1991;17(6 pt 2):1072–1077.
194. Lang RM, Pridjian G, Feldman T, et al. Left ventricular mechanics in preeclampsia. *Am Heart J*. 1991;121(6 pt 1):1768–1775.
195. Easterling TR, Benedetti TJ, Schmucker BC, et al. Maternal hemodynamics in normal and preeclamptic pregnancies: A longitudinal study. *Obstet Gynecol*. 1990;76(6):1061–1069.
196. Bosio PM, McKenna PJ, Conroy R, et al. Maternal central hemodynamics in hypertensive disorders of pregnancy. *Obstet Gynecol*. 1999;6:978–984.
197. Messerli FH, De Carvalho JG, Christie B, et al.

Systemic and regional hemodynamics in low, normal and high cardiac output borderline hypertension. *Circulation*. 1978;58(3 pt 1): 441–448.

198. Hall JE. Louis K. Dahl Memorial Lecture. Renal and cardiovascular mechanisms of hypertension in obesity. *Hypertension*. 1994; 23(3):381–394.
199. Assali NS, Kaplan SA, Fomon SJ, et al. Renal function studies in toxemia of pregnancy; excretion of solutes and renal hemodynamics during osmotic diuresis in hydropenia. *J Clin Invest*. 1953;32(1):44–51.
200. McCartney CP, Spargo B, Lorincz AB, et al. Renal structure and function in pregnant patients with acute hypertension; osmolar concentration. *Am J Obstet Gynecol*. 1964;90:579–592.
201. Sarles HE, Hil SS, LeBlanc AL, et al. Sodium excretion patterns during and following intravenous sodium chloride loads in normal and hypertensive pregnancies. *Am J Obstet Gynecol*. 1968; 102(1):1–7.
202. Moran P, Lindheimer MD, Davison JM. The renal response to preeclampsia. *Semin Nephrol*. 2004; 24(6):588–595.
203. Pollak VE, Nettles JB. The kidney in toxemia of pregnancy: A clinical and pathologic study based on renal biopsies. *Medicine (Baltimore)*. 1960;39: 469–526.
204. Redman CW, Beilin LJ, Bonnar J, et al. Plasma-urate measurements in predicting fetal death in hypertensive pregnancy. *Lancet*. 1976;1(7974): 1370–1373.
205. Redman CW, Beilin LJ, Bonnar J. Renal function in preeclampsia. *J Clin Pathol Suppl (R Coll Pathol)*. 1976;10:91–94.
206. Sagen N, Haram K, Nilsen ST. Serum urate as a predictor of fetal outcome in severe pre-eclampsia. *Acta Obstet Gynecol Scand*. 1984;63(1):71–75.
207. Hayashi TT. The effect of benemid on uric acid excretion in normal pregnancy and in pre-eclampsia. *Am J Obstet Gynecol*. 1957;73(1): 17–22.
208. Czaczkes WJ, Ullmann TD, Sadowsky E. Plasma uric acid levels, uric acid excretion, and response to probenecid in toxemia of pregnancy. *J Lab Clin Med*. 1958;51(2):224–229.
209. Fadel H, Osman L. Uterine-vein uric acid in EPH-gestosis and normal pregnancy. *Schweiz Z Gynak Geburtsh*. 1970;1:395–398.
210. Hayashi TT, Gillo D, Robbins H, et al. Simultaneous measurement of plasma and erythrocyte oxypurines. I. Normal and toxemic pregnancy. *Gynecol Invest*. 1972;3(5):221–236.
211. Many A, Hubel CA, Roberts JM. Hyperuricemia and xanthine oxidase in preeclampsia, revisited. *Am J Obstet Gynecol*. 1996;174(1 pt 1):288–291.
212. Redman CW. Maternal plasma volume and disorders of pregnancy. *Br Med J (Clin Res Ed)*. 1984;288(6422):955–956.
213. Brown MA, Zammit VC, Mitar DM. Extracellular fluid volumes in pregnancy-induced hypertension. *J Hypertens*. 1992;10(1):61–68.
214. Taufield PA, Ales KL, Resnick LM, et al. Hypocalciuria in preeclampsia. *N Engl J Med*. 1987; 316(12):715–718.
215. Frenkel Y, Barkai G, Mashiach S, et al. Hypocalciuria of preeclampsia is independent of parathyroid hormone level. *Obstet Gynecol*. 1991;77(5): 689–691.
216. Sanchez-Ramos L, Sandroni S, Andres FJ, et al. Calcium excretion in preeclampsia. *Obstet Gynecol*. 1991;77(4):510–513.
217. Seely EW, Wood RJ, Brown EM, et al. Lower serum ionized calcium and abnormal calciotropic hormone levels in preeclampsia. *J Clin Endocrinol Metab*. 1992;74(6):1436–1440.
218. August P, Marcaccio B, Gertner JM, et al. Abnormal 1,25-dihydroxyvitamin D metabolism in preeclampsia. *Am J Obstet Gynecol*. 1992;166(4): 1295–1299.
219. Szmidt-Adjide V, Vendittelli F, David S, et al. Calciuria and preeclampsia: A case-control study. *Eur J Obstet Gynecol Reprod Biol*. 2006;125(2):193–198.
220. Ingec M, Nazik H, Kadanali S. Urinary calcium excretion in severe preeclampsia and eclampsia. *Clin Chem Lab Med*. 2006;44(1):51–53.
221. Halhali A, Diaz L, Avila E, et al. Decreased fractional urinary calcium excretion and serum 1, 25-dihydroxyvitamin D and IGF-I levels in preeclampsia. *J Steroid Biochem Mol Biol*. 2006; 103:803–806.
222. Ohara N, Yamasaki M, Morikawa H, et al. Dynamics of calcium metabolism and calcium-regulating hormones in pregnancy-induced hypertension. *Nippon Naibunpi Gakkai Zasshi*. 1986;8:882–896.
223. Seely EW, Graves SW. Calcium homeostasis in normotensive and hypertensive pregnancy. *Compr Ther*. 1993;19(3):124–128.
224. Stillman IE, Karumanchi SA. The glomerular injury of preeclampsia. *J Am Soc Nephrol*. 2007;18(8):2281–2284.
225. Mayer A. Changes in the endothelium during eclampsia and their significance (translation from German). *Klin Wochenzetschrift*. 1924;H27.
226. Robson JS. Proteinuria and the renal lesion in preeclampsia and abruptio placentae. *Perspect Nephrol Hypertens*. 1976;5:61–73.
227. Lopez-Lera M, Rubio G. Severe abruption placentae, toxemia of pregnancy and renal biopsy. *Am J Obstet Gynecol*. 1965;93:1144–1150.
228. Strevens H, Wide-Swensson D, Hansen A, et al. Glomerular endotheliosis in normal pregnancy and pre-eclampsia. *Br J Obstet Gynaecol*. 2003; 110(9):831–836.
229. Strevens H, Wide-Swensson D, Grubb A, et al. Serum cystatin C reflects glomerular endotheliosis in normal, hypertensive and pre-eclamptic pregnancies. *Br J Obstet Gynaecol*. 2003;110(9): 825–830.
230. Wide-Swensson D, Strevens H, Willner J. Antepartum percutaneous renal biopsy. *Int J Gynaecol Obstet*. 2007;98(2):88–92.
231. Lu F, Longo M, Tamayo E, et al. The effect of over-expression of sFlt-1 on blood pressure and the occurrence of other manifestations of preeclampsia in unrestrained conscious pregnant mice. *Am J Obstet Gynecol*. 2007;196(4):396 e1–7; discussion e7.
232. Kincaid-Smith P. The renal lesion of preeclampsia revisited. *Am J Kidney Dis*. 1991;17:144–148.
233. Fadel HE, Sabour MS, Mahran M, et al. Reversibility of the renal lesion and functional impairment in preeclampsia diagnosed by renal biopsy. *Obstet Gynecol*. 1969;33(4):528–534.
234. Oe PL, Ooms EC, Uttendorfsky OT, et al. Postpartum resolution of glomerular changes in edema-proteinuria-hypertension gestosis. *Ren*

Physiol. 1980;3(1–6):375–379.
235. Pollak VE, Pirani CL, Kark RM, et al. Reversible glomerular lesions in toxaemia of pregnancy. *Lancet*. 1956;271(6933):59–62.
236. August PA, Lindheimer M. Chronic hypertension and pregnancy. In: Lindheimer M, Roberts JM, Cunningham FG, eds. *Chesley's Hypertensive Disorders in Pregnancy*. San Diego, CA: Elsevier ; 2009:353–368.
237. Chobanian AV, Bakris GL, Black HR, et al. The seventh report of the Joint National Committee on Prevention, Detection, Evaluation, and Treatment of High Blood Pressure. *JAMA*. 2003;289:2560–2572.
238. Rey E, Couturier A. The prognosis of pregnancy in women with chronic hypertension. *Am J Obstet Gynecol*. 1994;171(2):410–416.
239. Podymow T, August P. Update on the use of antihypertensive drugs in pregnancy. *Hypertension*. 2008;51(4):960–969.
240. Umans JG, Abalos EJ, Lindheimer MD. Antihypertensive treatment. In: Lindheimer MD, Roberts JM, Cunningham FG, eds. *Chesley's Hypertensive Disorders in Pregnancy*. 3rd ed. San Diego, CA: Elsevier; 2009:369–388.
241. Redman CW. Fetal outcome in trial of antihypertensive treatment in pregnancy. *Lancet*. 1976; 2(7989):753–756.
242. Montan S, Anandakumar C, Arulkumaran S, et al. Effects of methyldopa on uteroplacental and fetal hemodynamics in pregnancy-induced hypertension. *Am J Obstet Gynecol*. 1993;168(1 pt 1): 152–156.
243. Houlihan DD, Dennedy MC, Ravikumar N, et al. Anti-hypertensive therapy and the feto-placental circulation: Effects on umbilical artery resistance. *J Perinat Med*. 2004;32(4):315–319.
244. Waterman EJ, Magee LA, Lim KI, et al. Do commonly used oral antihypertensives alter fetal or neonatal heart rate characteristics? A systematic review. *Hypertens Pregnancy*. 2004;23(2): 155–169.
245. Cockburn J, Moar VA, Ounsted M, et al. Final report of study on hypertension during pregnancy: The effects of specific treatment on the growth and development of the children. *Lancet*. 1982;1(8273):647–649.
246. Pickles CJ, Symonds EM, Broughton Pipkin F. The fetal outcome in a randomized double-blind controlled trial of labetalol versus placebo in pregnancy-induced hypertension. *Br J Obstet Gynaecol*. 1989;96(1):38–43.
247. Butters L, Kennedy S, Rubin PC. Atenolol in essential hypertension during pregnancy. *BMJ*. 1990;301(6752):587–589.
248. Gazzolo D, Visser GH, Santi F, et al. Behavioural development and Doppler velocimetry in relation to perinatal outcome in small for dates fetuses. *Early Hum Dev*. 1995;43(2):185–195.
249. Impey L. Severe hypotension and fetal distress following sublingual administration of nifedipine to a patient with severe pregnancy induced hypertension at 33 weeks. *Br J Obstet Gynaecol*. 1993;100:959–961.
250. Grossman E, Messerli FH, Grodzicki T, et al. Should a moratorium be placed on sublingual nifedipine capsules given for hypertensive emergencies and pseudoemergencies? (see comment). *JAMA*. (Review). 1996;276(16):1328–1331.
251. Magee LA, Schick B, Donnenfeld AE, et al. The safety of calcium channel blockers in human pregnancy: A prospective, multicenter cohort study. *Am J Obstet Gynecol*. 1996;174(3):823–828.
252. Little PJ. The incidence of urinary tract infection in 5000 pregnant women. *Lancet*. 1966;2: 925–928.
253. Hooton TM, Scholes D, Stapleton AE, et al. A prospective study of asymptomatic bacteriuria in sexually active young women (see comment). *N Engl J Med*. 2000;343(14):992–997.
254. Sheffield JS, Cunningham FG. Urinary tract infection in women. *Obstet Gynecol*. 2005;106(5): 1085–1092.
255. Smaill F. Antibiotics for asymptomatic bacteriuria in pregnancy. *Cochrane Database Syst Rev*. 2001(2):CD000490.
256. Nicolle Lindsay ÂE, Bradley S, Colgan R, et al. Infectious diseases Society of America Guidelines for the Diagnosis and Treatment of Asymptomatic Bacteriuria in Adults. *Clin Infect Dis*. 2005;40(5): 643–654.
257. Millar L, DeBuque L, Leialoha C, et al. Rapid enzymatic urine screening test to detect bacteriuria in pregnancy. *Obstet Gynecol*. 2000;95(4): 601–604.
258. McNair RD, MacDonald SR, Dooley SL, et al. Evaluation of the centrifuged and Gram-stained smear, urinalysis, and reagent strip testing to detect asymptomatic bacteriuria in obstetric patients. *Am J Obstet Gynecol*. 2000;182(5): 1076–1079.
259. Shelton SD, Boggess KA, Kirvan K, et al. Urinary interleukin-8 with asymptomatic bacteriuria in pregnancy. *Obstet Gynecol*. 2001;97(4):583–586.
260. Ben David S, Einarson T, Ben David Y, et al. The safety of nitrofurantoin during the first trimester of pregnancy: Meta-analysis. *Fundam Clin Pharmacol*. 1995;9(5):503–507.
261. Williams DJ, Davison JM. Renal Disorders. In: Creasy RK, Resnik R, Iams JD, et al., eds. *Creasy and Resnik's Maternal-Fetal Medicine Principles and Practice*. 6th ed. Philadelphia, PA: Elsevier; 2009:905–926.
262. Vercaigne LM, Zhanel GG. Recommended treatment for urinary tract infection in pregnancy. *Ann Pharmacother*. 1994;28(2):248–251.
263. Tan JS, File TM Jr. Treatment of bacteriuria in pregnancy. *Drugs*. 1992;44(6):972–980.
264. Patterson TF, Andriole VT, Patterson TF, et al. Detection, significance, and therapy of bacteriuria in pregnancy. Update in the managed health care era. *Infect Dis Clin North Am*. 1997;11(3): 593–608.
265. Hill JB, Sheffield JS, McIntire DD, et al. Acute pyelonephritis in pregnancy. *Obstet Gynecol*. 2005;105(1):18–23.
266. Petersson C, Hedges S, Stenqvist K, et al. Suppressed antibody and interleukin-6 responses to acute pyelonephritis in pregnancy. *Kidney Int*. 1994;45(2):571–577.
267. Cunningham FG, Lucas MJ. Urinary tract infections complicating pregnancy. *Baillieres Clin Obstet Gynaecol*. 1994;8(2):353–373.
268. Cunningham FG, Lucas MJ, Hankins GD, et al. Pulmonary injury complicating antepartum pyelonephritis. *Am J Obstet Gynecol*. 1987;156(4) : 797–807.
269. Towers CV, Kaminskas CM, Garite TJ, et al. Pulmonary injury associated with antepartum pyelonephritis: Can patients at risk be identified?

Am J Obstet Gynecol. 1991;164(4):974–978.
270. Millar LK, DeBuque L, Wing DA. Uterine contraction frequency during treatment of pyelonephritis in pregnancy and subsequent risk of preterm birth. *J Perinat Med.* 2003;31(1): 41–46.
271. Lang JM, Lieberman E, Cohen A. A comparison of risk factors for preterm labor and term small-for-gestational-age birth. *Epidemiology.* 1996;7(4): 369–376.
272. Wing DA, Park AS, Debuque L, et al. Limited clinical utility of blood and urine cultures in the treatment of acute pyelonephritis during pregnancy. *Am J Obstet Gynecol.* 2000;182(6): 1437–1440.
273. Wing DA, Hendershott CM, Debuque L, et al. A randomized trial of three antibiotic regimens for the treatment of pyelonephritis in pregnancy. *Obstet Gynecol.* 1998;92(2):249–253.
274. Wing DA, Hendershott CM, Debuque L, et al. Outpatient treatment of acute pyelonephritis in pregnancy after 24 weeks. *Obstet Gynecol.* 1999;94(5 pt 1):683–688.
275. Millar LK, Wing DA, Paul RH, et al. Outpatient treatment of pyelonephritis in pregnancy: A randomized controlled trial. *Obstet Gynecol.* 1995;86(4 pt 1):560–564.
276. Stratta P, Canavese C, Dogliani M, et al. Pregnancy-related acute renal failure. *Clin Nephrol.* 1989; 32(1):14–20.
277. Turney J, Ellis C, Parsons F. Obsteric acute renal failure 1956–1987. *Br J Obstet Gynaecol.* 1989;96: 679–687.
278. Grunfeld J, Pertuiset N. Acute renal failure in pregnancy: 1987. *Am J Kidney Dis.* 1987;9(4): 359–362.
279. Stratta P, Besso L, Canavese C, et al. Is pregnancy-related acute renal failure a disappearing clinical entity? *Ren Fail.* 1996;18(4):575–584.
280. Alexopoulos E, Tambakoudis P, Bili H, et al. Acute renal failure in pregnancy. *Ren Fail.* 1993;15(5):609–613.
281. Chugh K, Singhal P, Sharma B. Acute renal failure of obstetric origin. *Obstet Gynecol.* 1976;48: 642–646.
282. Prakash J, Tripatti K, Srivastava P. Pregnancy related acute renal failure is still high in India. In: *Proceedings of the 11th International Congress of Nephrologists.* 1990:15A.
283. Nzerue C, Hewan-Lowe K, Nwawka C. Acute renal failure in pregnancy: A review of clinical outcomes at an inner-city hospital from 1986–1996. *J Natl Med Assoc.* 1998;90:486–490.
284. Thadhani R, Pascual M, Bonventre J. Acute renal failure. *N Engl J Med.* 1996;334(22): 1448–1460.
285. Bouman C, Kellum J, Lamiere N, et al. Definition for acute renal failure. 2003 (updated 2003; cited); Available from: www.adqi.net.
286. Asrat T, Nageotte M. Acute renal failure in pregnancy. In: Foley, ed. *Obstetric Intensive Care Manual.* 2nd ed: McGraw-Hill; 2004:184–195.
287. Gammill HS, Jeyabalan A. Acute renal failure in pregnancy. *Crit Care Med.* 2005;33(10 suppl.): S372–S384.
288. Bellomo R. Defining, quantifying, and classifying acute renal failure. *Crit Care Clin.* 2005;21: 223–237.
289. Parrish A. Complications of percutaneous renal biopsy: A review of 37 years' experience. *Clin Nephrol.* 1992;38:135–141.
290. Dennis EJ, McIver FA, Smythe CM. Renal biopsy in pregnancy. *Clin Obstet Gynecol.* 1968;11(2): 473–486.
291. Schewitz L, Friedman I, Pollack V. Bleeding after renal biosy in pregnancy. *Obstet Gynecol.* 1965;26: 295–304.
292. Packham D, Fairley KF. Renal biopsy: Indications and complications in pregnancy. *Br J Obstet Gynaecol.* 1987;94(10):935–939.
293. Lindheimer MD, Davison JM. Renal biopsy during pregnancy: 'To b . . . or not to b . . .?'. *Br J Obstet Gynaecol.* 1987;94(10):932–934.
294. Kuller JA, D'Andrea NM, McMahon MJ. Renal biopsy and pregnancy. *Am J Obstet Gynecol.* 2001;184(6):1093–1096.
295. Chen HH, Lin HC, Yeh JC, et al. Renal biopsy in pregnancies complicated by undetermined renal disease. *Acta Obstet Gynecol Scand.* 2001;80(10): 888–893.
296. Australian and New Zealand Intensive Care Society (ANZICS) Clinical Trials Group. Low-dose dopamine in patients with early renal dysfunction: A placebo-controlled randomised trial. *Lancet.* 2000;356(9248):2139–2143.
297. Marik PE. Low-dose dopamine: A systematic review [review and 68 references]. *Intensive Care Med.* 2002;28(7):877–883.
298. Kellum JAMD, M Decker JRN. Use of dopamine in acute renal failure: A meta-analysis (Article). *Critical Care Med.* 2001;29(8):1526–1531.
299. Bagshaw SM, Delaney A, Haase M, et al. Loop diuretics in the management of acute renal failure: A systematic review and meta-analysis. *Critical Care Resusc.* 2007;9(1):60–68.
300. Venkataraman R, Kellum JA. Prevention of acute renal failure. *Chest.* 2007;131(1):300–308.
301. Pertuiset N, Grunfeld JP. Acute renal failure in pregnancy [review and 86 references]. *Baillieres Clin Obstet Gynaecol.* 1994;8(2):333–351.
302. Drakeley AJ, Le Roux PA, Anthony J, et al. Acute renal failure complicating severe preeclampsia requiring admission to an obstetric intensive care unit. *Am J Obstet Gynecol.* 2002;186(2): 253–256.
303. Sibai BM, Villar MA, Mabie BC. Acute renal failure in hypertensive disorders of pregnancy. Pregnancy outcome and remote prognosis in thirty-one consecutive cases. *Am J Obstet Gynecol.* 1990;162(3):777–783.
304. Sibai BM, Ramadan MK. Acute renal failure in pregnancies complicated by hemolysis, elevated liver enzymes, and low platelets. *Am J Obstet Gynecol.* 1993;168(6 pt 1):1682–1690.
305. Castro MA, Fassett MJ, Reynolds TB, et al. Reversible peripartum liver failure: A new perspective on the diagnosis, treatment, and cause of acute fatty liver of pregnancy, based on 28 consecutive cases (see comment). *Am J Obstet Gynecol.* 1999;181(2):389–395.
306. Usta IM, Barton JR, Amon EA, et al. Acute fatty liver of pregnancy: An experience in the diagnosis and management of fourteen cases. *Am J Obstet Gynecol.* 1994;171(5):1342–1347.
307. Riely CA. Acute fatty liver of pregnancy. *Semin Liver Dis.* 1987;7(1):47–54.
308. Ibdah JA, Bennett MJ, Rinaldo P, et al. A fetal fatty-acid oxidation disorder as a cause of liver disease in pregnant women. *N Engl J Med.* 1999;340(22):1723–1731.

309. Abenhaim HA, Azoulay L, Kramer MS, et al. Incidence and risk factors of amniotic fluid embolisms: A population-based study on 3 million births in the United States. [see comment]. *Am J Obstet Gynecol*. 2008;199(1):49.e1–e8.
310. Clark SL, Hankins GD, Dudley DA, et al. Amniotic fluid embolism: Analysis of the national registry (see comment). *Am J Obstet Gynecol*. 1995;172(4 pt 1):1158–1167.
311. Dashe JS, Ramin SM, Cunningham FG. The long-term consequences of thrombotic microangiopathy (thrombotic thrombocytopenic purpura and hemolytic uremic syndrome) in pregnancy. *Obstet Gynecol*. 1998;91(5 pt 1):662–668.
312. Esplin MSM, Branch DW. Diagnosis and management of thrombotic microangiopathies during pregnancy (article). *Clin Obstet Gynecol Ambul Gynecol*. 1999;42(2):360–367.
313. Elliott MAMD, Nichols WLMD. Thrombotic thrombocytopenic purpura and hemolytic uremic syndrome (review). *Mayo Clinic Proc*. 2001;76(11):1154–1162.
314. Furlan M, Robles R, Galbusera M, et al. von Willebrand factor-cleaving protease in thrombotic thrombocytopenic purpura and the hemolytic-uremic syndrome. *N Engl J Med*. 1998;339(22): 1578–1584.
315. Tsai H-M, Lian EC-Y. Antibodies to von Willebrand factor-cleaving protease in acute thrombotic thrombocytopenic purpura. *N Engl J Med*. 1998;339(22):1585–1594.
316. George JN. The association of pregnancy with thrombotic thrombocytopenic purpura-hemolytic uremic syndrome. *Curr Opin Hematol*. 2003; 10(5):339–344.
317. Weiner C. Thrombotic microangiopathy in pregnancy and the postpartum period. *Semin Hematol*. 1987;24:119–129.
318. Egerman RSMD, Witlin AGDO, Friedman SAMD, et al. Thrombotic thrombocytopenic purpura and hemolytic uremic syndrome in pregnancy: Review of 11 cases (abstract). *Am J Obstet Gynecol*. 1996;175(4):950–956.
319. Francois KE, Foley MR. Antepartum and postpartum hemorrhage. In: Gabbe SG, Niebyl JR, Simpson JL, eds. *Obstetrics Normal and Problem Pregnancies*. 5th ed. Philadelphia, PA: Elsevier; 2007:456–485.
320. Klebanoff MA, Koslowe PA, Kaslow R, et al. Epidemiology of vomiting in early pregnancy. *Obstet Gynecol*. 1985;66(5):612–616.
321. Hill JB, Yost NP, Wendel GD Jr. Acute renal failure in association with severe hyperemesis gravidarum. *Obstet Gynecol*. 2002;100(5 pt 2): 1119–1121.
322. Robson J, Martin A, Ruckley V, et al. Irreversible postpartum renal failure. *Q J Med*. 1968;37: 423–435.
323. Newton ER. Chorioamnionitis and intraamniotic infection. *Clin Obstet Gynecol*. 1993;36(4): 795–808.
324. Sweet R, Gibbs R. Intraamniotic Infection. In: Sweet R, ed. *Infectious Diseases of the Female Genital Tract*. 4th ed. Philadelphia: Lippincott Williams & Wilkins; 2002:516–527.
325. LaPata R, McElin T, Adelson B. Ureteral obstruction due to compression by the gravid uterus. *Am J Obstet Gynecol*. 1970;106(6):941–942.
326. Courban D, Blank S, Harris M, et al. Acute renal failure in the first trimester resulting from uterine leiomyomas. *Am J Obstet Gynecol*. 1997;177: 472–473.
327. Seeds J, Cefalo R, Herbert W, et al. Hydramnios and maternal renal failure: Relief with fetal therapy. *Obstet Gynecol*. 1984;64(3 suppl.): 26S–29S.
328. Vintzileos A, Turner G, Campbell W, et al. Polyhydramnios and obstructive renal failure: A case report and review of the literature. *Am J Obstet Gynecol*. 1985;152(7):883–885.
329. Brandes J, Fritsche C. Obstructive acute renal failure by a gravid uterus: A case report and review. *Am J Kidney Dis*. 1991;18(3):398–401.
330. Chung P, Abramowicz J, Edgar D, et al. Acute maternal obstructive renal failure in a twin gestation despite normal physiological pregnancy-induced urinary tract dilation. *Am J Perinatol*. 1994;11(3): 242–244.
331. Fox J, Katz M, Klein S, et al. Sudden anuria in a pregnant woman with a solitary kidney. *Am J Obstet Gynecol*. 1978;132(5):583–585.
332. Butler E, Cox S, Eberts E, et al. Symptomatic nephrolithiasis complicating pregnancy. *Obstet Gynecol*. 2000;96(5 pt 1):753–756.
333. Fischer MJ. Chronic kidney disease and pregnancy: Maternal and fetal outcomes. *Adv Chronic Kidney Dis*. 2007;14(2):132–145.
334. Fischer MJ, Lehnerz SD, Hebert JR, et al. Kidney disease is an independent risk factor for adverse fetal and maternal outcomes in pregnancy. *Am J Kidney Dis*. 2004;43(3):415–423.
335. Iseki K, Iseki C, Ikemiya Y, et al. Risk of developing end-stage renal disease in a cohort of mass screening. *Kidney Int*. 1996;49(3): 800–805.
336. Anonymous. Pregnancy and renal disease. *Lancet*. 1975;2:801–802.
337. Lindheimer MD, Davison JM. Pregnancy and CKD: Any progress? (comment). *Am J Kidney Dis*. 2007;49(6):729–731.
338. Smith MC, Moran P, Ward MK, et al. Assessment of glomerular filtration rate during pregnancy using the MDRD formula. *BJOG*. 2008;115(1): 109–112.
339. Brenner BM, Meyer TW, Hostetter TH. Dietary protein intake and the progressive nature of kidney disease: The role of hemodynamically mediated glomerular injury in the pathogenesis of progressive glomerular sclerosis in aging, renal ablation, and intrinsic renal disease. *N Engl J Med*. 1982;307(11):652–659.
340. Baylis C. Impact of pregnancy on underlying renal disease. *Adv Ren Replace Ther*. 2003;10(1): 31–39.
341. Hayslett JP. Interaction of renal disease and pregnancy. *Kidney Int*. 1984;25(3):579–587.
342. Surian M, Imbasciati E, Cosci P, et al. Glomerular disease and pregnancy. A study of 123 pregnancies in patients with primary and secondary glomerular diseases. *Nephron*. 1984;36(2): 101–105.
343. Jungers P, Houillier P, Forget D, et al. Influence of pregnancy on the course of primary chronic glomerulonephritis. *Lancet*. 1995;346(8983): 1122–1124.
344. Hou S. Pregnancy in women with chronic renal disease. *N Engl J Med*. 1985;312(13):836–839.
345. Imbasciati E, Pardi G, Capetta P, et al. Pregnancy in women with chronic renal failure. *Am J Nephrol*. 1986;6(3):193–198.
346. Cunningham FG, Cox SM, Harstad TW, et al. Chronic renal disease and pregnancy outcome.

Am J Obstet Gynecol. 1990;163(2):453–459.
347. Jones DC, Hayslett JP. Outcome of pregnancy in women with moderate or severe renal insufficiency. *N Engl J Med.* 1996;335(4): 226–232.
348. Imbasciati E, Gregorini G, Cabiddu G, et al. Pregnancy in CKD stages 3 to 5: Fetal and maternal outcomes. *Am J Kidney Dis.* 2007;49(6):753–762.
349. Hou S. Pregnancy in chronic renal insufficiency and end-stage renal disease. *Am J Kidney Dis.* 1999;33(2):235–252.
350. Hayslett JP. Kidney disease and pregnancy. *Kidney Int.* 1999;25:579.
351. Jungers P, Houillier P, Forget D, et al. Specific controversies concerning the natural history of renal disease in pregnancy. *Am J Kidney Dis.* 1991;17(2):116–122.
352. Packham DK, North RA, Fairley KF, et al. Primary glomerulonephritis and pregnancy. *Q J Med.* 1989;71(266):537–553.
353. Vidaeff AC, Yeomans ER, Ramin SM. Pregnancy in women with renal disease. Part I: General principles. *Am J Perinatol.* 2008;25(7):385–97.
354. Jungers P, Chauveau D, Choukroun G, et al. Pregnancy in women with impaired renal function. *Clin Nephrol.* 1997;47(5):281–288.
355. Jungers P, Houillier P, Chauveau D, et al. Pregnancy in women with reflux nephropathy. *Kidney Int.* 1996;50(2):593–599.
356. Trevisan G, Ramos JG, Martins-Costa S, et al. Pregnancy in patients with chronic renal insufficiency at Hospital de Clinicas of Porto Alegre, Brazil. *Ren Fail.* 2004;26(1): 29–34.
357. Abe S. The influence of pregnancy on the long-term renal prognosis of IgA nephropathy. *Clin Nephrol.* 1994;41(2):61–64.
358. Bar J, Ben-Rafael Z, Padoa A, et al. Prediction of pregnancy outcome in subgroups of women with renal disease. *Clin Nephrol.* 2000;53(6): 437–444.
359. Combs CA, Kitzmiller JL. Diabetic nephropathy and pregnancy. *Clin Obstet Gynecol.* 1991;34(3): 505–515.
360. Purdy LP, Hantsch CE, Molitch ME, et al. Effect of pregnancy on renal function in patients with moderate-to-severe diabetic renal insufficiency. *Diabetes Care.* 1996;19(10):1067–1074.
361. Gordon M, Landon MB, Samuels P, et al. Perinatal outcome and long-term follow-up associated with modern management of diabetic nephropathy. *Obstet Gynecol.* 1996;87(3):401–409.
362. Gashti CN, Bakris GL. The role of calcium antagonists in chronic kidney disease. *Curr Opin Nephrol Hypertens.* 2004;13(2):155–161.
363. Bakris GL, Weir MR, Secic M, et al. Differential effects of calcium antagonist subclasses on markers of nephropathy progression. *Kidney Int.* 2004;65(6):1991–2002.
364. Khandelwal M, Kumanova M, Gaughan JP, et al. Role of diltiazem in pregnant women with chronic renal disease. *J Matern Fetal Neonatal Med.* 2002;12(6):408–412.
365. Petri M. The Hopkins Lupus Pregnancy Center: Ten key issues in management. *Rheum Dis Clin North Am.* 2007;33(2):227–235.
366. Dhar JP, Sokol RJ. Lupus and pregnancy: Complex yet manageable. *Clin Med Res.* 2006;4(4): 310–321.
367. Germain S, Nelson-Piercy C. Lupus nephritis and renal disease in pregnancy. *Lupus.* 2006;15(3): 148–155.
368. Bobrie G, Liote F, Houillier P, et al. Pregnancy in lupus nephritis and related disorders. *Am J Kidney Dis.* 1987;9(4):339–343.
369. Hayslett JP. Maternal and fetal complications in pregnant women with systemic lupus erythematosus. *Am J Kidney Dis.* 1991;17(2): 123–126.
370. Vidaeff AC, Yeomans ER, Ramin SM. Pregnancy in women with renal disease. Part II: Specific underlying renal conditions. *Am J Perinatol.* 2008;25(7):399–405.
371. Jungers P, Chauveau D. Pregnancy in renal disease. *Kidney Int.* 1997;52(4):871–885.
372. Katzir Z, Rotmensch S, Boaz M, et al. Pregnancy in membranous glomerulonephritis—Course, treatment and outcome. *Clin Nephrol.* 2004;61(1): 59–62.
373. Chapman AB, Johnson AM, Gabow PA. Pregnancy outcome and its relationship to progression of renal failure in autosomal dominant polycystic kidney disease. *J Am Soc Nephrol.* 1994;5(5): 1178–1185.
374. Confortini P, Galanti G, Ancona G, et al. Full term pregnancy and successful delivery in a patient on chronic haemodialysis. *Proc Eur Dial Transplant Assoc.* 1971;8:74–78.
375. Anonymous. Successful pregnancies in women treated by dialysis and kidney transplantation. Report from the Registration Committee of the European Dialysis and Transplant Association. *Br J Obstet Gynaecol.* 1980;87(10): 839–845.
376. Hou SH. Pregnancy in women on haemodialysis and peritoneal dialysis. *Baillieres Clin Obstet Gynaecol* (review). 1994;8(2):481–500.
377. Hou SH. Frequency and outcome of pregnancy in women on dialysis. *Am J Kidney Dis.* 1994;23(1): 60–63.
378. Bagon JA, Vernaeve H, De Muylder X, et al. Pregnancy and dialysis. *Am J Kidney Dis.* 1998;31(5): 756–765.
379. Okundaye I, Abrinko P, Hou S. Registry of pregnancy in dialysis patients. *Am J Kidney Dis.* 1998;31(5):766–773.
380. Reddy SS, Holley JL. Management of the pregnant chronic dialysis patient. *Adv Chronic Kidney Dis.* 2007;14(2):146–155.
381. Holley JL, Reddy SS. Pregnancy in dialysis patients: A review of outcomes, complications, and management (review and 31 references). *Semin Dial.* 2003;16(5):384–388.
382. Hou S. Modification of dialysis regimens for pregnancy. *Int J Artif Organs.* 2002;25(9): 823–826S.
383. Eroglu D, Lembet A, Ozdemir FN, et al. Pregnancy during hemodialysis: Perinatal outcome in our cases. *Transplant Proc.* 2004;36(1):53–55.
384. Chao AS, Huang JY, Lien R, et al. Pregnancy in women who undergo long-term hemodialysis. *Am J Obstet Gynecol.* 2002;187(1):152–156.
385. Okundaye I, Hou S. Management of pregnancy in women undergoing continuous ambulatory peritoneal dialysis. *Adv Perit Dial.* 1996;12: 151–155.
386. Davison JM. Dialysis, transplantation, and pregnancy. *Am J Kidney Dis.* 1991;17(2): 127–132.
387. Muirhead N, Sabharwal AR, Rieder MJ, et al. The

outcome of pregnancy following renal transplantation—The experience of a single center. *Transplantation*. 1992;54(3):429–432.
388. McKay DB, Josephson MA. Pregnancy in recipients of solid organs—effects on mother and child. *N Engl J Med*. 2006;354(12):1281–1293.
389. Josephson MA, McKay DB. Considerations in the medical management of pregnancy in transplant recipients. *Adv Chronic Kidney Dis*. 2007;14(2): 156–167.
390. Coscia LA, Constantinescu S, Moritz MJ, et al. Report from the National Transplantation Pregnancy Registry (NTPR): Outcomes of pregnancy after transplantation. *Clin Transplant*. 2007: 29–42.
391. Morris PJ, Johnson RJ, Fuggle SV, et al. Analysis of factors that affect outcome of primary cadaveric renal transplantation in the UK. HLA Task Force of the Kidney Advisory Group of the United Kingdom Transplant Support Service Authority (UKTSSA) (see comment). *Lancet*. 1999;354(9185):1147–1152.
392. Briggs JD, Jager K. The first year of the new ERA-EDTA Registry. *Nephrol Dial Transplant*. 2001; 16(6):1130–1131.
393. Sturgiss SN, Davison JM. Effect of pregnancy on the long-term function of renal allografts: An update. *Am J Kidney Dis*. 1995;26(1): 54–56.
394. Salmela KT, Kyllonen LE, Holmberg C, et al. Impaired renal function after pregnancy in renal transplant recipients. *Transplantation*. 1993; 56(6):1372–1375.
395. Rahamimov R, Ben-Haroush A, Wittenberg C, et al. Pregnancy in renal transplant recipients: Long-term effect on patient and graft survival. A single-center experience. *Transplantation*. 2006;81(5):660–664.
396. McKay DB, Josephson MA, Armenti VT, et al. Reproduction and transplantation: Report on the AST Consensus Conference on Reproductive Issues and Transplantation. *Am J Transplant*. 2005;5(7):1592–1599.
397. Armenti VT, Constantinescu S, Moritz MJ, et al. Pregnancy after transplantation. *Transplant Rev*. 2008;22(4):223–240.
398. Petri M. Immunosuppressive drug use in pregnancy. *Autoimmunity*. 2003;36(1):51–56.

第14章 蛋白尿とネフローゼ症候群

Burl R Don, George A Kaysen

血清中の蛋白を維持するという腎臓の能力は生きていくのに不可欠である．正常な血清蛋白濃度はおよそ80 mg/mLであるが，尿中の蛋白濃度は1日あたり150 mg程度である．さらに，血清由来の蛋白は尿中蛋白のごくわずか一部で，これはほとんどの血清蛋白が一度糸球体濾過を通過すると腎尿細管によって効率的に再吸収されることを示唆している．尿中に異常な量あるいは異常な種類の蛋白を見つけたときには，それが何らかの重大な腎臓病あるいは全身性疾患の最初の徴候であることが多い．尿中に大量の蛋白が存在するということは，(i)糸球体壁に何らかの欠陥があって中分子量の蛋白が大量にBowman囊に流出している(糸球体性蛋白尿)，(ii)通常は再吸収される尿蛋白が腎臓病のために再吸収されなくなり，腎尿細管内に存在している(尿細管性蛋白尿)，(iii)血清中の蛋白が過剰に産生されることにより，正常な糸球体基底膜(glomerular basement membrane：GBM)を通過して尿細管に流出し，近位尿細管が普通に再吸収できる量を超えている(オーバーフロー型蛋白尿)，のいずれかを反映していると考えられる．

I 糸球体蛋白尿

1. 糸球体濾過選択透過性が変化する仕組み

糸球体における濾過バリアは3層の糸球体毛細血管壁から構成されている．すなわち，有窓内皮細胞，糸球体基底膜(GBM)，そして互いに入り組んでいる足細胞(これは足突起の間に存在するスリット膜を作り上げている)である[1]．糸球体毛細血管壁の3層のうち，足細胞のスリット膜が蛋白濾過の主な濾過機能を担っている．スリット膜はスリット膜蛋白複合体を形成する一群の蛋白から構成されており，足細胞のアクチン細胞骨格と結合している(**図14.1**)．遺伝性の蛋白尿症候群を研究することで，糸球体濾過バリアの構造と機能，特に足細胞のスリット膜に関して深く理解することが可能となった．ネフリンはスリット膜蛋白のなかで最初に同定された蛋白で，足細胞の遺伝子産物である．ネフリン遺伝子の変異は先天性ネフローゼ症候群の1つであるフィンランド型症候群I型(nephritic syndrome type 1[NPHS1])の原因である．この遺伝子の発現は後天性のネフローゼ症候群でも低下する[2]．ネフリンは短い細胞間ドメインと7つの膜貫通ドメイン，それから8つの近位免疫グロブリン様モチーフと1つの近位フィブロネクチンタイプIII様モチーフから構成される細胞外ドメインから構成されている．ネフリンの細胞外ドメインの長さはおよそ35 nmで，隣り合う足突起から伸び出したネフリン分子とお互いに親和性があり，スリットの中央で交差し，濾過構造を形つくっている(**図14.1**)．

その他の蛋白，例えばNeph1，Neph2，FAT1，FAT2，ポドシン，CD2関連蛋白などもスリット膜複合体を構成している．Neph1とNeph2は構造的にネフリンと関連しており，5つの細胞外免

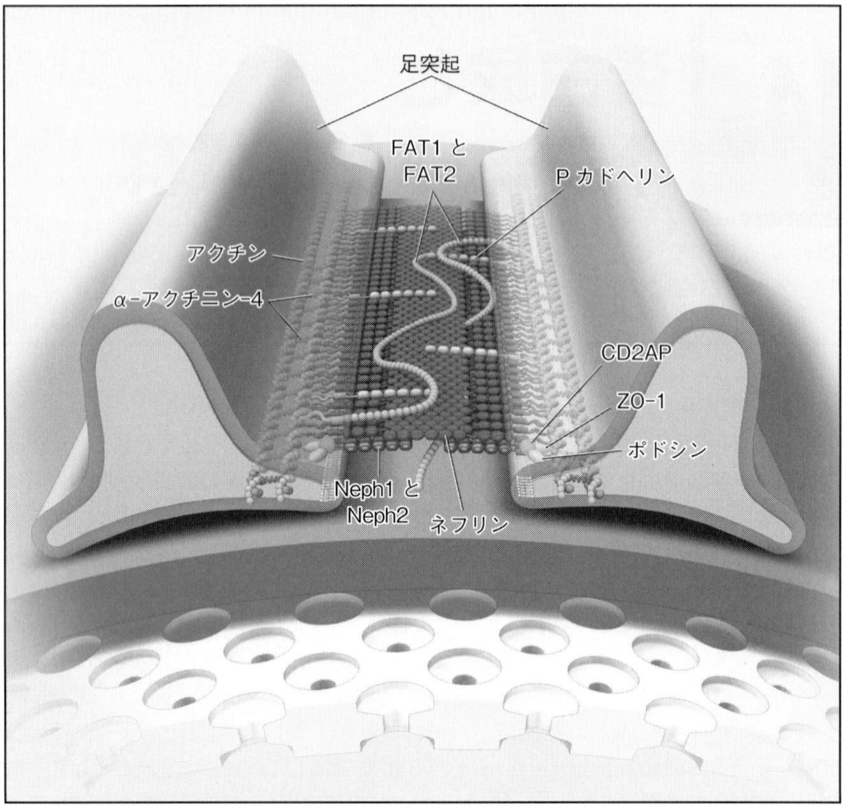

図 14.1　多孔性のスリット膜を構成する蛋白複合体の構成要素．反対の足突起から伸び出したネフリン分子はスリットの中心で互いに交差し，中央の密な部分を形成する．その中央の密な部分の両側に孔が存在する．ネフリン分子によって形成されるファスナー様の構造は，スリットの幅をおよそ 40 nm に維持していると考えられている．ネフリンは FAT1 や FAT2 などのその他のスリット膜蛋白とも相互作用する．短い Neph1 と Neph2 分子はネフリン分子の近位部分とともに，互いに相互作用をもち，スリット膜の構造を安定化させている．P カドヘリンとの関連あるいは役割はよく知られていない．ネフリンと Neph 分子は細胞内のポドシンと CD2AP と相互作用する．これらは ZO-1 やアクチン鎖と，一群のスリット膜蛋白とを結合する．アクチン鎖は α-アクチニン-4 分子により結合する．FAT 蛋白の細胞内の相互作用の本質的な役割はまだわかっていない．CD2AP：CD2 関連蛋白（Tryggvason K, Patrakka J, Wartiovaara J. Hereditary Proteinuria syndromes and mechanisms of proteinuria. *N Engl J Med*. 2006；354：1387-1401 より許可を得て転載）．

疫グロブリン G（immunoglobulin G：IgG）様モチーフで構成されている．Neph1 と Neph2 はスリット膜に局在する膜貫通蛋白で，ネフリンとともにヘテロ二量体（ヘテロダイマー）を形成する．FAT1 と FAT2 は 34 個直列にカドヘリン様のリピートを含む巨大膜貫通スリット膜蛋白である．副腎皮質ステロイド抵抗性の先天性ネフローゼ症候群（NPHS2）の患者からクローニングされた蛋白はポドシン蛋白の発見につながった．ポドシンはヘアピン型の蛋白で，ネフリン，NEPH1，CD2 関連蛋白の細胞内ドメインと相互作用する足細胞膜の構成蛋白である．ポドシンノックアウトマウスは重篤な蛋白尿を呈する．

スリット膜の構造は隣合う足突起からのネフリン分子で構成されており，スリットの中心で相互に結合し，中心緻密帯（central density）（訳注：電子顕微鏡上，スリット膜構造中央部の濃くみえる部分）の両側に孔を形成している．このようなファスナー様構造によって，およそ 40 nm の一定の距離が保たれている．ネフリンの形つくる中央の密度の高い部分には不均一な大きさの孔が存在し，アルブミンかそれよりもやや小さな分子の直径に等しい（**図 14.1，14.2**）．スリット膜蛋白複合体は，純粋に大きさに基づく選択的濾過（小孔径と濾過される分子の径が同じ）を司っている．しかし，中程度あるいは大きな分子量の蛋白が濾過される間に孔が詰まらないようにしているのが何な

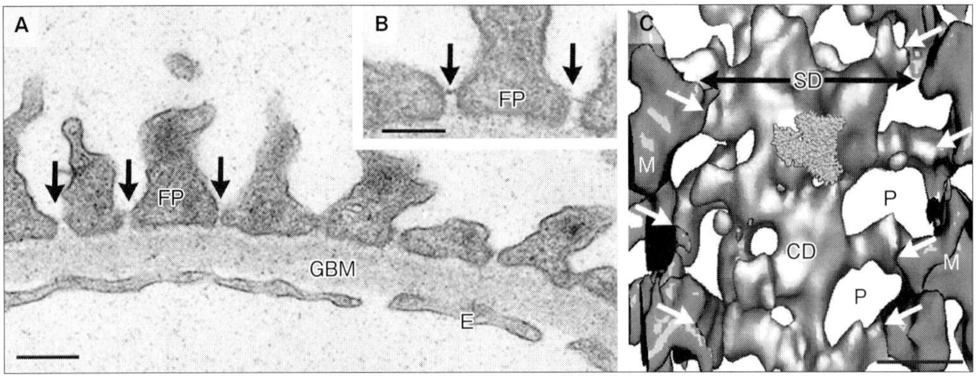

図 14.2　足細胞スリット膜の電子顕微鏡像（パネル A，B）と電子断層撮影像（パネル C）．パネル A はヒト糸球体毛細血管の断層像で，矢印（↓）のスリット膜が足細胞の足突起（FP）間で濾過スリットを形成している様子がわかる．糸球体基底膜（GBM）と内皮細胞（E）も見える．目盛りは 250 nm を示す．パネル B はスリット膜（↓）を高倍率で示す．目盛りは 150 nm を示す．パネル C はマウスのスリット膜（SD）の三次元電子断層撮影像を示す．矢印（⇩）が示すのは横断する鎖状構造である．この鎖状構造は断層された足細胞表面膜（M）から中心緻密帯（CD）に向かっており，側孔（P）を形成している．断層撮影像は表面再構築である．孔の直径と比較するために，同じ縮尺で表示した血清アルブミン分子の結晶構造の立体モデルも重ね合わされている．目盛りは 10 nm を示す（Wartiovaara J, Ofverstedt LC, Khoshnoodi J, et al. Nephrin strands contribute to a porous slit diaphragm scaffold as revealed by electron tomography. *J Clin Invest*. 2004；114：1475-83 より許可を得て改変）．

のかはまだわかっていない．糸球体基底膜あるいは足細胞表面の陰性電荷か，あるいは他のまだわかっていないメカニズムによってスリット膜に蛋白を寄せつけないようにしているのではないかと推測されている．さらに，このスリット膜蛋白複合体のなかで，NEPH1，NEPH2，FAT1，FAT2 蛋白の局在と機能は十分にはまだ理解されていない．すこしずつわかってきたことであるが，蛋白尿を呈する主要な疾患群は，足細胞とスリット膜蛋白複合体の異常によるものだということである．

糸球体濾過バリアは，大きさと電荷の両方によるバリアである．尿中蛋白排泄量だけを測定することによって糸球体濾過バリアの透過性を直接調べることは不可能である．というのは，尿中の蛋白は糸球体で濾過されるだけでなく，尿細管から再吸収されるからである[3]．電荷をもたない，あるいは陰性荷電されたデキストランは糸球体によって濾過されるが，尿細管によって再吸収されたり分解されたりすることはなく，糸球体濾過バリアの大きさと電荷による選択性を調べるのに役立つ[4]．電荷をもたないデキストランやその他の代謝されない有機分子は，電荷ではなく大きさや形に基づいて，尿中へ濾過されるかどうかが規定されている[5〜7]．陰性に荷電した分子は，糸球体濾過バリアとの静電相互作用によって電荷をもたない分子よりも，もっと濾過されにくい[8]．そのため，通常の糸球体は大きさと電荷の両方に基づいて，蛋白の透過性を規定している．陰性電荷は糸球体濾過バリアを覆っているヘパラン硫酸によって生じる[8]．蛋白の濾過を制限するもっとも重要な障壁は足細胞のスリット膜である[1]．**図 14.3** に，糸球体蛋白尿をもつ患者 2 人の尿電気泳動パターンを示す．高分子量の大半を占める蛋白はアルブミンとトランスフェリンで，IgG は少ない．低分子量の蛋白はごくわずかに存在するだけである．

図 14.4 は，電荷をもたないデキストランの直径と，腎クリアランスとの関連を示す．白丸が描く曲線は正常なヒト腎のデキストランクリアランスを表す．デキストランの直径が大きくなるに従って，そのイヌリンと比較したクリアランス，つまり水と比較したクリアランスは減少する．正常の糸球体濾過装置は低分子量の物質を制限することなく通過させる一連の孔によって埋め尽くされており，より直径が大きくなるに伴い通過が制限されるようになることがわかる．**図 14.5（左図）**はそのような濾過装置の表面を模式的に描いたものである．表面の大半は似たような大きさの孔によって覆われており，その孔の径は比較的小さいため，水や小さな分子量のペプチドや多糖類は自由に通過することが可能だが，大〜中分子量の蛋白は通過することができない．これらの孔はおよそ 5.1 〜 5.7 nm の直径であると考えられている[6,9,10]．2 つ目の孔，これの数はずっと少なく，大きさ

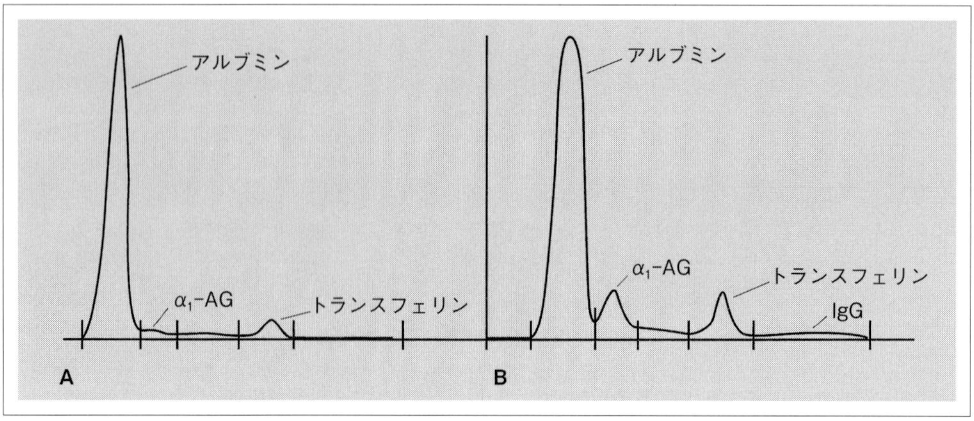

図 14.3　糸球体蛋白尿．ネフローゼ症候群患者の尿から得た蛋白の電気泳動像．**A**：選択的蛋白尿の 1 例．尿中の蛋白濃度は 63 mg/dL で，総蛋白尿のうち，アルブミン 84.4%，α_1-AG（酸性糖蛋白）3.6%，α_2-ミクログロブリン 3.4%，β-グロブリン 5.9%，γ-グロブリン 2.6%であった．**B**：非選択的蛋白尿の 1 例．尿中蛋白濃度は 680 mg/dL で，総蛋白尿のうち，アルブミン 71.1%，α_1-AG 10.1%，α_2-ミクログロブリン 4.1%，β-グロブリン 9.6%，γ-グロブリン 5.2%．アルブミンは依然として優位であるが，トランスフェリンの濾過率（β-グロブリンの泳動度をもつ）はパネル **A** と比べて増加している．さらに IgG もより多く存在している．尿細管蛋白尿の患者の尿中には免疫グロブリンの断片が認められるのとは異なり，糸球体蛋白尿の患者の尿中には IgG は完全な大きさで存在する．IgG：免疫グロブリン G.

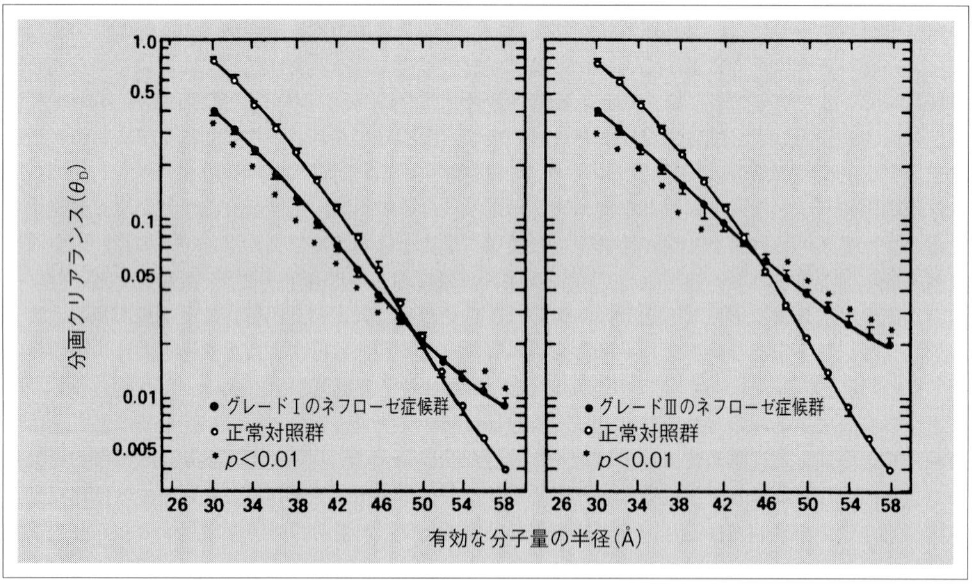

図 14.4　デキストラン分子の有効直径と分画クリアランスの関係．両方のパネルにおいて正常な腎臓から得られたデータは白丸で表す．ネフローゼ症候群の患者から得られたデータは黒丸で示す．**左側**の図は中等度の腎障害を有する患者のデキストラン曲線で，**右側**の図はより重症な糸球体障害を有する患者のデキストラン曲線である．すべての結果は平均±標準誤差で示されている．統計学的有意差は $^*p<0.01$ である．(Deen WM, Bridges CR, Brenner BM, et al. Heterosporous model of glomerular size selectivity : application to normal and nephrotic humans. *Am J Physiol*. 1985 ; 249 : F374–F389 より許可を得て転載)．

はずっと大きいが，これもこの糸球体濾過バリアの模式図に描かれている．これは比較的選択性の低い孔で，中程度の大きさの分子を通し，蛋白が障害を受けず限外濾過されるのを可能にするシャント部分を形成している[6]．蛋白尿はこの大きな非選択性の孔を通じて濾過された濾液の部分に主に由来する．

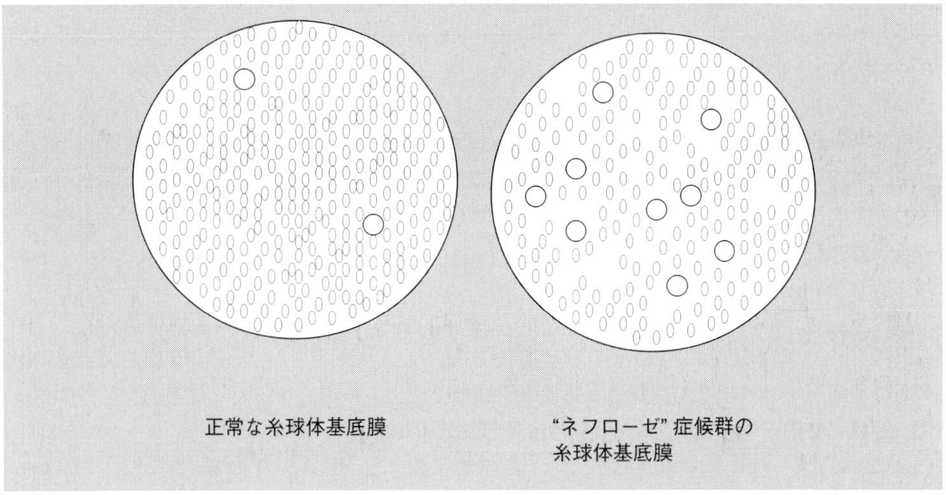

図 14.5　正常糸球体基底膜(**左図**)とネフローゼ症候群の患者の糸球体基底膜(**右図**)の濾過装置表面の模式図．正常糸球体基底膜は大きさ，電荷とも選択的な小さな孔に大半を覆われている．それらは陰性電荷を帯びているため，孔と同じくらいの大きさの陽性電荷の蛋白よりも陰性電荷の蛋白を選択的に通さない．蛋白尿は電荷のなくなった糸球体基底膜を通過することが可能な大きな孔を通過したさまざまな大きさの蛋白の結果生じる．

濾過バリアが変化すると，総濾過表面積が減り，ネフリン遺伝子の発現が減少する[2,11,12]．ネフローゼ症候群をきたすさまざまな病態の経過中には糸球体基底膜が厚くなるにもかかわらず，病的糸球体は正常な糸球体よりもはるかに蛋白を通過させやすくなる一方で，水や低分子は通過させにくくしている．この一見矛盾した現象の理由としては基底膜自体が蛋白濾過のバリアとなっているのではなく，蛋白濾過の主なバリアになるのが糸球体上皮細胞(足細胞)であることによる[1]．Deen らは**図 14.4** に示されている電気的に中性のデキストランの濾過に由来したデータを用いて糸球体濾過バリアを数学的にモデル化している[6]．彼らは低分子のデキストランの濾過はネフローゼ症候群で減少することを見出した．低分子量デキストランの濾過は病的な糸球体において正常糸球体よりも減少する．それとは対照的に，高分子量デキストランの濾過はネフローゼ症候群患者において増加する．**図 14.4** の左図は軽症の腎疾患を有する患者から得られたデータを正常腎と比較して示したものである．**図 14.4** の右図はより重度な腎障害を有し，蛋白尿の選択性が低い患者から得られたデータである．数学的なモデルによると，糸球体濾過バリアのうち，水やイヌリンのクリアランスにかかわる電荷および大きさによる選択性をもつ小さな孔によって覆われた面積はこれらの患者で有意に減少している(**図 14.5** の右図)．しかし，大きな孔の数は大きく増加している．より大きな孔はアルブミンやトランスフェリン，IgG などの蛋白が自由に糸球体濾過バリアを通過できるようにしているが，総濾過表面にはほとんど関与しない．そのため，より小さな孔によってまかなわれていた濾過面積の喪失分をカバーすることはできない．このため，病的腎において，総濾過面積が減少し，糸球体濾過量(glomerular filtration rate：GFR)が減少しているような状況においても，高分子量デキストランはより簡単に糸球体濾過バリアを通過することができるのである．この現象により，**図 14.4** に示してあるような 2 つの曲線の交差点が生まれるのである．低分子量デキストランの分画クリアランスはネフローゼ症候群患者では減少している一方で，高分子量デキストランの分画クリアランスは増加している．腎臓病が進行するに伴い，大きな孔を通る GFR の割合は増加し，正常な小さな孔によって占められた総濾過面積の割合は減少する．**図 14.3** の左図は糸球体濾過バリアの機能がわずかに障害された患者から得られた尿蛋白の電気泳動パターンである．すなわち，そのパターンはアルブミンと 39.5 kDa の陰性荷電を強くもつ α_1 酸性糖蛋白(α_1-acid glycoprotein：α_1-AG)が大部分を占め，糸球体性蛋白尿の“選択的な”パターンといわれている．そのような患者から得たデキストランの濾過パターンは**図 14.4** の左図にみられるようなパターンと似ていることが予想される．その反対に，**図 14.3** の右側にみられるのは糸球体の分子量に対する選択性が大きく損なわれた患者から得られたもので，アルブミンやα_1-AG に加えてトランスフェリン（79.5 kDa）と IgG（150 kDa）も認められている．そのような患者の濾過パターンは**図 14.5** の右図と似ていることが予想される．損傷が毛細血管壁に対して大きくなればなるほど，より大きな孔の影響が明らかになり，中分子量（アルブミンなど）や高分子量（Ig など）の蛋白が尿中に分泌されることになる．ヒトにネフローゼ症候群を引き起こす多くの疾患は，糸球体の分子量による選択性（荷電していない大きなデキストランに対する糸球体透過性が増加する）が失われたことによって生じるもので，荷電による選択性は失われていない[13～16]．

2. 糸球体濾過の選択性を変化させるホルモン要因

糸球体濾過バリアの物理的な構造変化は濾過機能の変化の原因になるが，透過選択性の変化は素早く一過性に生じ[13]，血行動態的あるいは内分泌学的に起こることもある[17～19]．アンジオテンシンⅡ（angiotensin Ⅱ：Ang Ⅱ）は病的状態でも生理学的環境でも糸球体の透過選択性を変化させるのに重要な役割を果たす[19]．

ラットの腎静脈を収縮させると高分子量デキストランの濾過が増加する．これは大きな孔を通る糸球体濾過の部分が増加することと一致する．これは尿蛋白を約 10 倍に増加させるが，アンジオテンシンⅡアンタゴニストである saralasin を投与することでほぼ完全に抑制することができる[19]．トロンボキサンの合成もまた，ある種の腎臓病における蛋白尿の進展に重要な役割を果たす[20,21]．シクロオキシゲナーゼ阻害薬もアンジオテンシン変換酵素（angiotensin-converting enzyme：ACE）阻害薬もともにネフローゼ症候群患者の蛋白尿を減少させるが，これは，部分的には大きな孔を通じて糸球体が濾過する割合を減らすことによっている[20]．ネフローゼ症候群の実験モデル動物への ACE 阻害薬の投与は，ネフリン遺伝子発現を増加させる[11,22]．ACE やシクロオキシゲナーゼ産物がいくつかの蛋白尿を呈する腎臓病において濾過バリアの欠損に寄与するという事実から，以下で述べられるように，患者の蛋白尿を治療する薬理学的手段の基礎となる．

一酸化窒素（nitric oxide：NO）は血管内皮細胞やマクロファージから放出される強力な血管拡張物質であり，アルギニンのグアニジン基に由来しており，正常および疾患腎における血流の制御に重要な役割を果たしている[21,23]．Baylis は NO を抑制すると正常ラットに糸球体内高血圧と蛋白尿の両方が生じることを報告した[24]．現時点では NO がネフローゼ症候群患者に蛋白尿を引き起こすかどうかはわかっていない．

3. 糸球体性蛋白尿の選択性

尿蛋白の電気泳動パターンは，これまでは糸球体性蛋白尿を引き起こすさまざまな種類の疾患を区別するために用いられていた．微小変化群は古典的には“選択的”蛋白尿を引き起こす疾患として考えられており，中分子量のほかの蛋白に比べてアルブミン優位であることで特徴づけられる．強い陰性電荷をもったアルブミンは電荷だけをもとに血中にとどめられるため，微小変化群では荷電選択性が損なわれる結果，アルブミンが尿中に失われるが，その他のより大きな，しかし電荷をもたない蛋白は血中に維持されると考えられていた．しかし微小変化群もまた，ネフローゼ症候群を引き起こす他の疾患と同様に，大きさに関する選択性の変化という特徴ももっている[18]．蛋白尿を引き起こす多くの疾患群では選択的あるいは非選択的な蛋白尿の両方を引き起こしうる．これらの疾患でみられる尿蛋白の電気泳動パターンは，これらの大きな孔を通る糸球体限外濾過の相対的な比率によって決定される．

こうしたことから，糸球体病理を決定するにはさまざまな種類の尿蛋白の相対的な濃度を測定するのではなく，腎生検が従来から用いられている．尿蛋白の電気泳動は尿細管性蛋白尿，オーバーフロー型蛋白尿，糸球体性蛋白尿を区別するのに有用ではあるが，糸球体由来の疾患を区別するのにはほとんど役立たないのである．

Ⅱ 尿細管性蛋白尿

尿細管性蛋白尿は，正常な糸球体で濾過された正常な量の蛋白を近位尿細管が再吸収できないことで生じる．理屈からいうと，尿細管異常から生じた尿蛋白は，正常な糸球体限外濾過において存在する蛋白濃度の構成になるはずである．尿細管性蛋白尿の尿中蛋白の総量は一般的には 150 mg/日以上，1.5 g/日以下である．アルブミンは高分子量であるにもかかわらず，糸球体濾過バリアが正常であっても尿蛋白の主な構成蛋白である．アルブミンは血液中にかなり高濃度で存在しているため，濾過率がイヌリンのわずか 1/10,000 であったとしても，尿中にかなりの量のアルブミンが混入する．反対に，トランスフェリンや IgG はアルブミンよりも“ふるい係数”がはるかに低いのと，正常血清中の濃度が低いため尿中には認められない[25]．純粋な尿細管性蛋白尿を呈する患者の尿から同定された蛋白の多くは，β_2-ミクログロブリン(11.6 kDa)や α_1-ミクログロブリン(31 kDa)などの低分子量の蛋白である[26]．

近位尿細管の重度の障害は Fanconi 症候群を生じる．近位尿細管が蛋白だけでなく，糖，アミノ酸，尿酸，リン，重炭酸，そして近位尿細管内の原尿中の正常な構成要素を再吸収できなくなることが特徴の症候群である[25,27]．その結果，Fanconi 症候群では蛋白尿に加えてアニオンギャップが正常な代謝性アシドーシス，低尿酸血症(hypouricemia)，低リン血症，アミノ酸尿，尿糖をきたす．Fanconi 症候群は**表 14.1** に詳しく示すが，カドミウムへの曝露[31~32]，有効期限切れの tetracycline の摂取[26](訳注：現在用いられている tetracycline では起きない)，多発性骨髄腫，アミロイドーシスなどによっても引き起こされるが，一般的にいくつかの遺伝的代謝性障害から起きる[25,28,29,30]．Fanconi 症候群の存在を認識し，その背景にある疾患や代謝性アシドーシスを治療することが重要である．蛋白尿は腎障害を引き起こす可能性があるが，腎障害の指標としては役に立たない．遺伝性の Fanconi 症候群患者は成人になってから腎不全に進行する[29]．

表 14.1　正常濾過量で濾過される蛋白質の腎再吸収障害を引き起こす疾患群

先天性疾患	**遺伝性全身性疾患**
Fanconi 症候群	ガラクトース血症
遺伝性疾患	グリコーゲン蓄積症
シスチン蓄積症	**後天性疾患**
Wilson 病	Balkan 腎症
遺伝性フルクトース過敏症	サルコイドーシス
シュウ酸症	全身性エリテマトーデス
遺伝性チロシン血症[257]	急性腎不全
グリコーゲン蓄積症	急性尿細管壊死
ガラクトース血症	腎梗塞
Dent 病	移植腎の拒絶反応
Lowe 症候群	感染性疾患
後天性疾患	腎盂腎炎
重金属中毒	ウイルス，細菌関連間質性腎炎
有効期限切れの tetracycline	**薬物および中毒**
多発性骨髄腫	急性過敏性間質性腎炎(penicillin，cephalosporin，sulfonamide)
アミロイドーシス	aminoglycoside 中毒
ビタミン D 中毒	鎮痛薬腎症
Bartter 症候群	cyclosporine 中毒
家族性無症候性尿細管性蛋白尿	カドミウム(Cd)，鉛(Pb)，ヒ素(As)，水銀(Hg)，エチレングリコール，CCl_4
眼脳腎ジストロフィ	ifosfamide
腎尿細管アシドーシス	ビタミン D 中毒
腎低形成	
腎嚢胞疾患(多発性嚢胞腎)	

尿細管性蛋白尿は近位尿細管の比較的軽微な障害によっても引き起こされる．近位尿細管細胞への高分子量蛋白到達量の増加が，低分子量蛋白の尿中排泄増加を起こすことすらある[33,34]．aminoglycoside中毒の経過中，GFRが減少したり近位尿細管機能障害が現れたりする前からβ_2-ミクログロブリンは早期に尿中に出現する[35,36]．慢性のカドミウム(Cd)腎症の早期では，血中β_2-ミクログロブリンは増加し，その結果，尿中の量が増加するが，β_2-ミクログロブリンの出現は，Cdやその他の重金属中毒においても，最初の徴候である[31,32,37〜39]．低分子量蛋白の排泄[31]が増加するのと同時に，アルブミンやIgGの腎クリアランスも重金属中毒では増加する．こうして糸球体性と尿細管性との"混合した"形の蛋白尿がみられる．尿中のβ_2-ミクログロブリン分泌は，腎毒性のある金属に曝露された労働者で慢性腎臓病の進展を回避するために定期的に計測されている[31,37〜39]．Fanconi症候群と同様に，β_2-ミクログロブリンやその他の低分子量蛋白の尿中への出現はそれ自体は有害でない．しかし，これらの蛋白を検出することは，腎毒性物質への曝露について診断するうえで重要である．Cd曝露は末期腎疾患のリスクファクターであり，末期腎疾患の原因となる[32]ので，これらの物質に曝露された患者を発見することは重要である．

低分子量蛋白の排泄を伴う尿細管性蛋白尿は多くの糸球体疾患でみられるが，こうした疾患ではたいてい，尿細管障害を同時に伴っている．糸球体疾患においてβ_2-ミクログロブリンのような低分子量蛋白の尿中分泌を定量的に測定することは，一次性糸球体疾患に合併した尿細管障害の程度を示す指標となる[40]．

III オーバーフロー型蛋白尿

ParkとMaack[33]はウサギの単離した近位尿細管を用いて正常な尿細管がアルブミンを吸収する能力はかなり高いことをきれいな方法で示した．この研究以前には，アルブミンに対する腎尿細管の親和性が低いことが予測されていた．それは，尿細管へのアルブミン負荷がわずかに増加しても，アルブミン尿の増加が生じるからである．いくつかの蛋白の濾過量が増えると，尿中の出現量もその結果増える．その後，アルブミンを輸送する大きな膜貫通受容体が同定されてきた．メガリン(megalin)[41]とキュビリン(cubilin)[42]は腎臓の近位尿細管上皮細胞に多く発現しており，近位尿細管によって分解される他の濾過された蛋白を吸収するとともに，近位ネフロンによってアルブミンを再吸収する働きをもつ．キュビリンは濾過されたビタミンB_{12}結合蛋白とアポリポ蛋白(apolipoprotein：apo)A-Iやapo A-II，apo Jなどの高比重リポ蛋白(high-density lipoprotein：HDL)関連蛋白を再吸収するのに重要な役割を果たす[43]．オーバーフロー型蛋白尿は通常，近位ネフロンによって吸収されて代謝される濾過蛋白を，これらの特異的受容体がもはや吸収できなくなったときに生じる．骨髄腫における軽鎖もまたこれら両方の受容体によって取り込まれるものである[44,45]．こうしたオーバーフロー型蛋白の原因としてよくみられるものを**表14.2**に示した．これらのうち，もっとも重要なものは，多発性骨髄腫の患者尿にみられるBence-Jones蛋白の出現である．

臨床検査室で尿蛋白や血清蛋白を判別するために用いられる電気泳動法では，分子量ではなく電荷をもとに蛋白を分離している．電気泳動中のこれらの蛋白の移動度は電荷依存性であり，原点から移動した距離がもっとも大きい蛋白ほど陽性の電荷が大きい(ほとんどが陽イオンである)．

図14.6 Aは，多発性骨髄腫の患者から採取した尿を電気泳動した結果を示したものである．軽鎖蛋白が尿中に大量に(いわゆる"スパイク状"に)存在する．骨髄腫の軽鎖蛋白のなかにはかなり腎毒性のあるものが存在し，その毒性は等電点(isoelectric point；pKi)とその他の要因に依存している．pKiが5前後の骨髄腫軽鎖蛋白がもっとも毒性が高いが，その理由の1つは腎乳頭の酸性環境中で溶解しにくいからだ，と考えられている[46]．この軽鎖蛋白が持続的に排出されると，進行性・不可逆性に，腎不全の原因となる可能性がある[47]．そのため，多発性骨髄腫を早期に治療することで，腎不全の進展あるいは進行が予防できる可能性がある．このため，蛋白電気泳動は蛋白尿を呈するすべての患者，特に40歳以上の患者を評価するのに重要な要素である．

しかし，尿中に免疫グロブリンがみられることは必ずしも悪性疾患を示唆するわけではない．意

表 14.2　オーバーフロー型蛋白尿の原因

意義未確定の単クローン性高ガンマグロブリン血症 (monoclonal gammopathy of undetermined significance：MGUS)
多発性骨髄腫
単球性および骨髄単球性白血病
ヘモグロビン尿
ミオグロビン尿
全身性炎症性疾患
・外傷
・敗血症
・ヒト免疫不全ウイルス(human immunodeficiency virus：HIV)感染症

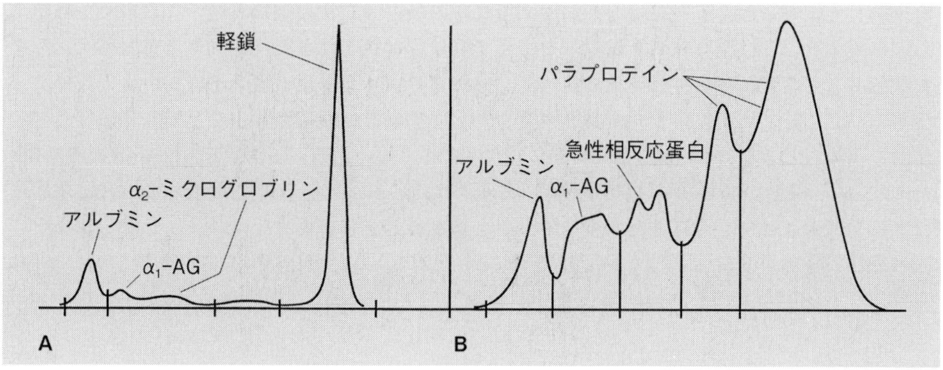

図 14.6　オーバーフロー型蛋白尿．多発性骨髄腫(パネル **A**)と後天性免疫不全症候群(aquired immunodeficiency syndrome：AIDS)(パネル **B**)の患者尿から採取した蛋白を電気泳動した．多発性骨髄腫の患者尿は 1 つのバンドが突出して優位になっている部分に着目する必要がある．これは均一な陽性電荷をもつ免疫グロブリンの一部(軽鎖)があふれたことで引き起こされたものである．AIDS の患者では，尿蛋白は急性期反応蛋白とポリクローナルな免疫グロブリン(Ig)鎖が不均一に混在している．蛋白濃度はパネル **A** の尿で 16 mg/dL である．すべての尿蛋白のうちでアルブミンは 13.4%，$α_1$-AG($α_1$-酸性糖蛋白)7.6%，$α_2$-ミクログロブリン 8.1%，$β$-グロブリン 5.3%，$γ$-グロブリン 65.6%であった．蛋白濃度はパネル **B** で 220 mg/dL である．すべての尿蛋白のうちでアルブミンは 7.6%，$α_1$-AG 11.7%，$α_2$-ミクログロブリン 13.3%，$β$-グロブリン 18.3%，$γ$-グロブリン 49.2%であった．

義未確定の単クローン性高ガンマグロブリン血症(monoclonal gammopathy of undetermined significance：MGUS)では，この少量の免疫グロブリンを産生する細胞は，長い時間をかければ悪性に形質転換する可能性はあるものの[49, 50]，1 年におよそ 1%程度の多発性骨髄腫発症率であり[51]，悪性転換することはまずないと考えてよい[48]．

尿中蛋白の排泄が中程度に増加することは，ヒト免疫不全ウイルス(human immunodeficiency virus：HIV)感染，外傷後，重篤な感染症後のような急性期炎症状態で起こりうる．これは，ストレス，免疫グロブリン，そして急性期反応蛋白に反応して産生された多くの低分子量蛋白の排泄が増加した結果である．それらの蛋白の濾過量は尿細管の再吸収能以上に増加するため，尿中に漏れ出る．HIV 感染によっても糸球体性蛋白は引き起こされるため，これは糸球体性蛋白とは区別されなくてはならない．**図 14.6 B** には後天性免疫不全症(acquired immunodeficiency syndrome：AIDS)の患者から採取されたオーバーフロー型蛋白尿の電気泳動パターンを示している．比較的低分子量の急性期反応蛋白が免疫グロブリンの断片(パラプロテイン)と同様に尿中に出現している．これらは HIV 感染の結果[52, 53]，過剰に産生されたさまざまな種類のポリクローナル免疫グロブリンの断片が濾過されることを表しており，この**図 14.6 A** に描かれている単クローン性ガンマグロブリン血症とは明らかに区別されうる．

Ⅳ 腎臓における蛋白処理

通常，尿蛋白の主な構成因子は Tamm-Horsfall 蛋白で，血清由来ではなく，腎尿細管細胞によって分泌される糖蛋白である[54]．血清蛋白は大きさ，電荷，形の点で不均一なため，異なる分類の蛋白を保持するためにさまざまなメカニズムが存在している．20 kDa 以下の蛋白は自由に糸球体バリアを通過できるが，再吸収されて大部分が近位尿細管細胞によって分解され，アミノ酸は再利用される[55～57]．分子の直径が大きくなるに伴い，糸球体における分画ふるい係数は減少する．Norden らは Fanconi 症候群の患者において，分子の直径の"関数"として蛋白のふるい係数を推測した[25]（**図 14.7**）．そして蛋白の分子量が β_2-ミクログロブリンを超えて増加するに伴い，分画排泄率は急速に減少することを示した．IgG の分画濾過は 0.0001 未満であると考えられる[25]．

腎臓は低分子量の蛋白，ペプチド，ホルモン（甲状腺ホルモン，インスリン），免疫グロブリンの断片（軽鎖，β_2-ミクログロブリン），酵素（リゾチーム，アミラーゼ，陽性荷電トリプシノーゲン）の分解に関してはもっとも重要な臓器である．これらの蛋白は通常自由に濾過されるので，尿中にこれらが出現することはすなわち，産生量が増えて腎尿細管がそれらを代謝する能力を超えてしまった結果である．これは多発性骨髄腫の患者で，免疫グロブリン軽鎖の産生が増加することによっても生じる[47,58]．蛋白尿のもう１つの別の原因は，近位尿細管が障害されることで，濾過した蛋白を本質的に再吸収できなくなった結果生じている[14,25,47,58]．40～150 kDa の間の中分子量蛋白は 3.5～6 nm の Stokes-Einstein 直径に相当するが，電荷や大きさのため，疾患が存在しなければ糸球体ではほとんど濾過されず，濾過された少量の蛋白もほとんどすべて再吸収される．しかしこれらの蛋白は糸球体バリアが変化すると，大量に失われる[6,59]．こうした蛋白に分類される典型的な蛋白は，アルブミン，IgG，トランスフェリン，セルロプラスミン，α_1-AG，高比重リポ蛋白（HDL）である．

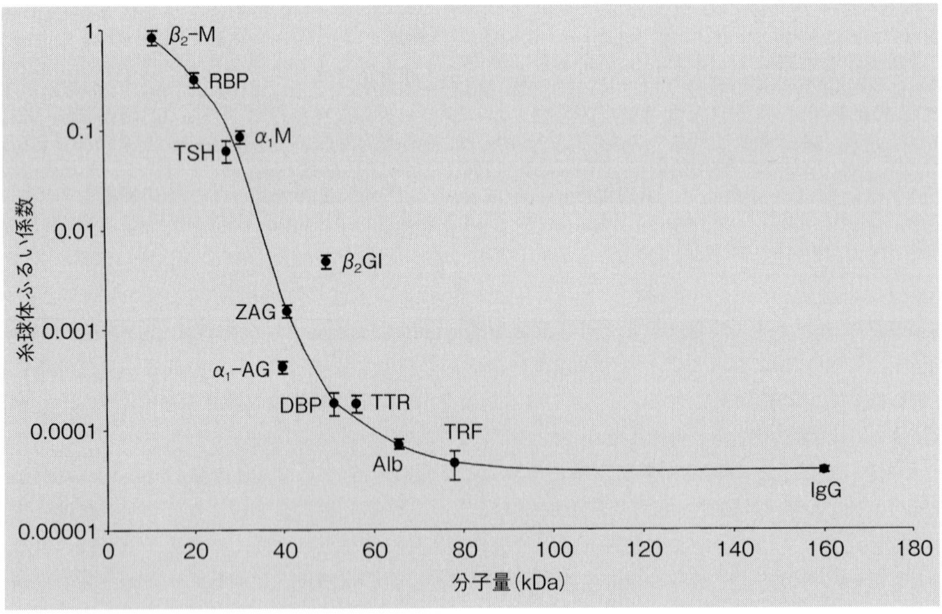

図 14.7 分子量と 12 個の血清蛋白の糸球体ふるい係数の予測．データは Dent 病の患者 5 人の平均（±標準偏差）をもとにしている．α_1-AG（α_1-acid glycoprotein；α_1-酸性糖蛋白）（以下分子量）：40 kDa，Alb（アルブミン）：65 kDa，α_1-M（α_1-ミクログロブリン）：31 kDa，β_2-GI（β_2-グリコプロテイン）：50 kDa，β_2-M（β_2-ミクログロブリン）：11.6 kDa，DPB（ビタミン D 結合蛋白）：51.3 kDa，IgG（免疫グロブリン G）：160 kDa，RBP（レチノール結合蛋白）：21 kDa，TRF（トランスフェリン）：78 kDa，TSH（甲状腺刺激ホルモン）：28 kDa，TTR（トランスサイレチン）：55 kDa，ZAG（zinc α_2-グロブリン）：41 kDa（Norden AGW, Lapsley M, Lee PJ, et al. Glomerular protein sieving and implications for renal failure in Fanconi syndrome. *Kidney Int.* 2001；60：1885-1892 より許可を得て転載）．

非常に大きな蛋白(IgM，α_1-，α_2-マクログロブリン，フィブリノーゲン)は正常な糸球体では全く濾過できない．糸球体選択透過性が大きく傷害されても，これらの巨大蛋白はごく少量しか糸球体濾過を通過することができない．通過したとすれば，腎臓の構造や機能の保持という観点で考えると，結果は極めて深刻である[60]．Bowman 嚢に出現したフィブリノーゲンは半月体形成に発展する可能性があるからである[61]．

V　蛋白尿の測定方法

尿中の蛋白分泌量を測定するための定性的，定量的な方法はいくつかある．外来診療で蛋白尿を臨床的にスクリーニングするためには尿試験紙が一般的に用いられている．試験紙の反応部分が蛋白の濃度に従って色が変化するような試薬でコーティングされている．尿試験紙は半定量的で，尿中の蛋白の存在をスクリーニングし，尿中蛋白濃度をおおよそ把握するのに便利である．標準的な尿試験紙はアルブミンとテトラブロモフェノールとの呈色反応を利用してアルブミンの濃度を測定する．この色素結合法を用いるのはいくつかの限界があり，他の血清蛋白よりもアルブミンに対して感度が高いため，尿細管性蛋白尿やオーバーフロー型蛋白尿のマーカーとしては不十分である．さらに，尿試験は蛋白分泌量が 300 ～ 500 mg/日を超えたときに陽性となるのが普通である．このため，非常に少量の蛋白尿や微量アルブミン尿を検出するにはよいスクリーニング方法ではない[62,63]．造影剤投与後には，試験紙法による尿蛋白が偽陽性になることも報告されている[64]．

尿試験紙とは対照的に，スルホサリチル酸(sulfosalicylic acid：SSA)は尿中のすべての蛋白を検出し，尿試験紙の結果では陰性あるいはわずかな陽性であったとしても蛋白尿の存在が疑われる患者の蛋白尿を検出するスクリーニング検査としては有用な手段である．この方法でも，他の蛋白よりもアルブミンをより感度よく検出するが，SSA やトリクロロ酢酸によって凝集した蛋白を測定することにより，尿中に存在するあらゆる種類の蛋白を検出できる[54]．どちらの方法も約 20 mg/L が感度の下限値である．昔からよく例としてあげられるのが，軽鎖によるオーバーフロー型蛋白尿を呈する多発性骨髄腫の患者である．この蛋白は，尿試験紙では検出できないが，SSA による測定法なら陽性となる．この方法は蛋白の種類には非特異的である．SSA 法と尿試験紙法の結果が一致しない場合は，アルブミン以外の蛋白，例えば免疫グロブリンなどが尿中の蛋白としてほとんどを占めているときにみられる．

蛋白尿の量を定量的に測定する古典的な方法は24時間蓄尿である．頻回に回収漏れが起きるなどの検査としての信頼性の低さから，この一般的な方法は尿蛋白測定法としてこれまで厳しく批判されてきた．随時あるいは早朝スポット尿(spot)を採取し，クレアチニン濃度との比を測定する方法は蛋白尿の程度を測定するための，より信頼できる方法として推奨されてきた[65,66]．早朝スポット尿とクレアチニン比の測定法と，24時間蓄尿による尿蛋白量測定法にはかなりよい相関性がある[66]．同様に，スポット尿中のクレアチニンとアルブミンの比は 24 時間で排出された尿中アルブミン量を測定するのに有効な手段である．

尿中アルブミン量を評価して定量化する標準的な方法は，pH 感受性のあるブロムクレゾールグリーン色素にアルブミンが結合することを基本としている．ブロムクレゾールグリーンがアルブミンに結合すると，すべての生理的な尿 pH の範囲内で，色素の解離定数が変化してイオン化型になり，緑色(グリーン)に変わる．この方法では他の蛋白はあまり検出されず，比較的感度が低く，下限値は約 30 mg/L 以下である．総尿量が 1 L ならば，尿中のアルブミン排泄はこの方法で検出する場合 300 mg/日以下が検出域になる．臨床上意味をもつアルブミン尿は，この限界よりも少ない値であるため(22 mg/日以上)[13]，糖尿病性腎症の早期などの臨床上重要な腎疾患，あるいは逆に高血圧や糖尿病などの疾患のない患者で心血管病のリスクファクターとなる蛋白尿を尿中で検出するためには，もっと感度の高い免疫学的手法を用いた検出法が，少量のアルブミン検出(微量アルブミン尿)に必要である[67,68]．本章の後半で述べるが，微量アルブミン尿の存在は糖尿病患者にとって，顕性蛋白尿へ進展する重要な予後予測因子であり，それに続いて起こる高血圧や心血管イベントの発症も予測できる．

近位尿細管障害の結果，尿中に微量に現れる特異的な蛋白の検出が重要な場合もある．β_2-ミクログロブリンは正常な近位尿細管によって効率よく再吸収されるが，腎毒性物質によって引き起こされるわずかな近位尿細管障害でβ_2-ミクログロブリンが尿中に失われたり，感度の高い免疫学的検査法によって検出される他の蛋白が尿中に出ることがある[69]．電気泳動法もまた尿中への蛋白排泄が尿細管障害に由来するのか，オーバーフロー型尿蛋白なのか，あるいは糸球体病変に由来するのか，いずれの障害によく一致しているかを決定するための最初の評価方法として有用である．

1. 明らかな腎疾患の発症前に蛋白尿を検出すべきなのはなぜか？

いくつかの進行性の腎疾患，特に糖尿病はその疾患の早い段階で，尿中に微量のアルブミンを認める．Mogensen と Christiansen[70]は微量アルブミン尿（アルブミンが 15 ～ 150 μg/分；1 日あたり 22 ～ 220 mg/日）を有する患者は時間経過とともに進行性の腎障害を発症することを見出した．高血圧の早期治療によってこれらの患者で腎不全の進展を未然に防ぐことが可能になる[71]．もっと最近では，ACE 阻害薬[72,73]やアンジオテンシンⅡ受容体遮断薬[74]を投与した糖尿病患者の早期治療によって，インスリン依存性の糖尿病患者の微量アルブミン尿の発症，あるいは微量アルブミン尿から臨床的に明らかな顕性アルブミン尿への進展を防ぐことが確立された．アンジオテンシンⅡ受容体遮断薬や ACE 阻害薬は蛋白尿を有する糖尿病患者の腎機能の温存にも同様に有効である[75]．

多くの臨床研究によって腎疾患への関与だけでなく糖尿病，高血圧の有無にかかわらず微量アルブミン尿が心血管病および心血管死亡率の重要なリスクファクターであることが示されてきた[67,76,77]．尿中の微量アルブミン排泄量と心血管疾患の関係は糖尿病患者ではより強く認められるが，非糖尿病患者においてもこうした関連性は認められる[78]．多くの介入試験や疫学的研究によって微量アルブミン尿と顕性蛋白尿の存在が心血管疾患のリスクファクターの重要な予後規定因子であることが示されてきた[67,79～81]．一方，アンジオテンシンⅡを抑制することによってこの患者の心血管疾患のリスクファクターは同様に軽減する[82]．このように微量アルブミン尿は血管障害の 1 つの代名詞なのである．

微量アルブミン尿は心血管疾患のマーカーであることに加えて，肥満やメタボリックシンドロームと強く関連があり，また微量アルブミン尿の程度は年齢とともに上昇する[83,84]．微量アルブミン尿と心血管イベントとの関連については，イベント発症を増加させる微量アルブミン尿の閾値というものは存在せず，むしろ微量アルブミン尿が正常範囲内から増加すると，連続的に心血管イベントが増加する．いわゆる正常範囲内で微量アルブミン尿がわずかに増加しても，高血圧，心血管イベント，進行性の腎疾患のリスクが増加する[85,86]．この関係から原因と結果を分けることはできないが，血管障害を生じる原因が，同時に糸球体では血漿蛋白の濾過量を増加させるように選択透過性を変化させ，濾過された血漿蛋白の腎臓における処理が変化し，こうした血漿蛋白が尿中に現れると思われる．尿中のアルブミン排泄は糸球体を含めた全身の血管内皮細胞における変化を反映している．この血管内皮細胞の異常は，微量アルブミン尿がない患者に比べ，微量アルブミンを認める高齢の非糖尿病患者で血管拡張反応が減少するという観察から明らかになった．この血管内皮細胞の障害は糖尿病患者においても存在するが，冠動脈の血管拡張障害の程度は微量アルブミン尿を呈する患者においてより大きくなる[87,88]．

慢性的な蛋白尿はより直接的に，間質の障害を増加させる原因となりやすい[89～93]．それゆえ，尿中のアルブミンを早期に検出することにより，糸球体選択透過性を変化させる背景となる状況を，有効に治療できる可能性がある．蛋白尿の減少は濾過された蛋白の腎毒性を防ぐ可能性もある[75]．このように積極的な治療が腎不全の進展を防いだり，遅らせたりする可能性がある[72,73,75]．

オーバーフロー型蛋白尿もまた急性腎障害あるいは慢性腎臓病を引き起こす[47,89～91,94]．多発性骨髄腫によって引き起こされた腎不全は不可逆的でこの疾患の患者の生存率を下げる．軽鎖の蛋白尿，ミオグロビン尿，ヘモグロビン尿を早期に発見して治療することは，急性あるいは慢性腎不全の進展を防ぐだけでなく，治療可能な疾患の診断的根拠を見出し，これらの疾患の経過を変化させるのに間に合う可能性がある(原疾患に対しても早期治療を行い，予後を改善させることが可能となる)．ミオグロビン尿の早期発見によって担当医が挫滅四肢症候群や重度の薬剤障害の存在に気づいて予防手段を用いて発症を未然に防ぐことが可能となる．β_2-ミクログロブリン尿はアミノグリコシドなどのような腎毒性をもつ抗生物質による腎不全の発症の前触れとなるので，その薬物を中止したり減量したりすることが可能となる．β_2-ミクログロブリン尿は環境毒性産物の検出にも有用である[38, 39]．

蛋白尿がもっともよく見られる場合の原因はいわゆる一過性蛋白尿で，1回の尿検体では，たいてい少量の蛋白尿(24時間で1 g以下)が見られるが，別の機会に再検査すると，ほとんどすべての患者で消失している[95]．一過性蛋白尿は発熱と尿路感染症，運動した患者によくみられる[40, 96, 97]．一過性蛋白尿の原因はよくわかっていないが，おそらくアンジオテンシンⅡやカテコラミンによる糸球体透過性の上昇であると考えられている[98]．

良性の蛋白尿のもう1つ別の原因は起立性あるいは姿勢による蛋白尿で，小児や青年期に頻度がより高く認められる．この障害は臥位では尿蛋白量は正常であるが，立位で尿蛋白量が増加することが特徴である[99]．一般的に起立性蛋白尿は少量(24時間で1 g)で，長期的にみても腎機能に何の影響も与えない良性の蛋白尿であり，ほとんどの患者で時間経過とともに自然に軽快する[99, 100]．起立性蛋白尿の原因は知られていないが，数多くの可能性のある原因があげられてきた．立位はアンジオテンシンⅡの分泌を刺激し，糸球体透過性を変化させ，少量の蛋白尿が出現する．巣状メサンギウム糸球体腎炎や糸球体基底膜(GBM)の形態異常のような軽度あるいはごくわずかな糸球体障害が存在する可能性もある[101]．起立性蛋白尿の診断は尿採取を分割して行うことによって可能である．つまり24時間のうち，日中の起立した時間帯の尿と，夜間の横になった時間帯の尿を分けて採取することにより評価できる．起立性蛋白尿の患者では，横になった時間帯の尿蛋白は正常範囲内で，日中の起立した時間帯の尿採取で多くの尿蛋白を認める．

2. ミオグロビン尿

横紋筋が障害されると，尿中に血液中のミオグロビンが出現する．この低分子量の蛋白は糸球体によって自由に濾過され，尿中に大量に出現する[102]．尿は混濁していることも透明であることもあるが，一般的には茶色を呈する．尿を遠心し，ベンジジン試薬を使うと上清は赤血球がなくても血液陽性となる．この状況を同定することは2つの理由から重要である．もっとも大事な理由は，ミオグロビン尿が急性腎障害の原因の1つであることである[103～109]．ミオグロビン尿によって引き起こされる急性腎障害のメカニズムはおそらく複合的な要因であるが，例えば腎臓の血管収縮や尿細管閉塞，そしてもっとも重要なのが尿細管障害である．ミオグロビンのヘム中に含まれる鉄はFenton(フリーラジカル)として作用し，直接的に尿細管障害を引き起こす[110]．ミオグロビンによって引き起こされた急性腎障害を軽減する治療法は，ミオグロビンの腎クリアランスを増加させるための大量輸液投与である．この輸液に，重炭酸塩とmannitolを追加する．重炭酸塩を投与し，尿をアルカリ化することで，ミオグロビンのグロビン構成要素からヘムが分離するのを予防し，鉄によって引き起こされる尿細管障害を防ぐことができる[111]．mannitolの投与は急性腎障害を軽減させるために理論上さまざまな利点がある．つまりmannitolは浸透圧性利尿で，ミオグロビンの尿中排泄を加速させて腎血流を増加させるし，フリーラジカルのスカベンジャーとしても働く[112]．

横紋筋融解症の原因を同定することもまた重要である．挫滅症候群による永久的な障害は，早期の外科的治療によって回避可能である[104, 113]．低リン血症[114]，高体温，低カリウム血症[115]といった代謝障害は治療が必要であるが，遺伝性障害はその治療と遺伝相談の両方を必要とする[15, 116～120]．

3. ヘモグロビン尿

ヘモグロビン尿は血管内溶血の結果として起こり，遊離ヘモグロビンを結合するハプトグロビンの能力を超えたときに起こる．尿はピンク色から黒色までさまざまである．スペクトル検査法はミオグロビン尿とヘモグロビン尿を区別するために必要である．ヘモグロビン尿も急性腎不全を引き起こすため，これを区別することは重要である[121]．賛否両論があるものの，ミオグロビン尿の場合と同様に，ヘモグロビン尿によって引き起こされた腎不全も，mannitol 輸注，水負荷による利尿，そして尿のアルカリ化によって治療されている．純粋なヘモグロビンは輸血されてもほとんど，あるいは全く毒性はないが[123]，赤血球膜はそれだけで腎不全を引き起こす可能性がある[124]．それゆえ，ヘモグロビンと関連する急性腎不全の原因には，濾過されたヘモグロビンによる尿細管の閉塞以外のメカニズムが関与している可能性がある．

ヘモグロビン尿は，急性腎不全がなくても生命の危険をはらんでいる急性の血管内溶血を引き起こす最初の徴候である可能性がある．この状態は血液型不適合輸血[121, 122, 124]，ヒ素中毒[125～127]，熱帯熱マラリア，赤血球酵素欠損症，免疫性溶血性貧血，薬物や化学物質[128]，熱傷，低リン血症[129]，感染症，てんかん，前立腺摘除術中の低張液投与など血液中に低張液が入ることによる急性溶血などがある．腎不全が臨床的な問題となるまでもない早期にこれらの状態から貧血だけで死にいたることもある．

慢性的な血管内溶血もまたヘモグロビン尿を引き起こす可能性がある．慢性的な血管内溶血の結果として重篤な急性貧血や急性腎不全は発症しないが，ヘモグロビン尿やヘモジデリン尿はいくつかの慢性疾患の最初の徴候として認められることがある．慢性的な血管内溶血によって起きる疾患には発作性夜間血色素尿症[130]，発作性寒冷血色素尿症，行軍血色素尿症[131]（運動中の赤血球の機械的な破損の結果，生じる──尿中へ排泄される色素はミオグロビンであることもある），そして人工心臓弁による赤血球の機械的な破壊などがある[132]．

Ⅵ ネフローゼ症候群

ネフローゼ症候群は糸球体基底膜(GBM)の選択透過性に変化が起こった結果，中程度以下の大きさの蛋白質の尿中への排泄が増加し，高度の蛋白尿(3.5 g/日以上)，低アルブミン血症，脂質異常症，ある種類の高分子蛋白濃度の上昇，浮腫形成などのさまざまな所見を呈する[133, 134]．これらの症候はすべて揃う必要はない．ネフローゼ症候群のすべての症候を呈する症例と，そうでない症例が存在するのか，その原因はわかっていない．3.5 g を超える尿蛋白は**表 14.3** に示すさまざまな重篤な腎疾患の前兆となり，ネフローゼレベルの尿蛋白と定義される．

多少驚くべきことに，これらすべての症候は鶏の卵に含まれる蛋白質の半分程度の蛋白が失われる結果生じると考えられている．ネフローゼ症候群に関するさまざまな研究によると，尿蛋白の平均値は約 8 g/日とされるが[135～138]，通常の蛋白摂取量に比べると，この体外への喪失量ですら少ない．組織中の蛋白の喪失を定量することは実験的にも困難であり，浮腫により見た目は明らかでないこともあるが，持続的な多量の蛋白尿は著明な筋肉量の減少を生じる[139, 140]．蛋白喪失量は比較的少ないにもかかわらず，これらの広範な代謝異常がどうやって生じるのか？　尿蛋白喪失に対する恒常性維持適応は何か？　なぜ食事によって蛋白を補っても，それに抵抗して尿中蛋白を喪失するのか？　これらの問題について次の項目以下で解説する．

1. ネフローゼ症候群のアルブミン代謝

アルブミン尿が生じる前の体外へのアルブミン喪失がない状況では，一定量のアルブミンが毎日合成されて同量が異化により代謝される．この定常状態がアルブミン尿の出現により障害されると，血漿アルブミン貯蔵の喪失を防ぐために主に次の3つの適応機構が働くと考えられる．(i)血管外アルブミン貯蔵の血管内への動員，(ii)アルブミン合成速度の上昇，(iii)アルブミン異化速度の低下，の3つである．アルブミン喪失量に見合った量のアルブミンを産生することにより，これら3つの適応機構のなかで，後者の2つによってのみ，アルブミン量を定常状態に戻すことが可能である．

表 14.3　糸球体性蛋白尿の原因

腎疾患
微小変化型ネフローゼ症候群
膜性腎症
巣状分節性糸球体硬化症
メサンギウム増殖性糸球体腎炎
膜性増殖性糸球体腎炎
急性溶連菌感染後性糸球体腎炎
全身性疾患
糖尿病
Henoch-Schönlein 紫斑病
全身性エリテマトーデス
アミロイドーシス
Goodpasture 症候群
抗好中球細胞質抗体(antineutrophil cytoplasmic antibody：ANCA)関連血管炎
B 型肝炎および C 型肝炎
遺伝性疾患
先天性ネフローゼ症候群
遺伝性腎炎(Alport 症候群)
部分型リポジストロフィ

2. アルブミン異化

多量のアルブミン異化は血管内との均衡を速やかに保ちながら，臓器特異性なく行われる[141～144]．腎疾患が存在しない場合，約 10 ～ 20%のアルブミン異化が腎臓で行われ[144, 145]，これは正常の糸球体でのアルブミン濾過量に相当する[25, 59, 146, 147]．アルブミンの糸球体濾過量(GFR)が増加すると，近位尿細管細胞へのアルブミン負荷が増加し，腎臓での異化が亢進する可能性がある．しかし，正常およびネフローゼラットでのマイクロパンクチャー(微小穿刺法．訳注：単離したネフロン・尿細管に微小な管を挿入し，そのなかの溶液を検討する方法)による検討では，ネフローゼラットの尿細管でのアルブミン再吸収は生理的レベルとあまり変わらないレベルで飽和状態となる可能性が示唆されている[148～150]．実際，障害された糸球体で濾過された増加アルブミンの大半は尿細管上皮細胞で異化されずに尿中へ失われる．そのため，尿中アルブミン排泄量はネフローゼ症候群における貯蔵アルブミンの全喪失量をさほど過小評価はしないと考えられる．

ネフローゼラットではアルブミン尿が徐々に重症化して増加しても，失う量とほぼ同量となるまで，アルブミン異化は低下し，アルブミン合成は増加する[151]．ネフローゼ患者においても腎臓でのアルブミン異化は亢進するものの，体全体での異化は低下する[139, 140]．これらの現象は腎臓内でのアルブミン異化亢進に伴い，腎臓外でのアルブミン異化が低下することと矛盾しない．

3. アルブミン合成

アルブミン合成は主に食事からの蛋白摂取量によって調整され[152～155]，炎症[156]や急性代謝性アシドーシス[157]によって抑制される．ネフローゼ症候群などで血漿膠質浸透圧(π)が低下するような状況ではアルブミン合成は増加する．EGRF-1(early growth response factor-1)や HNF-4(hepatocyte nuclear factor-4)などの転写因子によって調整される可能性のある一連の遺伝子の転写増加に伴い，アルブミン合成も増加する[160]．血漿膠質浸透圧(π)が増加する状況では，生体内のアルブミン合成は減少するが[161～165]，血漿アルブミン濃度とアルブミン合成速度との間のはっきりした関連は，ネフローゼ症候群患者[57, 140, 141]においても実験動物[155]においてもみられない．ネフローゼ患者[136, 166～180]および実験動物[151, 158]では，アルブミン合成はアルブミン尿に直接比例して増加するが，アルブミン貯蔵や血漿アルブミン濃度を正常または正常近くに保つことはできない．

4. アルブミン合成における食事性蛋白質の影響

アルブミン合成速度は食事量の急激な変化にも素早く反応する[153, 156, 166]．高度低栄養の動物やヒトが食事を口にすると，体全体の蛋白量が重度に不足していても急激にアルブミン合成速度は増加する[167, 168]．もっとも重要な栄養は食事中の蛋白質である．正常の血漿アルブミン濃度の維持や正常のアルブミン合成率の維持は，食事中の全蛋白量と非蛋白性摂取エネルギーに対する蛋白量比に依存する．エネルギーは十分であるが蛋白質の少ない食事は，蛋白質量は同じだがエネルギーが足りない食事に比べ，アルブミン合成に対する悪影響が大きい[169, 170]．蛋白質もカロリーも不足してはいるが，バランスがとれた食事は低アルブミン血症を引き起こさない．十分なエネルギーは含むが蛋白質は不足している食事はアルブミン合成を減らし，アルブミン濃度や体内の全アルブミン量の低下をきたし[171]，クワシオルコール(kwashiorkor)となる．蛋白質低栄養と同様の病態を引き起こす疾患であるネフローゼ症候群患者にとっての理想的な食事は，したがって十分なカロリーを含み，とりわけ蛋白質を十分もしくは十二分に含むものだと考えがちになる．過去に体重1 kgあたり3～4 gもの蛋白質を含んだ食事が処方されていた[172]．しかし，これらの食事が蛋白質貯蔵を回復するのに有効であるというデータは存在しない．実際は，ネフローゼ患者[140, 143, 144, 173]（**図 14.8**）およびネフローゼモデル動物[155, 162, 174]においても，食事中の蛋白質を増やすことでアルブミン濃度も体内アルブミン貯蔵量も増加させることはできない．むしろ摂取蛋白質の大半は正味の蛋白質合成に使われず異化されてしまう．さらには，食事による蛋白質摂取の増加の結果として生じるアルブミン合成増加はフィブリノーゲンの合成増加を伴う[175, 180]．加えて，食事による蛋白質は腎臓へも影響を与え，糸球体の透過性を可逆的に亢進させ，大きな高分子量まで濾過するようになり，アルブミン合成増加分のほとんどは尿中に失われてしまう[140, 155]．**図 14.9** はネフローゼ症候群患者に2 g/kg/日か0.6 g/kg/日の蛋白質を含む食事が腎臓での中性デキストランのクリアランスへ与える影響を示している[174]．高蛋白食を摂取したほうが高分子量であるデキストランを排泄しやすいということが明確に示されている．このように，ネフローゼ患者では食事中の蛋白質量によって糸球体濾過における選択性が変わる可能性がある．

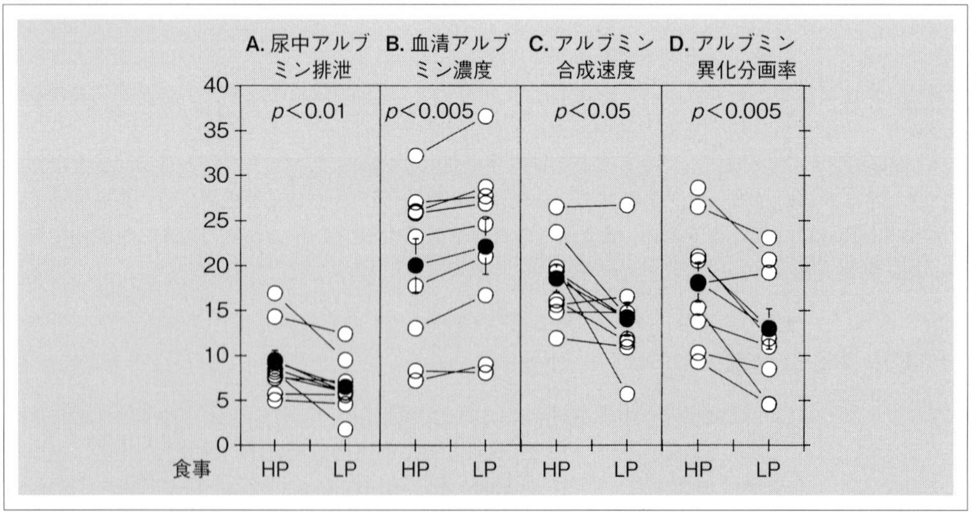

図 14.8　さまざまな原疾患によるネフローゼ症候群患者において，同カロリーで蛋白量の少ない食事を摂取した際の尿中アルブミン排泄の変化(**A**)，アルブミン濃度(**B**)，アルブミン合成速度(**C**)，アルブミン異化分画率(**D**)．アルブミン異化分画率は24時間での血管内アルブミン総量の異化された百分率．黒丸はそれぞれのグループでの平均値．HP：高蛋白食，LP：低蛋白食(Kaysen GA, Kirkpatrick WG, Couser WG. Albumin homeostasis in the nephrotic rat：nutritional considerations. *Am J Physiol*. 1984；247：F192-F202 より許可を得て転載)．

実際，ネフローゼ患者における食事中の蛋白質摂取量の変化による影響を調べたいずれの研究においても，蛋白摂取量によって尿中のアルブミン量や蛋白排泄量が変化する，と指摘している[31, 140, 143, 144, 149, 174〜179]．最近まで食事中の蛋白質摂取に伴う悪影響の可能性については無視されてきた[140, 155, 177〜179]．高蛋白食を続けることは，腎臓の一過性の変化よりもむしろ恒久的な障害を引き起こし，腎疾患の進展を早める可能性がある[177〜180]．

アルブミン合成量は尿中蛋白喪失量[136, 154, 158, 180]および食事中の蛋白摂取量[139, 175]と並行して増加する．ネフローゼ症候群では合成率の増加はアルブミン同様他の蛋白でも起こり，それらの多くは病態への影響を引き起こす．増加する蛋白の 1 つはフィブリノーゲン（**図 14.10**）[180]であり，もう 1 つは動脈硬化促進作用のあるリポ蛋白(a)〔lipoprotein(a)：Lp(a)〕である（**図 14.11**）[181]．興味深いことに，ネフローゼ患者の食事中の蛋白質を制限することにより，フィブリノーゲンの合成を減らすことができる[175]．ネフローゼ患者では血漿中フィブリノーゲン濃度は，フィブリノーゲンの合成量に直接比例するが[180]，フィブリノーゲンは強力な心血管リスクファクターであり，高蛋白食摂取を控え，その合成量を減らすことで，心血管リスクが減少する可能性がある．

正常ラットおよび Heymann 腎炎モデルラット[182, 183]に高蛋白食を与えると，わずか 48 時間以内に腎臓でのアルブミン分画クリアランスは上昇する．ヒトでも高蛋白食を短期間摂取しただけで同様の可逆性変化が腎臓に起こる[139, 173]．ネフローゼ患者で食事中の蛋白摂取量が増加すると，尿中の

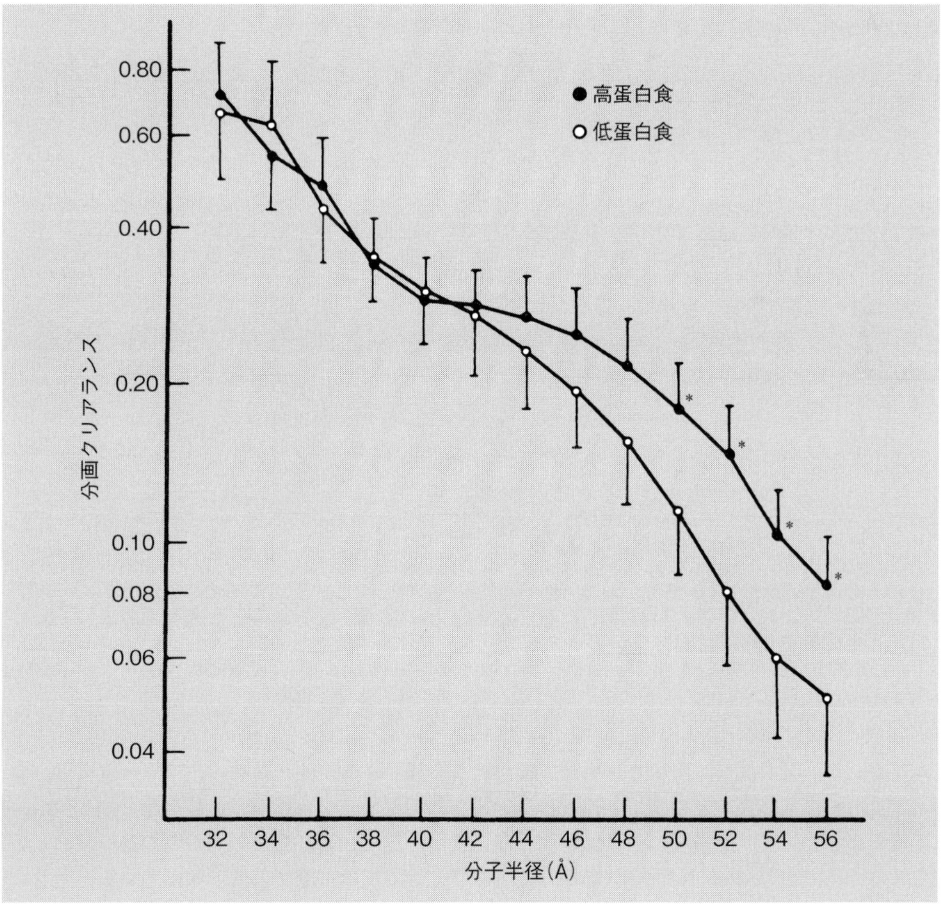

図 14.9　ネフローゼ症候群患者における高蛋白食（黒丸）と低蛋白食（白丸）の腎臓での中性デキストラン分画クリアランスへの影響（Rosenberg ME, Swanson JE, Thomas BL, et al. Glomerular and hormonal responses to dietary protein intake in human renal disease. *Am J Physiol Renal Fluid Electrolyte Physiol*. 1987；253(22)：F1083-F1090 より許可を得て転載）．$^{*}p<0.05$（vs. 低蛋白食）

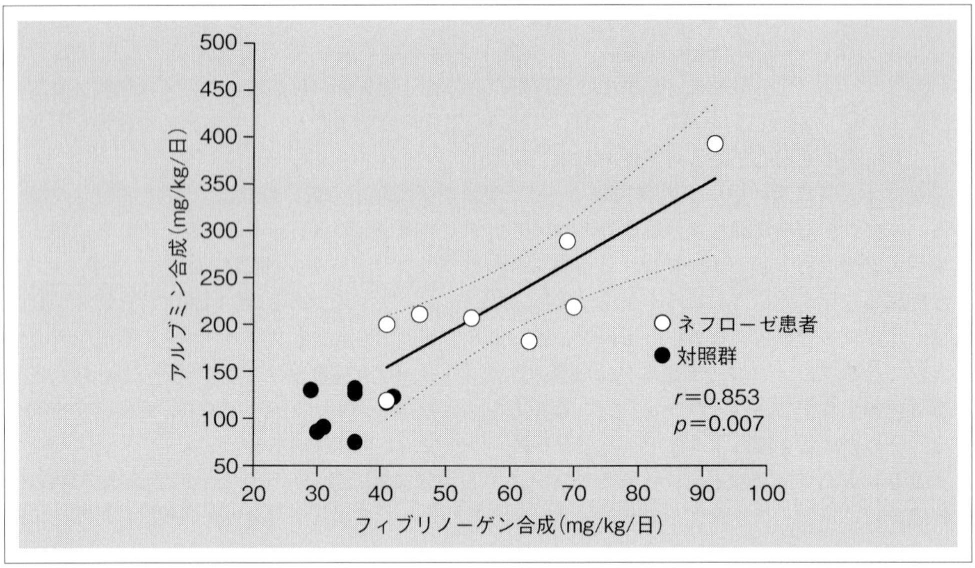

図 14.10 ネフローゼ患者(白丸)と対照群(黒丸)におけるアルブミン合成とフィブリノーゲン合成の関連性(13C バリンの取り込みで測定)(de Sain-van der Velden MG, Kaysen GA, de Meer K, et al. Proportionate increase of fibrinogen and albumin synthesis in nephrotic patients : measurements with stable isotopes. *Kidney Int*. 1998 ; 53 : 181-188 より許可を得て転載)

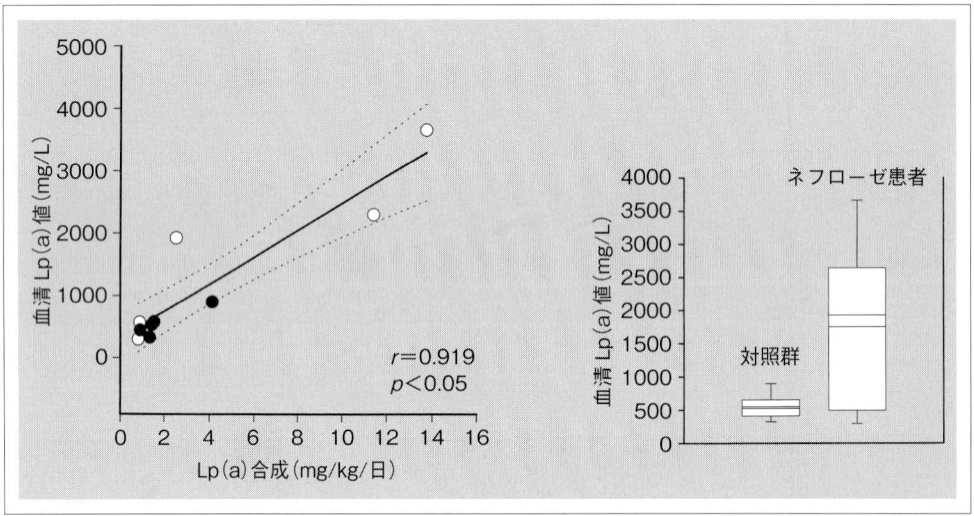

図 14.11 ネフローゼ患者と対照群での Lp(a)値の比較(**右図**)とネフローゼ患者での血清 Lp(a)値と Lp(a)合成率の関連(**左図**). Lp(a) : アテローム形成性リポ蛋白(de Sain-van der Velden MG, Jan Reijngoud D, Kaysen GA, et al. Evidence for increased synthesis of Lipoprotein (a) in the nephrotic syndrome. *J Am Soc Nephrol*. 1998 ; 9 : 1474-1481 より許可を得て転載)

アルブミン排泄量およびアルブミン異化亢進が起こる(**図 14.8** 参照). 動物のネフローゼモデルおよびネフローゼ症候群患者での食事中の蛋白質量増加はアルブミン合成率の上昇を起こすものの, 蛋白濃度およびアルブミン濃度の上昇は起こらない[136, 151, 158]. その理由はこれら 3 つの過程がお互いに相殺するためであり, 高蛋白食を摂取すると, アルブミン濃度は実際には低下傾向となる. ネフローゼラットでは食事中の蛋白質増加に伴う尿中アルブミン排泄増加を ACE 阻害薬投与によって減らすと, アルブミン濃度が上昇するが[174], これはヒトではいまだ示されていない. そのため, ネフローゼ患者のアルブミン濃度をできるだけ高く保つ治療的アプローチは, 主に尿中アルブミン排泄を低下させることを目標とするべきである.

5. ネフローゼ症候群における非アルブミン血清蛋白の代謝

血漿蛋白の構成成分はネフローゼ症候群では大きく変化している[184]．アルブミンやアルブミンに近い大きさの蛋白は尿に失われ，それらの血漿濃度は低下する．一方，高分子量蛋白質のなかには血中濃度が上昇するものもある[185]．尿中への蛋白喪失は肝臓で分泌されるいくつかの蛋白質の合成増加を伴う[185]．その反応が代償的なものだとすると，尿中への蛋白質喪失に対する代償反応の大部分は，肝臓で分泌される特定の蛋白の合成が増加することである．この反応はすべてではないとしても，そのほとんどが肝臓のみによって行われる．例えば，ネフローゼ患者において，アポ A-I とトランスフェリンの両方の合成は肝臓では増加するものの[186]，他のアポ A-I 分泌臓器である腸でのアポ A-I 合成は全く増加せず[187]，肝外組織でのトランスフェリン遺伝子発現も変化しない[188]．ネフローゼ症候群では蛋白尿が高度になると尿中に脂質が卵円脂肪体として出現しうる．少なくともこの現象の一部は高比重リポ蛋白(HDL)をはじめとする濾過された蛋白質が尿細管で吸収されず，蛋白の過剰負荷により生じた障害により近位ネフロンでの異化が不十分になるためと説明されている．糸球体での濾過後に HDL の約 25%が腎臓で異化される[189,190]．糸球体性蛋白尿が増加すると，多量の蛋白尿が持続して生じる近位尿細管の二次的障害のため，本来なら吸収されて異化される，より小さい蛋白の排泄増加も起こる．

Ⅶ トランスフェリン代謝

トランスフェリンは 79.5 kDa の分子量をもつ血漿の主要な鉄担体蛋白質である．尿に失われるこの蛋白は 1 mol につき 2 mol の鉄を運びうる．ネフローゼ症候群では，頻度は多くはないものの小球性低色素性貧血を認めること[191～194]があり，鉄の喪失が原因となる．ネフローゼ症候群ではトランスフェリン合成が増加するが[192,195]，この反応は鉄欠乏時[191]と同様に肝臓に限局した反応である．しかし，鉄欠乏時とは異なり，トランスフェリン遺伝子の発現は多量の鉄剤静脈内投与によっても抑制されず，トランスフェリン合成は遺伝性無アルブミン血症[196]などの尿中鉄喪失と関連のない病態でも増加する．ネフローゼ症候群患者ではトランスフェリン合成はアルブミン合成[196]と比例して増加し，これら 2 つの蛋白質はフィブリノーゲン[180]や Lp(a)[181]といった蛋白質の合成と同様にネフローゼ症候群の病態と関連して合成が調整されていることが示唆される．これらの研究結果はトランスフェリン合成増加があったからといって鉄欠乏の証明にはならないことを示唆する．トランスフェリン再吸収によって腎尿細管に沈着した鉄は，蛋白尿による腎毒性に重要な役割を果たしているかもしれない[176,197]．

エリスロポエチンは腎臓でつくられ赤血球数を調整している．この蛋白もネフローゼ患者[198]およびネフローゼモデルラット[199]の両方で尿中に失われるが，肝臓由来でない他の蛋白と同様に，喪失に反応して増加はせず，血漿濃度は低下し，ネフローゼラットではヘマトクリットが減少する．エリスロポエチン不足がネフローゼ症候群患者のなかで貧血の進行に寄与している可能性はあるものの，この考えは確立されていない[199]．ネフローゼ患者ではトランスフェリンの尿中排泄に伴い鉄排泄も増加するが[195]，エリスロポエチンの喪失が貧血の進行にとって重要な因子かもしれない．ネフローゼ症候群患者のなかで貧血をきたす場合の原因に，エリスロポエチン欠乏と鉄欠乏が想定されているが，これらの仮説を証明するための鉄投与およびエリスロポエチン投与に関する対照試験は現在まで行われていない．

Ⅷ 免疫グロブリン代謝

低ガンマグロブリン血症は長らくネフローゼ症候群にとって重要な徴候であり[200]，ネフローゼ症候群患者の細菌感染に対する防御低下の重要な因子[201]と考えられてきた．糸球体の選択透過性が重度に障害されると，アルブミンに加えIgGも尿中へ失われる[6]．この蛋白の尿中への喪失がネフローゼ症候群での低ガンマグロブリン血症を引き起こすことは疑いようもない．IgGはアルブミンに比べ有効半径がより大きな分子にもかかわらず，糸球体の選択透過性が失われるにつれて，腎臓でのIgGのクリアランスはアルブミンのそれに近づいてくる．アルブミンと同様にIgG分画異化率(訳注：異化によって血管内から消失するIgGの割合．1時間あたり)はヒトでもげっ歯類でも濃度によって直接影響を受け，重篤な低ガンマグロブリン血症時には2%だがIgG濃度が高くなると18%にまで上昇する[202]．アルブミン代謝の場合と同じように，ネフローゼ患者では低ガンマグロブリン血症がすでに存在しており，IgG分画異化率が増加することは不適切である[142, 203]．この現象は体内の他の部位でのIgG異化の減少にもかかわらず腎臓での異化は亢進していることの反映である可能性が高い．

ネフローゼ症候群患者では体内でのIgG産生はおそらく増加するものの[204]，さまざまな原疾患によるネフローゼ症候群患者から分離したリンパ球では，培養中にマイトジェンに曝露してもIgG産生率は抑制されている[205, 206]．この明らかな矛盾の原因は究明されていないものの，ネフローゼ症候群のなかには免疫が関与している疾患に由来するものが含まれ，また免疫グロブリンの変化は背景に存在する疾患の影響であって，尿中への蛋白喪失や血漿蛋白の構成が変化することに対する生理的反応ではないかもしれないということを想起するべきであろう．

さまざまなIgGのサブクラスが不規則に抑制されているため，尿中へのIgGの喪失だけでは血中の低下を適切に説明はできない[207]．しかし，同様の大きさの肝臓由来の蛋白とは違い，代償的にIgG合成率が上昇しないためにIgG値の減少が起こると思われる．ネフローゼ症候群を実験動物で起こすとIgG合成は増加せず，血漿および体内全貯蔵IgGは急激に減少する[208]．最終的な定常状態では血漿値が非常に低くなるため，究極的に尿中にはIgGはほとんどみられなくなる．

ネフローゼ症候群では，免疫グロブリンのなかでIgGがもっとも高度に減少するが[209]，これはIgGがもっとも小さく，腎臓でのクリアランスがもっとも大きいためであると考えられる．IgAも減少するがIgGほどではなく，IgMは対照的に増加する[210]．増加したIgMが微小変化型など，いくつかのタイプのネフローゼ症候群の発症に関与しているという推測もあるが，これはIgM濃度がほとんど普遍的にさまざまなタイプのネフローゼ症候群で上昇していることから可能性は低いと思われる．この非常に大きく基本的には濾過されない蛋白質の増加は，多くの肝臓由来の蛋白の反応と似ているが，その代謝については次の項で概説する．

IX ホルモン結合蛋白の欠損

甲状腺結合グロブリンはネフローゼ患者の尿で認められるが[214～217]，この蛋白の血中濃度は，非常に大量の尿蛋白を認める患者でしか減少しない．ネフローゼ患者では血清甲状腺刺激ホルモン値は上昇せず，甲状腺機能正常であり，放射性ヨード取り込みを用いた甲状腺機能検査でも正常である．同様にステロイド結合蛋白[215](コルチコステロイド結合グロブリン)は減少するものの，これが臨床的に有意な遊離コルチコステロイド値の低下をきたす証拠はない．

X ネフローゼ症候群におけるビタミンD結合蛋白と低カルシウム血症

ネフローゼ患者において低カルシウム血症は長い間その存在が知られていたが[218～220]，最近になって初めて総Caと同じようにCa^{2+}も減少していることもまたわかった．ネフローゼ患者におけるビタミンD結合蛋白(65 kDa)の尿中への喪失[218]が重要なCa代謝障害を引き起こしているのかもしれない．すなわち低カルシウム血症は常にアルブミン結合Ca分画の減少のみによって生じるわけではない．ビタミンD値は低下しており[221, 222]，ビタミンD濃度の低下は尿中アルブミン排泄と相関している[220]．血中アルブミン濃度とビタミンD濃度も密接に関連している．ビタミンD結合蛋白はネフローゼ患者の尿中に認められ[223,224]，尿蛋白が消失するとビタミンD値も正常化する[222,223]．ビタミンD結合蛋白の合成がその尿中への喪失に反応して変化しているのか，食事中の蛋白摂取によって調整されているのかは，いまだわかっていない．ネフローゼ患者ではラベルしたビタミンDは尿中に速やかに現れる[225]．正常腎機能のネフローゼ患者でも血清ビタミンD値が抑制されており，ビタミンD欠乏症は腎実質の減少の結果生じているわけではない[220〜222]．尿蛋白が何らかの形で腎近位尿細管に存在する酵素であるビタミンD1α-位ヒドロキシラーゼを抑制している可能性もあるが，これについては是認されていない．ネフローゼ症候群でのビタミンD欠乏症はくる病（骨軟化症）を特に子供で起こしうる[225,226]．ネフローゼ患者はCaの吸収不良をきたすが[222,223]，そうした吸収不良は体外からのビタミンD投与で補正できる[222]．さらには，ビタミンDには骨石灰化における重要な役割のほかに，多彩な効果が認められている[227]．ビタミンDには細胞増殖や炎症を抑える働きがあり，抗腫瘍作用もある．ビタミンD欠乏症は血圧上昇，血管コンプライアンス低下，創傷治癒遅延，発癌率および死亡率上昇と関連している．このように，ネフローゼ患者では骨石灰化不全に加え，他にもビタミンD欠乏に関連した合併症が生じる可能性がある．しかし，ネフローゼ症候群の他の多くの徴候とは異なり，ビタミンD欠乏症は補充療法を行うことで対処することができる．

1. 高分子蛋白の代謝

1) ネフローゼ症候群における血清蛋白

尿中へと喪失しない，もしくは喪失しても少量に限られるいくつかの蛋白の濃度は，肝臓における合成が増加するため上昇する[181,186〜188,228,229]．尿中への蛋白喪失に対して〔もしくは血漿アルブミン濃度低下や血漿膠質浸透圧（π）低下に対して〕なぜ肝臓がこのような反応を示すのかはわかっていないものの，ネフローゼ患者およびネフローゼ実験モデルの両方において基本的には認められる徴候のようである．これらの蛋白質（β-，α_1-，α_2-マクログロブリン）のなかには血漿濃度が上昇するものもあるが[192,230]，明らかな臨床的な影響は引き起こさない．一方，脂質やフィブリノーゲンの濃度上昇は動脈硬化リスクをもたらし，次に議論するように，高分子蛋白濃度の上昇はネフローゼ症候群に合併する血栓傾向に影響を与える止血作用に関与する．

XI 血栓症

ネフローゼ症候群には静脈血栓症の合併症がある[231]．腎静脈血栓症はネフローゼ症候群の原因というよりはむしろ結果である[232,233]．血栓塞栓症発症の著明な増加は，特にアンチトロンビンⅢ[212]，プロテインS，プロテインC[234,235]などの血液凝固抑制因子を尿中に喪失することや，プロテインC，Sと結合する蛋白を含むいくつかの高分子蛋白濃度が増加することなどで生じる．

ネフローゼ症候群ではフィブリノーゲン（340 kDa）[176,181,214]の血漿濃度および肝臓での合成の両方が上昇する．ネフローゼ症候群ではプロテインC，Sの総量は上昇すると考えられるが[212,235]，これらの測定はこれらの蛋白の総血中濃度を反映している．高分子蛋白担体蛋白であるC4bの血漿濃度上昇の結果，総蛋白濃度も上昇する[236]．尿中喪失の増加[235,236]およびC4bに結合した不活性型の増加により，生物学的活性遊離型で抗凝固作用のあるこれらの中分子蛋白血漿濃度は低下する．凝固促進作用のある高分子蛋白濃度の増加と抗凝固作用のある中分子蛋白の減少の組み合わせによって，ネフローゼ症候群に合併する血液が凝固しやすい状態が引き起こされる．

1. 脂質異常症

ネフローゼ患者における特徴的な脂質構成成分異常は，低比重リポ蛋白（low-density lipoprotein：LDL)および超低比重リポ蛋白(very-low-density lipoprotein：VLDL)の上昇[236]，中間比重リポ蛋白(intermediate-density lipoprotein：IDL)の上昇または不変[237]，一方，HDLは不変または低下であり[237]，LDL/HDLコレステロール比の上昇を引き起こす．リン脂質が豊富なリポ蛋白質粒子，VLDLレムナント(IDL)やカイロミクロン(CM)レムナントに似たエステル型および非エステル型コレステロールは蓄積する．ネフローゼ患者ではアポBおよびアポC-Ⅲの血清濃度は上昇するが[237]，アポA-Ⅰ，A-Ⅱ，C-Ⅱ濃度は変化しない．ネフローゼ患者の血漿中のHDLサブタイプの分布は異常を呈する[238]．HDL_3が軽度上昇する一方，HDL_2は著明に低下する．動脈硬化に対して保護的に働くのは主にHDL_2であるため，HDL_2の減少はLDL，VLDL，IDLコレステロールの増加と相まって心血管疾患の重要なリスクとなりうる．

Lp(a)は最近同定された動脈硬化の際立ったリスクファクターである[239,240]．一般的にはこのリポ蛋白の血漿中の量は遺伝的に決まっている[241]．Lp(a)は，1分子のLDLとアポB100にアポ(a)1分子が共有結合した分子から構成される．Lp(a)内のアポ(a)分子の大きさは遺伝的に決まっており，その大きさは非正規型に分布している[242]．もっとも大きなサイズのアポ(a)サブタイプをもつ人がもっとも多く，彼らの血漿Lp(a)濃度はもっとも低い[242]．Lp(a)値はネフローゼ症候群などのさまざまな腎疾患患者で上昇している[243]．これらの患者での血漿Lp(a)値上昇は遺伝的に上昇しているのとは違い，後天的なものでアポ(a)サイズの上昇は伴わない[244]．

XII リポ蛋白異化低下

ネフローゼ症候群での脂質異常症は別個の異なった2つの過程の結果である．この1つは血漿中からトリグリセリドが豊富なリポ蛋白の効率的除去ができないことである．こうしたリポ蛋白には主にVLDL，カイロミクロン，レムナント粒子などがある．VLDL合成が増加していることを証明している研究者もいるが，このことがこれらの蛋白質濃度の上昇を起こす主な原因ではない．VLDLアポB100合成もネフローゼ患者で増加しうるが，その血中濃度は全く正常に保たれる[244]．ネフローゼ患者と対照患者間でのVLDL中のアポB100の総合成速度に差はなく，ネフローゼ患者内でトリグリセリド正常群(<2.5 mM；221 mg/dl)と上昇群に分けると，トリグリセリド上昇群に比べ正常群ではアポB100の総合成速度は上昇する傾向がある．対照的に**図14.12**にあるように，アポB100の総合成速度はVLDLトリグリセリド値と何の関係もなく，アポB100分画合成率(これはVLDLの分画異化率と等しい)は実際にはVLDLトリグリセリド値と反比例する．このように，合成率ではなく異化率が，ネフローゼ患者におけるVLDL値を左右するのである．

リポ蛋白クリアランスの異常は2つの異なる過程によって生じる．1つは血管内皮細胞表面へ結合しているリポ蛋白リパーゼ(lipoprotein lipase：LPL)の量の減少である[245,246]．これは血清アルブミン濃度の減少の結果であり，アルブミン尿がない遺伝性無アルブミン血症患者でも認められる[247]．リパーゼ減少のみの異常では，せいぜい，血中の脂質の軽度上昇くらいしか起こさない(**図14.13**)．2つ目の過程としてあげられるのはVLDLの構造変化を伴うもので，そのメカニズムはおそらくHDLとの相互作用による．ネフローゼラットから採取したHDLとともに培養したVLDLは*in vitro*で異化率は減少し，リポ蛋白リパーゼ(LPL)への結合効率が低下する[248]．HDL構造の異常は，レシチンコレステロール輸送蛋白とHDL成熟に必要な酵素[248]の尿中への喪失の結果生じると想定されている．一方，HDLは他のリポ蛋白構造の調整に重要である．

リポ蛋白構造異常はその異化低下をきたすが，これは尿中への蛋白喪失によって起こり，低アルブミン血症によって生じるわけではない．このように，ネフローゼ症候群を構成する尿蛋白，低アルブミン血症という2つの異なる要素は合わさって脂質異常という1つの異常を引き起こす[246～248]．HDL_2の減少とHDL_3の増加は，リポ蛋白異化異常の発症に重要な役割を果たしていると予想される．HDLは多くの重要な局面で他のリポ蛋白と相互作用するが，HDLはアポ蛋白の異化や，受容体やリガンドの結合に必要な原料としても働く．これらのなかには，他のさまざまな受容体と同様にLPLにも結合する作用をもつリガンドであるアポE，LPLの活性化因子であるアポC-Ⅱ，LPL

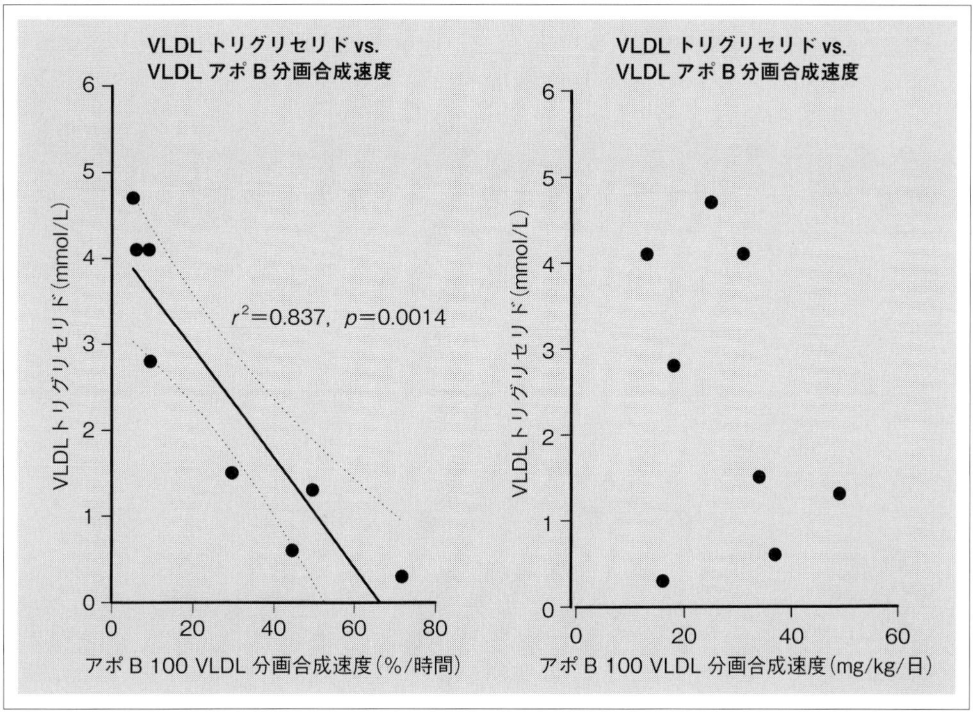

図 14.12　ネフローゼ患者における血漿アポ B 100 VLDL(mg/L)とアポ B 100(%/日)の分画合成速度の関係(**左図**)．群全体の回帰直線の 95%信頼区間は両端に示した(r^2=0.708, p=0.0088(n=8))．ネフローゼ患者における血漿アポ B 100 VLDL(mg/L)とアポ B 100 VLDL 合成速度の絶対値(mg/kg/日)との関係．r^2=0.25, p=0.21(n=8)(**右図**)．VLDL：超低比重リポ蛋白(de Sain-van der Velden MG, Kaysen GA, Barrett HA, et al. Increased VLDL in nephrotic patients results from a decreased catabolism while increased LDL results from increased synthesis. *Kidney Int*. 1998；53：994-1001 より許可を得て転載)．

の阻害因子であるアポ C-Ⅲが含まれる．ネフローゼラットでは VLDL と HDL の両方でアポ E が欠損している[248]．もっとも効率的にこのアポ E の運搬に影響するのは，HDL のなかでも大きいタイプの HDL_2 である．

ネフローゼ動物での VLDL は対照群に比べ LPL による異化が低下しているが[249]，この障害は正常動物から採取した HDL とともに培養すると改善が得られる．この改善はネフローゼ動物から採取した HDL との培養では得られない．ネフローゼラットから採取した VLDL は，その異化に必要な酵素である LPL にも結合するが，正常ラットや無アルブミン血症ラットから採取した VLDL と比べると効率は低下する[248]．ネフローゼラットから採取した VLDL と HDL の両方で，正常ラットや無アルブミン血症ラットに比べると，アポ E が著減している(**表 14.4**)．ネフローゼ動物の VLDL と正常動物の HDL を一緒に培養すると結合障害は修復されるが，正常動物の VLDL とネフローゼ動物の HDL を一緒に培養すると結合障害を呈する．このように，VLDL の構造異常および機能異常は異常 HDL との相互作用として生じる．さらには正常 HDL をネフローゼラットに注射すると *in vivo* でのカイロミクロンクリアランス障害は部分的に改善する[248]．この現象とネフローゼ症候群の他の因子との関連はどうなっているのだろうか？

血管内皮細胞結合 LPL は無アルブミン血症およびネフローゼ症候群の両方で著明に減少しているが[246, 248]，VLDL およびカイロミクロンの両方の異化は無アルブミン血症ラットではそれほど障害されていない[246]．遺伝性無アルブミン血症ラットは尿蛋白が出現するようになるまでは脂質異常症は軽度であり，リポ蛋白異化障害も最低限に限られる[246, 248](**図 14.14**)．このように，尿中への蛋白喪失が脂質代謝障害を引き起こすことに寄与しているのは間違いない．尿中に失われる物質のなかで，脂質代謝異常を引き起こす可能性があるものとして多くのものが候補としてあがっているが，

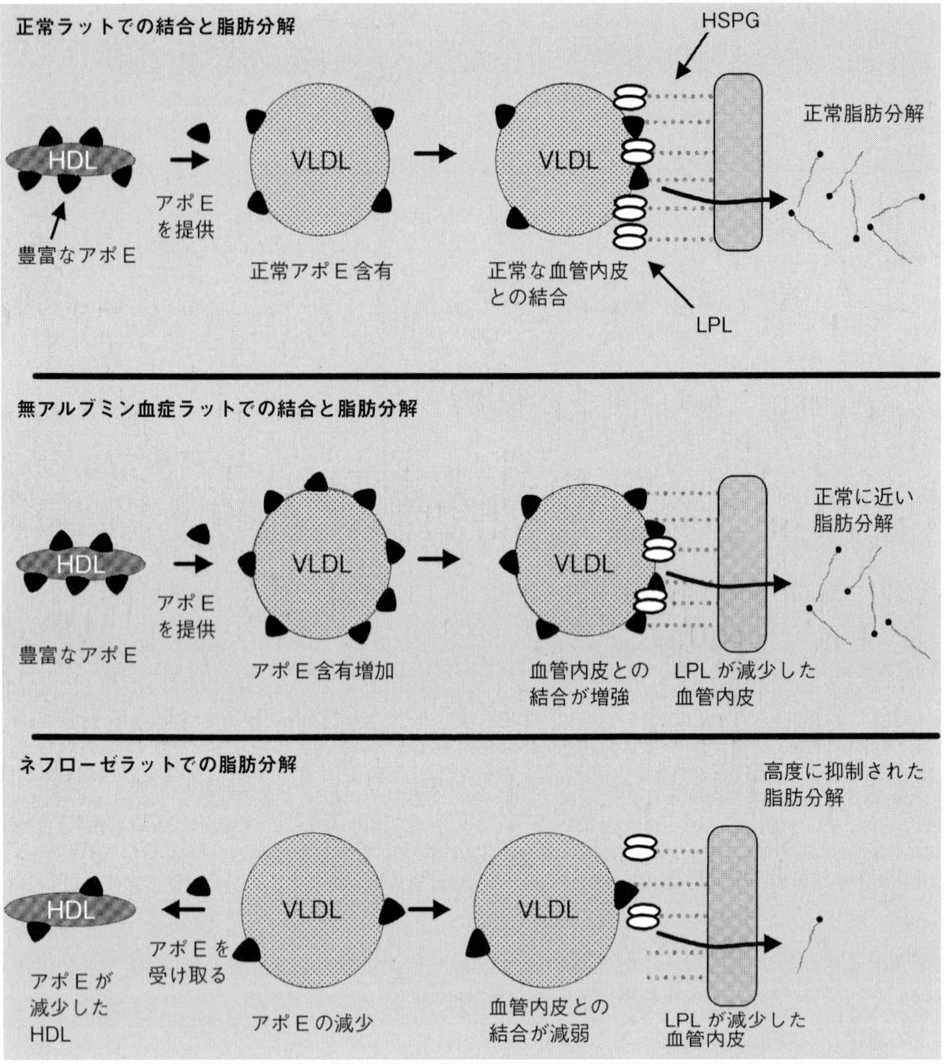

図 14.13 ネフローゼ症候群でのアポ(リポ蛋白)E から高比重リポ蛋白(HDL)への移動を介する超低比重リポ蛋白(VLDL)の欠陥および脂肪分解のモデル．低アルブミン血症は血管内皮細胞表面のヘパラン硫酸プロテオグリカン(HSPG)に結合するリポ蛋白リパーゼ(LPL)の量を減少させる．これは単独ではリポ蛋白異化を軽度減少させ，トリグリセリド値を中等度上昇させる．蛋白尿は LPL のリガンドであるアポ蛋白の結合した，アポ E の減少を引き起こす．これらの異常はリポ蛋白異化の著明な減少をきたす(Shearer GC, Kaysen GA. Proteinuria and plasma compositional changes contribute to defective lipoprotein catabolism in the nephrotic syndrome by separate mechanisms. *Am J Kidney Dis.* 2001；37(1 suppl 2)：S119-S122 より許可を得て転載).

なかでも非常に興味深い観察が最近 Vaziri らによって報告された[248]．彼らは尿中に失われ，血漿中で著明に減少しているレシチン・コレステロール・アシルトランスフェラーゼ(lecithin-cholesterol acyltransferase：LCAT)という酵素を観察した．この酵素は正常の HDL 成熟に必要であり(**図 14.14**)，尿中へ失われる LCAT が十分に代償されないことが，HDL の構造的あるいは機能的欠陥(これがトリグリセリドが豊富なリポ蛋白の異化障害をきたすカスケードに影響する)をうまく説明できる可能性がある．

HDL の 1 つの機能はアポ C-II をレムナント粒子から新生 VLDL およびカイロミクロンへと輸送することである(**図 14.15**)．それゆえ，この 2 つのリポ蛋白の正常な異化には，正常に機能する HDL の存在が必要である．HDL は肝臓と腸で合成されるアポ蛋白と，ほかのリポ蛋白の脂肪分解により

表 14.4　リポ蛋白含有量

	超低比重リポ蛋白(VLDL)	高比重リポ蛋白(HDL)
比	アポリポ蛋白 E/アポリポ蛋白 B (mol/mol)	アポリポ蛋白 E/アポリポ蛋白 A1 (mol/mol)
対照	5.77	0.34
遺伝性無アルブミン血症	8.81	0.23
ネフローゼ症候群-アドリアマイシン	1.57	0.15

正常対照 Sprague-Dawley ラット，遺伝性無アルブミン血症ラット，アドリアマイシン注射によってネフローゼを起こしたラットから分離された VLDL および HDL のアポ蛋白の構成．1 mol の VLDL は 1 mol のアポ B を含むため，アポ E/アポ B 比は VLDL 1 mol あたりのアポ E の相対的量を示す．

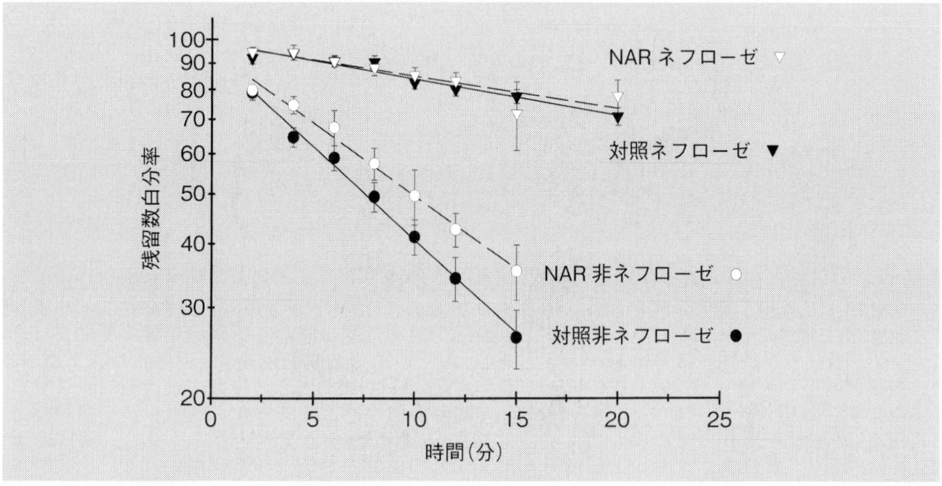

図 14.14　ネフローゼ SD ラットおよび無アルブミン血症ラット(NAR)でのカイロミクロンクリアランス．カイロミクロンクリアランスは静注後の ^{3}H ラベルしたカイロミクロンの消失により測定．無アルブミン血症ラットは白丸および破線で表示．SD は黒丸および実線で表示．ネフローゼラットは白逆三角形で非ネフローゼラットは白丸で表示．各サブグループの半減期を図中に示した．ネフローゼ NAR(n=7)，ネフローゼ症候群の SD ラット(n=8)，正常 NAR(n=6)，正常 SD(n=6)．NAR：ナガセ無アルブミン血症ラット，SD：Sprague-Dawley (Davies RW, Staprans I, Hutchison FN, et al. Proteinuria, not altered albumin metabolism, effects hyperlipidemia in the nephrotic rat. *J Clin Invest.* 1990；86：600-605 より許可を得て転載)．

放出されるコレステロールとリン脂質からつくられる(**図 14.15**)．HDL は合成された直後は，コレステロールエステルをほとんど，もしくは全く含まない円盤状原始 HDL として生成される[250]．その後，表面のコレステロールが酵素の LCAT によってエステル化される[221, 251]．リン脂質は加水分解され，脂肪酸(たいていはアラキドン酸)がコレステロールと結合してコレステロールエステルを形成する．この際，1 mol のリゾレシチンが遊離する．脂肪酸が輸送される際に，アルブミンが遊離リゾレシチンと結合して LCAT の活性化を加速し，その結果，HDL の成熟が促進される[252](**図 14.15**)．LCAT の反応により形成された疎水性のコレステロールエステルは原始(円盤状)HDL の核へと沈み込み，分子量 200 kDa 程度の球状の HDL_3 粒子が形成される．LCAT の作用によりさらに，HDL_3 はよりアポ C-II を運搬することができる 400 kDa の HDL_2 粒子へと変換される．HDL_2 によってアポ C-II が再利用されなければ，LPL のカイロミクロンや VLDL への作用は著明に低下する．ネフローゼ患者では HDL_2 の低下が特徴的である．

このことでは LDL や Lp(a)の上昇を説明できないものの，尿中蛋白喪失，低アルブミン血症，リポ蛋白異化低下が相互に密接にかかわっていることがうかがわれる．

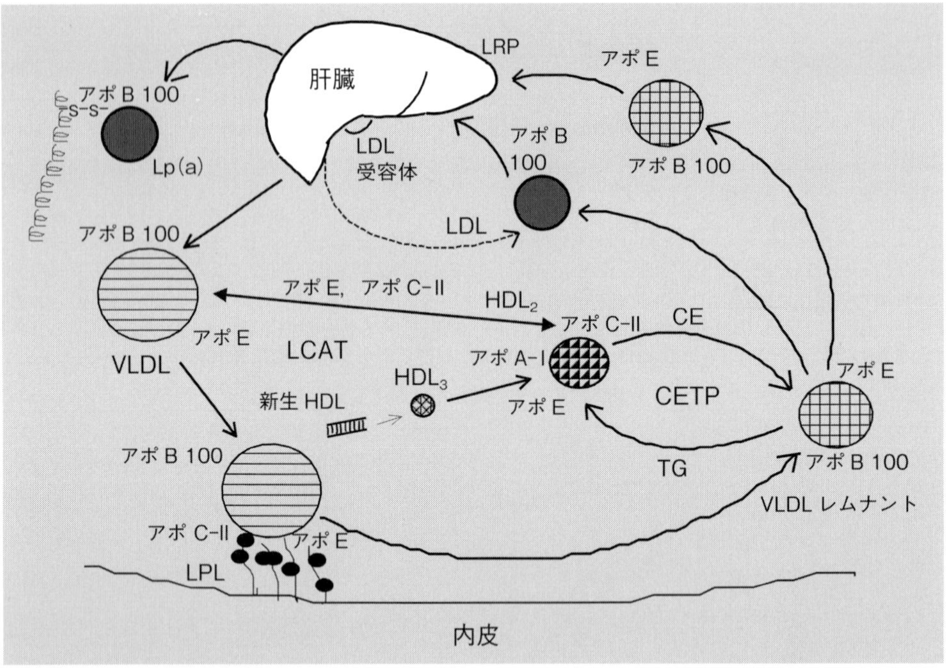

図 14.15 リポ蛋白代謝. 超低比重リポ蛋白(VLDL)は肝臓から分泌され血管内皮細胞でリポ蛋白リパーゼ(LPL)によって加水分解される. 低比重リポ蛋白(LDL)(小さな黒丸)は静電的にヘパラン硫酸と結合し, アポ C-Ⅱの存在下でトリグリセリド(TG)を加水分解し, 遊離脂肪酸, モノグリセリド, ジグリセリドを細胞が取り込むべく放出する. VLDL の他の表面構成物, 遊離コレステロール, リン脂質は新生高比重リポ蛋白(HDL)形成に関与する. 新生 HDL 表面に存在する遊離コレステロールはレシチンコレステロールアシル転移酵素(LCAT)の作用でエステル化されコレステロールエステル(CE)が産生される. これらのエステルは新生 HDL の核へと沈み込み, 小さく, 密度の濃い HDL_3 へとなり, 最終的にはコレステロールエステルの豊富な HDL_2 へと代謝される. 比較的トリグリセリドの少ない VLDL レムナント粒子は血管内皮細胞から放出され, アポ E を認識するレムナント受容体を介するか, コレステロールエステルが豊富な HDL_2 と相互に作用して直接肝臓へと取り込まれる. こうした相互作用で, コレステロールエステル転移蛋白(CETP)により分解されることで, コレステロールエステルが豊富な HDL_2 の核がトリグリセリドが豊富な VLDL レムナントの核に変換され, トリグリセリドが豊富な HDL 分子(図示せず)や LDL が産生される. VLDL レムナントは肝臓で分泌されるアポ B 100 を認識することで肝臓の LDL 受容体を介して取り込まれる. HDL_2 はリパーゼによって HDL_3 へと変換されリポ蛋白の循環が継続する. LDL は VLDL の脱脂により生じるが, ネフローゼ症候群ではその合成速度は VLDL からの合成に比べ早く, 肝臓から直接分泌されている可能性も示唆させる. 同様に LDL 分子を含むリポ蛋白(a)〔Lp(a)〕もネフローゼ症候群ではその合成率が増加しており, 肝臓から直接分泌されていると思われる. LRP：リポ蛋白受容体関連蛋白

ネフローゼ症候群患者での研究はラットほど詳細には行われていないものの, 両者において比較しうる研究を評価すると, 両者ともに脂質代謝に関しては同様の障害を呈していることがわかる. 対照群と比較してネフローゼ群ではトリグリセリドの分画代謝回転率が低下しており, その半減期は VLDL において 4 時間から 11 時間へと延長している[253]. VLDL の異化が低下しているだけでなく, その消失曲線も VLDL から IDL への変換の遅れから来ると推測される異常な形を呈する[254]. ラットと同様にヒトでも脂質分解の遅延は LPL 活性の低下の結果生じると推定される. この仮説を支持する証拠としてネフローゼ症候群の子供では LPL 活性が低下しており, 寛解後に改善することがあげられる. さらには, LPL と VLDL 中のトリグリセリド濃度に強い逆相関が認められる[255].

ネフローゼ症候群患者では蛋白尿が減少すると, 血漿アルブミン濃度や血漿膠質浸透圧(π)[256]が改善していなくても, 血中の脂質濃度が低下する. これにより, ネフローゼ実験動物モデル同様に, ヒトでも蛋白尿が血漿アルブミン濃度とは独立して重要な役割を果たしていることが示唆される.

XIII　リポ蛋白合成低下

ネフローゼ症候群での脂質代謝異常のもう1つの過程については，その異常が脂質レベルに与える影響については詳しく特性が明らかにされているが，その病因という観点からはあまりよくわかっていない．LDLおよびLp(a)の両方の合成は増加する．LDL中のアポB100分子の合成は，ネフローゼ症候群で合成速度が互いに関連しあっているアルブミンやその他の血清蛋白の合成とは相関せず，他の機構により調整されている可能性がある．一方，Lp(a)合成は著明に増加しており，その血漿値はアイソフォームを問わず合成速度と直接的に相関している(**図14.11**参照)[181]．VLDLとは違い，Lp(a)はその分画異化率は変化せず，濃度は完全に合成速度の上昇によってコントロールされている．

より基礎的な観点から興味深いこととして，患者によってはLDLにおけるアポB100の合成がVLDLでの合成より大きいことが観察されている．これはVLDLが肝臓から放出され，LDLの先駆体として働くとするリポ蛋白産生の標準的モデルとは矛盾している(**図14.15**)．de Sainの観察は体内にあるLDLプールの少なくとも一部がこの古典的な脱脂経路をバイパスしていることを示唆している．同様にLp(a)におけるアポ(a)とアポB100の合成は同じ速度で起こっており，このことからネフローゼ患者ではこれら2つのアポ蛋白は同じアミノ酸の前駆体プールから同時に合成され，肝臓で2つの蛋白が結合されLDLやVLDLとは独立した経路で分泌されることが示唆される．

XIV　脂質調整酵素およびリポ蛋白の活性の変化：腎疾患における脂質異常症の臨床的意義

ネフローゼ症候群では血中のリポ蛋白の構成要素に変化が生じ[238]，HDL_2コレステロールの減少，HDL_3コレステロールの相対的上昇，総コレステロールの著明な増加が起こりLDL，IDL，VLDL分画が主に上昇しており動脈硬化性疾患発症のリスクの上昇を引き起こすことが想定される．さらにこれらの異常に，血漿Lp(a)値の上昇，血小板凝集能の増大[257]，血漿粘性の上昇，VLDLやカイロミクロンの異化で生じた強力な動脈硬化促進作用をもつレムナントの血漿濃度の上昇などが加わり，より病態が悪化する．実際，尿蛋白および脂質異常症を呈する患者において動脈硬化が促進され，心血管疾患や脳梗塞の発症が非常に増加しているとの報告が複数されている[258]．ある1つの研究ではこのような患者に虚血性心疾患発症が85倍も増加したと報告しており[259]，別の最近の研究では尿蛋白3.5 g/日以上の142人の患者を後ろ向きに検討したところ，年齢・性別を合わせた対照群に比べ，心筋梗塞発症の相対危険度が5.5倍，心疾患による死亡が2.8倍であったと報告している[260]．こうした理由から，ネフローゼ患者において目立つ脂質異常症を長期間無治療で放置することは正しいことではない．

脂質代謝異常が腎障害の発症に続く腎不全進行のサイクルにかかわっている可能性は十分ある[261]．もっともこの関連はコレステロール値の十分な上昇のないヒトおよび動物の腎障害モデルでは全く認められていない脂質異常症と腎疾患の進行との関連もヒトでは確認されていないものの，ヒトで脂質異常症をきたす疾患の1つである遺伝性LCAT欠損症は進行性のメサンギウムおよび糸球体硬化と関連しているのかもしれない[262]．

XV　脂質異常症の治療

ネフローゼ症候群の原疾患が微小変化型ネフローゼ症候群のように直接治療可能な場合は，ネフローゼ症候群に特徴的な質的な脂質異常症や高脂血症は治療の適応とはならない．しかし，脂質異常症の期間が長期になると見込まれる場合は治療を開始するほうが賢明である．最初の目標は，可能であれば，尿蛋白量を軽減することとすべきである．ACE阻害薬[263]やシクロオキシゲナーゼ阻害薬[20, 264]を用いてネフローゼ患者を治療すると，血漿アルブミン濃度が改善しない[238]，またはごく軽度しか上昇しない場合でも[266]，尿蛋白および血中脂質レベルの減少[238,265]が起こる．低下する血中脂質には総コレステロール，Lp(a)，VLDLおよびLDLコレステロール，コレステロールエステル運搬蛋白(cholesterol ester transfer protein：CETP)，LCAT[266]がある．ACE阻害薬の効果はクラスエフェクトであり，この種類のすべての薬物で認められる．

ネフローゼ患者の食事中のコレステロールおよび飽和脂質を制限することはおそらく賢明なことである．古典的な治療(尿蛋白減少療法，脂肪制限食)が脂質異常症に効果的でない場合，3-ヒドロキシ-3-メチルグルタリル補酵素A(3-hydroxy-3-methylglutaryl coenzyme A：HMG-CoA)還元酵素阻害薬[267]，抗酸化薬[268]，フィブリン酸誘導体[269](訳注：日本ではフィブラート系といわれることが多い)を含むさまざまな脂質降下薬が有効であるが，これらに関する概説はここでは割愛する．

XVI 浮腫の形成：血漿膠質浸透圧(π)低下に対する防御

毛細血管静水圧は血管から間質へと水分が移動する際の力として作用する．この静水力の一部は血漿膠質浸透圧(π)と間質に存在する蛋白による浸透圧の差によってバランスがとられている．間質蛋白質濃度は血漿蛋白の25〜50%であり[270]，この血漿および間質蛋白の膠質浸透圧差(Δπ)が血管内に塩分や水分を保つ役割を果たしている．毛細血管床の静脈末端にいたるまでに再吸収されなかった水分はリンパ管を経て血管内に戻される．

定常状態では：

$$\text{リンパ流} = K_f[(\text{毛細血管静水圧} - \text{組織静水圧}) - (\text{血漿浸透圧}\,\pi - \text{組織浸透圧}\,\pi)]$$
$$= K_f(\Delta\overline{P} - \Delta\pi) \qquad (14.1)$$

ここでK_fは毛細血管透水係数[271,272]

Δπがある程度以上に低下すると，毛細血管で濾過される総水分量がリンパ灌流最大量を超え，浮腫が起こる．間質スペースへの正味の水分移動量の増加は血漿量減少へとつながる．血漿量の減少はレニン・アンジオテンシン・アルドステロン系，交感神経系，他の神経ホルモン系を活性化し，腎臓で二次性のNa貯留が生じる．これがいわゆる浮腫形成の"underfill"型である．しかし，Meltzerら[273]はネフローゼ患者のなかに血漿膠質浸透圧(π)が高度に低下しているにもかかわらず，血漿量が正常か，あるいは増加し，血漿レニン活性が低下している患者らがいることを発見した．これらの患者は微小変化型ネフローゼ症候群以外の腎疾患をもつ集団であることが特徴的であった．しかし，微小変化型ネフローゼ症候群患者のなかにも血漿量や血液量が増加している患者も存在する．

膠質浸透圧(π)が極度に低下した際，どのようにして血漿量を正常もしくは増加に保つことが可能であろうか？　ネフローゼ患者が血漿量を正常に保てる場合でも，なぜ腎臓では塩分や水分を保持するのか？　この最初の疑問に対する答えの一部は，ネフローゼ症候群では血漿アルブミン量に比べて間質アルブミン量のほうがより減少しているという事実にある[144]．血管外アルブミンの移動は，血漿膠質浸透圧(π)の減少や毛細血管壁を隔てた静水圧の上昇など血行動態を介して素早く反応する[271〜273,276〜278]．puromycinを注射して誘発したネフローゼモデルラットでは，尿蛋白の出現に引き続いて血漿アルブミン濃度が減少するが，これと平行して間質アルブミン濃度も減少する[279]．アルブミンは減少するにもかかわらず，間質蛋白が，増加したリンパ流によって血管へと戻されることによってΔπの減少はほとんど，もしくは全くない．さらには，血管内皮細胞の透過性は蛋白に比べ水がずっと高いため，静水圧の亢進による毛細血管透過性が亢進した際は，低下しているときに比べ，血漿限外濾過中に含まれる蛋白濃度はより低下する．ネフローゼラットにおいては，生理食塩液が投与されて循環血漿量が増加するまで，Δπは減少しない．

ネフローゼ症候群における浮腫の発症には2つの並行した過程が関与している(**図14.16**)．減少した血漿膠質浸透圧(π)は全身の毛細血管床血管壁を介した血管外への水の移動の増大を引き起こすが(underfill)，こうした水の移動はΔπを一定に保つため，末梢からのリンパ還流の増加と間質膠質浸透圧(π)の低下により，すべてもしくは多くが相殺される可能性がある．浮腫は総蛋白がお

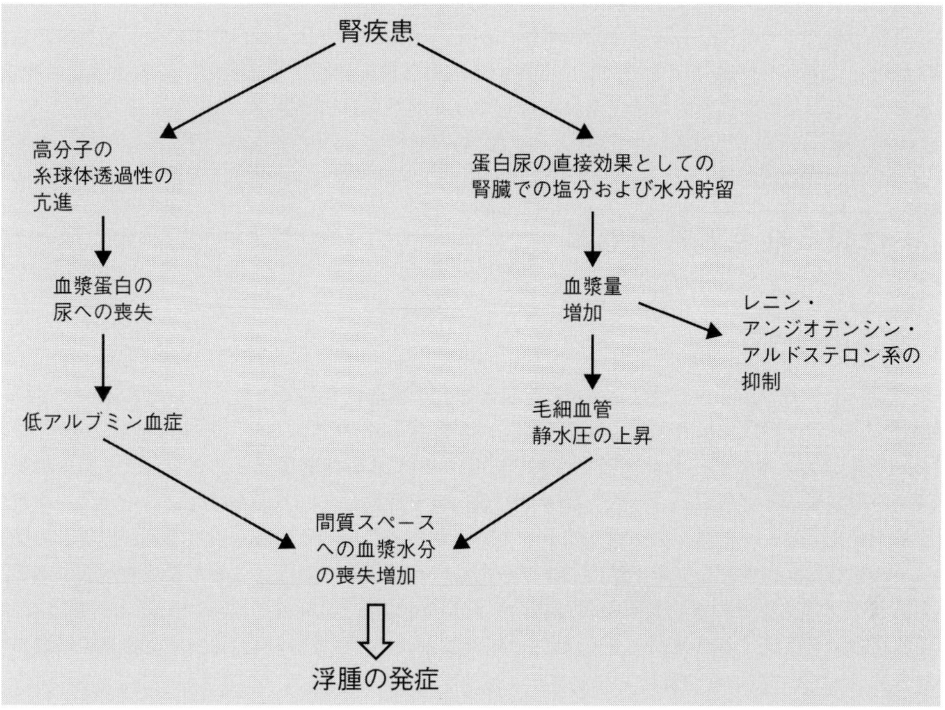

図 14.16　腎臓での Na 保持の結果生じる浮腫．腎臓での塩分と水分の保持は腎疾患そのものの結果として生じ血漿量の増加をきたす．これが毛細血管静水圧を上昇させ，低アルブミン血症の結果生じる血管透過性亢進と相まって浮腫を引き起こす．浮腫は膠質浸透圧の低下だけや，腎臓での塩分と水分貯留のみで生じるわけではなく，レニン・アンジオテンシン・アルドステロン系の活性化に伴い，間質スペースへの水分滲出量増加の結果生じる(Kaysen GA, Myers BD, Couser WG, et al. Mechanisms and consequences of proteinuria. *Lab Invest*. 1986；54：479-498 から許可を得て転載).

よそ 4 g/dL まで低下しない限り一般的には発症しない．これが 1 つ目の発症過程である．2 つ目の浮腫の発症過程は血漿量の増加[280～282]や心房性ナトリウム利尿ペプチド(atrial natriuretic peptide：ANP)[283～286]に対して，ネフローゼの腎臓では十分に Na を排泄できないことによって生じる．ネフローゼ症候群で最初に認められる腎臓での Na 貯留は，浮腫発症の“overflow”型としてしばしば引用される．この腎臓での Na 貯留を説明する数多くの機序が提唱されてきた．まず，腎皮質集合管での Na^+/K^+ ATPase ポンプの活動性が上昇しているかもしれないということ[287]．また ANP に対する抵抗性は少なくとも一部は遠位ネフロンでの cGMP ホスホジエステラーゼ活性の上昇を介している[288]．この酵素は ANP のセカンドメッセンジャーであるサイクリックグアノシン一リン酸(cyclic guanosine-monophosphate：cGMP)の分解を引き起こす．したがって，ネフローゼ症候群におけるホスホジエステラーゼ活性の増加は Na 利尿効果を減弱させる．片側蛋白尿腎モデル(訳注：両腎のうち片腎だけネフローゼとしたモデル)を用いた研究により，Na 排泄障害は全身血漿量調節の結果ではなく，ネフローゼ腎固有のものであるということも明確に示されている．なかでも Perico ら[284]は，蛋白尿腎および反対側の正常腎の両方において ANP が GFR を増加させたにもかかわらず，蛋白尿腎は ANP を注入しても水分や Na を排泄できないことを示した．この実験系では，血漿量調節にかかる膠質浸透圧(π)やホルモンは正常腎および蛋白尿腎の両方とも明らかに同レベルのものに曝されているのである．蛋白尿もまた近位ネフロンで Na 輸送を障害していることが示されている[289]．

その機序のいかんを問わず，蛋白尿腎は血漿量が増加した状態でも遠位ネフロンでの塩分再吸収を強力に行う[290]．近位ネフロンでの Na 再吸収も同様に障害を受けている．これらの複合的な障害の結果，リンパ流量(lymphatic flow)の増加や間質蛋白濃度の減少といった浮腫の発症を防ぐ正常な防御機構が最大限に働いているにもかかわらず，全身の毛細血管床の静水圧が上昇する．まず腎臓で最初に起きてくる塩分および水分の貯留に加え，尿中への中分子蛋白喪失に対し間質の膠質浸透圧（π）を低下させ浮腫発症を予防しようという防御機構の減弱が相まって，浮腫を生じさせる．これらの一連の反応により，静水圧上昇に対してリンパ系も対応できなくなってしまう．

XVII 推奨される栄養摂取量

1. 食事中蛋白質

ネフローゼ患者で，蛋白質が1 g/kg/日を超える食事摂取は有益ではなく，むしろ尿中アルブミン排泄量の増加を引き起こす可能性がある．これらの患者では0.8～1.0 g/kg/日の蛋白質と35 kcal/kg/日のエネルギーの食事とすべきである．また24時間蓄尿で2～3か月に一度尿中蛋白排泄量を測定すべきである．さらに，推奨量の蛋白質を摂取しているかを確認するための尿中尿素排泄量を評価するとともに，尿蛋白が減少していること，さらには，蛋白質摂取量が推奨量の範囲内にある場合は，血中アルブミン濃度および蛋白濃度が減少していないことも確認すべきである．

定常状態では食事での蛋白質摂取量は蛋白異化率（protein catabolic rate：PCR）と同量となり，蛋白質摂取量を推定することができる．体内全尿素貯留に変化がない場合（血中尿素窒素の増減がない場合），次の式で摂取蛋白質量を推定することが可能である．

蛋白異化率＝(10.7＋24時間尿中尿素排泄/0.14) g/日＋尿中蛋白排泄量

指示した食事と推定蛋白質量が一致しない場合は，正確な食事摂取に関する問診を行い，それに基づいて食事を調整する必要がある．

炎症反応はアルブミン合成を直接的に抑制するため，これらの栄養素の調整に加え，炎症反応を起こすもので治療可能なものがあればそれを同定し，治療すべきである[157, 291～293]．明らかなホルモン低下，副腎機能低下症，甲状腺機能低下症，糖尿病などがある場合には，診断したうえで治療すべきである．

2. 食事中脂質

高脂血症はネフローゼ症候群では非常に多くみられ，脂質およびアポ蛋白の合成増加[294]とそれらの異化低下[246～248, 295, 296]の結果として生じる．ネフローゼ患者での脂質の質的異常の特徴としてはLDL，VLDL[237]の上昇にIDLの上昇を伴うことがある一方，HDLは変化しないか低下し[238]，LDL/HDLコレステロール比が上昇する．IDL分画はVLDLやカイロミクロンレムナントとしておそらく上昇し，動脈硬化を促進する[297]．リポ蛋白(a)〔Lp(a)〕もネフローゼ症候群では上昇する[181, 244]．これらの変化はすべて，他の疾患においても動脈硬化促進と関連しているのが特徴である．

大豆食や完全菜食主義の食事がネフローゼ患者の尿中蛋白排泄量を減少させることが示されている[298]．この効果は食事中の脂質が少ないために起こると主張されているが[298]，これらの食事が有益な効果をもつのは脂質が少ないため，とする説得力のあるデータは示されていない．しかし，脂質はステロイド，飽和脂肪酸や不飽和脂肪酸，リン脂質などさまざまな物質の総称であり，その多くが生物学的に直接活性をもっていたり，その代謝産物が生物学的に重要な活性をもつものであったりする．最近では多価不飽和脂肪酸（polyunsaturated fatty acid：PUFA）の腎血行動態および腎障害発症に対する効果について注目されるようになってきた．

ヒトを対象とした研究では，Gentileら[298, 299]は大豆菜食主義のネフローゼ患者の食事に5 g/日の魚油を加えたが，魚油を加えないヒトに比べ尿蛋白および血中脂質の改善を認めなかった．一方，

Hall ら[300]は 15 g/日の魚油が LDL コレステロールを上昇させるとともに，総トリグリセリドと LDL トリグリセリドを減少させることを発見した．Donadio ら[301]は 55 人の患者に 12 g/日の魚油を投与する前向き無作為化プラセボ対照研究を行った．その結果，血清クレアチニンの 50%上昇をエンドポイントとした場合，魚油が有意に腎障害の進行を減らすことを示した．治療期間終了時の魚油治療群では，高血圧，血清クレアチニン上昇，ネフローゼレベルの蛋白尿を呈した割合が低かった．これらの研究は食事中の PUFA がネフローゼの徴候・症状に何らかの効果を与える可能性はあるものの，その効果は調査した集団に依拠しているので，注意して判断しなければならないことを示唆している．こうした PUFA は，すべての腎疾患患者において効果が予想できるわけでも，有効であるわけでもない．

XVIII　糸球体性蛋白尿を減らす薬物療法

1. アンジオテンシン阻害薬

アンジオテンシン変換酵素(ACE)阻害薬およびアンジオテンシン受容体遮断薬(angiotensin receptor blocker：ARB)[75]はネフローゼ実験モデルだけではなく，ネフローゼ患者でも尿蛋白を減らす．ACE 阻害薬はさまざまな機序を介して蛋白尿を減らす可能性がある．ACE 阻害薬は，先述した非選択的バイパス経路による糸球体限外濾過の割合を減らし，小孔を通過する通常の分画を増加させて，その結果，尿蛋白を減少させる．さらに，ACE 阻害薬および ARB によって糸球体静水圧が低下すると，糸球体での蛋白濾過が減少する．アンジオテンシンは成長因子であり，その産生および活性の低下は糸球体肥大を抑制する可能性がある．さらには，アンジオテンシン II は TGF-βや他の成長因子の放出を増加させることなどによって，メサンギウム基質の形成や線維化を刺激するため，アンジオテンシン II 活性を阻害あるいは低下させることで，糸球体疾患におけるこれらの線維化促進作用を抑制することができる[302, 303]．アンジオテンシン II 阻害によるメサンギウム拡大，糸球体肥大，線維化の抑制は，蛋白尿を減少させる可能性がある．糖尿病性腎症など多くの糸球体疾患はポドサイト(足細胞)の喪失，およびアポトーシスの増加やネフリン遺伝子発現の低下などと関連しているが，アンジオテンシン II を阻害することでポドサイトにおけるこれらの影響が減弱する[11, 304～306]．

糸球体濾過量(GFR)は一般的には ACE 阻害薬や ARB によって減少しない．ネフローゼ実験モデルラットでは蛋白尿が減少し，その結果，血清アルブミン濃度の上昇や血中脂質値の減少がみられるが，ネフローゼ患者においてアルブミン尿の減少がアルブミン低下や高脂血症の改善と結びつくかどうかは完全には明らかになっていない．

ACE 阻害薬や ARB による抗蛋白尿効果は現在までのところ，同じクラスの薬物すべてにおいて認めるようであるが，この特性は他の降圧薬一般では認められない．α-遮断薬(アンタゴニスト)やある種のカルシウムチャネル拮抗薬を用いた研究からは一致した結果が得られず，尿蛋白のコントロールのためにこうした薬物を，臨床的に使用することを正当化する十分な根拠はない．実際，ジヒドロピリジン系カルシウムチャネル拮抗薬はアルブミン尿を増加させる可能性がある[307]．

最近の研究は，血圧の改善とは無関係に，ACE 阻害薬と ARB の併用が単剤使用に比べ，より抗蛋白尿効果が強力であることを示唆している[308, 309]．併用療法が蛋白尿や慢性腎臓病患者に良好な結果をもたらすかどうかを調べるため，よりエビデンスレベルの高い試験が現在進行中である．

ACE 阻害薬や ARB を尿蛋白減少目的で処方する際には，(ネフローゼ患者の高血圧治療として使用するときとは違って)患者の血圧と GFR の低下を十分にモニターすることが重要である．血漿量が減少した状態での ACE 阻害薬の使用を避けるために ACE 阻害薬使用に先だって数日前から利尿薬を中止することも重要である．患者の血漿量が減少している可能性があるときは，非常に少ない量から治療を開始すべきで(enalapril 2.5 mg や losartan 25 mg)，血圧を 24 時間以内にチェックし，平均血圧の最終的な低下目標を10 mmHg程度とする．ACE阻害薬の量はこの降圧目標を達成するために2週間おきに増やす．腎機能をK濃度と同様に1, 2, 4週間目に確認することも重要である．これは，高度の腎不全患者(血清クレアチニン>3 mg/dL)，糖尿病，高カリウム血症患者では特に重要である．K濃度が継続的に5.5 mEq/Lを超える場合は，ACE阻害薬を中止すべきである．尿中の蛋白量は1～2か月に一度はその臨床的反応を評価するために測定する．尿中蛋白排泄量の減少は1～2週間の間に次第に現れる．一方，大量のACE阻害薬を用いても血圧および尿蛋白の低下がみられない症例では，この薬物の使用を中止すべきである．特に腎動脈狭窄のある患者など，ACE阻害薬を少量用いただけで血圧およびGFRの急激な低下をきたす患者もいる．これらの患者を見出し，急激なGFRの低下を認めたときはACE阻害薬の使用を中止することも重要である．

2. シクロオキシゲナーゼ阻害薬

シクロオキシゲナーゼ阻害薬はネフローゼ患者の蛋白尿を減らす可能性のある別のクラスの薬物である．これはACE阻害薬とは異なり，たいていの場合GFRの低下を起こす．総GFRを減少させること，および糸球体基底膜(GBM)に存在する非選択的で径の大きな孔を通って限外濾過される分画を減少させることで蛋白尿が減少する[20]．この薬物の抗蛋白尿効果は低Na食や利尿薬の使用によって増強されると考えられる．抗蛋白尿効果を得るには，indomethacin 50 mg 1日3回のようなシクロオキシゲナーゼ阻害薬の大量投与が必要となることもある．ACE阻害薬と同様にシクロオキシゲナーゼ阻害薬による治療は高カリウム血症[310]が，特に糖尿病性腎症患者や高カリウム血症患者で起こりやすい．この薬物によるGFRの低下により，その薬物を使用できない場合もある．ACE阻害薬と違い，シクロオキシゲナーゼ阻害薬は腎臓でのNa貯留を促し，浮腫を増強し，利尿薬必要量を増やす可能性が高い[311]．ネフローゼ患者をACE阻害薬とシクロオキシゲナーゼ阻害薬を同時に用いて治療することは臨床的に有害であり，著明なGFRの低下と高カリウム血症を引き起こす可能性がある．シクロオキシゲナーゼ阻害薬の他の合併症としては胃腸障害に加え，急性腎不全や間質性腎炎がある．

XIX 謝　辞

この仕事は米退役軍人省のリサーチサービスおよび米国国立衛生研究所のグラント(RO 1 DK 42297)によって一部援助を受けている．

(訳　三村維真理，井上剛)

文　献

1. Tryggvason K, Patrakka J, Wartiovaara J. Hereditary proteinuria syndromes and mechanisms of proteinuria. *N Eng J Med*. 2006;354:1387–1401.
2. Furness PN, Hall LL, Shaw JA, et al. Glomerular expression of nephrin is decreased in acquired human nephrotic syndrome. *Nephrol Dial Transplant*. 1999;14(5):1234–1237.
3. Maack T, Johnson V, Kau ST, et al. Renal filtration, transport, and metabolism of low-molecular weight proteins: a review. *Kidney Int*. 1979;16: 251–270.
4. Brenner BM, Baylis C, Deen WM. Transport of molecules across renal glomerular capillaries. *Physiol Rev*. 1976;56:502–534.
5. Bohrer MP, Deen WM, Robertson CR, et al. Mechanism of angiotensin II induced proteinuria in the rat. *Am J Physiol Renal Fluid Electrolyte Physiol*. 1977;233(2):F13–F21.
6. Deen WM, Bridges CR, Brenner BM, et al. Heterosporous model of glomerular size selectivity: application to normal and nephrotic humans. *Am J Physiol*. 1985;249:F374–F389.
7. Deen WM, Bridges CR, Brenner BM. Biophysical basis of glomerular permselectivity. *J Membr Biol*. 1983;71:1–10.
8. Kanwar YS. Biophysiology of glomerular filtration and proteinuria. *Lab Invest*. 1984;51:7–21.
9. Daniels BS, Deen WM, Mayer G, et al. Glomerular permeability barrier in the rat. Functional assessment by in vitro methods. *J Clin Invest*. 1993;92: 929–936.
10. Myers BD, Winetz JA, Chui F, et al. Mechanisms of proteinuria in diabetic nephropathy: a study of glomerular barrier function. *Kidney Int*. 1982;21:633–641.
11. Benigni A, Tomasoni S, Gagliardini E, et al. Blocking angiotensin II synthesis/activity preserves glomerular nephrin in rats with severe nephrosis. *J Am Soc Nephrol*. 2001;12(5):941–948.

12. Zhang Z, Zhang Y, Ning G, et al. Combination therapy with AT1 blocker and vitamin D analog markedly ameliorates diabetic nephropathy: blockade of compensatory renin increase. *Proc Natl Acad Sci U S A*. 2008;105:15896–15901.
13. Yoshioka T, Mitarai T, Kon V, et al. Role for angiotensin II in an overt functional proteinuria. *Kidney Int*. 1986;30:538–545.
14. Harrison JF, Cantab MB. Urinary lysozyme, ribonuclease, and low-molecular-weight protein in renal disease. *Lancet*. 1968;1:371–375.
15. Karadimas CL, Greenstein P, Sue CM, et al. Recurrent myoglobinuria due to a nonsense mutation in the COX I gene of mitochondrial DNA. *Neurology*. 2000;55(5):644–649.
16. Hashimoto H, Sibley R, Myers BD. A comparison between the glomerular injuries of minimal change (MCN) and focal/segmental sclerosis (FSGS) in nephrotic humans. *Kidney Int*. 1990;37:507A.
17. Lianos EA, Andres GA, Dunn MJ. Glomerular prostaglandin and thromboxane synthesis in rat nephrotoxic serum nephritis. *J Clin Invest*. 1983;72:1439–1448.
18. Remuzzi G, Imberti L, Rossini M, et al. Increased glomerular thromboxane synthesis as a possible cause of proteinuria in experimental nephrosis. *J Clin Invest*. 1985;75:94–101.
19. Eisenbach GM, Van Liew JB, Boylan JW. Effect of angiotensin on the filtration of protein in the rat kidney. *Kidney Int*. 1975;8:80–87.
20. Goldbetz H, Black V, Shemesh O, et al. Mechanism of the antiproteinuric effect of indomethacin in nephrotic humans. *Am J Physiol Renal Fluid Electrolyte Physiol*. 1989;256(25):F44–F51.
21. Shultz PJ, Tolins JP. Adaptation to increased dietary salt intake in the rat. Role of endogenous nitric oxide. *J Clin Invest*. 1993;91:642–650.
22. Kelly DJ, Aaltonen P, Cox AJ, et al. Expression of the slit-diaphragm protein, nephrin, in experimental diabetic nephropathy: differing effects of anti-proteinuric therapies. *Nephrol Dial Transplant*. 2002;17:1327–1332.
23. Zatz R, De Nucci G. Effects of acute nitric oxide inhibition on rat glomerular inhibition on rat gomerular microcirculation. *Am J Physiol Renal Fluid Electrolyte Physiol*. 1991;261(30): F360–F363.
24. Baylis C, Mitruka B, Deng A. Chronic blockade of nitric oxide synthesis in the rat produces systemic hypertension and glomerular damage. *J Clin Invest*. 1992;90:278–281.
25. Norden AG, Lapsley M, Lee PJ, et al. Glomerular protein sieving and implications for renal failure in Fanconi. *Kidney Int*. 2001;60(5): 1885–1892.
26. Walcynski Z, Rucinski B. Hypersensitivity against tetracycline as caused for Wissler-Fanconi syndrome. *Allerg Asthma (Leipzig)*. 1970;16(3): 65–67.
27. DeFronzo RA. Their SO: inherited disorders of renal tubule function. In: Bernner BM, Rector FFC Jr, eds. *The Kidney*. 3rd ed. Philadelphia: WB Saunders; 1985:1297–1339.
28. Morris RC Jr, Sebastian A. Renal tubular acidosis and the Fanconi syndrome. In: Stanbury JB, Wyngaarden JB, Fredrickson DS, et al., eds. *The Metabolic Basis of Inherited Disease*. 5th ed. New York: McGraw-Hill; 1983.
29. Wrong OM, Norden AG, Feest TG. Dent's disease: a familial proximal renal tubular syndrome with low-molecular weight proteinuria, hypercalciuria, nephrocalcinosis, metabolic bone disease, progressive renal failure and a marked male predominance. *Q J Med*. 1994;87:473–493.
30. Low C, Terrey M, MacLachlan E. Organic aciduria, decreased renal ammonia production, hydrophthalmos and mental retardation: a clinical entity. *AMA Am J Dis Child*. 1952;83:164–184.
31. Lauwerys RR, Roels HA, Bucher JP, et al. Investigations on the lung and kidney function in workers exposed to cadmium. *Environ Health Perspect*. 1979;28:137–145.
32. Hellstrom L, Elinder CG, Dahlberg B, et al. Cadmium exposure and end-stage renal disease. *Am J Kidney Dis*. 2001;38(5):1001–1008.
33. Park CH, Maack T. Albumin absorption and catabolism by isolated perfused proximal convoluted tubules of the rabbit. *J Clin Invest*. 1984;73: 767–777.
34. Hutchison FN, Kaysen GA. Albuminuria causes lysozymuria in rats with Heymann nephritis. *Kidney Int*. 1988;33:787–791.
35. Kaye WA, Griffiths WC, Camara PD, et al. The significance of β2-microglobulinuria associated with gentamicin therapy. *Ann Clin Lab Sci*. 1981; 11:530–537.
36. Schentag JJ, Sutfin TA, Plaut ME, et al. Early detection of aminoglycoside nephrotoxicity with urinary β2-microglobulin. *J Med*. 1978;9:201–210.
37. Tsuchiya K, Iwao S, Sugita M, et al. Increased urinary β2-microglobulin in cadmium exposure: dose-effect relationship and biological significance of β2-microglobulin. *Environ Health Perspect*. 1979;28:147–153.
38. Buchet JP, Roels H, Bernard A Jr, et al. Assessment of renal function of workers exposed to inorganic lead, cadmium or mercury vapor. *J Occup Med*. 1980;22:741–750.
39. Kjellstrom T. Exposure and accumulation of cadmium in populations from Japan, the United States, and Sweden. *Environ Health Perspect*. 1979;28:169–197.
40. Poortmans JR. Postexercise proteinuria in humans. Facts and mechanisms. *JAMA*. 1985;253: 236–240.
41. Cui S, Verroust PJ, Moestrup SK, et al. Megalin/gp330 mediates uptake of albumin in renal proximal tubule. *Am J Physiol*. 1996;271:F900–F907.
42. Birn H, Fyfe JC, Jacobsen C, et al. Cubilin is an albumin binding protein important for renal tubular albumin reabsorption. *J Clin Invest*. 2000;105:1353–1361.
43. Hammad SM, Stefansson S, Twal WO, et al. Cubilin, the endocytic receptor for intrinsic factor-vitamin B(12) complex, mediates high-density lipoprotein holoparticle endocytosis. *Proc Natl Acad Sci U S A*. 1999;96:10158–10163.
44. Li M, Balamuthusamy S, Simon EE, et al. Silencing megalin and cubilin genes inhibits myeloma light chain endocytosis and ameliorates toxicity in human renal proximal tubule epithelial cells. *Am J Physiol Renal Physiol*. 2008;295: F82–F90.
45. Klassen RB, Allen PL, Batuman V, et al. Light chains are a ligand for megalin. *J Appl Physiol*. 2005;98:257–263.
46. Hill GS, Morei-Maroger L, Mercy JP, et al. Renal lesions in multiple myeloma: their relationship to assorted protein abnormalities. *Am J Kidney*

Dis. 1983;2:423–438.
47. Kyle R. Multiple myeloma. Review of 869 cases. *Mayo Clin Proc.* 1975;50:29–40.
48. Kyle RA, Gleich GJ. IgG subclasses in monoclonal gammopathy of undetermined significance. *J Lab Clin Med.* 1982;100(5):806–814.
49. Van De Donk N, De Weerdt O, Eurelings M, et al. Malignant transformation of monoclonal gammopathy of undetermined significance: cumulative incidence and prognostic factors. *Leuk Lymphoma.* 2001;42(4):609–618.
50. Gregersen H, Mellemkjar L, Ibsen JS, et al. The impact of M-component type and immunoglobin concentration on the risk of malignant transformation in patients with monoclonal gammopathy of undetermined significance. *Haematologica.* 2001;86(11):1172–1179.
51. Bladé J, Rosiñol L, Cibeira MT, et al. Pathogenesis and progression of monoclonal gammopathy of undetermined significance. *Leukemia.* 2008;22: 1651–1657.
52. Ng VL, Chen KH, Hwang KM, et al. The clinical significance of human immunodeficiency virus type 1-associated paraproteins. *Blood.* 1989;74: 2471–2475.
53. Ng VL, Hwang KM, Reyes GR, et al. High tier anti-HIV antibody reactivity associated with a paraprotein spike in a homosexual male with AIDS related complex. *Blood.* 1988;71:1397–1401.
54. Waller KV, Ward KM, Mahan JD, et al. Current concepts in proteinuria. *Clin Chem.* 1989;35: 755–765.
55. Maack T. Renal handling of low molecular weight proteins. *Am J Med.* 1975;58:57–64.
56. Moglielnicki RP, Waldmann TA, Strober W. Renal handling of low molecular weight proteins: I. L-chain metabolism in experimental renal disease.*J Clin Invest.* 1971;50:901–909.
57. Kaysen GA, Myers BD, Couser WG, et al. Mechanisms and consequences of proteinuria. *Lab Invest.* 1986;54:479–498.
58. Hall CL, Hardwicke J. Low molecular weight proteinuria. *Annu Rev Med.* 1979;30: 199–211.
59. Baldamus CA, Galaske R, Eisenbach GM, et al. Glomerular protein filtration in normal and nephritic rats: a micropuncture study. *Contrib Nephrol.* 1975;1:37–49.
60. Yoshioka K, Takemura T, Akano N, et al. Cellular and non cellular compositions of crescents in human glomerulonephritis. *Kidney Int.* 1987; 32(2):284–291.
61. Kamitsuji H, Whitworth JA, Dowling JP, et al. Urinary crosslinked fibrin degradation products in glomerular disease. *Am J Kidney Dis.* 1986;7: 452–455.
62. Constantiner M, Sehgal AR, Humbert L, et al. A dipstick protein and specific gravity algorithm accurately predicts pathological proteinuria. *Am J Kidney Dis.* 2005;45:833–841.
63. Hillege HL. Can an algortithm based on dipstick urine protein and urine specific gravity accurately predict proteinuria? *Nat Clin Pract Nephrol.* 2006; 2:68–69.
64. Morcos SK, El-Nahas AM, Brown P, et al. Effect of iodinated water soluble contrast media on urinary protein assays. *BMJ.* 1992;305:29.
65. Chitalia VC, Kothari J, Wells EJ, et al. Cost-benefit analysis and prediction of 24-hour proteinuria from the spot urine protein-creatinine ratio. *Clin Nephrol.* 2001;55:436–447.
66. Ginsberg JM, Chang BS, Matarese RA, et al. Use of a single voided urine samples to estimate quantitative proteinuria. *N Engl J Med.* 1983;309: 1543–1546.
67. Gerstein HC, Mann JF, Yi Q, et al. Albuminuria and risk of cardiovascular events, death, and heart failure in diabetic and nondiabetic individuals. *JAMA.* 2001;286(4):421–426.
68. Janssen WM, Hillege H, Pinto-Sietsma SJ, et al. Low levels of urinary albumin excretion are associated with cardiovascular risk factors in the general population. *Clin Chem Lab Med.* 2000;38: 1107–1110.
69. Woo J, Floyd M, Cannon DC. Albumin and β2-microglobulin radioimmunoassay applied to monitoring of renal-allograft function and in differentiating glomerular and tubular diseases. *Clin Chem.* 1981;27:709–713.
70. Mogensen CE, Christiansen CE. Predicting diabetic nephropathy in insulin-dependent patients. *N Engl J Med.* 1984;311:89–93.
71. Mogensen CE. Progression of nephropathy in long-term diabetics with proteinuria and effect of initial anti-hypertensive treatment. *Scand J Clin Lab Invest.* 1976;36:383–386.
72. Viberti G, Mogensen CE, Groop LC, et al. Effect of captopril on progression to clinical proteinuria in patients with insulin-dependent diabetes mellitus and microalbuminuria. European Microalbuminuria Captopril Study Group. *JAMA.* 1994;271: 275–279.
73. Lewis EJ, Hunsicker LG, Bain RP, et al. The effect of angiotensin-converting-enzyme inhibition on diabetic nephropathy. The Collaborative Study Group. *N Engl J Med.* 1993;329:1456–1462.
74. Buter H, Navis G, Dullaart RP, et al. Time course of the antiproteinuric and renal haemodynamic responses to losartan in microalbuminuric IDDM. *Nephrol Dial Transplant.* 2001;16(4): 771–775
75. Brenner BM, Cooper ME, de Zeeuw D, et al. Effects of losartan on renal and cardiovascular outcomes in patients with type 2 diabetes and nephropathy. RENAAL Study Investigators. *N Engl J Med.* 2001;345(12):861–869.
76. Dinneen SF, Gerstein HC. The association of microalbuminuria and mortality in non-insulin-dependent diabetes mellitus. A systemic overview of the literature. *Arch Intern Med.* 1997;157(13): 1413–1418.
77. Weinstock Brown W, Keane WF. Proteinuria and cardiovascular disease. *Am J Kidney Dis.* 2001; 38(4 suppl 1):S8–S13.
78. Spoelstra-De Man AM, Brouwer CB, Stehouwer CD, et al. Rapid progression of albumin excretion is an independent predictor of cardiovascular mortality in patients with type 2 diabetes and microalbuminuria. *Diabetes Care.* 2001;24(12):2097–2101.
79. Wachtell K, Ibsen H, Olsen MH, et al. Albuminuria and cardiovascular risk in hypertensive patients with left ventricular hypertrophy: the LIFE study. *Ann Intern Med.* 2003;139:901–906.
80. Hillege HL, Fidler V, Diercks GF, et al. Urinary albumin excretion predicts cardiovascular and non-cardiovascular mortality in general population. *Circulation.* 2002;106:1777–1782.
81. Roest M, Banga JD, Janssen WMT, et al. Excessive urinary albumin levels are associated with future cardiovascular mortality in postmenopausal

women. *Circulation*. 2001;103:3057–3061.
82. Asselbergs FW, Diercks GF, Hillege HL, et al. Effects of fosinopril and pravastatin on cardiovascular events in subjects with microalbuminuria. Investigators. *Circulation*. 2004;110:2809–2816.
83. Venkat KK. Proteinuria and microalbuminuiria in adults: significance, evaluation and treatment. *South Med J*. 2004;97:969–979.
84. Pontremoli R, Leoncini G, Viazzi F, et al. Role of microalbuminuria in the assessment of cardiovascular risk in essential hypertension. *J Am Soc Nephrol*. 2005;16(suppl 1):S39–S41.
85. Forman JP, Brenner BM. "Hypertension" and "microalbuminuria": the bell tolls for thee. *Kidney Int*. 2006;69:22–26.
86. Kistorp C, Raymond I, Pedersen F, et al. N-terminal pro-brain natriuretic peptide, C-reactive protein, and urinary albumin levels as predictors of mortality and cardiovascular events in older adults. *JAMA*. 2005;293:1609–1616.
87. Stehouwer CD, Nauta JJ, Zeldenrust GC, et al. Urinary albumin excretion, cardiovascular disease, and endothelial dysfunction in non-insulin-dependent diabetes mellitus. *Lancet*. 1992;340: 319–323.
88. Cosson E, Pham I, Valensi P, et al. Impaired coronary endothelium-dependent vasodilation is associated with microalbuminuria in patients with type 2 diabetes and angiographically normal coronary arteries. *Diabetes Care*. 2006;29: 107–112.
89. Eddy AA. Interstitial nephritis induced by protein-overload proteinuria. *Am J Pathol*. 1989; 135:719–733.
90. Thomas ME, Schreiner GF. Contribution of proteinuria to progressive renal injury: consequences of tubular uptake of fatty acid bearing albumin. *Am J Nephrol*. 1993;13:385–398.
91. Zoja C, Benigni A, Remuzzi G. Protein overload activates proximal tubular cells to release vasoactive and inflammatory mediators. *Exp Nephrol*. 1999;7:420–428.
92. Hill GS, Delahousse M, Nochy D, et al. Proteinuria and tubulointerstitial lesions in lupus nephritis. *Kidney Int*. 2001;60(5):1893–1903.
93. Mezzano SA, Ruiz-Ortega M, Egido J. Angiotensin II and renal fibrosis. *Hypertension*. 2001;38(3 pt 2):635–638.
94. Border WA, Cohen AH. Renal biopsy diagnosis of clinically silent multiple myeloma. *Ann Intern Med*. 1980;93:43–46.
95. Robinson RR. Isolated proteinuria in asymptomatic patients. *Kidney Int*. 1980;18:395–406.
96. Carter JL, Tomson CR, Stevens PE, et al. Does urinary tract infection cause proteinuria or microalbuminuria? A systematic review. *Nephrol Dial Transplant*. 2006;21:3031–3037.
97. Wingo CS, Clapp WL. Proteinuria: potential causes and approach to evaluation. *Am J Med Sci*. 2000;320:188–194.
98. Poortmans JR, Brauman H, Staroukine M, et al. Indirect evidence of glomerular/tubular mixed type postexercise proteinuria in healthy humans. *Am J Physiol*. 1988;254:F277–F283.
99. Springberg PD, Garrett LE Jr, Thompson AL, et al. Fixed and reproducible orthostatic proteinuria: results of a 20-year follow-up study. *Ann Intern Med*. 1982;97:516–519.
100. Rytand DA, Spreiter S. Prognosis in postural (orthostatic proteinuria). Forty to fifty-year follow-up of six patients after diagnosis by Thomas Addis. *N Engl J Med*. 1981;305:618–621.
101. Sinniah R, Law CH, Pwee HS. Glomerular lesions in patients with asymptomatic persistent and orthostatic proteinuria discovered on routine medical examination. *Clin Nephrol*. 1977;7:1–14.
102. Ravnskov U. Low molecular weight proteinuria in association with paroxysmal myoglobinuria. *Clin Nephrol*. 1975;3:65–69.
103. Don BR, Rodriguez RA, Humphreys MH. Acute renal failure associated with pigmenturia or crystal deposits. In: Schrier RW, ed. *Diseases of the Kidney and Urinary Tract*. Vol 8. Philadelphia: Lippincott Williams & Wilkins; 2007:1184–1207.
104. Gabow PA, Kaehny WD, Kelleher SP. The spectrum of rhabdomyolysis. *Medicine*. 1982;61:141–152.
105. Zager RA. Rhabdomyolysis and myohemoglobinuric acute renal failure. *Kidney Int*. 1996;49:314–326.
106. Rice EK, Isbel NM, Becker GJ, et al. Heroin overdose and myoglobinuric acute renal failure. *Clin Nephrol*. 2000;54(6):449–454.
107. Vanholder R, Sever MS, Erek E, et al. Acute renal failure related to the crush syndrome: towards an era of seismo-nephrology? *Nephrol Dial Transplant*. 2000;15(10):1517–1521.
108. Rosen CL, Adler JN, Rabban JT, et al. Early predictors of myoglobinuria and acute renal failure following electrical injury. *J Emerg Med*. 1999; 17(5)783–789.
109. Omar MA, Wilson JP, Cox TS. Rhabdomyolysis and HMG-CoA reductase inhibitors. *Ann Pharmacother*. 2001;35(9):1096–1107.
110. Grisham MB. Myoglobin-catalyzed hydrogen peroxide dependent arachidonic acid peroxidation. *J Free Radic Biol Med*. 1985;1:227–232.
111. Better OS, Stein JH. Early management of shock and prophylaxis of acute renal failure in traumatic rhabdomyolysis. *N Engl J Med*. 1990;322: 825–829.
112. Better OS, Rubinstein I, Winaver J. Recent insights into the pathogenesis and early management of the crush syndrome. *Semin Nephrol*. 1990;12:217–222.
113. Owen CA, Mubarak SJ, Hargens AR, et al. Intramural pressures with limb compression. Clarification of the pathogenesis of drug-induced muscle-compression syndrome. *N Engl J Med*. 1979;300:1169–1172.
114. Knochel JP. Hypophosphatemia in the alcoholic. *Arch Intern Med*. 1980;140:613–615.
115. Knochel JP, Sclein EM. On the mechanism of rhabdomyolysis in potassium depletion. *J Clin Invest*. 1972;51:1750–1758.
116. Bank WJH, DiMauro S, Bonilla E, et al. A disorder of muscle lipid metabolism and myoglobinuria. Absence of carnitine palmityl transferase. *N Engl J Med*. 1975;292:443–449.
117. Cagliani R, Comi GP, Tancredi L, et al. Primary beta-sarcoglycanopathy manifesting as recurrent exercise-induced myoglobinuria. *Neuromuscul Disord*. 2001;11(4):389–394.
118. Roberts MC, Mickelson JR, Patterson EE, et al. Autosomal dominant canine malignant hyperthermia is caused by a mutation in the gene encoding the skeletal muscle calcium release channel (RYR1). *Anesthesiology*. 2001;95(3): 716–725.
119. Layzer RB, Rowland LP, Ranney HM. Muscle phosphofructokinase deficiency. *Arch Neurol*. 1967;17:512–523.

120. Paster SB, Adams DF, Hollenberg NK. Acute renal failure in McArdle's disease and myoglobinuric states. *Radiology*. 1979;114:567–570.
121. Todd D. Diagnosis of haemolytic states. *Clin Haematol*. 1975;4:63–81.
122. Goldfinger D. Acute hemolytic transfusion reactions—a fresh look at pathogenesis and considerations regarding therapy. *Transfusion*. 1977;17: 85–98.
123. Relihan M, Litwin MS. Effects of stroma free hemoglobin solution on clearance rate and renal function. *Surgery*. 1972;71:395–399.
124. Schmidt PJ, Holland PV. Pathogenesis of the acute renal failure associated with incompatible transfusion. *Lancet*. 1967;2:1169–1172.
125. Fowler BA, Weissberg JB. Arsine poisoning. *N Engl J Med*. 1974;291:1171–1174.
126. Levinsky WJ, Smalley RV, Hillyer PN, et al. Arsine hemolysis. *Arch Environ Health*. 1970;20:436–440.
127. Pinto SS. Arsine poisoning: evaluation of the acute phase. *J Occup Med*. 1976;18:633–635.
128. Chan TK, Mak LW, Ng RP. Methemoglobinemia, Heinz bodies and acute massive intravascular hemolysis in Lysol poisoning. *Blood*. 1971;38: 739–744.
129. Jacob HS, Amsden T. Acute hemolytic anemia with rigid red cells in hypophosphatemia. *N Engl J Med*. 1971;285:1446–1450.
130. Rosse WF. Paroxysmal nocturnal hemoglobinuria—present status and future prospects. *West J Med*. 1980;132:219–228.
131. Davidson RJL. March or exertional haemoglobinuria. *Semin Hematol*. 1969;6:150–161.
132. Crexells C, Aerucgudem N, Bonny Y, et al. Factors influencing hemolysis in valve prostheses. *Am Heart J*. 1972;84:161–170.
133. Earley LE, Farland M. Nephrotic syndrome. In: Strauss MB, Welt LG, eds. *Diseases of the Kidney*. Vol 3. Boston: Little, Brown; 1979:765–813.
134. Earley LE, Havel RJ, Hopper J, et al. Nephrotic syndrome. *Calif Med*. 1971;115:23–41.
135. Jensen H, Rossing N, Anderson SB, et al. Albumin metabolism in the nephrotic syndrome in adults. *Clin Sci*. 1967;33:445–457.
136. Kaysen GA, Gambertoglio J, Jiminez I, et al. Effect of dietary protein intake on albumin homeostasis in nephrotic patients. *Kidney Int*. 1986;29:572–577.
137. Kaitz AL. Albumin metabolism in nephrotic adults. *J Lab Clin Med*. 1959;53:186–194.
138. Gitlin D, Janeway CA, Farr LE. Studies on the metabolism of plasma proteins in nephrotic syndrome: I. Albumin, gamma-globulin and iron-binding globulin. *J Clin Invest*. 1956;35:44–55.
139. Keutmann EH, Bassett SH. Dietary protein in hemorrhagic Bright's disease: II. The effect of diet on serum proteins, proteinuria and tissue proteins. *J Clin Invest*. 1935;14:871–888.
140. Peters JP, Bulger HA. The relation of albuminuria catabolism in the rat. *Arch Intern Med*. 1926;37: 153–185.
141. Baynes JW, Thorpe SR. Identification of sites of albumin catabolism in the rat. *Arch Biochem Biophys*. 1981;206:372–379.
142. Waldmann TA. Albumin catabolism. In: Rosemoer M, Oratz M, Rothschild A, eds. *Albumin: Structure, Function and Uses*. New York: Pergamon Press; 1977:255–273.
143. Sellers AL, Katz J, Bonorris G, et al. Determination of extravascular albumin in the rat. *J Lab Clin Med*. 1966;68:177–185.
144. Reeve EB, Chen AY. Regulation of interstitial albumin. In: Rothschild MA, Waldmann T, eds. *Plasma Protein Metabolism, Regulation of Synthesis, Distribution, and Degradation*. New York: Academic Press; 1970.
145. Yedgar S, Carew TE, Pittman RC, et al. Tissue sites of catabolism of albumin in rabbits. *Am J Physiol Endocrinol Metab*. 1983;244(7):E101–E107.
146. Katz J, Rosenfeld S, Sellers AL. Role of the kidney in plasma albumin catabolism. *Am J Physiol*. 1960;198:814–818.
147. Galaske RG, Baldamus CA, Stolte H. Plasma protein handling in the rat kidney: micropuncture experiments in the acute heterologous phase of anti-gbm-nephritis. *Pflugers Arch*. 1978;375:269–277.
148. Landwehr DM, Carvalho JS, Oken DE. Micropuncture studies of the filtration and absorption of albumin by nephrotic rats. *Kidney Int*. 1977;11:9–17.
149. Lewy JE, Pesce A. Micropuncture study of albumin transfer in aminonucleoside nephrosis in the rat. *Pediatr Res*. 1973;7:553–559.
150. Oken DE, Cotes SC, Mende CW. Micropuncture study of tubular transport of albumin in rats with aminonucleoside nephrosis. *Kidney Int*. 1972;1: 3–11.
151. Kaysen GA, Kirkpatrick WG, Couser WG. Albumin homeostasis in the nephrotic rat: nutritional considerations. *Am J Physiol Renal Fluid Electrolyte Physiol*. 1984;247(16): F192–F202.
152. Rothschild MA, Oratz M, Evans CD, et al. Albumin synthesis. In: Rosemoer M, Oratz M, Rothschild A, eds. *Albumin Structure, Function and Uses*. New York: Pergamon Press; 1977:227–255.
153. Rothschild MA, Oratz M, Schreiber SS. Albumin synthesis. In: Javitt NB, ed. *Liver and Biliary Tract Physiology: I. International Review of Physiology*. Vol 21. Baltimore: University Park Press; 1980:249–274.
154. Morgan EH, Peters T Jr. The biosynthesis of rat serum albumin. *J Biol Chem*. 1971;246: 3500–3507.
155. Kirsch R, Frith L, Black E, et al. Regulation of albumin synthesis and catabolism by alteration of dietary protein. *Nature*. 1968;217:578–579.
156. Moshage HJ, Janssen JAM, Franssen JH, et al. Study of the molecular mechanisms of decreased liver synthesis of albumin in inflammation. *J Clin Invest*. 1987;79:1635–1641.
157. Ballmer PE, McNurlan MA, Hulter HN, et al. Chronic metabolic acidosis decreases albumin synthesis and induces negative nitrogen balance in humans. *J Clin Invest*. 1995;95(1):39–45.
158. Kaysen GA, Jones H Jr, Martin V, et al. A low protein diet restricts albumin synthesis in nephrotic rats. *J Clin Invest*. 1989;83:1623–1629.
159. Yamauchi A, Imai E, Noguchi T, et al. Albumin gene transcription is enhanced in liver of nephrotic rats. *Am J Physiol Endocrinol Metab*. 1988;254(17):E676–E679.
160. Kang J, Holland M, Jones H, et al. Coordinate augmentation in expression of genes encoding transcription factors and liver secretory proteins in hypo-oncotic states. *Kidney Int*. 1999;56(2): 452–460.
161. Rothschild MA, Oratz M, Franklin EC, et al. The effect of hypergammaglobulinemia on albumin metabolism in hyperimmunized rabbits studied with albumin I131. *J Clin Invest*. 1967;41:

1564–1571.
162. Rothschild MA, Oratz M, Wimer E, et al. Studies on albumin synthesis: the effect of dextran and cortisone on albumin metabolism in rabbits studied with albumin I131. *J Clin Invest*. 1961;40: 545–554.
163. Rothschild MA, Oratz M, Mongelli J, et al. Albumin metabolism in rabbits during gamma globulin infusions. *J Lab Clin Med*. 1965;66:733–740.
164. Rothschild MA, Oratz M, Mongelli J, et al. Effect of albumin concentration on albumin synthesis in the perfused liver. *Am J Physiol*. 1969;216: 1127–1130.
165. Dich J, Hansen SE, Thieden HID. Effect of albumin concentration and colloid osmotic pressure on albumin synthesis in the perfused rat liver. *Acta Physiol Scand*. 1973;89:352–358.
166. Morgan EH, Peters T Jr. The biosynthesis of rat serum albumin. *J Biol Chem*. 1971;246: 3500–3507.
167. Hoffenberg R, Black E, Brock JF. Albumin and gamma-globulin tracer studies in protein depletion states. *J Clin Invest*. 1966;45:143–152.
168. James WP, Hay AM. Albumin metabolism: effect of the nutritional state and the dietary protein intake. *J Clin Invest*. 1968;47:1958–1972.
169. Smith JE, Lunn PG. Albumin-synthesizing capacity of hepatocytes isolated from rats fed diets differing in protein and energy content. *Ann Nutr Metab*. 1984;28:281–287.
170. Lunn PG, Austin S. Excess energy intake promotes the development of hypoalbuminemia in rats fed on low-protein diets. *Br J Nutr*. 1983;49: 9–16.
171. Coward WA, Sawyer MB. Whole-body albumin mass and distribution in rats fed on low-protein diets. *Br J Nutr*. 1977;37:127–134.
172. Blainey JD. High-protein diets in the treatment of the nephrotic syndrome. *Clin Sci*. 1954;13:567–581.
173. Rosenberg ME, Swanson JE, Thomas BL, et al. Glomerular and hormonal responses to dietary protein intake in human renal disease. *Am J Physiol Renal Fluid Electrolyte Physiol*. 1987;253(22):F1083–F1090.
174. Hutchison FN, Schambelan M, Kaysen GA. Modulation of albuminuria by dietary protein and converting enzyme inhibition. *Am J Physiol Renal Fluid Electrolyte Physiol*. 1987;253(22):F719–F725.
175. Giordano M, De Feo P, Lucidi P, et al. Effects of dietary protein restriction on fibrinogen and albumin metabolism in nephrotic patients. *Kidney Int*. 2001;60(1):235–242.
176. Zatz R, Meyer TW, Rennke HG, et al. Predominance of hemodynamic rather than metabolic factors in the pathogenesis of diabetic glomerulopathy. *Proc Natl Acad Sci U S A*. 1985;82: 5963–5967.
177. Brenner BM, Meyer TW, Hostetter TH. Dietary protein intake and the progressive nature of kidney disease: the role of hemodynamically mediated glomerular injury in the pathogenesis of progressive glomerular sclerosis in aging, renal ablation and intrinsic renal disease. *N Engl J Med*. 1982;307:652–659.
178. Klahr S, Buerhert J, Purkerson ML. Role of dietary factors in the progression of chronic renal disease. *Kidney Int*. 1983;24:579–587.
179. Hostetter TH, Olson JL, Rennke HG, et al. Hyperfiltration in remnant nephrons: a potentially adverse response to renal ablation. *Am J Physiol Renal Fluid Electrolyte Physiol*. 1981;241(10):F85–F93.
180. de Sain-van der Velden MG, Kaysen GA, de Meer K, et al. Proportionate increase of fibrinogen and albumin synthesis in nephrotic patients: measurements with stable isotopes. *Kidney Int*. 1998;53:181–188.
181. de Sain-van der Velden MG, Reijngoud DJ, Kaysen GA, et al. Evidence for increased synthesis of lipoprotein(a) in the nephrotic syndrome. *J Am Soc Nephrol*. 1998;9(8):1474–1481.
182. Kaysen GA, Rosenthal C, Hutchison FN. GFR increases before renal mass or ODC activity increase in rats fed high-protein diets. *Kidney Int*. 1989;36:441–446.
183. Hutchison FN, Martin V, Jones H Jr, et al. Differing actions of dietary protein and enalapril on renal function and proteinuria. *Am J Physiol Renal Fluid Electrolyte Physiol*. 1990;258(27): F126–F132.
184. Kaysen GA. Plasma composition in the nephrotic syndrome. *Am J Nephrol*. 1993;13:347–359.
185. Sun X, Martin V, Weiss RH, et al. Selective transcriptional augmentation of hepatic gene expression in the rat with Heymann nephritis. *Am J Physiol*. 1993;264:F441–F447.
186. Sun X, Jones H Jr, Joles JA, et al. Apolipoprotein gene expression in analbuminemic rats and in rats with Heymann nephritis. *Am J Physiol Renal Fluid Electrolyte Physiol*. 1992;262(31):F755–F761.
187. Marshall JF, Apostolopoulos JJ, Brack CM, et al. Regulation of apolipoprotein gene expression and plasma high density lipoprotein composition in experimental nephrosis. *Biochim Biophys Acta*. 1990;1042:271–279.
188. Kaysen GA, Sun X, Jones H Jr, et al. Non-iron mediated alteration in hepatic transferring gene expression in the nephrotic rat. *Kidney Int*. 1995;47:1068–1077.
189. Kaysen GA, Hoye E, Jones H Jr. Apolipoprotein AI levels are increased in part as a consequence of reduced catabolism in nephrotic rats. *Am J Physiol*. 1995;268:F532–F540.
190. Dugué-Pujol S, Rousset X, Château D, et al. Apolipoprotein A-II is catabolized in the kidney as a function of its plasma concentration. *J Lipid Res*. 2007;48:2151–2161.
191. Jensen H, Bro-Jorgensen K, Jarnum S, et al. Transferrin metabolism in the nephrotic syndrome and in protein-losing gastroenteropathy. *Scand J Clin Lab Invest*. 1968;21:293–304.
192. Rifkind D, Kravetz HM, Knight V, et al. Urinary excretion of iron-binding protein in the nephrotic syndrome. *N Engl J Med*. 1961;265:115–118.
193. Ellis D. Anemia in the course of the nephrotic syndrome secondary to transferring depletion. *J Pediatr*. 1977;90:953–955.
194. Hancock DE, Onstad JW, Wolf PL. Transferrin loss into the urine with hypochromic, microcytic anemia. *Am J Clin Pathol*. 1976;65:72–78.
195. Prinsen BH, de Sain-van der Velden MG, Kaysen GA, et al. Transferrin synthesis is increased in nephrotic patients insufficiently to replace urinary losses. *J Am Soc Nephrol*. 2001;12(5): 1017–1025.
196. Esumi H, Sato S, Okui M, et al. Turnover of serum proteins in rats with analbuminemia. *Biochem Biophys Res Commun*. 1979;87: 1191–1199.
197. Alfrey AC, Hammond WS. Renal iron handling in the nephrotic syndrome. *Kidney Int*. 1990;37: 1409–1413.

198. Vaziri ND, Kaupke CJ, Barton CH, et al. Plasma concentration and urinary excretion of erythropoietin in adult nephrotic syndrome. *Am J Med.* 1992;92:35–40.
199. Zhou XJ, Vaziri ND. Erythropoietin metabolism and pharmacokinetics in experimental nephrosis. *Am J Physiol.* 1992;263:F812–F815.
200. Longsworth LG, MacInnes DA. An electrophoretic study of nephrotic sera and urine. *J Exp Med.* 1940;71:77–82.
201. Arneil GC. 164 children with nephrosis. *Lancet.* 1961;2:1103–1110.
202. Rothschild MA, Oratz M, Schreiber SS. Albumin synthesis and albumin degradation. In: Sgouris JT, Rene A, eds. *Proceedings of the Workshop on Albumin.* 1975:57–74.
203. Waldmann TA, Strober W, Mogielnicki RP. The renal handling of low molecular weight proteins: II. Disorders of serum protein catabolism in patients with tubular proteinuria, the nephrotic syndrome or uremia. *J Clin Invest.* 1972;51:2162–2174.
204. Perheentupa J. Serum protein turnover in the congenital nephrotic syndrome. *Ann Paediatr Fenn.* 1966;12:189–233.
205. Heslan JM, Lautie JP, Intrator L, et al. Impaired IgG synthesis in patients with the nephrotic syndrome. *Clin Nephrol.* 1982;18:144–147.
206. Ooi BS, Ooi YM, Hsu A, et al. Diminished synthesis of immunoglobulin by peripheral lymphocytes of patients with idiopathic membranous glomerulonephropathy. *J Clin Invest.* 1980;65:789–797.
207. Bernard DB. Metabolic abnormalities in nephrotic syndrome: pathophysiology and complications. In: Brenner BM, Stein JH, eds. *Contemporary Issues in Nephrology 9: Nephrotic Syndrome.* New York: Churchill Livingstone; 1982:85–120.
208. Al-Bander H, Martin VI, Kaysen GA. Plasma IgG levels are not defended when urinary protein loss occurs. *Am J Physiol.* 1992;262:F333–F337.
209. Giangiacomo J, Cleary TG, Cole BR, et al. Serum immunoglobulins in the nephrotic syndrome. A possible cause of minimal-change nephrotic syndrome. *N Engl J Med.* 1975;293:8–12.
210. Chan MK, Chan KW, Jones B. Immunoglobulins (IgG, IgA, IgM, IgE) and complement components (C3,C4) in nephrotic syndrome due to a minimal change and other forms of glomerulonephritis, a clue for steroid therapy? *Nephron.* 1987;47:125–130.
211. Kauffmann RH, Veltkamp JJ, Van Tilburg NH, et al. Acquired antithrombin III deficiency and thrombosis in the nephrotic syndrome. *Am J Med.* 1978;65:607–613.
212. Rydzewski A, Myslieiec M, Soszka J. Concentration of three thrombin inhibitors in the nephrotic syndrome in adults. *Nephron.* 1986;42:200–203.
213. Girot R, Jaubert F, Leon M, et al. Albumin, fibrinogen prothrombin, and antithrombin III variations in blood, urines and liver in rat nephrotic syndrome (Heymann nephritis). *Thromb Haemost.* 1983;49:13–17.
214. Robbins J, Rall JE, Petermann ML. Thyroxin-binding globulin, thyroxine-binding globulin and total protein in adult males with nephrosis: effect of sex hormones. *J Clin Endocrinol.* 1967;27:768–774.
215. Musa BU, Seal US, Doe RP. Excretion of corticosteroid-binding globulin, thyroxine-binding globulin and total protein in adult males with nephrosis: effect of sex hormones. *J Clin Endocrinol.* 1967;27:768–744.
216. Gavin LA, McMahon FA, Castle JN, et al. Alterations in serum thyroid hormones and thyroxine-binding globulin in patients with nephrosis. *J Clin Endocrinol Metab.* 1978;46:125–138.
217. Afrasiabi AM, Vaziri ND, Gwinup G, et al. Thyroid function studies in the nephrotic syndrome. *Ann Intern Med.* 1979;90:335–338.
218. Goldstein DA, Haldimann B, Sherman D, et al. Vitamin D metabolites and calcium metabolism in patients with nephrotic syndrome and normal renal function. *J Clin Endocrinol Metab.* 1981;53:116–121.
219. Salvesen HA, Linder GC. Inorganic bases and phosphates in relation to the protein of blood and other body fluids in Bright's disease and in heart failure. *J Biol Chem.* 1923;58:617–634.
220. Emerson K Jr, Beckman WW. Calcium metabolism in nephrosis: I. A description of an abnormality in calcium metabolism in children with nephrosis. *J Clin Invest.* 1945;24:564–572.
221. Goldstein DA, Oda Y, Kurokawa K, et al. Blood levels of 25-hydroxy-vitamin D in nephrotic syndrome. Studies in 26 patients. *Ann Intern Med.* 1977;87:664–667.
222. Lim P, Jacob E, Chio LF, et al. Serum ionized calcium in nephrotic syndrome. *Q J Med.* 1976;45:421–426.
223. Haddad JG Jr, Walgate J. Radioimmunoassay of the binding protein for vitamin D and its metabolites in human serum: concentrations in normal subjects and patients with disorders of mineral homeostasis. *J Clin Invest.* 1976;58:1217–1222.
224. Barragry JM, France MW, Carter ND, et al. Vitamin D metabolism in nephrotic syndrome. *Lancet.* 1977;2:629–632.
225. Stickler GB, Rosevear JW, Ulrich JA. Renal tubular dysfunction complicating the nephrotic syndrome: the disturbance in calcium and phosphorus metabolism. *Proc Staff Meet Mayo Clin.* 1962;37:376–387.
226. Stickler GB, Hayles AB, Power MH, et al. Renal tubular dysfunction complicating the nephrotic syndrome. *Pediatrics.* 1960;26:75–85.
227. Holick MF. Vitamin D deficiency. *N Engl J Med.* 2007;357:266–281.
228. de Sain-van der Velden MG, Rabelink TJ, Reijngoud DJ, et al. Plasma alpha 2 macroglobulin is increased in nephrotic patients as a result of increased synthesis alone. *Kidney Int.* 1998;54(2):530–535.
229. Stevenson FT, Greene S, Kaysen GA. Serum alpha 2-macroglobulin and alpha 1-inhibitor 3 concentrations are increased in hypoalbuminemia by post-transcriptional mechanisms. *Kidney Int.* 1998;53(1):67–75.
230. Yssing M, Jensen H, Jarnum S. Albumin metabolism and gastrointestinal protein loss in children with nephrotic syndrome. *Acta Paediatr Scand.* 1969;58:109–115.
231. Llach F. Nephrotic syndrome: hypercoagulability, renal vein thrombosis and other thromboembolic complications. In: Brenner BM, Stein JH, eds. *Contemporary Issues in Nephrology 9: Nephrotic Syndrome.* New York: Churchill Livingstone; 1982:121–144.
232. Llach F, Arieff AI, Massry SG. Renal vein thrombosis and nephrotic syndrome: a prospective study of 36 adult patients. *Ann Intern Med.* 1975;83:8–14.

233. Trew P, Biava C, Jacobs R, et al. Renal vein thrombosis in membranous glomerulonephropathy: incidence and association. *Medicine*. 1978;57: 69–82.
234. D'Angelo S, D'Angelo A, Kaufman CE Jr, et al. Protein S deficiency occurs in the nephrotic syndrome. *Ann Intern Med*. 1987;107: 42–47.
235. Cosio FG, Harker C, Batard MA, et al. Plasma concentrations of the natural anticoagulants protein C and protein S in patients with proteinuria. *J Lab Clin Med*. 1985;106:218–222.
236. Joven J, Villabona C, Vilella E, et al. Abnormalities of lipoprotein metabolism in patients with the nephrotic syndrome. *N Engl J Med*. 1990;323: 579–584.
237. Gherardi E, Rota E, Calandra S, et al. Relationship among the concentrations of serum lipoproteins and changes in their chemical composition in patients with untreated nephrotic syndrome. *Eur J Clin Invest*. 1977;7:563–570.
238. Muls E, Rosseneu M, Daneels R, et al. Lipoprotein distribution and composition in the human nephrotic syndrome. *Atherosclerosis*. 1985;54: 225–237.
239. Kostner GM, Avogaro P, Cazzolato G, et al. Lipoprotein Lp(a) and the risk for myocardial infarction. *Atherosclerosis*. 1981;38:51–61.
240. Utermann G. The mysteries of lipoprotein(a). *Science*. 1989;246:904–910.
241. Boerwinkle E, Menzel HJ, Kraft HG, et al. Genetics of the quantitative Lp(a) lipoprotein trait: III. Contribution of Lp(a) glycoprotein phenotypes to normal lipid variation. *Hum Genet*. 1989;82:73–78.
242. Gavish D, Azrolan N, Breslow J. Plasma Lp(a) concentration is inversely correlated with the ratio of kringle IV/kringle V encoding domains in the apo(a) gene. *J Clin Invest*. 1989;84: 2021–2027.
243. Wanner C, Rader D, Bartens W, et al. Elevated plasma lipoprotein(a) in patients with the nephrotic syndrome. *Ann Intern Med*. 1993;119: 263–269.
244. de Sain-van der Velden MG, Kaysen GA, Barrett HA, et al. Increased VLDL in nephrotic patients results from a decreased catabolism while increased LDL results from increased synthesis. *Kidney Int*. 1998;53(4):994–1001.
245. Davies RW, Staprans I, Hutchison FN, et al. Proteinuria, not altered albumin metabolism, effects hyperlipidemia in the nephrotic rat. *J Clin Invest*. 1990;86:600–605.
246. Shearer GC, Kaysen GA. Proteinuria and plasma compositional changes contribute to defective lipoprotein catabolism in the nephrotic syndrome by separate mechanisms. *Am J Kidney Dis*. 2001;37(1 suppl 2):S119–S122.
247. Shearer GC, Stevenson FT, Atkinson DN, et al. Hypoalbuminemia and proteinuria contribute separately to reduced lipoprotein catabolism in the nephrotic syndrome. *Kidney Int*. 2001;59: 179–189.
248. Vaziri ND, Liang K, Parks JS. Acquired lecithin-cholesterol acyltransferase deficiency in nephrotic syndrome. *Am J Physiol Renal Physiol*. 2001; 280(5):F823–F828.
249. Furukawa S, Hirano T, Mamo JCL, et al. Catabolic defect of triglyceride is associated with abnormal very-low-density lipoprotein in experimental nephrosis. *Metabolism*. 1990;39:101–107.
250. Havel RJ. Lipid transport function of lipoproteins in blood plasma. *Am J Physiol Endocrinol Metab*. 1987;253(16):E1–E5.
251. Eisenberg S. High density lipoprotein metabolism. *J Lipid Res*. 1984;25:1017–1058.
252. Cohen SL, Cramp DG, Lewis AD, et al. The mechanism of hyperlipidemia in nephrotic syndrome: role of low albumin and the LCAT reaction. *Clin Chim Acta*. 1980;104:393–400.
253. Kekki M, Nikkila EA. Plasma triglyceride metabolism in the adult nephrotic syndrome. *Eur J Clin Invest*. 1971;1:345–351.
254. Vega GL, Grundy SM. Lovastatin therapy in nephrotic hyperlipidemia: effects on lipoprotein metabolism. *Kidney Int*. 1988;33:1160–1168.
255. Yamada M, Matsuda I. Lipoprotein lipase in clinical and experimental nephrosis. *Clin Chim Acta*. 1970;30:787–794.
256. Kaysen GA, Don B, Schambelan M. Proteinuria, albumin synthesis and hyperlipidemia in the nephrotic syndrome. *Nephrol Dial Transplant*. 1991;6:141–149.
257. Zwaginga JJ, Koomans HA, Sixma JJ, et al. Thrombus formation and platelet-vessel wall interaction in the nephrotic syndrome under flow conditions. *J Clin Invest*. 1994;93:204–211.
258. Mallick NP, Short CD. The nephrotic syndrome and ischaemic heart disease. *Nephron*. 1981;27: 54–57.
259. Berlyne GM, Mallick NP. Ischemic heart disease as a complication of nephrotic syndrome. *Lancet*. 1969;2:399–400.
260. Ordonez JD, Hiatt RA, Killebrew EJ, et al. The increased risk of coronary heart disease associated with nephrotic syndrome. *Kidney Int*. 1993;44: 638–642.
261. Schmitz PG, Kasiske BL, O'Donnell MP, et al. Lipids and progressive renal injury. *Semin Nephrol*. 1989;9:354–369.
262. Larger DJ, Rosenberg BF, Shapiro H, et al. Lecithin cholesterol acyltransferase deficiency: ultrastructural examination of sequential renal biopsies. *Mod Pathol*. 1991;4:331–335.
263. Don BR, Kaysen GA, Hutchison FN, et al. The effect of angiotensin-converting enzyme inhibition and dietary protein restriction in the treatment of proteinuria. *Am J Kidney Dis*. 1991;17:10–17.
264. Gansevoort RT, Heeg JE, Vriesendorp R, et al. Antiproteinuric drugs in patients with idiopathic membranous glomerulopathy. *Nephrol Dial Transplant*. 1992;7(suppl 1):91–96.
265. Dullaart RP, Gansevoort RT, Dikkeschei BD, et al. Role of elevated lecithin: cholesterol acyltransferase and cholesteryl ester transfer protein activities in abnormal lipoproteins from proteinuric patients. *Kidney Int*. 1993;44:91–97.
266. Keilani T, Schlueter WA, Levin ML, et al. Improvement of lipid abnormalities associated with proteinuria using fosinopril, an angiotensin-converting enzyme inhibitor. *Ann Intern Med*. 1993;118:246–254.
267. Tokoo M, Oguchi H, Terashima M, et al. Effects of pravastatin on serum lipids and apolipoproteins in hyperlipidemia of the nephrotic syndrome. *Nippon Jinzo Gakkai Shi*. 1992;34:397–403.
268. Modi KS, Schreiner GF, Purkerson ML, et al. Effects of probucol in renal function and structure in rats with subtotal kidney ablation. *J Lab Clin Med*. 1992;120:310–317.
269. Groggel GC, Cheung AK, Ellis-Benigni K, et al.

Treatment of nephrotic hyperlipoproteinemia with gemfibrozil. *Kidney Int*. 1989;36:266–271.
270. Aukland K, Nicolaysen G. Interstitial fluid volume: local regulatory mechanisms. *Phys Rev*. 1981;61:556–643.
271. Guyton AC, Taylor AE, Granger HJ, eds. *Circulatory Physiology II: Dynamics and Control of Body Fluids*. Philadelphia: WB Saunders;1975:149–165.
272. Taylor AE. Capillary fluid filtration starling forces and lymph flow. *Circ Res*. 1981;49: 557–575.
273. Meltzer JI, Keim HJ, Laragh JH, et al. Nephrotic syndrome: vasoconstriction and hypervolemia types indicated by renin–sodium profiling. *Ann Intern Med*. 1979;67:387–384.
274. Dorhout Mees EJ, Roos JC, Boer P, et al. Observations on edema formation in the nephrotic syndrome in adults with minimal lesions. *Am J Med*. 1979;67:378–384.
275. Geers AB, Koomans HA, Roos JC, et al. Functional relationships in the nephrotic syndrome. *Kidney Int*. 1984;26:324–330.
276. Katz J, Sellers AL, Bonorris G. Plasma albumin metabolism during transient rennin proteinuria. *J Lab Clin Med*. 1964;64:709–716.
277. Garlick DG, Renkin EM. Transport of large molecules from plasma to interstitial fluid and lymph in dogs. *Am J Physiol*. 1970;219: 1595–1605.
278. Fadnes HO, Reed RK, Aukland K. Mechanisms regulating interstitial fluid volume. *Lymphology*. 1978;11:165–257.
279. Aukland K. Autoregulation of interstitial fluid volume: edema-preventing mechanisms. *Scand J Clin Lab Invest*. 1973;31:247–254.
280. Koomans HA, Geers AB, Meiracker AHVD, et al. Effects of plasma volume expansion on renal salt handling in patients with the nephrotic syndrome. *Am J Nephrol*. 1984;4:227–234.
281. Keeler R, Feuchuk D, Wilson N. Atrial peptides and the renal response to hypervolemia in nephrotic rats. *Can J Physiol Pharmacol*. 1987;65:2017–2075.
282. Peterson C, Madsen B, Perlman A, et al. Atrial natriuretic peptide and the renal response to hypervolemia in nephrotic humans. *Kidney Int*. 1988; 34:825–831.
283. Rabelink AJ, Koomans HA, Gaillard CA, et al. Renal response to atrial natriuretic peptide in nephrotic syndrome. *Nephrol Dial Transplant*. 1987;2(6):510–514.
284. Perico N, Delaini F, Lupini C, et al. Blunted excretory response to atrial natriuretic peptide in experimental nephrosis. *Kidney Int*. 1989;36: 57–64.
285. Hildebrandt DA, Banks RO. Effect of atrial natriuretic factor on renal function in rats with nephrotic syndrome. *Am J Physiol Renal Fluid Electrolyte Physiol*. 1988;254(23):F210–F216.
286. Plum J, Mirzaian Y, Grabensee B. Atrial natriuretic peptide, sodium retention, and proteinuria in nephrotic syndrome. *Nephrol Dial Transplant*. 1996;11(6):1034–1042.
287. Féraille E, Vogt B, Rousselot M, et al. Mechanism of enhanced Na-K-ATPase activity in cortical collecting duct from rats with nephrotic syndrome. *J Clin Invest*. 1993;91:1295–1300.
288. Lee EY, Humphreys MH. Phosphodiesterase activity as a mediator of renal resistance to ANP in pathologic salt retention. *Am J Physiol*. 1996;271(1 pt 2):F3–F6.
289. Kastner C, Pohl M, Sendeski M, et al. Effects of receptor-mediated endocytosis and tubular protein composition on volume retention in experimental glomerulonephritis. *Am J Physiol Renal Physiol*. 2009;296: F902–F911.
290. Ichikawa I, Rennke HG, Hoyer JR, et al. Role for intrarenal mechanisms in the impaired salt excretion of experimental nephrotic syndrome. *J Clin Invest*. 1983;71:91–104.
291. Koj A, Gauldie J, Sweeney GD, et al. A simple bioassay for monocyte-derived hepatocyte stimulating factor: Increased synthesis of α2-macroglobulin and reduced synthesis of albumin by cultured rat hepatocytes. *J Immunol Methods*. 1985;76:317–327.
292. Bauer J, Weber W, Tran-Thi T, et al. Murine interleukin 1 stimulates α2- macroglobulin synthesis in rat hepatocyte primary cultures. *FEBS Lett*. 1985;190:271–274.
293. Kaysen GA, Dubin JA, Müller HG, et al. NIDDK Inflammation and reduced albumin synthesis associated with stable decline in serum albumin in hemodialysis patients. *Kidney Int*. 2004;65: 1408–1415.
294. Marsh JB. Lipoprotein metabolism in experimental nephrosis. *J Lipid Res*. 1984;25: 1619–1623.
295. Staprans I, Felts JM, Couser WG. Glycosaminoglycans and chylomicron metabolism in control and nephrotic rats. *Metabolism*. 1987;36:496–501.
296. Garber DW, Gottlieb BA, Marsh JB, et al. Catabolism of very low density lipo-proteins in experimental nephrosis. *J Clin Invest*. 1984;74: 1375–1383.
297. Chung BH, Segrest JP, Smith K, et al. Lipolytic surface remnants of triglyceride-rich lipoproteins are cytotoxic to macrophages but not in the presence of high density lipoprotein. A possible mechanism of atherogenesis? *J Clin Invest*. 1989;83:1363–1374.
298. D'Amico G, Gentile MG, Manna G, et al. Effect of vegetarian soy diet on hyperlipidaemia in nephrotic syndrome. *Lancet*. 1992;339:1131–1134.
299. Gentile MG, Fellin G, Cofano F, et al. Treatment of proteinuric patients with a vegetarian soy diet and fish oil. *Clin Nephrol*. 1993;40:315–320.
300. Hall AV, Parbtani A, Clark WF, et al. Omega-3 fatty acid supplementation in primary nephrotic syndrome: effects on plasma lipids and coagulopathy. *J Am Soc Nephrol*. 1992;3:1321–1329.
301. Donadio JV Jr, Bergstralh EJ, Offord KP, et al. A controlled trial of fish oil in IgA nephropathy. *N Engl J Med*. 1994;331:1194–1199.
302. Wolf G, Neilson EG. Angiotensin II as a renal growth factor. *J Am Soc Nephrol*. 1993;3: 1531–1540.
303. Kagami S, Border W, Miller DE, et al. Angiotensin II stimulates extracellular matrix synthesis through induction of transforming growth factor-ß expression in rat glomerular mesangial cells. *J Clin Invest*. 1994;93:2431.
304. Gross ML, El-Shakmak A, Szabo A, et al. ACE-inhibition but not endothelin receptor blockers prevent podocyte loss in early diabetic nephropathy. *Diabetologia*. 2003;46:856–868.
305. Davis BJ, Cao Z, de Gasparo M, et al. Disparate effects of angiotensin II antagonists and calcium channel blockers on albuminuria in experimental diabetes and hypertension: potenential role

for nephrin. *J Hypertens*. 2003;21:209–216.
306. Benigni A, Gagliardini E, Remuzzi G. Changes in glomerular perm-selectivity induced by angiotensin II imply podocyte dysfunction and slit diaphragm protein rearrangement. *Semin Nephrol*. 2004;24:131–140.
307. Ruggenenti P, Perna A, Benini R, et al. Effects of dihydropyridine calcium channel blockers, angiotensin-converting enzyme inhibition, and blood pressure control on chronic, nondiabetic nephropathies. *J Am Soc Nephrol*. 1998;9(11): 2096–2101.
308. Nakao N, Yoshimura A, Morita H, et al. Combination treatment of angiotensin-II receptor blocker and angiotensin-converting-enzyme inhibitor in non-diabetic renal disease (COOPERATE): a randomized controlled trial. *Lancet*. 2003;361: 117–124.
309. Kunz R, Friedrich C, Wolbers M, et al. Meta-analysis: effect of monotherapy and combination therapy with inhibitors of the renin angiotensin system on proteinuria in renal disease. *Ann Intern Med*. 2008;148:30–48.
310. Tan SY, Shapiro R, Franco R, et al. Indomethacin-induced prostaglandin inhibition with hyperkalemia. *Ann Intern Med*. 1979;90:783–785.
311. Tiggeler RGWL, Koene RAP, Wijdeveld PGAB. Inhibition of frusemide-induced natriuresis by indomethacin in patients with the nephrotic syndrome. *Clin Sci Mol Med*. 1977;52:149–152.

第15章 糸球体症

Joshua M. Thurman, Ryan Goldberg

糸球体の構造や機能に影響を与える疾患，いわゆる糸球体症は，急性腎機能障害や慢性腎機能障害のもっとも一般的な原因である．広義の糸球体症には糸球体毛細管，糸球体基底膜，メサンギウム領域，足細胞（有足突起），糸球体管腔外で発症する疾患なども含まれる．そのような定義のもとでは，免疫複合体による腎炎や糖尿病性腎症，血栓性微小血管症なども含まれる．このような疾患のなかには，まず腎臓に症状が現れるものもあれば，糖尿病性腎症のように，全身性疾患の一症状として腎臓に症状が現れるものもある．

糸球体疾患の分類は非常に複雑である．それぞれの疾患の定義が，病因，発症機序，組織学的所見に臨床徴候を加味して行われるためである．**表 15.1** に示すように，さまざまな糸球体腎炎の分類は特に複雑である．これらの定義は，組織学的所見に強く依存している．しかし，病因や発症機序に関するより多くの情報が手に入るようになってくると，より詳細な分類が可能になる．例えば，これまで，腎生検標本を用いた組織学的所見により，巣状分節性糸球体硬化症や膜性増殖性糸球体腎炎と診断されていた患者は，今では，遺伝学的要因や感染の既往などに基づいて詳細に分類されるようになってきている．

注目すべきことは，1つの発症機序がさまざまな病理学的形態を示し，逆に1つの病理学的形態はいくつもの発症機序に起因しているということである．さらに，単一の形態学的異常が，さまざまな領域の臨床的徴候を生じうる．新たな発見によって疾患の定義を見直すことは，適切な診断情報を提示できること，患者に対してより適切な治療法を提示できること，といった点において重要である．例えば，近年の膜性増殖性糸球体腎炎Ⅱ型における知見により，膜性増殖性糸球体腎炎Ⅰ型とは，はっきり区別できるようになり，今や dense deposit disease（DDD）[1]とよばれるようになってきている．両者は光学顕微鏡所見により，膜性増殖性糸球体腎炎という同一の疾患としてまとめられていたが，異なった免疫学的機序によって成立することが明らかになった．新たな情報により，糸球体疾患を分類しなおすことは，治療法を改善させる可能性を秘めている．

Ⅰ 病　因

糸球体症は，感染，薬物，毒物などの環境要因によって発症するものもあれば，代謝の変容，生化学的欠損，自己免疫，新生物などの内的要因によって発症するものもある．両者とも，潜在的な遺伝的素因と環境的要因が絡み合って形態的，臨床的な表現形態を呈している．特定の糸球体疾患とそれに対応する病因物質の関係がよく知られているものもある．例えば，薬剤性の膜性腎症などである．しかし，その発症機序は今もって明らかにされておらず，議論の余地がある．その他の疾患では，病因となる物質すら明らかになっていないことがある．たとえ，その物質の細胞障害の機序がよくわかっているとしても．糸球体症の病因物質に関する研究は今もって続いている．

表 15.1　糸球体腎炎の種類

病　名	主要症状
IgA 腎症および Henoch-Schönlein 紫斑病	顕微鏡的血尿，蛋白尿
ループス腎炎	顕微鏡的血尿，蛋白尿，腎炎症候群 ネフローゼ症候群
膜性増殖性糸球体腎炎	腎炎症候群
dense deposit 病	腎炎症候群
クリオグロブリン血症による腎炎	腎炎症候群
感染後糸球体腎炎	腎炎症候群
微小変化群	ネフローゼ症候群
巣状分節性糸球体硬化症	ネフローゼ症候群
膜性腎症	ネフローゼ症候群
アミロイドーシス	ネフローゼ症候群
細線維性糸球体腎炎，イムノタクトイド糸球体腎炎	ネフローゼ症候群
Wegener 肉芽腫症	急速進行性糸球体腎炎
顕微鏡的多発血管炎	急速進行性糸球体腎炎
Goodpasture 症候群	急速進行性糸球体腎炎

II　障害の臨床病理学的側面

糸球体は高度に組織化された構造をしており，免疫学的な糸球体障害は一般的に，さまざまな形態学的変化の１つに帰着する．同様に糸球体疾患の患者は，さまざまな臨床徴候の１つに合致する臨床所見を呈する．さまざまな病因による異なった疾患が糸球体障害により，類似の組織的，臨床的所見を呈することもある．逆に，全身性エリテマトーデス（systemic lupus erythematosus：SLE）の患者のように，同一の疾患をもっていながら，異なった臨床的，組織的形態を示すこともある．一般に臨床所見のみでは糸球体疾患を診断・治療するには不十分であり，腎生検が必要となる．腎生検では疾患の組織学的形態をきっちり分類するために，光学顕微鏡，電子顕微鏡，蛍光抗体法を用いて評価される．

糸球体疾患はいくつかの臨床的な症候群と関連している．ネフローゼ症候群（第 14 章参照）は一般的に，尿蛋白が 3.0 ～ 3.5 g/日以上のとき，と定義され（訳注：日本では 3.5 g/日以上），低アルブミン血症や高コレステロール血症を呈する．ネフローゼ症候群の患者尿中には通常，変形赤血球や赤血球円柱は含まれない．また，ネフローゼ症候群では，静脈血栓や感染のリスクが高くなっている．ネフローゼ症候群に準じる程度の蛋白尿（<3.0 g/日）を呈する患者もそれらのリスクはあるが，低アルブミン血症といったネフローゼ症候群のほかの徴候を呈することは少ない．腎炎症候群は通常，血尿，蛋白尿，変形赤血球，赤血球円柱を呈する症候群を指す．通常は蛋白尿を認めるが，その程度はさまざまで 3.0 g/日以下のこともあれば，10 g/日以上のこともある．糸球体病変の程度により，高血圧，浮腫，腎機能障害を呈しうる．後述するが，糸球体疾患といってもその徴候には非常に大きな違いがある．すなわち，ある１つの症候群であっても，さまざまな徴候や症状を呈することがある．

1. 免疫複合体

糸球体障害において非常に多くの細胞あるいは分子的機序が発見されてきているが，免疫複合体に関する障害がより多くの注目を集めるようになっている．このことは，糸球体が免疫複合体の主たる沈着部位であることが大きく関与している．免疫複合体の大きさと電荷は，抗原の性質（ただし，ほとんどの糸球体症においてその抗原は明らかになっていない），抗体のアイソタイプ，抗原に対する親和性，抗原と抗体の相対的な量的関係などによって決まっている．血液中を循環している

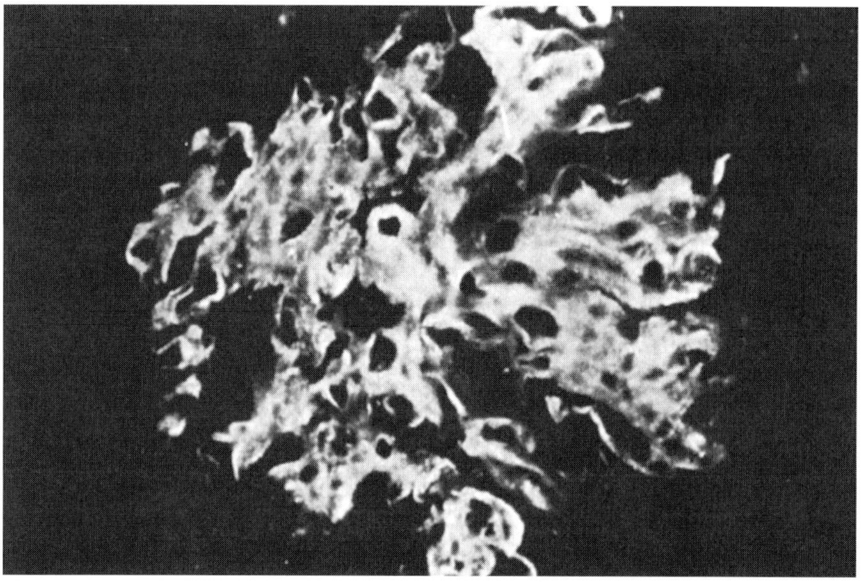

図 15.1 蛍光抗体法による染色では，メサンギウム領域を中心に，びまん性に粗い免疫グロブリンの沈着がみられる．この所見は，IgA 腎症を含む光学顕微鏡上，巣状あるいはびまん性のメサンギウム増殖性糸球体腎炎を示す疾患群に特徴的である．

免疫複合体は，腎臓内の豊富な血漿流量，高い糸球体内圧，毛細管の透過性，陽イオンの抗原を結合させる陰イオンの基底膜などの作用によって[2]糸球体内に捉えられる．免疫複合体は基底膜を通過できない大きさのため，メサンギウム領域や内皮下腔に沈着する傾向がある．また，糸球体内に発現している，あるいは捉えられている抗原と抗体が糸球体内で結合する，すなわち糸球体内局所(*in situ*)での免疫複合体が形成されることもある．対応する抗原に応じて，免疫複合体は糸球体内のどこにでも沈着しうる．例えば，足細胞上に発現している蛋白の M 型ホスホリパーゼ A_2 受容体に対する抗体が特発性膜性腎症の患者の内皮下腔に存在することが最近になって報告されている[3]．組織内での免疫複合体の沈着は基底膜と足細胞の間にもみられ，種々の免疫複合体に対応する抗原を同定することが疾患の機序を考えるうえで重要である．

免疫複合体は種々の炎症に関する因子の産生を引き起こす．補体の活性化により C5a や膜侵襲複合体(membrane attack complex)が産生される．また，免疫複合体は糸球体内の細胞あるいは浸潤細胞により，ケモカイン，プロスタグランジン，血小板活性化因子，坑凝固因子，接着分子などといったさまざまな病因物質を放出する．これらの物質は，炎症部位に白血球を遊走させることに関与し，遊走してきた多型核好中球，マクロファージ，T 細胞は，その後細胞障害に関与する種々の因子を放出する．

- **メサンギウム領域への免疫複合体の沈着(メサンギウム領域の拡大)血尿，蛋白尿**．IgA 腎症やループス腎炎などの疾患は，メサンギウム領域への免疫複合体沈着と関連がある(**図 15.1**)．免疫複合体の沈着は血尿，蛋白尿と関連しているが，ネフローゼレベルの蛋白尿や，腎機能低下はあまり典型例ではない．メサンギウム細胞の障害が，メサンギウム細胞増加，メサンギウム領域の拡大をもたらす．その後，糸球体硬化，ひいては不可逆的な腎機能障害へとつながっていく．
- **内皮下腔への免疫複合体の沈着(血管内増殖)腎炎症候群**．ループス腎炎，感染後糸球体腎炎，膜性増殖性糸球体腎炎などでは，免疫複合体は内皮下腔に沈着している(**図 15.2**)．ここで産生された活性化補体のフラグメントや炎症性因子は血流を介し，その部位に炎症を引き起こす．内皮下腔への免疫複合体の沈着は，管内増殖を引き起こす．糸球体毛細管は細胞増多像を呈し，糸球体毛細管内が，炎症細胞，内皮細胞で埋め尽くされたようにみえる．臨床的には腎炎症候群を呈し，糸球体病変の度合いと疾患の重篤度に関連がある．例えば，びまん性に糸球体が障害を受けてい

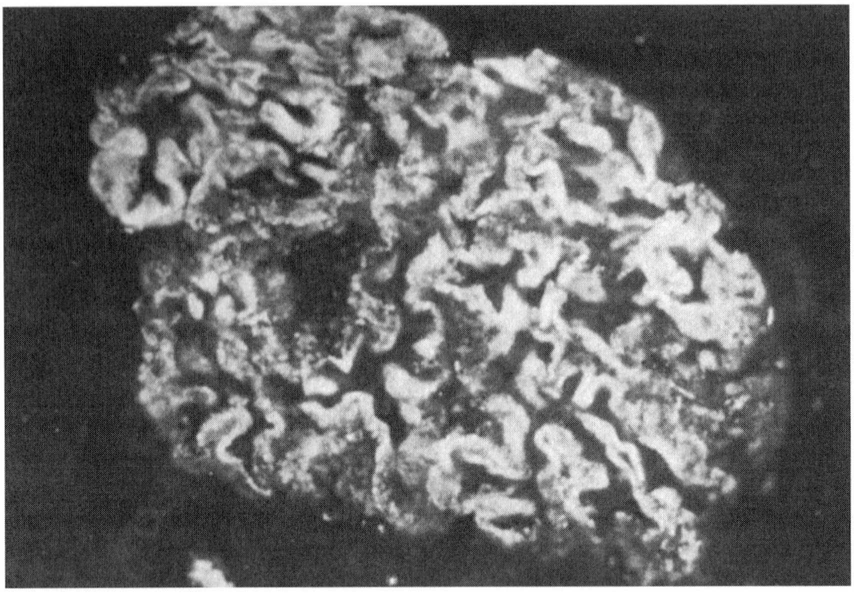

図 15.2 蛍光抗体法による染色で，糸球体基底膜に沿って顆粒状に免疫グロブリンの沈着がみられる．これは免疫複合体による腎炎に特徴的な所見である．顆粒状沈着に含まれる免疫複合体は，体循環中の抗体と，もともと糸球体係蹄壁に存在する抗原，あるいは糸球体外に存在するが係蹄壁との親和性があるためにトラップされてしまう抗原との相互作用の結果として，体循環のなかで形成され糸球体に沈着するか，あるいは局所(*in situ*)で形成されその場所にとどまる．

る場合には，巣状病変よりも腎機能の低下が大きい．しかし，臨床的なパラメータは基礎に存在する病変の重症度を予測するには信頼性が低い．

内皮細胞は免疫複合体がみられない病変でも主な障害部位となる．小血管の血管炎でも腎炎症候群を示す．腎生検にて“pauci-immune”型の所見が得られた場合であっても，抗体が発症機序に重要な役割を果たしているのは確からしいと考えられている(下記参照)．血栓性微小血管症もまた内皮細胞の障害を起こし，急性糸球体腎炎の徴候を呈する．

- **上皮下への免疫複合体の沈着(足細胞の障害)ネフローゼ症候群**．足細胞は糸球体濾過において高度に分化した重要な細胞であり，枝分かれが最終的に足突起となり，糸球体基底膜に結びついている．隣り合った足細胞からの足突起は互いに絡み合い，スリット膜によって分けられる．上皮下(つまり足突起と基底膜の間)に形成された免疫複合体は有足細胞を障害し，スリット膜を破壊して足突起の消失をもたらす．臨床的には，上皮下に免疫複合体が沈着した患者は，ネフローゼ症候群を呈し(**表 15.2**)，腎生検では膜性腎症のパターンを示す．上皮下の免疫複合体によって産生された炎症性因子は尿に排出され，白血球の浸潤や細胞増殖を促すことはない(**図 15.3**)．結果として血尿，膿尿，円柱は一般的にはみられない．
- **半月体形成性腎疾患(急速進行性糸球体腎炎)**．糸球体の半月体は毛細管外の凝集物であり，Bowman 嚢内に形成，毛細血管係蹄を圧排するものである(**図 15.4**)．細胞性成分と線維性成分からなり，前者は増殖した壁側上皮細胞，炎症性細胞，線維芽細胞などから構成されている．半月体は抗糸球体基底膜抗体腎炎や免疫複合体関連腎炎，pauci-immune 型小動脈血管炎といった，免疫の関与する多くの腎炎でみられる(**表 15.3**)．半月体形成は，強い炎症による障害が毛細管壁に生じ，血漿蛋白や細胞が Bowman 嚢内に流出してくることで起こると考えられている．腎生検所見において 25 ～ 50%以上の糸球体に半月体がみられるものは，原疾患によらず“半月体形成性腎炎”といわれており，急速な腎機能の低下，乏尿を引き起こし，さらには急性腎炎の徴候を示す．

表 15.2　糸球体腎炎におけるよくみられる病理所見と臨床所見との関連

病理学的所見	呈する症候	具体的な病名
メサンギウム領域の免疫複合体/メサンギウム領域の細胞増殖と拡大	顕微鏡的血尿，蛋白尿	IgA 腎症，ループス腎炎
内皮下の免疫複合体/管内の増殖性所見	腎炎症候群	MPGN，ループス腎炎
上皮下の免疫複合体/糸球体基底膜の肥厚	ネフローゼ症候群	膜性腎症，ループス腎炎
糸球体基底膜に沿った線状の Ig 沈着，あるいは pauci-immune 型，あるいは内皮下の免疫複合体を伴う半月体	急速進行性糸球体腎炎	Goodpasture 症候群，抗好中球細胞質抗体関連血管炎，ループス腎炎，膜性増殖性糸球体腎炎

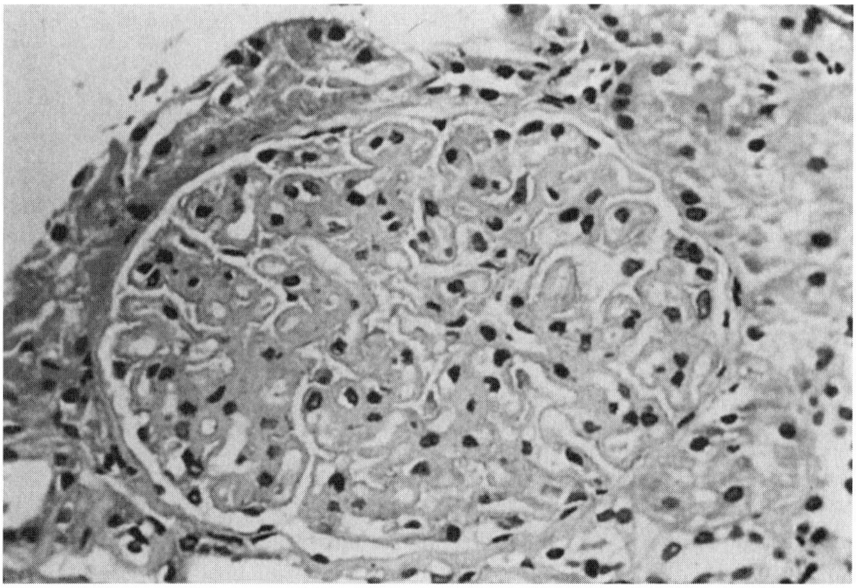

図 15.3　光学顕微鏡所見における膜性腎症である．炎症反応はなく，びまん性に係蹄壁の肥厚がみられるのが特徴である．

2. 尿細管間質の線維化

尿細管間質の障害は，そもそも糸球体が標的となっていると考えられる病的経過においてもよくみられ，糸球体病変よりも腎機能とよく相関する．すなわち，尿細管間質の線維化の程度によって糸球体疾患の長期予後をある程度予測することができる[4]．糸球体毛細血管と尿細管周囲毛細血管は血液の流れで連続しており，糸球体病変によって血流が低下すると，後者の血流も低下し，虚血に陥る．また実験では，トランスフェリンあるいは補体蛋白などの尿細管細胞に毒性のある物質も，変化した糸球体から濾過されるようになることが明らかにされている．これらのことが，異なる病因の糸球体疾患では病変の進展に共通のプロセスとして，重要である可能性がある．

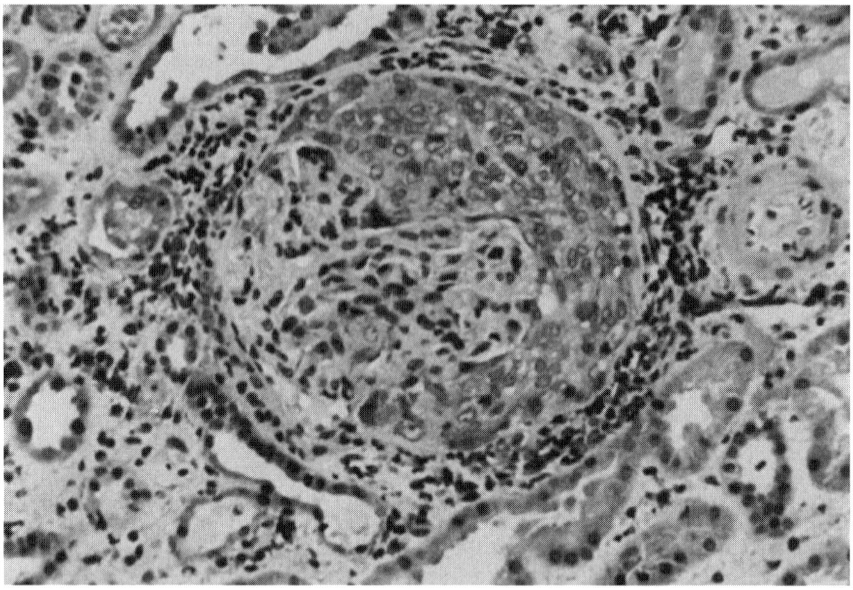

図 15.4 半月体形成性糸球体腎炎に特徴的な光学顕微鏡所見である．半月体形成，糸球体周囲の線維化など，顕著な管外の反応に伴う壊死性糸球体腎炎である．

表 15.3 半月体形成性糸球体腎炎の原因

一次性
● 抗糸球体基底膜抗体関連腎炎
● 免疫複合体関連腎炎
● “pauci-immune”型腎炎（抗好中球細胞質抗体関連血管炎）
● 膜性腎症
● 膜性増殖性糸球体腎炎
● dense deposit 病
● IgA 腎症
二次性
● 感染
感染性心内膜炎，溶連菌感染後糸球体腎炎，敗血症，B 型肝炎ウイルス（HBV）
● 全身性疾患
全身性エリテマトーデス（SLE），Goodpasture 症候群，Henoch-Schönlein 紫斑病，顕微鏡的多発血管炎，Wegener 肉芽腫症，クリオグロブリン血症，再発性多発軟骨炎，悪性腫瘍
● 薬物
allopurinol，rifampicin，D-penicillamine

Ⅲ 重要な臨床経過

1. 肺腎症候群

後述するが，Goodpasture 症候群や Wegener 肉芽腫症などの疾患は，肺と腎臓が同時に病変部位になる．また，重症肺炎では腎不全をきたすことがあるし，敗血症，うっ血性心不全の患者もしばしば肺と腎臓に同時に障害を呈する．しかし，Goodpasture 症候群や小血管の血管炎では早期の治療が非常に重要なポイントとなるため，こうした肺と腎臓に急性の病態を引き起こした患者では，詳しく検査を行うことが必要である．尿蛋白，活動性のある尿沈渣所見，血清学的検査のいずれも背景に存在する疾患を明らかにするうえで有用なことには間違いない．しかし確定診断のためには腎生検が必要になることが多い．

2. 担癌患者の糸球体疾患

糸球体疾患には悪性腫瘍と関連のあるものもある．全体的には癌患者全体での糸球体疾患の割合はまれであるが，ある種の糸球体疾患では，癌患者が比較的多くみられることがある．例えば，60 歳以上の膜性腎症の患者の 23％に固形癌がみられるとする報告があり[5]，膜性腎症では胸部 X 線写真や便潜血検査，大腸内視鏡検査などの基本的な癌スクリーニング検査が必要となる．また高齢の IgA 腎症でも固形癌の合併割合が高いという報告もある[6]．Hodgkin 病は微小変化群と関連がある．non-Hodgkin リンパ腫は半月体形成性糸球体腎炎などのいくつかの種類の糸球体疾患と関連があるといわれている．モノクローナルな免疫グロブリン沈着は，リンパ増殖性疾患によってしばしば起こる．これに関しては後述する．

3. 妊娠女性における糸球体疾患

第 13 章で述べたように，通常の妊娠においても腎生理ではいくつかの変化がみられる．慢性糸球体腎炎のなかには，妊娠によって増悪するものがあることはよく知られている．例えば，ループス腎炎は妊娠・出産する年齢の女性によくみられるため，妊娠中の腎炎の増悪はよくみられる．また，以前から罹患していた IgA 腎症，膜性増殖性糸球体腎炎，巣状分節性糸球体硬化症の患者では，妊娠を契機に高血圧やこれらの疾患の増悪がみられるとの報告もある．しかし，妊娠が本当にそれらの疾患を増悪させるのか，あるいは偶然の増悪が重なっただけなのかについては意見の一致をみていない．また，妊娠中は尿蛋白の増加を認めるが，これは血行動態の変化が大きな理由であり，腎疾患の増悪とは関係ないことが多い．しかし，病因によらず潜在的な高血圧や腎機能低下が妊娠によって増悪する危険は高い．妊娠高血圧腎症や HELLP（hemolysis, elevated liver enzymes, and low platelets；溶血，肝酵素上昇，血小板減少）症候群は妊娠における糸球体疾患である．ただし，ループス腎炎など元々腎疾患が存在していた場合は，その増悪との区別は困難であるし，もともと存在している腎疾患は妊娠高血圧腎症の危険を上昇させるため，その区別をなおさら困難にしている．

Ⅳ 一般的な治療の流れ

糸球体疾患は発症機序の点で多くのものを共有している．例えば，自然免疫と獲得免疫の関与などであるが，さまざまな疾患に対する分子病理学的な解明も着実に進んできている．しかし，今もって一般的に用いられる治療法は，広く免疫系全体を抑えるものばかりである（**表 15.4**）．しかし，こうした疾患で対象となる分子機構を限定した新たな生物学的製剤も進歩を遂げている．なお，免疫学的機序の関係している病態であっても，血圧を下げたり尿蛋白を減らすことはまた，基本的な治療として重要である．

Ⅴ 原発性（特発性）糸球体症

1. 微小変化群

微小変化群（あるいは Nil：nothing-in-light microscopy）あるいはリポイドネフローゼは，先進国における成人の原発性ネフローゼ症候群では 10 ～ 15％を占める疾患であり[7]，小児でもっともよくみられるネフローゼ症候群である．なお，微小変化群が独立した病態なのか，あるいは巣状分節性

表 15.4　糸球体疾患の治療に使われる主な薬物

免疫調節作用のある薬物	作用機序
グルココルチコイド	B 細胞および T 細胞の機能を抑制する．高用量の投与では，NF-κB に結合・不活性化することで炎症性サイトカインの産生を抑制する IκBa の産生を促す．細胞膜に結合している蛋白や細胞膜上に発現している受容体の作用に影響を及ぼす，細胞膜そのものに対する作用もあると考えられている
cyclophosphamide	DNA，RNA，蛋白に結合して架橋を形成することで，細胞死や細胞の機能を変化させるアルキル化薬である．好中球減少やリンパ球減少をもたらすことがある
mycophenolate mofetil	イノシン一リン酸デヒドロゲナーゼ阻害薬としてプリン代謝を抑制することにより，T 細胞および B 細胞の機能を抑制する
cyclosporine/tacrolimus	リン酸化酵素であるカルシニューリンを阻害することで，NFAT（nuclear factor of activated T cells）の移動を抑制，early cytokine genes の転写活性を抑制する．cyclosporine は足細胞機能を維持するアクチン細胞骨格を安定化する働きももつ
rituximab	マウス/ヒトのキメラ抗 CD20 モノクローナル抗体であり，B 細胞の機能を抑制する
azathioprine	プリン代謝を抑制することで，T 細胞および B 細胞の機能を抑制する
chlorambucil	DNA に架橋を形成するアルキル化薬で，B 細胞および T 細胞を減少させる
血漿交換	自己抗体や免疫複合体，クリオグロブリンや骨髄腫における L 鎖など，血漿から分子量の大きな物質の除去を行う．補充液が血漿である場合，血管内容量の増加をもたらすことなく，大量の血漿を輸注することが可能となる
eculizumab	補体蛋白である C5 に対するモノクローナル抗体であり，C5 の切断（活性化）を阻害し，最終的には，膜侵襲複合体（MAC）の生成を阻害する
免疫抑制作用のない薬物	**作用機序**
ACE 阻害薬/ARB	糸球体内圧を下げるが，抗線維化作用も示唆される
魚　油	エイコサペンタエン酸（eichosapentaenoic acid：EPA），ドコサヘキサエン酸（docosahexaenoic acid：DHA）は，シクロオキシゲナーゼやリポキシゲナーゼの基質として作用し，アラキドン酸に由来するものよりも，炎症惹起性が弱いメディエータを産生する
pentoxifylline	ホスホジエステラーゼ阻害薬で，組織壊死因子やその他サイトカインの抑制を通じて，細胞増殖，炎症，細胞外基質の増殖抑制を行う（訳注：日本では発売中止になっている）

糸球体硬化症の一亜型なのかは，専門家の間でも議論がわかれている．

成人では，微小変化群の診断は腎生検で行われる．光学顕微鏡や蛍光抗体法の所見では，変化はほんのわずかでほとんど目立たない．電子顕微鏡では，足細胞の癒合や消失がみられる．ただし，この所見は微小変化群に特異的なものではなく，診断時には他の疾患の除外が重要である．なお，巣状分節性糸球体硬化症の初期は病変が目立たず，一般に皮質髄質境界に近い，深い糸球体にみられることが多い．他の疾患の除外のためには，生検で採取した糸球体の数が重要である．腎生検で 10 個の糸球体を採取したとしても，35％の巣状糸球体硬化症を見逃す，という報告がある．20 個では 12％に減るとされる[8]．したがって，採取した糸球体が 20 個以下の場合は巣状分節性糸球体硬化症を見逃す可能性がある．また，まれな疾患ではあるが，C1q 腎症や IgM 腎症，一部の特発性メサンギウム増殖性腎炎も光学顕微鏡では何の変化もみられないことがある．こういった場合には，蛍光抗体法に頼ることになる．

1）発症機序

微小変化群も巣状分節性糸球体硬化症も，臨床的側面や発症機序は似通ったものがあり，異なった疾患なのか，あるいは同一の疾患の両極端な例をみているのかは，今もって議論されている．両者の

表 15.5　二次性の微小変化群をもたらす疾患

新生物	Hodgkin 病，non-Hodgkin 腫，膵癌，肺癌，アレルギー性で変容した免疫応答
薬　物	非ステロイド性抗炎症薬，抗生物質，lithium，D-penicillamine

発症機序は似ており，単一の免疫学的機序をもっているといわれることは驚くに値しないことである．1970 年代に，まず微小変化群の発症における T 細胞の関与が推測され，最近になってそれを支持する仮説が打ち立てられている．T 細胞から産生される可溶性の“透過性亢進”因子〔Th-2(helper T cell 2：ヘルパー T 細胞 2)の産生するインターロイキン 13[9]と考えられている〕によって，毛細管壁あるいはスリット膜の大きな蛋白を通過させないという機能を障害する可能性が示唆されている．

2) 二次性病変

微小変化群は大部分が原発性であるが，わずかであるが二次性に発症するものも見受けられる(**表 15.5**)．薬物，悪性腫瘍，感染，環境中のアレルゲン，その他の糸球体疾患によっても発症すると考えられている．

3) 臨床像

成人の場合，軽度の腎機能障害を伴った突然発症のネフローゼ症候群を呈することが多い．3.5 g/日以上の多量の尿蛋白，低アルブミン血症，脂質異常症，浮腫を呈し，高血圧も一般的にみられる．顕微鏡的血尿はまれならずみられる．また最近では 20%の患者が，初発時に急性腎障害(acute kidney injury：AKI)を呈しているとの報告もある[10]．

4) 予　後

一般に成人発症の微小変化群の予後は良好で，最初のステロイド治療(次の「5)治療」の項参照)にどのように反応するか，と関連している．現在では，すべての患者で診断と同時に治療が始まっているが，古いデータでは，20 ～ 65%は自然寛解するというものもある[11,12]．成人の場合，小児に比べて反応がゆっくりで，寛解導入までに 3 か月以上を要することも珍しくない[10,12]．治療を受けた 70%以上の患者で完全寛解する[10]が，再発もよくみられており，60 ～ 75%は少なくとも 1 回は再発し，30 ～ 40%は複数回の再発があるとされる[10,12]．急性腎障害(AKI)を呈した患者も，治療とともに元の腎機能に戻るとされ，末期腎不全にまで陥ることは少ないが，ステロイド抵抗性の症例の場合，末期腎不全にいたる報告もある[12]．しかし，そのような場合，再生検によって巣状分節性糸球体硬化症であると判明することもある．当初の微小変化群が巣状分節性糸球体硬化症に変化したのか，あるいは最初の生検の際に深いところの糸球体までが採取されずに微小変化群と誤って診断されたのかは，議論の余地がある．

微小変化群の小児が成人に達した際の再発率や予後に関してはまだ報告が少ない．ステロイドに反応した小児を対象とした報告では，6 歳以下での発症，小児期の重篤な症状，頻回再発，頻回の免疫抑制剤使用などでは，成人後も再発例が多いという．しかし，これらを多変量解析で検討すると，最終的には小児期の再発回数のみが，成人後の再発の予測因子になっている[13]．

重篤なネフローゼ症候群では，静脈血栓や感染といった腎外症状も引き起こしうる(第 14 章参照)．これらの障害は合併症や死亡率に影響する．

5) 治　療

成人の微小変化群の治療に関する大規模無作為化対照試験は今のところない．治療の指針となっている文献の多くは小児科領域のものである．prednisolone(訳注：原書では prednisone が用いられているが，日本では prednisolone が用いられている)が成人の微小変化群に使用されている[14]が，完全寛解までは 3 か月近く要するのが大部分である．ステロイドの投与量，治療期間，減量の仕方は，専門家によって異なっており，一般的には，1 mg/kg/日を連日，あるいは 2 mg/kg/日を隔日の prednisolone 投与が 2 か月間行われ，その後，完全寛解に到達したらゆっくり減量を始めるという方法がとられている．2 か月で完全寛解に到達しなければ，連日高用量ステロイドが継続し，4 か月経過しても寛解に到達しない場合はステロイド抵抗性と判断し，他の薬物を使用する．その際には，cyclophosphamide，tacrolimus，cyclosporine，mycophenolate などが一般的に用いられる．いずれの薬物もステロイド依存性あるいは抵抗性の患者に有用ではあるが，1 つの薬物が他の薬物を上回るという信頼しうる無作為化対照試験の報告はいまだにない．

再発もまた多いが，初回にステロイドの反応性が良好な場合，再度ステロイドを使用しないという理由はないので，多量のステロイド投与が短期間で行われることが一般的である．頻回再発の症例には，少量ステロイドを長期間にわたって使用することが広く行われており，また上述したようなその他の免疫抑制剤も，頻回再発例にはよく用いられる．

2. IgM 腎症

IgM 腎症は，メサンギウム領域に IgM と補体の沈着するまれな疾患である[15]．光学顕微鏡ではほとんど所見がないものから，メサンギウム細胞の増殖を示すもの，さまざまな程度の糸球体硬化を伴ったメサンギウム領域の増大を示すものまで多々存在する[15]．電子顕微鏡所見では，メサンギウム領域に高電子密度沈着物が観察される．IgM 腎症が独立した疾患なのか，微小変化群あるいは巣状分節性糸球体硬化症において二次性に IgM が沈着したものなのかは，専門家の間でも意見が分かれている．通常，ネフローゼ症候群の症状を呈するが，血尿や程度の軽い蛋白尿を示すこともある[15]．IgM 腎症の免疫抑制剤に対する反応性は一般に，微小変化群に比して悪い[16]．

3. C1q 腎症

C1q 腎症もまた，光学顕微鏡では微小変化群との鑑別が重要になるまれな疾患である．光学顕微鏡では，変化のないもの，メサンギウムの増殖を示すもの，巣状分節性糸球体硬化症，増殖性腎炎のようにみえるものなどさまざまである[17,18]．蛍光抗体法では，C1q はメサンギウム領域において全例で染まり，ほとんどの場合メサンギウム領域において IgG，IgM，C3 の染色も認められる．IgA や C4 が染まることはまれである．電子顕微鏡所見では，メサンギウム領域，内皮下，上皮下に沈着がみられ，足細胞は消失している場合としていない場合の両方がある[17]．症状はネフローゼ症候群および血尿であり，通常，腎機能は低下していないが，診断時にすでに腎不全をきたしていたとの報告もある．C1q 腎症も，独立した疾患なのか，微小変化群や巣状分節性糸球体硬化症の一亜型なのかは議論が分かれている．治療は組織型に応じて行い，巣状分節性糸球体硬化症の型を呈するものは末期腎不全のリスクが高いとされている．

4. 巣状分節性糸球体硬化症

巣状分節性糸球体硬化症は，米国においてネフローゼ症候群のもっとも多い原因の 1 つであり，末期腎不全にいたる原発性糸球体疾患のなかでも，もっとも多いものである[19,20]．微小変化群と徴候が似ていることもあり，専門家の間でも異なる疾患なのか，微小変化群が重篤化して巣状分節性糸球体硬化症に陥るのかについては議論が分かれている．巣状分節性糸球体硬化症は，他の糸球体腎炎と同様に，腎生検で診断される非特異的なパターンの糸球体障害である．原発性のものと二次性のものとがあり，前者では他の糸球体腎炎，糸球体硬化を起こす全身性病変，家族性の巣状分節性糸球体硬化症[21]を除外する必要がある．後者は主に，糸球体内圧の上昇，遺伝性疾患，あるいは他の糸球体腎炎に共通の組織学的終末像である機能的・構造的変化の結果起こる．

巣状分節性糸球体硬化症は，光学顕微鏡所見でもいくつかの形態学的亜型が存在する．一般的にすべてではないが，いくつかの(巣状)糸球体が，分節状に虚脱し，毛細管の硝子体様物質によって部分的に閉塞し，糸球体が硬化するのが特徴である．硝子化は滲み出した血漿蛋白によって形成され，硬化領域のなかにみられる細胞成分を含まない物質であり，かつては巣状分節性糸球体硬化症に特徴的な所見と考えられていたが，現在では必ずしも診断に必須ではないとされている．メサンギウム細胞の増加がみられることもあり，尿細管の萎縮，間質の線維化がしばしばみられる．蛍光抗体法では，有意に染まるものがないか，あるいは硬化した病変にIgMやC3の沈着がみられることもある．電子顕微鏡では，足細胞の消失が認められるが，原発性のものに比して二次性のものでは，その程度が弱いとされている[22,23]．

巣状分節性糸球体硬化症には5種類の亜型が報告されている．古典的な巣状分節性糸球体硬化症，collapsing variant，tip variant，perihilar variant，cellular variantの5種類である[24]．それぞれ異なった所見を呈し，治療に対する反応性も異なる(下記の「3)臨床像」と「4)予後」の項参照)．collapsing variantは分節状あるいはびまん性に糸球体基底膜がさざ波様変性(wrinkling)あるいは，ひだを形成(folding)し，足細胞の肥大も伴って，あたかも半月体(pseudocrescent)のようにみえる[25]．tip variantは近位尿細管に隣り合う部分にある糸球体の“tip”の近くに硬化病変が存在する[26]．perihilar variantは血管極の周辺に硝子化がみられるもので，糸球体の血管極の近くに硬化病変が存在する[26]．この所見は，二次性の巣状分節性糸球体硬化症によくみられるが，それは血管極の部分の糸球体毛細血管内圧の上昇によると考えられている．cellular variantは，管内血管増生をきたし，毛細血管内腔を閉塞するものである[21]．collapsing variantと非常に所見が似ており，両者の間に違いはないとする病理学者もいる[21]．巣状分節性糸球体硬化症患者で腎移植後，再発した症例を調べたところ，81%が移植前と同じパターンの病変であったとの報告があり，これらの亜型の存在を支持するものとなっている[27]．

巣状分節性糸球体硬化症の硬化していない糸球体では，ほかに所見を呈さない．1つでも分節状に硬化した糸球体が存在すれば，診断するには十分である．一般に，巣状分節性糸球体硬化症患者の腎生検において，20個の糸球体が採取されていれば，9割以上の確率で診断できる[28](逆に，前述のように，採取された糸球体の数が少なければ，硬化した糸球体が含まれないこともあり，適切に診断されないこともある)．また，巣状分節性糸球体硬化症の病変は，糸球体内の，皮質髄質境界に近い深部から始まるので，生検の際には，この部分の十分な検索が重要になる．

1) 病　因

巣状分節性糸球体硬化症においては足細胞が疾患の焦点のようで，この足細胞の障害から巣状分節性糸球体硬化症型の障害が始まると考えられている．特発性の巣状分節性糸球体硬化症では微小変化群と同様に，血液中を循環している透過性を亢進させる液性因子，おそらくサイトカインが，足細胞の障害に最初にかかわっている[29]．血液中の因子が発症にかかわっているがために，巣状分節性糸球体硬化症の末期腎不全患者が腎移植を受けた後も，比較的早期に移植腎に同様の所見が現れると考えられている．

近年，足細胞の非筋肉性ミオシンⅡAをコードしている*MYH9A*という遺伝子が，特発性の巣状分節性糸球体硬化症および，HIV関連の巣状分節性糸球体硬化症に関連のあることが明らかになってきており，さらに，アフリカ系アメリカ人に巣状分節性糸球体硬化症が多い理由の一部も説明がつくと考えられている〔訳注：これは最近の研究により誤りだったことが判明した．HIV関連腎症の訳注(p.605)を参照〕．巣状分節性糸球体硬化症のそのほかの遺伝子変異にもいくつか知られている．

また，二次性巣状分節性糸球体硬化症においても，足細胞の障害は病因として重要で，他の糸球体が失われたり障害されたりして，残りの機能している糸球体が代償性肥大することによっても，足細胞の障害は生じる[22]．そのような糸球体の肥大により，足細胞同士の結合や，足細胞と基底膜との結合が消失し，そこから足細胞の剥離・喪失につながっていく．炎症細胞の浸潤や，細胞外基質の蓄積，元々の腎細胞の増殖，そしてサイトカインが硬化性変化にかかわっている[30]．

2) 二次性巣状分節性糸球体硬化症

巣状分節性糸球体硬化症は，さまざまな種類の疾患に続発して生じる．構造的あるいは機能的な

表 15.6　二次性巣状分節性糸球体硬化症をもたらす原因

● ウイルス	HIV，パルボウイルス B19
● 薬　物	pamidronate disodium
● 糸球体過剰濾過や腎細胞の減少に対する構造・機能的適応	逆流性腎症，腎乳頭壊死，鎌状赤血球症，コレステロール塞栓症，片側腎低形成，肥満，低出生体重児
● その他糸球体疾患	微小変化群，糖尿病性腎症，膜性腎症，炎症性の糸球体疾患の回復過程

適応，遺伝的疾患，ウイルス感染，薬物，そして他の糸球体疾患の終末の表現型として生じうる(**表 15.6**).

3) 臨床像

巣状分節性糸球体硬化症はいずれの年齢層にも起こりうる疾患であり，人種的にはアフリカ系アメリカ人により多くみられる傾向がある．原発性巣状分節性糸球体硬化症では，多くの場合にネフローゼ症候群として急性に発症し，下腿浮腫，低アルブミン血症，多量の蛋白尿を呈する．高血圧を合併することもよくみられる．腎機能は，診断がついた段階で低下しはじめていることが多い．顕微鏡的な血尿がしばしばみられる．二次性巣状分節性糸球体硬化症では，特発性に比してネフローゼレベルの蛋白尿は少ないことが多い．高血圧や腎機能低下を同様に呈する．

なお，前述の 5 種類の亜型のうち，tip lesion variant，collapsing/cellular variant は，他のものに比べ尿蛋白量が多く[31, 32]，さらに，collapsing/cellular variant は初診時に，より腎機能が低下していることが多いとされている[31]．

4) 予　後

無治療の場合には，巣状分節性糸球体硬化症は往々にして末期腎不全に陥る．免疫抑制剤を用いて完全寛解あるいは部分寛解にでも持ち込むことができれば，予後は大幅に改善することが期待できる[33]．診断のついた時点で尿蛋白が多量であったり，すでに血清クレアチニンが上昇していたりした場合には，予後の厳しいことが予想される．亜型別にみると，“tip” variant はもっとも治療に反応して予後もよいが，collapsing/cellular variant の場合は予後は不良である．他の腎疾患同様，間質の線維化の程度は予後を大きく示唆している．なお特発性巣状分節性糸球体硬化症の場合には，腎移植後も，再発しうることはよく知られている．

5) 治　療

特発性巣状分節性糸球体硬化症の場合は免疫抑制剤による治療が行われる．ネフローゼレベルの蛋白尿を呈している特発性巣状分節性糸球体硬化症には，強力な免疫抑制療法が行われるが，すでに腎機能が低下している場合には，こうした治療は慎重に検討されるべきである．特発性巣状分節性糸球体硬化症の初期治療で，もっとも望ましい治療について検討した大規模無作為化対照試験は存在しないが，prednisolone を体重あたり 1 mg から投与開始し，それを 16 週間継続した後，反応をみながら徐々に減らしていくという方法がもっともよい初期治療であると，多くの専門家の意見は一致している[34]．診断基準は若干異なる場合もあるが，通常，完全寛解は 1 日の尿蛋白が 300 mg 以下になった場合とされ，また不完全寛解は尿蛋白が少なくとも当初の半分以下になった段階と定義される．治療を受けた患者の半数程度が少なくとも不完全寛解にいたるとされている[33]．大量のステロイドの使用が困難な場合は，cyclosporine と少量ステロイドの併用が行われているが，再発率は高いとされている．

完全寛解あるいは不完全寛解の後に再発してネフローゼレベルの蛋白尿を認めた場合には，初回治療時の副作用が軽度ならば再度ステロイドが使用されることが多い．副作用が厳しい場合には，上述のように cyclosporine と少量ステロイドの併用が行われる．なお，用語についてであるが，“ステロイド依存性”はステロイド投与中に再発した場合に，“ステロイド抵抗性”は 12 〜 16 週間の十分なステロイド治療にもかかわらず，蛋白尿がほとんど変化しない場合，あるいは不完全寛解の基準を満たさない場合にそれぞれ用いられる．

ステロイド依存性あるいはステロイド抵抗性の巣状分節性糸球体硬化症では，cyclosporine に低用量の prednisolone の併用が勧められる[35,36]．治療抵抗性の病態には，他の薬物の使用成績が報告されているが，データは少なく主に症例報告による結果である．他の治療に抵抗性，あるいは cyclosporine が使用できない場合には，小規模な研究ではあるが mycophenolate mofetil（MMF）の使用が効果的であるとされている[37]．

免疫抑制療法以外では，レニン・アンジオテンシン系抑制薬（アンジオテンシン転換酵素阻害薬あるいはアンジオテンシン受容体拮抗薬）はすべての特発性あるいは二次性の巣状分節性糸球体硬化症で使用すべきである．血圧は良好にコントロールされるべきであり，スタチン製剤による脂質コントロールも行わねばならない．

5. 膜性腎症

膜性腎症は原発性ネフローゼ症候群の最大の原因の 1 つである．多くが病因の明らかでない，いわゆる特発性であり，腎生検によって診断される．光学顕微鏡所見では，ほぼすべての糸球体に基底膜の肥厚がみられるのが特徴である．早期には，糸球体は光学顕微鏡では正常にみえるが，病態の進行に伴い糸球体の慢性的な硬化あるいは尿細管間質の変化がみられるようになる．蛍光抗体法では基底膜に沿って顆粒状に IgG，C3 の沈着が認められ，電子顕微鏡所見では上皮下への高電子密度物質の沈着，足細胞の癒合，基底膜の肥厚がみられる．病勢が進行すると沈着物の間にいわゆる“スパイク”を形成するようになる．

特発性膜性腎症と二次性膜性腎症との区別は困難であるが，2 つを区別するのに役立つ生検所見がある．特発性のものでは，dense deposit（高電子密度沈着物）の沈着はほぼすべて上皮下の基底膜内部にみられるのに対し[38]，二次性のものでは，しばしばメサンギウム領域や内皮下腔にみられたりする（これは原因となる免疫複合体が血液中を循環していることを示唆している）[38]．また，尿細管基底膜への IgG の沈着は，特発性ではほとんどみられないのに対し，ループス腎炎などではしばしばみられる[38]．

1）病　因

膜性腎症は免疫複合体関連疾患であり，免疫蛍光染色や電子顕微鏡所見で上皮下に免疫複合体の沈着がみられる．Heymann の腎炎ラットモデルの結果から，他所で形成されて上皮下に沈着した抗原であれ，上皮下に元々存在する抗原であれ，それらと体内を循環する抗体との間で，免疫複合体が糸球体内局所（*in situ*）で形成されることが，膜性腎症の原因であると強く考えられるようになった．特発性膜性腎症の具体的な抗原は不明であったが，近年それがホスホリパーゼ A_2 受容体であることが示唆されている[3]．足細胞表面に発現している酵素の 1 つであるニュートラルエンドペプチダーゼに対する抗体が，胎盤を通過して胎児に膜性腎症を引き起こしている，という報告もみられる[39]．

膜性腎症における上皮下の免疫複合体は，自身が補体を活性化するにもかかわらず，糸球体毛細管内の血液と直接の接触はない．補体の古典的経路，第二経路の活性化が起こることで，膜侵襲複合体（C5b-9）が足細胞の細胞膜へ挿入され，細胞溶解を起こさない程度の傷害を足細胞に与える．そして膜侵襲複合体が炎症性メディエータの産生を促し，糸球体障壁の破壊を通じて蛋白尿が出現する[40]．

2）二次性膜性腎症

膜性腎症のうち二次性のものはおよそ 25 ～ 35％程度を占め，頻度としてはやや子供と高齢成人に多い傾向がある（**表 15.7**[41]）．そして，二次性膜性腎症のうち 85％は感染，新生物，全身性エリテマトーデス（SLE）に続発して発生するものである[41]．感染は，B 型肝炎ウイルス（hepatitis B virus：

表 15.7　二次性の膜性腎症をもたらす原因

新生物	肺癌，大腸癌，乳癌，胃癌，膀胱癌，甲状腺癌，前立腺癌，膵臓癌，腎臓癌，悪性黒色腫，Hodgkin 病，non-Hodgkin 腫，慢性リンパ性白血病
感染症	B 型肝炎ウイルス(HBV)，C 型肝炎ウイルス(HCV)，ヒト免疫不全ウイルス(HIV)，住血吸虫症，梅毒，フィラリア
自己免疫性疾患	全身性エリテマトーデス(SLE)，関節リウマチ，混合性結合組織病，Sjögren 症候群
薬　物	非ステロイド性抗炎症薬(NSAID)，金製剤，D-penicillamine，captopril，probenecid，clopidogrel，抗 TNF 製剤
その他全身性疾患	サルコイドーシス，鎌状赤血球症，血液幹細胞移植
その他の腎疾患	多発性嚢胞腎

HBV)，C 型肝炎ウイルス(hepatitis C virus：HCV)，ヒト免疫不全ウイルス(human immunodeficiency virus：HIV)，梅毒，住血吸虫，マラリアなど多岐にわたる[38]．また，少数ながら高齢者において膜性腎症が癌に続発して発生することもあり，これは主に固形腫瘍によるが，血液腫瘍でも一部に見受けられる[38]．また，膜性腎症に関連のある薬物や毒物は非常に多岐にわたり，penicillamine，金製剤，非ステロイド性抗炎症薬(nonsteroidal anti-inflammatory drug：NSAID)，captopril，抗腫瘍壊死因子(anti-tumor necrosis factor：抗 TNF)製剤，水銀，formaldehyde などが知られている[38]が，こうした薬剤誘発性膜性腎症の発症機序はいまだ不明である．血液幹細胞移植や，移植後の移植片対宿主病(graft-versus host disease：GVHD)が膜性腎症を引き起こすこともある．腎移植後に，移植腎に新たな膜性腎症が発生することもある．さらに，サルコイドーシスや，Sjögren 症候群，ある種の甲状腺疾患などといった他の自己免疫性疾患に続発して発症した例の報告もある[38]．

3) 臨床像

膜性腎症はほぼすべての年齢層で起こりうるが，30 ～ 40 歳代に多い傾向がある．人種差は認められていないが，罹患率は男性が女性のおよそ 2 倍である[42]．ほぼ患者の 70%ではネフローゼ症候群を呈し，高度の蛋白尿，低アルブミン血症，浮腫を認める[43]．脂質異常もしばしばみられる．それ以外の患者では，蛋白尿の程度は軽度である．臨床症状は徐々に出現することが一般的で，その速度は dense deposit(高電子密度沈着物)の沈着する速度に一致するのかもしれない．顕微鏡的レベルの血尿はよくみられるが，肉眼的な血尿や赤血球円柱などはまれである[43]．診断時に腎機能は正常であることが多く，またほとんどの場合に血圧も高くない．補体価は通常，正常である．二次性膜性腎症の場合，原疾患に応じた臨床所見や検査所見の異常を呈する．また，診断時に癌合併の事実が判明しているのはおよそ半数であるとされ，残りは癌と診断される前に膜性腎症と診断されている[44]．すなわち，膜性腎症と診断された時点で，年齢に応じた癌のスクリーニング，あるいはもし症状がある場合にはその症状について直接的な評価をすべきであることがわかっている．また，膜性腎症は，糖尿病性腎症，IgA 腎症，巣状分節性糸球体硬化症，半月体形成性糸球体腎炎などとの合併もしばしば報告されている．

4) 予　後

診断から 5 年以内に，およそ 50 ～ 60%の患者は無治療であっても寛解あるいは不完全寛解にいたるとされる．しかし，治療も行わず寛解もしない場合は，15 年以内に腎機能低下をきたす[45,46]．腎機能低下のリスクファクターは，50 歳以上，男性，1 日 8 g 以上の尿蛋白，診断時にすでにクレアチニン上昇が認められていることが主にあげられる[47,48]．組織学的には，糸球体瘢痕化や間質の線維化の進行が，腎機能低下の予後予測因子になりうる[49]．尿中の IgM，IgG，β_2-ミクログロブリンの排泄比が予後を予測する因子として検討されているが，しかし，これらの試験は広く日常臨床で使用可能な検査ではない．膜性腎症に対する治療薬の副作用や，どの患者群を治療するべきか決定が困難であるという現状を勘案し，『トロントの糸球体腎炎の登録ネットワーク』は以下のようなリスクによる患者の分類を行っている[47]．腎機能が正常であり，1日尿蛋白が4g以下，ここ半年で腎機能の変化を認めていない場合には，長期予後は良好でリスクは低いと考えられる．診断時に腎機能は正常でここ半年でも変化はないが，1日尿蛋白が4～8g程度の場合は，中等度のリスクでおよそ55%の確率で腎機能が低下するとされる．8g以上の1日尿蛋白がみられる場合は，腎機能のいかんにかかわらずリスクは高く，80%近くの確率で腎機能が低下していくとされている．ネフローゼ状態を一度も呈さなかった場合，あるいは完全寛解を維持できている場合は，腎予後は良好である．また，不完全寛解であっても長期予後は良好とされている[50]．

5) 治　療

膜性腎症の患者はすべて血圧と蛋白尿の両者をコントロールするためにレニン・アンジオテンシン・アルドステロン(renin angiotensin aldosterone：RAA)系阻害薬の投与が必要である．脂質のコントロールも同様に必須である．先に述べたように，それらに免疫抑制療法を追加するかどうかは，次に記すような患者の腎機能低下のリスクに応じて決定する．すなわち，低リスクと判断された場合には，経過を追っていくことは必要であるが，免疫抑制療法は必要でないとする意見が多い．しかし，1日尿蛋白が4g以下にならないような中等度のリスクの患者の場合は，免疫抑制療法を行う必要がある．cyclophosphamideとステロイドの併用，あるいはカルシニューリン阻害薬とステロイドの併用がよく行われる．前者の場合，主として半年間の治療が行われ，1，3，5か月目にステロイドの投与を行い，残り2，4，6か月目にcyclophosphamideの投与を行うという治療法が用いられる．もし，当初の治療で効果がみられない場合，別の治療を行うことが勧められる．高リスクの患者では，3か月たっても蛋白尿が改善しない場合，腎機能が低下してきてそれが膜性腎症によると思われる場合などには，免疫抑制療法が行われる．この場合にも治療は，主にcyclophosphamideとステロイドの併用，あるいはカルシニューリン阻害薬とステロイドの併用が行われる[46, 51～53]．

寛解後の再発は，cyclophosphamide投与の行われた患者では30%に，カルシニューリン阻害薬の投与の行われた患者では40%に認められる．再発後の治療に対する統一見解はいまだないが，初回治療の反応性や忍容性，あるいは副作用をどれだけ少なくできるかを鑑みて，同じ治療を再度行うかあるいはもう1つの別の治療法を試みるかを決定する．

治療抵抗性患者とは，cyclophosphamideやカルシニューリン阻害薬の投与が行われたにもかかわらず，反応のない患者である．こうした治療抵抗性の患者に関しても，その次に行うべき治療に関する統一見解がないのが現状である．こうした患者にrituximabの効果を示唆する報告がある[54]．一方，MMFの投与も試みられているが，その効果はさまざまである[55, 56]．

二次性膜性腎症では，薬物が原因となっている場合にはその中止が，また原疾患の治療が奏効すればそれにより，ネフローゼ症候群の改善がよくみられる．

6. 膜性増殖性糸球体腎炎

膜性増殖性糸球体腎炎は腎生検所見による形態的特徴で定義される疾患である．メサンギウム基質の増生と，メサンギウム細胞の増加を伴い，糸球体が分葉化してみえるのを特徴とする[57～59]．糸球体係蹄壁のなかにメサンギウム細胞が入り込むことによって，基底膜が割れたようにみえ，PAM(periodic acid methenamine silver)染色では基底膜の“二重化(double contour)”として観察される．そしてメサンギウム細胞の嵌入と内皮下への免疫複合体の沈着によって係蹄壁の肥厚がもたらされる．免疫染色では，係蹄壁に沿ってC3の沈着およびIgGの顆粒状の沈着がほぼ全例でみられる．

電子顕微鏡所見では2つの亜型が報告されている．膜性増殖性糸球体腎炎Ⅱ型は基底膜へのdense deposit(高電子密度沈着物)の沈着を特徴とする[60]．光学顕微鏡所見ではⅠ型と似た所見ではあるが，Ⅰ型にみられない他の所見もみられる[61]．最近では，Ⅱ型はⅠ型とは切り離してdense deposit

病(DDD[1])として捉えるべきであるとの考え方が主流になってきている(dense deposit 病に関しては後述). またⅢ型はⅠ型と似たような光学顕微鏡所見を呈するが，上皮下に免疫複合体の沈着が豊富にみられ，基底膜の破壊を伴っているものである[62,63]. ただし，これに関してはⅠ型の亜型をみているにすぎないとの意見もある[62].

膜性増殖性糸球体腎炎Ⅰ型は原発性糸球体腎炎のなかではまれな部類に属し，慢性感染症，クリオグロブリン血症，自己免疫性疾患，悪性腫瘍，鎌状赤血球症などの患者で免疫複合体が沈着して起こることもある(**表 15.5**). この形態的特徴は，メサンギウム毛細血管性糸球体腎炎ともよばれる[64]. 小児から若年成人に発症することが多く，糸球体腎炎のうち5%程度を占める.

1) 病　因

膜性増殖性糸球体腎炎の患者では，血液中に免疫複合体が検出されることが多く[65]，その内皮下あるいはメサンギウム領域への沈着こそが，原発性や続発性双方の膜性増殖性糸球体腎炎Ⅰ型の病態において要になると考えられている. 免疫複合体が補体系や免疫グロブリンの受容体(Fc受容体)を活性化し，好中球や単球を動員する. 活性化した炎症細胞が活性酸素や蛋白分解酵素を放出し，補体などとともに係蹄壁の傷害をもたらす. 血小板も遊走し，走化性因子や成長因子などの放出を通じて，糸球体傷害に関与していると考えられている. 膜性増殖性糸球体腎炎の患者では血小板数は減少し，寿命も短縮していることが多い. このことからも，血小板が疾患において重要な役割をもっていることが示唆されている[66]. サイトカインや成長因子によって，メサンギウム細胞の増殖やメサンギウム基質の増生がもたらされると考えられている.

膜性増殖性糸球体腎炎Ⅰ型ではしばしば低補体血症を呈し[58]，それは免疫複合体による補体(C3, C4 など)の消費を反映している. 補体古典的経路の構成因子の先天的な欠損は，免疫複合体の可溶化や除去を妨げ，免疫複合体に起因する疾患を引き起こす要因となる[67]. ある1つの家系において，常染色体優性遺伝を示す膜性増殖性糸球体腎炎が同定されており[68]，それは，補体調節蛋白をコードしている chromosome 1q の領域と関連があることが判明した. 補体調節因子の1つである補体受容体1は，免疫複合体の除去と強く関係がある. すなわち，免疫複合体を除去したり，免疫複合体による補体活性化を調節したりする能力の遺伝的変異は，この疾患の形成に大きく関与している.

原発性膜性増殖性糸球体腎炎と二次性膜性増殖性糸球体腎炎における糸球体傷害の仕組みは，一見すると似ているが，標的抗原は異なっていると考えられている. 原発性のものでは，その抗原はいまだに明らかになっていないが，近年，発症頻度が減少しているのは事実である[18,69]. 原発性膜性増殖性糸球体腎炎が減少している理由の1つに，C型肝炎やクリオグロブリン血症などによる二次性膜性増殖性糸球体腎炎の診断がきちんと行われるようになったということはあるだろう. 将来的には，現段階では原発性と考えられているものが，何らかの感染に続発していることが判明するかもしれない. また，内因性の抗原に対する免疫応答の異常が，一部の膜性増殖性糸球体腎炎の原因となっていること[70]が証明される日が来るかもしれない.

2) 二次性要因

光学顕微鏡所見で原発性膜性増殖性糸球体腎炎と同様の傷害パターンを示すものが，感染，自己免疫性疾患，悪性腫瘍に続発することがある(**表 15.8**). 過去に“原発性”膜性増殖性糸球体腎炎と診

表 15.8　二次性膜性増殖性糸球体腎炎をもたらす疾患

自己免疫性疾患	全身性エリテマトーデス(SLE)，Sjögren 症候群，関節リウマチ，補体制御蛋白の遺伝子変異
新生物	形質細胞異常症，白血病，リンパ腫，黒色腫
感染症	慢性細菌感染，C 型肝炎ウイルス(HCV)，B 型肝炎ウイルス(HBV)，ヒト免疫不全ウイルス(HIV)，コクサッキーウイルス，Epstein-Barr(EB)ウイルス

断されても，その後に，例えばC型肝炎ウイルス(HCV)感染やその他全身性疾患に関連する糸球体傷害であると判明する例も数多い．多くの場合,糸球体病変は免疫複合体が継続して供給されるために生じる．その原因は，液性免疫があるにもかかわらず存在する感染症や，内因性の抗原に対する抗体が免疫複合体を形成する自己免疫性疾患，あるいは血液系の悪性腫瘍などに求めることができる．

3) 臨床像

膜性増殖性糸球体腎炎では，腎炎症状とともにネフローゼ症候群を呈することも多く，時に急速進行性糸球体腎炎様の経過を辿ることもある．顕微鏡的血尿を呈するが，肉眼的血尿もまれではない．原発性膜性増殖性糸球体腎炎は，一般には腎臓に限られた疾患であるが，全身倦怠感，食欲不振，体重減少を呈することもある．高血圧や貧血はしばしばみられ，低補体血症は膜性増殖性糸球体腎炎I型においてよくみられる．C3の低下はおよそ患者の70%にみられ，C4の低下もよく認められる．

4) 予　後

無治療の膜性増殖性糸球体腎炎の自然経過はさまざまである．自然軽快することはまれであり，ほとんどの場合，蛋白尿は一貫して存在する．腎機能は緩やかに低下していくが，急速に悪化する時期もある．無治療の場合，腎臓の10年生存率は50%程度であるとする報告もある[71]．なお，膜性増殖性糸球体腎炎I型の経過がさまざまであり，小規模の臨床試験しか存在していないことから，治療によって予後が改善するかどうかの見極めは困難である．しかし，小児において対照試験ではないが，治療によって腎臓の10年生存率が75%に改善したという報告もある[72]．一般に腎機能の予後予測因子は，ネフローゼレベルの蛋白尿，尿細管間質の線維化，診断から1年間の腎機能低下の度合いであるとされる[73]．

5) 治　療

以下のような非特異的治療が行われる．まず血圧のコントロールを行い，尿蛋白のある患者では，レニン・アンジオテンシン・アルドステロン(RAA)系阻害薬を用いる必要がある．また，ネフローゼ症候群の合併症も治療する必要がある．

膜性増殖性糸球体腎炎I型の小児にステロイドを使用したところ予後が改善したという非対照研究の報告もあるが，効果は限られており，ステロイドの副作用を正当化するものではないとの意見も根強い．小児にステロイドを使用する際には，prednisolone 40 mg/m^2 隔日で治療する．重篤な場合には高用量で2年間継続し，20 mg/m^2 まで漸減し，以降は長期間にわたり維持する．成人の場合，有効であったという報告はさらに少ないが，重症例において prednisolone 1 mg/kg/日の投与を6か月行う価値はある．また，aspirin，dipyridamole などの抗血小板薬も有効である可能性が指摘されている[74]．なお，膜性増殖性糸球体腎炎患者での他の免疫抑制剤の使用を支持する比較対照試験はない．ステロイド抵抗性の症例に mycophenolate mofetil(MMF)を投与したところ有効であったという報告もあるが，無作為化試験は現在のところ存在しない．

7. dense deposit 病

dense deposit 病とは，糸球体基底膜への dense deposit(高電子密度沈着物)の沈着あるいは，糸球体基底膜が高電子密度に変化するという所見がみられる疾患[61]である．従来，膜性増殖性糸球体腎炎の1亜型と考えられ，膜性増殖性糸球体腎炎II型とよばれていた．しかし，膜性増殖性糸球体腎炎は別個のメカニズムで生じるものであり[1]，また電子顕微鏡で dense deposit の沈着を認め(dense deposit 病に特徴的である)それが光学顕微鏡では必ずしも膜性増殖性糸球体腎炎の像を呈するとは限らないという知見が集積されている[61]．

C3NeF という自己抗体がある．C3 腎炎因子(C3 nephritic factor)といわれており，補体の第二経路における C3 変換酵素を安定化させる作用がある．それによって補体を活性化するのであるが,

dense deposit病の85%以上でこのC3NeFの存在が確認でき，活動性がある場合80%以上は血液中のC3値が低下している事実がある．しかし，C3NeFの病理学的意義はいまだはっきりしない．すなわち，C3NeFはdense deposit病に特異的な因子であるわけではなく，またその力価が病勢や予後を反映しているわけでもない[75]．しかし，補体の第二経路の制御ができなくなることこそがdense deposit病の根本である，とするデータが遺伝性疾患の解析や動物実験などでも得られるようになってきている．実際，膜性増殖性糸球体腎炎の患者には，第二経路を制御する液性因子であるH因子の遺伝子変異がみられる症例もある．C3NeFをもつ患者では，このC3NeFが存在することで，第二経路の活性化を制御できなくなっている可能性が極めて高い．動物実験モデルで，血漿中で補体の活性化が制御されなくなって形成されるC3bの代謝産物(iC3b，C3c，C3dg)が糸球体基底膜上に沈着し，腎傷害をもたらしたという極めて優れた報告がある[76]．dense deposit病患者の腎生検では，C3沈着の様子こそ多岐にわたるが，C3の活性化産物は，一貫して多量に存在していることが認められる[61]．

dense deposit病は現段階では予後不良な疾患であり，診断から10年以内に半数以上が末期腎不全に陥るとされる[1]．治療としては，ことに補体制御蛋白に変異があるか，あるいはC3NeFが陽性の場合には，血漿交換を選択する．もちろん，基礎的治療としてレニン・アンジオテンシン・アルドステロン系阻害薬の投与などが行われる[77]．また，この疾患の病態が明らかになるにつれ，補体の阻害薬が有効な治療法になると期待されるようになってきている．

8. IgA腎症

IgA腎症は免疫複合体による糸球体腎炎で，全世界でもっとも頻度の多い疾患である．米国や西欧ではそれぞれ，糸球体腎炎の10%，30%の割合であるが，日本や中国，韓国などでは糸球体腎炎のほぼ50%を占めるようになっている[78,79]．

IgA腎症の診断は腎生検で行う．これまで，IgA腎症の予後判定マーカーの有効性が血液中，尿中の両者において検討されてきた．それらには血清中のIgA/C3比[80]や，尿プロテオミクス[81]，血漿ガラクトース欠損IgA値[82]などが含まれるが，IgA腎症の診断では，十分な感度あるいは特異度を有するかどうかについての，より大規模な検討は行われていない．IgA腎症は，免疫複合体の関連する糸球体腎炎のいかなる組織学的所見も呈しうる[83]．それは，光学顕微鏡レベルでは変異の認められないものから，メサンギウム増殖性腎炎，増殖性腎炎，半月体形成性腎炎などである．光学顕微鏡所見による分類は，Haas，Lee[84,85]らによるものも含めいくつか存在するが，最近では，ループス腎炎のWHO分類によく似たものも用いられている．しかし，これらの組織系分類が，IgA腎症の予後規定因子になるかどうか，あるいは治療法の選定において有用であるかどうかは結論が出ていない[86]〔訳注：2009年にOxford分類(Working Group of the International IgA Nephropathy Network and the Renal Pathology Society. *Kidney Int.* 2009)が発表され，現在ではこの分類法が主流である〕．

古典的には，IgA腎症は光学顕微鏡所見においてメサンギウム細胞の増殖とメサンギウム基質の増大を特徴としている[83,86]．半月体形成はまれではないが，華々しい半月体形成はまれである[83]．免疫染色ではメサンギウム領域にIgA_1優位のIgAの沈着がみられ，比較的少量のIgGやIgMの沈着もしばしば伴う．C3の沈着や電子顕微鏡所見でメサンギウム領域に免疫複合体の沈着がみられるのも典型的である．

IgAの沈着は，主に移植腎生検において，症状のないときから認められることがわかっている[87]．現在までその病的意義は不明である．また，菲薄基底膜病やループス腎炎，微小変化群，Wegener肉芽腫症，糖尿病性腎症など他の糸球体腎炎でもIgAの沈着が認められることがわかっている．IgA沈着そのものは，非特異的な現象で現疾患との関連性は乏しい可能性が高いが，本当のところの意義，あるいは治療・予後判定などの臨床への応用についてはほとんど明らかになっていない．

Henoch-Schönlein紫斑病は全身性の血管炎で，IgAを含んだ免疫複合体の沈着を特徴とする疾患である．血小板減少を伴わない明瞭な紫斑(白血球破壊性血管炎；leukocytoclastic vasculitis)や多発関節炎，腹痛，腎症状を伴う．この腎所見は，IgA腎症のものとほとんど区別がつかず，病態もIgA腎症と類似していると考えられている．Henoch-Schönlein紫斑病は主に小児にみられる疾患であるが，成人症例では腎障害が重篤になりうる[88]．成人や小児その双方において自然軽快する症例も多いが，重篤なあるいは持続的な腎不全を呈し，治療を要することも多い(下記「5)治療」の項参照)．

1) 病　因

IgA腎症の最初のステップは，メサンギウム領域へのIgAの沈着(通常はIgA_1の重合体)によって始まる．腎移植後にIgA腎症が再発することから，局所におけるIgAの産生ではなく，体循環のIgAが関与していることが示唆される．重合したIgA_1が多くみられる形質細胞は，IgA腎症患者では骨髄や扁桃でよくみられる[89,90]．多くの研究から，IgA腎症では血清IgA値の上昇がみられるものの，それだけでIgA腎症の発症にはいたらないことが判明している．IgA腎症では，陰性荷電をもち，λ-軽鎖をもったIgAが過剰発現しており，IgA_1のヒンジ部の*O*-glycanのガラクトース化に異常があり，その結果切断されたような*O*-glycanの頻度が増えている[77]．この*O*-glycanの変化は，抗原が出会いIgA産生へとB細胞を成熟させクラススウィッチが入って初めて明らかとなってくるものである[91]．実際，IgA腎症でみられるIgAは抗原との結合能力が低く，容易には血中から除去されず，いつまでも体循環のなかにいるという特徴をもつ．糖鎖に変化をきたしたIgA_1は，自己凝集しやすく，抗原と抗体からなる免疫複合体を形成しやすい傾向がある．また，シアル酸とガラクトースの数が変化しているため，細胞外基質の成分であるフィブロネクチンやⅣ型コラーゲンと結合しやすい傾向があり[77]，IgA_1を含む免疫複合体はメサンギウム領域に沈着しやすくなる．糸球体へのIgAの沈着に対する反応はさまざまであり，どの要因がそうした反応に影響を与えているかも不明である．半月体を形成するような場合を除いて，一般にIgA腎症では細胞浸潤は必ずしも認めない．このことから，メサンギウム細胞と補体とが傷害にかかわっている可能性が示唆される．メサンギウム細胞は形質転換を経て，炎症誘発性・線維化促進性細胞へと変化する．その結果，細胞外基質の成分や腫瘍成長因子β(tumor growth factor-β：TGF-β)，血小板活性因子，IL-1β，IL-6，その他のサイトカインやケモカインの産生[77]が亢進する．また，IgAは補体のマンノース結合レクチン経路あるいは第二経路を介した活性化も促し，最終的に膜侵襲複合体(membrane attack complex：MAC)の形成を通じて，細胞傷害に寄与している．

2) 二次性IgA腎症

特発性IgA腎症(Henoch-Schönlein紫斑病を含む)は，二次性IgA腎症よりもはるかに頻度が高い．IgAの沈着は，肝硬変，HIV，セリアック病，リウマチ因子陰性の関節炎，悪性腫瘍などでも認められる．しかし，多くの場合こうした他の疾患に関連するIgAの沈着では，尿所見も穏やかであり通常，無症状である．ただし，HIV関連IgA腎症は例外で，より典型的な像を呈する．二次性IgA沈着は，上記疾患に関連して過剰に流血中に存在するポリクローナルIgAに曝されることが一因であると考えられている．

3) 臨床像

IgA腎症はどの世代にも起こりうるが，若年成人の発症が典型的である．白人やアジア人では男性に多いことが特徴であり，黒人の発症頻度はそれらよりもずっと少ない．典型的には，IgA腎症が発見される過程は3つに分けられる[92]．症例のほぼ半数では主に上気道感染に続いて肉眼的血尿を呈するエピソードがある．このような場合には側腹部痛を呈することがあり，それは腎臓の浮腫や，被膜の伸展を反映していると考えられる．微熱を伴うこともある．それ以外の30～40%の症例では，検診などで顕微鏡的血尿および軽度の蛋白尿が指摘される．こうした例でも肉眼的血尿が認められることもある．残る10%以下の症例ではネフローゼ症候群や急速進行性糸球体腎炎をきたすことがきっかけで発見される．こうした患者でもしばらく前から疾患は存在していたが，見出されていなかっただけであると考えられる．

まれではあるが半月体を形成したり，重度の血尿から尿細管閉塞や赤血球による尿細管障害をきたし，急性腎不全を呈することもある．血尿による腎障害の場合，完全には回復しなかったとする報告もある[93]が，回復可能であることが多い．

4）予　後

かつては比較的予後良好な疾患と考えられていたが，疾患についての研究が進み，より長期にわたり多くの患者の予後調査が可能になったことから，今ではおよそ症例の半数が，緩徐にではあるが末期腎不全に陥ることが判明してきている[94]．1日尿蛋白 0.5 g 以上，診断時にすでに血清クレアチニンの上昇を認めるものや高血圧を呈するものでは，長期的に腎不全に陥るリスクが高いと考えられるが，IgA 腎症のすべての徴候が腎不全にいたるリスクと関連する[95,96]．先に述べたように，いくつかの IgA 腎症の組織分類が提唱されている．しかし組織所見における糸球体硬化，尿細管間質病変は不良な予後と強い関連を認める[95,96]．近年，C4d がメサンギウムに染まらない IgA 腎症は予後良好であるとする知見もある[97,98]．IgA 腎症に遺伝的要因がかかわっているか否かについては議論の分かれるところであるが，症状のあるなしを別にすれば，IgA 腎症が原因で末期腎不全に陥り腎移植を受けた症例は，IgA 腎症の再発が起こりうるという事実がある．

5）治　療

治療は重篤度に応じて行うが，一定の見解の一致が得られている治療法はいまだに存在しないのが現実である．これは IgA 腎症の進行が緩徐であり，その進展度合いは，個々の患者のその後の経過によっても，さらに影響を受けるということに起因している．

血尿単独，あるいは軽度蛋白尿，正常腎機能の場合は，レニン・アンジオテンシン・アルドステロン系阻害薬を用いて，頻回の経過観察のみとすることが多い．1日尿蛋白が 0.5 g を超えるような場合は，尿蛋白を減らす程度までにレニン・アンジオテンシン・アルドステロン系阻害薬を増量する．尿蛋白を減少させるだけで，末期腎不全に陥るリスクを大幅に減らしうることが判明している[99]．魚油（ω-3-多価不飽和脂肪酸）を大量に使用することで腎機能低下を抑制できるかどうかに関しては両方の結果があり，議論の分かれるところであるが，忍容性があればレニン・アンジオテンシン・アルドステロン系阻害薬に加えることを勧める専門家も多い．

血清クレアチニンや蛋白が増加し進行性の病変を認める患者には，尿蛋白を減少させ腎機能が低下しないようにステロイド投与が行われる[100～102]．methylprednisolone によるパルス療法を行い，その後経口の prednisolone 投与の併用か，あるいは経口 prednisolone 投与のみが行われる．

ステロイドのみの治療に反応しなかった場合，あるいは初診時にすでに病勢が進行していた場合は，経口で cyclophosphamide とステロイドの併用が蛋白の減少あるいは腎臓の長期予後改善を目的に行われる[103]．また，半月体を形成するような症例や，急速進行性糸球体腎炎を呈するような症例の場合は，ステロイドや cyclophosphamide のパルス療法を行い，その後 MMF や azathioprine の投与を行う[104,105]．またより実験的な治療にはなるが，扁桃摘出や低抗原食も試みられている．

Ⅵ 多臓器疾患に関連した糸球体症

1．溶連菌感染後糸球体腎炎

1）臨床像

溶連菌感染後糸球体腎炎（poststreptococcal glomerulonephritis：PSGN）は典型的には急性糸球体腎炎を呈し，β-溶連菌に感染後数週間以内に発症する．腎病変は咽頭炎後か溶連菌の皮膚感染後にみられることがある．大半の PSGN 症例の原因は A 群連鎖球菌で，ある特定の細胞壁構成蛋白（M 蛋白と T 蛋白）が腎炎惹起性抗原として関連づけられている．PSGN 症例は散発性であることもあれば伝染性であることもある．いずれの場合でも小児のほうが成人よりも罹患することが多く，また男性のほうが女性よりも若干罹患率が高い．先行感染は臨床的に明らかでないこともある．

患者の臨床像は通常，浮腫，血尿，蛋白尿（通常はネフローゼ以下のレベル）である．尿沈渣はほとんど必ず“活動性”のある所見を示し，変形赤血球の存在が糸球体疾患であることを示唆する．腎不全に進展して乏尿をきたすこともある．多数の半月体を伴う急速進行性糸球体腎炎像をきたすこともあるが少数である．高血圧はよくみられる．患者は高血圧から二次的に痙攣発作を起こすことがあるが，これは脳血管炎による場合もある[106]．

PSGN の患者は通常，何らかの腎機能障害を呈する．活動期の患者の 90%以上で補体 C3 の低下を認める[107]．C4 成分は通常正常であり，第二補体経路が活性化されていることに合致する．血清学的にはストレプトリジン〔抗体は，抗ストレプトリジン O（antistreptolysin：ASO）．以下同じ〕，ヒアルロニダーゼ〔抗ヒアルロニダーゼ（antihyaluronidase：AHase）〕，ストレプトキナーゼ〔抗ストレプトキナーゼ（antistreptokinase：ASKase）〕，ニコチンアミドアデニンジヌクレオチダーゼ〔抗ニコチンアミドアデニンジヌクレオチダーゼ（anti-nicotinamide-adenine dinucleotidase：anti-NAD）〕加水分解酵素，デオキシリボヌクレアーゼ B（DNAase B）に対する抗体が検出されることがあり，補助的診断となる[108]．しかしこれらの抗体は，抗生物質治療を受けた患者では検出されないことがある．

腎生検では通常，PSGN は管内増殖性糸球体腎炎像を呈する．病変は“滲出性”と表記されることが多く，これは糸球体に多核好中球が多数存在するからである．経過とともに多形核白血球は少なくなるが，単核球が糸球体内にみられるようになる．糸球体内部にフィブリン血栓や壊死部分がみられることもある．蛍光抗体所見で陽性となるのは IgG か IgM が多い．C3 陽性はメサンギウム領域と毛細血管で必ず認められる所見である．これにより，“星を散りばめたように（starry-sky pattern）”細かく散在する沈着物か，あるいは“花輪状（garland pattern）”の大きな沈着物が糸球体係蹄壁に形成される[109]．ラクダのこぶ状の大きな上皮下沈着物である“hump”を電子顕微鏡で認めるのが典型的である（**図 15.5**）．メサンギウム領域と内皮下に沈着物を認めることもある．

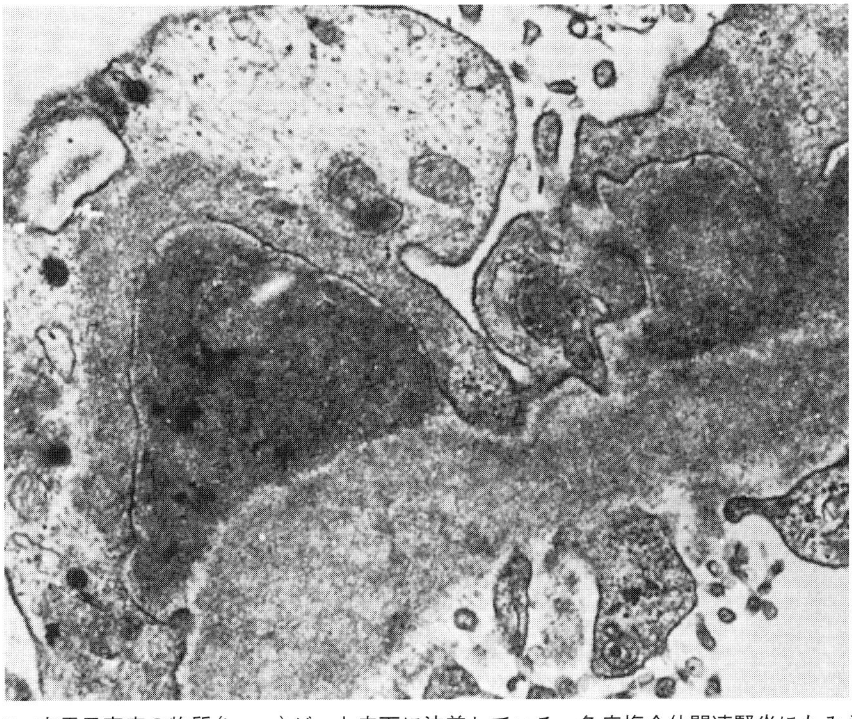

図 15.5　高電子密度の物質（hump）が，上皮下に沈着している．免疫複合体関連腎炎にもみられるものであるが，溶連菌感染後びまん性血管内増殖性糸球体腎炎に特徴的である．

2) 病　因

連鎖球菌の２つの分子が，PSGN を発症させる可能性がある分子として同定されている．nephritis-associated plasmin receptor（NAPlr）と streptococcal pyrogenic exotoxin B（SPEB）である[110]．これらの成分は直接的に補体第二経路を活性化しうる．さらに，これらは免疫沈着物の抗原となり，糸球体係蹄壁に沈着することもある．循環中にクリオグロブリンとリウマチ因子を認めることもよくあり，これらの抗体が糸球体傷害に関与している可能性も示唆される．

3) 予後と治療

重度の腎機能障害をきたした患者でも通常，PSGN は自然治癒し，腎機能は数週間以内に正常化する．しかし，蛋白尿と血尿は，数か月，時には数年遷延することもある．"花輪状"の沈着物を認めた生検例では，蛋白尿が遷延する可能性が高くなる．PSGN はごくまれにしか末期腎不全を引き起こさないが，患者のなかには高血圧や慢性腎臓病を発症する者もある．成人では小児よりもおそらく慢性腎臓病になりやすい．ステロイドや免疫抑制剤の投薬により予後が改善したことを支持する研究は存在しない．症例報告では，半月体形成を認めた重症患者でステロイド治療の恩恵を受けたという報告は複数あるが，比較試験は存在しない．

2. 細菌感染

細菌感染によって急性糸球体腎炎が起こることがある．報告で多いものには，細菌性心内膜炎（亜急性と急性のもの），慢性脳室シャント感染，膿瘍，細菌性肺炎などが含まれる．心内膜炎に関連した糸球体腎炎の疫学は最近変化してきている．その変化とは，緑色連鎖球菌（*Streptococcus viridans*）などの亜急性細菌性心内膜炎を引き起こす微生物に対する予防と治療が向上したことで，これに関連した糸球体腎炎は減少してきているが，黄色ブドウ球菌（*Staphylococcus aureus*）による急性細菌性心内膜炎による糸球体腎炎は増加してきていることである．

1) 臨床像

感染による急性糸球体腎炎に罹患した患者は血尿と蛋白尿を呈する．糸球体病変がびまん性であれば，ネフローゼ症候群や肉眼的血尿，腎機能障害に進展することもある．全身症状としてよくみられるのは，発熱，紫斑，関節痛である．ほとんどの例で糸球体免疫沈着物によって腎病変が引き起こされる．免疫沈着物の場所によって病理所見や臨床症状が決まることがある．通常，増殖性パターンが光学顕微鏡所見でみられ，蛍光抗体所見では，C3 沈着を伴う糸球体沈着物が認められる．通常，血清 C3 の低下を急性活動期に認めるが，メチシリン耐性黄色ブドウ球菌（methicillin resistant *Staphylococcus aureus*：MRSA）による腹腔内膿瘍や血管外感染では C3 は正常である．感染関連糸球体腎炎では，循環中と沈着物中にクリオグロブリンをしばしば認める．これまでの症例では，慢性細菌感染や結核感染が AA アミロイドーシスのかなりの原因を占めていたが，近年の症例では感染に伴う AA アミロイドーシスはまれである[111]．

2) 予後と治療

中等度に障害された腎機能は普通，背景にある感染が治療されるに伴い，改善する．しかし，半月体病変や重度の腎機能障害を伴う患者では，抗生物質治療を行っても，進行性の腎機能障害をきたすことがある．免疫抑制剤や血漿交換の有効性は確かではなく，原因となる感染症が完全にコントロールされない限りはこれらの治療を始めるべきではない．

3. HIV 関連糸球体疾患

HIV 感染患者は末期腎不全の少なくとも 2%に及ぶ[112]．HIV 感染に関連した腎疾患の頻度は，高活性抗レトロウイルス療法(highly active antiretroviral therapy：HAART)時代以前では不明である場合が大半である．しかし，小規模の欧州における剖検時の調査で，後天性免疫不全症候群(acquired immunodeficiency syndrome：AIDS)の白人患者のうち43％に腎病変が認められた[113]．多くの最近の研究(HAART時代)では，HIV感染患者の20％近くが慢性腎臓病(chronic kidney disease：CKD)に罹患していると推定された[114～116]．アフリカ系のHIV患者では特に末期腎不全に進行するリスクが高い[117]．

HIV関連糸球体疾患には3種類あり，HIV関連腎症(HIV associated nephropathy：HIVAN)，HIV免疫原性腎炎，それにHIVに続発する血栓性微小血管症(thrombotic microangiopathy：TMA)がある[118]．ここではHIVANとHIV免疫原性腎炎について述べる．血栓性微小血管障害については本章の他の部分(後出「10．血栓性微小血管症」)で詳述されている．他のHIV/AIDS合併症として含まれる薬剤関連腎障害，悪性腫瘍，代謝異常，偶発性感染症に続発する急性腎障害によって腎疾患を発症することもあり，他の章に示されている．

1）HIV関連腎症

HIV関連腎症(HIVAN)はHIV感染患者の腎生検像としてもっともよくみられ，ほぼ60％に及ぶ[119]．米国ではHIVANは，黒人のなかで3番目の末期腎不全の原疾患であり，他の国においてもHIVANはアフリカ系の人々に多いと報告されている．

光学顕微鏡所見として特徴的なものには虚脱型巣状分節性糸球体硬化症(collapsing FSGS)，足細胞の肥大，微小嚢胞性に拡張した尿細管を伴う尿細管萎縮，リンパ球浸潤がある．蛍光抗体所見は通常，非特異的である．電子顕微鏡所見でみることがある内皮の管状網状封入体(tubuloreticular inclusion)は，血清インターフェロンレベルが高いことに相関する．

▒ 病　因

HIVANの正確な病態はわかっていないが，腎臓の糸球体内皮細胞や上皮細胞，メサンギウム細胞，尿細管細胞などの腎固有の細胞にウイルスが感染することに起因すると考えられる．HIVが存在することがまたサイトカインを放出し，このなかの線維芽細胞成長因子(fibroblast growth factor：FGF)やTGF-βがマトリックス蓄積，線維化，尿細管障害につながり，HIVANの病理所見へつながる[120,121]．HIV遺伝子産物は直接，細胞周期を進めることが可能なため，上皮細胞が脱分化し虚脱化することとなる[122]．

HIVANの有病率がアフリカ系アメリカ人で高いことは，遺伝的要因も関与していることが示唆される．腎臓の足細胞に発現している非筋肉ミオシンⅡAをコードする*MYH9*遺伝子の多型が最近報告された〔訳注：最近の大規模な研究により，実際の責任遺伝子座は*MYH9*ではなく，その近傍の*ApoL1*であったことが判明した(Genovese G et al. *Science* 2010；Tzur S et al. *Hum Genet.* 2010)〕．この多型による遺伝子間あるいは遺伝子環境間の相互作用によって，遺伝傾向の一部が説明できるかもしれない[123]．

▒ 臨床像

HIVANはどの人種でも発症するが，典型的にはアフリカ系の人々に発症する疾患である．HIVANは古典的にはCD4数が少なくHIVウイルス量が多いHIV/AIDSの後期で発症する．しかしCD4数が保たれてウイルス量が検出以下でも，HIVのどの時期にでも発症する可能性がある．HIVAN患者は典型的には大量の蛋白尿と低アルブミン血症，腎機能障害，時に浮腫を呈する．顕微鏡的血尿が存在することもある．エコーでは，両腎は腫大しエコー輝度が上昇していることが多い．これは，生検でみられるリンパ球浸潤と尿細管拡張と合致する．驚くことに，血圧は通常正常であり，これはHIVANで報告がある塩(Na)喪失に伴うものかもしれない．HAART時代では，重症の臨床所見を呈するHIVANはまれになってきている．

■ 予　後

HIVANが初めて報告されたときの予後は惨たんたるもので，月単位で末期腎不全に進行した．HAART時代になり，HIVANが末期腎不全に進行する速度は40％程度減速した[117]．HAARTによりHIVANの発症が抑えられるという報告も複数存在する[124]．

■ 治　療

後ろ向き試験と非対照化試験結果しか存在しないが，HAARTがHIVANの第一選択療法として推奨されている[125]．レニン・アンジオテンシン・アルドステロン系阻害薬により腎予後が改善し，蛋白尿も減少したという小規模試験も存在するため，忍容される限り使用すべきである[126]．ステロイド薬やcyclosporineを含む免疫抑制剤も，HAARTやレニン・アンジオテンシン・アルドステロン系阻害薬治療に抵抗性の患者に使用されている[127]．

2) HIV免疫原性糸球体腎炎

剖検と生検調査で示されたHIV感染患者における免疫原性腎炎の頻度には幅があり，10～80％まで報告されている[128]．HIV関連免疫複合体糸球体腎炎の病理所見は，増殖性，ループス様(蛍光抗体所見でC1q，IgG，IgM，IgA，C3，λ，κが陽性)，混合増殖型，硬化型がある．膜性増殖性，IgA，膜性，筋原線維性，イムノタクトイド，あるいは感染後糸球体腎炎も報告されている[129]．C型肝炎やB型肝炎の同時感染がある場合はこれも考慮する必要があり，すでに述べてきたようなさまざまな病理所見を呈する可能性がある．

■ 病　因

HIV感染は，ポリクローナル性高ガンマグロブリン血症や循環中の免疫複合体形成につながる．これらの多くはHIVペプチドや関連抗体により構成される[130,131]．糸球体細胞上で*in situ*に抗原抗体複合体が形成されるか，糸球体細胞によって免疫複合体が捕獲されることにより，免疫反応が起こり，免疫複合体腎炎を引き起こす．

■ 臨床像

HIV免疫原性腎炎は白人とアジア人でより高頻度に発症する．患者は通常，高血圧，活動性の高い尿沈渣，蛋白尿，腎機能障害を呈する．血清補体低値がみられることもある．抗核抗体(antinuclear antibody：ANA)と二本鎖DNA抗体は典型的には陰性で，これらはループス様腎病理所見を呈する患者においても同様である．CD4数とHIVウイルス量は，病型や重症度の予測因子にはならないようである．

■ 予　後

HIV免疫原性糸球体腎炎の予後は未知の部分が多く，一般的には悪いとする文献が大半である．腎予後を規定する因子の一部として，腎生検時の線維化の程度と蛋白尿の量をあげている調査もある．

■ 治　療

HIV免疫原性糸球体腎炎に対する特異的治療についてはほとんどわかっていない．患者の多くに対し，レニン・アンジオテンシン・アルドステロン系阻害が蛋白尿減量目的に使用されているようである．高活性抗レトロウイルス療法(HAART)によって蛋白尿や腎予後が改善するかどうかについては結果が分かれている[132,133]．症例報告のなかには，免疫抑制剤を使用し，ある程度効果があったというものもある[134,135]．

4. C型肝炎ウイルス感染とクリオグロブリン血症

C型肝炎ウイルス(HCV)慢性感染は混合性クリオグロブリン血症の発症と強い関連があることが現在ではわかっており，クリオグロブリン関連腎症患者の90%以上にHCVの感染があるとの報告もある[136]．HCV感染はまたクリオグロブリンが存在しなくても糸球体疾患発症に関連することもわかっている．

1) 臨床像

クリオグロブリン関連腎症患者のほとんどは蛋白尿，血尿，血清クレアチニン上昇を呈する．発症様式はもっと劇症のこともあり，なかにはネフローゼ症候群とともに急激な血清クレアチニンの上昇を呈することもある．患者は通常，腎症を呈するときにはすでに血管炎の全身徴候を伴っている．よくある腎外所見と症状として境界明瞭な紫斑，関節炎，筋力低下などがある．高血圧も頻発する．病勢が活動的なときには血清C4値はほぼ全例で低値である[136]．クリオクリットについてはさまざまであるが，通常検出され，またリウマトイド因子も通常陽性である．

HCV感染はクリオグロブリンが陰性の場合でも，膜性増殖性糸球体腎炎の発症に関連する[136,137]．HCV感染では膜性腎症もみられることがあるが，この関連は確立したものではない．最近の報告によれば，HCV感染患者で腎疾患に罹患していても，その多くは腎疾患に気づかれないままであるという[138]．その研究ではC型肝硬変で肝移植を行った30人の患者について肝移植時に腎生検を行っている．クリオグロブリンは全例で陰性であったが，1例以外(29人)で糸球体病変の病理所見を認めた[138]．糸球体に免疫複合体沈着物を認めた25例のうち，10例では尿所見は正常であったことから，HCV感染患者における標準的なスクリーニング方法(尿検査，クリオグロブリン検査)では腎病変罹患の頻度や程度を過小評価する可能性がある．

2) 病　因

クリオグロブリンはHCV関連腎症の大半の患者で存在する[137]．患者の多くではII型クリオグロブリン血症〔クリオグロブリンは，モノクローナル抗体(通常IgM)がポリクローナルIgGに結合したもの〕を呈する．生検組織の検討によると，HCV複合体が糸球体毛細血管壁に存在することがわかっている[139]．さらに，HCV感染患者のクリオグロブリン中のIgMリウマトイド因子を投与することによって，マウスに腎症を引き起こすことができる[140]．これらからわかるのは，HCVを含むクリオグロブリンは免疫複合体沈着物を介した糸球体障害を引き起こし，これはクリオグロブリン中のIgM成分が，糸球体構成成分の標的に対する親和性をもつことによる可能性があるということである．

3) 予後と治療

クリオグロブリン関連腎疾患はさまざまな経過をとる．患者の約10～15%は自然軽快する．患者の30%では緩徐進行型の経過をとり，軽度な腎障害のみ残る．しかし，ある一定の症例は急性の経過をとり腎炎の増悪を認める[141]．背景にあるHCV感染をinterferon(IFN)αとribavirinにより治療することでクリオグロブリン血症の所見が改善することがある[142]．この治療によってウイルス治療が成功した患者では，蛋白尿が減少したという報告も複数みられる[143]．急性の経過で増悪した腎炎は抗ウイルス治療によっては改善しない．この場合，血漿交換，ステロイド投与，cyclophosphamide投与からなる強力な治療が病勢の鎮静化に効果的であることがある[144]．rituximab投与も血液検査所見と蛋白尿の量を改善するという報告もある[145]．

5. B型肝炎ウイルス感染

慢性B型肝炎ウイルス(HBV)感染はアジアとアフリカで多くみられ，これはHBV感染率がもっとも高く垂直感染ももっとも高い地域であるからである．急性HBV感染により血清病様の症候群や結節性多発動脈炎(polyarteritis nodosa：PAN)が起こる．後者では小中血管が障害される．結節性多発動脈炎では糸球体で虚血性変化がみられることがあるが，膜性病変や増殖性病変が起こることもある．HBVの慢性キャリア患者では，メサンギウム，内皮下，上皮下免疫複合体沈着物が形成されてくることがあり，これらではHBV関連抗原が糸球体にしばしば検出される[146]．メサンギウムと内皮下への沈着物により膜性増殖性糸球体腎炎が引き起こされる．上皮下沈着物によっては膜性腎症とそれに引き続くネフローゼ症候群が起こるが，この際にもメサンギウムと内皮下沈着物が一緒にみられることが多い．HBV感染はまたIgA腎症の発症にも関連している．interferonによるHBV治療により腎障害が軽快する可能性があり，lamivudineによる治療で腎障害が改善したという報告もいくつかみられる[147]．免疫抑制剤による治療は，腎障害を改善する可能性よりも肝病変を増悪させるリスクのほうが高いため推奨されない．

6. 慢性寄生虫感染

糸球体疾患はいくつかの寄生虫感染によっても引き起こされる．急性免疫複合体による糸球体腎炎がマラリア感染患者でみられることがある．さらに四日熱マラリア原虫(*Plasmodium malariae*)に感染した患者には慢性増殖性糸球体腎炎もみられる[148]．マンソン住血吸虫(*Schistosoma mansoni*)感染により免疫複合体関連腎炎やアミロイドーシスが起こる．ほかにも数種類の寄生虫感染に免疫複合体関連腎炎が報告されており，光学顕微鏡では増殖性あるいは膜性パターンの糸球体病変像を呈する．

7. ループス腎炎

全身性エリテマトーデス(SLE)は自己免疫疾患で，皮膚，関節，肺，腎臓などを含む多臓器を侵す．SLEと診断されたうちの，実に60%の成人と80%の小児とが経過中に腎疾患を認める[149]．しかし，その腎病変の種類は患者によって大きく異なる．強力な免疫抑制剤治療によりループス腎炎の予後はこの数十年で大きく改善しているが，最近のさらに新しい治療による全体予後への効果が今後期待される．それにもかかわらず，腎症を有する患者のうち15%以上が末期腎不全になり[150]，さらにこれらの腎症を有する患者の生存率は悪い[151]．それゆえ，ループス患者治療における1つの大きな目標は，強力な免疫抑制剤治療によってもっとも恩恵を受け，かつ治療毒性を最少限にできる患者層を同定することにある．

1) 病　因

SLEそのものの病態生理についてはいまだ不明であるが，自己抗原寛容を失わせる遺伝的異常が関与している可能性がある．ループス患者では，核や細胞質，血小板や赤血球などの抗原に対する高親和性自己抗体がしばしば形成される．二本鎖DNAや他の核成分，α-アクチンに対する抗体が腎炎に関係する[152]．これらの自己抗体は，糸球体内へ免疫複合体が沈着することで腎障害を引き起こすこともあるが，抗体が糸球体構造と抗原抗体反応を引き起こすこともある．C1qに対する抗体もよくループス腎炎の腎病変でみられ，これは腎障害を助長することがある[153]．

ループス腎炎患者において，免疫複合体はメサンギウム，内皮下，上皮下のうちいずれかあるいは複数個所にみられる．免疫複合体は，補体の活性化や免疫細胞上のFc受容体と反応することによって組織障害を引き起こす．免疫複合体の局在は，糸球体光学顕微鏡所見や臨床所見と関連する．メサンギウムの免疫複合体はメサンギウム領域拡大とメサンギウム細胞増殖を起こし，患者は典型的には顕微鏡的血尿とネフローゼレベルに達しない程度の蛋白尿を呈する．内皮下免疫複合体は，糸球体の滲出病変を引き起こし，白血球浸潤や管内増殖を認める．上皮下免疫複合体は蛋白尿と膜性パターンの糸球体病変を引き起こすことが多い．免疫複合体沈着と炎症細胞によって尿細管や血管が障害される．抗リン脂質抗体が引き起こす糸球体血栓による腎障害をきたす患者もいる．

2) 二次的ループス腎炎

薬物の中でループス様症候群を引き起こすものがある．薬剤性ループス患者では，抗核抗体や抗ヒストン抗体を形成するが，二本鎖 DNA 抗体や腎障害の合併はまれである．こうした薬物には procainamide や hydralazine などがある．

3) 臨床像

腎病変の程度によって，蛋白尿(ネフローゼにいたらないレベルからネフローゼレベルまで)，血尿(顕微鏡的レベルから肉眼レベルまで)，赤血球円柱，高血圧，浮腫，血清クレアチニン上昇を認めることがある．肺腎症候群を呈する患者もあり，急速進行性糸球体腎炎を発症する場合もある．臨床症状は病理所見(腎炎パターンにおける内皮下沈着物と管内増殖病変の存在など)と相関することもあるが，臨床所見から病理所見や予後を正確に予想できるわけではない．

4) 血清学的所見

ループス腎炎患者のほぼ全例で抗核抗体が陽性である．上述のように，二本鎖 DNA 抗体はループス腎炎において病原性をもち，かつ特異性が高い．血清 C3 と C4 値はしばしば活動期には低下する．なかには，血清学的所見の変化が病勢の悪化を予測することもある[154]．持続的な二本鎖 DNA 高値や C3 低値は，病勢悪化や疾患進行のリスクが高いことに関連するが[155~157]，信頼性をもって病勢悪化を予測するわけでもない．そのため，これらの因子の異常がある際に，そのモニタリングや腎生検を頻回に行う試みも考えられるが，これらを正常化することを目的に治療を調整することを支持するエビデンスは存在しない．

5) 病理所見

ループス腎炎の臨床経過はとても多様で，投薬は多くの副作用を引き起こす可能性があるため，強力な免疫抑制剤治療によって恩恵を受ける患者層の同定に多大な努力が費やされている．WHO 分類は 1982 年に初めて提唱され[158]，これまでに何度か改訂されてきた[159]．この分類は 6 つの糸球体病変とそのサブグループを含む(**表 15.9**)．WHO 分類が患者の長期予後予測に重要なことを示した報告もある[160, 161]．同様に重要なことは，大規模臨床研究のほとんどが，この分類を患者選択の際の基準として使用していることである．それゆえ，臨床治験結果を個別の患者に適用するために，その患者の病理分類を確定する必要がある[162]．時間経過とともに，病理所見は変化しうる[163]．この

表 15.9　ループス腎炎の主要な組織分類

型	定　義
クラスⅠ	光学顕微鏡上は正常，メサンギウム領域への免疫沈着物
クラスⅡ	メサンギウム領域の細胞増殖，基質の増大．メサンギウム領域への免疫沈着物
クラスⅢ	巣状ループス腎炎．活動性の有無を問わず，巣状に，分節性あるいは全節性の管内・管外糸球体腎炎を全糸球体の 50%未満に認める．典型的には，内皮下に巣状の免疫沈着物を認める．メサンギウムの変化は問わない
クラスⅣ	びまん性ループス腎炎．活動性の有無を問わず，びまん性に，分節性あるいは全節性の管内・管外糸球体腎炎を全糸球体の 50%以上に認める．典型的には，内皮下にびまん性の免疫沈着物を認める．メサンギウムの変化は問わない
クラスⅤ	膜性ループス腎炎．全節性あるいは分節性の免疫沈着物あるいはそれに続発する形態的な変化を光学顕微鏡・蛍光抗体法あるいは電子顕微鏡で認める．メサンギウムの変化は問わない．クラスⅤのループス腎炎は，クラスⅢあるいはⅣに合併する場合があるが，その場合，双方とも記載する．
クラスⅥ	高度の硬化(90%以上の糸球体が全節性硬化に陥っている)

(Weening JJ, D'Agati VD, Schwartz MM, et al. The classification of glomerulonephritis in systemic lupus erythematosus revisited. *J Am Soc Nephrol*. 2004；15：241-250 より許可を得て転載)

ため，病勢を正確に評価するために生検を繰り返すことがしばしば必要である[164,165]．

6) 予　後

ループス腎炎の経過は近年改善したが，ループスはいまだに慢性腎臓病(CKD)と末期腎臓病(end-stage renal disease：ESRD)の重大な原疾患である．予後因子として重要なものには，WHO病理分類や，病勢と罹患期間が含まれる．Ⅳ型のほうがⅢ型よりも治療反応性がよいという報告も複数あり[166]，これは糸球体障害の機序の違いによるものかもしれない[167]．高度の増殖性病変をもっていても，治療することで寛解に導入・維持できている患者は長期予後も良好である[166]．血清クレアチニンが低値で，蛋白尿が少量であるほうが治療に対する反応がよいことを予測させ，寛解にいたる患者では，治療開始後4週以内に劇的な改善を示す傾向にある．黒人が白人よりも治療抵抗性であるとする報告もある[166,168]．腎病変の悪化を呈し，なかでも腎炎性の悪化を示す患者では長期予後が不良である[169]．

7) 治　療

ループス腎炎の経過は多様であるため，個別の患者の治療方法の決定は，疾患全体の進行リスクに基づく．一般的には，免疫抑制剤治療は増殖性腎炎(クラスⅢとⅣ)を呈する患者と膜性腎症(クラスⅤ)の一部の患者に対して行われる．メサンギウム病変を呈する患者は予後が良好であるため，また一方，硬化病変が進行している患者では治療反応性が低いために免疫抑制剤治療は通常行われない．

いくつかの大規模臨床試験では，cyclophosphamideとステロイド併用治療が増殖性ループス腎炎に有効であると報告した[170,171]．強力なcyclophosphamideとステロイドによる初期治療は，腎炎所見の鎮静化と寛解導入に効果的である．維持療法として3か月ごとのcyclophosphamide静脈内投与を受けた患者では再燃が少なく，長期フォローアップにおいて進行リスクが低い[170]．これらの初期の報告に基づき，長年にわたってクラスⅢとⅣ患者への標準治療は，6か月間の月1回のcyclophosphamide(0.5～1.0 g/m^2)静脈内投与パルスとグルココルチコイド(prednisolone 1 mg/kg/日から)の治療が行われていた．一方，病変が軽度の患者では，より短期の初期寛解導入療法の有効性も示されている[172]．

cyclophosphamideの毒性のため治療に耐えられない患者や，強力な初期治療に対しても抵抗性の患者も存在する．この場合，それに代わる治療法についても検討されている．いくつかの無作為化比較試験において，mycophenolate mofetil(MMF)が効果的で，増殖性ループス腎炎に対してはMMFがcyclophosphamideに優る可能性があるという結果が示された．Chanらは初めて，初期治療としてMMF 1 g，1日2回投与がcyclophosphamide経口投与と同程度に有効であることを香港の患者で示した[173]．米国の複数施設の無作為化比較試験では，増殖病変を有する患者で，MMF(この研究では1.5 g，1日2回投与)がcyclophosphamide投与と同程度に有効なことが示された[174]．MMFは増殖病変を有する患者に寛解導入後の維持療法としても有効である．MMFを使用した治験による患者数やフォローアップ期間は限られているため，重篤な病変(病理所見の活動性や慢性度，半月体，フィブリノイド壊死，GFR低下，急速な進行など)を有する患者に対してはcyclophosphamideによる初期治療を行うことが必要であろう．

寛解導入治療後は，増殖性糸球体腎炎像を呈する患者では維持療法への切り替えが必要である．この理論背景としては，病気の増悪は長期予後を悪化させるからである[169,175]．初期の治験は，3か月ごとのcyclophosphamideパルスによる維持療法を受け続けた患者が，維持療法を受けなかった患者よりも再燃が少なく，腎長期予後がよかったことを示している[170]．azathioprineやmycophenolate，cyclosporineを含むレジメンも維持療法として試された．維持療法としてMMFとcyclophosphamideを比較した無作為化比較試験では，MMFが効果的であることが示された[176]．これらの結果から，現在では多くの患者が，寛解導入療法後の維持療法としてMMFを18～24か月間受けている．MMFは1～2 g/日投与から開始し，0.5～1 g/日まで3年の間に減量する．一般的に低用量prednisoloneが維持療法中は継続投与される[176]．

その他いくつかの療法が，寛解導入療法に抵抗性の患者や再燃患者に有効である場合がある．いくつかの小規模非無作為化試験によると，再燃患者や通常の寛解導入療法に抵抗性を示す患者のなかで，rituximab の使用により完全あるいは部分寛解にいたった患者が多くいるということが報告された[177]．しかし，無作為化対照試験によると，増殖性ループス腎炎患者で MMF で寛解導入された(LUNAR 試験)患者に対し，rituximab の追加投与により予後が改善するかどうかを調べたところ，一次エンドポイントは達成しなかったことが報告された．詳細な解析結果はまだ公表されていない．cyclosporine もまた，古典的な寛解導入療法に治療抵抗性患者や再燃患者に対する寛解導入療法として有効であることが報告された[178]．治療抵抗性あるいは再燃患者に対しては，治療の変更(cyclophosphamide とステロイド治療から MMF とステロイドへ)，あるいは rituximab の投与追加を検討する．

ループス腎炎患者の約 10 ～ 15%は WHO 分類のタイプV膜性であり，これらの患者に対する最適治療は明確に定められていない．タイプVを対象とした多くの治療試験は，非無作為化であったり，増殖腎炎型と膜型を混合対象としたものである．WHO 新分類では，生検で増殖型と膜型を示す患者を別々に分類しており，多くの論文で，混合病変型に対しては増殖病変成分に基づいた治療が必要であるとされている．膜型患者で 3 種類の免疫抑制剤投与計画を比較した前向き研究の結果が最近報告されている[179]．ここでは，cyclophosphamide 静脈内投与と cyclosporine 経口投与が，患者のそれぞれ 60%と 83%の初期寛解導入に有効であった．いずれの治療も prednisolone 隔日投与よりも優っていたが，cyclosporine 投与群では投与中止後の再燃率が高かった．後ろ向き研究の結果から，ステロイドは cyclosporine や azathioprine，cyclophosphamide，MMF との併用療法で有効性が示唆されている．これらの治療による長期予後はいまだ不明瞭であるが，免疫抑制剤治療は重症病変の患者では是認されるであろう[177]．

8. 抗好中球細胞質抗体関連血管炎(ANCA 関連血管炎)

血管炎はあらゆる大きさの血管を侵す．小型血管の血管炎は通常，腎動脈や糸球体毛細血管を標的とするが，全身のいかなる血管も障害の対象となる．小型血管の血管炎は，ループスや Henoch-Schönlein 患者に認められる免疫複合体の血管壁への沈着によって起こる．生検組織で免疫複合体沈着を認めない血管炎(“pauci-immune”型)は通常，循環中の抗好中球細胞質抗体(antineutrophil cytoplasmic antibody：ANCA)に関連する．ANCA 関連血管炎(ANCA associated vasuculitis)には，Wegener 肉芽腫症，顕微鏡的多発血管炎，アレルギー性肉芽腫性血管炎(例えば，Churg-Strauss 症候群)，そして腎限局型血管炎が含まれる．腎臓が ANCA 関連血管炎の標的になるとしばしば，急速に腎機能障害が引き起こされ，通常，糸球体病変ではフィブリノイド壊死と半月体形成がみられる[180]．“半月体形成腎炎”とか“急速進行性糸球体腎炎”という言葉は，ANCA 関連血管炎と互換的に使用されることがある．しかし，免疫複合体により起こる血管炎もこれらの臨床的あるいは組織学的所見を呈することがある．

1) 病　因

ANCA の同定は間接蛍光抗体法を用いてエタノールで固定された好中球を検出することで行う．ANCA 陽性患者の血清中の抗体は，細胞質 ANCA(cytoplasmic ANCA：C-ANCA)型または核周辺 ANCA(perinuclear ANCA：P-ANCA)型の好中球と反応する．通常，C-ANCA 型は PR-3〔プロテイナーゼ(proteinase)-3〕に対する抗体が，P-ANCA 型は通常ミエロペルオキシダーゼ(myeloperoxidase：MPO)に対する抗体が病因である[181]．PR-3 と MPO は好中球顆粒と単球リソソームに含まれる蛋白質である．リソソーム膜蛋白 2(lysosomal membrane protein-2：LAMP-2)は好中球と内皮細胞に存在する蛋白で，LAMP-2 に対する自己抗体も ANCA 関連血管炎患者で同定されている[182]．

疾患は「pauci-immune 型」とよばれるが，現在では ANCA が ANCA 関連血管炎における病因であるという強固な証拠がある．*in vitro* 研究により ANCA はプライミングされた好中球に結合し，これらを活性化することが示されている[183]．また，抗ミエロペルオキシダーゼ抗体をマウスに投与すると半月体形成性pauci-immune型腎炎が惹起された[184]．LAMP-2に対する自己抗体もまたラットに半月体形成性腎炎を引き起こすことができ，これはLAMP-2のラットへの投与あるいはラットのLAMP-2蛋白の受動免疫によって起こる．母親から新生児へのミエロペルオキシダーゼ抗体の受動免疫によって，その小児に肺腎症候群が起こることが報告されている[185]．ANCAによる血管炎発症機序はおそらく，循環中の好中球に対する直接的な影響か内皮障害を引き起こすことによるものと考えられる[182,186]．遺伝的また環境的(薬物，感染，化学物質)要素もまたANCA関連血管炎発症に関与する可能性がある[187]．

2) 臨床像

ANCA関連血管炎である可能性のある患者はすべてANCAを測定する必要があり，これは間接蛍光抗体法とプロテイナーゼ3(PR-3)とミエロペルオキシダーゼに対する特異的な固相酵素結合免疫測定法(enzyme-linked immunosorbent assay：ELISA)により行う．ANCA関連血管炎を起こしている病気の種類は，標的となっている臓器，血清ANCAとの関連，また生検組織での肉芽組織の有無により定義される(**表15.10**)．この基準は必ずしも絶対的なものではなく，この定義には一部重複もある．他の炎症性や感染性疾患で，例えば細菌感染性心内膜炎のようなものもANCAの発症に関連しており，鑑別疾患として考慮しなければならない．ANCA関連血管炎で腎病変を有する患者は典型的には，血尿，ネフローゼレベルに達しない蛋白尿，そして血清クレアチニンの急激な上昇を呈する．生検でびまん性壊死と半月体を伴う腎炎像を呈することが多い．通常，血清C3とC4は正常か高値である．腎炎発症時に併存する他の標的臓器としてよくみられるものには，肺，上気道，耳，鼻，咽頭，皮膚，神経系，消化管が含まれる．これらの特異的標的臓器症状のほかに，ANCA関連血管炎患者は体重減少や発熱などの全身徴候を呈することが多い．Churg-Strauss症候群の患者では必ず喘息の既往があり，好酸球増加症を伴うことが多い．

3) 予　後

未治療では，ANCA関連血管炎の2年生存率は20%以下であったが，ANCA関連血管炎の予後は強力な免疫抑制プロトコールによって劇的に改善した[162]．治療すれば，長期予後は現在では約50～80%である[162]．しかしある報告によれば，治療群の77%では少なくとも部分寛解を達成したが，このうち30%の患者では寛解後18か月以内に再燃している[188]．

表15.10　抗好中球細胞質抗体(ANCA)関連血管炎の臨床的・組織的特徴

疾　患	ANCA			他の臓器障害の合併	生検所見
	PR-3-ANCA	MPO-ANCA	ANCA陰性		
顕微鏡的多発動脈炎	40%	50%	10%	皮膚，肺，筋骨格系，消化管	壊死性糸球体腎炎および血管炎，肺毛細血管炎
Wegener肉芽腫症	75%	20%	5%	皮膚，肺，筋骨格系，神経，消化管	壊死性糸球体腎炎．呼吸器・腎臓の肉芽腫
Churg-Strauss症候群	10%	60%	30%	皮膚，肺，筋骨格系，神経，消化管	壊死性糸球体腎炎．呼吸器の好酸球に富む肉芽腫性の炎症所見
腎限局性血管炎	20%	70%	10%		壊死性糸球体腎炎

PR-3：プロテイナーゼ3，MPO：ミエロペルオキシダーゼ．

(Nachman PH, Jennette JC, and Falk RJ. Vasculitic disease of the kidney. In：Schrier RW, ed. *Disease of the Kidney and Urinary Tract*, 8th ed, Philadelphia：Saunders；2007より許可を得て転載)

4) 治　療

未治療では予後不良のため，ほとんどすべての患者は免疫抑制剤による初期治療と維持療法を受け，上述したすべての病気で類似のプロトコールで治療されている．糸球体腎炎として発症した患者は寛解導入療法として cyclophosphamide とステロイド投与を受ける．投薬計画そのものはさまざまで，cyclophosphamide の静脈内投与あるいは経口投与を含む[187]．初期治療中には3日間の methylprednisolone パルス療法と経口 prednisolone 投与を受けることもある．血漿交換も重症患者では有益である場合があり，特に診断時に透析を受けている患者では有効である[189]．いくつかの予備的研究の結果から，TNF-α 阻害薬や rituximab など抗B細胞療法も ANCA 関連血管炎に有効である可能性がある[189]．ステロイドは通常，寛解後徐々に漸減し，cyclophosphamide は寛解後6～12か月は投与を継続する．azathioprine を寛解後の維持療法に使用することもできる[190]．MMF も寛解導入ならびに維持療法として有効である可能性があるが[191, 192]，無作為化比較試験は存在しない．

9. 抗糸球体基底膜抗体病

抗糸球体基底膜抗体(anti-glomerular basement membrane：anti-GBM；抗 GBM 抗体)病，別名 Goodpasture 病は，糸球体基底膜と肺胞基底膜に対して形成された自己抗体によって引き起こされる自己免疫疾患である．Goodpasture 病は典型的には急速進行性糸球体腎炎像を呈し，肺胞出血(肺腎症候群)を合併することもある．

1) 病　因

Goodpasture 病はⅣ型コラーゲンの noncollagenous(NCl)ドメインにある2つの特異的エピトープに対する親和性が高い抗体(通常，IgG であるが IgA や IgM のこともある)によって引き起こされる．これらのエピトープは通常，コラーゲンの高次構造内に隠されている．Goodpasture 病は炭化水素やタバコなどの環境因子に関連しており，これらが基底膜を障害しエピトープを露出させると考えられている．ある種の主要組織適合抗原複合体(major histocompatibility complex：MHC)遺伝子が発症リスクを上昇させ，また T 細胞免疫寛容の喪失もおそらく抗体反応が起きるのに必要である．動物疾患モデルは抗体あるいは T 細胞の受動的投与によりつくられ，これらはともに糸球体の炎症応答を引き起こす．

2) 臨床像

1919年に，Ernest W. Goodpasture が腎不全と肺胞出血を呈した患者について報告し，後に急速進行性糸球体腎炎と肺胞出血を呈する患者は Goodpasture 症候群と名づけられた[193]．全身性血管炎を引き起こす病気(ループスや ANCA 関連血管炎)も Goodpasture 症候群の原因となりえ，抗糸球体基底膜(GBM)抗体によって起こる Goodpasture 病は Goodpasture 症候群の30%を占めるにすぎない．さらに，Goodpasture 病(特に抗 GBM 抗体によって引き起こされる肺あるいは腎病変)患者は肺あるいは腎限局性の病変をきたすこともある．とはいえ，Goodpasture 病は通常は急性発症し喀血と腎炎症候群を呈するのである．この病気は20歳代から30歳代の男性にもっともよくみられ，2番目に多いのは60歳代である．尿検査では赤血球，赤血球円柱，ネフローゼレベルに達しない蛋白尿を認め，X線検査ではびまん性肺胞出血を認めることがある．Goodpasture 症候群の患者は通常，貧血を認める．

Gooodpasture 病患者の血清中の抗 GBM 抗体は ELISA によって検出することができるが，抗体量が少ない患者や肺限局型では陰性のこともある[194]．腎生検では，Goodpasture 病は通常，半月体と壊死を伴う増殖性糸球体腎炎像を光学顕微鏡上で呈し，これは ANCA 関連血管炎の病理像に類似している．多くの場合，蛍光抗体所見で糸球体基底膜に沿った線状の免疫グロブリン沈着を認める(**図15.6**)．

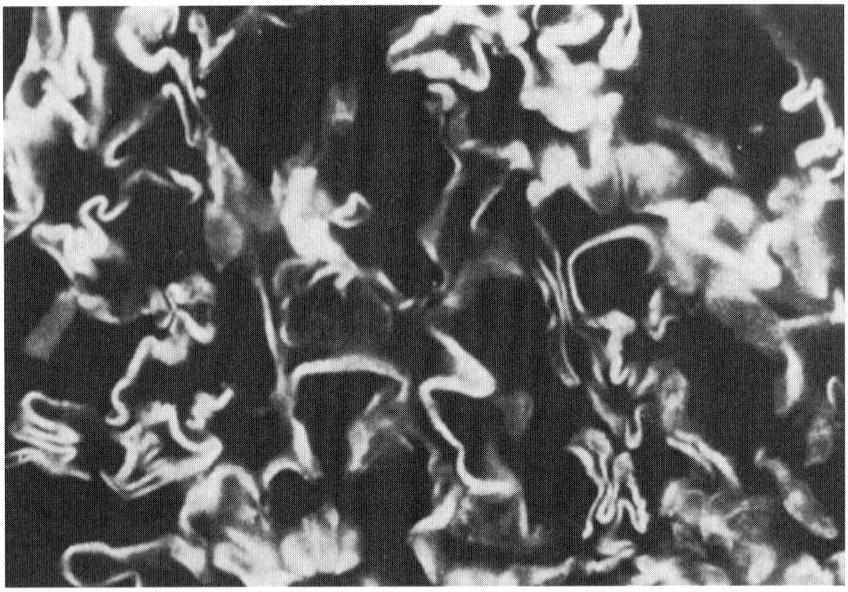

図 15.6 糸球体の蛍光抗体法による所見．抗 GBM 抗体腎炎，Goodpasture 病に特徴的な線状の免疫グロブリンの沈着を認める．免疫グロブリンの沈着は，糸球体基底膜の構成成分である糖蛋白（非コラーゲン成分）に反応する自己抗体の存在を示す．

3）予後と治療

Goodpasture 病の進行速度については報告によってばらつきがあるが，一般的には，劇症型で，迅速に確定診断して適切な治療を行うことが必須である．実際，治療の遅れにより，軽症あるいは非典型的な所見を呈した患者の病勢がさらに悪化することがある．効果的な治療が可能となる前は，生命予後と腎予後は惨たんたるものであった[195]．現在，Goodpasture 病患者に対する治療は血漿交換による循環中の抗 GBM 抗体除去と，cyclophosphamide による新規抗体形成の抑制，そしてステロイドによる組織炎症の鎮静化からなる．抗 GBM 抗体の力価は病気の進行と相関し，血漿交換は抗体が残存する限り継続する必要がある．rituximab が従来の治療に抵抗性を示す患者に有効であるという報告がある．感染症が Goodpasture 病患者の主な死因であるため，cyclophosphamide の投与を受けている患者では，カリニ（*Pneumocystic carinii*）肺炎予防薬（Bactrim® など）の投与を受ける必要性があり，また好中球数をモニターする必要がある．

10. 血栓性微小血管症

“血栓性微小血管症（thrombotic microangiopathy：TMA）”は形態学的病変を表す用語で，血小板性血栓がさまざまな臓器の微小血管を閉塞することをいう．多様な病気においてこの病理学的所見がみられ，こうした疾患には血栓性血小板減少性紫斑病（thrombocytopenic purpura：TTP），下痢と関連し非典型的な溶血性尿毒症症候群（diarrhea-associated and atypical hemolytic uremic syndrome：d/aHUS），強皮症腎クリーゼなどが含まれる．TMA は微小血栓性内皮障害が起こった後に，血小板とフィブリン血栓が形成されることによって引き起こされると考えられている．

光学顕微鏡では糸球体はしばしば血小板とフィブリン塊を含む．これらの凝血塊は細動脈，さらに時にはより大きな血管にまで延び，内膜腫脹，粘液性変化，内膜増殖を伴う血管壊死を呈することもある．メサンギウム融解も起こることがある．糸球体は基底膜の蛇行，糸球体係蹄の退縮と虚脱所見など虚血所見を認めるのみのこともあれば，巣状糸球体壊死がみられることもある．経過中の後期にみられる二次性変化として，膜性増殖性糸球体腎炎の障害所見に似た基底膜の二重化がみられることがある．蛍光抗体法では免疫グロブリン沈着は認めない．電子顕微鏡では，しばしば基底膜から剝離したようにみえる内皮細胞腫脹を認める．

1) 病　因

特発性 TTP は，ADAMTS13（A Disintegrin-like and Metalloprotease with ThromboSpondin type 1 repeats）の欠乏に由来するものであることが多い．ADAMTS13 は主に肝臓と内皮細胞でつくられる．主な機能は，内皮細胞から放出される超巨大 von Willebrand 因子（vWF）多量体を切断することである．vWF は，ずり応力のかかる部位での血小板接着と凝集を助ける．ADAMTS13 欠乏では，循環血液中の巨大 vWF が消失せずに残るために血小板凝集を引き起こし TTP 発症へつながる．先天性 ADAMTS13 欠損が報告されており，不活性化突然変異の結果である．後天性欠乏は自己抗体（抑制型）によるもので，ADAMTS13 が測定感度以下の患者の 50 ～ 94％で認める[196]．現在では新しい技術により ADAMTS13 のクリアランス亢進や内皮細胞への結合に関与している非抑制型抗体も検出されるようになってきている[197]．

下痢と関連する溶血性尿毒症症候群（hemolytic uremic syndrome：HUS）は，Shiga 毒素を産生する大腸菌 O157：H7 により，しばしば引き起こされる．Shiga 毒素は，糖脂質で細胞表面受容体である Gb3 に結合し，エンドサイトーシスを受け，その後リボソームの 60S サブユニットに結合，これが蛋白合成を阻害し細胞を傷害する．この内皮細胞障害がその下にある基底膜を露出させるため，血小板と凝固経路の活性化を引き起こす[198]．非典型 HUS では補体調節蛋白と活性化蛋白の変異によって補体の活性化が制御できなくなり，続いて細胞障害が起こる[199]．二次性 TTP-HUS では，その原病が引き起こす内皮細胞障害を介して，最終的には同一の経路を介して TTP-HUS の病態を生じる．

2) 二次性血栓性微小血管症

TMA は多種類の薬物に関連しており，このなかには cyclosporine, tacrolimus, sirolimus, quinine, OKT3, mitomycin C, cisplatin, bleomycin, gemcitabine, cyclophosphamide, 抗血管内皮増殖因子（vascular endothelial growth factor：VEGF）抗体，valacyclovir, 経口避妊薬，ticlodipine, clopidogrel などが含まれる．現在では造血幹細胞移植後血栓性微小血管症もよく知られた症候群として報告されている．妊娠に関連した TTP-HUS についてもよく報告されており，TTP-HUS 単独か妊娠高血圧腎症/HELLP 症候群に合併して発症する．TMA は HIV や悪性高血圧，抗リン脂質抗体症候群，ループス，強皮症，肺炎球菌感染，悪性腫瘍にも合併して発症する．

3) 臨床像

Oklahoma TTP-HUS registry によると，TTP の疑い症例の発症率は年間 100 万人あたり 11 例である．女性と黒人で罹患率が高い[200]．TMA は多くの臨床学的また血清学的特徴を共有しており，すなわちすべての症例で微小血管症性溶血性貧血-LDH の上昇（これは組織虚血にも由来する），ハプトグロビンの低下，間接ビリルビンの上昇，血小板減少，二次性臓器障害がある．TTP の古典的五徴は発熱，微小血管症性溶血性貧血，血小板減少，腎不全，中枢神経系症状である．しかし，現在では重症例はほとんどみられなくなっているのは通常，治療がこれまでよりも早くに開始されるようになってきたからである．昔から HUS は TTP と比較すると，腎不全はより重症で，精神症状はより軽度であると考えられているが，この 2 疾患にはかなりオーバーラップしている部分が存在する．特発性 TTP は通常，関連する抗体による ADAMTS13 の低下を伴いうる．

下痢に関連した HUS は小児で発症する例がもっとも多く，血性下痢を呈する．60％以上の例で大腸菌 O157：H7 が原因である．非典型 HUS は補体調節蛋白のさまざまな種類の変異に関連している．これらの原因となる補体調節蛋白は特殊なアッセイによって検出することができるが，このなかには H 因子，膜補因子蛋白質（membrane cofactor protein；CD46），I 因子，C3，B 因子などが含まれる．非典型 HUS では血清 C3 値は低いことが多い．

4) 予　後

下痢に関連するHUSは通常，自然軽快して予後はよい．特発性TTPで迅速に治療を受けたものの予後はよいが，再発率は高く約半数は少なくとも一度は再発する．若年例とADAMTS13の低値は再発のリスクファクターである．一方，抗ADAMTS13抗体が持続して存在することの再発のリスクファクターとしての意義については，文献によって議論が分かれる[201]．非典型HUSは予後が悪く，末期腎不全に陥る患者が多い．腎移植の予後も不良であることが多いが，CD46の変異症例ではドナー腎によって遺伝的欠損が補正されるため治癒する．最近では補体調節蛋白の異常を認める例で，肝腎移植による成功例が報告されている[202]．

5) 治　療

TTP-HUSを疑った場合には血小板が正常化し，溶血が消失するまで血漿交換を連日施行する必要がある[203]．血漿交換が直ちにできない場合には，血漿交換が可能になるまでの間，血漿輸血で代替することも可能である．血小板数が数日間の治療後も回復しない場合や，血小板数が血漿交換中止後に再度減少しない限りは，通常ステロイドは用いない．血漿交換に抵抗性の患者や再発例では，血漿交換を1日2回に増やすのに加え，rituximabかcyclosporine，あるいはvincristineを追加することが推奨されている[204〜206]（訳注：日本では，いずれも保険適応外である）．非典型HUSではeculizumab（補体第V因子C5の分解を阻害するモノクローナル抗体）が試験的に使用されている[207,208]．

11．その他の多臓器疾患における糸球体障害

他の自己免疫疾患も糸球体病変発症に関連している．循環中にリウマトイド因子や免疫複合体が多量に存在する疾患では，腎臓に免疫複合体沈着を引き起こすことは十分想定されることである．混合性結合組織病（mixed connective tissue disease：MCTD）では抗二本鎖DNA抗体が形成されることがあり，これらの患者では糸球体腎炎はよくみられる．関節リウマチ（rheumatoid arthritis：RA）は続発性アミロイドーシスの形成に関連があり，特にRAのコントロール不良な患者や長期罹患患者では関連が強い[209]．膜性腎症や，メサンギウム免疫複合体沈着，さらには増殖性病変もRA患者で報告がある．しかし，これらの患者はループスを合併していた可能性があるとする報告もあり，全体としてRAと上述の糸球体疾患の関連性や発生率は不明である．しかし，RAに対する金製剤やpenicillamineによる治療は，膜性腎症発症と明らかな関連がある．Sjögren症候群や，強直性脊椎炎，Beçhet病，多発性筋炎では，免疫複合体関連糸球体腎炎の報告がある．

Ⅶ モノクローナル免疫グロブリン関連疾患

形質細胞疾患は，モノクローナルな免疫グロブリンを分泌する悪性形質細胞が単一に増殖することによって起こる．健常成人でも，形質細胞は軽鎖（L鎖）を過剰合成し，このL鎖は糸球体で濾過されて近位尿細管で分解される．L鎖は一定の割合で再吸収されるが，これはメガリン-キュブリン複合体に結合し，その後エンドソーム/リソソームによる蛋白分解を受け，遊離アミノ酸が循環中に戻るという仕組みである[210〜214]．このように再吸収される過程があるにもかかわらず，少量のポリクローナル遊離L鎖は尿中に2.5 μg/mL程度の濃度で存在する．一方，多発性骨髄腫や他の形質細胞疾患では，L鎖の産生量と濾過量が近位尿細管の最大再吸収能を上回るため尿中に，より高濃度で排泄されることになる．これがBence-Jones蛋白とよばれる．

L鎖による蛋白尿の毒性はそのL鎖の特性に依存する．有害なL鎖のなかには自己凝集し，高分子量多量体を形成し，これが組織に沈着したり，Tamm-Horsfall蛋白と結合した後に尿細管中の円柱を形成するものがある[215]．一方で，L鎖分子の可変領域が原因で毒性を示すものもある．

L鎖は数々の異なる腎疾患を引き起こすことが知られており，尿細管間質を傷害するもの(骨髄腫のcast nephropathy，近位尿細管機能障害，間質性腎炎などの章を参照)や，糸球体の構造を障害するものもある．

1. アミロイド

アミロイドーシスとは蛋白質の高次構造の異常に由来する疾患で後天性と遺伝性の両方からなり，異常に折り畳まれた蛋白の沈着物が原線維を形成し，組織破壊と疾患進行につながるものをいう．アミロイド蛋白にはすべて，β-シート構造が二次構造として存在する．

西洋におけるもっとも典型的なアミロイドは原発性アミロイドーシスで，アミロイド線維は免疫グロブリンのL鎖からつくられる．免疫グロブリンの重鎖(H鎖)によるアミロイドはずっと少ない．原発性アミロイドーシスとH鎖アミロイドは古典的には形質細胞疾患と関連している．続発性アミロイドーシスは発展途上国でより頻繁にみられ，慢性炎症状態にある患者で発症する．もっともよくみられるのは関節リウマチや他の膠原病，家族性地中海熱，炎症性腸疾患，慢性感染などに合併する．アミロイド蛋白の前駆体でアポリポ蛋白である血清アミロイドA(serum amyloid A：SAA)は急性期反応物質である．遺伝性アミロイドーシスは，遺伝した遺伝子変異によりアミロイドーシスを起こす蛋白が形成され，これにより病気が引き起こされる．腎臓は原発性アミロイドーシスと続発性アミロイドーシスのアミロイド線維がもっとも沈着しやすい部位の1つであるが，遺伝性アミロイドではその頻度はやや低い[216]．

光学顕微鏡所見では，アミロイドは無構造の細胞成分のない淡い好酸性物質としてメサンギウム領域と係蹄壁に存在する．アミロイドはコンゴ-レッド染色では陽性で，偏光の下ではapple greenの複屈折性を示す．蛍光抗体法では，各アミロイド染色を行えば通常，障害された部位が陽性に染まる．しかし，偽陰性が30%近くの患者で起こる[217]．続発性アミロイドーシスのように個別のアミロイド原性蛋白に対する蛍光組織染色も可能である．電子顕微鏡では10～12 mmのランダムに配列した線維を認める[218]．

1) 病　因

原発性アミロイドーシスのアミロイドの病因には，骨髄にぱらぱらと浸潤した形質細胞クローンによってつくられるモノクローナル免疫グロブリンのL鎖からなる不溶性線維の形成が関与している．λ-L鎖が原発性アミロイドーシスでは一般的である．元々の遺伝子系列のλ-L鎖遺伝子が，凝集しやすい性質をもっていると考えられている[219]．変異によってアミノ酸変異が起こると，蛋白は熱力学的な安定性が少なくなり，疎水性あるいは電気的相互作用に変化が生じ，より一層線維を形成しやすくなる[219～221]．この異常λ-L鎖はその後，受容体-L鎖内在化過程を介して形質的に変化したメサンギウム細胞と相互作用すると信じられている．最初のステップは，モノクローナル免疫グロブリン沈着疾患と同様の機序で始まると考えられる．しかし，L鎖のその後の輸送経路が，原発性アミロイドーシス患者から単離されたものとモノクローナル免疫グロブリン沈着疾患の患者から単離されたものとでは異なることから，L鎖沈着パターンに違いが生まれるのであるということが示唆される．原発性アミロイドーシスのアミロイドのL鎖はリソソームに輸送され，線維形成へとつながる．細胞外基質は徐々に線維沈着に置き換わっていく．これは，TGF-βの欠如によるメサンギウム基質の合成が低下すること，さらに組織メタロプロテアーゼ阻害因子の上昇を伴わない基質メタロプロテアーゼの発現上昇により，メサンギウム基質の分解が促進されることによる[222～225]．

血清アミロイドAが長期にわたる炎症反応により，炎症性サイトカインによって過剰産生されると，続発性アミロイドーシスのアミロイドが生じる．血清アミロイドAはマクロファージで蛋白分解を受けて続発性アミロイドーシスに変化し，アミロイド原性を獲得したC末端は細胞外に放出されて，そこでメサンギウム細胞と相互作用して最終的に線維形成を生じ，アミロイドーシスを発症する．

2) 臨床像

腎性原発性アミロイドーシス/H 鎖アミロイドと続発性アミロイドーシスのアミロイドは典型的にはさまざまな程度の蛋白尿と腎機能障害を呈する．これは腎臓が障害を受けた程度による．血尿は通常みられない．また通常，他臓器も障害されている．

人種と性別はリスクファクターではないようであるが，患者のほとんどは 50 歳代で発症する．原発性アミロイドーシスのアミロイド患者の大半でモノクローナル L 鎖を尿中と血中に検出する．原発性アミロイドーシスのアミロイドの約 10％の患者が骨髄腫の患者である．

3) 予　後

原発性アミロイドーシスは未治療では予後不良であり，この場合生存期間の中央値は 4 ～ 6 か月にすぎない．腎臓の治療反応性に影響する因子としては，発症時の蛋白尿の程度があり，蛋白尿が少ないと治療によりよく反応する．続発性アミロイドーシスのアミロイドは予後がよく，10 年生存率は 20％近い．死亡率は末期腎不全への進行，感染症，他臓器障害の有無により左右される．

4) 治　療

モノクローナル蛋白と形質細胞クローンの除去が原発性アミロイドーシスの治療目標である．造血幹細胞移植が可能である患者では通常，造血幹細胞移植が行われる．造血幹細胞移植が不可能な患者は，melphalan とステロイドからなるさまざまな治療計画に基づいて治療される．従来の血清蛋白電気泳動と免疫固定に比べずっと高い感度をもつ血清遊離 L 鎖アッセイの出現により，治療に対する反応性の評価は容易になった．

続発性アミロイドーシスのアミロイドは背景にある炎症状態を鎮静化することに重点をおいて治療する．colchicine は家族性地中海熱に関連した続発性アミロイドーシスのアミロイドの治療に用いられ，この治療によって全身徴候が抑えられて腎機能も安定化することが示されている．colchicine は他の慢性炎症状態に関連した続発性アミロイドーシスのアミロイドにも使用されたという症例報告もある．生物製剤を用いた抗サイトカイン療法が現在検討されている．

2. 単クローン性免疫グロブリン沈着病

形質細胞疾患の患者では，糸球体は異常な遊離軽鎖(L 鎖)に継続的に接触している．L 鎖による蛋白尿の結果が単クローン性免疫グロブリン沈着病(monoclonal immunoglobulin deposition disease：MIDD)である．MIDD は，L 鎖沈着症(light chain deposition disease：LCDD)，L 鎖・重鎖(H 鎖)沈着症(LHCDD)，H 鎖沈着症(HCDD)に分類される．光学顕微鏡では結節性に硬化した糸球体病変が目立ち，メサンギウムのびまん性・結節性拡大によって糸球体が腫大する．基底膜の肥厚もみられ，膜性増殖性変化も認められることがある．骨髄腫による cast nephropathy の所見や，アミロイドーシスの所見が MIDD に加えて認められることが報告されている[226]．コンゴ-レッド染色は MIDD では陰性であるが，蛍光抗体法による染色では L 鎖や H 鎖が糸球体基底膜や尿細管基底膜，メサンギウム領域，血管系，間質などさまざまな場所に沈着しているのが認められる．電子顕微鏡所見では dense deposit が，糸球体基底膜あるいは血管基底膜の内部，あるいは尿細管基底膜の外に沈着しているのが認められる[227]．

1) 病　因

L 鎖沈着症は，構造的に異常な L 鎖(通常は κ-I，κ-IV 鎖である)が糸球体内のメサンギウム細胞と相互作用をもつことにより発症する．L 鎖の可変領域内のアミノ酸置換が，L 鎖の構造を変化させる．一般的には，疎水性のアミノ酸への置換が生じ，翻訳後の修飾を受けやすくなる[228]．こうした異常な L 鎖は，メサンギウム細胞上に存在する受容体と相互作用を生じ，メサンギウム細胞を筋線維芽細胞様に形質転換させる．成長因子やサイトカインの活性化，メサンギウム基質の発現の変化により，結節性の糸球体硬化病変が形成される．この過程は，原発性アミロイドーシス[224]で認められるものに似た過程である[224]．

H鎖沈着症を生じる異常なH鎖分子は，H鎖のCH1ドメインを欠失していることが報告されている．この領域の欠損によって，正常な免疫グロブリン構造を形成できなくなり，フリーのH鎖が形質細胞から血中へと分泌されるようになる[229]．しかし，こうした分子がなぜ，疾患を生じるかについては十分には明らかになっていない．

2) 臨床像

MIDDは，典型的には，蛋白尿，腎不全，高血圧を呈する．ネフローゼレベルの蛋白尿や，顕微鏡的血尿は通常認められない．モノクローナルな"spike"が血清や尿の電気泳動で認められる．腎外性の沈着は，肝臓，心臓，末梢神経に認められる．人種や性別による差異はないが，50歳代で多くが発症する．MIDD患者には，基礎疾患として多発性骨髄腫や意義不明の単クローン性高ガンマグロブリン血症(monoclonal gammopathy of undetermined significance：MGUS)あるいは他のリンパ増殖性疾患を大半の患者で認める．しかしこうした疾患を合併しないMIDDの症例報告もある[226, 230]．MIDDのうちL鎖沈着症はもっとも頻度が高い．

3) 予　後

MIDDと診断された患者のほとんどが，2～4年のうちに末期腎不全へ進行する[226, 230]．年齢や初診時の血清クレアチニンは，末期腎不全発症に対する主要な予後予測因子である[230]．基礎疾患が十分にコントロールできていない場合には，MIDDは移植された腎臓でも再発が認められる．

4) 治　療

MIDDに対する特異的な治療は存在しない．ほとんどの治療は，多発性骨髄腫の治療に類似し，melphalan/prednisolone，vincristine/adriamycin/dexamethasone，ステロイド類，vincristine/cyclophosphamide/melphalan/prednisoloneなどの投与が行われる[226]．

3. クリオグロブリン性糸球体腎炎

クリオグロブリンは37℃以下になると可逆性に沈殿する免疫グロブリンである．I型クリオグロブリンは単クローンの免疫グロブリン(主にIgG)からなり，白血病やリンパ腫，形質細胞疾患などのリンパ増殖疾患と強い関連がある．クリオグロブリン血症による腎炎は一般的に免疫複合体関連腎炎で，光学顕微鏡では通常，膜性増殖型の障害パターンを呈する．しかし，I型クリオグロブリン血症による腎臓における炎症反応はこれよりも軽度な場合もあり，光学顕微鏡所見では血栓と低細胞性領域を認める．患者は，蛋白尿，血尿，腎機能障害を呈する．

4. Waldenström型マクログロブリン血症

Waldenström型マクログロブリン血症は，IgMパラプロテインの大きな凝集塊が糸球体係蹄に血栓のように沈着している糸球体病変をきたす．急性腎不全が続いて起こることもある．アミロイドーシスも合併することがある．chlorambucilとprednisoloneによる治療が有効である．

5. 細線維性糸球体腎炎およびイムノタクトイド糸球体腎炎

細線維性糸球体腎炎およびイムノタクトイド(immunotactoid)糸球体腎炎は糸球体腎炎のなかでまれであり，腎生検症例のうちの各々1%と0.1%未満を占めるにすぎない[231]．細線維性糸球体腎炎は1977年に初めて報告され，当初は"アミロイド様"と分類された．というのも，電子顕微鏡所見でコンゴ-レッド染色陰性の高電子密度のランダムな部位に沈着した整列した線維がみられたからである[232]．それ以来，細線維性糸球体腎炎は病理学的に特徴づけされ，電子顕微鏡所見で一般的には 18 ～ 22 mm の大きさの枝分かれのない線維性免疫グロブリン沈着物をランダムに糸球体に認めることによって特徴づけられている．この線維は蛍光抗体法では免疫グロブリン，L 鎖，C3 陽性である．細線維性糸球体腎炎の光学顕微鏡所見はさまざまで，増殖性，膜性増殖性，メサンギウム増殖性の障害，さらには半月体形成性障害などを呈することもある[233, 234]．細線維性糸球体腎炎の診断に重要な点は，コンゴ-レッドに対する反応性が“ない”という点である．

イムノタクトイド糸球体腎炎は細線維性糸球体腎炎にさまざまな点で似ている．コンゴ-レッド染色陰性で，光学顕微鏡所見では診断がつかない．しかし，電子顕微鏡所見でイムノタクトイド糸球体腎炎では微小管様の免疫グロブリン沈着物（>30 nm）を認め，これらは中空で平行に沈着していることが多い[233, 234]．専門家の間でこれら 2 つの形態学的に異なる疾患群を単一の疾患として捉えてよいのか，それとも二者を鑑別することに臨床的あるいは免疫病態学的意義があるのかについて議論が行われている．

1) 臨床像

細線維性糸球体腎炎とイムノタクトイド糸球体腎炎はともに典型的にはネフローゼレベルの蛋白尿，血尿，腎機能障害を呈する．患者の 90％以上が白人である．研究によっては，女性が男性より少し多いという報告もある．診断時の平均年齢は 50 歳前後である[231, 233, 235]．イムノタクトイド糸球体腎炎の患者が細線維性糸球体腎炎の患者より，基礎疾患として白血病，リンパ腫，あるいは蛋白異常血症をもつ場合が多い．細線維性糸球体腎炎とイムノタクトイド糸球体腎炎が実際には異なる形態を示す同一疾患であるという理論を提唱する専門家は，基礎疾患として蛋白異常血症を有する患者たちはイムノタクトイド糸球体腎炎の診断から除外しなければならない，と提案している．

2) 予　後

細線維性糸球体腎炎あるいはイムノタクトイド糸球体腎炎患者の半分程度が 2 ～ 6 年以内に末期腎不全に陥る．病気の進行度合いは光学顕微鏡所見と関連し，高度の増殖所見をもつ患者がもっとも進行度合いが早く，膜性所見をもつ患者がもっとも遅い[231]．細線維性糸球体腎炎とイムノタクトイド糸球体腎炎ともに移植腎で再発することが報告されている．

3) 治　療

細線維性糸球体腎炎やイムノタクトイド糸球体腎炎に対する特異的治療は存在しない．患者は，血圧管理やレニン・アンジオテンシン・アルドステロン系阻害薬による抗蛋白尿治療などの非特異的治療が行われる．細胞障害性薬物や prednisolone，血漿交換，非ステロイド性抗炎症薬（NSAID）の使用などの報告があるが，これらの効果についてはさまざまである[234]．専門家のなかには，光学顕微鏡所見に基づいた治療をするように提唱する者もいる[231]．rituximab は，少数の患者を対象とした検討では有効性が示されている[236]．リンパ増殖性疾患が基礎疾患として存在することが明らかになった場合には，この原疾患に対する治療が優先される．

Ⅷ 代謝，生化学的，遺伝性家族性疾患に関連した糸球体疾患

1．糖尿病性腎症

糖尿病性腎症（diabetic nephropathy：DN）は米国において慢性腎臓病（CKD）の原疾患としてもっとも多い．1 型糖尿病は，膵臓の β-細胞の破壊によって発症し，2 型糖尿病はインスリン抵抗性による．1 型糖尿病は糖尿病患者の 10％程度を占めるのに対し，2 型は 90％を占める．

糖尿病の疫学研究の多くは今日使われている厳格な糖尿病管理がなされていなかった時代に行わ

れたものであるため，その解釈は難しい．1 型糖尿病患者の25％程度が，発症後平均15年で微量アルブミン尿（尿中アルブミン排泄量が持続的に 30 ～ 300 mg/24 時間）を呈し，15％程度が顕性腎症（蛋白尿＞300 mg/24 時間）に進行するといわれる[237, 238]．2 型糖尿病患者で糖尿病性腎症を発症する頻度は，1 型と同等とされている[239, 240]．糖尿病患者で発症後 20 年経過しても蛋白尿がない患者は，腎疾患を発症するリスクは低い．また，顕性アルブミン尿がなくても，あるいは正常域の尿蛋白量であっても，腎機能障害が起こる糖尿病性腎症も存在することが報告されている[241, 242]．

厳格な血糖管理と血圧管理下では，腎予後は改善したようにみえ，蛋白尿を呈する患者が末期腎不全に進行するのは 10％未満となっている[243, 244]．

糖尿病性腎症発症進展に影響する多くのリスクファクターが決定された．このなかには，血糖管理不良，血圧管理不良，肥満，喫煙が含まれる．アフリカ系アメリカ人やメキシコ系アメリカ人も糖尿病性腎症発症率が高い．しかし，患者の社会経済的状況などの交絡因子を排除することは，これらの研究では難しい．診断時の年齢も重要である可能性がある．糸球体過剰濾過の程度は糖尿病性腎症発症リスクを増加させる[245]．遺伝的要素も糖尿病性腎症発症にあるようにみえ，アンジオテンシン変換酵素のジェノタイプ，アンジオテンシンⅡ 2 型受容体遺伝子，そしてアルドース還元酵素遺伝子などに関する報告がある．

網膜症は 1 型糖尿病で糖尿病性腎症患者ではほぼ常に存在する[246]．2 型糖尿病患者ではこれよりも相関性が低く，50％程度の糖尿病性腎症患者で網膜症が存在するにすぎない[246, 247]．

糖尿病性腎症は腎臓のすべての構成要素（糸球体，血管，間質，尿細管）を障害する．糖尿病性腎症でみられる最初の変化は糸球体の肥大で，その後糸球体基底膜と尿細管基底膜の肥厚，メサンギウム基質の増大が出現する[248]．糖尿病性腎症の結節性病変である Kimmelstiel-Wilson 結節は，1 つの分節のメサンギウム領域の中心部から始まる（**図 15.7**）．動脈硬化も存在することが多い．通常，動脈の硝子化が血管極の輸出入細動脈で起こる．尿細管萎縮と間質線維化が病気の悪化に伴い進展する．電子顕微鏡所見では基底膜肥厚とメサンギウム拡大を示している．

1）病　因

糖尿病性腎症の病因は，代謝性因子によって惹起され，各種メディエータの系統によって維持さ

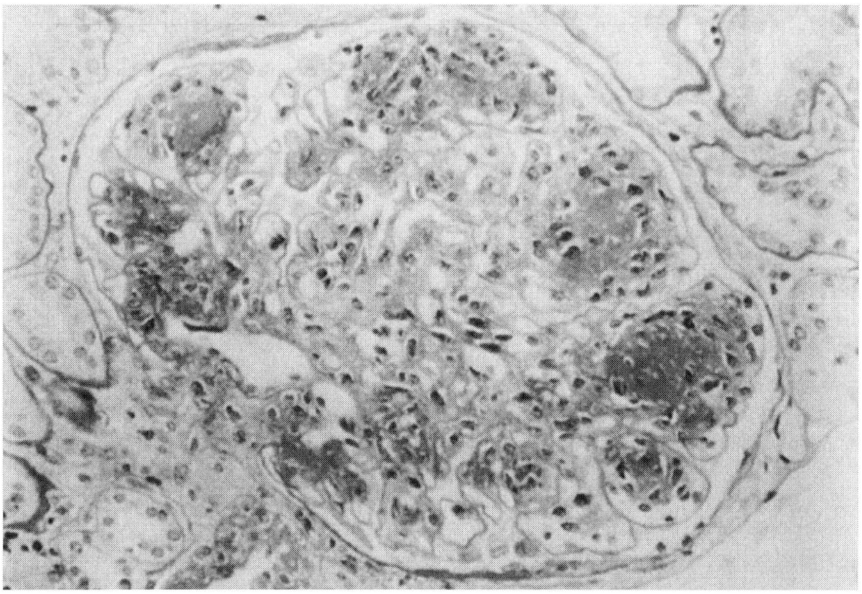

図 15.7　糖尿病性腎症にみられる結節性硬化病変の光学顕微鏡所見．比較的細胞に乏しい毛細血管間の結節と，びまん性に増加したメサンギウム基質が特徴的である（Dr. Arthur H. Cohen の好意により掲載）

れる複雑な一連の変化としてみられる．糸球体濾過量（GFR）は糖尿病経過の早期に増加するが，これは部分的には糸球体血漿流量や，膠質浸透圧増加，毛細血管静水圧，そして限外濾過率の増加が原因である[249]．そのほか成長ホルモンの上昇やインスリン様成長ホルモンの増加なども過剰濾過を誘発する因子であるとされている．糸球体高血圧と過剰濾過が糖尿病性腎症に重要であるというエビデンスは，多くの検討でレニン・アンジオテンシン系を阻害することの効果によって裏づけられている．アンジオテンシンⅡの線維化促進効果に対抗することも，これらのレニン・アンジオテンシン系阻害薬により観察された重要な効果の一部である[250]．

高血糖はメサンギウム細胞の基質産生[251,252]と，メサンギウム細胞のアポトーシス[253]を刺激する．高血糖はまた蛋白の糖化と最終糖化産物（advanced glycation end product：AGE）（訳注：原文では glycosylation が使用されているが，酵素の働きを介する生化学的反応による糖化 glycosylation と酵素の働きを介しない非酵素的糖化 glycation は異なった反応であり，ここでは glycation が正しいため，訂正した）の産生を引き起こし，これらがコラーゲンを架橋することで病態を進行させる[254]．高血糖はまた，糸球体における TGF-β や血管内皮増殖因子（VEGF）などのサイトカインや基質蛋白の発現を亢進させ，これによりメサンギウム基質蓄積が促進する[255,256]．

2) 臨床像

糖尿病性腎症の初期には微量アルブミン尿（尿中蛋白排泄量が 30 ～ 300 mg/24 時間と定義される）を認める．腎機能は糖尿病性腎症早期には保たれる．高血圧はよくみられる．顕微鏡的血尿が存在することもある．糖尿病性腎症の経過の後期では，ネフローゼ症候群や高度の腎機能障害が存在することもある．

3) 予　後

糖尿病性腎症は自然経過では，一定の割合で GFR が低下する．その速度は 1 ～ 24 mL/分/年であり，この低下率は蛋白尿と高血圧に関連している[257]．厳格な血圧管理と血糖管理を行うことでこの低下率は有意に改善した．微量アルブミン尿は可逆的で，血糖と血圧とが良好にコントロールされれば，正常尿蛋白排泄量に戻すことができるというエビデンスがある．

4) 治　療

糖尿病性腎症に対する至適な治療が何かということについて積極的に研究が行われている．最終目標は血圧 130/80 mmHg 未満に適切に治療すること，蛋白尿を 500 ～ 1,000 mg/日未満にすること，さらに血糖を管理することである．脂質はガイドラインで定められた値に治療によって維持する必要がある．

血圧管理と蛋白尿減量にはレニン・アンジオテンシン・アルドステロン（RAA）系阻害薬を使う必要がある．RAA 系阻害薬は糖尿病性腎症の進行速度を遅らせることが示されている[237,258]．患者の大半では，適正な血圧管理のための減塩に加えて RAA 系阻害薬以外の降圧薬の追加も必要となる．diltiazem や verapamil はさらなる蛋白尿の減量効果があり，これによりさらなる腎保護が可能となる．一方，ループ利尿薬は浮腫や腎機能障害がある患者に必要とされることが多い．アンジオテンシン変換酵素（angiotensin-converting enzyme：ACE）阻害薬とアンジオテンシン受容体拮抗薬（angiotensin receptor brocker：ARB）との併用により最大限 RAAS を阻害することの必要性については，専門家による議論が続いている．

2. Alport 症候群

Alport 症候群（あるいは遺伝性腎炎）は，遺伝性で進行性の糸球体疾患であり，しばしば感音性難聴と眼異常を伴う．有病率は推定 1/50,000 出生である．Alport 症候群は，糸球体基底膜の主成分であるⅣ型コラーゲン欠損で発症する．3 本の染色体上にある 6 つの原因遺伝子が同定されている．翻訳された遺伝子産物であるⅣ型コラーゲン分子は複雑に相互作用し，基底膜内でネットワークを形成する[259]．異常蛋白が存在すると，基底膜の正常な形成が阻害され，Alport 症候群の表現型を呈するようになる．

Alport 症候群の遺伝形はさまざまである[259]．症例の 80％以上は X 連鎖遺伝で，X 染色体上の *COL4A5* 遺伝子の変異によって起こる．常染色体劣性遺伝の Alport 症候群は 15％程度を占め，*COL4A3* か *COL3A4* 遺伝子異常のホモ接合体あるいは複合ヘテロ接合体によって起こる．Alport 症候群の 5％程度は常染色体優性遺伝形式をとり，*COL4A3* か *COL4A4* 遺伝子のヘテロな変異によって起こる．なぜヘテロな変異をもつ患者のなかで，Alport 症候群を発症する者と，通常は良性の菲薄基底膜病を発症する者があるのかは不明である．

Alport 症候群でみられる腎症状は，顕微鏡的あるいは肉眼的血尿，蛋白尿，高血圧，末期腎不全への進行であり，これは X 連鎖遺伝形式の男性と，常染色体劣性あるいは優性遺伝形式の女性および男性でみられる．X 連鎖遺伝形式の Alport 症候群の女性は疾患のキャリアで，ほとんどの場合血尿を呈する．まれにもっと進行性の病気となることがある．Alport 症候群の診断は，皮膚あるいは腎生検で行うが，家族歴によっては組織診断が不要になることも多い．腎生検組織を用いた光学顕微鏡所見は，疾患早期であれば通常正常である．しかし，後期になると糸球体硬化や間質の線維化がみられる．蛍光抗体法所見は通常，Ⅳ型コラーゲンに対する特殊染色以外は非特異的である．電子顕微鏡所見は不規則な厚さの糸球体基底膜をもち，緻密層は断裂したり不規則で多層に積層している所見を呈する（**図 15.8**）．皮膚生検は X 連鎖 Alport 症候群の診断のために行うが，これはコラーゲン α-5（Ⅳ）鎖（*COL4A5* の遺伝子産物）に対するモノクローナル抗体を用いて行う[260]．男性ではこの蛋白が欠失し，一方女性では明らかにモザイクを呈していれば，それ以上検査を行わなくても Alport 症候群の診断が確定する．逆にこの蛋白が存在している場合は，常染色体劣性の Alport 症候群の可能性があるか，もしくはコラーゲン α（Ⅳ）の抗原性は同様でも機能的に異常となる *COL4A5* の遺伝子変異が存在している可能性がある．他の疾患の可能性もまた念頭におく必要がある．

Alport 症候群の治療は支持療法である．高血圧や蛋白尿を有する患者に対してはレニン・アンジオテンシン・アルドステロン系阻害薬がすすめられる．cyclosporine を使用した報告も複数みられる．しかし，専門家の多くは現時点では cyclosporine を使用しない[261]．Alport 症候群は移植腎で再発はしないが，移植されることにより，新たに産生されたⅣ型コラーゲン分子に対する抗体によっ

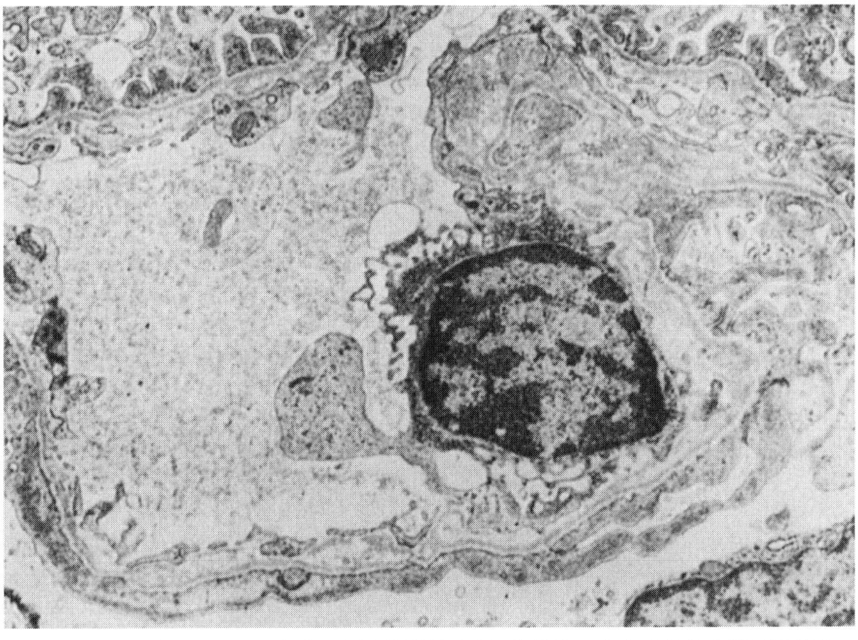

図 15.8 Alport 症候群でみられる病変の電子顕微鏡所見．菲薄化した糸球体基底膜が特徴的である．

て，新規の（*de novo*）抗糸球体基底膜抗体病が移植を受けた男性の3％に発症する[262]．

3. 菲薄基底膜腎症

菲薄基底膜腎症（thin basement membrane nephropathy：TBMN）は常染色体優性遺伝疾患で，しばしばⅣ型コラーゲンをコードする第2番染色体に存在する*COL4A3*と*COL4A4*の2つの遺伝子の変異によって起こる[259]．有病率は5～10％と推定されている[263]．しばしば家族性であり，全症例の半分程度で血尿の家族歴がある．菲薄基底膜腎症患者は常染色体劣性遺伝型のAlport症候群のキャリアである．

菲薄基底膜腎症は，異常コラーゲンが糸球体基底膜の正常構造に干渉することによって二次的に引き起こされる．通常，光学顕微鏡と蛍光抗体法所見は正常である．電子顕微鏡所見は糸球体基底膜のびまん性で菲薄化を呈する．

菲薄基底膜腎症は持続性あるいは再発性の血尿によって特徴づけられ，これはしばしば小児期に始まる．蛋白尿と高血圧はあまりみられない．患者の大半は良好な経過をたどり，予後良好である．しかし，二次性の巣状分節性糸球体硬化症を発症するとの報告も複数ある[263]．蛋白尿を発症した患者ではレニン・アンジオテンシン・アルドステロン系阻害薬使用が薦められる．

4. Fabry病

Fabry病はX連鎖リソソーム病で，α-ガラクトシダーゼAの欠損により起こる．Fabry病の罹患率は全世界で1/40,000～1/117,000人/年と推定される[264]．人種差はないように思われる．通常，発症は小児期で，未治療では中年までに命を脅かす合併症を引き起こす可能性がある．未治療の男性の平均余命は一般人口よりも20年短い．女性も臨床症状を呈するが，通常，男性よりも高年齢で発症する．

α-ガラクトシダーゼAの欠損は中性グリコスフィンゴリピドの蓄積を多くの組織で引き起こす．これらの脂質の蓄積は臓器障害へとつながる．血管内皮細胞にはグリコスフィンゴリピドが蓄積して腫大する．これにより血管閉塞と虚血となる[264]．臨床徴候は段階的に起こり，通常は年齢に応じたパターンで起こる．最初は神経因性疼痛，眼合併症，そして消化器症状が主である．学業困難も多い．最初の腎症状は典型的には蛋白尿と等張尿で，10～20歳代に出現する．男性のほとんどは末期腎不全に進行する．心臓と脳血管障害もしばしばみられる．

腎生検では糖脂質の蓄積が腎臓全体にみられる．光学顕微鏡では足細胞と遠位尿細管上皮細胞の空胞変性を認める．後期になると，沈着物を糸球体壁側上皮細胞，メサンギウム細胞，糸球体内皮細胞に認めることがある．さらに進行すると糸球体硬化と尿細管萎縮がみられる．蛍光抗体法所見は非特異的である．電子顕微鏡所見はグリコスフィンゴリピドの沈着をリソソーム内部に認め，積層化した膜構造は骨髄球様小体（myeloid body）あるいはゼブラ小体（zebra body）とよばれる（**図15.9**）．これらの構造は糖脂質蓄積病で認められる普遍的なものである[265]．

Fabry病の治療は酵素補充である．レニン・アンジオテンシン・アルドステロン系阻害薬は蛋白尿コントロールに必要である．

5. 爪・膝蓋骨症候群

爪・膝蓋骨症候群（nail-patella syndrome：NPS）は常染色体優性遺伝病で，足細胞の形成に重要な役割を担う転写因子である*LMX1B*遺伝子の変異によって起こる[266]．爪・膝蓋骨症候群の罹患率は1/50,000人/年と推定されているが，検出された症例数に基づけば実際にはもっと少ないかもしれない．古典的徴候は，背側間葉系細胞からできた構造の形成異常を反映し，爪の低形成，膝蓋骨の低形成，肘関節の低形成，そして腸骨角である．腎疾患は爪・膝蓋骨症候群患者の半数程度に発症し，蛋白尿，血尿，高血圧を呈する．等張尿もみられることもある．末期腎不全は症例の30％程

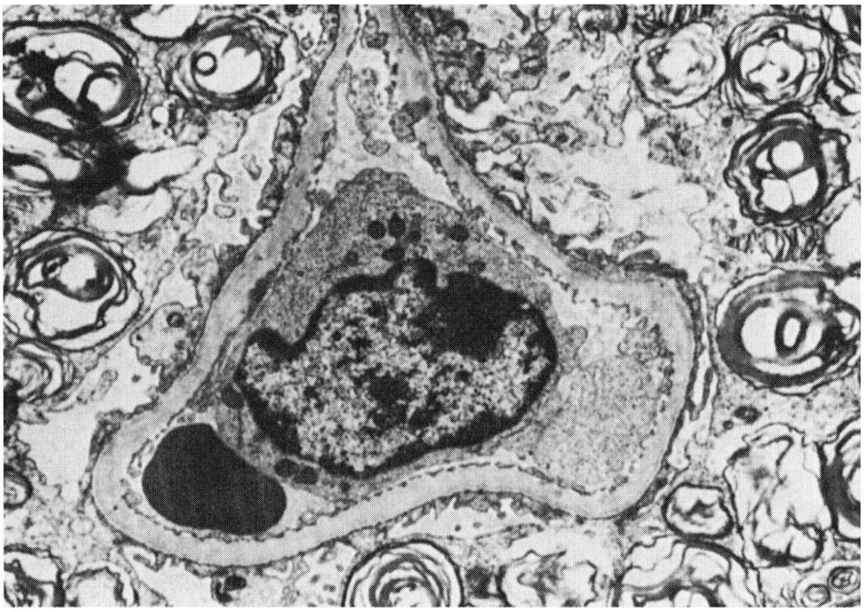

図 15.9 Fabry 病でみられる病変の電子顕微鏡所見．上皮細胞の内部にみられる渦状の“myelin”状構造物が特徴的である（Dr. Arthur H. Cohen の好意により掲載）

度で 30 歳代までに発症する[266]．

腎症を呈する患者の光学顕微鏡所見では，基底膜の肥厚や非特異的な巣状分節性糸球体硬化症の病変を認める．蛍光抗体法所見は非特異的である．電子顕微鏡所見では不整な糸球体基底膜の肥厚を認め，内部にⅢ型コラーゲン線維の縞状に束となった沈着物を含む．足突起は部分的に消失することがある[266]．

爪・膝蓋骨症候群に対する特異的治療はない．レニン・アンジオテンシン・アルドステロン系阻害薬が蛋白尿治療のために使用されてきた．専門家は cyclosporine が治療に有効である可能性を提唱している．爪・膝蓋骨症候群は移植後に再発しない[266]．

6. 先天性ネフローゼ症候群

出生時あるいは生後 3 か月以内に発症するネフローゼ症候群は，先天性ネフローゼ症候群と定義されている．先天性ネフローゼ症候群の小児のほとんどは腎疾患の遺伝背景をもっている．

近年，先天性ネフローゼ症候群の大半の症例の原因である遺伝子変異が複数発見された．変異の大半は *NPHS1* と *NPHS2* 遺伝子にある．*NPHS1* はスリット膜に必須のネフリン責任遺伝子で，フィンランド型先天性ネフローゼ症候群の責任遺伝子である．*NPHS2* もスリット膜で重要な遺伝子であるポドシンをコードしており，家族性巣状糸球体硬化症の責任遺伝子である[267]．

そのほかには，転写癌抑制遺伝子をコードする *WT1* が変異して起こる Denys-Drash 症候群や，ラミニン β-2 をコードする *LAMB2* が変異して起こる Pierson 症候群，ホスホリパーゼ C エプシロンをコードする *PLCE1* が変異して起こる早期発症型孤発性びまん性メサンギウム硬化症（early onset of isolated diffuse mesangial sclerosis）がある[267]．

先天性ネフローゼ症候群は治療に抵抗性で予後不良である．

7. レシチン・コレステロール・アシルトランスフェラーゼ欠損症

レシチン・コレステロール・アシルトランスフェラーゼ（lecithin-cholesterol acyltransferase：LCAT）欠損症は，常染色体劣性遺伝病で *LCAT* 遺伝子の変異によって起こる．LCAT はコレステロールのエステル化に重要な酵素である．LCAT 欠損症は脂質異常症，進行性の動脈硬化，貧血，角膜混濁，蛋白尿をきたし，末期腎不全に進行することもある．

8. コラーゲン線維性糸球体症

コラーゲン線維性糸球体症(collagenofibrotic glomerulopathy)はⅢ型コラーゲン糸球体腎症ともよばれ，常染色体劣性遺伝の腎症であり，異常なⅢ型コラーゲン線維のメサンギウムと内皮下領域への蓄積により特徴づけられる．光学顕微鏡所見では，膜性増殖性糸球体腎炎像と一致した所見を認める．線維はコンゴ-レッド染色陰性(アミロイドではない)だが，成熟コラーゲンの典型的な交叉線条構造(cross striation)を有する．確定診断には電子顕微鏡が必要で，横縞の構造をもち，約 60 nm の周期で繰り返す線維構造がみられる[268]．

小児期に発病する傾向があり，家族性疾患の可能性がある．患者は高血圧，溶血性貧血を呈することが多く，肺疾患の既往がある患者もいる．

病態と治療については不明である．

9. リポ蛋白糸球体疾患

リポ蛋白糸球体疾患はアポリポ蛋白 E(アポ E)が糸球体構造の内部に沈着していることで特徴づけられる[269]．明らかにこれは *ApoE* 遺伝子の変異の結果である．ネフローゼ症候群と進行性腎不全がよくみられる．理論的に脂質除去療法は有益である可能性があり，プロテイン A の免疫吸着は組織学的所見の軽快と蛋白尿減少に関連したことが，比較対照のない試験で示された[270]．

10. フィブロネクチン糸球体疾患

フィブロネクチン糸球体疾患は常染色体優性遺伝病でフィブロネクチンの沈着に関連する．電子顕微鏡所見では，線維性高電子沈着物が内皮下およびメサンギウム領域にみられる[271]．患者は，蛋白尿と顕微鏡的血尿を呈することがある．フィブロネクチン糸球体疾患によって腎機能障害が起こることがあり，末期腎不全に進行する患者もいる．

(訳　鵜沼智，山口純奈)

文　献

1. Smith RJ, Alexander J, Barlow PN, et al. New approaches to the treatment of dense deposit disease. *J Am Soc Nephrol*. 2007; 18:2447–2456.
2. Nangaku M, Couser WG. Mechanisms of immune-deposit formation and the mediation of immune renal injury. *Clin Exp Nephrol*. 2005; 9:183–191.
3. Beck L, Bonegio R, Lambeau G, et al. Discovery of the phospholipase A2 receptor as the target antigen in idiopathic membranous nephropathy.
4. Bohle A, Wehrmann M, Bogenschutz O, et al. The long-term prognosis of the primary glomerulonephritides. A morphological and clinical analysis of 1747 cases. *Pathol Res Pract*. 1992; 188:908–924.
5. Zech P, Colon S, Pointet P, et al. The nephrotic syndrome in adults aged over 60: etiology, evolution and treatment of 76 cases. *Clin Nephrol*. 1982; 17:232–236.
6. Mustonen J, Pasternack A, Helin H. IgA mesangial nephropathy in neoplastic diseases. *Contrib Nephrol*. 1984; 40:283–291.
7. Korbet SM, Genchi RM, Borok RZ, et al. The racial prevalence of glomerular lesions in nephrotic adults. *Am J Kidney Dis*. 1996; 27: 647–651.
8. Fogo A, Glick AD, Horn SL, et al. Is focal segmental glomerulosclerosis really focal? Distribution of lesions in adults and children. *Kidney Int*. 1995; 47:1690–1696.
9. Lai KW, Wei CL, Tan LK, et al. Overexpression of interleukin-13 induces minimal-change-like nephropathy in rats. *J Am Soc Nephrol*. 2007; 18:1476–1485.
10. Waldman M, Crew RJ, Valeri A, et al. Adult minimal-change disease: clinical characteristics, treatment, and outcomes. *Clin J Am Soc Nephrol*. 2007; 2:445–453.
11. Black DA, Rose G, Brewer DB. Controlled trial of prednisone in adult patients with the nephrotic syndrome. *Br Med J*. 1970; 3:421–426.
12. Nakayama M, Katafuchi R, Yanase T, et al. Steroid responsiveness and frequency of relapse in adult-onset minimal change nephrotic syndrome. *Am J Kidney Dis*. 2002; 39:503–512.
13. Fakhouri F, Bocquet N, Taupin P, et al. Steroid-sensitive nephrotic syndrome: from childhood to

adulthood. *Am J Kidney Dis*. 2003; 41:550–557.
14. Palmer SC, Nand K, Strippoli GF. Interventions for minimal change disease in adults with nephrotic syndrome. *Cochrane Database Syst Rev*. 2008; CD001537.
15. Myllymaki J, Saha H, Mustonen J, et al. IgM nephropathy: clinical picture and long-term prognosis. *Am J Kidney Dis*. 2003; 41:343–350.
16. Border WA. Distinguishing minimal-change disease from mesangial disorders. *Kidney Int*. 1988; 34:419–434.
17. Vizjak A, Ferluga D, Rozic M, et al. Pathology, clinical presentations, and outcomes of C1q nephropathy. *J Am Soc Nephrol*. 2008; 19:2237–2244.
18. Jennette JC, Hipp CG. C1q nephropathy: a distinct pathologic entity usually causing nephrotic syndrome. *Am J Kidney Dis*. 1985; 6:103–110.
19. Haas M, Meehan SM, Karrison TG, et al. Changing etiologies of unexplained adult nephrotic syndrome: a comparison of renal biopsy findings from 1976–1979 and 1995–1997. *Am J Kidney Dis*. 1997; 30:621–631.
20. Kitiyakara C, Eggers P, Kopp JB. Twenty-one-year trend in ESRD due to focal segmental glomerulosclerosis in the United States. *Am J Kidney Dis*. 2004; 44:815–825.
21. Schwartz MM. Focal Segmental Glomerulosclerosis. In: Jennette JC, Olsen JL, Schwarz MM, et al. eds. *Pathology of the Kidney*. Philadelphia: Wolters Kluwer; 2007:155–204.
22. D'Agati VD. Podocyte injury in focal segmental glomerulosclerosis: lessons from animal models (a play in five acts). *Kidney Int*. 2008; 73:399–406.
23. Deegens JK, Dijkman HB, Borm GF, et al. Podocyte foot process effacement as a diagnostic tool in focal segmental glomerulosclerosis. *Kidney Int*. 2008; 74:1568–1576.
24. D'Agati VD, Fogo AB, Bruijn JA, et al. Pathologic classification of focal segmental glomerulosclerosis: a working proposal. *Am J Kidney Dis*. 2004; 43:368–382.
25. Albaqumi M, Barisoni L. Current views on collapsing glomerulopathy. *J Am Soc Nephrol*. 2008; 19:1276–1281.
26. D'Agati V. Pathologic classification of focal segmental glomerulosclerosis. *Semin Nephrol*. 2003; 23:117–134.
27. DH IJ, Farris AB, Goemaere N, et al. Fidelity and evolution of recurrent FSGS in renal allografts. *J Am Soc Nephrol*. 2008; 19:2219–2224.
28. Fogo AB. Minimal change disease and focal segmental glomerulosclerosis. In: Fogo AB, Cohen AH, Jennette JC, et al., eds. *Fundamentals of Renal Pathology*. New York: Springer; 2006:40–52.
29. Sharma M, Sharma R, McCarthy ET, et al. The focal segmental glomerulosclerosis permeability factor: biochemical characteristics and biological effects. *Exp Biol Med (Maywood, N.J)*. 2004; 229: 85–98.
30. Floege J, Alpers CE, Burns MW, et al. Glomerular cells, extracellular matrix accumulation, and the development of glomerulosclerosis in the remnant kidney model. *Lab Invest*. 1992; 66:485–497.
31. Schwimmer JA, Markowitz GS, Valeri A, et al. Collapsing glomerulopathy. *Semin Nephrol*. 2003; 23:209–218.
32. Stokes MB, Markowitz GS, Lin J, et al. Glomerular tip lesion: a distinct entity within the minimal change disease/focal segmental glomerulosclerosis spectrum. *Kidney Int*. 2004; 65:1690–1702.
33. Troyanov S, Wall CA, Miller JA, et al. Focal and segmental glomerulosclerosis: definition and relevance of a partial remission. *J Am Soc Nephrol*. 2005; 16:1061–1068.
34. Meyrier A. Nephrotic focal segmental glomerulosclerosis in 2004: an update. *Nephrol Dial Transplant*. 2004; 19:2437–2444.
35. Cattran DC, Appel GB, Hebert LA, et al. A randomized trial of cyclosporine in patients with steroid-resistant focal segmental glomerulosclerosis. North America Nephrotic Syndrome Study Group. *Kidney Int*. 1999; 56: 2220–2226.
36. Ponticelli C, Rizzoni G, Edefonti A, et al. A randomized trial of cyclosporine in steroid-resistant idiopathic nephrotic syndrome. *Kidney Int*. 1993; 43:1377–1384.
37. Cattran DC, Wang MM, Appel G, et al. Mycophenolate mofetil in the treatment of focal segmental glomerulosclerosis. *Clin Nephrol*. 2004; 62:405–411.
38. Schwartz MM. Membranous glomerulonephritis. In: Jennette JC, Olsen JL, Schwarz MM, et al., eds. *Pathology of the Kidney*. Philadelphia: Wolters Kluwer; 2007:205–252.
39. Debiec H, Guigonis V, Mougenot B, et al. Antenatal membranous glomerulonephritis due to anti-neutral endopeptidase antibodies. *N Engl J Med*. 2002; 346:2053–2060.
40. Kerjaschki D. Pathomechanisms and molecular basis of membranous glomerulopathy. *Lancet*. 2004; 364:1194–1196.
41. Glassock RJ. Secondary membranous glomerulonephritis. *Nephrol Dial Transplant*. 1992; 7 (suppl 1):64–71.
42. Hogan SL, Muller KE, Jennette JC, et al. A review of therapeutic studies of idiopathic membranous glomerulopathy. *Am J Kidney Dis*. 1995; 25:862–875.
43. Ponticelli C. Membranous nephropathy. *J Nephrol*. 2007; 20:268–287.
44. Burstein DM, Korbet SM, Schwartz MM. Membranous glomerulonephritis and malignancy. *Am J Kidney Dis*. 1993; 22:5–10.
45. Ponticelli C, Zucchelli P, Passerini P, et al. A 10-year follow-up of a randomized study with methylprednisolone and chlorambucil in membranous nephropathy. *Kidney Int*. 1995; 48: 1600–1604.
46. Jha V, Ganguli A, Saha TK, et al. A randomized, controlled trial of steroids and cyclophosphamide in adults with nephrotic syndrome caused by idiopathic membranous nephropathy. *J Am Soc Nephrol*. 2007; 18:1899–1904.
47. Pei Y, Cattran D, Greenwood C. Predicting chronic renal insufficiency in idiopathic membranous glomerulonephritis. *Kidney Int*. 1992; 42: 960–966.
48. Glassock RJ. Diagnosis and natural course of membranous nephropathy. *Semin Nephrol*. 2003; 23:324–332.
49. Wu Q, Jinde K, Nishina M, et al. Analysis of prognostic predictors in idiopathic membranous nephropathy. *Am J Kidney Dis*. 2001; 37:380–387.
50. Troyanov S, Wall CA, Miller JA, et al. Idiopathic membranous nephropathy: definition and relevance of a partial remission. *Kidney Int*. 2004; 66:1199–1205.

51. Cattran DC, Appel GB, Hebert LA, et al. Cyclosporine in patients with steroid-resistant membranous nephropathy: a randomized trial. *Kidney Int.* 2001; 59:1484–1490.
52. Praga M, Barrio V, Juarez GF, et al. Tacrolimus monotherapy in membranous nephropathy: a randomized controlled trial. *Kidney Int.* 2007; 71:924–930.
53. Cattran DC, Greenwood C, Ritchie S, et al. A controlled trial of cyclosporine in patients with progressive membranous nephropathy. Canadian Glomerulonephritis Study Group. *Kidney Int.* 1995; 47:1130–1135.
54. Fervenza FC, Cosio FG, Erickson SB, et al. Rituximab treatment of idiopathic membranous nephropathy. *Kidney Int.* 2008; 73:117–125.
55. Branten AJ, du Buf-Vereijken PW, Vervloet M, et al. Mycophenolate mofetil in idiopathic membranous nephropathy: a clinical trial with comparison to a historic control group treated with cyclophosphamide. *Am J Kidney Dis.* 2007; 50: 248–256.
56. Miller G, Zimmerman R 3rd, Radhakrishnan J, et al. Use of mycophenolate mofetil in resistant membranous nephropathy. *Am J Kidney Dis.* 2000; 36:250–256.
57. Bohle A, Gartner HV, Fischbach H, et al. The morphological and clinical features of membranoproliferative glomerulonephritis in adults. *Virchows Arch A Pathol Anat Histol.* 1974; 363: 213–224.
58. Cameron JS, Turner DR, Heaton J, et al. Idiopathic mesangiocapillary glomerulonephritis. Comparison of types I and II in children and adults and long-term prognosis. *Am J Med.* 1983; 74:175–192.
59. Donadio JV Jr, Slack TK, Holley KE, et al. Idiopathic membranoproliferative (mesangiocapillary) glomerulonephritis: a clinicopathologic study. *Mayo Clin Proc.* 1979; 54:141–150.
60. Berger J, Galle P. [Dense Deposits within the Basal Membranes of the Kidney. Optical and Electron Microscopic Study.]. *Presse Med.* 1963; 71:2351–2354.
61. Walker PD, Ferrario F, Joh K, et al. Dense deposit disease is not a membranoproliferative glomerulonephritis. *Mod Pathol.* 2007; 20:605–616.
62. Jackson EC, McAdams AJ, Strife CF, et al. Differences between membranoproliferative glomerulonephritis types I and III in clinical presentation, glomerular morphology, and complement perturbation. *Am J Kidney Dis.* 1987; 9:115–120.
63. Strife CF, McEnery PT, McAdams AJ, et al. Membranoproliferative glomerulonephritis with disruption of the glomerular basement membrane. *Clin Nephrol.* 1977; 7:65–72.
64. Cameron JS. Mesangiocapillary glomerulonephritis and persistent hypocomplementemia. In: Kincaid-Smith P, Mathew TH, Becker EL, eds. *Glomerulonephritis: Morphology, Natural History and Treatment.* New York: John Wiley & Sons; 1973:541.
65. Davis CA, Marder H, West CD. Circulating immune complexes in membranoproliferative glomerulonephritis. *Kidney Int.* 1981; 20: 728–732.
66. Donadio JV Jr, Anderson CF, Mitchell JC 3rd, et al. Membranoproliferative glomerulonephritis. A prospective clinical trial of platelet-inhibitor therapy. *N Engl J Med.* 1984; 310:1421–1426.
67. West C. Complement and glomerular disease. In: Volanakis JE, Frank MM, eds. *The Human Complement System in Health and Disease.* New York: Marcel Dekker, Inc.; 1998:571–596.
68. Neary JJ, Conlon PJ, Croke D, et al. Linkage of a gene causing familial membranoproliferative glomerulonephritis type III to chromosome 1. *J Am Soc Nephrol.* 2002; 13:2052–2057.
69. Barbiano di Belgiojoso G, Baroni M, Pagliari B, et al. Is membranoproliferative glomerulonephritis really decreasing? A multicentre study of 1,548 cases of primary glomerulonephritis. *Nephron.* 1985; 40:380–381.
70. Johnson RJ, Hurtado A, Merszei J, et al. Hypothesis: dysregulation of immunologic balance resulting from hygiene and socioeconomic factors may influence the epidemiology and cause of glomerulonephritis worldwide. *Am J Kidney Dis.* 2003; 42:575–581.
71. Swainson CP, Robson JS, Thomson D, et al. Mesangiocapillary glomerulonephritis: a long-term study of 40 cases. *J Pathol.* 1983; 141:449–468.
72. McEnery PT. Membranoproliferative glomerulonephritis: the Cincinnati experience—cumulative renal survival from 1957 to 1989. *J Pediatr.* 1990; 116:S109–S114.
73. Cansick JC, Lennon R, Cummins CL, et al. Prognosis, treatment and outcome of childhood mesangiocapillary (membranoproliferative) glomerulonephritis. *Nephrol Dial Transplant.* 2004; 19:2769–2777.
74. Zauner I, Bohler J, Braun N, et al. Effect of aspirin and dipyridamole on proteinuria in idiopathic membranoproliferative glomerulonephritis: a multicentre prospective clinical trial. Collaborative Glomerulonephritis Therapy Study Group (CGTS). *Nephrol Dial Transplant.* 1994; 9:619–622.
75. Schwertz R, Rother U, Anders D, et al. Complement analysis in children with idiopathic membranoproliferative glomerulonephritis: a long-term follow-up. *Pediatr Allergy Immunol.* 2001; 12:166–172.
76. Pickering MC, Cook HT. Translational mini-review series on complement factor H: renal diseases associated with complement factor H: novel insights from humans and animals. *Clin Exp Immunol.* 2008; 151:210–230.
77. Barratt J, Smith AC, Molyneux K, et al. Immunopathogenesis of IgAN. *Semin Immunopathol.* 2007; 29:427–443.
78. Galla JH. IgA nephropathy. *Kidney Int.* 1995; 47:377–387.
79. Li LS, Liu ZH. Epidemiologic data of renal diseases from a single unit in China: analysis based on 13,519 renal biopsies. *Kidney Int.* 2004; 66: 920–923.
80. Nakayama K, Ohsawa I, Maeda-Ohtani A, et al. Prediction of diagnosis of immunoglobulin A nephropathy prior to renal biopsy and correlation with urinary sediment findings and prognostic grading. *J Clin Lab Anal.* 2008; 22:114–118.
81. Haubitz M, Wittke S, Weissinger EM, et al. Urine protein patterns can serve as diagnostic tools in patients with IgA nephropathy. *Kidney Int.* 2005; 67:2313–2320.
82. Gharavi AG, Moldoveanu Z, Wyatt RJ, et al. Aberrant IgA1 glycosylation is inherited in familial and sporadic IgA nephropathy. *J Am Soc Nephrol.* 2008; 19:1008–1014.
83. Jennette JC. Immunoglobulin A nephropathy and

Henoch-Schonlein purpura. In: Fogo AB, Cohen AH, Jennette JC, et al., eds. *Fundamentals of Renal Pathology*. New York: Springer; 2006:61–69.
84. Haas M. Histologic subclassification of IgA nephropathy: a clinicopathologic study of 244 cases. *Am J Kidney Dis*. 1997; 29:829–842.
85. Lee HS, Lee MS, Lee SM, et al. Histological grading of IgA nephropathy predicting renal outcome: revisiting H. S. Lee's glomerular grading system. *Nephrol Dial Transplant*. 2005; 20:342–348.
86. Tumlin JA, Madaio MP, Hennigar R. Idiopathic IgA nephropathy: pathogenesis, histopathology, and therapeutic options. *Clin J Am Soc Nephrol*. 2007; 2:1054–1061.
87. Suzuki K, Honda K, Tanabe K, et al. Incidence of latent mesangial IgA deposition in renal allograft donors in Japan. *Kidney Int*. 2003; 63:2286–2294.
88. Kellerman PS. Henoch-Schonlein purpura in adults. *Am J Kidney Dis*. 2006; 48:1009–1016.
89. Harper SJ, Allen AC, Bene MC, et al. Increased dimeric IgA-producing B cells in tonsils in IgA nephropathy determined by in situ hybridization for J chain mRNA. *Clin Exp Immunol*. 1995; 101: 442–448.
90. Harper SJ, Allen AC, Pringle JH, et al. Increased dimeric IgA producing B cells in the bone marrow in IgA nephropathy determined by in situ hybridisation for J chain mRNA. *J Clin Pathol*. 1996; 49:38–42.
91. Smith AC, Molyneux K, Feehally J, et al. O-glycosylation of serum IgA1 antibodies against mucosal and systemic antigens in IgA nephropathy. *J Am Soc Nephrol*. 2006; 17:3520–3528.
92. Donadio JV, Grande JP. IgA nephropathy. *N Engl J Med*. 2002; 347:738–748.
93. Gutierrez E, Gonzalez E, Hernandez E, et al. Factors that determine an incomplete recovery of renal function in macrohematuria-induced acute renal failure of IgA nephropathy. *Clin J Am Soc Nephrol*. 2007; 2:51–57.
94. Geddes CC, Rauta V, Gronhagen-Riska C, et al. A tricontinental view of IgA nephropathy. *Nephrol Dial Transplant*. 2003; 18:1541–1548.
95. D'Amico G. Natural history of idiopathic IgA nephropathy: role of clinical and histological prognostic factors. *Am J Kidney Dis*. 2000; 36:227–237.
96. Manno C, Strippoli GF, D'Altri C, et al. A novel simpler histological classification for renal survival in IgA nephropathy: a retrospective study. *Am J Kidney Dis*. 2007; 49:763–775.
97. Espinosa M, Ortega R, Gomez-Carrasco JM, et al. Mesangial C4d deposition: a new prognostic factor in IgA nephropathy. *Nephrol Dial Transplant*. 2009; 24:886–891.
98. Roos A, Rastaldi MP, Calvaresi N, et al. Glomerular activation of the lectin pathway of complement in IgA nephropathy is associated with more severe renal disease. *J Am Soc Nephrol*. 2006; 17:1724–1734.
99. Reich HN, Troyanov S, Scholey JW, et al. Remission of proteinuria improves prognosis in IgA nephropathy. *J Am Soc Nephrol*. 2007; 18:3177– 3183.
100. Katafuchi R, Ikeda K, Mizumasa T, et al. Controlled, prospective trial of steroid treatment in IgA nephropathy: a limitation of low-dose prednisolone therapy. *Am J Kidney Dis*. 2003; 41:972–983.
101. Pozzi C, Andrulli S, Del Vecchio L, et al. Corticosteroid effectiveness in IgA nephropathy: long-term results of a randomized, controlled trial. *J Am Soc Nephrol*. 2004; 15:157–163.
102. Pozzi C, Bolasco PG, Fogazzi GB, et al. Corticosteroids in IgA nephropathy: a randomised controlled trial. *Lancet*. 1999; 353:883–887.
103. Ballardie FW, Roberts IS. Controlled prospective trial of prednisolone and cytotoxics in progressive IgA nephropathy. *J Am Soc Nephrol*. 2002; 13: 142–148.
104. Roccatello D, Ferro M, Coppo R, et al. Report on intensive treatment of extracapillary glomerulonephritis with focus on crescentic IgA nephropathy. *Nephrol Dial Transplant*. 1995; 10:2054–2059.
105. Tumlin JA, Lohavichan V, Hennigar R. Crescentic, proliferative IgA nephropathy: clinical and histological response to methylprednisolone and intravenous cyclophosphamide. *Nephrol Dial Transplant*. 2003; 18:1321–1329.
106. Rovang RD, Zawada ET Jr, Santella RN, et al. Cerebral vasculitis associated with acute post-streptococcal glomerulonephritis. *Am J Nephrol*. 1997; 17:89–92.
107. Lewis EJ, Carpenter CB, Schur PH. Serum complement component levels in human glomerulonephritis. *Ann Intern Med*. 1971; 75:555–560.
108. Kobrin S, Madaio MP. Acute poststreptococcal glomerulonephritis and other bacterial infection-related glomerulonephritis. In: Schrier RW, ed. *Diseases of the Kidney and Urinary Tract*. Philadelphia: Lippincott Williams & Wilkins; 2007: 1464–1476.
109. Sorger K. Postinfectious glomerulonephritis. Subtypes, clinico-pathological correlations, and follow-up studies. *Veroff Pathol*. 1986; 125:1–105.
110. Rodriguez-Iturbe B, Musser JM. The current state of poststreptococcal glomerulonephritis. *J Am Soc Nephrol*. 2008; 19:1855–1864.
111. Gillmore JD, Lovat LB, Persey MR, et al. Amyloid load and clinical outcome in AA amyloidosis in relation to circulating concentration of serum amyloid A protein. *Lancet*. 2001; 358:24–29.
112. Weiner NJ, Goodman JW, Kimmel PL. The HIV-associated renal diseases: current insight into pathogenesis and treatment. *Kidney Int*. 2003; 63:1618–1631.
113. Hailemariam S, Walder M, Burger HR, et al. Renal pathology and premortem clinical presentation of Caucasian patients with AIDS: an autopsy study from the era prior to antiretroviral therapy. *Swiss Med Wkly*. 2001; 131:412–417.
114. Cheung CY, Wong KM, Lee MP, et al. Prevalence of chronic kidney disease in Chinese HIV-infected patients. *Nephrol Dial Transplant*. 2007; 22:3186–3190.
115. Fernando SK, Finkelstein FO, Moore BA, et al. Prevalence of chronic kidney disease in an urban HIV infected population. *Am J Med Sci*. 2008; 335:89–94.
116. Wyatt CM, Winston JA, Malvestutto CD, et al. Chronic kidney disease in HIV infection: an urban epidemic. *AIDS*. 2007; 21:2101–2103.
117. Schwartz EJ, Szczech LA, Ross MJ, et al. Highly active antiretroviral therapy and the epidemic of HIV+ end-stage renal disease. *J Am Soc Nephrol*. 2005; 16:2412–2420.
118. Kimmel PL. The nephropathies of HIV infection: pathogenesis and treatment. *Curr Opin Nephrol Hypertens*. 2000; 9:117–122.
119. Ross MJ, Klotman PE. Recent progress in HIV-associated nephropathy. *J Am Soc Nephrol*. 2002; 13:2997–3004.

120. Ray PE, Bruggeman LA, Weeks BS, et al. bFGF and its low affinity receptors in the pathogenesis of HIV-associated nephropathy in transgenic mice. *Kidney Int*. 1994; 46:759–772.
121. Yamamoto T, Noble NA, Miller DE, et al. Increased levels of transforming growth factor-beta in HIV-associated nephropathy. *Kidney Int*. 1999; 55:579–592.
122. Gherardi D, D'Agati V, Chu TH, et al. Reversal of collapsing glomerulopathy in mice with the cyclin-dependent kinase inhibitor CYC202. *J Am Soc Nephrol*. 2004; 15:1212–1222.
123. Kopp JB, Smith MW, Nelson GW, et al. MYH9 is a major-effect risk gene for focal segmental glomerulosclerosis. *Nat Genet*. 2008; 40:1175–1184.
124. Lucas GM, Eustace JA, Sozio S, et al. Highly active antiretroviral therapy and the incidence of HIV-1-associated nephropathy: a 12-year cohort study. *AIDS*. 2004; 18:541–546.
125. Gupta SK, Eustace JA, Winston JA, et al. Guidelines for the management of chronic kidney disease in HIV-infected patients: recommendations of the HIV Medicine Association of the Infectious Diseases Society of America. *Clin Infect Dis*. 2005; 40:1559–1585.
126. Wei A, Burns GC, Williams BA, et al. Long-term renal survival in HIV-associated nephropathy with angiotensin-converting enzyme inhibition. *Kidney Int*. 2003; 64:1462–1471.
127. Eustace JA, Nuermberger E, Choi M, et al. Cohort study of the treatment of severe HIV-associated nephropathy with corticosteroids. *Kidney Int*. 2000; 58:1253–1260.
128. Kimmel PL, Barisoni L, Kopp JB. Pathogenesis and treatment of HIV-associated renal diseases: lessons from clinical and animal studies, molecular pathologic correlations, and genetic investigations. *Ann Intern Med*. 2003; 139:214–226.
129. Cohen SD, Kimmel PL. Immune complex renal disease and human immunodeficiency virus infection. *Semin Nephrol*. 2008; 28:535–544.
130. Kimmel PL, Phillips TM, Ferreira-Centeno A, et al. HIV-associated immune-mediated renal disease. *Kidney Int*. 1993; 44:1327–1340.
131. Nishanian P, Huskins KR, Stehn S, et al. A simple method for improved assay demonstrates that HIV p24 antigen is present as immune complexes in most sera from HIV-infected individuals. *J Infect Dis*. 1990; 162:21–28.
132. Dellow E, Unwin R, Miller R, et al. Protease inhibitor therapy for HIV infection: the effect on HIV-associated nephrotic syndrome. *Nephrol Dial Transplant*. 1999; 14:744–747.
133. Szczech LA, Gupta SK, Habash R, et al. The clinical epidemiology and course of the spectrum of renal diseases associated with HIV infection. *Kidney Int*. 2004; 66:1145–1152.
134. Haas M, Kaul S, Eustace JA. HIV-associated immune complex glomerulonephritis with "lupus-like" features: a clinicopathologic study of 14 cases. *Kidney Int*. 2005; 67:1381–1390.
135. Mattana J, Siegal FP, Schwarzwald E, et al. AIDS-associated membranous nephropathy with advanced renal failure: response to prednisone. *Am J Kidney Dis*. 1997; 30:116–119.
136. Misiani R, Bellavita P, Fenili D, et al. Hepatitis C virus infection in patients with essential mixed cryoglobulinemia. *Ann Intern Med*. 1992; 117: 573–577.
137. Johnson RJ, Gretch DR, Yamabe H, et al. Membranoproliferative glomerulonephritis associated with hepatitis C virus infection. *N Engl J Med*. 1993; 328:465–470.
138. McGuire BM, Julian BA, Bynon JS Jr, et al. Brief communication: Glomerulonephritis in patients with hepatitis C cirrhosis undergoing liver transplantation. *Ann Intern Med*. 2006; 144: 735–741.
139. Sansonno D, Gesualdo L, Manno C, et al. Hepatitis C virus-related proteins in kidney tissue from hepatitis C virus-infected patients with cryoglobulinemic membranoproliferative glomerulonephritis. *Hepatology*. 1997; 25:1237–1244.
140. Fornasieri A, Li M, Armelloni S, et al. Glomerulonephritis induced by human IgMK-IgG cryoglobulins in mice. *Lab Invest*. 1993; 69:531–540.
141. Tarantino A, Campise M, Banfi G, et al. Long-term predictors of survival in essential mixed cryoglobulinemic glomerulonephritis. *Kidney Int*. 1995; 47:618–623.
142. Zuckerman E, Keren D, Slobodin G, et al. Treatment of refractory, symptomatic, hepatitis C virus related mixed cryoglobulinemia with ribavirin and interferon-alpha. *J Rheumatol*. 2000; 27:2172–2178.
143. Alric L, Plaisier E, Thebault S, et al. Influence of antiviral therapy in hepatitis C virus-associated cryoglobulinemic MPGN. *Am J Kidney Dis*. 2004; 43:617–623.
144. Kamar N, Rostaing L, Alric L. Treatment of hepatitis C-virus-related glomerulonephritis. *Kidney Int*. 2006; 69:436–439.
145. Roccatello D, Baldovino S, Rossi D, et al. Long-term effects of anti-CD20 monoclonal antibody treatment of cryoglobulinaemic glomerulonephritis. *Nephrol Dial Transplant*. 2004; 19:3054–3061.
146. Lai FM, Lai KN, Tam JS, et al. Primary glomerulonephritis with detectable glomerular hepatitis B virus antigens. *Am J Surg Pathol*. 1994; 18:175–186.
147. Lin CY. Treatment of hepatitis B virus-associated membranous nephropathy with recombinant alpha-interferon. *Kidney Int*. 1995; 47:225–230.
148. Elsheikha HM, Sheashaa HA. Epidemiology, pathophysiology, management and outcome of renal dysfunction associated with plasmodia infection. *Parasitol Res*. 2007; 101:1183–1190.
149. Cameron JS. Clinical manifestations of lupus nephritis. In: Lewis EJ, Schwartz MM, Korbet SM, eds. *Lupus Nephritis*. Oxford: Oxford University Press; 1999:159–184.
150. Bono L, Cameron JS, Hicks JA. The very long-term prognosis and complications of lupus nephritis and its treatment. *QJM*. 1999; 92: 211–218.
151. Cervera R, Khamashta MA, Font J, et al. Morbidity and mortality in systemic lupus erythematosus during a 10-year period: a comparison of early and late manifestations in a cohort of 1,000 patients. *Medicine (Baltimore)*. 2003; 82:299–308.
152. Rahman A, Isenberg DA. Systemic lupus erythematosus. *N Engl J Med*. 2008; 358:929–939.
153. Trouw LA, Groeneveld TW, Seelen MA, et al. Anti-C1q autoantibodies deposit in glomeruli but are only pathogenic in combination with glomerular C1q-containing immune complexes. *J Clin Invest*. 2004; 114:679–688.
154. ter Borg EJ, Horst G, Hummel EJ, et al. Measurement of increases in anti-double-stranded DNA

antibody levels as a predictor of disease exacerbation in systemic lupus erythematosus. A long-term, prospective study. *Arthritis Rheum*. 1990; 33:634–643.
155. Austin HA 3rd, Boumpas DT, Vaughan EM, et al. Predicting renal outcomes in severe lupus nephritis: contributions of clinical and histologic data. *Kidney Int*. 1994; 45:544–550.
156. Pillemer SR, Austin HA 3rd, Tsokos GC, et al. Lupus nephritis: association between serology and renal biopsy measures. *J Rheumatol*. 1988; 15:284–288.
157. Laitman RS, Glicklich D, Sablay LB, et al. Effect of long-term normalization of serum complement levels on the course of lupus nephritis. *Am J Med*. 1989; 87:132–138.
158. Churg J, Sobin LH. Lupus nephritis. In: *Renal Disease: Classification and Atlas of Glomerular Disease*. New York: Igaku-Shoin; 1982:127–149.
159. Weening JJ, D'Agati VD, Schwartz MM, et al. The classification of glomerulonephritis in systemic lupus erythematosus revisited. *J Am Soc Nephrol*. 2004; 15:241–250.
160. Appel GB, Cohen DJ, Pirani CL, et al. Long-term follow-up of patients with lupus nephritis. A study based on the classification of the World Health Organization. *Am J Med*. 1987; 83:877–885.
161. McLaughlin J, Gladman DD, Urowitz MB, et al. Kidney biopsy in systemic lupus erythematosus. II. Survival analyses according to biopsy results. *Arthritis Rheum*. 1991; 34:1268–1273.
162. Parikh C, Gibney E, Thurman J. The long term outcome of glomerular diseases. In: Schrier RW, ed. *Diseases of the Kidney and Urinary Tract*. 8th ed. Philadelphia: Lippincott Williams & Wilkins; 2006:1811–1859.
163. Ginzler EM, Nicastri AD, Chen CK, et al. Progression of mesangial and focal to diffuse lupus nephritis. *N Engl J Med*. 1974; 291:693–696.
164. Morel-Maroger L, Mery JP, Droz D, et al. The course of lupus nephritis: contribution of serial renal biopsies. *Adv Nephrol Necker Hosp*. 1976; 6:79–118.
165. Kuhn K, Menninger H. Is renal biopsy overused in patients with systemic lupus erythematosus? *Contrib Nephrol*. 1984; 43:45–50.
166. Korbet SM, Lewis EJ, Schwartz MM, et al. Factors predictive of outcome in severe lupus nephritis. Lupus Nephritis Collaborative Study Group. *Am J Kidney Dis*. 2000; 35:904–914.
167. Hill GS, Delahousse M, Nochy D, et al. Class IV-S versus class IV-G lupus nephritis: clinical and morphologic differences suggesting different pathogenesis. *Kidney Int*. 2005; 68:2288–2297.
168. Dooley MA, Hogan S, Jennette C, et al. Cyclophosphamide therapy for lupus nephritis: poor renal survival in black Americans. Glomerular Disease Collaborative Network. *Kidney Int*. 1997; 51:1188–1195.
169. Moroni G, Quaglini S, Maccario M, et al. "Nephritic flares" are predictors of bad long-term renal outcome in lupus nephritis. *Kidney Int*. 1996; 50:2047–2053.
170. Boumpas DT, Austin HA 3rd, Vaughn EM, et al. Controlled trial of pulse methylprednisolone versus two regimens of pulse cyclophosphamide in severe lupus nephritis. *Lancet*. 1992; 340:741–745.
171. Gourley MF, Austin HA 3rd, Scott D, et al. Methylprednisolone and cyclophosphamide, alone or in combination, in patients with lupus nephritis. A randomized, controlled trial. *Ann Intern Med*. 1996; 125:549–557.
172. Houssiau FA, Vasconcelos C, D'Cruz D, et al. Immunosuppressive therapy in lupus nephritis: the Euro-Lupus Nephritis Trial, a randomized trial of low-dose versus high-dose intravenous cyclophosphamide. *Arthritis Rheum*. 2002; 46:2121–2131.
173. Chan TM, Li FK, Tang CS, et al. Efficacy of mycophenolate mofetil in patients with diffuse proliferative lupus nephritis. Hong Kong-Guangzhou Nephrology Study Group. *N Engl J Med*. 2000; 343:1156–1162.
174. Ginzler EM, Dooley MA, Aranow C, et al. Mycophenolate mofetil or intravenous cyclophosphamide for lupus nephritis. *N Engl J Med*. 2005; 353:2219–2228.
175. Illei GG, Takada K, Parkin D, et al. Renal flares are common in patients with severe proliferative lupus nephritis treated with pulse immunosuppressive therapy: long-term followup of a cohort of 145 patients participating in randomized controlled studies. *Arthritis Rheum*. 2002; 46:995–1002.
176. Contreras G, Pardo V, Leclercq B, et al. Sequential therapies for proliferative lupus nephritis. *N Engl J Med*. 2004; 350:971–980.
177. Bertsias G, Boumpas DT. Update on the management of lupus nephritis: let the treatment fit the patient. *Nat Clin Pract Rheumatol*. 2008; 4: 464–472.
178. Ogawa H, Kameda H, Nagasawa H, et al. Prospective study of low-dose cyclosporine A in patients with refractory lupus nephritis. *Mod Rheumatol*. 2007; 17:92–97.
179. Austin HA, Illei GG, Braun MJ, et al. Randomized, controlled trial of prednisone, cyclophosphamide, and cyclosporine in lupus membranous nephropathy. *J Am Soc Nephrol*. 2009; 20:901–911.
180. Jennette JC, Falk RJ. The pathology of vasculitis involving the kidney. *Am J Kidney Dis*. 1994; 24: 130–141.
181. Jennette JC, Falk RJ. Small-vessel vasculitis. *N Engl J Med*. 1997; 337:1512–1523.
182. Kain R, Exner M, Brandes R, et al. Molecular mimicry in pauci-immune focal necrotizing glomerulonephritis. *Nat Med*. 2008; 14: 1088–1096.
183. Charles LA, Caldas ML, Falk RJ, et al. Antibodies against granule proteins activate neutrophils in vitro. *J Leukoc Biol*. 1991; 50:539–546.
184. Xiao H, Heeringa P, Hu P, et al. Antineutrophil cytoplasmic autoantibodies specific for myeloperoxidase cause glomerulonephritis and vasculitis in mice. *J Clin Invest*. 2002; 110:955–963.
185. Schlieben DJ, Korbet SM, Kimura RE, et al. Pulmonary-renal syndrome in a newborn with placental transmission of ANCAs. *Am J Kidney Dis*. 2005; 45:758–761.
186. Jennette JC, Falk RJ. New insight into the pathogenesis of vasculitis associated with antineutrophil cytoplasmic autoantibodies. *Curr Opin Rheumatol*. 2008; 20:55–60.
187. Morgan MD, Harper L, Williams J, et al. Anti-neutrophil cytoplasm-associated glomerulonephritis. *J Am Soc Nephrol*. 2006; 17:1224– 1234.
188. Nachman PH, Hogan SL, Jennette JC, et al. Treatment response and relapse in antineutrophil cytoplasmic autoantibody-associated microscopic polyangiitis and glomerulonephritis. *J Am Soc Nephrol*. 1996; 7:33–39.

189. Pusey CD, Rees AJ, Evans DJ, et al. Plasma exchange in focal necrotizing glomerulonephritis without anti-GBM antibodies. *Kidney Int.* 1991; 40:757–763.
190. Jayne D, Rasmussen N, Andrassy K, et al. A randomized trial of maintenance therapy for vasculitis associated with antineutrophil cytoplasmic autoantibodies. *N Engl J Med.* 2003; 349:36–44.
191. Stassen PM, Cohen Tervaert JW, Stegeman CA. Induction of remission in active anti-neutrophil cytoplasmic antibody-associated vasculitis with mycophenolate mofetil in patients who cannot be treated with cyclophosphamide. *Ann Rheum Dis.* 2007; 66:798–802.
192. Joy MS, Hogan SL, Jennette JC, et al. A pilot study using mycophenolate mofetil in relapsing or resistant ANCA small vessel vasculitis. *Nephrol Dial Transplant.* 2005; 20:2725–2732.
193. Stanton MC, Tange JD. Goodpasture's syndrome (pulmonary haemorrhage associated with glomerulonephritis). *Australas Ann Med.* 1958; 7:132–144.
194. Serisier DJ, Wong RC, Armstrong JG. Alveolar haemorrhage in anti-glomerular basement membrane disease without detectable antibodies by conventional assays. *Thorax.* 2006; 61:636–639.
195. Wilson CB, Dixon FJ. Anti-glomerular basement membrane antibody-induced glomerulonephritis. *Kidney Int.* 1973; 3:74–89.
196. Rieger M, Mannucci PM, Kremer Hovinga JA, et al. ADAMTS13 autoantibodies in patients with thrombotic microangiopathies and other immunomediated diseases. *Blood.* 2005; 106:1262–1267.
197. Scheiflinger F, Knobl P, Trattner B, et al. Nonneutralizing IgM and IgG antibodies to von Willebrand factor-cleaving protease (ADAMTS-13) in a patient with thrombotic thrombocytopenic purpura. *Blood.* 2003; 102:3241–3243.
198. Obrig TG, Del Vecchio PJ, Brown JE, et al. Direct cytotoxic action of Shiga toxin on human vascular endothelial cells. *Infect immun.* 1988; 56:2373–2378.
199. Kavanagh D, Goodship TH. Update on evaluating complement in hemolytic uremic syndrome. *Curr Opin Nephrol Hypertens.* 2007; 16:565–571.
200. George JN, Terrell DR, Swisher KK, et al. Lessons learned from the Oklahoma thrombotic thrombocytopenic purpura-hemolytic uremic syndrome registry. *J Clin Apher.* 2008; 23:129–137.
201. Jin M, Casper TC, Cataland SR, et al. Relationship between ADAMTS13 activity in clinical remission and the risk of TTP relapse. *Br J Haematol.* 2008; 141:651–658.
202. Saland JM, Shneider BL, Bromberg JS, et al. Successful split liver-kidney transplant for factor H associated hemolytic uremic syndrome. *Clin J Am Soc Nephrol.* 2009; 4:201–206.
203. Rock GA, Shumak KH, Buskard NA, et al. Comparison of plasma exchange with plasma infusion in the treatment of thrombotic thrombocytopenic purpura. Canadian Apheresis Study Group. *N Engl J Med.* 1991; 325:393–397.
204. Cataland SR, Jin M, Lin S, et al. Cyclosporin and plasma exchange in thrombotic thrombocytopenic purpura: long-term follow-up with serial analysis of ADAMTS13 activity. *Br J Haematol.* 2007; 139:486–493.
205. George JN, Woodson RD, Kiss JE, et al. Rituximab therapy for thrombotic thrombocytopenic purpura: a proposed study of the Transfusion Medicine/Hemostasis Clinical Trials Network with a systematic review of rituximab therapy for immune-mediated disorders. *J Clin Apher.* 2006; 21:49–56.
206. Ziman A, Mitri M, Klapper E, et al. Combination vincristine and plasma exchange as initial therapy in patients with thrombotic thrombocytopenic purpura: one institution's experience and review of the literature. *Transfusion.* 2005; 45:41–49.
207. Gruppo RA, Rother RP. Eculizumab for congenital atypical hemolytic-uremic syndrome. *N Engl J Med.* 2009; 360:544–546.
208. Nurnberger J, Witzke O, Opazo Saez A, et al. Eculizumab for atypical hemolytic-uremic syndrome. *N Engl J Med.* 2009; 360:542–544.
209. Laakso M, Mutru O, Isomaki H, et al. Mortality from amyloidosis and renal diseases in patients with rheumatoid arthritis. *Ann Rheum Dis.* 1986; 45:663–667.
210. Christensen EI, Birn H. Megalin and cubilin: synergistic endocytic receptors in renal proximal tubule. *Am J Physiol.* 2001; 280:F562–F573.
211. Klassen RB, Allen PL, Batuman V, et al. Light chains are a ligand for megalin. *J Appl Physiol.* 2005; 98:257–263.
212. Merlini G, Pozzi C. Mechanisms of renal damage in plasma cell dyscrasias: an overview. *Contrib Nephrol.* 2007; 153:66–86.
213. Pesce AJ, Clyne DH, Pollak VE, et al. Renal tubular interactions of proteins. *Clin Biochem.* 1980; 13:209–215.
214. Verroust PJ, Birn H, Nielsen R, et al. The tandem endocytic receptors megalin and cubilin are important proteins in renal pathology. *Kidney Int.* 2002; 62:745–756.
215. Myatt EA, Westholm FA, Weiss DT, et al. Pathogenic potential of human monoclonal immunoglobulin light chains: relationship of in vitro aggregation to in vivo organ deposition. *Proc Natl Acad Sci U S A.* 1994; 91:3034–3038.
216. Dember LM. Amyloidosis-associated kidney disease. *J Am Soc Nephrol.* 2006; 17:3458–3471.
217. Novak L, Cook WJ, Herrera GA, et al. AL-amyloidosis is underdiagnosed in renal biopsies. *Nephrol Dial Transplant.* 2004; 19:3050–3053.
218. Cohen AH. Amyloidosis. In: Fogo AB, Cohen AH, Jennette JC, et al., eds. *Fundamentals of Renal Pathology*. New York: Springer; 2006:170–173.
219. Stevens FJ. Four structural risk factors identify most fibril-forming kappa light chains. *Amyloid.* 2000; 7:200–211.
220. Hurle MR, Helms LR, Li L, et al. A role for destabilizing amino acid replacements in light-chain amyloidosis. *Proc Natl Acad Sci U S A.* 1994; 91:5446–5450.
221. Raffen R, Dieckman LJ, Szpunar M, et al. Physicochemical consequences of amino acid variations that contribute to fibril formation by immunoglobulin light chains. *Protein Sci.* 1999; 8:509–517.
222. Isaac J, Kerby JD, Russell WJ, et al. In vitro modulation of AL-amyloid formation by human mesangial cells exposed to amyloidogenic light chains. *Amyloid.* 1998; 5:238–246.
223. Keeling J, Herrera GA. Matrix metalloproteinases and mesangial remodeling in light chain-related glomerular damage. *Kidney Int.* 2005; 68:1590–1603.
224. Keeling J, Herrera GA. The mesangium as a target for glomerulopathic light and heavy chains:

pathogenic considerations in light and heavy chain-mediated glomerular damage. *Contrib Nephrol.* 2007; 153:116–134.

225. Teng J, Russell WJ, Gu X, et al. Different types of glomerulopathic light chains interact with mesangial cells using a common receptor but exhibit different intracellular trafficking patterns. *Lab Invest.* 2004; 84:440–451.
226. Lin J, Markowitz GS, Valeri AM, et al. Renal monoclonal immunoglobulin deposition disease: the disease spectrum. *J Am Soc Nephrol.* 2001; 12:1482–1492.
227. Cohen AH. Monoclonal immunoglobulin deposition disease. In: Fogo AB, Cohen AH, Jennette JC, et al., eds. *Fundamentals of Renal Pathology*. New York: Springer; 2006:165–169.
228. Deret S, Chomilier J, Huang DB, et al. Molecular modeling of immunoglobulin light chains implicates hydrophobic residues in non-amyloid light chain deposition disease. *Protein Eng.* 1997; 10:1191–1197.
229. Hendershot L, Bole D, Kohler G, et al. Assembly and secretion of heavy chains that do not associate posttranslationally with immunoglobulin heavy chain-binding protein. *J Cell Biol.* 1987; 104:761–767.
230. Pozzi C, D'Amico M, Fogazzi GB, et al. Light chain deposition disease with renal involvement: clinical characteristics and prognostic factors. *Am J Kidney Dis.* 2003; 42:1154–1163.
231. Rosenstock JL, Markowitz GS, Valeri AM, et al. Fibrillary and immunotactoid glomerulonephritis: Distinct entities with different clinical and pathologic features. *Kidney Int.* 2003; 63:1450–1461.
232. Rosenmann E, Eliakim M. Nephrotic syndrome associated with amyloid-like glomerular deposits. *Nephron.* 1977; 18:301–308.
233. Alpers CE, Kowalewska J. Fibrillary glomerulonephritis and immunotactoid glomerulopathy. *J Am Soc Nephrol.* 2008; 19:34–37.
234. Schwartz MM, Korbet SM, Lewis EJ. Immunotactoid glomerulopathy. *J Am Soc Nephrol.* 2002; 13:1390–1397.
235. Korbet SM, Schwartz MM, Lewis EJ. Immuotactoid glomerulopathy (fibrillary glomerulonephritis). *Clin J Am Soc Nephrol.* 2006; 1:1351–1356.
236. Collins M, Navaneethan SD, Chung M, et al. Rituximab treatment of fibrillary glomerulonephritis. *Am J Kidney Dis.* 2008; 52:1158–1162.
237. Hovind P, Tarnow L, Rossing P, et al. Predictors for the development of microalbuminuria and macroalbuminuria in patients with type 1 diabetes: inception cohort study. *BMJ.* 2004; 328: 1105.
238. Newman DJ, Mattock MB, Dawnay AB, et al. Systematic review on urine albumin testing for early detection of diabetic complications. *Health Technol Assess.* 2005; 9:iii–vi, xiii–163.
239. Adler AI, Stevens RJ, Manley SE, et al. Development and progression of nephropathy in type 2 diabetes: the United Kingdom Prospective Diabetes Study (UKPDS 64). *Kidney Int.* 2003; 63:225–232.
240. Ritz E, Orth SR. Nephropathy in patients with type 2 diabetes mellitus. *N Engl J Med.* 1999; 341:1127–1133.
241. Bash LD, Selvin E, Steffes M, et al. Poor glycemic control in diabetes and the risk of incident chronic kidney disease even in the absence of albuminuria and retinopathy: Atherosclerosis Risk in Communities (ARIC) Study. *Arch Intern Med.* 2008; 168:2440–2447.
242. Perkins BA, Ficociello LH, Ostrander BE, et al. Microalbuminuria and the risk for early progressive renal function decline in type 1 diabetes. *J Am Soc Nephrol.* 2007; 18:1353–1361.
243. Bojestig M, Arnqvist HJ, Hermansson G, et al. Declining incidence of nephropathy in insulin-dependent diabetes mellitus. *N Engl J Med.* 1994; 330:15–18.
244. Finne P, Reunanen A, Stenman S, et al. Incidence of end-stage renal disease in patients with type 1 diabetes. *JAMA.* 2005; 294:1782–1787.
245. Tuttle KR, Bruton JL, Perusek MC, et al. Effect of strict glycemic control on renal hemodynamic response to amino acids and renal enlargement in insulin-dependent diabetes mellitus. *N Engl J Med.* 1991; 324:1626–1632.
246. Orchard TJ, Dorman JS, Maser RE, et al. Prevalence of complications in IDDM by sex and duration. Pittsburgh Epidemiology of Diabetes Complications Study II. *Diabetes.* 1990; 39: 1116–1124.
247. Parving HH, Gall MA, Skott P, et al. Prevalence and causes of albuminuria in non-insulin-dependent diabetic patients. *Kidney Int.* 1992; 41:758–762.
248. Jennette JC. Diabetic nephropathy. In: Fogo AB, Cohen AH, Jennette JC, et al., eds. *Fundamentals of Renal Pathology*. New York: Springer; 2006: 132–142.
249. Hostetter TH, Rennke HG, Brenner BM. The case for intrarenal hypertension in the initiation and progression of diabetic and other glomerulopathies. *Am J Med.* 1982; 72:375–380.
250. Hilgers KF, Veelken R. Type 2 diabetic nephropathy: never too early to treat? *J Am Soc Nephrol.* 2005; 16:574–575.
251. Harris RD, Steffes MW, Bilous RW, et al. Global glomerular sclerosis and glomerular arteriolar hyalinosis in insulin dependent diabetes. *Kidney Int.* 1991; 40:107–114.
252. Heilig CW, Concepcion LA, Riser BL, et al. Overexpression of glucose transporters in rat mesangial cells cultured in a normal glucose milieu mimics the diabetic phenotype. *J Clin Invest.* 1995; 96:1802–1814.
253. Lin CL, Wang JY, Huang YT, et al. Wnt/beta-catenin signaling modulates survival of high glucose-stressed mesangial cells. *J Am Soc Nephrol.* 2006; 17:2812–2820.
254. Singh AK, Mo W, Dunea G, et al. Effect of glycated proteins on the matrix of glomerular epithelial cells. *J Am Soc Nephrol.* 1998; 9:802–810.
255. Hohenstein B, Hausknecht B, Boehmer K, et al. Local VEGF activity but not VEGF expression is tightly regulated during diabetic nephropathy in man. *Kidney Int.* 2006; 69:1654–1661.
256. Sharma K, Ziyadeh FN. Hyperglycemia and diabetic kidney disease. The case for transforming growth factor-beta as a key mediator. *Diabetes.* 1995; 44:1139–1146.
257. Christensen PK, Rossing P, Nielsen FS, et al. Natural course of kidney function in Type 2 diabetic patients with diabetic nephropathy. *Diabet Med.* 1999; 16:388–394.
258. Lewis EJ, Hunsicker LG, Bain RP, et al. The effect of angiotensin-converting-enzyme inhibition on diabetic nephropathy. The Collaborative Study Group. *N Engl J Med.* 1993; 329:1456–1462.
259. Thorner PS. Alport syndrome and thin basement

membrane nephropathy. *Nephron Clin Pract.* 2007; 106:c82–c88.
260. van der Loop FT, Heidet L, Timmer ED, et al. Autosomal dominant Alport syndrome caused by a COL4A3 splice site mutation. *Kidney Int.* 2000; 58:1870–1875.
261. Callis L, Vila A, Carrera M, et al. Long-term effects of cyclosporine A in Alport's syndrome. *Kidney Int.* 1999; 55:1051–1056.
262. Byrne MC, Budisavljevic MN, Fan Z, et al. Renal transplant in patients with Alport's syndrome. *Am J Kidney Dis.* 2002; 39:769–775.
263. Cosio FG, Falkenhain ME, Sedmak DD. Association of thin glomerular basement membrane with other glomerulopathies. *Kidney Int.* 1994; 46: 471–474.
264. Zarate YA, Hopkin RJ. Fabry's disease. *Lancet.* 2008; 372:1427–1435.
265. Alroy J, Sabnis S, Kopp JB. Renal pathology in Fabry disease. *J Am Soc Nephrol.* 2002; 13 (suppl 2):S134–S138.
266. Lemley KV. Kidney disease in nail-patella syndrome. *Pediatr Nephrol.* 2008 Jun 6. [Epub ahead of print].
267. Liapis H. Molecular pathology of nephrotic syndrome in childhood: a contemporary approach to diagnosis. *Pediatr Dev Pathol.* 2008; 11:154–163.
268. Alchi B, Nishi S, Narita I, et al. Collagenofibrotic glomerulopathy: clinicopathologic overview of a rare glomerular disease. *Am J Kidney Dis.* 2007; 49:499–506.
269. Saito T, Sato H, Kudo K, et al. Lipoprotein glomerulopathy: glomerular lipoprotein thrombi in a patient with hyperlipoproteinemia. *Am J Kidney Dis.* 1989; 13:148–153.
270. Xin Z, Zhihong L, Shijun L, et al. Successful treatment of patients with lipoprotein glomerulopathy by protein A immunoadsorption: a pilot study. *Nephrol Dial Transplant.* 2009; 24:864–869.
271. Schwartz MM. Gomerular diseases with organized deposits. In: Jennette JC, Olsen JL, Schwarz MM, et al., eds. *Pathology of the Kidney*. Philadelphia: Wolters Kluwer; 2007:911–936.

和文索引

あ

い

さ

し

む

め

も

ゆ

よ

ら

り

る

れ

欧文索引

I

J

K

L

M

R

S

W

X

Z

シュライアー腎臓病と病態生理　　定価(本体 10,000 円＋税)

2011 年 5 月 30 日発行　第 1 版第 1 刷 ©

編　者　ロバート W. シュライアー

監訳者　南学正臣（なんがく まさおみ）
奥田俊洋（おくだ としひろ）

発行者　株式会社 メディカル・サイエンス・インターナショナル
代表取締役　若松　博
東京都文京区本郷 1-28-36
郵便番号 113-0033　電話(03)5804-6050

印刷：アイワード/表紙装丁：岩崎邦好デザイン事務所

ISBN 978-4-89592-681-2　C3047